运动康复训练动作全书

全面提升关节活动度、柔韧性与力量

[英] 伊丽莎白·布赖恩（Elizabeth Bryan）　著

席蕊　译

人民邮电出版社

北京

图书在版编目（CIP）数据

运动康复训练动作全书：全面提升关节活动度、柔韧性与力量 /（英）伊丽莎白·布赖恩（Elizabeth Bryan）著；席蕊译. -- 北京：人民邮电出版社，2024.4
ISBN 978-7-115-60638-9

Ⅰ. ①运… Ⅱ. ①伊… ②席… Ⅲ. ①运动疗法－康复训练 Ⅳ. ①R454

中国国家版本馆CIP数据核字(2023)第027494号

版权声明

免责声明

本书内容旨在为大众提供有用的信息。所有材料（包括文本、图形和图像）仅供参考，不能用于对特定疾病或症状的医疗诊断、建议或治疗。所有读者在针对任何一般性或特定的健康问题开始某项锻炼之前，均应向专业的医疗保健机构或医生进行咨询。作者和出版商都已尽可能确保本书技术上的准确性以及合理性，且并不特别推崇任何治疗方法、方案、建议或本书中的其他信息，并特别声明，不会承担由于使用本出版物中的材料而遭受的任何损伤所直接或间接产生的与个人或团体相关的一切责任、损失或风险。

内容提要

本书共分为8章，第1章介绍了运动康复训练的基础知识，第2章至第6章分别对躯干、上肢和下肢不同部位的关节活动度训练、拉伸训练、力量训练的动作练习进行了讲解与展示，并提供了常见损伤的运动康复训练方案，第7章和第8章对特殊运动功能障碍与特殊人群的运动康复训练原则和经典动作练习进行了介绍。不论是运动防护师、运动康复师、物理治疗师等运动康复领域从业者，还是相关专业的师生，均可从本书中受益。

◆ 著　　　　[英] 伊丽莎白·布赖恩（Elizabeth Bryan）

译　　　　席　蕊

责任编辑　刘　蕊

责任印制　马振武

◆ 人民邮电出版社出版发行　　北京市丰台区成寿寺路 11 号
邮编　100164　电子邮件　315@ptpress.com.cn
网址　https://www.ptpress.com.cn

固安县铭成印刷有限公司印刷

◆ 开本：700×1000　1/16

印张：35.75　　　　　　　　2024 年 4 月第 1 版

字数：928 千字　　　　　　 2025 年 1 月河北第 2 次印刷

著作权合同登记号　图字：01-2022-1440 号

定价：328.00 元

读者服务热线：**(010)81055296**　印装质量热线：**(010)81055316**
反盗版热线：**(010)81055315**
广告经营许可证：京东市监广登字 20170147 号

　　我把本书献给激励我写作的学生；献给我已故的母亲，感谢她尽其所能地爱我、支持我；还有我的妹妹、儿子和布丽塔（Britta），他们鼓励我在完成本书的烦琐过程中不断努力。

目录

致谢

如果没有以下学生、教育工作者、朋友和同事贡献自己的知识、时间等来帮助我编写本书，本书就不会出版：

——马琳·梅丁（Marlene Medin），物理治疗博士，作为一名教育工作者，在写书的开始阶段给我提供指导；

——凯瑟琳·贝里（Katherine Berry），物理治疗助理，协助编辑和复查文本；

——帕梅拉·格温·科尔曼（Pamela Gwin Coleman），瑜伽教练，为第7.4节的编写做出了贡献；

——娜塔莎·克雷默（Natasha Kremer）、毛拉·马德（Maura Mudd）、菲利普·威尔金森（Phillip Wilkinson）、约翰·斯希比（John Schibi）、克里斯·布鲁斯（Chris Bruce）、卡拉·卡尔（Kara Carr）、埃玛·布朗（Emma Brown）、保罗·萨利尔诺（Paul Salierno）、希拉里·马特尼（Hilary Matney）、布拉德·拉塞尔（Brad Russell）、洛伊丝·本内特（凯）[Lois Bennett（Kay）]、泰勒·菲克（Taylor Fick）、凯拉·沙纳特（Kayla Schanuth）、贾森·伍迪（Jason Woody）、米卡拉·格林（Mikala Green）、斯潘塞·科林斯（Spencer Collins）、黑利·缪齐克（Haley Musick）、朱丽叶·耶格斯（Juliette Jaegers）、梅利莎·托恩（Melissa Thoenen）、布丽塔·辛普森（Britta Simpson）、艾萨克·霍尔泽（Isaac Holzer）、斯蒂芬妮·舒马赫（Stephanie Schumacher）、特里西娅·迪特里希（Tricia Dietrich）、梅利莎·特纳（Merissa Turner）、蕾切尔·安·佩恩（Rachel Ann Penn）、梅甘·霍尔（Megan Hall）和莎伦·奎因（Sharon Quinn），感谢他们为本书所做出的贡献；

——托尼·夏沃（Tony Schiavo），SLACK公司的策划编辑，他在我编写本书的过程中给予了支持和指导。

关于作者

伊丽莎白·布赖恩（Elizabeth Bryan），物理治疗博士，美国国家骨科康复专家委员会高级认证专家，1995年在密苏里州马歇尔的密苏里谷学院获得生物学学士学位，1998年在密苏里大学哥伦比亚分校获得物理治疗硕士学位。而后她在密苏里州马歇尔的菲茨吉本医院骨科门诊工作，然后搬到科罗拉多州斯普林斯。在那里她管理了一家脊柱专科诊所，为期4年。生下儿子后，她搬到哥伦比亚，在一家骨科诊所全职执业。2008年，她通过了美国物理治疗协会骨科委员会的认证，并进入了教育行业。2010年，她在密苏里州柯克斯维尔的斯蒂尔大学取得了物理治疗博士学位，并在密苏里大学完成了12个学时的学习。布赖恩在密苏里州林恩州立技术学院担任物理治疗师助理，以及首席讲师和临床教育学术协调员6年。她的教学职责包括教授矫正学、运动疗法原理、人体解剖学和生理学、功能解剖学和运动学、物理治疗趋势和问题、文献和医学术语等子学科。她是病人基本护理和神经干预实验室的助理，也是健康和疾病实验室的共建者。她帮助学生开发和协调临床教育实习场所，进行临床教育评估并管理学生的临床教育。

因为布赖恩的职业生涯都与这个领域有关，所以她创作了本书。她认为非常需要一本综合性的运动练习指导书，来指导临床医生和学生如何正确实施临床相关练习。她还希望为临床医生和学生在实现物理治疗目标时提供广泛且适当的练习选择。她从她能找到的每一个资源来汇编练习内容，包括她工作过的许多诊所。她使用了自己在实践中编译的许多手册。在使用这些手册进行教学时，她开始意识到这些手册对临床医生和学生有很大帮助。本书的详细目录和方案是布赖恩花了两年多时间才完成的，因为她努力将她在临床上使用过和见过的数千种练习结合起来，从而使本书具有全面性。完成本书后，布赖恩又回到了她的临床工作中。她目前在哥伦比亚的一个门诊部工作，主要进行手法治疗和运动干预训练。她不仅在临床门诊中有着非常丰富的经验，也有骨科急性护理和扩展护理经验。

布赖恩还有一个不一样的身份，就是艺术家。她在很小的时候就开始学习人体绘画和人体雕刻，这也是她对物理治疗产生兴趣的原因之一。

前言

本书主要为物理治疗专业学生（PT、MPT、DPT）、物理治疗助理（PTA）、职业治疗师（OT、OTD）、职业治疗师助理（OTA、COTA）、手疗法医师（DC）、运动生理学家、运动防护师（ATC）和私人教练提供课堂和实验室教学资料。在运动康复领域，本书是对关于练习理论和技巧的初级教科书的有益补充，旨在提高高等教育水平，提供治疗性训练的综合资源。学生可以通过本书的内容来学习、理解、设计和实施适当的康复训练计划，以达到学习目的。本书的第二个作用是在临床环境中作为相关专业的参考书，帮助设计患者的运动方案。它在帮助临床医生扩展知识的同时，也提供了关于制定最适合患者需求的运动方案的重要参考。它也能够帮助临床医生正确应用这些练习，因为书中每项练习的描述都面向临床医生而不是患者。

本书第1章包括对体态、肌肉酸痛、运动参数、运动进阶和体位等的介绍，可作为其他各章中使用术语的参考。第2章至第6章按身体部位进行安排，涵盖了目前使用的大部分临床练习。每项练习的介绍内容包含示范动作的照片、涉及的目标肌肉或系统、学生/临床医生指导的详细说明以及常见的代偿动作等。

本着循证实践的精神，本书包含"证据在哪里？"这一部分内容，这为书中涉及的练习提供了确凿的证据。本书简要讨论了相关支持证据，并在部分章节末尾提供了参考文献，努力纳入新的、充分的、有效且可靠的研究成果。

本书提供了一种指导和实施临床相关运动处方的实用方法，一旦学生掌握了人体解剖学、生理学和运动学的基础知识，就可以在更高级别的教育过程中使用它们。这是一种新的方法，因为本书是一本综合性的指南，它介绍了当前临床上使用的练习，并指导学生/临床医生如何实施练习。本书收集了许多教科书和网站中的信息，并将其打包呈现给有需要的人。

第1章

基本内容

1.1

介绍

几个世纪以来，运动疗法一直用于解决神经肌肉系统和肌肉骨骼系统问题，这基于运动疗法可以对肌肉、骨骼、循环、淋巴、内分泌、消化和神经系统产生影响。运动疗法的目标主要是改善以下一项或多项内容。

- 力量
- 爆发力
- 协调性
- 柔韧性
- 关节活动度
- 神经运动传递
- 平衡能力
- 姿势
- 静态和动态稳定性
- 运动功能表现
- 心脏功能
- 肺功能
- 淋巴功能
- 疼痛

制定运动处方的第一要素是对患者进行全面的评估，这需要回顾患者的健康史并结合患者目前的身体评估结果来确定患者的整体健康状况。一旦确定了问题，临床医生或相关从业人员将整合所有相关信息来制定最适合患者的运动处方，以优化其整体健康状况、身体表现和功能。临床医生在制定运动处方的过程中需要以批判性的思维考虑患者的健康史、风险因素、关节/神经系统疾病、社会心理、个人目标和可用的运动器材方面的问题。

1.2

体态的重要性

制定运动处方的第一步是找出体态上的缺陷，然后选择有针对性的动作来改善这些缺陷。在这个过程中，同样重要的是动作执行技术。如果执行不当，许多动作会使肌肉骨骼状况恶化或者造成伤害。患者使用不正确的姿势或不正确的动作时经常会引发损伤。治疗师在指导过程中必须关注动作的正确性，这就要求治疗师密切关注患者的动作执行技术，识别可能的损伤迹象，并纠正错误动作，直到患者取得最佳动作表现。正确的动作将使患者取得最佳的练习效果。

在指导患者执行动作练习时，治疗师需要考虑以下5个主要因素。

- 姿势
- 代偿
- 疲劳
- 疼痛
- 呼吸

姿势指身体处于坐位或站立位时的状态。许多患者在坐位或站立位等负重姿势中容易表现出错误的姿势和不良习惯。在执行每项动作时，修正这些姿势缺陷非常重要。在保持良好姿势的情况下，身体能更有效地完成动作，从而进一步降低受伤的概率。治疗师解决患者姿势缺陷问题的方法是：在每次练习开始时通过观察进行评估，并在练习过程中持续地监测。治疗师应该在练习期间提示患者，脊柱应保持在中立位并维持正常的生理曲度（见图A到图C）。

此外，在进行针对四肢的练习时，腰椎骨盆区域和肩胛胸壁区域的强大稳定性是前提，这需要在进行上肢或下肢运动之前通过激活核心区和肩胛胸壁肌群来获得。

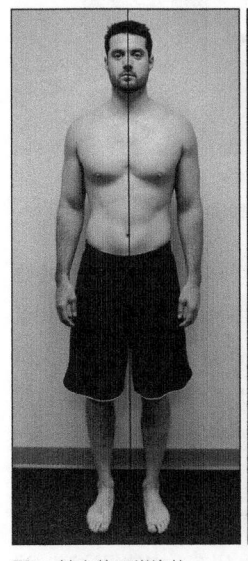 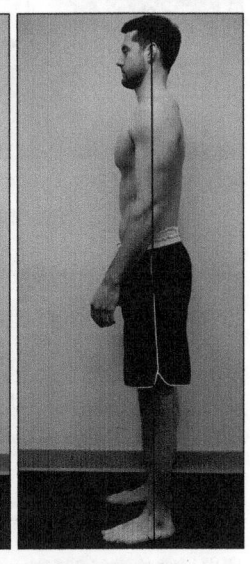

图A. 站立位正常姿势 　　图B. 站立位正常姿势
　　　　（正面）　　　　　　　　（侧面）

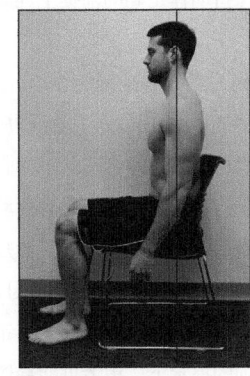

图C. 坐位正常姿势（侧面）

治疗师可以使用镜子来给患者提供视觉反馈，并帮助患者更加了解自己的身体力学机制和姿势（见图D）。治疗师的手动提示则包括用手指导患者执行动作（见图E），例如，治疗师可以用手来协助肩胛骨的回缩或轻叩肩胛骨回缩肌群以促进

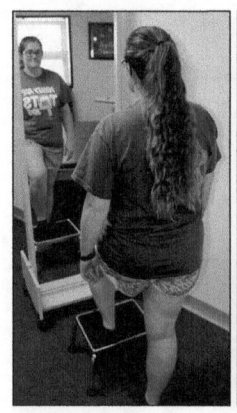

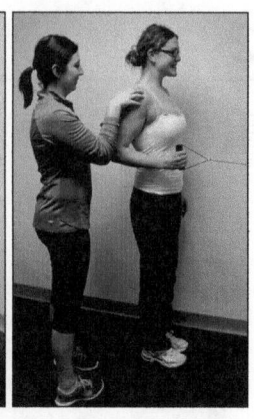

图D. 面向镜子上台阶   **图E.** 手动提示下的肩胛骨回
                          缩练习

肩胛骨的运动。治疗师口头提示时需要使用适合患者的词语来帮助他们理解动作，并指导他们进行错误纠正。此外，治疗师的持续监测是至关重要的，特别是在教授新动作的早期阶段。动作练习有效的关键是动作的质量而不是数量，例如在进行俯卧位肩胛骨"T"动作练习时，在加强斜方肌中束力量方面，正确地进行5次重复比不正确地进行15次重复更有效。还有一点值得注意，治疗师要鼓励患者在刚开始练习时缓慢完成动作，确保其能在保持动作正确的前提下逐渐达到目标速度。

当注意到患者失去良好的体态、出现摇晃、呈现异常表情或屏住呼吸时，治疗师应考虑减小阻力或让患者休息。选择合适的运动强度可能是困难的。如果患者无法保持正确的运动姿势，这可能是引起疲劳的主要原因之一。治疗师合理调整运动强度的关键在于辨别出限制因素有哪些，实践证明，与患者进行讨论是一个不错的辨别方法。在治疗师的提示下，患者可能会透露他们在运动过程中感到的疼痛，并且可能会将疼痛描述为疲劳、"灼烧"感或抽筋，而抽筋往往提示疲劳产生了。其他类型的疼痛还包括剧痛、刺痛或者其他提示具体解剖结构处受到刺激的疼痛。治疗师需要掌握解剖学和疼痛类型方面的知识，这对于指导并纠正动作而言很重要。一旦患者完成

了指定的动作并能在练习中维持良好的姿势，那么患者就可以继续练习了。

代偿指的是患者使用本不需要的动作或肌肉来辅助完成目标动作。运动处方的主要目标之一是纠正肌肉失衡。那么，什么是肌肉平衡呢？肌肉平衡指的是正常大小的反作用力作用在一个关节周围，使关节在运动中保持在中心位置。这就需要关节周围的拮抗肌群之间保持肌肉长度和力量的平衡。肌肉失衡则是指关节两侧相对的肌肉使关节脱离正常的位置，这可能是一块肌肉或多块肌肉紧张短缩（收缩太多）或无力（收缩不够）的结果。不正确合力的产生将导致关节和周围结构不适当的应力产生。因此，当肌肉失衡时，肌肉系统将无法以最有效的方式支持身体部位。

大多数肌肉失衡是关节或身体某个区域前后方肌肉之间的不平衡，但身体左右侧肌肉之间也会产生不平衡。一般来说，肌肉失衡的原因有生物力学和神经肌肉两个方面。雪莉·萨尔曼（Shirley Sahrmann）和弗洛伦斯·肯德尔（Florence Kendall）都详细介绍了生物力学机制是如何导致肌肉失衡的，这包括重复的运动或长时间维持某种姿势（Kendall, McCreary and Provance, 1993; Sahrmann, 2002）。弗拉基米尔·扬达（Vladimir Janda）和摩西·费尔登克拉斯（Moshe Feldenkrais）则详细阐述了神经肌肉方面的原因，即基于从出生演变而来的运动模式，肌肉的倾向是紧张短缩或无力。无论肌肉失衡背后的原因是什么，目前达成的共识是肌肉失衡会导致功能障碍。了解哪些肌肉通常容易紧张短缩，哪些肌肉容易变得无力，可以帮助治疗师进行评估和指导治疗（见表1.2-A）。

扬达已经确定了3种常见的姿势综合征。虽然这些理论还没有经过严格的测试或改进，但可以为新手临床医生提供一些指导。这3种异常姿势包括下交叉综合征、上交叉综合征和分层综合征。在下交叉综合征中，患者表现出背侧胸腰伸肌与腹侧髂腰肌、股直肌的紧张短缩，以及腹侧深层腹肌与背侧臀肌的无力。这种不平衡会造成

表1.2-A 倾向于无力或紧张短缩的肌肉	
倾向于无力的肌肉	倾向于紧张短缩的肌肉
• 腓肠肌/比目鱼肌 • 胫骨后肌 • 髋内收肌 • 腘绳肌 • 股直肌 • 髂腰肌 • 阔筋膜张肌 • 梨状肌 • 胸腰伸肌 • 腰方肌 • 胸大肌 • 斜方肌上束 • 肩胛提肌 • 斜角肌 • 胸锁乳突肌 • 上肢屈肌	• 腓骨长/短肌 • 胫骨前肌 • 股内侧肌 • 臀大/中/小肌 • 腹直肌 • 前锯肌 • 菱形肌 • 斜方肌下束 • 颈深屈肌 • 上肢伸肌

关节功能障碍，特别是在L4至L5和L5至S1节段，以及骶髂关节和髋关节处。姿势异常包括骨盆前倾、腰椎前凸增加、腰椎侧移、下肢侧旋和膝超伸。在上交叉综合征中，斜方肌上束和肩胛提肌的紧张短缩与胸大肌和胸小肌的紧张短缩形成一条交叉线，颈深屈肌和腹肌的无力与斜方肌中、下束的无力形成另一条交叉线。这种肌肉失衡会导致关节功能障碍，尤其是在寰枕关节、C4至C5节段、颈胸关节、盂肱关节和T4至T5节段。上

交叉综合征中出现的姿势异常包括头部前倾、颈椎前凸增加和胸椎后凸增加、耸肩和圆肩、肩胛骨旋转或前伸以及翼状肩胛。这些姿势降低了盂肱关节的稳定性，因为前锯肌无力导致肩胛骨位置的异常，肩胛骨关节盂变得更加垂直。这种稳定性的降低需要肩胛提肌和斜方肌上束增加活动以维持盂肱关节的中心位置。分层综合征是上交叉综合征和下交叉综合征的结合，常见于老年人（Page, Frank and Larcher, 2010；见表1.2-B）。

很多时候，当针对目标肌肉进行训练时，不良习惯和肌肉失衡会变得更明显。患者将会出现代偿动作以试图做得"更好"。例如，当一个人试图通过长坐位来拉伸腘绳肌时，通常会用腰椎屈曲来代偿，以试图够到脚趾。然而，在许多情况下，腰椎过度屈曲会加重下背部问题（见图F）。因此，在拉伸腘绳肌时，腰椎应保持在中立位置，

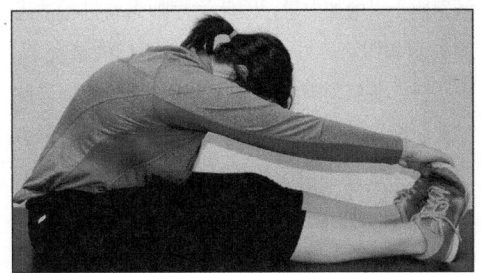

图F. 在长坐位下拉伸腘绳肌的错误姿势（脊柱出现后凸）

表1.2-B 常见的姿势综合征			
姿势综合征	紧张短缩	无力	结果
下交叉综合征	胸腰伸肌 髂腰肌 股直肌	深层腹肌 臀大肌 臀中肌	• L4至L5节段、L5至S1节段、骶髂关节以及髋关节功能障碍 • 骨盆前倾 • 腰椎前凸增加 • 腰椎侧移 • 下肢侧旋 • 膝超伸
上交叉综合征	斜方肌上束 肩胛提肌 胸大肌 胸小肌	颈深屈肌 斜方肌中束 斜方肌下束 前锯肌	• 寰枕关节、C4至C5节段、颈胸关节、盂肱关节、T4至T5节段功能障碍 • 头部前倾 • 颈椎前凸增加 • 胸椎后凸增加 • 耸肩和圆肩 • 肩胛骨旋转或前伸和翼状肩胛
分层综合征	上交叉综合征和下交叉综合征的结合——常见于老年人		

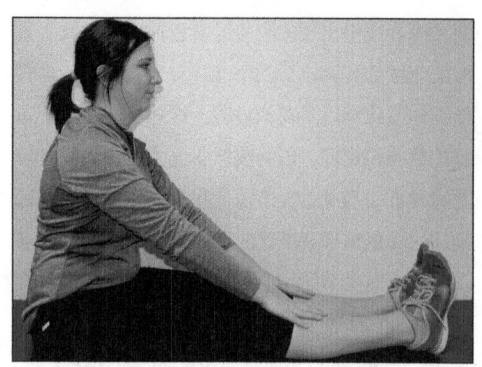

图G. 长坐位拉伸腘绳肌的正确姿势（注意脊柱处于中立位）

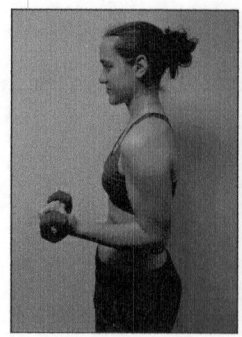

图H. 不正确的肱二头肌收缩（注意肱骨头前移）

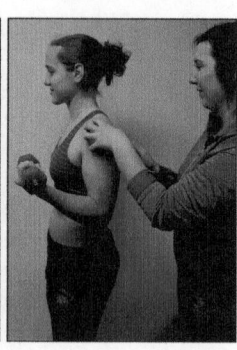

图I. 纠正后的肱二头肌收缩（随着肩胛骨回缩，肱骨头位于肩胛骨关节盂中心）

治疗师可以通过提示患者"用胸部引导"并检测腰椎前凸的体态来实现（见图G）。我们再来看一个例子，即坐位或站立位下的肘关节抗阻屈曲。这项练习的理想姿势包括在整个过程中保持肩胛骨回缩及下降，常见的代偿动作是肱骨头过度向前移动和肩关节向上抬高。患者往往试图通过向前倾斜躯干以增加力量，因此治疗师需要进行适当的提示和纠正。另外，在肩胛骨不稳的情况下，由于肱二头肌附着于肩胛骨的盂唇上，因此当肱二头肌收缩时，肩胛骨将抬高并向前倾斜。斜方肌上束可能还会由于肱二头肌、肱肌/肱桡肌的无力而代偿性地过度收缩，从而导致耸肩姿势（见图H）。许多有肩关节问题的患者会出现斜方肌上束的过度使用和紧张短缩，并伴有斜方肌中束和斜方肌下束无力的情况。这些较弱的肌肉不能很好地稳定肩胛骨，从而无法在肩部负重时提供稳定的基底。肱骨头向前移动时，会对肩关节和肱二头肌肌腱产生不良生物力学影响并造成损伤，而肩胛骨的不稳定会加重这一问题。治疗师可以在患者刚开始练习的时候对其进行观察，并及时纠正这些问题。纠正的形式包括练习期间的指导、视觉监控以及口头和手动提示（见图I）。另外，当患者出现疲劳时，不良姿势也可能会随之出现，这时治疗师要保持警觉，以便密切观察患者。在练习期间，如果患者经过提示后仍不能保持中立位或肩部下降，那么治疗师应提示患者需要停止练习并休息。这些例子揭示了代偿动作是如何产生不利影响的，以及纠正后给身体带来的益处。

随着肌肉疲劳，动作表现水平也降低。在疲劳刚出现时，患者表现出不明显的代偿动作，代偿动作随着练习的继续会逐渐加剧。本书介绍每个动作时都将概述常见的代偿动作。当注意到患者有代偿动作时，治疗师应尝试使用手动、口头和视觉提示来纠正。如果疲劳是引起代偿的因素，患者要么无法纠正自己的姿势，要么只能短暂地保持正确的动作模式。在这种情况下，患者应停止练习并休息，以恢复体力，然后继续另一组练习。治疗师应注意动作练习的重复次数，并利用上一组的重复次数来为下一组设立目标。随着疲劳的累积，每组练习中患者可正确执行动作的次数可能会减少。

疼痛是制定运动处方过程中需要考虑的另一个因素。患者可能会在运动中抱怨疼痛。治疗师根据患者的反馈来确定修改哪些内容时，需要考虑疼痛的类型、强度及产生的位置，以及患者有没有可接受的"痛苦"水平，如何知道何时停止运动，患者何时应该"接受"疼痛。运动过程中的正常"疼痛"包括肌肉力量训练中轻度的"灼烧"感或拉伸肌肉时轻度的"拉扯"感。另外，在以增加关节活动范围为目标的运动中，关节里轻微的"拉力"或"压力"感也被认为是正常的反应。治疗师应该在这些感觉中引导患者，指导他们了解"灼烧"感是肌肉疲劳的感觉,"拉扯"感表明肌肉或肌腱的延长,关节里轻微的"拉力"或"压力"感表明对关节囊的拉伸。除了上述几种情况外,任何其他疼痛通常被认为是不正常的。治疗师应该对练习内容进行调整,以消除正常情况之外的任何疼痛感。"没有痛苦就没有收获"这一规则基于的理论是:运动引起的肌肉酸痛意味着炎症反应已经启动,这将导致肌肉组织肥大。然而,当"疼痛"不是正常的肌肉疲劳产生的"灼烧"感或急性肌肉酸痛感时,这一理论是不适用的。治疗师需要监测患者的面部表情是否异常,因为患者在运动过程中经常会尝试接受"疼痛"。这种忍耐疼痛的运动表现可能导致进一步的损伤发生。因此,治疗师在练习过程中有必要经常提醒患者及时传达他们的疼痛感。治疗师应该询问患者进行每次练习时的"感觉",并在所有活动中监测患者的疼痛感。如果患者在练习过程中出现异常疼痛,第一步是尝试调整练习内容,以便在没有疼痛的情况下进行。调整的内容包括姿势纠正、代偿性肌肉模式的纠正、练习体位改变或阻力减小。如果所有调整都不能减轻疼痛,治疗师则应从患者的运动处方中删除这项练习,然后为患者选择具有相同目标但不会引起疼痛的其他动作练习。

呼吸是每次训练的关键组成部分,应被密切监测。正确呼吸对于在运动过程中输送身体所需的氧气而言至关重要。正确呼吸还可以帮助人们以更少的努力进行更长时间的训练,并减轻人们在训练过程中的焦虑感。在跑步和行走过程中,呼吸节奏很重要。建议采用2:2的呼吸节奏,即每两步进行一次吸气,每两步进行一次呼气(Daniels, 2014; McConnell, 2011)。对于氧气输送而言,鼻呼吸和口呼吸非常相似,并且口呼吸可以提供较小的阻力并改善氧气输送(Wheatley, Amis and Engel, 1991; Yamamoto et al., 2015)。然而,在寒冷天气中运动时,鼻呼吸有助于加热进入肺部的空气。一般来说,根据这些因素的影响以及患者的感觉,每位患者最有效的呼吸方式是不同的。对于抗阻训练,建议患者在用力阶段呼气。在负荷较大的举重训练中,主动呼气还有助于收缩肌肉,从而帮助稳定腰椎(Lamberg and Hagins, 2010)。屏住呼吸会增大胸膜腔内压,阻止血液流向冠状动脉并升高血压,这些都是负面结果。鼓励患者进行呼吸训练是安全运动的基础。

参考文献

Daniels, J. (2014). *Daniels' running formula*. Champagne, IL: Human Kinetics.

Feldenkrais, M. (1981). *The elusive obvious or basic Feldenkrais*. Santa Cruz, CA: Meta Publications.

Kendall, F. P., McCreary, E. K. & Provance, P. G. (1993). *Muscles testing and function: With posture and pain* (4th ed.). Baltimore, MD: Williams and Wilkins.

Lamberg, E. M. & Hagins, M. (2010). Breath control during manual free-style lifting of a maximally tolerated load. *Ergonomics*, 53(3), 385–392.

McConnell, A. (2011). *Breathe strong perform better*. Champage, IL: Human Kinetics.

Page, P., Frank, C. & Larcher, R. (2010). *Assessment and treatment of muscle imbalance: The Janda approach*. Champagne, IL: Human Kinetics.

Sahrmann, S. (2002). *Diagnosis and treatment of movement impairment syndromes*. Maryland Heights, MO: Elsevier.

Wheatley, J. R., Amis, T. C. & Engel, L. A. (1991). Influence of nasal airflow temperature and pressure on alae nasi electrical activity. *Journal of Applied Physiology*, 71(6), 2283–2291.

Yamamoto, N., Miyashita, T., Takaki, S. & Goto, T. (2015). Effects of breathing pattern on oxygen delivery via a nasal or pharyngeal cannula. *Respiratory Care*, 60(12), 1804–1809.

1.3

延迟性肌肉酸痛

在实施力量训练运动方案时，患者可能会经历长达3天的肌肉酸痛。急性肌肉酸痛是剧烈运动期间和剧烈运动之后立即在肌肉中产生的疼痛，由肌肉细胞中的氢离子堆积、肌肉组织水肿和疲劳引起。延迟性肌肉酸痛发生较晚，在活动后12~72小时开始出现，并在96小时内消退，这种疼痛是肌纤维受到微观损伤的结果。在此期间，肌肉可能出现肿胀、僵硬、触感柔软，产生的力量较小，同时肌肉也会在这段时间内自我修复。因此，在开始正式运动前应进行热身，建议采用常规热身结合专项热身的方式。常规热身即利用大肌群来提高整体核心温度；专项热身即模拟实际运动的特定动作，通过增加肌肉弹性来减少肌肉损伤。另外，肌肉离心收缩比等张收缩更容易导致延迟性肌肉酸痛，因此建议在离心运动之前进行向心运动（Szymanski, 2001）。在修复阶段，肌肉将表现出力量下降，因此应该调整训练内容。患者只有在延迟性肌肉酸痛这一问题解决后，才能恢复力量训练。低强度运动有助于增加该区域的血液循环，并提供暂时的镇痛效果，但对恢复时间几乎没有影响（Zainuddin, Sacco, Newton and Nosaka, 2006）。最好的建议可能是进行轻微的运动，直到症状消失。从恢复的时间而言，患者应努力避免延迟性肌肉酸痛，因为剧烈的离心运动可能会导致训练暂停时间长达一周。此外，还需要强调的是，运动引起肌肉损伤是一种正常的反应，其本身可以防止重复性运动造成的损伤（Connolly, Sayers and McHugh, 2003）。

证据在哪里？

阿米尼安-法尔等（Aminian-Far et al., 2011）发现，在离心运动前进行全身振动训练可以通过改善肌肉功能来减少延迟性肌肉酸痛，这对热身而言是一个很好的补充。按摩也可以有效缓解30%的延迟性肌肉酸痛并减轻肿胀，但对肌肉功能没有影响（Zainuddin, Newton, Sacco and Nosaka, 2005）。传统上，冷冻疗法被认为可以减少运动后的延迟性肌肉酸痛；然而，2015年的一项系统综述研究显示，没有证据表明冷冻疗法在96小时的恢复期内对任何客观恢复变量有显著影响（Hohenauer, Taeymans, Baeyens, Clarys and Clijsen, 2015）。

参考文献

Aminian-Far, A., Hadian, M. R., Olyaei, G., Talebian, S. & Bakhtiary, A. H. (2011). Whole-body vibration and the prevention and treatment of delayedonset muscle soreness. *Journal of Athletic Training*, 46(1), 43–49.

Connolly, D. A. J., Sayers, S. P. & McHugh, M. P. (2003). Treatment and prevention of delayed onset. *Journal of Strength and Conditioning Research*, 17(1), 197–208.

Hohenauer, E., Taeymans, J., Baeyens, J. P., Clarys, P. & Clijsen, R. (2015). The effect of post-exercise cryotherapy on recovery characteristics: A systematic review and meta-analysis. *Public Library of Science*, 10(9), e0139028.

Szymanski, D. (2001). Recommendations for the avoidance of delayedonset muscle soreness. *Strength & Conditioning Journal*, 23(4), 4–7.

Zainuddin, Z., Newton, M., Sacco, P. & Nosaka, K. (2005). Effects of massage on delayedonset muscle soreness, swelling, and recovery of muscle function. *Journal of Athletic Training*, 40(3), 174–80.

Zainuddin, Z., Sacco, P., Newton, M. & Nosaka, K. (2006). Light concentric exercise has a temporarily analgesic effect on delayedonset muscle soreness, but no effect on recovery from eccentric exercise. *Applied Physiology, Nutrition and Metabolism*, 31(2), 126–134.

1.4

选择正确的参数

治疗师对于患者进行的每次运动都应规定参数。参数是运动量的具体值，以概述数量或剂量。通常情况下，参数是可测量的因素，例如时间、重复次数或负重量。根据运动类型（如渐进式抗阻运动、拉伸运动）和运动目标的不同，运动量有不同的参数。

为了刺激患者适应特定的训练目标，渐进式抗阻训练方案是必要的。最佳专项力量训练的形式有等张收缩、离心收缩和等长收缩，以及双侧和单侧的单关节、多关节练习。此外，力量训练方案需调整练习内容的顺序，以便继续优化运动强度；大肌群先于小肌群，多关节运动先于单关节运动，高强度先于低强度（美国运动医学会，2009年）。

力量训练旨在增加肌肉或肌群的力量，训练的方式或方法可以从自由重量到闭链形式进行变化。具体的力量训练方案通常会预先确定练习组数和每组重复次数，每组之间允许有休息时间。持续时间可以是训练花费的总时间、每组训练时间/休息时间，或两者的组合。力量训练的目的是通过使肌肉超负荷，从而使身体做出适应性反应。这种超负荷会导致疲劳，患者需要时间来恢复和适应，以达到一个新的高负荷水平。"SAID（specific adaptations to imposed demands）原则"指出，一个人的身体如果受到不同强度和持续时间的压力，就会试图通过适应增加的外力来克服压力（Kent, 2017）。简而言之，为了促进运动表现，训练内容必须有针对性地模仿专项运动。例如，为了提高慢跑的速度，患者需要进行慢跑训练。交叉训练原则指出，在专项练习中加入其他

形式的练习会有一些交叉效益。在长距离跑步中增加游泳练习以提高耐力就是一个例子（Bandy & Sanders, 2012）。交叉训练带来的大多数影响是由于改善了生理指标，很少是由于改善了专项运动的运动表现。

力量−耐力连续体认为力量和耐力为竞争关系，并指出在力量训练中两者不可能同时最大化（Kent, 2017）。在每组力量训练中，减少阻力或重量可以使患者在疲劳前完成规定的重复次数，这样持续下去可以改善肌肉耐力。而在每组力量训练中，增加阻力或重量将导致患者完成的重复次数减少，从而使最大力量或肌力增加。总之，较低的负荷和较高的重复次数组合提供最佳的耐力增益，而肌肉几乎不会肥大。较高的负荷和较低的重复次数组合则提供了最佳的力量增加和肌肉肥大效果。

已有证据表明，渐进式抗阻训练方案可以提高肌力。德洛梅（Delorme）和奥克斯福德（Oxford）都确定了提高肌力的最大重复次数（也称为rep-max或RM）是10次。这是通过找到患者可以连续举起10次的最大重量来确定的。德洛梅和奥克斯福德的两种力量训练方案都使用10RM来确定训练量。其他方案使用1RM或6RM，这是通过确定患者可以连续举起1次或6次的最大重量来确定的。另外，在力量训练中，离心收缩和等张收缩的时间比例也很重要，离心收缩所占时间应是等张收缩的2倍。

这里提供了一些用于渐进式抗阻训练方案示例（见表1.4-A）。美国运动医学会也于2009年发布了力量训练方案一般准则（见表1.4-B）。

表1.4-A 渐进式抗阻训练方案示例	
力量训练方案	方案内容
Delorme法	• 第1组：50%10RM负荷强度，重复10次 • 第2组：75%10RM负荷强度，重复10次 • 第3组：100%10RM负荷强度，重复10次
Oxford法	• 第1组：100%10RM负荷强度，重复10次 • 第2组：75%10RM负荷强度，重复10次 • 第3组：50%10RM负荷强度，重复10次

每日可调整的渐进式抗阻训练	• 第1组：50%6RM负荷强度，重复10次
	• 第2组：75%6RM负荷强度，重复10次
	• 第3组：100%6RM负荷强度时的最大重复次数
	• 第4组：根据第3组的重复次数来决定：
	  ○ 0~2次重复——减少5~10磅（1磅≈0.45千克）
	  ○ 3~4次重复——减少0~5磅
	  ○ 5~7次重复——保持同等负荷
	  ○ 8~12次重复——增加5~10磅
	  ○ 13次以上重复——增加10~15磅
	（尽可能多地重复第3组确定的负荷强度）

表1.4-B 美国运动医学会力量训练方案一般准则	
美国运动医学会方案（2009年）	一般准则
新手训练计划（未经训练的个人）——力量训练	• 建议采用8RM~12RM负荷 • 每周进行2~3天的练习 • 每周增加2%~10%的负荷
ACSM耐力训练	• 采用40%~60%1RM负荷来达到多重复次数（>15次）、短休息时间（<90秒） • 每周增加2%~10%的负荷
ACSM爆发力训练	• 采用多关节练习形式 • 下肢采用0~60%1RM负荷 • 上肢采用30%~60%1RM负荷 • 快速收缩训练 • 3~5组，组间休息3~5分钟 • 每周增加2%~10%的负荷
ACSM增肌训练	• 1RM~12RM负荷，强调6RM~12RM区间 • 组间休息1~2分钟 • 中等速度 • 更大运动量、更多组数 • 每周增加2%~10%的负荷
力量训练中级频率和高级频率	• 中级：3~4天/周 • 高级：4~5天/周

改编自：American College of Sports Medicine position stand. Progression models in resistance training for healthy adults. *Medicine and Science in Sports and Exercise*, 41(3), 687−708.

临床环境中，对患者进行力量训练的一般建议如下。

- 选择一种使关节在整个活动范围内都感觉舒适的运动模式。几乎没有证据支持自由重量（如哑铃）或器械在肌肉力量增加、肌肥大、肌肉爆发力或耐力增强方面的优越性。

- 选择一个可重复的持续时间，以确保在一组练习中保持一致的形式。建议离心收缩与向心收缩的时间比为2∶1（即2秒/4秒、3秒/6秒、4秒/8秒）。

- 重复次数为3~15次。很少有证据表明，特定范围内的重复次数（例如3~5次与8~10次）或负重时间（例如30秒与90秒）会显著影响肌肉力量、肌肥大或肌耐力。

- 每项练习进行1~3组。有关抗阻训练的研究表明，在肌肉力量、肌肥大或肌耐力增加方面，进行更多的组数没有表现出优势。

- 在进行等张收缩和离心收缩动作组合后，在运动的向心阶段变得困难时终止动作，同时保持良好的状态。几乎没有证据表明，超过这一强度水平将进一步影响肌肉力量、肌肥大或肌耐力。

- 两次练习之间留出足够的休息时间，以确保下一次练习以正确的形式进行。几乎没有证据表明两组或两次练习之间的不同休息时间会显著影响肌肉力量、肌肥大或肌耐力。根据个人的恢复和反应，选择每周2~3次的锻炼频率来刺激每个目标肌群。对于某些肌群来说，一周1次的训练与一周2~3次的训练同样有效。很少有证据表明，每周训练超过2~3次或进行分段训练，将在肌肉力量、肌肥大或肌耐力方面产生更大的收益（Campos, 2002）。

分级运动疗法是一种逐渐提高运动量的方法。分级运动疗法在开始练习时的进度很缓慢，随着时间的推移进度逐渐加快。一些患有与疲劳相关疾病的患者更适合分级运动疗法，例如多发性硬化症和慢性疲劳综合征。分级运动疗法开始于主动拉伸，然后是关节活动度练习。对于活动较少的人群，可以先从每天5分钟的练习开始，随着时间的推移再逐渐增加练习的频率、持续时间和运动强度。逐渐分级是分级运动疗法方案中的一个重要因素，因为逐渐分级使身体有时间对增加的负荷做出必要的调整。逐渐分级式的运动方案将产生最大的积极影响，同时还能减少一些负面影响，如肌肉酸痛、疼痛等。

分级运动疗法应从温和的运动开始，如步行、骑自行车、游泳、拉伸和简单瑜伽，实施分级运动疗法的一些建议如下。

- 缓慢而稳定地执行运动方案。让患者以他们适应的运动量开始，并逐渐增加运动量，最重要的是完成目标运动。
- 逐渐增加。患者可能会过于努力，因此治疗师应指导他们逐渐增加运动的频率、持续时间和强度。如有必要，可减缓进阶的速度。患者可能会在感觉不错的一天进行更多的运动，但这可能会引起潜在的损伤/劳损/疼痛，并阻碍整体运动方案的执行。
- 跟踪进展。建议患者写锻炼日记，记录他们的日常活动并安排即将进行的运动。鼓励他们制定目标、写出感受，从而为自己的成就感到自豪。
- 休息时间。如果患者出现疼痛或肌肉紧张，

可以休息一段时间。拉伸可以减轻运动引起的一些肌肉紧张。但休息并不意味着停止，只是短暂的，患者感觉良好后应立即恢复运动。通常，暂停运动的时间越长，再次开始就越难。

分级运动疗法最初是针对慢性疲劳综合征患者的，旨在改善患者的失调状态和较差的运动耐力。据推测，慢性疲劳综合征的疲劳症状由于生理变化而持续存在。分级运动疗法的目的是帮助患者恢复适当的身体活动。在运动过程中，可以通过设置目标心率帮助患者避免过度劳累。运动方案执行的阶段性目标是实现每周5次30分钟的低强度运动。一旦达到目标，运动的强度就可以在患者的耐受范围内逐渐提高。最常选择的运动方式是步行，但也可以选择包括游泳和骑自行车在内的其他运动。

柔韧性运动方案的目的是增加肌肉长度。为了有效地拉伸肌肉，治疗师必须制定一个相关方案，通过有效利用肌肉和肌腱中感受器的反应来达到目的。这些感受器包括肌梭和高尔基腱器。肌梭位于肌腹，可以对肌肉长度的变化做出反应。当肌肉被拉伸时，肌梭向脊髓发送感觉信息，导致目标肌肉（或原动肌）反射性地进行收缩，这是肌肉抵抗快速拉伸的保护机制。肌梭还能引起对侧肌肉（拮抗肌）的反射性抑制，这一机制被称为交互抑制（见表1.4-C）。治疗师可利用交互抑制对患者进行目标肌肉的放松。例如，治疗师要对腘绳肌进行拉伸时，首先使腘绳肌保持拉伸10~15秒，然后让患者主动收缩股直肌，在腘绳肌进一步放松（由于股直肌的收缩）后，将髋关节进一步屈曲，这个过程可以重复3~5次，然后在终末位置进行30~60秒（取决于年龄）的拉伸（见图A到图C）。在上运动神经元损伤中，例如中风或脊髓损伤，肌梭可能会变得过度活跃，从而导致肌张力增加。高尔基腱器是位于肌肉-肌腱连接处的感受器，具有与肌梭相反的作用。高尔基腱器同样根据肌肉收缩或拉伸引起肌肉/肌

表1.4-C　拉伸时肌梭的反应机制		
	肌梭	腘绳肌拉伸示例
位置	肌腹	腘绳肌肌腱
感觉	肌肉长度的变化（拉伸）	腘绳肌被动拉伸
反应	• 肌肉被拉伸后的反射性收缩 • 交互抑制：反射性地抑制拮抗肌	导致腘绳肌的反射性收缩，并引起对侧股四头肌的放松
反应时间	立即	在7~10秒后肌梭的活动减弱

表1.4-D　拉伸时高尔基腱器的反应机制		
	高尔基腱器	腘绳肌拉伸示例
位置	肌腱	腘绳肌肌腱
感觉	肌肉长度的变化（收缩或拉伸）	腘绳肌被动拉伸
反应	• 自体抑制：通过被拉伸肌肉的反射性松弛反应（抑制肌梭活动） • 对侧肌肉的反射性收缩（拮抗肌被拉伸）	放松腘绳肌（抑制肌梭活动），并引起股四头肌反射性收缩
反应时间	放松发生前7~10秒	拉伸必须保持7~10秒，高尔基腱器才会影响腘绳肌的放松并允许其延长

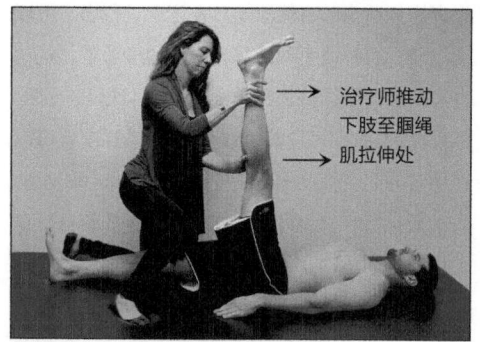

图A. 第1步：治疗师被动拉伸腘绳肌

治疗师推动下肢至腘绳肌拉伸处

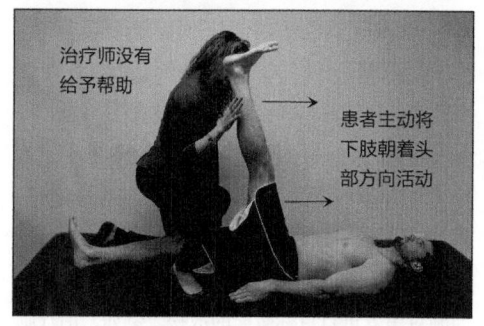

治疗师没有给予帮助

患者主动将下肢朝着头部方向活动

图B. 第2步：患者主动将下肢朝着自己头部方向活动，利用股四头肌中的肌梭来交互抑制腘绳肌的收缩

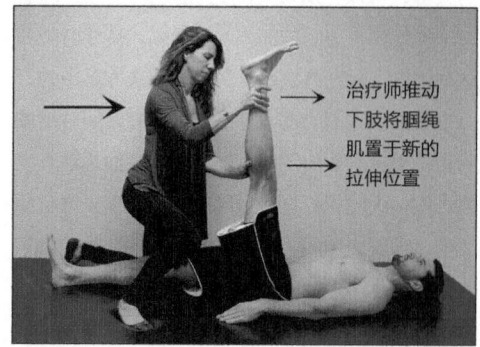

治疗师推动下肢将腘绳肌置于新的拉伸位置

图C. 第3步：治疗师使下肢被动地活动到新的位置

腱张力的变化，并刺激目标肌肉（主动肌）进行反射性抑制或松弛，以及对侧肌肉（拮抗肌）进行反射性收缩。高尔基腱器引起的目标肌肉的反射性抑制称为自体抑制。高尔基腱器可先于肌梭发挥功能，因为拉伸7~10秒后就可以刺激到高尔基腱器（见表**1.4-D**）。当进行拉伸时，人们可以利用这些器官的生理特性来获得有利效果。例如，治疗师拉伸患者的腘绳肌到达受限位置时，

需要在此位置保持足够时间，以绕过肌梭的"保护机制"，并刺激高尔基腱器以帮助放松腘绳肌。通常，在被动拉伸后，会在终末位置（髋关节最大屈曲位）进行腘绳肌的等长收缩7~10秒，这会增加对高尔基腱器的刺激，并在拉伸停止之后进一步地引起肌肉的反射性放松，从而进一步地拉伸腘绳肌（自发性抑制）（见图F）。

静态拉伸是一种将肌肉拉伸到患者能感觉到轻微"拉力"的位置，并保持较长时间的方法。在静态拉伸过程中患者没有任何疼痛或不适出现。有证据表明，65岁及以下的成年人静态拉伸的最佳保持时间是30秒，65岁以上的人静态拉伸的最佳保持时间是60秒。研究人员发现，拉伸时

间少于15秒将不会引起肌肉长度的改变。因此，静态拉伸应保持15~60秒，具体时间取决于年龄（Bandy and Sanders, 2012）。

动态拉伸包含了肌肉在终末范围的温和运动，并可以一次性针对几个不同的肌群。动态拉伸被包含在热身运动中，更适合在比赛前使用。在动态拉伸中，治疗师/患者不会在关节活动的终末位置保持拉伸，它是一种缓慢且持续的拉伸方式，患者将关节活动至终末位置后再返回，并以这样的方式重复，以增加心率和血流量。动态拉伸中采用的动作与将要进行的运动中的动作类似。与静态拉伸相比，动态拉伸在准备踢足球等快速运动时更高效。有证据表明，缩短拉伸时间将最大限度地减少拉伸对力量型运动的负面影响，在热身时进行拉伸可为随后的快速运动做最有效的准备（Little and Williams, 2006）。

弹性拉伸包括一些弹跳性动作，在治疗非运动人群时已不再流行。这是由于弹跳性动作会导致肌肉超出拉伸的极限范围，从而导致肌肉组织的微损伤。大多数患者群体应避免这种拉伸。不同类型拉伸练习的建议总结在表**1.4-E**中。

促进和抑制技术也可用于增加或减少力量训练期间的肌纤维募集，并影响运动表现。我们熟知的PNF（proprioceptive neuromuscular facilitation，本体感神经肌易化）技术即用于激活或抑制运动反应，以改善神经肌肉控制和功能。在PNF技术中，用手轻叩肌肉腹部可以刺激肌梭的快速拉伸感觉，并引起反射性肌肉收缩，对肌肉腹部施加深层的压力则会导致相反的结果，即减少肌纤维的募集。另外，用"推"或"拉"这样的词语提示患者，并让他们在活动中观察肢体的移动，有助于增强肌肉力量。在关节活动开始时快速拉伸肌肉则可激活肌梭，进而促进运动开始时的反射性肌肉收缩。除了在运动开始阶段，在关节活动范围的任何位置都可以进行快速拉伸以促进肌肉的收缩。此外，在终末位置对关节进行挤压也可增加肌纤维的募集。在四肢和躯干使用功能动作

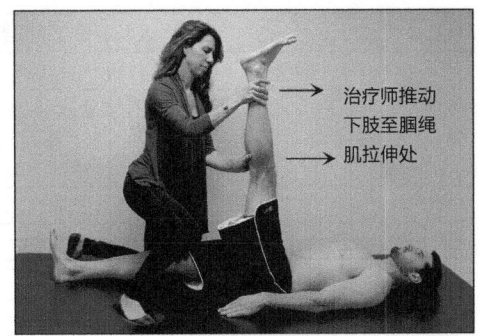

治疗师推动下肢至腘绳肌拉伸处

图D. 第1步：治疗师被动拉伸腘绳肌

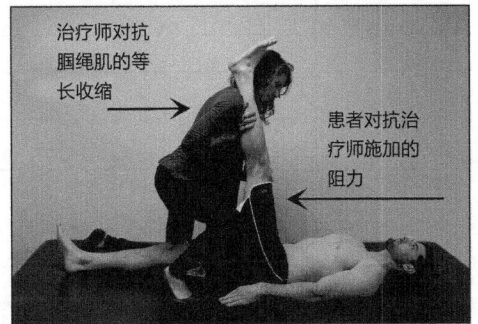

治疗师对抗腘绳肌的等长收缩

患者对抗治疗师施加的阻力

图E. 第2步：患者主动收缩腘绳肌，同时对抗治疗师施加的阻力。腘绳肌主动收缩7~10秒将激活高尔基腱器，导致腘绳肌的自发性抑制

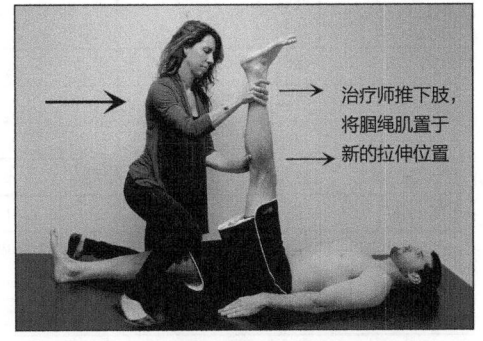

治疗师推下肢，将腘绳肌置于新的拉伸位置

图F. 第3步：治疗师将下肢被动地活动到新的范围

模式（见图D到图F）也有利于增强力量和增加活动范围。这些功能动作模式总结在表1.4-F中。运动过程中按顺序进行特定的动作也有助于发展不同肌肉收缩的协调性。

关节活动度（range of motion，ROM）描述了关节在有或无辅助情况下所产生的骨运动学运动范围。主动关节活动度是由肢体进行的自由运

表1.4-E 不同类型拉伸练习的建议	
拉伸类型	建议
静态拉伸	最少保持15秒 65岁及以下的成年人保持30秒最佳 65岁以上的人保持60秒最佳
动态拉伸	在进行快速运动（如踢足球）之前，持续缓慢地反复进行
弹性拉伸	不建议进行

表1.4-F 功能动作模式				
下肢	下肢D1屈曲 "向上和向内"	下肢D1伸展 "向下和向外"	下肢D2屈曲 "向下和向内"到"消防栓式"	下肢D2伸展 "消防栓式"到"向下和向内"
骨盆	向前抬高	向后下压	向后抬高	向前下压
髋关节	屈曲 内收 外旋	伸展 外展 内旋	屈曲 外展 内旋	伸展 内收 外旋
踝关节	背屈 旋后 内翻	跖屈 旋前 外翻	背屈 旋前 外翻	跖屈 旋后 内翻
脚趾	伸展	屈曲	伸展	屈曲
上肢	上肢D1屈曲 "抓耳朵"到"扔纸巾"	上肢D1伸展 "扔纸巾"到"抓耳朵"	上肢D2屈曲 "拔剑"到"Tada式"	上肢D2伸展 "Tada式"到"插剑"
肩胛骨	向前上提	向前下压	向后上提	向前下压
肩关节	屈曲 内收 外旋	伸展 外展 内旋	屈曲 外展 外旋	伸展 内收 内旋
前臂	旋后	旋前	旋后	旋前
腕关节	桡偏	尺偏	桡偏	尺偏
手指	屈曲	伸展	伸展	屈曲
上肢组合模式	反向劈	劈	举	反向举
患侧上肢	D1伸展到D1屈曲	D1屈曲到D1伸展	D2伸展到D2屈曲	D2屈曲到D2伸展
健侧上肢	随着患侧上肢运动，手掌向下	随着患侧上肢运动，手掌向下	随着患侧上肢运动，手掌向上	随着患侧上肢运动，手掌向上
躯干相关活动	躯干朝患侧旋转	躯干朝健侧旋转	躯干朝患侧旋转	躯干朝健侧旋转

动范围。主动辅助关节活动度是个体运动至关节的终末位置后，在治疗师的协助下，在耐受范围内获得的更大的关节活动度。被动关节活动度仅由临床医生或机器/仪器完成，患者在整个过程中都很放松。临床上认为，关节活动度练习应每天进行1~3次，以维持和改善关节活动度、关节囊柔韧性，并促进关节液循环和关节润滑。每组练习的重复次数应根据患者的反应和治疗目标来确定。制定治疗目标时还要明确活动的速度，一般情况下，速度应该缓慢，并注意活动模式的控制。

关节活动度练习类型的总结见表1.4-G。

还有一点需要注意的是，由于患者自身状态、治疗目标和个人对运动反应的不同，治疗师推荐的运动方案可能会有所不同。治疗师应该灵活运

表1.4-G 关节活动度练习类型	
关节活动类型	描述
被动活动	完全由外力（治疗师、器械）完成，患者完全放松
主动辅助活动	患者执行动作，治疗师仅在活动范围末端帮助达到更大的活动范围
主动活动	由患者单独完成，不借助任何外力

用各种练习，并根据需要进行一些改变。本节中的信息旨在为治疗师提供一个从何处开始的指导。如果有可能，一般的运动处方应包括热身和整理活动。热身应包括5~10分钟的大肌群活动，同时应可以提高心率。整理活动也为5~10分钟，以确保心率和核心温度的恢复。

本书的后续章节阐述了大量可应用于患者运动方案制定的练习。选择正确的练习对于帮助患者实现目标，同时不损害他们的健康或使他们可能患有的任何疾病恶化而言非常重要。了解潜在的病理或损伤可以帮助治疗师制定适当的运动方案。医生可以根据患者的病情或受伤程度对他们进行运动限制或提供预防措施。在选择合适的练习时，必须考虑这些运动限制。此外，在选择练习时，应充分考虑运动可能对受伤或愈合组织产生的影响。

参考文献

American College of Sports Medicine. (2009). American College of Sports Medicine position stand. Progression models in resistance training for healthy adults. *Medicine and Science in Sports and Exercise*, 41(3), 687–708.

Bandy, W. D. & Sanders, B. (2012). *Therapeutic exercise for physical therapist assistants* (3rd ed.). Philadelphia, PA: Wolters Kluwer/ Lippincott, Williams & Wilkins.

Campos, G. E., Luecke, T. J., Wendeln, H. K., Toma, K., Hagerman, F. C., Murray, T. F., ... & Staron, R. S. (2002). Muscular adaptations in response to three different resistance-training regimens: Specificity of repetition maximum training zones. *European Journal of Applied Physiology*, 88(1–2), 50–60.

Kent, M. (2017). *The Oxford dictionary of sports science & medicine* (3rd ed.). Oxford, UK: Oxford University Press.

Little, T. & Williams, A. G. (2006). Effects of differential stretching protocols during warm-ups on high-speed motor capacities in professional soccer players. *Journal of Strength and Conditioning Research*, 20(1), 203–207.

1.5

运动进阶

治疗师如何知道运动何时进入下一阶段？这通常由以下因素决定。

- 患者是否觉得运动很轻松？
- 患者是否能够执行正确的动作并以最小的努力完成？
- 患者的肌肉酸痛是否在运动后24~48小时缓解？

如果治疗师确定患者对上述所有问题的回答都是"是"，那么患者很可能已经准备好进入下一阶段。进阶的形式可以是增加重复次数、组数，以及通过增加负重来调整强度，或者根据运动方案的目标来调整进行的速度。在特定负荷下训练时，当患者可以完成超出规定重复次数的1~2次时，则可增加2%~10%的负荷（美国运动医学会，2009）。

爆发力训练的进阶一般需要两种负荷策略：一是力量训练负荷策略；二是使用低负荷（下肢0~60%1RM、上肢30%~60%1RM），以快速收缩速度进行，两组之间休息3~5分钟，每次进行3~5组。另外，建议进行多关节练习，尤其是涉及全身的关节练习。对于局部耐力训练，建议使用较短的休息时间（<90秒），采用中等强度负荷（40%~60%1RM）以及较高的重复次数（>15次）。这些建议应结合具体情况应用，包括患者的目标、体能和训练状态（美国运动医学会，2009）。

参考文献

American College of Sports Medicine. (2009). American College of Sports Medicine position stand. Progression models in resistance training for healthy adults. *Medicine and Science in Sports and Exercise*, 41(3), 687–708.

1.6

如何使用本书

本书后面的内容将提供有关临床治疗性练习的综合清单。示例都提供了在实践中正确执行这些练习所需的信息、动作的详细描述，以及该动作会影响哪些肌肉或系统。每项练习还提供了详细的指导，可用于向患者教授该练习。练习的描述还包括常见的代偿动作或注意事项，以便患者进行调整从而确保采用正确的动作模式。最后，示例中还建议了具体的参数（运动量），以帮助临床医生制定正确的处方。这些练习是按身体部位进行分类的，但也有一些练习涉及身体的不同部位。本书还包括针对特定结构或系统的专门练习，如针对前庭和盆底肌的练习，以及针对不同诊断的各种方案和治疗方法，用于为患者制定合适的运动方案。此外，本书还将介绍重要的损伤预防措施和运动禁忌，以及遵循医嘱的其他事项。本书包含的有关运动原则和患者评估方面的知识，旨在帮助临床医生找到最适合患者的练习。

1.7

体位、描述性术语和特殊器材

1.7.1 体位名称

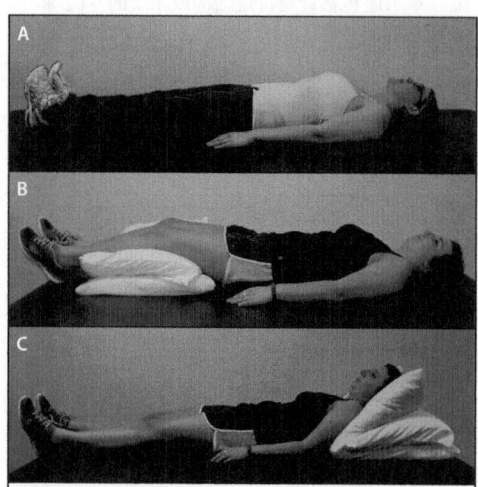

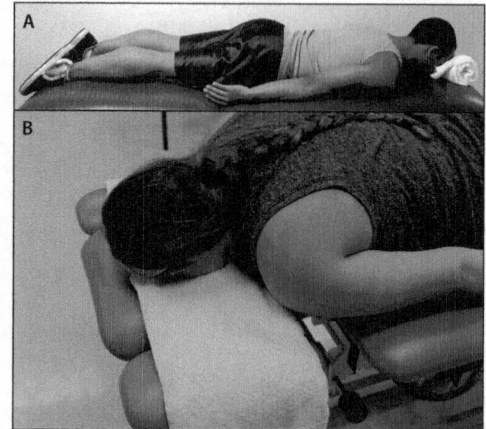

仰卧位：面朝上躺着，治疗师可以在患者颈部/腰部区域下放置一个小毛巾卷，以根据需要提高舒适度（见图A）。在膝关节下放置枕头可以缓解腰背不适（见图B）。患有严重胸椎后凸畸形的患者可能需要在上背部和头部下方垫枕头以保持舒适（见图C）。如果患者不能仰卧，建议采用屈膝仰卧位以减轻下背部的压力。

俯卧位：面朝下躺着，一般脊柱应处于中立位。在前额下方放置小毛巾卷有助于避免颈椎旋转（见图A）。患者不应在颈椎向一侧或另一侧旋转的情况下长时间俯卧。在进行俯卧位的练习时，使用有脸孔（面部可露出）的按摩床是最佳的选择。如果有，应加以利用，并可用毛巾填充面部两侧的空隙，以提高患者的舒适度（见图B）。

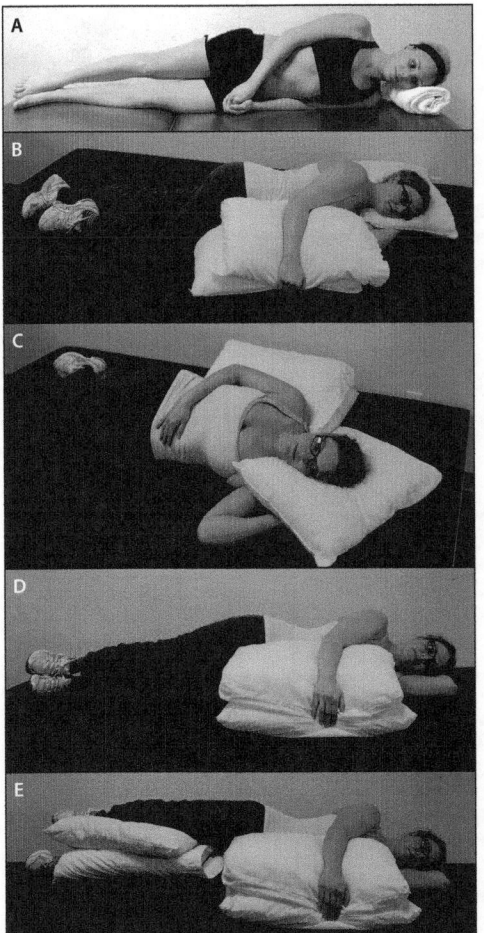

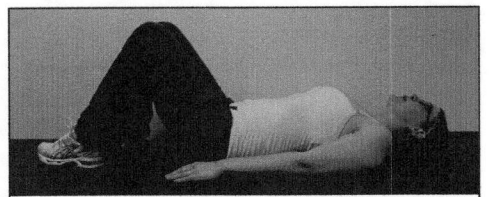

屈膝仰卧位：面朝上，膝关节弯曲，脚位于治疗床表面。这个姿势减轻了腰椎处的压力，腰椎处于这个体位时比处于仰卧位时更舒适。

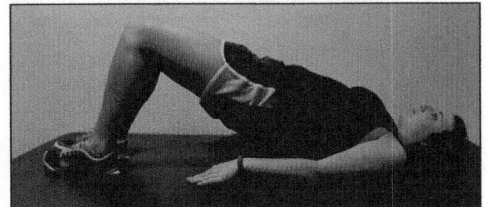

桥式：面朝上，膝关节屈曲，臀部从床面抬起并保持髋关节伸直，骨盆与髂前上棘在同一水平面上。

侧卧位：面朝右侧或左侧躺着（见图A）。由于髋部和肩部会受到压力，患者可能对此姿势耐受性较差，因此治疗师可以引导患者采用改良侧卧位，即将枕头放在患者前方（见图B）或后方（见图C），允许患者向任何一侧轻微旋转，并释放髋部和肩部的垂直向下的压力。抱着枕头也可以减轻肩膀上部的不适感（见图D）。在双膝和双踝之间放置枕头可以通过使髋关节、骶髂关节和腰椎关节处于中立位来提高舒适度（见图E）。

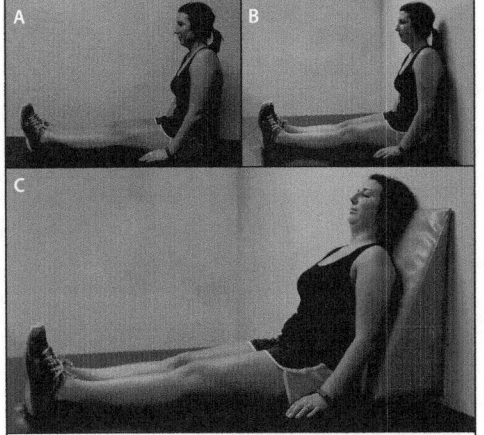

长坐位：坐位，膝关节伸展（见图A）。采用这个体位需要保持正常的腘绳肌长度，如果腘绳肌短缩，腰椎将屈曲以代偿。当患者需要长时间保持长坐位时，治疗师让其靠着墙可能有助于其稳定脊柱下段的力线，并帮助其纠正脊柱位置（见图B）。如果腘绳肌短缩，治疗师还可以让患者靠在楔形物上以采用这个体位（见图C）。

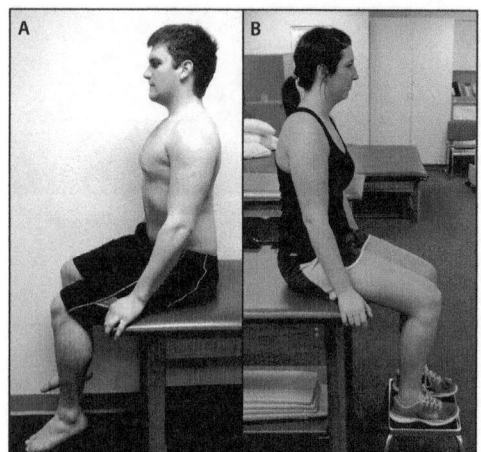

短坐位/坐位：坐位，可以将脚悬在床边缘（见图A）或将脚置于地面或凳子上（见图B）。允许患者的脚与地面或凳子接触时对患者的平衡能力要求较低，该体位适用于坐姿平衡能力差的患者。

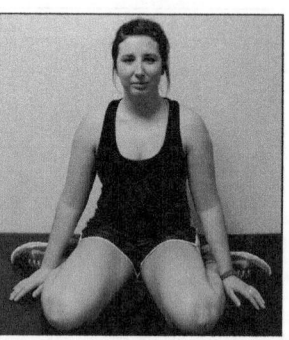

"W"坐姿：通常，该体位由于会对膝关节内侧产生压力，所以不是理想的体位。

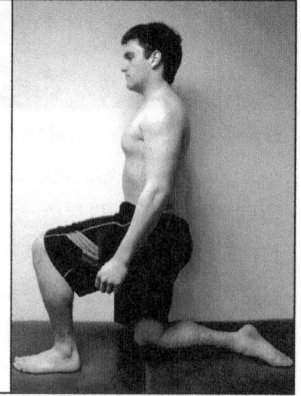

半跪姿：前侧膝关节屈曲，后侧膝关节呈跪位。此体位比高跪姿体位稍稳定一些。

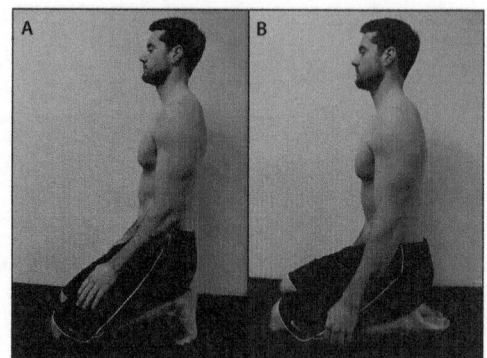

脚跟坐位：脚跟位于臀部下方，膝关节完全屈曲。脚可以背屈（见图A）或跖屈（见图B）。

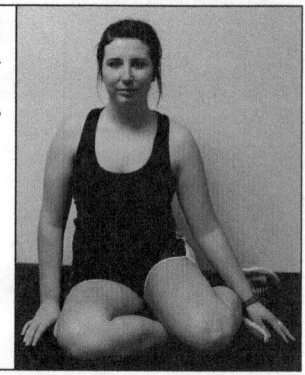

侧坐：膝关节屈曲，同时躯干下部和臀部位于小腿的一侧。

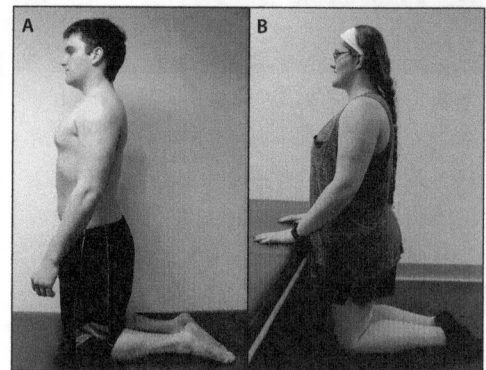

高跪姿：膝关节屈曲的直立姿势（见图A）。膝关节下可以垫上运动垫、枕头或毛巾卷等柔软的东西。采用该体位需要监测骨盆是否处于中立位置，股直肌紧张可能会拉着骨盆向前倾斜，治疗师应进行监测和纠正。这是训练躯干稳定性的有效体位。在此体位下开始训练时，患者可以扶住床面以增强稳定性（见图B）。

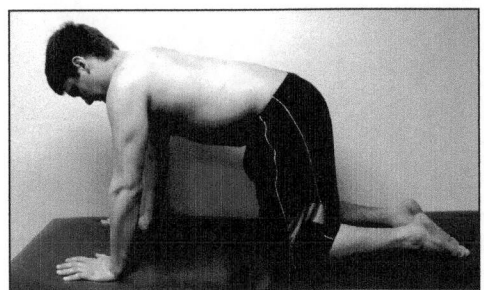

四足位：四肢着地，腕关节位于肩关节正下方，膝关节位于髋关节正下方，这是让身体整体都非常活跃的体位。患者应通过指尖和手掌来分担体重，以避免手腕处压力过大；肩胛骨应往回收并紧贴胸壁，肱骨头不应卡入肩胛骨关节盂。治疗师应鼓励患者向下推压地面，通过下腹肌的主动收缩维持脊柱中立位，髋关节保持屈曲90°，保持下巴微收。四足位可能导致膝盖不适，因此可以垫毛巾或枕头来缓解压力和不适。

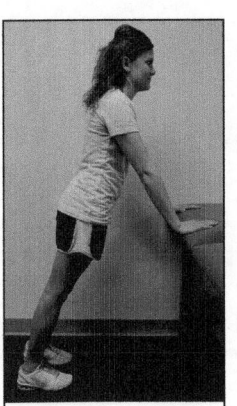

改良平板撑：站立位，上肢支撑于桌面或床面。当需要上肢提供平衡或需要减轻下肢负重时，该体位可能有用。

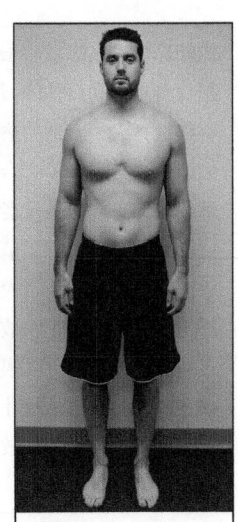

站立位：完全直立姿势，下肢完全负重。

1.7.2　瑜伽球

瑜伽球在临床上是一种有用的工具。瑜伽球有很多名字：生理球、稳定球和健身球等。

证据在哪里？

在刺激下腰痛患者的腰椎多裂肌方面，在瑜伽球上练习已被证明比在稳定表面上练习更有效。在脊柱康复中，采用不太稳定的表面可能非常有效（Scott et al., 2015）。久坐办公室的工作人员可以利用瑜伽球等作为办公椅的替代品。格雷戈里等（Gregory et al., 2006）进行的一项研究测试了坐在办公椅和瑜伽球上腰椎稳定肌群的激活情况，结果发现坐在瑜伽球上时肌肉活动略有改善。另一项研究显示，虽然坐在瑜伽球上确实会导致更多的躯干活动和更多的腰椎肌肉活动变化，但在瑜伽球上的受试者报告其不适程度更高，并由此得出结论：瑜伽球并没有显著改变人们坐着的方式，甚至可能使他们的症状恶化。此外，还有研究发现，与坐在办公椅上相比，坐在瑜伽球上时脊柱萎缩得更多，由此得出的结论是，坐在瑜伽球上的好处可能不会比缺点多（Kingma and Dieën, 2009）。

瑜伽球坐姿: 患者应根据自身身高和具体练习动作选择大小合适的瑜伽球（见表1.7.2-A）。合适的瑜伽球应满足患者能够坐在球上，膝关节和髋关节屈曲90°，大腿与地面平行，双脚平放在地面上。患者可以根据身高选择相近的尺寸进行测试，看看哪种效果好。

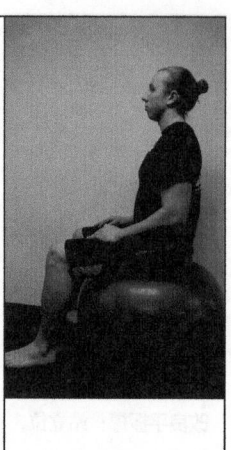

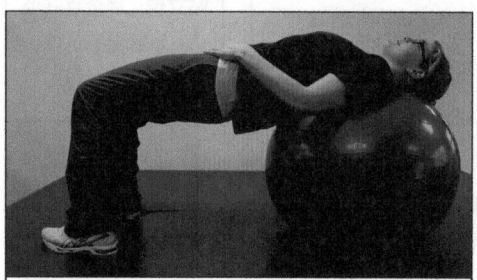

瑜伽球上反桥式/桌式: 从瑜伽球坐姿开始，沿着背部向头部滚动球，直到球位于肩胛骨下方，膝关节保持屈曲90°。必须进行髋关节主动伸展，以保持髋关节处于中立位。双脚和双膝之间的距离应与髋同宽。

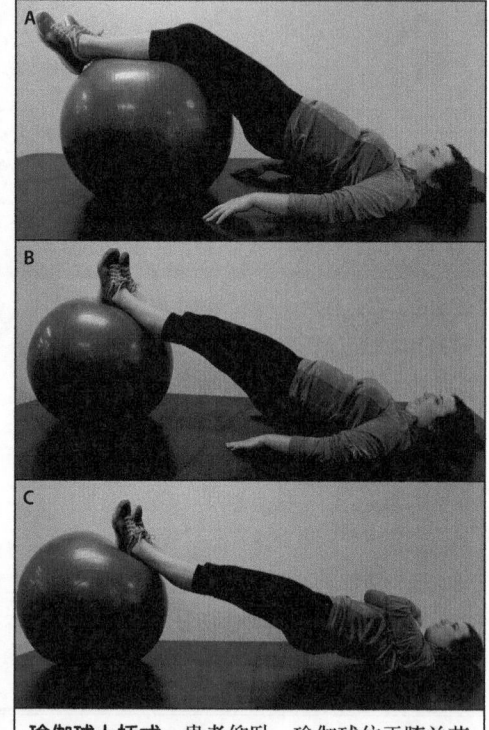

瑜伽球上桥式: 患者仰卧，瑜伽球位于膝关节（见图A）或脚踝（见图B）下方。患者需要主动伸展髋关节来保持髋关节处于中立位，并通过收缩腹部肌肉来控制下背部，使其保持中立位。患者双手可放在地面上支撑，还可以将双手放在胸前来作为进阶的体位（见图C）。

表1.7.2-A 瑜伽球尺寸及适合的使用者身高		
瑜伽球直径	使用者身高（英尺/英寸）	使用者身高（厘米）
30厘米/12英寸	少于4英尺6英寸	低于137厘米
45厘米/18英寸	4英尺6英寸~5英尺0英寸	137~152厘米
55厘米/22英寸	5英尺1英寸~5英尺7英寸	155~170厘米
65厘米/26英寸	5英尺8英寸~6英尺2英寸	171~188厘米
75厘米/30英寸	6英尺3英寸~6英尺7英寸	188~200厘米
85厘米/34英寸	6英尺8英寸以上	200厘米以上

注：1英寸≈2.54厘米，1英尺≈30.48厘米。

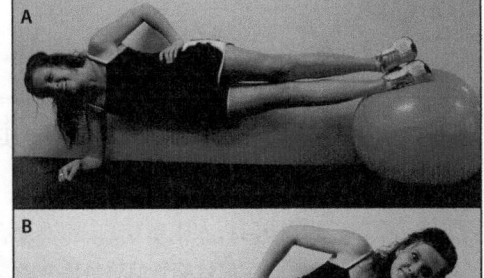

瑜伽球上平板撑: 患者俯卧,瑜伽球置于膝关节下方(见图A)或脚踝下方(见图B)。与四足位一样,患者应通过指尖和手掌的支撑来避免腕部产生过多的压力。肩胛骨应该被压下并缩回,肱骨头不应卡在肩胛骨关节盂内。治疗师应鼓励患者推压地面。脊柱的中立位通过下腹部肌肉的主动收缩来维持。患者还应保持下巴微收。

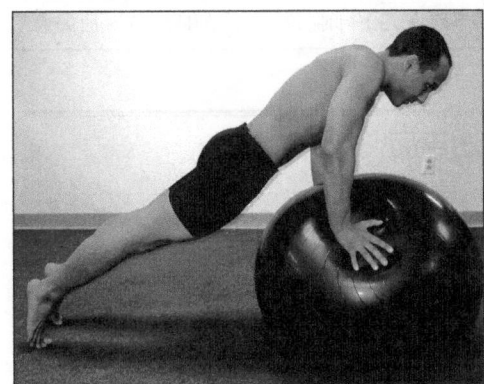

瑜伽球上俯卧撑: 这是一种支撑姿势,脚趾与地面接触,双手置于瑜伽球上并支撑身体,患者可以通过改变双手之间的距离来实现不同的运动目标。肩胛肌群的主动收缩对于避免肩部受压很重要,治疗师可以指导患者用力推球来帮助肩胛肌群收缩。

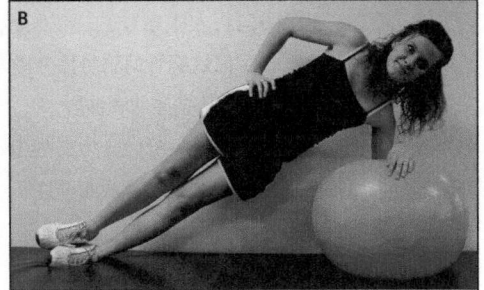

瑜伽球上侧桥: 患者侧卧,可以使用3种变化姿势。瑜伽球置于脚踝下方(见图A)或肘关节下方(见图B),以及进阶动作——瑜伽球置于手掌下方(肘关节伸展,图中未显示)。

1.7.3　四肢

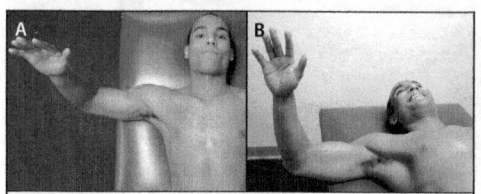

上肢90/90：仰卧位或站立位，肩关节外展90°，肘关节屈曲90°（见图A和图B）。

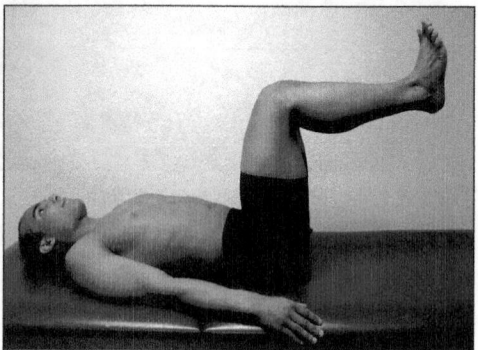

下肢90/90：仰卧位，髋关节和膝关节屈曲90°。

1.7.4　运动平面

　　身体可以分为3个主要平面，用于描述运动方向。矢状面是从前后方向将人体分为左右两部分的切面。中矢状面、正中面或胸骨面将身体分成左右两半。矢状面内的运动包括屈曲和伸展。

　　冠状面（也称额状面）是将身体分为腹侧和背侧部分（前部或后部）的切面。冠状面垂直于矢状面，冠状面内的运动包括外展和内收。

　　水平面（也称横断面、轴平面或横轴面）是将身体分为上下两个部分的切面。横断面垂直于冠状面和矢状面。横断面上的运动包括脊柱、髋关节和肩关节的旋转运动，以及肩关节的水平外展/内收运动。

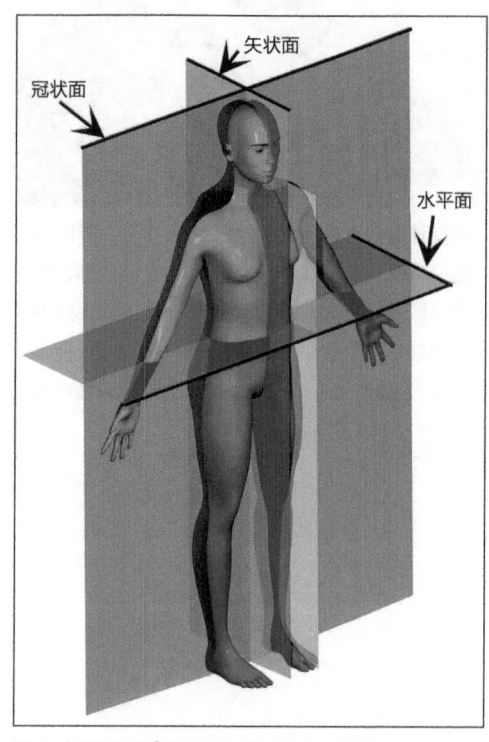

图A. 运动平面［摘自Richfield, D. (2014). Medical gallery of David Richfield. *WikiJournal of Medicine*, 1(2).］

1.7.5 弹力带

弹力带是用来增加运动强度的大橡皮筋，根据不同人的喜好，有不同品牌和颜色可供选择。不同的颜色代表了不同的阻力大小。

如何安全使用

弹力带是一种可用于施加阻力和进行力量训练的工具，还可用于平衡训练、心肺训练、运动专项训练和步态训练。患者也可以在家中使用弹力带，这为制定渐进性家庭锻炼计划提供了更多的选择。当使用弹力带时，有一些重要的事情需要考虑。治疗师应询问患者是否对乳胶过敏，大多数弹力带品牌能够提供非乳胶版产品。每次使用前应检查弹力带，确保其没有小的撕裂、刻痕或穿孔，因为这些可能导致弹力带在使用过程中

断裂。此外，弹力带的拉伸长度不应超过其静止长度的3倍，这可以帮助确定任何练习所需的长度。例如，一根30厘米的弹力带不应拉伸到超过90厘米。弹力带应至少在手上缠绕一圈，以免在使用过程中滑落。

在使用弹力带时，一般需要将其固定在稳定的物体上，要确保物体足够重，能够抵抗拉力（见图A-1）；也可以在弹力带一端打一个结，然后放在门缝里，关上门以固定弹力带（见图A-2），有些弹力带带有用于固定于墙面的内置附件（见图A-3），这样的弹力带通常也有把手，以便于抓握（见图B）。使用弹力带时，尽可能使弹力带的位置能保证关节在整个活动范围内感受到阻力。一些练习可能需要抓握弹力带的中间位置，以便加强阻力。大多数弹力带生产商都会提供如何使用弹力带的详细说明。患者在使用弹力带前，务必阅读安全注意事项。

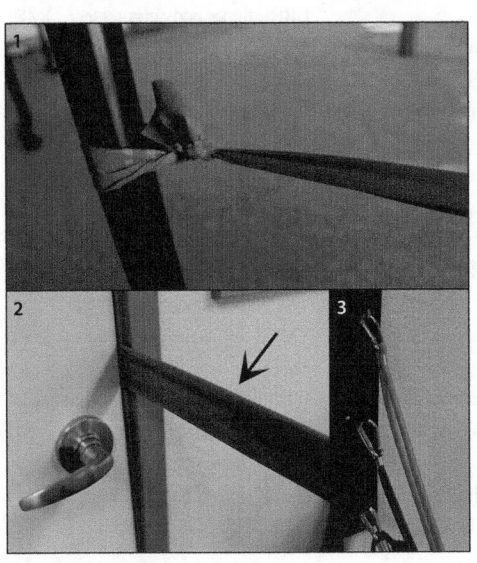

图A. 弹力带锚点选择

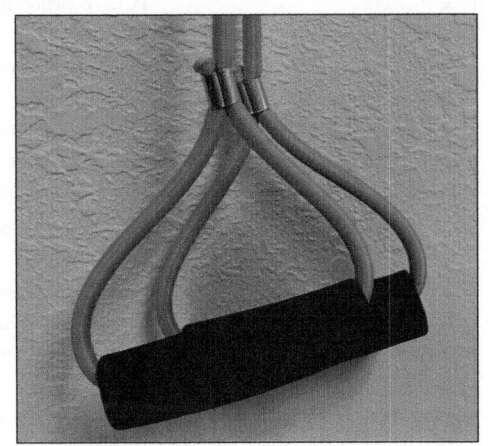

图B. 弹力带把手

1.7.6 其他关键术语和缩略词

<u>单侧</u>：一侧（右侧或左侧）。

<u>双侧</u>：两侧（右侧和左侧）。

<u>同侧</u>：身体的同一侧，例如，当单侧收缩胸

乳突肌时，胸锁乳突肌进行同侧侧屈。

<u>对侧</u>：身体的对侧，例如，当单侧收缩胸锁乳突肌时，胸锁乳突肌进行对侧旋转。

AAROM：active assistive range of motion，主动辅助关节活动度。

ACL：anterior cruciate ligament，前交叉韧带。

ADL：activities of daily living，日常生活活动。

AIIS：anterior inferior iliac spine，髂前下棘。

APT：anterior pelvic tilt，骨盆前倾。

AROM：active range of motion，主动关节活动度。

ASIS：anterior superior iliac spine，髂前上棘。

ATFL：anterior talofibular ligament，距腓前韧带。

BAPS：biomechanical ankle platform system，生物力学踝关节平台系统。

BPPV：benign paroxysmal positional vertigo，良性阵发性位置性眩晕。

BPTB：bone-patellar tendon-bone，骨-髌腱-骨。

CPM：continuous passive motion，持续被动活动。

CROM：cervical range of motion，颈椎关节活动度。

CTS：carpal tunnel syndrome，腕管综合征。

DASH：disability of arm, shoulder and hand，手臂、肩部和手的残疾。

DIP：distal interphalangeal joints，远端指间关节。

DKTC：double knee to chest，双膝至胸部。

DOMS：delayed onset muscle soreness，延迟性肌肉酸痛。

DVT：deep vein thrombosis，深静脉血栓。

EMG：electromyography，肌电图。

FWB：full weight bearing，完全负重。

GTO：golgi tendon organs，高尔基腱器。

ITB：iliotibial band，髂胫束。

LAQ：long arc quad，长弧伸膝。

LBP：low back pain，下腰痛。

LCS：lower crossed syndrome，下交叉综合征。

LE：lower extremity，下肢。

MCP：metacarpophalangeal joints，掌指关节。

MD：doctor of medicine，医学博士。

MRI：magnetic resonance imaging，磁共振成像。

MIVC：maximal involuntary contraction，最大不随意收缩。

MVC：maximal voluntary ontraction，最大随意收缩。

MWM：mobilization with movement，动态关节松动。

NDI：neck disability index，颈部残疾指数。

NSAIDs：nonsteroidal anti-inflammatory drug，非甾体抗炎药。

PCL：posterior cruciate ligament，后交叉韧带。

PIP：proximal interphalangeal joints，近端指间关节。

PNF：proprioceptive neuromuscular facilitation，本体感神经肌肉易化。

PPT：posterior pelvic tilt，骨盆后倾。

PROM：passive range of motion，被动关节活动度。

PWB：partial weight bearing，部分负重。

QL：quadratic Lumborum，腰方肌。

RA：rectus abdominis，腹直肌。

RC：rotator cuff，肩袖。

ROM：range of motion，关节活动度。

RNT：reactive neuromuscular training，反应性神经肌肉训练。

SAQ：short arc quad，短弧伸膝。

SCI：spinal cord injuries，脊髓损伤。

SCM：sternocleidomastoid muscle，胸锁乳突肌。

SIJ：sacroiliac joint，骶髂关节。

SKTC：single knee to chest，单膝至胸。

SLR：straight leg raise，直腿抬高。

TA：transverse abdominus，腹横肌。

TFL：tensor fascia latae，阔筋膜张肌。

THA：total hip arthroplasty，全髋关节置换。

TKA：total knee arthroplasty，全膝关节置换。

TKE：terminal knee extension，末端伸膝。

TOS：thoracic outlet syndrome，胸廓出口综合征。

TSA：total shoulder arthroplasty，全肩关节置换。

UBE：upper body ergometer，上肢测功仪。

UCL：ulnar collateral ligament，尺侧副韧带。

UCS：upper crossed syndrome，上肢交叉综合征。

UE：upper extremity，上肢。

VAS：visual analogue scale，视觉模拟量表。

VL：vastus lateralis，股外侧肌。

VMO：vastus medialis oblique，股内侧肌。

WBAT：weight bearing as tolerated，在耐受范围内负重。

1RM：one-repetition maximum，一次重复最大重量。

参考文献

Gregory, D. E., Dunk, N. M. & Callaghan, J. P. (2006). Stability ball versus office chair: Comparison of muscle activation and lumbar spine posture during prolonged sitting. *Human Factors*, 48(1), 142–153.

Kingma, I. & van Dieën, J. H. (2009). Static and dynamic postural loadings during computer work in females: Sitting on an office chair versus sitting on an exercise ball. *Applied Ergonomics*, 40(2), 199–205.

Richfield, D. (2014). Human anatomy planes. *Wikimedia Commons*.

Scott, I. R., Vaughan, A. R. & Hall, J. (2015). Swiss ball enhances lumbar multifidus activity in chronic low back pain. *Physical Therapy in Sport*, 16(1), 40–44.

第2章

颈部运动

2.1

颈椎关节活动度练习

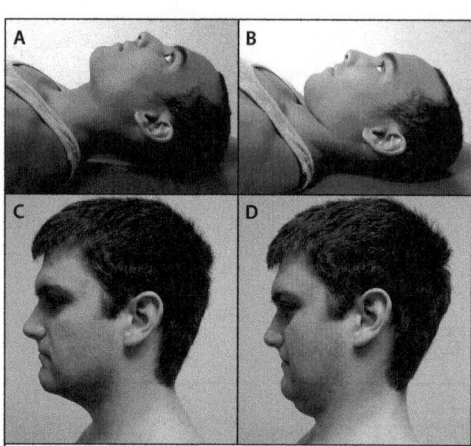

2.1.1 关节活动度：收下巴

体位：仰卧位，坐位；仰卧位是治疗患者颈深屈肌严重无力的最佳开始体位。

目标：拉伸颈椎上段伸肌，纠正头前倾姿势，激活颈深屈肌。

方法：仰卧位时，指导患者通过收下巴来压平颈部，以减少颈部和床面之间的间隙，形成双下巴姿势（见图A和图B）。治疗师可以将手放在患者颈部下方，并指导患者"挤压"治疗师的手。患者通过坐位练习时，首先检查坐姿是否正确，肩胛骨是否保持下降和回缩位。如果患者难以保持正确坐姿，可以靠墙坐着。坐位练习和仰卧位练习的方法是一样的，治疗师同样可以将手放在患者颈部后方来引导练习。患者在收下巴时应保持视线水平（见图C和图D）。

注意：治疗师应监测患者头部，避免其向下看；头向后推会导致颈部伸肌的激活，而这不是本练习的目标；视线应保持水平，向上或向下看是不正确的。

运动量：保持1~2秒，重复10~30次，每天1~3次；可以增加到每小时一次。

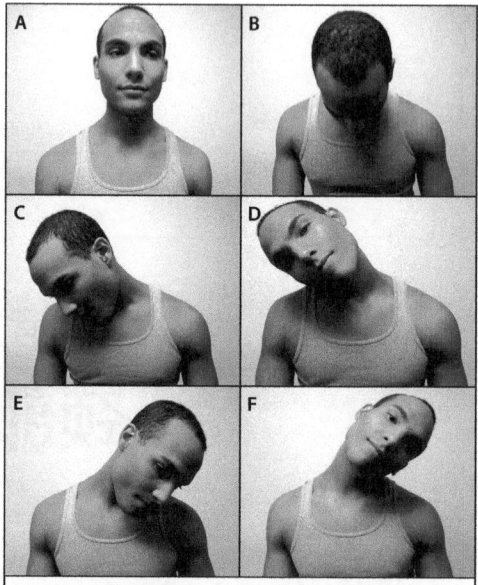

2.1.2 关节活动度：颈椎前方半圆运动

体位：坐位。

目标：润滑颈椎小关节和椎间关节，打开小关节。

方法：开始前检查姿势是否正确，肩胛骨是否保持下降和回缩位。治疗师指导患者俯视，从而屈曲颈椎（见图A和图B），然后让患者将右耳向右肩转动（包括旋转和侧屈两个方向，见图C和图D），再将左耳向左肩转动（见图E和图F），此过程中保持颈椎屈曲。患者在整个关节活动中应保持收下巴。

代偿：下巴突出，懒散坐姿，耸肩。

运动量：缓慢且有节奏地进行，重复10~30次，每天1~3次。

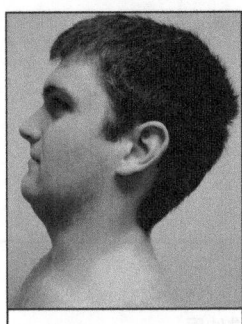

2.1.3　关节活动度：收下巴伴颈椎伸展

体位：坐位。

目标：松动颈椎下段和胸椎上段关节，增加伸展。

方法：开始前检查姿势是否正确，肩胛骨是否保持下降和回缩位。治疗师指导患者保持如2.1.1的图D所示的收下巴姿势，然后让患者向上看天花板，从而伸展颈椎。在整个运动过程中应保持双下巴。患者应持续练习，直到颈椎下段和胸椎上段感到疼痛。

代偿：下巴突出，懒散坐姿，躯干后倾。

运动量：缓慢且有节奏地进行，重复10~30次，每天1~3次。

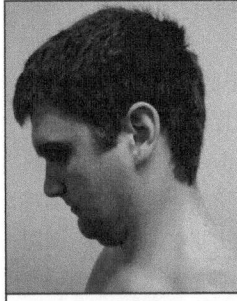

2.1.4　关节活动度：收下巴伴颈椎屈曲

体位：坐位。

目标：松动颈椎下段和胸椎上段关节，增加屈曲。

方法：开始前检查姿势是否正确，肩胛骨是否保持下降和回缩位。治疗师指导患者保持如2.1.1的图D所示的收下巴姿势，然后让患者俯视胸部，从而屈曲颈椎。在整个运动过程中应保持双下巴。患者应持续练习，直到颈椎下段和胸椎上段感到疼痛。

代偿：下巴突出，懒散坐姿，耸肩。

运动量：缓慢且有节奏地进行，重复10~30次，每天1~3次。

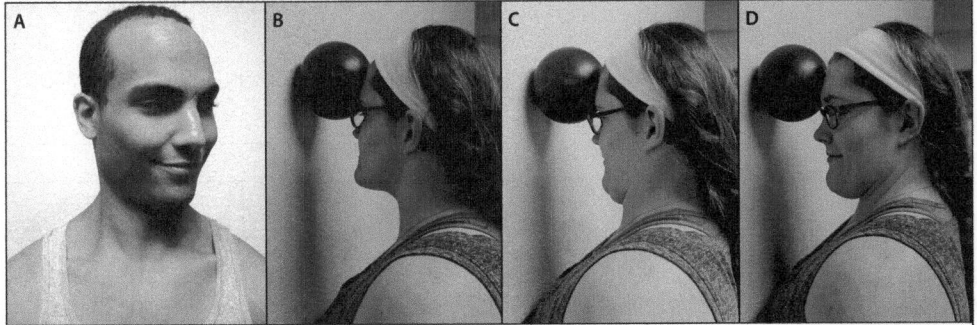

2.1.5　关节活动度：收下巴伴颈椎旋转

体位：仰卧位，坐位（使用/不使用球）；对于有严重颈部损伤的患者，建议采用仰卧位。

目标：润滑C1~C7的关节突关节和椎间关节；主要针对C1~C2，此处旋转最多。

方法：治疗师指导患者保持如2.1.1的图D所示的收下巴姿势，然后让患者向右旋转头部，使下巴朝向右肩，另一边重复该动作（见图A）。在整个运动过程中都保持双下巴。还可以将一个球放在墙上与额头等高的位置并用额头抵住，以增加支撑力，便于保持正确的姿势。患者可将球从额头滚到太阳穴，再滚回到额头，两侧都进行（见图B到图D）。

代偿：下巴突出，懒散姿势，耸肩或圆肩。

运动量：缓慢且有节奏地进行，重复10~30次，每天1~3次。

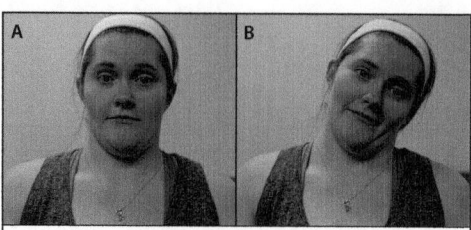

2.1.6 关节活动度: 收下巴伴颈椎侧屈

体位: 仰卧位, 坐位; 对于有严重颈部损伤的患者, 建议采用仰卧位。

目标: 润滑C1~C7的关节面和椎间关节, 打开另一侧关节突关节。

方法: 开始前检查姿势是否正确, 肩胛骨是否保持降和回缩位。治疗师指导患者保持如2.1.1的图D所示的收下巴姿势, 然后让患者将右耳移动到右肩, 从而侧屈颈椎, 然后在另一侧重复该动作, 在整个过程中保持双下巴(见图A和图B)。

代偿: 下巴突出, 慵懒姿势, 躯干后倾。

运动量: 缓慢且有节奏地进行, 重复10~30次, 每天1~3次。

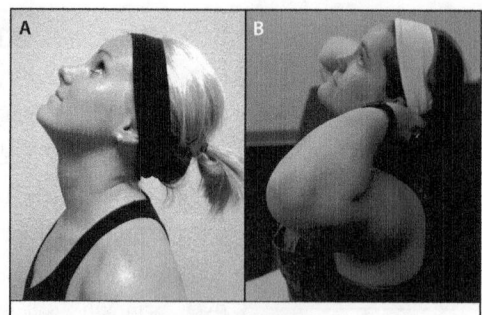

2.1.7 关节活动度: 颈椎伸展

体位: 坐位(上肢支撑或不支撑); 对于有急性损伤的患者, 可能需要在返回动作中进行自我协助。

目标: 增加颈椎活动度。

方法: 开始前检查姿势是否正确, 肩胛骨是否保持降和回缩位。治疗师指导患者抬头看天花板, 从而进行颈椎伸展(见图A)。如果患者的颈前肌肉严重无力或疼痛, 那么治疗师应指导患者将手放在头后面, 手指交叉并用手掌托住头(见图B)。提示患者保持肩部和斜方肌上束放松。

代偿: 躯干向后倾斜, 肩部和胸椎位置不当(耸肩或挺胸)。

注意: 如果患者用手臂支撑身体, 需密切注意避免在过程中出现耸肩。

运动量: 缓慢且有节奏地进行, 重复10~30次, 每天1~3次。

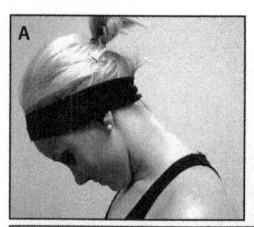

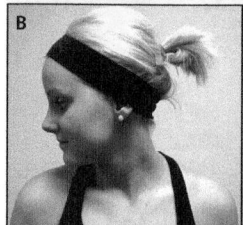
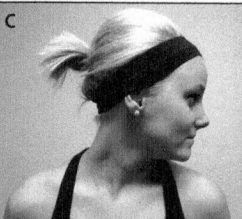
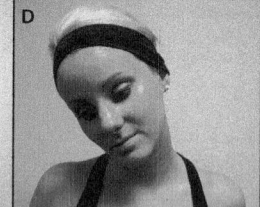
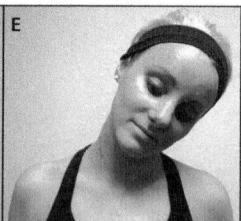

2.1.8 关节活动度: 颈椎屈曲、旋转和侧屈

体位: 坐位; 对于有严重颈部损伤的患者, 建议以仰卧位进行旋转和侧屈练习, 以坐位进行屈曲练习。

目标: 润滑C1~C7的关节面和椎间关节。

方法: 开始前检查姿势是否正确, 肩胛骨是否保持降和回缩位。治疗师指导患者向下看, 让下巴朝向胸椎移动(见图A), 返回后再分别朝两侧肩膀看(颈椎旋转, 见图B和图C), 最后通过让耳朵朝向同侧肩膀移动来实现颈椎侧屈(见图D和图E)。

代偿: 下巴突出, 懒散姿势, 耸肩或圆肩。

运动量: 缓慢且有节奏地进行, 重复10~30次, 每天1~3次。

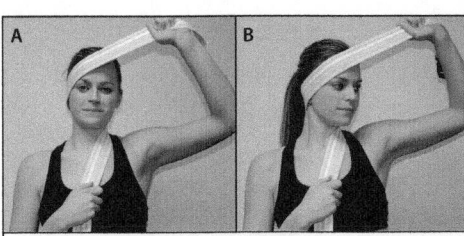

2.1.9　关节活动度：颈椎旋转，用训练带辅助

体位：坐位。

目标：润滑 C1~C7 的关节面和椎间关节，允许患者施加一定的压力或通过辅助来增加关节活动度。

方法：开始前检查姿势是否正确，肩胛骨是否保持下降和回缩位，耳朵应位于肩部正上方，以确保颈部处于中立位。治疗师提示患者下巴微收，如图 A 所示放置训练带。患者一侧手在下方拉住训练带的一端，另一侧手在头部上方拉住训练带另一端，并通过拉动耳朵和太阳穴，使头部朝着一侧肩部方向旋转（见图 B）。换手并在另一侧重复上述动作。

代偿：下巴突出，懒散姿势，耸肩。

运动量：缓慢且有节奏地进行，重复 5~10 次；允许患者在终末位置保持几秒，每天 1~3 次。

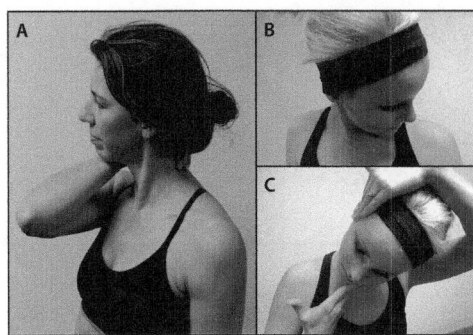

2.1.10　关节活动度：寰枢椎在颈部中立和屈曲状态下的自我关节松动

体位：坐位。

目标：增加颈椎上段活动度。

方法：开始前检查姿势是否正确，肩胛骨是否保持下降和回缩位，如果保持姿势有困难，患者可以靠墙坐着。颈部中立位：治疗师指导患者将手置于下颈段，慢慢旋转头部，俯视前臂，直到有轻微的拉伸感，在另一侧重复上述动作（见图 A）。颈部屈曲位：患者在下巴朝向胸椎的同时，尽可能舒适地屈曲颈部；然后缓慢地向右旋转下巴，接着下巴再向上旋转至天花板方向（见图 B）；在另一侧重复上述动作，活动的重点应放在原先活动受限的方向上，患者可以用手轻轻施加一定的压力（见图 C）。

代偿：懒散姿势，耸肩，胸椎旋转。

运动量：保持 1~10 秒，重复 5~10 次，每天 3 次。

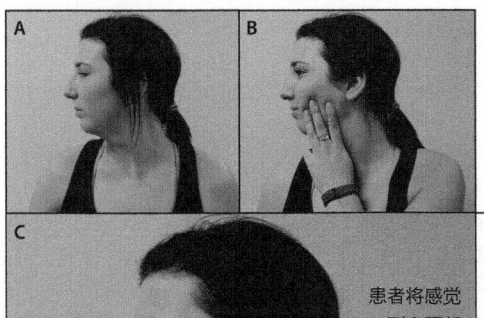

一旦完全旋转颈部，增加收下巴动作

患者将感觉到上颈部区域的活动

2.1.11　关节活动度：寰枕关节自我关节松动，收下巴

体位：坐位。

目标：增加颈椎上段活动度。

方法：开始前检查姿势是否正确，肩胛骨是否保持下降和回缩位。治疗师让患者在用指尖轻微施压的情况下完全旋转颈部，在活动范围末端让患者收下巴，直到感觉到对侧（旋转方向的另一侧）颈椎上段区域有拉伸感（见图 A、图 B 和图 C）。

代偿：懒散姿势，耸肩，胸椎旋转。

运动量：保持 1~10 秒，重复 5~10 次，每天 3 次。

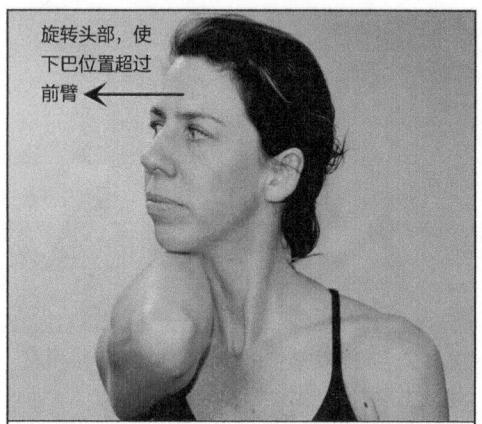

旋转头部，使下巴位置超过前臂 ←

2.1.12 关节活动度：打开颈椎小关节，自我关节松动

体位：坐位。

目标：增加颈椎中段至下段关节活动度，润滑颈椎小关节；拉伸颈椎小关节囊。

方法：开始前检查姿势是否正确，肩胛骨是否保持下降和回缩位。治疗师指导患者将手指放在颈部后方，然后让患者头部朝向抬起手臂侧肩部旋转，并指导患者在进行旋转时，用中指稳定颈椎的其中一节段。治疗师根据治疗目标，需要指导患者具体稳定哪一节段。

代偿：懒散姿势，耸肩，胸椎旋转。

运动量：保持1~10秒，重复5~10次，每天3次。

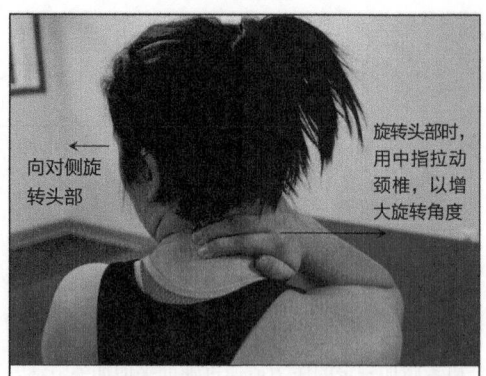

向对侧旋转头部 ←

旋转头部时，用中指拉动颈椎，以增大旋转角度 →

2.1.13 关节活动度：闭合颈椎小关节，自我关节松动

体位：坐位。

目标：增加颈椎中段至下段关节活动度，润滑颈椎小关节；拉伸颈椎小关节囊。

方法：开始前检查姿势是否正确，肩胛骨是否保持下降和回缩位。治疗师指导患者将手指放在颈部后方，让患者将头部朝向抬起手臂侧对侧肩部旋转，并指导患者用中指拉动颈椎，以增大颈椎的旋转角度。

代偿：懒散姿势，耸肩，胸椎旋转。

运动量：保持1~10秒，重复5~10次，每天3次。

2.1.14 关节活动度：自我颈部牵引，毛巾卷

体位：仰卧位。

目标：增加颈椎下段和胸椎上段的伸展活动度。

方法：开始前检查姿势是否正确，肩胛骨是否保持下降和回缩位。治疗师指导患者用毛巾缠绕头顶部并托住头部后方。患者应稍微向上看，保持斜方肌上束放松，通过伸肘向上拉头部，同时斜方肌下束收缩以稳定肩胛骨。

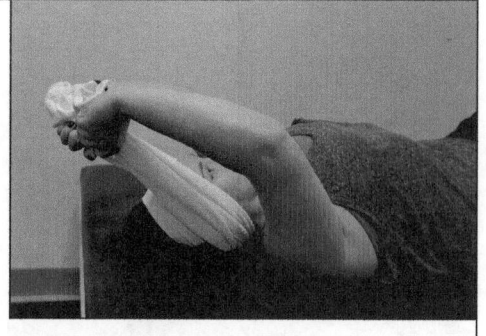

代偿：斜方肌上束收缩。

运动量：拉伸10秒，重复5~10次，每天2~3次，根据治疗的需要确定。

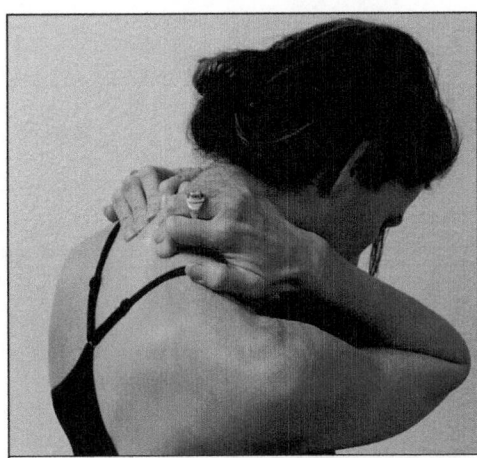

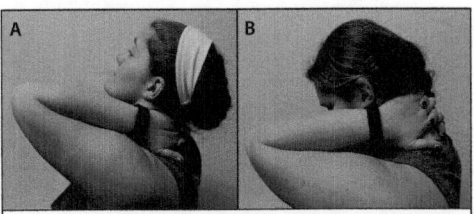

2.1.15　关节活动度：颈胸椎屈曲和伸展，自我关节松动

体位：坐位。

目标：松动颈椎下段和胸椎上段的关节。

方法：开始前检查姿势是否正确，肩胛骨是否保持下降和回缩位。治疗师指导患者将中指和无名指置于最突出的椎骨（通常为C7或T1）下方。患者屈曲颈椎，同时用手指在颈部的底部向上拉动。患者应持续练习，直到颈椎下段和胸椎上段感到疼痛。

代偿：懒散姿势，腰部伸展，骨盆失去中立位。

运动量：在终末位置保持3~5秒，重复5~10次，每天2~3次。

2.1.16　关节活动度：颈椎上段屈曲和伸展，双手交叉置于颈后做点头动作

体位：坐位。

目标：主要针对颈椎上段的寰枕关节。

方法：开始前检查姿势是否正确，肩胛骨是否保持下降和回缩位。治疗师指导患者双手交叉放在颈后，以尽量减少C2以下部位的活动（见图A）；然后让患者仅在颈椎上段区域进行屈曲，之后在锁定的手上进行伸展，且只用颈椎上段完成点头动作（见图B）。在屈曲、伸展允许的范围内，在终末端保持几秒。

代偿：下巴突出，懒散姿势，躯干后倾。

运动量：缓慢且有节奏地进行，在终末位置保持3~5秒，重复5~50次，每天2~3次。

2.1.17　关节活动度：颈椎神经自我松动／神经滑动

体位：坐位。

目标：维持和改善椎间孔内神经根的活动性。

方法：参见5.17节。

颈部肌肉拉伸

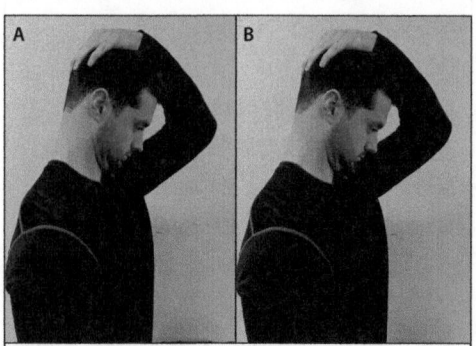

2.2.1 拉伸：枕下肌

体位：坐位。

目标：拉伸颈椎上段伸肌和枕下肌。

方法：采用正确坐姿，肩胛骨下降和回缩，治疗师指导患者将下巴向上胸部（胸骨切迹）缩进，在下巴处增加轻微的压力以增大下巴缩进的程度（见图A）。患者用一侧手从后脑勺向前拉，使颈椎上段区域产生拉伸感（见图B）。

代偿：下巴突出，懒散姿势，斜方肌上束紧张。

运动量：保持15~30秒，重复3~5次，每天1~3次。

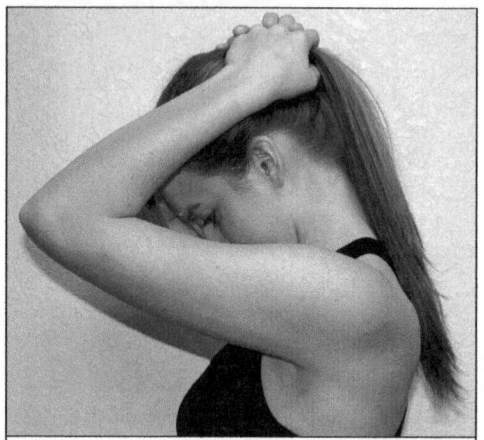

2.2.2 拉伸：自助式颈椎屈曲，双手放在头后

体位：坐位。

目标：伸展颈部伸肌——颈夹肌、头夹肌、头半棘肌、颈半棘肌、头最长肌、颈最长肌、颈多裂肌、颈髂肋肌、颈棘肌。

方法：开始前检查姿势是否正确，肩胛骨是否保持下降和回缩位。治疗师指导患者向下看，屈曲颈椎，同时患者将双手放在头后，锁定手指，轻轻向下拉动头部，直到颈后部有拉伸感。

代偿：下巴突出，懒散姿势，耸肩。

运动量：保持15~30秒，重复3~5次，每天1~3次。

2.2.3 拉伸：自助式颈椎侧屈

体位：仰卧位，坐位，站立位，伴随上肢位置的变化；对于急性期患者，应首先使用仰卧位。

目标：拉伸斜方肌上束。

方法：患者将一侧上肢放在身体同侧，另一侧手位于头顶，将对侧耳朵拉向同侧肩部，直到对侧斜方肌上束有拉伸感（见图A）。坐位或站立位时，练习侧上肢可在身体侧面垂向地面（图B），或抓住椅子或治疗床边缘（见图C和图D），或置于背后（见图E），或置于大腿下面（见图F），以增强练习侧斜方肌上束的拉伸。患者的下巴向天花板轻微旋转，可增强对锁骨部肌纤维的拉伸（见图G），而向腋下轻微旋转时，可增强肩胛骨部肌纤维的拉伸（见图H）。治疗师应指导患者以拉伸感最强的方式进行。

代偿：下巴突出，懒散坐姿，侧身倾斜，耸肩。

运动量：保持15~30秒，重复3~5次，每天1~3次。

证据在哪里？

刘（Yoo, 2013）监测了圆肩患者在肩关节抬高期间的肌电图活动。结果显示，与无症状患者相比，圆肩患者的斜方肌上束和胸大肌锁骨部的肌纤维激活显著增加，同时斜方肌中束和前锯肌的活动水平显著降低。

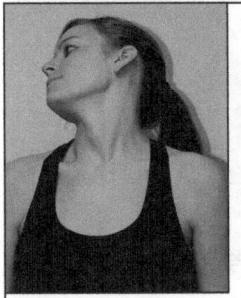

2.2.4 拉伸：颈椎伸展和旋转

体位：坐位。

目标：拉伸前、中、后斜角肌。

方法：在坐姿正确、肩胛骨下降和回缩的情况下，治疗师指导患者首先在一侧轻轻伸展颈部至舒适、轻微的拉伸状态，然后将下巴向天花板旋转，直到锁骨中部和颈前外侧上方的斜角肌区域有拉伸感。主动地进行肩胛骨下降和回缩会加强拉伸感，患者也可以用手向下拉锁骨以加强拉伸感。

代偿：懒散坐姿，拉紧斜方肌上束。

运动量：保持15~30秒，重复3~5次，每天1~3次。

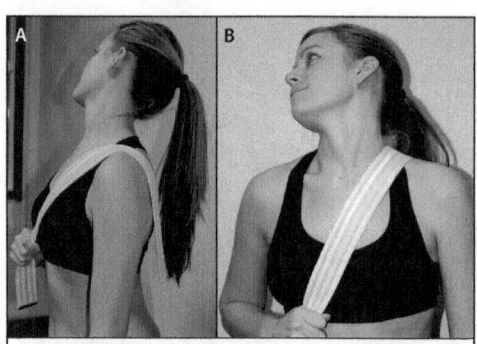

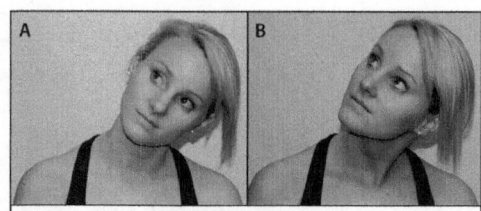

2.2.5 拉伸：颈椎旋转和伸展，用训练带固定第一肋骨

体位：坐位。

目标：拉伸前、中、后斜角肌，伴第一肋骨下降。

方法：在坐姿正确的情况下，在锁骨和第一肋骨之间的区域放置训练带或毛巾，患者可坐在训练带的一端上，用一侧的手向下拉动前面训练带的另一端（见图A），然后伸展颈部，并向天花板方向旋转下巴，直到锁骨中部和颈部前外侧区域有拉伸感（见图B）。通过下降/下压锁骨，斜角肌的起点被固定。

代偿：懒散姿势，下巴回缩，斜方肌上束紧张。

运动量：保持15~30秒，重复3~5次，每天1~3次。

2.2.7 拉伸：颈椎屈曲和旋转

体位：坐位，站立位。

目标：拉伸肩胛提肌。

方法：开始前检查姿势是否正确，肩胛骨是否保持下降和回缩位。治疗师指导患者向下看，颈椎屈曲，同时患者将一侧手放在头部后面，轻轻拉动头部，使鼻子朝同侧髋部移动。另一侧手臂可放在背后（见图A）、颈后（见图B），或者抓握椅子边缘（见图C）。采用站立位做这项练习时，另一侧手可以扶着床边（见图D）。患者将另一侧手放在背后、抓住椅子或桌子，可以帮助稳定肩胛骨，并强化拉伸效果。

代偿：下巴突出，懒散姿势，耸肩，将手放于颈后时斜方肌上束收缩。

运动量：保持30秒，重复3~5次，每天1~3次。

2.2.6 拉伸：颈椎侧屈和对侧旋转

体位：坐位。

目标：拉伸胸锁乳突肌。

方法：开始前检查坐姿是否正确，肩胛骨是否保持下降和回缩位。治疗师指导患者轻轻将头向一侧侧屈，即耳朵向肩膀靠近。当患者感到对侧颈部有拉伸感时，将下巴向天花板方向旋转，直到锁骨中部和颈部前外侧上方的胸锁乳突肌区域有拉伸感（见图A和图B）。

代偿：懒散姿势，下巴回缩，斜方肌上束紧张。

运动量：保持15~30秒，重复3~5次，每天1~3次。

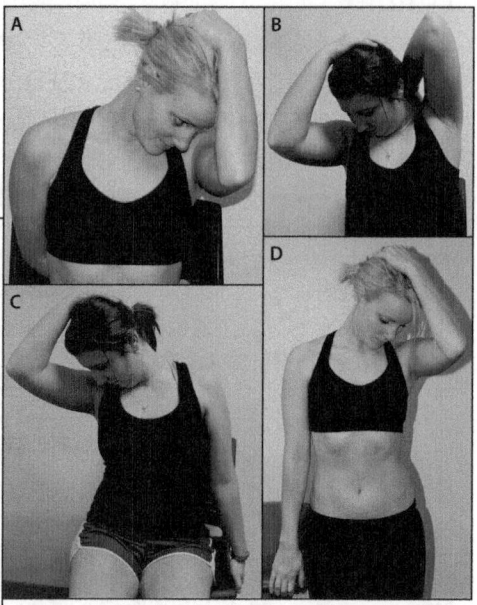

参考文献

Yoo, W. (2013). Comparison of shoulder muscles activation for shoulder abduction between forward shoulder posture and asymptomatic persons. *Journal of Physical Therapy Science*, 25(7), 815–816.

2.3

颈部肌肉力量训练

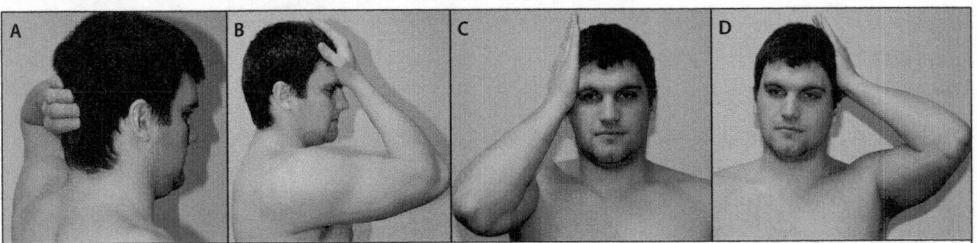

2.3.1 力量训练：等长收缩，颈部在所有运动平面上的肌肉收缩，手动对抗

体位：坐位。

目标：加强颈部各个平面上的肌肉力量。

方法：在开始练习前，患者应保持正确的姿势，肩胛骨要下降和回缩，并保持下巴微收，以确保颈部处于中立位。伸展：将手指放在头部后方（见图A）。屈曲：将手掌放在前额上（见图B）。旋转：将手掌放在颞骨上（掌心略高于眉毛并位于眉毛外侧，见图C）。侧屈：将手掌放在颞骨上（耳朵上方，见图D）。进行每项练习时，患者的颈部都应保持中立位。治疗师指导患者在每项练习中试图让头向手的方向移动，但要用手顶住，以确保没有实际活动产生。急性期的患者仅以低于25%最大力量的力量进行轻微收缩，亚急性和慢性期的患者应以50%~70%最大力量进行推压。这里很重要的一点是，颈部肌肉每次开始收缩时，要在1~2秒内快速达到预定强度，然后在收缩快结束时在1~2秒内让强度快速降下来，这将有助于防止受伤。仔细观察肩部肌肉是否紧张，尤其是斜方肌上束。

代偿：懒散姿势，下巴回缩，斜方肌上束紧张。

运动量：保持6~10秒，1~3组，每组重复8~12次，每天或每隔1天1次。

2.3.2　力量训练：等长收缩，颈部全平面中立位的肌肉收缩，手动对抗

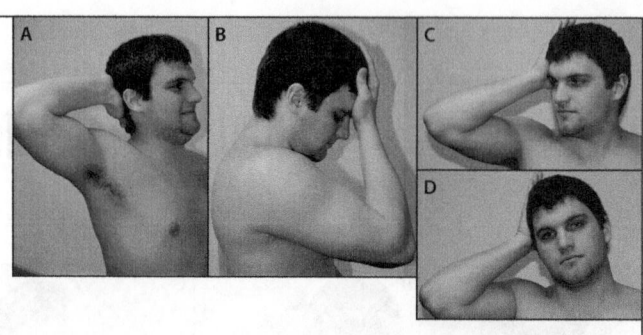

体位：坐位。

目标：加强颈部各个平面上的肌肉力量。

方法：在开始练习前，患者应保持正确的姿势，肩胛骨要下降和回缩，并保持下巴微收，以确保颈部处于中立位。伸展：患者将颈部伸展至需增强力量的位置，并将手指放置于头部后方以提供阻力（见图A）。屈曲：患者将颈部屈曲至需增强力量的位置，并将手掌放在前额上以提供阻力（见图B）。旋转：患者将颈部旋转至需增强力量的位置，并将手掌放在颧骨上（掌心略高于眉毛并位于眉毛外侧，见图C）以提供阻力。侧屈：患者将颈部侧屈至需增强力量的位置，并将手掌放在耳朵上方的颞骨上以提供阻力（见图D）。对于每项练习，患者的颈部将有不同的关节活动范围。避免颈部在任何方向上的活动范围终端进行等长收缩，保持颈部肌肉收缩时的位置与终末位置相距大约15%全范围距离。治疗师指导患者在每项练习中使头向手的方向移动，但要用手顶住，以确保没有实际活动产生。急性期的患者仅以低于25%最大力量的力量进行轻微收缩，亚急性和慢性期的患者应以50%~75%最大力量进行推压。这里很重要的一点是，颈部肌肉每次开始收缩时，要在1~2秒内快速达到预定强度，然后在收缩快结束时在1~2秒内让强度快速降下来，这将有助于防止受伤。仔细观察肩部肌肉是否紧张，尤其是斜方肌上束。

代偿：懒散姿势，下巴回缩，斜方肌上束紧张。

运动量：保持6~10秒，1~3组，每组重复8~12次，每天或每隔1天1次。

2.3.3　力量训练：等长收缩，颈部在双平面上的肌肉收缩，球贴壁

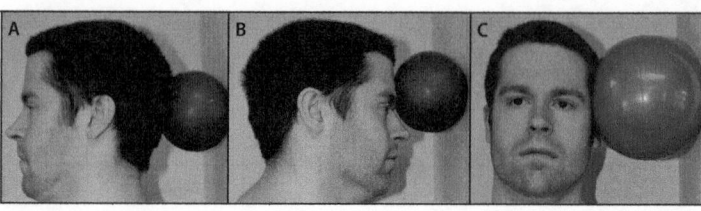

体位：坐位。

目标：加强颈部在矢状面和水平面方向上的肌肉收缩。

方法：在开始练习前，患者应保持正确的姿势，肩胛骨要下降和回缩，并保持下巴微收，以确保颈部处于中立位。伸展：将球放在头后与枕骨隆突水平的位置（见图A）。屈曲：将球放在前额上（见图B）。旋转：将球放在一侧颞骨上（位置略高于眉毛，见图C）。不要用球做侧屈练习。当球从墙上滑下来时，可以选择用手扶球协助练习。治疗师指导患者在每项练习中使头朝着球的方向移动，但要确保没有实际活动产生。急性期的患者仅以低于25%最大力量的力量进行轻微收缩，亚急性和慢性期的患者应以50%~75%最大力量进行推压。这里很重要的一点是，颈部肌肉每次开始收缩时，要在1~2秒内快速达到预定强度，然后在收缩快结束时在1~2秒内让强度快速降下来，这将有助于防止受伤。仔细观察肩部肌肉是否紧张，尤其是斜方肌上束。使用球不仅解除了使用手臂的必要性，而且斜方肌上束容易紧张的患者使用球进行辅助效果更好。

代偿：懒散姿势，下巴回缩，斜方肌上束紧张。

运动量：保持6~10秒，1~3组，每组重复8~12次，1~2秒的加速和减速，每天或每隔1天1次。

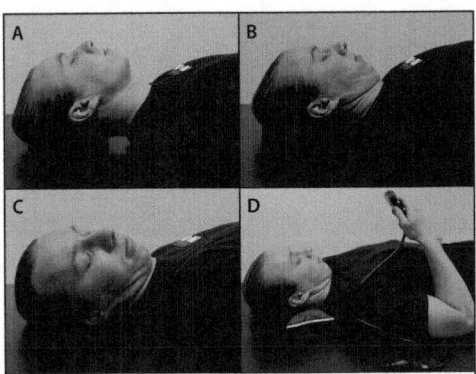

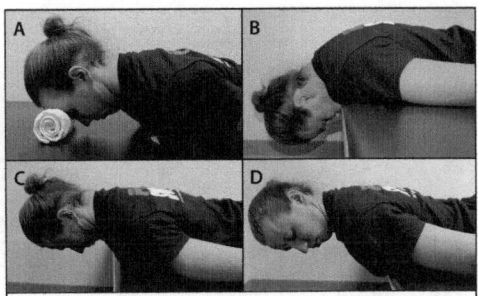

2.3.4 力量训练：等张收缩，收下巴

体位：仰卧位。

目标：加强颈深屈肌（主要是头长肌、颈长肌），激活斜角肌和两块枕下肌（头前直肌和头外侧直肌）。

方法：患者双手放在身体两侧，颈部处于中立位。治疗师指导患者延展颈部，收下巴形成双下巴姿势（见图A和图B）。在进阶练习中，将颈部轻微地朝一侧旋转以增加该侧阻力，使练习更针对一侧的颈深屈肌（见图C）。血压袖带可以帮助患者监测和维持压力，应将袖带置于颈部下方，而不是头部下方（见图D）。

代偿：下巴突出，头部抬起。

运动量：1~3组，每组重复8~10次，每天1~2次。

2.3.5 力量训练：等张收缩，收下巴（初级）和轻微旋转（高级），头放在毛巾卷上（初级）和头离开床（高级）

体位：俯卧位。

目标：加强颈深屈肌（主要是头长肌、颈长肌），激活斜角肌和两块枕下肌（头前直肌和头外侧直肌）。

方法：患者头放在毛巾卷上（初级，见图A）或离开床（高级，见图B和图C），手臂放在床边或悬垂于床外（取决于舒适度）。治疗师指导患者延展颈部，收下巴形成双下巴姿势，使颈部处于中立位，同时强化两侧颈深屈肌。在进阶练习中，可以通过颈部轻微的旋转增加一侧颈深屈肌的阻力，使练习更针对单侧的颈深屈肌（见图D）。

代偿：懒散姿势，下巴下垂，斜方肌上束紧张。

运动量：1~3组，每组重复8~12次，每天或每隔1天1次。

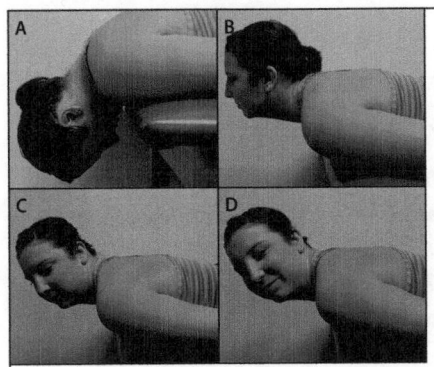

2.3.6 力量训练：等张收缩，颈部伸展及伸展伴旋转，头部和肩部离开床边缘

体位：俯卧位。

目标：加强颈部伸肌（头夹肌、颈夹肌、头半棘肌、颈半棘肌）和颈段竖脊肌，激活上胸段伸肌。

方法：患者胸骨上部位于治疗床边缘，头悬于床外，手臂位于身体两侧，治疗师指导患者抬起头，使头顶朝向天花板（见图A和图B）。在进阶练习中，增加颈部轻微旋转（见图C）和完全旋转（见图D），这样会增加颈部一侧的阻力，从而针对一侧颈部伸肌进行力量强化。

代偿：耸肩，胸骨抬离床面。

运动量：1~3组，每组重复8~12次，每天或每隔1天1次。

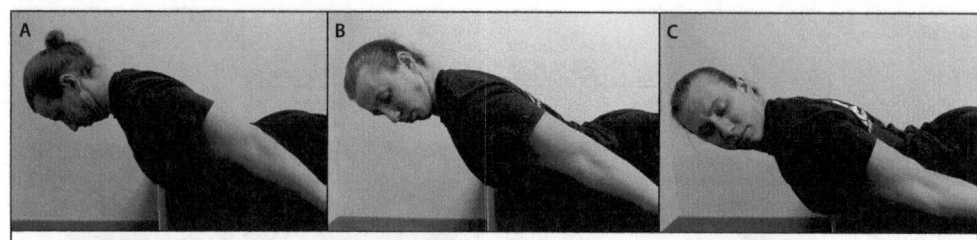

2.3.7 力量训练：等张收缩，颈椎下段/胸椎伸展，头部抬高，5个体位（颈部伸肌）

体位：俯卧位。

目标：加强颈部伸肌（头夹肌、颈夹肌、头半棘肌、颈半棘肌）和颈部、胸椎上段竖脊肌。

方法：患者胸骨中部位于治疗床边缘，头悬于床外，手臂位于身体两侧，治疗师指导患者收起下巴，抬起头部和胸骨上部，同时向后和向下回缩肩胛骨。整个动作过程中都应保持下巴收缩（见图A）。体位2和体位3：分别轻微左右旋转颈部，重复上述动作（见图B）。体位4和体位5：颈部完全向左和向右旋转（见图C），稍微抬起胸骨上部可以促进随着颈部的运动伸展胸椎上段。

代偿：耸肩，胸骨下部抬起，下背部伸肌被激活。

运动量：1~3组，每组重复8~12次，每天或每隔1天1次。

2.3.8 力量训练：等张收缩，收下巴，颈椎屈曲伴头抬起

体位：仰卧位。

目标：加强颈深屈肌（颈长肌和头长肌），激活斜角肌、胸锁乳突肌和两块枕下肌（头前直肌和头外侧直肌）。

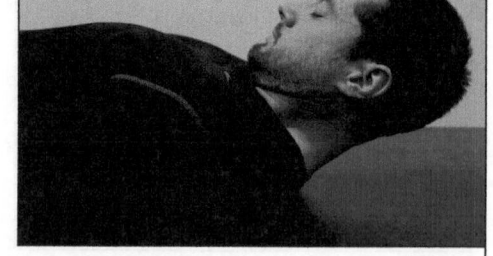

方法：患者手臂放在身体两侧，治疗师指导患者先收下巴，然后将头抬离床面，使枕骨不接触床。整个运动过程中必须保持下巴收拢。患者应坚持到感觉疲劳为止。

代偿：只使用颈部浅屈肌，这是因为没有将下巴收拢；肩部肌肉紧张；屏住呼吸（应鼓励患者保持正常呼吸）。

运动量：1~2组，每组重复8~12次，每天或每隔1天1次。

证据在哪里？

朱尔等（Jull et al., 2008）发现，颈部疼痛患者的颈深屈肌等长收缩耐力降低。奥利莉等（O'Leary et al., 2012）发现，颈深屈肌的力量强化训练改善了这些肌肉的肌电图振幅，减少了颈部疼痛。颈椎屈曲和颅颈屈曲强化训练已被证明能显著改善颅颈屈肌的表现（O'Leary et al., 2007）。法利亚等（Falla et al., 2007）也发现，慢性颈部疼痛患者在注意力分散时，保持直立姿势的能力降低，而通过以颅颈屈肌为目标的运动方案进行干预后，这些患者在长时间坐姿期间保持颈部良好姿势的能力有所提高。

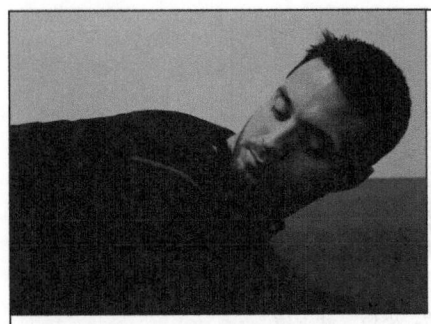

2.3.9　力量训练：颈椎屈曲伴旋转（胸锁乳突肌）

体位：仰卧位。

目标：加强对侧胸锁乳突肌。

方法：患者手臂放在身体两侧。治疗师指导患者将头部抬离床面，在整个头部活动过程中，下巴保持略微收拢，以保护颈椎，然后患者尽可能舒适地旋转头部，向一侧旋转头部可以加强对侧胸锁乳突肌。如果患者肩部不适或双手刺痛，上肢可以放在身体两侧。当进行进阶练习时，可以增加阻力（手动、弹力带或血压袖带）。

代偿：耸肩，肩部离开床面，下巴突出。

运动量：1~3组，每组重复8~12次，每天或每隔1天1次。

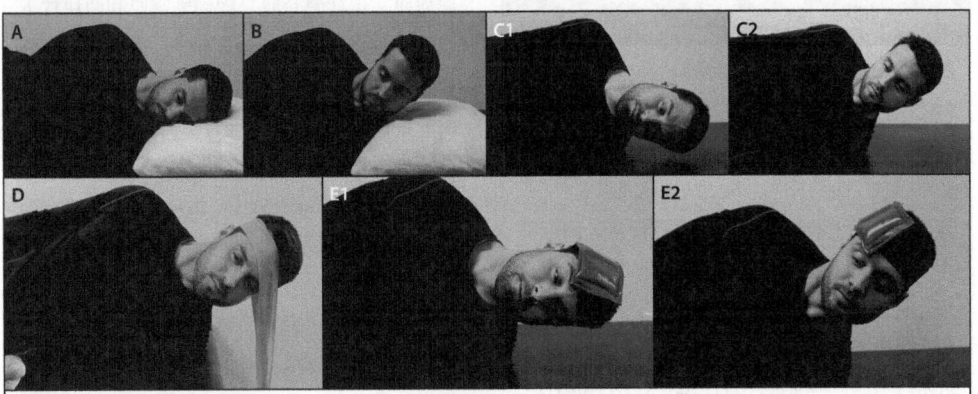

2.3.10　力量训练：颈椎侧屈

体位：侧卧位。

目标：加强颈椎侧屈肌群（同侧斜角肌、胸锁乳突肌、头夹肌、头最长肌和颈长肌，竖脊肌辅助）。

方法：患者上肢保持舒适的姿势，治疗师指导患者轻微收下巴以保护颈椎，肩胛骨回缩以稳定肩胛骨，防止斜方肌上束拉高肩胛骨。初学者应该从头部放在枕头或毛巾卷上，并且头部保持中立位开始（见图A）。治疗师指导患者将头部向上抬起，使耳朵朝向肩部活动（见图B）。进阶练习包括移除枕头以增加运动范围（见图C1和图C2），以及通过治疗师、弹力带或其他重物施加向下的阻力（见图D至图E2）。

代偿：斜方肌紧张（耸肩），躯干向前或向后滚动，用颈部屈肌或伸肌代偿发力，下巴突出。

运动量：1~3组，每组重复8~12次，每天或每隔1天1次。

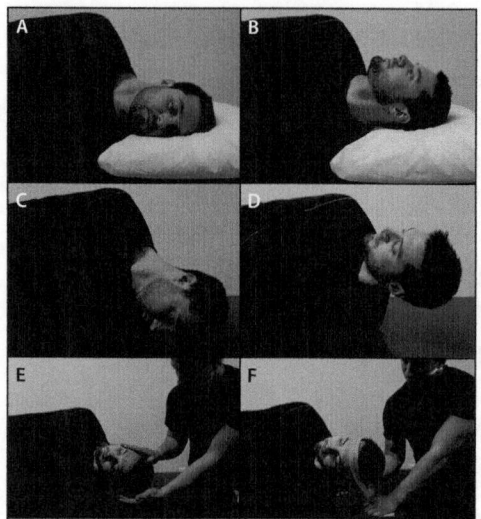

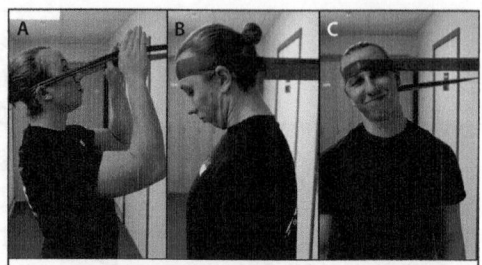

2.3.11 力量强化：颈椎旋转

体位：侧卧位。

目标：加强颈椎旋转肌（同侧斜角肌、头夹肌、头半棘肌、头最长肌、对侧胸锁乳突肌）。

方法：患者上肢处于舒适的摆放姿势，治疗师指导患者稍微收下巴以保护颈椎。初学者应从头部垫枕头或毛巾卷的中立位姿势开始。治疗师指导患者将下巴向肩部旋转（见图A和图B）。进阶练习包括移除枕头的方式（见图C和图D），进一步的进阶练习可以增加阻力（手动、弹力带，见图E和图F）。

代偿：耸肩，下巴轻微收拢/突出，颈椎屈曲、伸展或侧屈。

运动量：1~3组，每组重复8~12次，每天或每隔1天1次。

2.3.12 力量强化：颈部弹力带，2个平面

体位：坐位，站立位。

目标：加强颈部伸肌（头夹肌、颈夹肌、头半棘肌、颈半棘肌）和竖脊肌（颈部和上胸椎）；加强颈深屈肌（颈长肌和头长肌），激活颈部浅层屈肌，包括斜角肌、胸锁乳突肌和两块枕下肌（头前直肌和头外侧直肌）；加强颈部外侧屈肌，包括同侧斜角肌、胸锁乳突肌、头夹肌、头最长肌和颈最长肌，竖脊肌辅助。

方法：将弹力带放置于与患者前额水平的位置，弹力带的两端固定在锚上。治疗师指导患者在练习过程中保持肩胛骨下降并回缩（将两侧肩胛骨向中间收缩并向下夹，就像试图把它们放在后口袋里一样），头部和颈部应处于中立位，下巴微收，以保护颈椎。对于颈部伸肌训练，治疗师指导患者向上看天花板（见图A）；对于颈部屈肌训练，治疗师指导患者俯视胸部（见图B）；对于颈部侧屈肌群训练，治疗师指导患者将耳朵朝向同侧肩部移动，弹力带向相反的方向施加阻力（见图C）。注意，患者的手不可以抓住弹力带两端来提供锚点，由他人或其他固定点来提供锚点是最佳选择。

代偿：耸肩，躯干向前、向后或侧向倾斜，突出下巴。

运动量：1~3组，每组重复8~12次，每天或每隔1天1次。

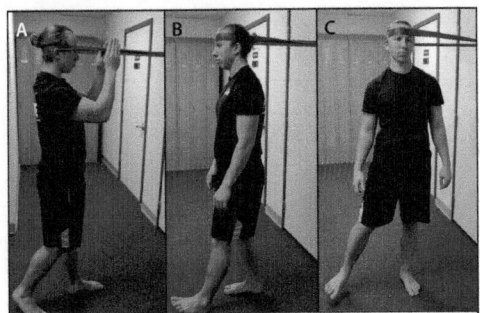

2.3.13 力量训练：颈部弹力带，跨步

体位：站立位。

目标：加强颈部伸肌（头夹肌、颈夹肌、头半棘肌、颈半棘肌）和竖脊肌（颈部和上胸椎）；加强颈深屈肌（颈长肌和头长肌），激活颈部浅层屈肌，包括斜角肌、胸锁乳突肌和两块枕下肌（头前直肌和头外侧直肌）；加强颈部外侧屈肌，包括同侧斜角肌、胸锁乳突肌、头夹肌、头最长肌和颈最长肌，斜方肌上束辅助。

方法：将弹力带放置于与患者前额水平的位置，弹力带的两端固定在锚上。治疗师指导患者在练习过程中保持肩胛骨下降并回缩（将两侧肩胛骨向中间收缩并向下夹，就像试图把它们放在后口袋里一样），头部和颈部应处于中立位，下巴微收，以保护颈椎。对于颈部伸肌，患者面朝固定锚点，将弹力带环绕在头后面，颈部抵抗弹力带的拉力向后行走（见图A）；对于颈部屈肌，患者背对固定锚点，弹力带环绕在头前方，颈部抵抗弹力带的拉力向前行走（见图B）；对于颈椎侧屈肌，弹力带环绕在头的侧面，颈部抵抗弹力带的拉力侧向行走（见图C）。

代偿：耸肩，躯干向前、向后或侧向倾斜，下巴突出，颈椎没有保持中立位。

运动量：1~3组，每组重复8~12次，每天或每隔1天1次。

参考文献

Falla, D., Jull, G., Russell, T., Vicenzino, B. & Hodges, P. (2007). Effect of neck exercise on sitting posture in patients with chronic neck pain. *Physical Therapy*, 87(4), 408–417.

Falla, D., O' Leary, S. P., Farina, D. & Jull, G. (2012). The change in deep cervical flexor activity after training is associated with the degree of pain reduction in patients with chronic neck pain. *Clinical Journal of Pain*, 28(7), 628–634.

Jull, G. A., O' Leary, S. P. & Falla, D. L. (2008). Clinical assessment of the deep cervical flexor muscles: The craniocervical flexion test. *Journal of Manipulative and Physiological Therapeutics*, 31(7), 525– 533.

O' Leary, S., Jull, G., Kim, M. & Vicenzino, B. (2007). Specificity in retraining craniocervical flexor muscle performance. *Journal of Orthopedic Sports Physical Therapy*, 37(1), 3–9.

2.4

关于颈部的其他提示

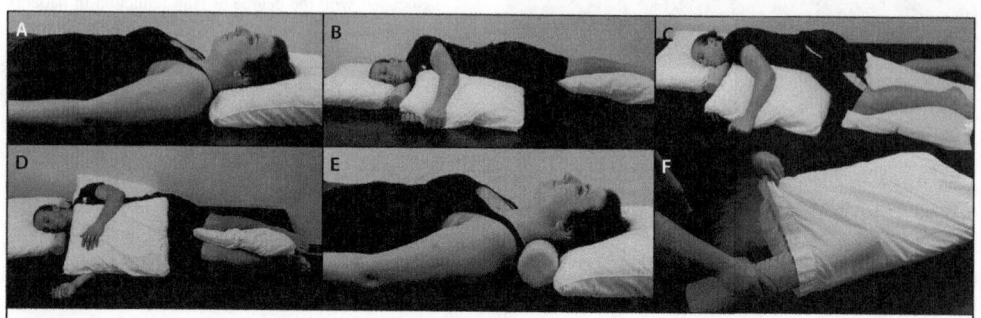

睡眠姿势

不良的睡眠姿势会对我们的脊柱健康产生负面影响，正确的睡眠姿势可以对脊柱中立位的保持产生积极影响。患者可能整夜变换多种睡眠姿势，因此很难确定是否包括某一特定睡眠姿势。基于现有的证据，一般建议包括侧睡时使用普通枕头或乳胶枕头，仰卧时使用4英寸（10厘米）高的枕头（见图A）。患者侧卧时应避免蜷缩得太紧，除了在膝关节处放置枕头，也建议脊柱下段和骨盆处放置枕头（见图B）。侧卧抱着枕头时，建议稍微向前或向后滚动躯干，这样可以缓解肩部由于负重所产生的不适（见图C和图D）。通常情况下，建议在仰卧或侧卧时将一条小毛巾卷插入颈部下方，以支撑颈椎（见图E），也可以将其插入枕套中，以帮助其保持原位（见图F）。不鼓励采用俯卧睡眠姿势，因为这样会使颈椎过度旋转和伸展。睡眠姿势的重点应主要放在保持脊柱的中立位以及正常颈椎前凸曲度（31°~40°）上，并根据需要进行调整，以获得最佳睡眠质量。

证据在哪里？

金等（Kim et al., 2015）发现，枕头高度的增加会导致颈椎冠状面畸形并增加颈部倾斜，还会导致颈椎的胸椎入口角度减小。金及其同事得出一个结论，即在仰卧时，保持颈椎中立位的最佳枕头高度为 10厘米。另一项研究发现，对于偏好侧睡的患者，建议使用橡胶或乳胶枕头，因为这些枕头在睡眠质量、舒适度和睡醒后的颈部疼痛方面优于普通泡沫枕头和聚酯纤维枕头，并且不推荐使用羽毛枕头（Gordon et al., 2009）。另一项比较乳胶枕头与聚酯纤维枕头、泡沫常规枕头、泡沫轮廓枕头和羽毛枕头的研究也支持侧睡时使用乳胶枕头的建议。戈登等（Gordon et al., 2010）发现使用乳胶枕头时，颈部僵硬、头痛和肩胛骨/手臂疼痛发生频率最低，泡沫常规枕头和泡沫轮廓枕头之间没有区别，羽毛枕头表现最差。另外，他们在 2011 年发现，脊柱倾斜情况在泡沫常规枕头和泡沫轮廓枕头之间没有差别。在统计学上，颈椎疼痛与颈椎前凸小于 20° 密切相关（McAviney et al., 2005）。

参考文献

Gordon, S. J., Grimmer-Somers, K. & Trott, P. (2009). Pillow use: The behaviour of cervical pain, sleep quality and pillow comfort in side sleepers. *Manual Therapy*, 14(6), 671–678.

Gordon, S. J., Grimmer-Somers, K. A. & Trott, P. H. (2010). Pillow use: The behavior of cervical stiffness, headache and scapular/arm pain. *Journal of Pain Research*, 3, 137–145.

Gordon, S. J., Grimmer-Somers, K. A. & Trott, P. H. (2011). A randomized, comparative trial: Does pillow type alter cervicothoracic spinal posture when side lying? *Journal of Multidisciplinary Healthcare*, 321–327.

Kim, H. C., Jun, H. S., Kim, J. H., Ahn, J. H., Chang, I. B., Song, J. H. & Oh, J. K. (2015). The effect of different pillow heights on the parameters of cervicothoracic spine segments. *Korean Journal of Spine*, 12(3), 135–138.

McAviney, J., Schulz, D., Bock, R., Harrison, D. E. & Holland, B. (2005). Determining the relationship between cervical lordosis and neck complaints. *Journal of Manipulative and Physiological Therapeutics*, 28(3), 187–193.

颈部运动方案和治疗方法

2.5.1 颈痛（非特异性）推荐运动方案

证据在哪里？

虽然目前缺乏关于颈椎关节活动度的具体研究，但由"骨与关节的十年2000—2010"颈部疼痛特别工作组进行的研究表明，对于颈部疼痛患者而言，涉及手法治疗和运动疗法的治疗方案比其他方法更有效；包括针对自我效能的教育干预在内的治疗也是如此。此外，针对挥鞭伤相关疾病，有证据表明，提供教育视频、关节松动术和运动练习似乎比平常的护理或理疗更有效。对于其他颈部疼痛，有证据表明手法治疗和监督下的运动干预、低强度激光治疗以及针灸比不治疗、假手法或替代干预更有效；然而，无论是短期还是长期，这些积极治疗方法都没有明显优于任何其他治疗方法。对于挥鞭伤相关疾病和其他没有神经根症状的颈部疼痛患者，旨在尽快恢复功能的干预措施比没有这种目的的干预措施相对更有效。这些共识基于1980—2006年的综合研究（Hurwitz et al., 2009）。

颈椎功能障碍患者常表现为颈深屈肌、前锯肌、菱形肌、斜方肌中束和斜方肌下束无力和抑制，以及斜方肌上束、肩胛提肌、枕下肌、胸锁乳突肌、胸大肌和胸小肌紧张和过度激活。患者通常表现出头前倾、圆肩和耸肩、胸椎后凸畸形以及翼状肩胛（Frank and Larcher, 2010，第176页）。

推荐练习如下。

1. 颈椎关节活动度
   a. 2.1.2 关节活动度：颈椎前方半圆运动
   b. 2.1.3 关节活动度：收下巴伴颈椎伸展
   c. 2.1.4 关节活动度：收下巴伴颈椎屈曲
   d. 2.1.5 关节活动度：收下巴伴颈椎旋转
   e. 2.1.6 关节活动度：收下巴伴颈椎侧屈
2. 收下巴
   a. 2.1.1 关节活动度：收下巴
   b. 2.3.4 力量训练：等张收缩，收下巴
   c. 2.3.5 力量训练：等张收缩，收下巴

（初级）和轻微旋转（高级），头放在毛巾卷上（初级）和头离开床（高级）

3. 肩胛骨回缩
   a. 5.3.3 力量训练：肩胛骨回缩和各种体式变化
   b. 5.3.4 力量训练：肩胛骨回缩，上肢位于身体两侧
4. 胸肌拉伸
   a. 5.6.8 拉伸：肩水平内收肌，毛巾卷和瑜伽球
   b. 5.6.5 拉伸：肩关节水平内收肌，门框
5. 斜方肌上束拉伸
   2.2.3 拉伸：自助式颈椎侧屈
6. 肩胛提肌拉伸
   2.2.7 拉伸：颈椎屈曲和旋转
7. 斜角肌拉伸
   a. 2.2.4 拉伸：颈椎伸展和旋转
   b. 2.2.5 拉伸：颈椎旋转和伸展，用训练带固定第一肋骨

8. 颈部肌肉等长收缩

　　a. 2.3.1　力量训练：等长收缩，颈部在所有运动平面上的肌肉收缩，手动对抗

　　b. 2.3.2　力量训练：等长收缩，颈部全平面多方位的肌肉收缩，手动对抗

　　c. 2.3.3　力量训练：等长收缩，颈部在双平面上的肌肉收缩，球贴壁

9. 俯卧头抬高

　　2.3.7　力量训练：等张收缩，颈椎下段/胸椎伸展，头部抬高，5个体位（颈部伸肌）

10. 仰卧头抬高

　　2.3.8　力量训练：等张收缩，收下巴，颈椎屈曲伴头抬起

11. 肩胛骨周围肌肉力量训练：斜方肌中束和下束、菱形肌

　　a. 5.3.5　力量训练：肩胛骨回缩，"T"、"Y" 和 "I"，以及各种体式变化

　　b. 5.3.8　力量训练：肩胛骨回缩，"W" 或 "蝙蝠翼"

　　c. 5.3.12　力量训练：弹力带，肩胛骨划船和各种体式变化

　　d. 5.7.24　力量训练：等张收缩，肩关节，划船（俯卧）

　　e. 5.7.25　力量训练：等张收缩，肩关节，肩部推举（俯卧）

　　f. 5.7.63　力量训练：闭链，肩胛骨和肩关节下降

12. 肩关节外旋肌群力量训练，协助纠正圆肩

　　a. 5.7.22　力量训练：等张收缩，肩关节外旋

　　b. 5.7.23　力量训练：等张收缩，肩关节外旋 90/90

　　c. 5.7.27　力量训练：等张收缩，肩袖肌群，4 种体式

　　d. 5.7.41　力量训练：等张收缩，弹力带，肩关节外旋和各种体式变化

13. 肩胛骨周围肌肉力量训练：前锯肌

　　a. 5.3.1　力量训练：肩胛骨，俯卧撑（初学者）

　　b. 5.3.2　力量训练：肩胛骨，天花板冲拳

　　c. 5.3.15　力量训练：弹力带，肩胛骨，冲拳

14. 背阔肌力量训练

　　a. 5.7.34　力量训练：等张收缩，弹力带和器械，肩关节，横向下拉

　　b. 5.7.46　力量训练：等张收缩，弹力带，肩关节下拉式

　　c. 5.7.47　力量训练：等张收缩，弹力带，肩关节撤回

　　d. 5.7.54　力量训练：瑜伽球，下拉（背阔肌）

　　e. 5.7.64　力量训练：闭链，肩关节，治疗床上推拉

　　基于患者对治疗的反应，以及随着患者的进步，可能会将其他练习加入这部分训练中。

2.5.2　颈部扭伤/颈部拉伤讨论

　　挥鞭伤通常由创伤性事件引起，其损伤机制是可变的，通常涉及交通事故，也包括运动损伤、坠落物体对头部的打击或类似的加速减速事件（Lowe et al., 2015），是一种创伤性损伤，所以韧带结构、肌肉、神经结构和其他结缔组织可能会受到影响。疼痛的解剖学方面原因可能来自这些结构中的任何一种，劳损会导致二期水肿、出血和炎症（Lowe et al., 2015）。高达40%的人在事故发生15年后仍有症状出现（Binder, 2008）。

证据在哪里？

研究发现，对于慢性挥鞭伤相关疾病患者而言，采用颈部特定运动比不做干预对其更有益（Peolsson et al., 2015）。一项针对36篇文章的综述研究表明，早期进行关节松动术可能会改善结果（Yadla et al., 2008）。另一个系统综述研究支持这一点，与进行固定或者戴项圈休息相比，早期进行关节松动术可能会减轻急性挥鞭伤患者的疼痛，并支持多模式治疗（姿势训练、心理支持、眼球固定练习和手法治疗），以更有效地减轻交通事故导致的挥鞭伤患者（受伤2个月）在治疗后1个月到6个月时的疼痛（Binder, 2008）。另一项系统性综述中的中等证据支持在治疗急性挥鞭伤相关疾病患者时，使用姿势训练来减少疼痛和误工时间（Drescher, 2008）。现有的证据表明，运动/关节松动术的疗法在该疾病的急性和慢性阶段可以有效改善颈部的疼痛感、关节活动度和残疾的时间和严重程度（Teasell et al., 2010）。

关节活动度练习、温和的关节松动术、肌肉重建、低负荷等长肌肉收缩、姿势矫正、眼球固定练习和患者教育是运动疗法方案的主要内容。

如果患者症状加重，那么临床判断就至关重要，并且患者应实施间歇性休息。

2.5.3 颈部扭伤/颈部拉伤推荐运动方案

推荐练习如下。

1. 颈部关节活动度；所有运动都应在无痛范围内进行
   a. 2.1.2 关节活动度：颈椎前方半圆活动
   b. 2.1.3 关节活动度：收下巴伴颈椎伸展
   c. 2.1.4 关节活动度：收下巴伴颈椎屈曲
   d. 2.1.5 关节活动度：收下巴伴颈椎旋转
   e. 2.1.6 关节活动度：收下巴伴颈椎侧屈
2. 收下巴
   a. 2.1.1 关节活动度：收下巴
   b. 2.3.4 力量训练：等张收缩，收下巴
   c. 2.3.5 力量训练：等张收缩，收下巴（初级）和轻微旋转（高级），头放在毛巾卷上（初级）和头离开床（高级）
3. 肩胛骨回缩
   a. 5.3.3 力量训练：肩胛骨回缩和各种体式变化
   b. 5.3.4 力量训练：肩胛骨回缩，上肢位于身体两侧
4. 颈部肌肉等长收缩，用小于25%的力度就能达到收缩的次最大值

   a. 2.3.1 力量训练：等长收缩，颈部在所有运动平面上的肌肉收缩，手动对抗
   b. 2.3.2 力量训练：等长收缩，颈部全平面多方位的肌肉收缩，手动对抗
   c. 2.3.3 力量训练：等长收缩，颈部在双平面上的肌肉收缩，球贴壁
5. 俯卧位头抬高；在亚急性期和慢性期实施
   2.3.7 力量训练：等张收缩，颈椎下段/胸椎伸展，头部抬高，5个体位（颈部伸肌）
6. 俯卧位头抬高；在亚急性期和慢性期实施
   2.3.8 力量训练：等张收缩，收下巴，颈椎屈曲伴头抬起
7. 动眼神经
   a. 7.1.6 动眼神经：扫视运动
   b. 7.1.7 动眼神经：平稳追踪
   c. 7.1.8 凝视稳定性

   根据亚急性期至慢性期患者的关节活动度和肌肉力量，可增加额外的姿势纠正练习和其他运动。

2.5.4　内部紊乱（椎间盘突出）颈部讨论和基本练习

麦肯基疗法利用颈部运动方向的评估结果，确定哪个运动方向可以使疼痛中心化，并减少神经根症状。基线中发现的疼痛中心化和症状减少的结果似乎是管理治疗策略和预后的有用指标。在麦肯基疗法中，患者首先根据典型症状进行分类，然后分亚型。经过麦肯基疗法培训的人员可以对颈椎和腰椎疼痛患者进行可靠分类（Clare, Adams and Maher, 2005）。疼痛中心化和症状减少与功能结果的改善有关（Edmond et al., 2014）。此外，如果第七次访视治疗后未观察到症状中心化，建议对可能延迟症状减少的物理或非物理因素进行医学评估（Werneke, Hart and Cook, 1999）。

以下是一些非常基本的针对颈后部功能紊乱的练习。

a. 2.1.1 关节活动度：收下巴

b. 2.1.3 关节活动度：收下巴伴颈椎伸展

c. 2.1.5 关节活动度：收下巴伴颈椎旋转

d. 2.1.6 关节活动度：收下巴伴颈椎侧屈

证据在哪里？

梅和艾娜（May and Aina, 2012）对有关中心化和方向症状减少的文献进行了系统回顾，并具体报告了患病率、预后有效性、可靠性、负荷策略和诊断意义。研究于2011年6月进行，考虑了多种研究设计，最后纳入了62项研究，其中5项涉及中心化，8项涉及症状减少。在29项研究中，4745例颈部和背部疼痛患者的中心化率为44.4%，中心化现象在急性患者（占比74%）中比在亚急性或慢性患者（占比42%）中更普遍。在5项研究中，2368例颈部和背部疼痛患者的症状减少率为70%。23项研究中有21项支持中心化的预后有效性，其中包括3项高质量研究和4项中等质量研究；而2项中等质量的研究显示不支持中心化的预后有效性。在8项研究中，有7项研究显示中心化和症状减少似乎是有用的治疗效果调节剂。

2.5.5　颈源性头痛讨论

由颈部的骨结构和软组织引起的头部疼痛通常称为颈源性头痛。它通常是头部或颈部损伤的后遗症，但也可能在没有创伤的情况下发生（Page, 2011）。患有颈源性头痛的患者通常会改变颈部姿势或颈部活动受限。

证据在哪里？

霍尔和鲁滨逊（Hall and Robinson, 2004）研究了颈源性头痛患者（症状组）和健康受试者（无症状组）之间颈部主动旋转活动度的差异。无症状组颈部在屈曲状态下旋转活动度的平均值为44°，症状组朝头痛侧旋转活动度的平均值为28°。C1到C2被认为是24名受试者（共28名）头痛起源的主要节段。在这24名受试者中，屈曲 - 旋转试验中的旋转范围与头痛严重程度呈负相关。

头部疼痛会通过主动颈部运动、被动颈部定位而触发或再现，特别是在向疼痛侧旋转或伸展，在颈椎小关节区域或同侧枕大神经施加压力时。肌肉触发点通常存在于枕下和颈部肌肉组织中，并且这些触发点还会在手法或物理刺激时引发头部疼痛。尽管患者可能会主诉头皮感觉异常或迟钝，但没有颈神经根病的神经学表现（Page, 2011）。三叉神经受刺激后会引起从颈部到面部和头部的疼痛。

证据在哪里？

比昂迪（Biondi, 2005）回顾了颈源性头痛诊断和治疗策略方面的研究，并讨论了三叉神经颈核是上颈髓的一个区域，三叉神经下行束中的感觉神经纤维被认为与来自上颈根的感觉神经纤维相互作用。他还描述了颈椎上段和三叉神经感觉通路的功能汇聚，该功能使面部和头部的三叉神经感觉感受野和颈部之间进行疼痛感觉的双向传递，还指出脊髓副神经（颅神经XI）和上颈神经根中的感觉运动纤维汇聚，并最终与三叉神经的下行束汇聚，由此可能将颈部疼痛转移到头部。

证据在哪里？

一些物理疗法，包括整脊/关节松动术、软组织干预、运动疗法和针刺疗法被认为是治疗头痛的有效方法。目前的证据表明，这些物理疗法的有效性将取决于正确的临床推理，因为并非所有物理疗法对所有头痛状况都同样有效。研究表明，似乎包括不同物理疗法在内的多模式方法对紧张性头痛、偏头痛和颈源性头痛患者更有效（Fernández de Las Peñas and Cuadrado, 2015）。对于预防性治疗颈源性头痛，有证据表明，与不治疗相比，颈部运动疗法在短期和长期都是有效的（Bronfort et al., 2004）。机械性颈背部疼痛确定了疼痛来源于脊柱/支撑结构。有证据表明，颈部力量强化训练在短期和长期内可以减轻伴有头痛的慢性颈部疾病患者的疼痛，并改善功能，产生整体感知效果。拉伸和力量强化训练侧重于颈部或肩部/胸部区域，有一定的证据表明，拉伸和力量强化训练可以减轻慢性机械性颈部疼痛的疼痛感（Kay et al., 2005）。还有研究表明，对颈-肩胛胸壁区域和肩部进行力量训练和耐力训练可能有助于减轻疼痛和改善功能。但是，当只进行拉伸运动时，可能不会产生任何有益效果（Goss et al., 2015）。

证据在哪里？

手法治疗和运动疗法可以减少颈源性头痛的症状并且可以维持效果。朱尔等（Jull et al., 2002）进行了一项随机对照试验，以确定手法治疗和低负荷运动干预方案在单独或联合使用时对颈源性头痛的有效性。在这项研究中，200名符合颈源性头痛诊断标准的受试者被随机分为4组：手法治疗组、运动疗法组、综合治疗组和对照组。研究的主要结果是头痛频率的改变，其他结果包括头痛强度和持续时间，Northwick Park颈部疼痛指数，药物摄入和患者满意度的变化。身体方面的结果包括颈部运动时的疼痛、颈椎上段关节压痛、颅颈屈曲肌肉测试和姿势摄影测量结果。结果表明，在12个月的随访评估中，手法治疗和专项运动都显著降低了头痛的频率和强度，并维持了效果。综合治疗的效果并不明显优于两种单独治疗，但综合治疗后缓解的患者人数增加了10%。该研究的效应量至少中等，且与临床相关。

诊断颈源性头痛的3个主要标准是颈部运动或颈部姿势不当，症状侧颈椎上段区域或枕部受到外部压力引起疼痛、活动受限，以及同侧颈部、肩部或手臂疼痛（Sjaastad et al., 1998）。

2.5.6　颈源性头痛推荐运动方案

1. 颈椎活动度

　　a. 2.1.2 关节活动度：颈椎前方半圆运动

　　b. 2.1.3 关节活动度：收下巴伴颈椎伸展

　　c. 2.1.4 关节活动度：收下巴伴颈椎屈曲

　　d. 2.1.5 关节活动度：收下巴伴颈椎旋转

　　e. 2.1.6 关节活动度：收下巴伴颈椎侧屈

2. 收下巴

　　a. 2.1.1 关节活动度：收下巴

　　b. 2.3.4 力量训练：等张收缩，收下巴

c. 2.3.5 力量训练：等张收缩，收下巴（初级）和轻微旋转（高级），头放在毛巾卷上（初级）和头离开床（高级）

3. 颈部伸肌拉伸

2.2.1 拉伸：枕下肌

4. 肩胛骨回缩

a. 5.3.3 力量训练：肩胛骨回缩和各种体式变化

b. 5.3.4 力量训练：肩胛骨回缩，上肢位于身体两侧

5. 胸肌拉伸

a. 5.6.8 拉伸：肩水平内收肌，毛巾卷和瑜伽球

b. 5.6.5 拉伸：肩关节水平内收肌，门框

6. 斜方肌上束拉伸

2.2.3 拉伸：自助式颈椎侧屈

7. 肩胛提肌拉伸

2.2.7 拉伸：颈椎屈曲和旋转

8. 斜角肌拉伸

a. 2.2.4 拉伸：颈椎伸展和旋转

b. 2.2.5 拉伸：颈椎旋转和伸展，用训练带固定第一肋骨

9. 颈部肌肉等长收缩

a. 2.3.1 力量训练：等长收缩，颈部在所有运动平面上的肌肉收缩，手动对抗

b. 2.3.2 力量训练：等长收缩，颈部全平面多方位的肌肉收缩，手动对抗

c. 2.3.3 力量训练：等长收缩，颈部在双平面上的肌肉收缩，球贴壁

10. 俯卧头抬高

2.3.7 力量训练：等张收缩，颈椎下段/胸椎伸展，头部抬高，5个体位（颈部伸肌）

11. 仰卧头抬高

2.3.8 力量训练：等张收缩，收下巴，颈椎屈曲伴头抬起

12. 肩胛骨周围肌肉力量训练：斜方肌中束、斜方肌下束、菱形肌

a. 5.3.5 力量训练：肩胛骨回缩，"T"、"Y" 和 "I"，以及各种体式变化

b. 5.3.8 力量训练：肩胛骨回缩，"W" 或 "蝙蝠翼"

c. 5.3.12 力量训练：弹力带，肩胛骨划船和各种体式变化

d. 5.7.24 力量训练：等张收缩，肩关节，划船（俯卧）

e. 5.7.25 力量训练：等张收缩，肩关节，肩部推举（俯卧）

f. 5.7.63 力量训练：闭链，肩胛骨和肩关节下降

13. 肩关节外旋肌力量训练；帮助纠正圆肩

a. 5.7.22 力量训练：等张收缩，肩关节外旋

b. 5.7.23 力量训练：等张收缩，肩关节外旋90/90

c. 5.7.27 力量训练：等张收缩，肩袖肌群，4种体式

d. 5.7.41 力量训练：等张收缩，弹力带，肩关节外旋和各种体式变化

14. 肩胛骨周围肌肉力量训练：前锯肌

a. 5.3.1 力量训练：肩胛骨，俯卧撑（初学者）

b. 5.3.2 力量训练：肩胛骨，天花板冲拳

c. 5.3.15 力量训练：弹力带，肩胛骨，冲拳

15. 背阔肌力量训练

a. 5.7.34 力量训练：等张收缩，弹力带和器械，肩关节，横向下拉

b. 5.7.46 力量训练：等张收缩，弹力带，肩关节下拉式

c. 5.7.47 力量训练：等张收缩，弹力带，肩关节撤回

d. 5.7.54 力量训练：瑜伽球，下拉（背阔肌）

e. 5.7.64 力量训练：闭链，肩关节，治疗床上推拉

2.5.7 颈椎融合术、椎板切除术、椎间盘切除术术后康复方案

该方案改编自脊柱疾病康复中心的方案组合，颈椎融合术术后康复方案，IMS骨科医学博士伊桑达·唐根（Issada Thongtrangan）（Southeast Georgia Health System, 2013）。

术后第1~3天后，直至第4~6周

1. 注意事项
   a. 防止产生过度的初始活动或对组织的压力，并遵循医生关于使用颈圈的建议。如果进行了后路融合（颈背部切口），请避免头前倾。如果进行了前路融合（颈前部或侧面切口），请避免头向后伸展
   b. 盆浴/淋浴：如果有髋关节移植，在1个月内不进行，防止浸没切口。只能在佩戴费城颈托（桃色泡沫橡胶）的情况下淋浴
   c. 家务：3~6周不进行，或经医生批准。开始做家务后，家务量和强度缓慢进阶。咨询门诊物理治疗师，了解正确的身体力学
   d. 庭院作业：在进行庭院作业之前咨询医生。遵守正确的身体力学和提举重物限制
   e. 出现以下观察结果需要咨询医生
      i. 切口未闭合或切口区域出现明显红肿或疼痛
      ii. 与术前比较，产生意外的自我报告疼痛（疼痛值高）
      iii. 未能根据方案指南达到进阶里程碑，该指南可以通过临床判断进行修改，并考虑先前的术前状态和患者在康复期间的典型进展
      iv. 有症状急性加重的证据：疼痛显著增加、神经根症状突然增加、力量/感觉/反射突然丧失
      v. 康复过程中出现新的意外症状
2. 物理治疗
   物理治疗包括床上活动、转移和戴/脱衣领（如适用）的训练、步态（如必要，使用适当的辅助设备）训练，以及提高步行耐力。通过中立的脊柱姿势和适当的身体力学，加强坐姿、站姿和日常生活能力的调整。
3. 呼吸
   3.3.7 呼吸技巧：膈肌呼吸和噘嘴呼吸

4. 肩胛骨
   a. 5.3.4 力量训练：肩胛骨回缩，上肢位于身体两侧
   b. 5.3.10 力量训练：肩胛骨抬高，耸肩
5. 下肢
   a. 6.11.3 关节活动度：踝关节/足，长坐位和踝泵，4个方向，主动
   b. 6.1.8 关节活动度：髋关节屈曲和伸展，脚跟滑动，主动
   c. 6.1.14 关节活动度：髋关节内旋和外旋，主动
   d. 6.4.2 力量训练：等长收缩，髋关节伸展/臀大肌
   e. 6.9.1 力量训练：等长收缩，膝关节伸展，股四头肌
   f. 6.9.3 力量训练：等长收缩，膝关节屈曲，腘绳肌
   g. 6.9.9 力量训练：等张收缩，长弧伸展（股四头肌）
   h. 步行：开始时以舒适的步速短距离步行，每天2次。应选择一个安全的区域。在1~2个月的时间里，早上逐渐增加到1.5英里，晚上逐渐增加到1.5英里，或者先向一个方向步行5分钟，然后向反方向步行5分钟，逐渐增加总时间，直到一共步行45分钟

术后第4~6周，开始门诊物理治疗

1. 注意事项
   a. 不进行桥式动作练习，提举物体不超过8磅
   b. 尽量坐着，每30分钟起来调整一次姿势；避免无精打采的坐姿
2. 颈椎关节活动度：所有运动应该在无痛范围内完成
   a. 2.1.1 关节活动度：收下巴
   b. 2.1.2 关节活动度：颈椎前方半圆活动
   c. 2.1.3 关节活动度：收下巴伴颈椎伸展
   d. 2.1.4 关节活动度：收下巴伴颈椎屈曲
   e. 2.1.5 关节活动度：收下巴伴颈椎旋转

3. 颈椎等长收缩：以50%最大力量开始，在4周
内达到75%最大力量

　　a. 2.3.1 力量训练：等长收缩，颈部在所有运
　　　动平面上的肌肉收缩，手动对抗

　　b. 2.3.2 力量训练：等长收缩，颈部全平面多
　　　方位的肌肉收缩，手动对抗

　　c. 2.3.3 力量训练：等长收缩，颈部在双平面
　　　上的肌肉收缩，球贴壁

4. 肩关节主动活动度

　　a. 5.4.28 关节活动度：肩关节屈曲，主动

　　b. 5.4.29 关节活动度：肩关节外展，主动

　　c. 5.4.33 关节活动度：肩关节伸展，主动

　　d. 5.4.34 关节活动度：肩关节，肩胛骨平面，
　　　主动

5. 胸椎活动度

　　a. 3.1.4 关节活动度：胸椎屈曲和伸展，有或没
　　　有颈椎伸展，猫式和骆驼式

　　b. 3.1.5 关节活动度：胸椎旋转，上、中、下
　　　拉弓箭

　　c. 3.1.7 关节活动度：背靠椅子胸椎伸展，支
　　　撑头部

　　d. 3.1.9 关节活动度：胸椎旋转，主动

6. 手指

　　a. 5.16.3 力量训练：等长收缩，手指各种变式

　　b. 5.16.4 力量训练：等长收缩，拇指变式

7. 一般训练

　　a. 在跑步机上以舒适的步伐步行，监测是否保
　　　持良好姿势

　　b. 固定自行车练习，监测是否保持良好姿势

　　c. 5.4.1 关节活动度：肩关节，热身，上肢测
　　　力器，主动辅助

8. 神经滑动，无痛

　　a. 5.17.1 神经滑动：正中神经

　　b. 5.17.2 神经滑动：桡神经

　　c. 5.17.3 神经滑动：尺神经

9. 核心稳定性练习，保持脊柱中立位（无桥式）

10. 一般上肢和下肢力量训练

术后第2~6个月

1. 注意事项

　　避免承受大的负荷（尽量减少过顶抗阻运

动），提举重量限制在10~15磅

2. 继续进行上述练习，并强调姿势正确

3. 如有必要，开始拉伸颈椎周围肌肉

4. 颈部伸肌拉伸

　　2.2.1 拉伸：枕下肌

5. 胸肌拉伸

　　a. 5.6.8 拉伸：肩水平内收肌，毛巾卷和瑜伽球

　　b. 5.6.5 拉伸：肩关节水平内收肌，门框

6. 斜方肌上束拉伸

　　2.2.3 拉伸：自助式颈椎侧屈

7. 肩胛提肌拉伸

　　2.2.7 拉伸：颈椎屈曲和旋转

8. 斜角肌拉伸

　　a. 2.2.4 拉伸：颈椎伸展和旋转

　　b. 2.2.5 拉伸：颈椎旋转和伸展，用训练带固
　　　定第一肋骨

9. 颈椎力量训练

　　a. 2.3.5 等张收缩，收下巴（初级）和轻微旋
　　　转（高级），头放在毛巾卷上（初级）和头
　　　离开床（高级）

　　b. 2.3.7 力量训练：等张收缩，颈椎下段/胸椎
　　　伸展，头部抬高，5个体位（颈部伸肌）

　　c. 2.3.8 力量训练：等张收缩，收下巴，颈椎
　　　屈曲伴头抬起

10. 肩胛骨和肩关节周围肌肉力量训练

　　a. 5.3.5 力量训练：肩胛骨回缩，"T"、"Y"
　　　和"I"，以及各种体式变化

　　b. 5.3.8 力量训练：肩胛骨回缩，"W"或"蝙
　　　蝠翼"

　　c. 5.3.12 力量训练：弹力带，肩胛骨划船和
　　　各种体式变化

　　d. 5.7.24 力量训练：等张收缩，肩关节，划
　　　船（俯卧）

　　e. 5.7.63 力量训练：闭链，肩胛骨和肩关节
　　　下降

11. 肩关节外旋肌力量训练，协助纠正圆肩

　　a. 5.7.22 力量训练：等张收缩，肩关节外旋

　　b. 5.7.23 力量训练：等张收缩，肩关节外旋
　　　90/90

　　c. 5.7.27 力量训练：等张收缩，肩袖肌群，4
　　　种体式

d. 5.7.41 力量训练：等张收缩，弹力带，肩关节外旋和各种体式变化

12. 肩胛骨周围肌肉力量训练：前锯肌

a. 5.3.1 力量训练：肩胛骨，俯卧撑（初学者）

b. 5.3.2 力量训练：肩胛骨，天花板冲拳

c. 5.3.15 力量训练：弹力带，肩胛骨，冲拳

13. 背阔肌力量训练

a. 5.7.34 力量训练：等张收缩，弹力带和器

械，肩关节，横向下拉

b. 5.7.46 力量训练：等张收缩，弹力带，肩关节下拉式

c. 5.7.47 力量训练：等张收缩，弹力带，肩关节撤回

d. 5.7.54 力量训练：瑜伽球，下拉（背阔肌）

14. 工作/活动特殊培训

15. 如果需要，开始慢跑/跑步

参考文献

Binder, A. (2008, Aug 4). Neck pain. BMJ Clinical Evidence, pii:1103. Biondi, D. M. (2005). Cervicogenic headache: A review of diagnostic and treatment strategies. *Journal of the American Osteopathic Association*, 105(4 Suppl 2), 16S–22S.

Bronfort, G., Nilsson, N., Haas, M., Evans, R., Goldsmith, C. H., Assendelft, W. J. & Bouter, L. M. (2004). Non-invasive physical treatments for chronic/recurrent headache. *Cochrane Database of Systematic Reviews*, (3), CD001878.

Clare, H. A., Adams, R. & Maher, C. G. (2005). Reliability of McKenzie classification of patients with cervical or lumbar pain. *Journal of Manipulative and Physiological Therapeutics*, 28(2), 122–127.

Drescher, K., Hardy, S., Maclean, J., Schindler, M., Scott, K. & Harris, S. R. (2008). Efficacy of postural and neck-stabilization exercises for persons with acute whiplash-associated disorders: A systematic review. *Physiotherapy Canada*, 60(3), 215–223.

Edmond, S. L., Cutrone, G., Werneke, M., Ward, J., Grigsby, D., Weinberg, J., ... Hart, D. L. (2014). Association between centralization and directional preference and functional and pain out-comes in patients with neck pain. *Journal of Orthopedic and Sports Physical Therapy*, 44(2), 68–75.

Fernández-de-Las-Peñas, C. & Cuadrado, M. L. (2016). Physical therapy for headaches. *Cephalgia*, 36(12), 1134–1142.

Gross, A., Kay, T. M., Paquin, J. P., Blanchette, S., Lalonde, P., Christie, T., ... Cervical Overview Group. (2015). Exercises for mechanical neck disorders. *Cochrane Database of Systematic Reviews*, 1, CD004250

Hall, T. & Robinson, K. (2004). The flexion-rotation test and active cervical mobility—A comparative measurement study in cervicogenic headache. *Manual Therapy*, 9(4), 197–202.

Hurwitz, E. L., Carragee, E. J., van der Velde, G., Carroll, L. J., Nordin, M., Guzman, J., ... Haldeman, S. (2008). Treatment of neck pain: Noninvasive interventions: Results of the Bone and Joint Decade 2000–2010 Task Force on Neck Pain and Its Associated Disorders. *Spine*, 33(4 Suppl), S123–152.

Jull, G., Trott, P., Potter, H., Zito, G., Niere, K., Shirley, D., ... Richardson, C. (2002). A randomized controlled trial of exercise and manipulative therapy for cervicogenic headache. *Spine*, 27(17), 1835–1843.

Kay, T. M., Gross, A., Goldsmith, C., Santaguida, P. L., Hoving, J., Bronfort, G.; Cervical Overview Group. (2005). Exercises for mechanical neck disorders. *Cochrane Database of Systematic Reviews*, (3), CD004250.

Lowe, R., Norton, H., Van Horebeek, E., Bortels, S. & Kistmacher, S. (2015). Whiplash associated disorders. Physiopedia.

May, S. & Aina, A. (2012). Centralization and directional preference: A systematic review. *Manual Therapy*, 17(6), 497–506.

Page, P. (2011). Cervicogenic headaches: An evidenceled approach to clinical management. *International Journal of Sports Physical Therapy,* 6(3), 254–266.

Page, P., Frank, C. C. & Larcher, R. (2010). *Assessment and treatment of muscle imbalance: The Janda approach.* Champagne, IL: Human Kinetics.

Peolsson, A., Landén Ludvigsson, M., Tigerfors, A. M. & Peterson, G. (2015). Effects of neck-specific exercises compared to waiting list for individuals with chronic whiplash associated disorders: A prospective randomized controlled study. *Archives of Physical Medicine and Rehabilitation*, 97(2), 189–195.

Schnabel, M., Ferrari, R., Vassiliou, T. & Kaluza, G. (2004). Randomised, controlled outcome study of active mobilisation compared with collar therapy for whiplash injury. *Emergency Medicine Journal*, 21(3), 306–310.

Sjaastad, O., Fredriksen, A. & Pfaffenrath, V. (1998). Cervicogenic headache: Diagnostic criteria. *Headache*, 38(6), 442–445.

Southeast Georgia Health System. (2013). Orthopedic protocols: Postsurgical rehabilitation protocol: Cervical laminectomy, discetomy, fusion.

Teasell, R. W., McClure, A., Walton, D., Pretty, J., Salter, K., Meyer, M., ... Death, B. (2010). A research synthesis of therapeutic interventions for whiplash-associated disorder: Part 1—overview and summary. *Pain Research and Management*, 15(5), 287–294.

Werneke, M., Hart, D. L. & Cook, D. (1999). A descriptive study of the centralization phenomenon. A prospective analysis. *Spine*, 24(7), 676–683.

Yadla, S., Ratliff, J. K. & Harrop, J. S. (2008). Whiplash: Diagnosis, treatment, and associated injuries. *Current Reviews in Musculoskeletal Medicine*, 1(1), 65–68.

第 3 章

胸部运动

3.1

胸椎关节活动度练习

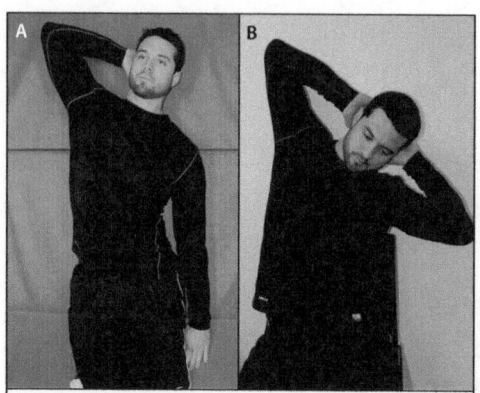

3.1.1　关节活动度：上躯干侧屈，主动

体位：仰卧位，坐位。

目标：增加胸椎侧屈活动度。

方法：仰卧：患者向一侧进行侧屈时，对侧手置于头后方，同侧手沿着身体向脚的方向移动，保持靠近大腿外侧；治疗师可以在患者侧屈时帮助其稳定髋部（见图A）。坐位：患者双脚平放在地面上，双手置于头后方抱住头，上躯干侧屈，使肘部向同侧髋部移动（见图B）。

代偿：身体前倾，腰椎代替胸椎侧屈。

运动量：在终末位保持1次呼吸的时间，根据治疗目标重复3~5次，每天1~3次。

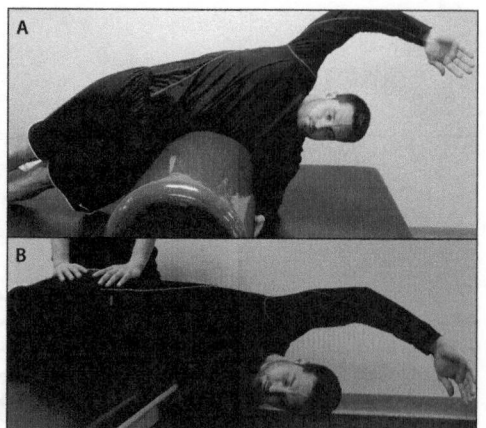

3.1.2　关节活动度：上躯干侧屈，被动

体位：侧卧位。

目标：增加胸椎侧屈活动度。

方法：毛巾卷：在一侧肩胛骨下方放置一个大毛巾卷、泡沫轴、靠垫或枕头，治疗师指导患者上躯干侧屈，患者将另一侧上肢完全外展至头顶上方或正后方位置（见图A）。上躯干离开床边：患者将上躯干置于床外（可在与肩胛骨保持水平的上躯干下方放置一个毛巾卷）；治疗师指导患者上躯干侧屈，患者将上肢完全外展至头顶上方或正后方位置；治疗师可能需要稳定患者髋部，使患者放松，不用担心自己可能会从床上摔下来（见图B）。

代偿：将骨盆抬离床面，身体向前或向后滚动。

运动量：保持1~3分钟，每天重复1~3次。

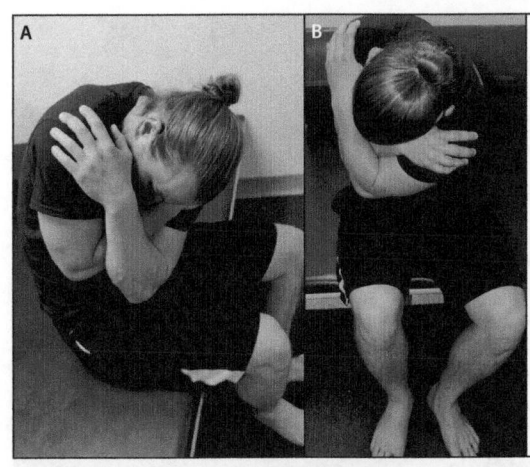

3.1.3　关节活动度：上躯干屈曲伴旋转，主动

体位：坐位。

目标：增加胸椎屈曲/旋转活动度。

方法：双脚平放在地面上，患者拥抱自己，上躯干先向前弯曲，然后患者将一侧肩膀向上抬，另一侧肩膀向地面方向移动（见图A和图B）。下巴保持与胸骨对齐。

代偿：腰椎屈曲。

运动量：在终末位保持1次呼吸的时间，根据治疗目标重复3~5次，每天1~3次。

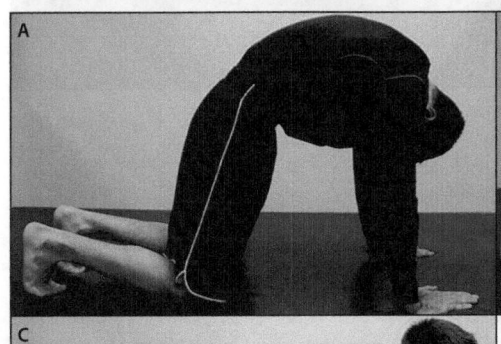
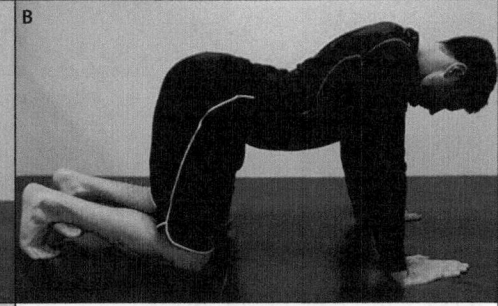
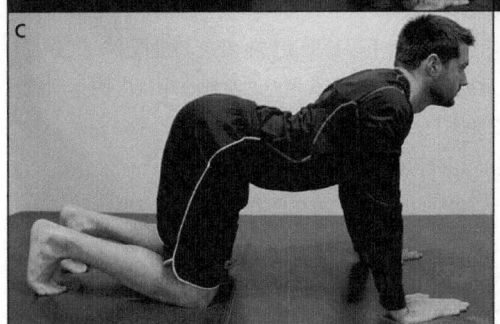

3.1.4　关节活动度：胸椎屈曲和伸展，有或没有颈椎伸展，猫式和骆驼式

体位：四足位。

目标：增加胸椎屈曲和伸展活动度，有助于胸椎热身的良好运动。

方法：两侧膝关节间距与髋同宽，双手置于双肩下方。猫式：患者腹部肌肉收缩，使脊柱朝天花板方向拱起；头部放松下垂（见图A）。骆驼式：患者慢慢放松背部，让腹部朝着地面下落，同时两侧肩膀向后靠拢，形成凹背姿势；整个过程保持头和颈部在一条直线上，看着地面（见图B）。治疗师可在骆驼式中指导患者通过仰视来增大颈椎的伸展程度（见图C），但要避免颈椎过度伸展。

代偿：仅腰部活动，特别是在骆驼式时（因此，治疗师应鼓励患者进行上背部伸展和屈曲）。

运动量：每个姿势保持至少10秒，重复5~15次，每天1~3次。

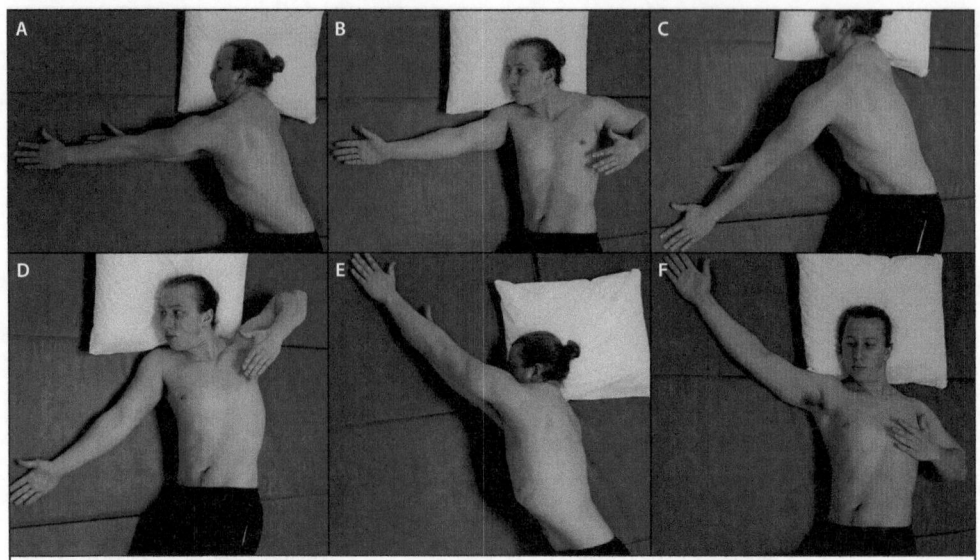

3.1.5 关节活动度: 胸椎旋转, 上、中、下拉弓箭

体位: 侧卧位。

目标: 增加胸椎活动度, 打开和闭合椎间关节和肋椎关节。

方法: 从侧卧位开始, 屈膝90°, 双膝之间可以夹枕头或毛巾卷, 以防止膝关节位置较低而造成腰椎部位过度拉伸; 头部垫枕头, 使颈椎处于中立位。中部: 双肩屈曲90°, 两手掌相对, 滚动上躯干, 使位于上方的手掌向前移动, 好像抓住弓弦一样(见图A); 然后患者将"弓弦"拉回, 同时肩胛骨回缩并旋转上躯干直到终末位, 患者可以将上方的手放在肋骨上以协助旋转; 在旋转过程中呼气并在返回起始位置的过程中吸气(见图B)。上部: 双肩屈曲45°, 两手掌相对, 重复"中部"的运动过程, 终末位时位于上方的肩关节外展120°(见图C和图D)。下部: 双肩屈曲120°, 两手掌相对, 重复"中部"的运动过程, 终末位时上方肩关节外展45°并伸展(见图E和图F)。

代偿: 颈部肌肉紧张疲劳或过度旋转, 这应该是一个温和的练习, 发生过度旋转的标志是无法进行胸式呼吸。

运动量: 每个位置终末位保持2~4次呼吸的时间, 使软组织放松, 重复3~5次, 每天1~3次。

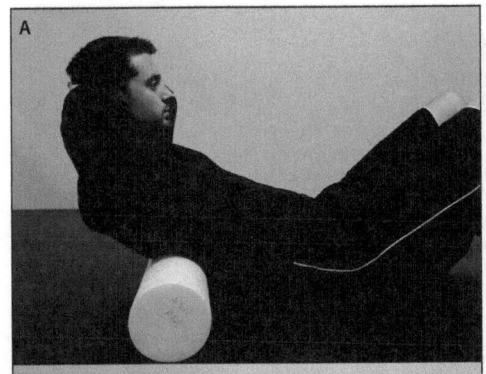

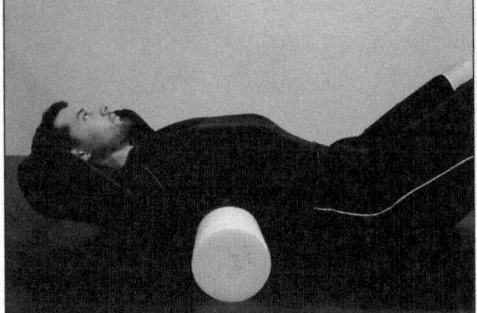

3.1.6　关节活动度：泡沫轴上胸椎伸展，支撑头部

体位：屈膝仰卧位，仰卧位。

目标：增加腰椎伸展活动度，激活腰椎伸肌（竖脊肌：髂肋肌、最长肌、棘肌）和髂腰肌（起点和止点反转）。

方法：将泡沫轴放在胸椎下。患者可以屈膝仰卧或仰卧，具体体位取决于动作有效性和舒适性。患者双手抱住头部，双肘尽可能地向外打开（见图A）。患者可以在泡沫轴上反复上下滚动几次，然后进行胸椎伸展，同时双手支撑头部，以保持颈部中立位并避免胸椎过度伸展。患者可以将泡沫轴置于胸椎的不同位置进行伸展（见图B）。随着脊柱和软组织的放松，这项练习可能会使患者有些不舒服。在首次开始练习时，出现一些不适被认为是正常的。

代偿：骨盆抬起。

运动量：在每个胸椎节段的伸展末端保持1~2次呼吸的时间，每个胸椎节段重复1~3次；要关注不适的程度。

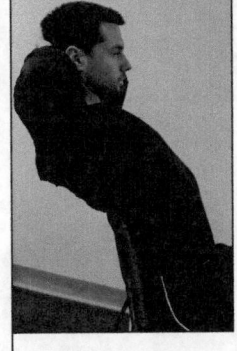

3.1.7　关节活动度：背靠椅子胸椎伸展，支撑头部

体位：坐位。

目标：增加上胸椎在矢状面上的活动度（伸展），可在局部或全范围进行胸椎关节松动。

方法：从良好的坐姿、骨盆与椅背接触开始，治疗师指导患者缓慢地将上胸椎区域伸展到椅子后面，同时放松并保持呼吸。不要过度伸展胸椎至感觉疼痛的程度。手应该支撑头部，以避免颈部拉伤或过度伸展。

代偿：腰椎伸展，臀部远离椅子靠背。

运动量：保持10~15秒（足够进行3~4次呼吸），根据治疗目标重复5~10次，每天1~2次。

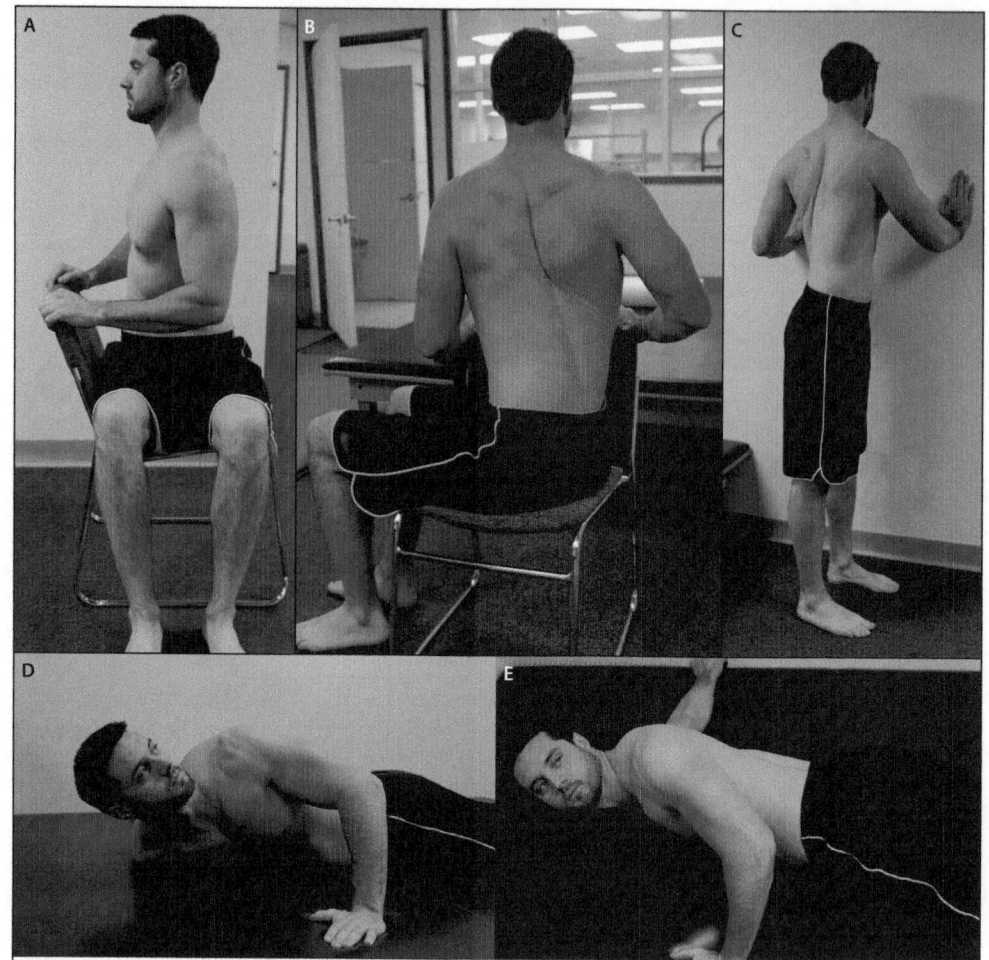

3.1.8 关节活动度：胸椎旋转，被动

体位： 坐位，站立位，俯卧位。

目标： 增加上胸椎在水平面上的活动度（旋转）。

方法： 坐位：从良好的坐姿、骨盆侧面与椅背接触开始，患者将头部和肩部向一侧旋转，双手抓住椅背上部，双脚放在地面上；深呼吸，并用同侧手拉和对侧手推动身体来进一步旋转；患者在吸气时保持不动，呼气时进一步旋转（见图A和图B）。站立位：双脚分开，身体左侧离墙壁约20厘米，肘关节屈曲90°，肩关节屈曲约45°；头部、肩部和脊柱向左旋转，使上半身面向墙壁，但骨盆固定不动；接着将手掌平放在墙壁上，用左臂推动墙壁促进进一步旋转（见图C）。俯卧位：双脚分开，脚背贴着垫子，一侧上肢外展90°，另一侧上肢肘关节屈曲，手掌朝下靠近身体侧面；抬起头，靠近身体一侧的肘关节和肩关节抬离垫子，这将使脊柱向对侧旋转，保持骨盆在垫子上（见图D和图E）。

代偿： 骨盆旋转，身体向上或向后倾斜，肩部肌肉紧张，颈部肌肉疲劳。

运动量： 保持足够长的时间（可以进行3~4次呼吸），根据治疗目标重复3~5次，每天1~2次。

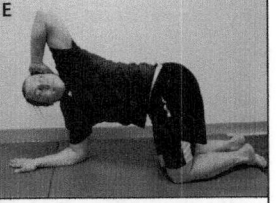

3.1.9 关节活动度：胸椎旋转，主动

体位：坐位，站立位，四足位。

目标：增加上胸椎在水平面上的活动度（旋转）。

方法：坐位：背部挺直，侧坐于椅子上，大腿侧面靠着椅背，脚放在地面上；患者将头部、颈部、肩部和脊柱向椅背旋转，手臂自由垂在体侧（见图A）。站立位：双脚分开，手臂微微上抬并置于身体两侧，头部、颈部、肩部和脊柱向右旋转，同时保持骨盆和下肢处于固定位置，肩部放松下降（见图B）。髋关节屈曲站立：站立时脚距离椅子约1米，双脚相距30~50厘米，髋关节屈曲90°，双手抓住椅背，一侧肩部朝向地面移动，另一侧朝向天花板移动，使躯干侧向旋转（见图C）。四足位扭转：患者处于四足位后，将一只手向前移动并屈曲肘关节，另一只手沿着地面于身体下方滑到另一侧，从而旋转脊柱（见图D）。四足位主动旋转：一侧肘关节屈曲90°支撑在地面上，另一侧手置于头后，患者旋转肘部和肩部，将躯干向上旋转至天花板方向；头部也应该随之旋转并抬起看天花板（见图E）。

代偿：骨盆旋转，颈部偏离中立位（应保持下巴与胸骨在同一水平线上），耸肩。

运动量：保持足够长的时间（可以进行1~2次呼吸），根据治疗目标重复3~5次，每天1~2次。

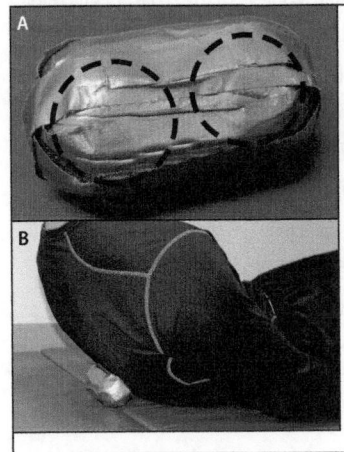

3.1.10 关节活动度：胸椎节段伸展，使用网球进行自助式关节松动

体位：屈膝仰卧位。

目标：增加胸椎伸展活动度，可用于节段伸展和软组织放松。

方法：将两个网球粘在一起（见图A）。患者呈屈膝仰卧位，并使两个网球位于胸椎中线的两侧（见图B）。然后患者做一个非常小的向后挤压的动作，直到感觉网球挤压到脊柱两侧的软组织。患者沿着地面向上或向下移动身体，使胸椎的每个节段都得到伸展和放松。一开始进行这项练习时，患者通常会感觉不舒服。

代偿：臀部抬起。

运动量：在每个胸椎节段上保持5~10秒，重复3~5次，每天1~2次。

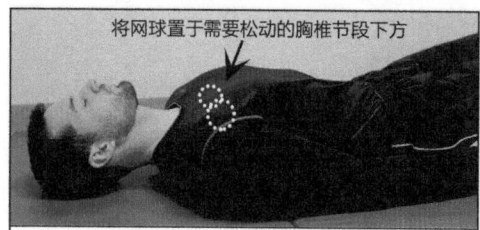

将网球置于需要松动的胸椎节段下方

3.1.11 关节活动度：上胸椎关节松动，利用网球促进胸椎伸展

体位：屈膝仰卧位。

目标：增加胸椎伸展活动度，可用于节段伸展和软组织放松，属于长时间的被动伸展。

方法：将两个网球粘在一起（见 **3.1.10** 中的图 A），并将网球放在 T1 水平两侧。将枕头放在头部下方以保持颈椎中立位。治疗师指导患者放松地躺在网球上。

代偿：颈椎伸展，肩部紧张。

运动量：在该位置停留 3~5 分钟，重复 1~2 次，每天 1~2 次。

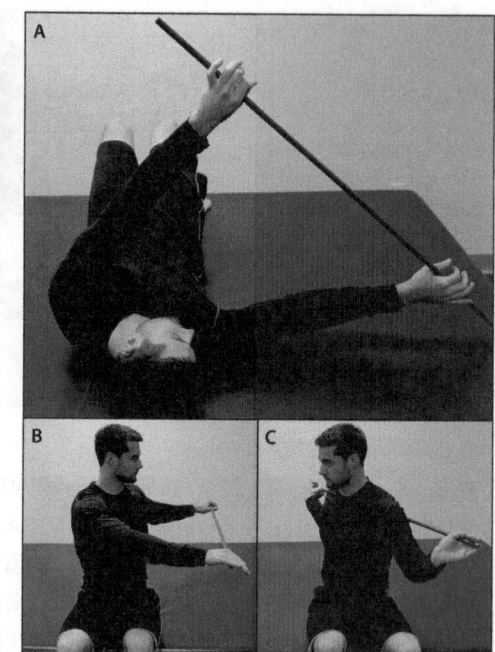

3.1.12 关节活动度：胸椎，扫帚扭转

体位：仰卧位，坐位，站立位。

目标：增加上胸椎在水平面上的活动度（旋转）；在开始胸椎活动之前，这是一个很好的热身练习。

方法：仰卧位：这是一个很好的开始该练习的体位，因为在站立位时往往很难保持腰椎和髋部的固定；让患者握住一根长棒，肩关节屈曲 90°，肘关节伸展；患者上半身向一侧旋转，使长棒的一端朝向垫子，而另一端朝向天花板；在另一侧重复（见图 A）。坐位或站立位：双脚分开，与髋同宽，将长棒放在身体前面（见图 B）或后面（见图 C），然后朝向两侧分别旋转上半身，在旋转时呼气，返回时吸气。

代偿：骨盆和髋部旋转，屏气或无节奏地呼吸。

运动量：每个方向重复 5~20 次，每天 1~2 次。

3.1.13 关节活动度：脊柱伸长，墙壁滑动

体位：站立位。

目标：延展脊柱。

方法：患者面向墙壁站立，脚趾触碰墙壁，双手掌心朝向墙壁，并尽可能地放在高处，以对躯干施加轻微的牵引力。在这个位置，患者进行深入的胸式呼吸，在胸部隆起的时候对脊柱进行牵引，每次深呼吸放松后再重复。

代偿：耸肩，腰椎过度伸展。

运动量：5~10 组，每组进行 5 次呼吸，每天 1~2 次。

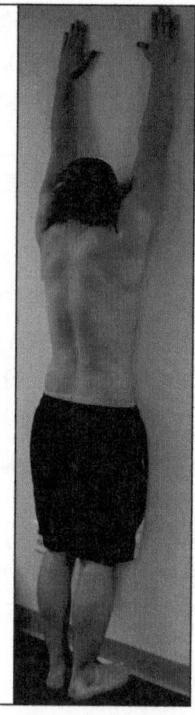

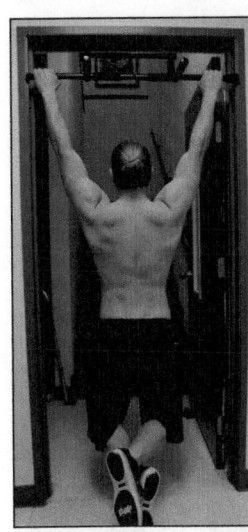

3.1.14 关节活动度：脊柱伸长，单杠悬挂

体位：站立位。

目标：延展脊柱。

方法：患者站在单杠下方，目视前方。伸手抓单杠，双手间距与双肩同宽，或者比双肩稍微宽一些。将脚从地面上抬起，将身体悬挂在单杠上，避免耸肩。尽可能悬挂久一些，通常抓握力量限制了悬挂时间。在悬挂过程中深深地进行胸式呼吸，在脊柱伸长的同时隆起胸部，每次呼吸放松后再重复。

代偿：耸肩，腰椎过度伸展，腰部摆动或旋转。

运动量：5~10组，每组进行5次深呼吸，每天1~2次。

参考文献

Jang, H. J., Kim, M. J. & Kim, S. Y. (2015). Effect of thorax correction exercises on flexed posture and chest function in older women with age-related hyperkyphosis. *Journal of Physical Therapy Science*, 27(4), 1161−1164.

3.2

胸部肌肉拉伸

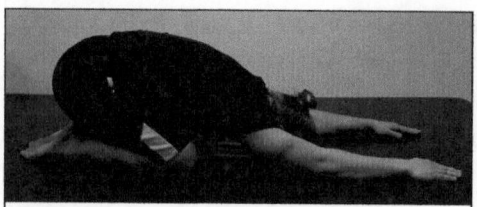

3.2.1 拉伸：胸椎屈曲，"婴儿姿势"或"祈祷式拉伸"

体位：四足位。

目标：拉伸背阔肌、胸腰椎伸肌，增加肩关节屈曲范围。

方法：患者坐在脚跟上，同时伸展上肢，掌心朝下放置于垫子上。然后将胸部向双膝之间的垫子上压，并将前额放在垫子上。

代偿：上背部驼背，耸肩。

运动量：保持15~30秒，重复3~5次，每天1~3次。

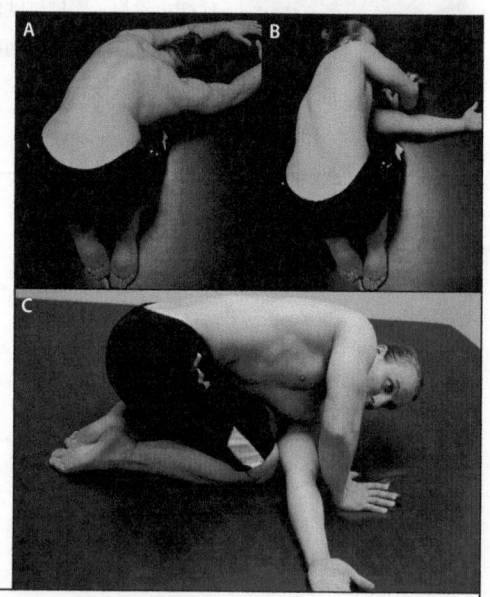

3.2.2 拉伸：胸部屈曲，"婴儿姿势"或"祈祷式拉伸"，增加侧屈或旋转

体位：四足位。

目标：拉伸背阔肌、胸腰椎伸肌，增加肩关节屈曲活动度。

方法：四足位伴侧屈：患者坐在脚跟上，同时伸展上肢，掌心朝下放置于垫子上；双手朝身体一侧移动，使对侧肋骨打开；患者可以抓住治疗床侧面以加强拉伸（见图A）。四足位伴胸椎旋转：患者从"婴儿姿势"位进行胸椎旋转，将一侧手臂从另一侧手臂下方穿过去（见图B和图C）。

代偿：躯干向前或向后滚动，下背部和骨盆不在中立位。

运动量：保持15~30秒，重复3~5次，每天1~3次。

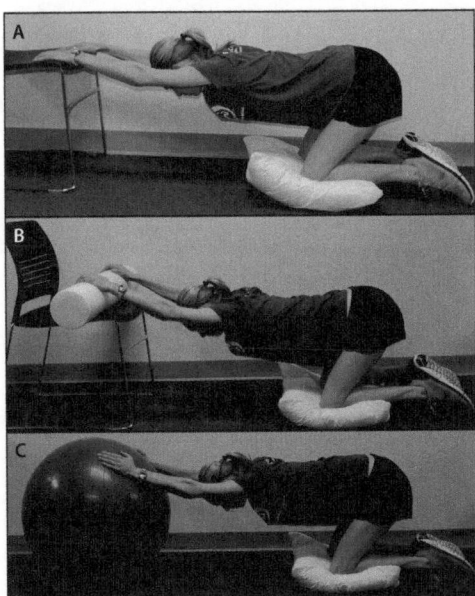

3.2.3 拉伸：手放在板凳/椅子/瑜伽球上

体位：四足位。

目标：拉伸背阔肌的同时伸展胸椎，增加肩关节屈曲活动度。

方法：患者双手放在板凳上，掌心向下或拇指向上，将上半身向下压向地面，直到腋窝和胸椎处有拉伸感（见图A），膝下可以放置枕头来提高舒适度。还可以用泡沫轴来增加高度，从而加强拉伸感（见图B）。也可以利用瑜伽球来进行这项练习（见图C）。

代偿：耸肩，髋关节屈曲超过90°（向后坐到脚后跟上）。

运动量：保持15~30秒，重复3~5次，每天1~3次。

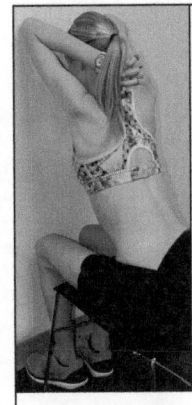

3.2.4 拉伸：胸椎伸展，双手抱头，使用墙壁

体位：坐位。

目标：增加胸椎伸展活动度。

方法：患者坐在椅子上，面朝墙壁，使脚趾触碰到墙壁，双手抱头，然后将肘部放在墙上与眼睛同等高度的位置，接着将胸部压向墙壁，促使胸椎伸展。

代偿：下背部伸展，颈部过度伸展。

运动量：保持15~30秒，重复3~5次，每天1~3次。

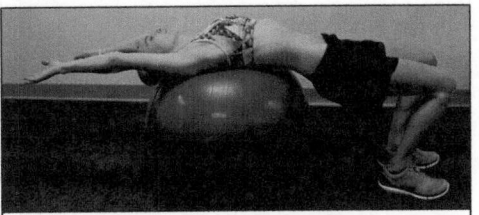

3.2.5 拉伸：瑜伽球上的胸部伸展

体位：坐位伴躯干伸展。

目标：打开胸部，拉伸胸部和腹部肌肉。

方法：患者在开始时坐在瑜伽球上，并将双脚向前移动，直到瑜伽球只支撑胸椎中部。身体放松，臀部下垂，手臂向瑜伽球侧面下垂，再返回到坐位。手臂伸展过头顶可以增大背阔肌的拉伸程度。

代偿：下背部伸展，颈部过度伸展。

运动量：保持15~30秒，重复3~5次，每天1~3次。

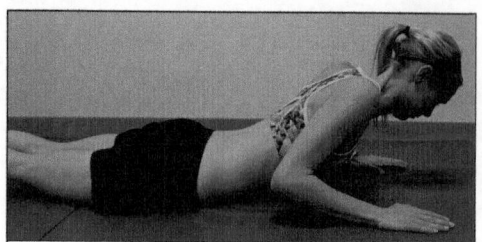

3.2.6 拉伸：胸椎伸展，狮身人面像姿势

体位：俯卧位。

目标：纠正胸椎后凸，增加胸椎伸展活动度。

方法：患者面部朝下，双脚打开至与髋同宽，肘部位于肩部下方，掌心朝下。患者双手向下按压将上半身抬起，并向前看。治疗师鼓励患者伸展骨盆到胸部的脊柱。患者通过将两侧肘部向后拉来进一步加强拉伸。下肢保持固定。

代偿：下背部伸展，颈部过度伸展。

运动量：保持15~30秒，重复3~5次，每天1~3次。

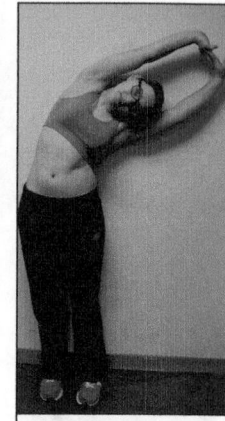

3.2.7 拉伸：胸椎和胸腰椎侧屈

体位：坐位，站立位。

目标：增加胸椎侧屈活动度，拉伸腹内斜肌、腹外斜肌和背阔肌。

方法：患者以良好的姿势坐着或站着，手掌在头顶交叉且掌心朝外。保持手臂伸直，然后患者先深吸气再深呼气，呼气的同时腰部开始向一侧侧屈，并保持躯干不旋转。为了增大胸椎的伸展程度，患者应稳定躯干下部，让侧屈主要发生在胸部区域。

代偿：身体前倾，躯干旋转，肩部紧张/耸肩；只在腰部侧屈，而不在胸部侧屈。

运动量：保持15~30秒，重复3~5次，每天1~3次。

3.2.8 拉伸：胸腰椎旋转

体位：长坐位。

目标：增加胸椎旋转活动度，拉伸胸椎旋转肌。

方法：患者呈长坐位，尽可能向上延展脊柱，然后将一只脚跨过对侧膝关节，并屈曲髋关节和膝关节，使小腿置于对侧髋附近（达到不到也可置于对侧膝附近）。患者从腹部开始向后（膝关节屈曲侧）旋转，逐渐向上一节一节旋转脊柱，直到头部旋转。下巴始终平行于地面。

代偿：臀部抬起，无精打采状，下巴突出。

运动量：保持15~30秒，重复3~5次，每天1~3次。

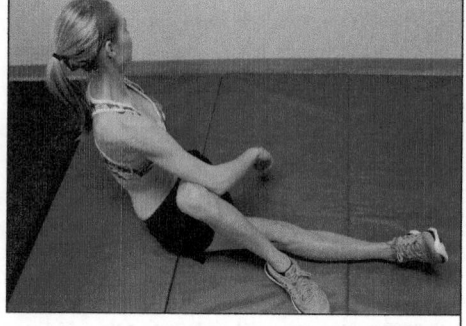

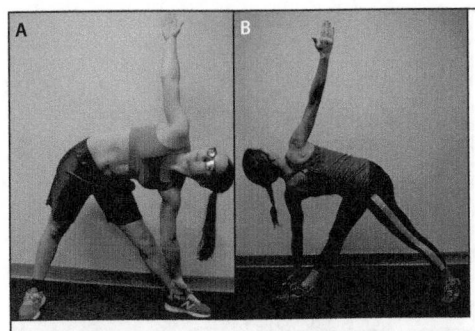

3.2.9 拉伸：胸椎旋转，三角伸展式

体位：站立位。

目标：增加胸椎旋转活动度，拉伸胸椎旋转肌，打开胸部。

方法：患者将右脚稍微向左旋转，左脚向左旋转约90°，将右脚跟和左脚跟对齐。患者下肢保持稳定，并将右下肢向右转动，使右膝髌骨中心与右脚踝的中心对齐。患者两侧上肢外展90°，呼气的同时使躯干向左侧屈，且从髋关节弯曲，而不是腰，同时脚后跟牢固地压在地面上。右侧上肢指向天花板（如果可能可进一步向后打开肩关节）方向伸展，躯干向右旋转。患者将左髋稍微向前，并将尾骨朝向左脚跟。吸气的同时将右侧上肢向天花板延伸并将脚跟用力压向地面，眼睛看着指尖（天花板方向）（见图A）。另一侧重复。下方手的位置也可以改变，放置在脚外侧可以增加相反方向的拉伸（见图B）。

代偿：躯干向前或向后倾斜。

运动量：保持15~30秒，重复3~5次，每天1~3次。

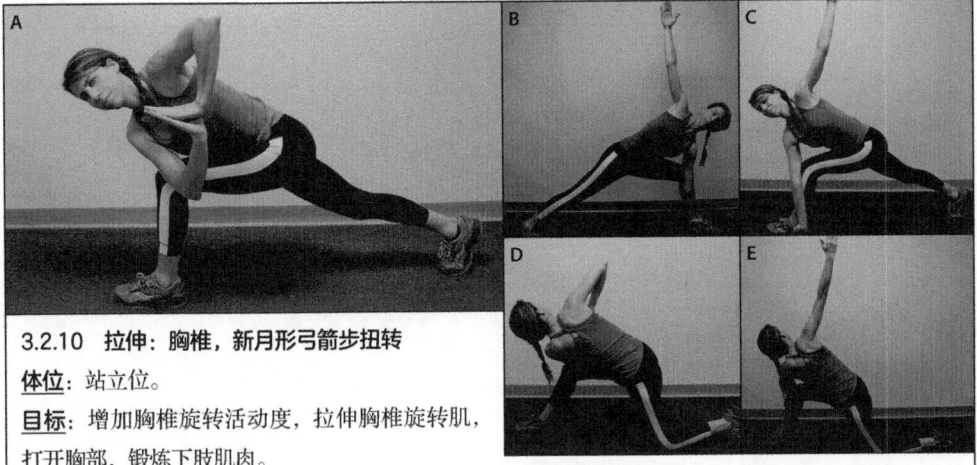

3.2.10 拉伸：胸椎，新月形弓箭步扭转

体位：站立位。

目标：增加胸椎旋转活动度，拉伸胸椎旋转肌，打开胸部，锻炼下肢肌肉。

方法：患者从站立位进入弓箭步姿势，将前侧膝关节屈曲90°，膝关节与脚跟对齐。双脚尖朝前，前小腿垂直于地面，后侧脚跟抬起，脚趾着地。患者收紧后侧的下肢肌肉，使两侧髋关节的连线与地面平行。患者上半身挺直，双手在胸前掌心相对合拢。呼气的同时将躯干向前侧膝关节方向扭转，并将对侧肘关节带到前侧大腿外侧，在深呼气的同时尽可能多地扭转。眼睛向上看，确保前侧小腿垂直于地面。患者可以根据需要增加前后脚之间的距离，以确保前侧膝关节不会向前移动超过脚踝。患者吸气时进一步延展脊柱，呼气时进一步扭转，最终目标是使上方肩部位于下方肩部的正上方（见图A）。如果后侧膝难以维持其位置，可将后膝着地并将腿向后滑动几英寸，然后前脚掌蹬地将后侧腿撑起。患者可以伸展手臂以进一步拉伸（见图B和图C）。如果患者无法伸直后侧膝关节，允许患者屈曲后侧膝关节来进行练习（见图D和图E）。

代偿：髋关节扭转。

运动量：保持15~30秒，重复3~5次，每天1~3次。

3.2.11 拉伸：胸椎，高尔夫球手侧屈和旋转

体位：站立位。

目标：增加胸椎侧屈和旋转活动度，是高尔夫运动前的良好热身活动。

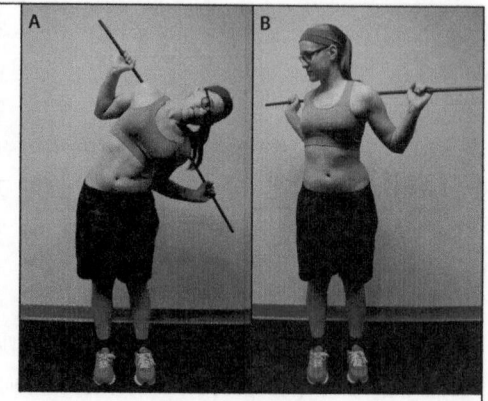

方法：高尔夫球手侧屈：患者以良好的姿势站立，将高尔夫球杆或长杆放在双肩后侧上方，两手分别握住球杆的两端，掌心朝前；患者深吸气，然后深呼气的同时从腰部开始向一侧倾斜（但不扭转躯干，见图A）。高尔夫球手旋转：患者以良好姿势站立，将高尔夫球杆放在双肩后侧上方，两手分别握住球杆的两端，掌心朝前；患者深吸气，然后深呼气的同时旋转肩膀，保持髋部向前（见图B）。

代偿：躯干前倾，躯干旋转，肩部肌肉紧张/耸肩，仅在腰部侧屈而不包含胸部。

运动量：保持5~10秒，重复5~10次，每天1~3次。

3.3

胸部肌肉力量训练

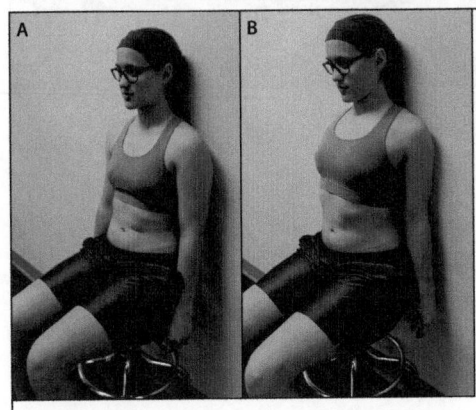

3.3.1　力量训练：等长收缩，胸骨提升

体位： 坐位。

目标： 纠正胸椎后凸，改善胸椎伸展，加强胸椎伸肌、肩胛骨回缩肌（菱形肌、斜方肌中束）和肩胛骨下降肌（前锯肌下部肌纤维、斜方肌下束、胸小肌）力量。

方法： 患者脚平放在地面上，在抬高胸骨的同时回缩和下降肩胛骨。患者可以背部贴在墙上进行此练习，以避免身体摇摆并提供运动效果反馈。鼓励患者通过胸部挺身，同时收缩和下压肩部并提起胸骨（见图A和图B）。

代偿： 懒散姿势，下巴突出，斜方肌过度收缩。

运动量： 保持6~10秒，1~3组，每组重复8~12次，每天1次或每隔1天1次。

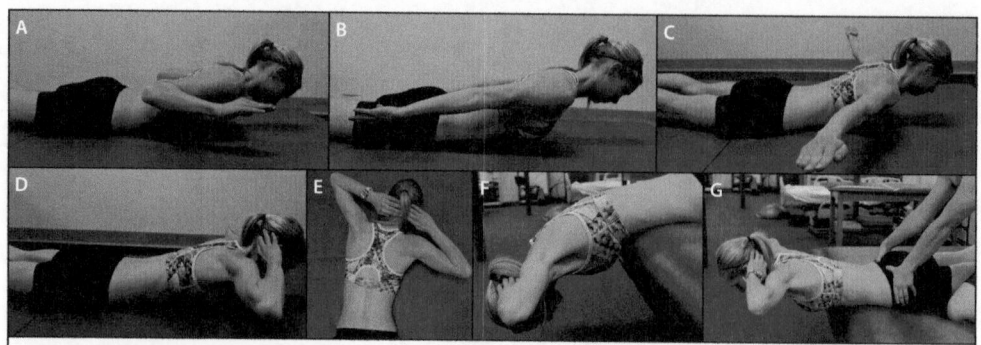

3.3.2 力量训练：等张收缩，4种体式

体位： 俯卧位。

目标： 纠正胸椎后凸，改善胸椎伸展，加强胸椎伸肌、肩胛骨回缩肌（菱形肌、斜方肌中束）和肩胛骨下降肌（前锯肌下部肌纤维、斜方肌下束、胸小肌）力量。

方法： 手位于肩关节下方：患者将双手分别置于双肩下方，然后将胸骨抬起（眼睛不要向上看）；治疗师指导患者通过收缩上背部肌肉（菱形肌、斜方肌下束）将胸骨抬起，而不是通过手臂按压地面；初学者可以用手臂辅助，但是最终应进阶到不用任何手臂部位辅助（见图A）。手在身体两侧：这是进阶练习，将双手分别放于身体两侧，肩胛骨回缩并将胸骨抬起（眼睛不要向上看，见图B）。"T"位：肩关节外展90°，肘关节伸直，患者将胸骨与上肢一起抬起；肩关节保持外展90°，不能移动到其他位置，从而可以有针对性地使胸椎伸肌收缩（见图C）。双手放在头后：双手放在头后面，保持下巴收拢，然后将胸骨抬起（眼睛不要向上看，见图D）。侧屈：双手扶于头后，保持下巴收拢，然后将胸骨抬起，同时目视前方，看向前面的地面（不是向上看）；治疗师指导患者通过收缩上背部肌肉将胸骨抬起，接着患者将肘部朝向同侧髋部移动，从而侧屈胸部区域，治疗师可以根据需要来稳定患者髋部（见图E）。剑突位于床边缘：患者可以通过剑突悬于床边缘体位来进行上述所有练习，作为之前练习的进阶（见图F和图G）。

运动量： 保持2~3秒，重复10次，2~3组，每天或每隔1天1次。

证据在哪里？

帕克等（Park et al., 2015）研究了改良俯卧躯干伸展运动对39名健康受试者胸部竖脊肌活动的影响，这些受试者进行了4次改良俯卧躯干伸展运动，涉及髂嵴位于床边缘和剑突位于床边缘这两个体位的比较，以及躯干水平伸展和过度伸展的比较。肌电图信号从双侧胸最长肌、胸髂肋肌和腰髂肋肌上采集。当受试者处于过度伸展位时，腰椎竖脊肌和髂肋肌的活动度大于水平伸展位。此外，与剑突位于床边缘相比，当髂嵴位于床边缘时，胸部竖脊肌的活动度更大。他们的研究结果表明，在改良俯卧躯干伸展运动中，将剑突与床边缘对齐，并避免下背部过度伸展的姿势增加了胸部竖脊肌的选择性激活。

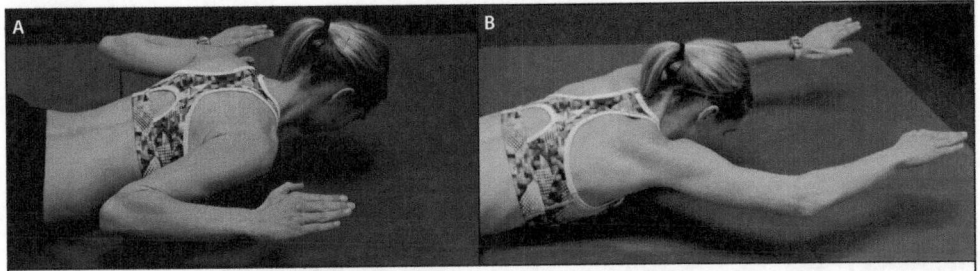

3.3.3 力量训练：等张收缩，肩部和胸骨抬起

体位：俯卧位。

目标：纠正胸椎后凸，改善胸椎伸展，加强胸椎伸肌、肩胛骨回缩肌（菱形肌、斜方肌中束）和肩胛骨下降肌（前锯肌下部肌纤维、斜方肌下束、胸小肌）力量。

方法：患者将上肢置于"蝙蝠翼"位置，即肩外展20°，肘屈曲超过90°，掌心朝下，将上肢从垫子上抬起，保持肘部和手的高度相同。患者将胸骨略微从垫子上抬起，并保持该姿势，在伸展肘关节的同时将肩关节完全外展，然后返回起始位置。在整个运动过程中，患者应保持看着垫子。重复练习直到感到疲劳（见图A和图B）。

代偿：上半身抬高太多，使下背部也参与伸展；耸肩导致斜方肌上束过度激活。

运动量：重复10~20次，1~3组，每天1次或每隔1天1次。

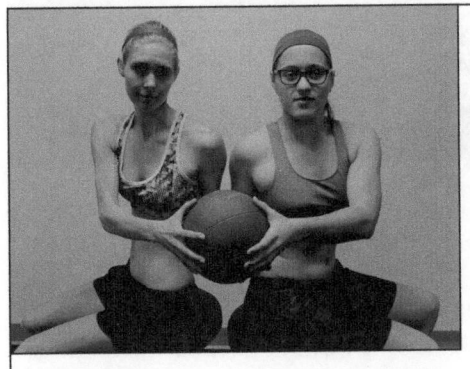

3.3.4 力量训练：胸椎，药球坐位旋转，同伴

体位：坐位。

目标：加强胸椎侧屈肌群（同侧竖脊肌）力量。

方法：患者和同伴并排坐在长凳上，背对背。患者手持药球，肘关节伸展，肩关节屈曲90°，然后患者扭转上半身将药球传递给向相反方向扭转的同伴，患者接着再向相反的方向扭转去接同伴手中的药球。

注意：同伴必须保持笔直的姿势才能完成这项练习；患者身体不能向前或向后倾斜；注意不要引起斜方肌上束的激活（耸肩），特别是手持药球扭转时。

运动量：重复10~20次，1~3组，每天1次或每隔1天1次。

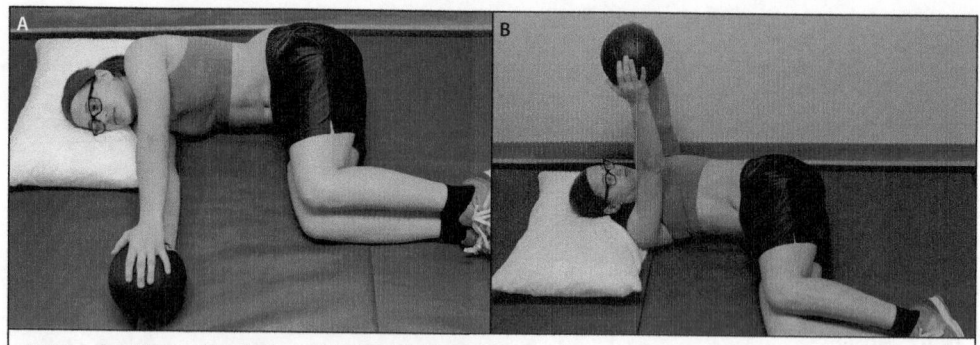

3.3.5 力量训练：等长收缩，手持药球的胸椎旋转

体位：侧卧位。

目标：加强胸椎旋转肌和半棘肌力量（也涉及腹内斜肌、腹外斜肌）。

方法：患者侧卧，髋关节和膝关节屈曲90°，保持骨盆和腰部中立位（可借助在双膝之间夹枕头等支持物实现）。患者手持药球，面向与膝关节相同的方向，肩关节屈曲90°，肘关节伸展（见图A）。患者旋转上半身，直到球接触另一侧地面后返回，眼睛一直看着球（见图B）。

注意：动作速度不要太快；该练习应该慢慢完成，并且髋部保持固定。

运动量：重复8~12次，1~3组，每天1次或每隔1天1次。

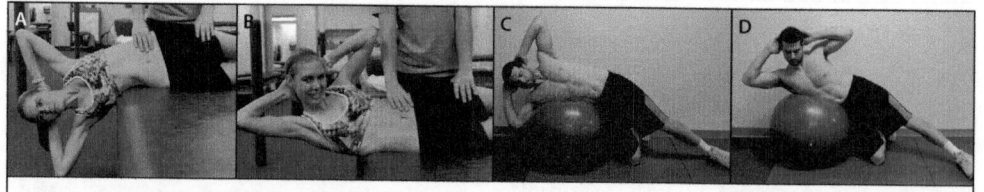

3.3.6 力量训练：等张收缩，胸椎侧屈，手抱头

体位：侧卧位。

目标：加强胸椎侧屈肌群（同侧竖脊肌）力量。

方法：治疗床：患者侧躺在治疗床上，乳头线约与床边缘平齐，可根据需要将毛巾垫在身体下方以提高舒适度；然后患者将手置于头后，并使上半身自然向下悬垂，两侧肩关节保持在同一垂直面上；然后患者将上胸部从治疗床上抬起，使上方肘部朝同侧髋部移动；在该运动期间，治疗师需要协助患者稳定下肢（见图A和图B）。瑜伽球：患者侧卧于瑜伽球上，使瑜伽球位于胸椎中段区域；患者将脚放在感觉最稳定的地方，上方膝关节伸展，将瑜伽球靠着墙壁放置可以提高稳定性；然后患者重复上述运动（见图C和图D）。

注意：动作速度不要太快；该练习应慢慢完成，并且髋部保持固定，给予膝关节支撑。

运动量：重复8~12次，1~3组，每天1次或每隔1天1次。

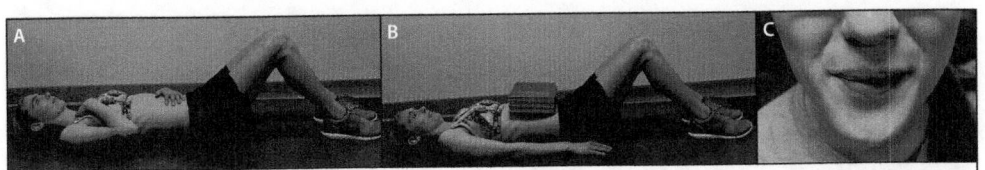

3.3.7 呼吸技巧：膈肌呼吸和噘嘴呼吸

膈肌呼吸也称为腹式呼吸，是通过收缩膈肌在胸腔中产生负真空，从而将空气吸入肺部来完成的。

体位：屈膝侧卧位。

目标：膈肌呼吸：专注于通过改善膈肌功能来改善肺部扩张功能。噘嘴呼吸：专注于长时间保持肺部充气状态，以改善肺泡内的气体交换过程。

方法：膈肌呼吸：患者一只手放在胸部，另一只手放在腹部；患者从收缩盆底肌肉开始，因为这可以改善膈肌呼吸效果；然后患者通过鼻子深深吸气，保证在腹部的手抬起的同时胸部的手保持静止，在吸气过程末端保持1秒，并通过鼻子或嘴巴呼气；吸气和呼气的时间比为1∶2；吸气2秒，然后呼气4秒，并逐渐增加吸气和呼气的次数（见图A）；患者可在腹部放置负重袖带或盘子，这样可以增加吸气时的阻力，也可以选择在腹部放一本或几本书来增加阻力（见图B）。噘嘴呼吸：患者通过鼻子吸气，通过噘起或缩起的嘴唇呼气，好像试图吹口哨或吹蜡烛一样（见图C）。噘嘴提供了呼气时的阻力，使空气在腹部停留更长时间，并延长肺部充气和气体交换过程。

代偿：胸部抬起，耸肩。

运动量：一般练习为10次呼吸，每天3~4次；强化练习为1~3组，重复8~12次，每天1次或每隔1天1次。

证据在哪里？

帕克和韩（Park and Han, 2015）研究了呼吸过程中盆底肌运动和膈肌运动之间的相关性。20名健康的女学生听取了对研究方法和目的的解释，同意参加实验。研究人员使用X射线摄影机检查受试者呼吸期间盆底肌收缩时的膈肌运动，并使用肺活量计检查肺活量。结果显示，当盆底肌收缩时，膈肌运动与肺功能发生显著变化。该研究的结论是：膈肌收缩和盆底肌收缩与呼吸相关，并且在盆底肌收缩期间呼吸更高效。因此，盆底肌强化训练应被纳入呼吸康复计划。

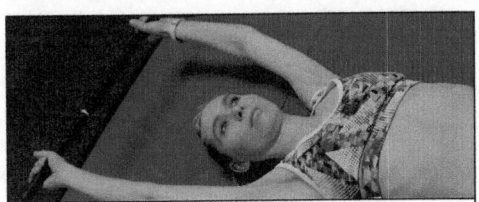

3.3.8 呼吸技巧：膈肌呼吸，上肢固定

体位：仰卧位。

目标：上肢固定使吸气肌可以拉动胸壁，逆转肌肉起点和终点功能并改善胸部扩张功能；膈肌呼吸能增强膈肌功能并改善肺部气体交换过程。

方法：患者呈仰卧位，在胸椎中段区域下方放置2~3英寸高的小泡沫或毛巾卷（如果患者感到疼痛或不适，请勿使用）。患者抓住位于头顶的固定杆，掌心朝上。然后，患者按照**3.3.7**中的描述进行膈肌呼吸。

代偿：胸部抬高，耸肩。

运动量：在家的一般练习为10次呼吸，每天3~4次；临床上为20~30次深呼吸，每天1次。

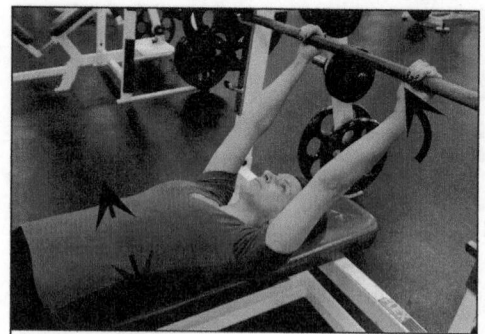

3.3.9 呼吸技巧：膈肌呼吸伴上肢屈曲固定

体位：仰卧位。

目标：上肢固定使吸气肌可以拉动胸壁，逆转肌肉起点和终点功能并改善胸部扩张功能；膈肌呼吸能增强膈肌功能并改善肺部气体交换过程；肩部肌肉的等长收缩促使胸大肌拉动胸骨并增加胸部扩张。

方法：患者呈仰卧位，在胸椎中段区域下方放置2~3英寸高的小泡沫或毛巾卷（如果患者感到疼痛或不适，请勿使用）。患者抓住位于头顶的长杆，掌心朝上，然后按照**3.3.7**中的描述进行膈肌呼吸。当患者吸气时，治疗师指导他们尝试抬起长杆（等长收缩），保持8秒然后放松。患者可使用举重杆作为替代，其具有足够的重量使患者的肩部肌肉等长收缩以抵抗其产生的重力。

代偿：胸部抬起，耸肩。

运动量：10次呼吸/抬起，3组；为了更好地改善胸壁扩张功能，应每天进行3~4次。

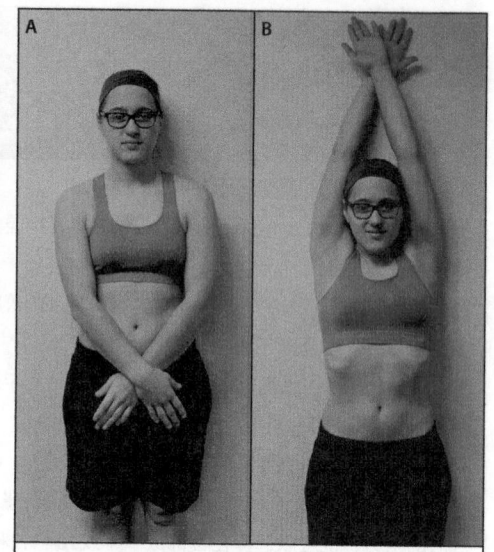

3.3.10 呼吸技巧：胸部扩张与上肢运动

体位：站立位。

目标：增大胸部扩张程度和肺活量。

方法：患者双手交叉置于骨盆前。患者在完全伸展肩关节的同时深深地吸气，使双手在头顶处交叉，此过程有助于向外扩张胸部/肋骨。在上肢返回开始位置的过程中，患者缓慢地呼气（见图A和图B）。

代偿：耸肩，颈部肌肉紧张。

运动量：10次呼吸/抬高，2组；为了更好地改善胸壁扩张功能，应每天进行3~4次。

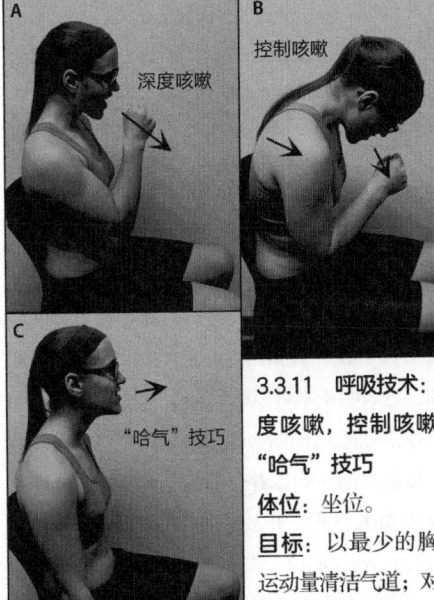

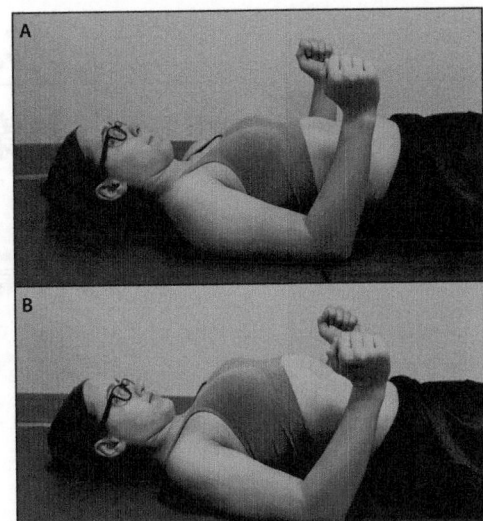

3.3.11　呼吸技术：深度咳嗽，控制咳嗽和"哈气"技巧

体位：坐位。

目标：以最少的胸廓运动量清洁气道；对于咳嗽时伴有胸痛或肋痛的患者，控制咳嗽和"哈气"技巧有助于减轻疼痛。

方法：深度咳嗽：患者深吸气并屏住呼吸2~3秒，然后腹部用力进行呼气（见图A）。控制咳嗽：患者坐在椅子上，双脚放在地面上，鼻子缓慢而深地吸气并保持2秒，然后身体稍微向前倾斜，进行2次咳嗽（见图B）。"哈气"技巧：患者通过鼻子缓慢而深地吸气并保持2秒，然后呼气，张开嘴在喉咙中发出"哈"声，好像使镜子起雾一样，进行2~3次（见图C）。

代偿：胸部抬起，耸肩。

运动量：根据清洁气道的需要重复一定次数。

3.3.12　力量训练：后拱压肩

体位：仰卧位。

目标：胸椎后凸矫正，改善胸椎伸展，加强胸椎伸肌和肩胛骨回缩肌（菱形肌、斜方肌中束）以及肩胛骨下降肌（前锯肌下部肌纤维、斜方肌下束、胸小肌）力量，增大胸部扩张程度和肺活量。

方法：患者收缩下腹部肌肉以稳定腰椎。患者深吸气，向外扩张胸部/肋骨，同时将肘部向下压从而使胸部区域抬高。然后患者缓慢呼气，同时将胸部放回垫子（见图A和图B）。

代偿：过度弓背，腹部参与稳定骨盆；采用辅助呼吸模式；耸肩。

运动量：10次呼吸/抬高，3组；为了更好地改善胸壁扩张功能，应每天进行3~4次。

参考文献

Park, H. & Han, D. (2015). The effect of the correlation between the contraction of the pelvic floor muscles and diaphragmatic motion during breathing. *Journal of Physical Therapy Science*, 27(7), 2113– 2115.

Park, K. H., Kang, M. H., Kim, T. H., An, D. H. & Oh, J. S. (2015). Selective recruitment of the thoracic erector spinae during prone trunk-extension exercise. *Journal of Back and Musculosketal Rehabilitation*, 28(4), 789–795.

3.4

胸部运动方案和治疗方法

3.4.1 漏斗胸讨论

漏斗胸是一种先天性（出生时存在）异常，可能是轻度或重度的。这种病通常在胎儿时期发生，是连接肋骨和胸骨的结缔组织过度生长引起的，会导致胸骨向内畸形。该病的患者通常在胸骨上方的中央有凹陷，外观看起来可能很深。如果漏斗胸的畸形严重，可能会影响心脏和肺部，使患者的活动变得困难。而且，胸部异常的外观可能会给患者带来心理问题。漏斗胸可能单独发生，也可能与其他综合征一起发生（Daller, 2013）。漏斗胸占先天性胸壁畸形的90%以上（Jaroszewski, Notrica, McMahon, Steidley and Deschamps, 2010）。在400~1000名儿童中，大约有1名儿童患有漏斗胸，男性的发病率是女性的3~5倍。随着儿童的成长，畸形通常会变得更加严重。一些患有漏斗胸的儿童说，他们在运动时会出现胸痛、呼吸急促或很快疲劳。另外一些儿童则没有症状。而手术可能无法缓解胸痛（The Regents of the University of California, 2015）。

但是，对于漏斗胸，目前仍然考虑对发育中的青少年进行手术。漏斗胸患者经常不被医生关注，因为他们的问题在一些医生看来无关紧要；然而漏斗胸不仅仅是一种外观上的畸形，严重的可导致心肺损伤和生理限制。有证据表明，随着患者年龄的增长，这些生理障碍可能会恶化。有研究数据报告表明，患者进行漏斗胸修复术后，心肺功能得到改善，心理社会功能明显提高。儿科和胸外科界最近达成的共识认为，有必要对严重漏斗胸患者进行外科修复术，并反驳了漏斗胸手术主要是为了美容的说法（Jaroszewski et al., 2010）。

另外，在进行外科修复手术后，漏斗胸患者的运动耐受性增强、氧脉搏（心输出量的衡量指标）增加，这表明手术可以改善漏斗胸患者剧烈运动时的心肺功能（Haller and Loughlin, 2000）。

目前对漏斗胸患者有两种手术方式，分别是开放式和微创式。开放式手术又称拉维奇手术（Ravitch procedure），涉及横穿胸部中部的水平切口。在这种手术中，不正常的肋骨被移除，保留了软骨的衬里，从而使胸骨以更正常的位置向前移动。在某些患者中，这种手术会在胸骨上进行截骨术以使胸骨向前移动。此外，在移除软骨和进行截骨术后，为了保持胸骨处于所需的位置，可能需要放置临时金属胸撑（杆子）。微创式手术又称纳斯手术（Nuss procedure），涉及将一根不锈钢棒弯曲以适应胸壁的形状，通过一侧手臂下方的一个小切口，使用内窥镜进行插入，以进行监测并避免插入过程中对心脏造成伤害。不锈钢棒穿过肋骨和胸骨下方，将胸骨向前推到新的位置。不锈钢棒的末端被固定在胸壁上（The Regents of the University of California, 2015）。

一种非手术选择是在胸部使用吸盘，从而形成真空，它通过激活手动泵来将压力降至15%大气压以下。对于漏斗胸患者，吸盘可以有效地将凹陷的前胸壁向前拉（Schier, Bahr and Klobe, 2005）。这种做法的效果后来被发现是令人吃惊的，尽管目前尚不清楚长期校正需要多长时间。此后的几项研究证实，真空法有望成为漏斗胸外科和非外科矫正的一种有价值的辅助治疗方法。

证据在哪里？

黑克尔（Haecker, 2011）研究了133名年龄在3~61岁之间的漏斗胸患者使用吸盘的效果，使用时间为1~36个月。吸盘在前胸壁形成真空，当产生真空时，胸骨的提升是明显的，并可以保持一段时间。计算机断层扫描显示，该设备可以立即提起胸骨和肋骨。此外，这一效果在微创式手术期间经胸腔镜得到了证实。105名患者每日使用吸盘并持续3个月后，胸骨抬高超过1厘米，并且这种改变是永久性的。13名患者停止使用吸盘并接受微创漏斗胸修补手术。所有受试者均未发现相关副作用。黑克尔建议，该设备每次应至少使用30分钟（每天两次），每天最多使用几个小时。此外，洛佩斯等（Lopez et al., 2015）评估了吸盘在矫正漏斗胸中的疗效，共有73名患者表现为典型的漏斗胸（对称52名、不对称21名），漏斗胸的平均深度为23毫米。治疗6个月时，除4名退出研究的患者外，其他所有患者漏斗胸的平均深度为9毫米。69名患者中有23名完成了治疗，胸骨变平，并且这种治疗效果被认为具有良好的美学效果。正常整形的平均治疗时间为10个月。其余患者在进一步积极治疗下漏斗胸症状继续好转。研究人员得出结论，在选定的对称和不对称漏斗胸病例中，如果胸部灵活，使用吸盘治疗是一种有前途且有用的方法。吸盘也可用于儿科和等待治疗（可能是手术）的年轻人。

对于未接受手术的患者，物理治疗对漏斗胸的许多体征有轻度到中度的改善。物理治疗包括训

证据在哪里？

卡纳万和卡哈林（Canavan and Cahalin, 2008）以一名患有中重度漏斗胸的22岁男性患者为研究对象，进行了一项单一病例研究。在这项研究中，他们实施了一项个性化物理治疗计划，该计划将心肺耐力和肌肉骨骼干预相结合，消除了双侧肩痛，并降低了漏斗胸的严重程度，使漏斗胸体积从60毫升降到20毫升。他们得出结论，这种治疗计划可能会给其他漏斗胸患者带来类似的结果，并进一步建议，如果在年轻的漏斗胸患者上应用可能会有更大的好处，因为年轻患者的骨骼还处于相对不成熟的阶段。

练吸气肌，这样有助于拉起胸壁，以及训练前斜角肌和中斜角肌、胸锁乳突肌、胸小肌和肋间肌。只有当第一根肋骨固定并抬高时，肋间肌肉才有助于胸壁的抬高。在漏斗胸患者中，常见的体征是上述肌肉不能直接对胸骨下部和肋骨施加拉力，其拉力作用似乎仅限于胸骨上段。然而，如果可以通过抓住椅背或桌子来固定上肢，则胸大肌也可以通过反转肌肉起点来协助胸壁的提升过程。这一原理为以下的运动方案的设计提供了方向。随着训练强度和肌肉张力的增加，胸壁畸形可能会改善或至少得到维持。此外，随着训练强度的增加，尤其是对胸部的训练，可能有助于增加肌肉的体积，并达到更好的美化效果（Cheung, 2005）。

3.4.2 漏斗胸推荐运动方案

如果患者已接受修复手术则需注意，本方案仅适用于非手术患者；然而在实质性愈合后，一旦医生允许，这些练习也可以执行。

1. 呼吸

   3.3.7 呼吸技巧：膈肌呼吸和噘嘴呼吸

2. 胸部练习

   a. 3.2.3 拉伸：手放在板凳/椅子/瑜伽球上

   b. 3.2.7 拉伸：胸椎和胸腰椎侧屈

   c. 5.6.5 拉伸：肩关节水平内收肌，门框

   d. 5.6.6 拉伸：肩关节水平内收肌，墙壁

   e. 3.3.8 呼吸技巧：膈肌呼吸，上肢固定

   f. 3.3.9 呼吸技巧：膈肌呼吸伴上肢屈曲固定

   g. 3.3.1 力量训练：等长收缩，胸骨提升

   h. 3.3.2 力量训练：等张收缩，4种体式

   i. 5.7.41 力量训练：等张收缩，弹力带，肩外旋和各种体式变化

   j. 5.7.30 力量训练：等张收缩，弹力带，肩关节内收

   k. 5.7.62 力量训练：闭链，肩关节，俯卧撑

   l. 5.17.1 神经滑动：正中神经

证据在哪里？

　　查那维鲁特等（Chanavirut et al., 2006）研究了短期瑜伽训练对年轻健康成年人胸壁扩张功能和肺容量的影响。该研究招募了58名年龄在18~25岁的志愿者。瑜伽组进行5种瑜伽姿势——猫式、坐位扭躯干、树式、瑜伽身印和骆驼式，每天20分钟，每天1次，每周3天，共6周，而对照组没有干预。在6周的瑜伽训练结束时，瑜伽组与对照组相比，所有3个水平的胸壁扩张指标都显著增加。与中胸段和下胸段相比，上胸段的改善程度最高。本研究中使用的5种瑜伽姿势主要影响原动肌和副呼吸肌，如肋间内外肌、胸肌、背阔肌、竖脊肌、腹直肌、前锯肌和膈肌。作者得出结论，短期瑜伽运动通过增大胸壁扩张程度和用力呼气肺容积来提升呼吸能力。费陀罗等（Vedala et al., 2014）通过肺功能测试，测量了20~40岁年龄组中50名练习瑜伽的受试者和50名久坐的受试者，比较瑜伽练习者和久坐者的肺功能。与久坐者相比，瑜伽练习者胸壁扩张功能显著改善，肺功能值更高。他们得出结论，经常练习瑜伽可以提高肺活量、定时肺活量、最大自主通气量、屏气时间，以及最大吸气和呼气压力。

---

3. 瑜伽

　a. 3.1.4 关节活动度：胸椎屈曲和伸展，有或没有颈椎伸展，猫式和骆驼式

　b. 7.4.2C "布娃娃" 或站立前屈

　c. 7.4.2N 树式

　d. 交叉腿坐位，专注于膈肌呼吸；双手放松地放在两侧膝关节上，保持5~10分钟

4. 其他练习

　a. 自由泳

　b. 交替攀爬练习

　c. 有氧运动：跑步、骑自行车、划船

5. 进阶训练

　　根据对治疗的个体反应，患者可以增加针对不同区域的其他训练，训练应主要集中在调整良好的静态和动态姿势方向。考虑进行额外的肩胛胸壁和肩部力量训练作为进阶训练，在进阶训练中考虑以下内容

　a. 肩胛骨周围肌肉力量训练：斜方肌中束、斜方肌下束、菱形肌

　　i. 5.3.5 力量训练：肩胛骨回缩，"T"、"Y"和 "I"，以及各种体式变化

　　ii. 5.3.8 力量训练：肩胛骨回缩，"W" 或 "蝙蝠翼"

　　iii. 5.3.12 力量训练：弹力带，肩胛骨划船和各种体式变化

　　iv. 5.7.24 力量训练：等张收缩；肩部，划船（俯卧）

　　v. 5.7.25 力量训练：等张收缩；肩部，肩部推举（俯卧）

　　vi. 5.7.63 力量训练：闭合动力链；肩胛骨和肩部下压

　b. 肩部外旋加强；帮助矫正前肩

　　i. 5.7.22 力量训练：等张收缩；肩关节外旋

　　ii. 5.7.23 力量训练：等张收缩，肩关节外旋90/90

　　iii. 5.7.27 力量训练：等张收缩，肩袖肌群，4种体式

　　iv. 5.7.41 力量训练：等张收缩，弹力带，肩关节外旋和各种体式变化

　c. 肩胛骨周围肌肉力量训练：前锯肌

　　i. 5.3.1 力量训练：肩胛骨，俯卧撑（初学者）

　　ii. 5.3.2 力量训练：肩胛骨，天花板冲拳

　　iii. 5.3.15 力量训练：弹力带，肩胛骨，冲拳

　d. 背阔肌力量训练

　　i. 5.7.34 力量训练：等张收缩，弹力带和器械，肩关节，横向下拉

　　ii. 5.7.46 力量训练：等张收缩，弹力带，肩关节下拉式

　　iii. 5.7.47 力量训练：等张收缩，弹力带，肩关节撤回

　　iv. 5.7.54 力量训练：瑜伽球，下拉（背阔肌）

　　v. 5.7.64 力量训练：闭链，肩关节，治疗床上推拉

3.4.3　胸廓出口/入口综合征讨论

胸廓出口/入口综合征（thoracic outlet/inlet syndrome，TOS）代表一系列疾病，包括3种相关综合征：臂丛神经受压（神经源性TOS）、锁骨下动脉或静脉受压（血管性TOS）和非特异性或有争议的TOS类型（Huang and Zager, 2004）。胸廓出口综合征，最近更常被称为胸廓入口综合征（thoracic inlet syndrome），是指通过胸腔顶部解剖开口的结构受压。胸腔入口本质上是一个由骨环包围的孔，几个重要结构都会通过该孔。胸腔入口在后面以第一胸椎（T1）和肋椎关节为界，在侧面以第一对肋骨和肋软骨为界，在前面以柄的上缘为界（Knipe, 2017）。

神经血管压迫最常见于斜角肌三角，但也见于肋锁间隙和甲状旁腺间隙。患者表现为动脉功能不全、静脉阻塞、手部固有肌肉无痛性消瘦、感觉异常和疼痛。详细的病史和体检是正确识别TOS最重要的诊断工具。肌电图、神经传导检查以及颈椎和胸部成像也可以提供有关诊断的有用信息。临床处置通常从保守治疗开始，包括运动方案和物理治疗。当这些治疗失败后，再考虑对患者进行手术。两种最常用的手术入路是锁骨上暴露和第一肋骨切除的经腋入路。有时这两种方法可以结合使用，或者也可以在选定的患者中使用肩胛下后部暴露（Huang and Zager, 2004）。TOS可能源自先天性因素，如颈肋、纤维肌束、斜角肌插入异常，以及第一肋骨外生骨疣、颈椎侧弯、先天性单侧或双侧肩胛骨抬高，或锁骨下动脉和静脉相对于前斜角的位置不正确。TOS也可因后天因素产生，如不良姿势、肩膀下垂、严重乳房萎缩、锁骨或肋骨骨折及颈部损伤等创伤，或重复性应激损伤，例如上肢重复性运动。斜角肌肥大或缩短，斜方肌中束、肩胛提肌和菱形肌张力降低，或斜方肌中束、肩胛提肌和胸肌缩短也可能与TOS有关（Walker, Keller, Schwarz, Nordin and Salininger, n.d.）。

物理治疗应解决在患者评估期间发现的问题。除非有明显的血管损害、运动障碍，否则应采用保守治疗。保守治疗TOS需要准确评估患者的周围神经系统、姿势和颈肩肌肉。治疗师应指导患者在坐下、站立和睡眠中进行姿势矫正，并进行拉伸运动（例如斜方肌上束、肩胛提肌、枕下肌、斜角肌、胸锁乳突肌和胸肌的拉伸），以及从重力辅助位开始进行肩胛骨稳定肌群力量训练，以恢复颈肩胛区的正常运动模式。患者理解、遵守运动方案，以及在生活和工作中进行行为矫正，对保守治疗的成功至关重要（Novak, 1996）。

证据在哪里？

哈尼夫等（Hanif et al., 2007）研究了50名神经源性TOS患者，所有患者均通过构象电诊断（conformation electrodiagnosis）技术进行临床诊断。患者执行了为期6个月的运动方案。保守治疗6个月后，34%的患者完全康复，28%有明显改善，32%有部分改善，6%报告有持续的严重症状。哈尼夫等人得出结论，运动方案可以缓解大多数患者的神经源性TOS症状。

手术治疗通常包括第一肋骨切除、斜角肌切开术或锁骨切除，但应作为最后手段（Powers, 2002）。当神经源性TOS患者的治疗方式存在争议时，最好在考虑手术治疗方案之前进行保守治疗。保守治疗效果不好的病例可能需要手术治疗，以减轻胸廓出口处神经结构的压迫。由于静脉或动脉损伤可能引起潜在的严重并发症，血管性TOS需要手术治疗。建议手术减压后进行术后康复，以解决可能导致患者症状复发的因素（Hooper, Denton, McGalliard, Brismée and Sizer, 2010）。

证据在哪里？

林德格伦（Lindgren, 1997）评估了一项旨在恢复TOS患者上胸椎正常功能的保守治疗方案。治疗后，患者被平均随访24.6个月。治疗主要在住院康复病房展开，为期4~24天。119名TOS指数阳性的患者参与了研究。入院时，50%的患者有工作，48%的患者请病假或退休，2%的患者失业。患者接受了通过家庭锻炼恢复颈椎和上胸椎正常功能的指导。该研究通过重返工作的频率、颈椎和上胸椎运动的正常化程度以及对结果的主观满意度来评估治疗方案的疗效。在随访调查中，88%的患者对其治疗结果满意，10名患者中有8名颈椎和上胸椎的活动范围已恢复正常。73%的患者在治疗后直接或再培训后重返工作岗位，并且通过长期随访可知88%的患者执行了出院时提出的建议。林德格伦得出结论，该治疗方案可以缓解大多数TOS症状患者的症状。然而由于没有对照组，研究结果可能存在不确定性。

3.4.4 胸廓出口/入口综合征推荐运动方案

以下推荐的运动可与第一肋骨、胸锁关节、肩锁关节、盂肱关节、颈椎的关节松动术以及贴扎治疗结合进行。方案中列出的内容仅为练习部分。如果患者接受了修复则需注意，本方案仅适用于非手术患者；然而在实质性愈合后，一旦医生允许，这些练习也可以实施。

1. 呼吸

   3.3.7 呼吸技巧：膈肌呼吸和噘嘴呼吸

2. 颈椎活动度

   a. 2.1.2 关节活动度：颈椎前方半圆运动

   b. 2.1.3 关节活动度：收下巴伴颈椎伸展

   c. 2.1.4 关节活动度：收下巴伴颈椎屈曲

   d. 2.1.5 关节活动度：收下巴伴颈椎旋转

   e. 2.1.6 关节活动度：收下巴伴颈椎侧屈

3. 收下巴（姿势矫正：头前倾）

   a. 2.1.1 关节活动度：收下巴

   b. 2.3.4 力量训练：等张收缩，收下巴

   c. 2.3.5 力量训练：等张收缩，收下巴（初级）和轻微旋转（高级），头放在毛巾卷上（初级）和头离开床（高级）

4. 肩胛骨回缩

   a. 5.3.3 力量训练：肩胛骨回缩和各种体式变化

   b. 5.3.4 力量训练：肩胛骨回缩，上肢位于身体两侧

5. 肩胛骨抬高（姿势矫正：肩部下降）

5.3.10 力量训练：肩胛骨抬高，耸肩

6. 胸椎活动度

   a. 3.1.4 关节活动度：胸椎屈曲和伸展，有或没有颈椎伸展，猫式和骆驼式

   b. 3.1.5 关节活动度：胸椎旋转，上、中、下拉弓箭

   c. 3.1.7 关节活动度：背靠椅子胸椎伸展，支撑头部

   d. 3.1.9 关节活动度：胸椎旋转，主动

7. 胸肌拉伸

   a. 5.6.8 拉伸：肩水平内收肌，毛巾卷和瑜伽球

   b. 5.6.5 拉伸：肩关节水平内收肌，门框

8. 斜方肌上束拉伸

   2.2.3 拉伸：自助式颈椎侧屈

9. 肩胛提肌拉伸

   2.2.7 拉伸：颈椎屈曲和旋转

10. 斜角肌拉伸

    a. 2.2.4 拉伸：颈椎伸展和旋转

    b. 2.2.5 拉伸：颈椎旋转和伸展，用训练带固定第一肋骨

11. 神经滑动，无痛

    a. 5.17.1 神经滑动：正中神经

    b. 5.17.2 神经滑动：桡神经

    c. 5.17.3 神经滑动：尺神经

12. 颈部肌肉等长收缩

a. 2.3.7　力量训练：等张收缩，颈椎下段/胸椎伸展，头部抬高，5个体位（颈部伸肌）

b. 2.3.8　力量训练：等张收缩，收下巴，颈椎屈曲伴头抬起

13. 肩胛骨和肩关节周围肌肉力量训练

a. 5.3.5　力量训练：肩胛骨回缩，"T"、"Y"和"I"，以及各种体式变化

b. 5.3.8　力量训练：肩胛骨回缩，"W"或"蝙蝠翼"

c. 5.3.12　力量训练：弹力带，肩胛骨划船和各种体式变化

d. 5.7.24　力量训练：等张收缩，肩关节，划船（俯卧）

e. 5.7.25　力量训练：等张收缩，肩关节，肩部推举（俯卧）

f. 5.7.63　力量训练：闭链，肩胛骨和肩关节下降

14. 肩关节外旋肌群力量训练，协助纠正圆肩

a. 5.7.22　力量训练：等张收缩，肩关节外旋

b. 5.7.23　力量训练：等张收缩，肩关节外旋

90/90

c. 5.7.27　力量训练：等张收缩，肩袖肌群，4种体式

d. 5.7.41　力量训练：等张收缩，弹力带，肩关节外旋和各种体式变化

15. 肩胛骨周围肌肉力量训练：前锯肌

5.3.1　力量训练：肩胛骨，俯卧撑（初学者）

16. 人体力学和人体工程学教育

患者了解有关加剧症状的姿势、位置和活动方面的知识，对于他们开始调整工作和家庭活动至关重要。患者应尽量减少上肢过顶活动，注意头/肩姿势，避免俯卧或侧卧，避免用受影响侧的上肢搬运重物（Powers, 2002）

17. 整体身体状态训练

a. 在跑步机上以舒适的速度步行，保持良好的姿势

b. 在固定自行车上以舒适的速度进行活动，保持良好的姿势

c. 5.4.1　关节活动度：肩关节，热身，上肢测力器，主动辅助

3.4.5　呼吸和咳嗽技巧

由于气道阻塞或阻力影响，患者可能会在咳嗽时疼痛或出现呼吸困难综合征。此外，咳嗽会增加胸部或肋骨疼痛。以下是一些基本的呼吸和咳嗽技巧，可以帮助这些患者。

1. 呼吸技巧

3.3.7　呼吸技术：膈肌呼吸和噘嘴呼吸

2. 咳嗽技巧

3.3.10　呼吸技巧：胸部扩张与上肢运动

参考文献

Canavan, P. K. & Cahalin, L. (2008). Integrated physical therapy intervention for a person with pectus excavatum and bilateral shoulder pain: A single-case study. *Archives of Physical Medicine & Rehabilitation*, 89(11), 2195–2204.

Chanavirut, R., Khaidjapho, K., Jaree, P. & Pongnaratorn, P. (2006). Yoga exercise increases chest wall expansion and lung volumes in young healthy Thais. *Thai Journal of Physiological Sciences*, 19(1), 1–7.

Cheung, S. Y. K. (2005). Exercise therapy in the correction of pectus excavatum. *Journal of Pediatric Respiratory and Critical Care*, 1(2), 10–13.

Daller, J. A. (2013). Pectus excavatum. *MedlinePlus*.

Haecker, F. M. (2011). The vacuum bell for conservative treatment of pectus excavatum: The Basle experience. *Pediatric Surgery International*, 27(6), 623–627.

Haller, J. A. Jr & Loughlin, G. M. (2000). Cardiorespiratory function is significantly improved following corrective surgery for severe pectus excavatum. Proposed treatment guidelines. *Journal of Cardiovascular Surgery*, 41(1), 125–130.

Hanif, S., Tassadaq, N., Rathore, M. F., Rashid, P., Ahmed,

N. & Niazi, F. (2007). Role of therapeutic exercises in neurogenic thoracic outlet syndrome. *Journal of Ayub Medical College*, 19(4), 85–88.

Hooper, T. L., Denton, J., McGalliard, M. K., Brismée, J. M. & Sizer, P. S, Jr. (2010). Thoracic outlet syndrome: a controversial clinical condition. Part 2: Non-surgical and surgical management. *Journal of Manual & Manipulative Therapy*, 18(3), 132–138.

Huang, J. H. & Zager, E. L. (2004). Thoracic outlet syndrome. *Neurosurgery*, 55(4), 897–902.

Jaroszewski, D., Notrica, D., McMahon, L., Steidley, D. E. & Deschamps, C. (2010). Current management of pectus excavatum: A review and uposterior deltoidate of therapy and treatment recommendations. *Journal of the American Board of Family Medicine*, 23(2), 230–239.

Knipe, H. (2017). Superior thoracic aperture.

Lindgren, K. A. (1997). Conservative treatment of thoracic outlet syndrome: A 2-year follow-up. *Archives of Physical Medicine and Rehabilitation*, 78(4), 373–378.

Lopez, M., Patoir, A., Costes, F., Varlet, F., Barthelemy, J. C. & Tiffet, O. (2015). Preliminary study of efficacy of cup suction in the correction of typical pectus excavatum. *Journal of Pediatric Surgery*, 51(1), 183–187.

Novak, C. B. (1996). Conservative management of thoracic outlet syndrome. *Seminar in Thoracic and Cardiovascular Surgery*, 8(2), 201–207.

Powers, W. S. (2002). Evaluation and treatment for thoracic outlet syndrome. *Rehab Insider*.

Schier, F., Bahr, M. & Klobe, E. (2005). The vacuum chest wall lifter: an innovative, nonsurgical addition to the management of pectus excavatum. *Journal of Pediatric Surgery*, 40(3), 496–500.

The Regents of the University of California. (2015). Pediatric surgery: Pectus excavatum. *University of California San Francisco*.

Vedala, S. R., Mane, A. B. & Paul, C. N. (2014). Pulmonary functions in yogic and sedentary population. *International Journal of Yoga*, 7(2), 155–159.

Walker, C., Keller, J., Schwarz, K., Nordin, J., Slininger, C.; Texas State University Evidence-Based Practice Project. (n.d.). Thoracic outlet syndrome. *Physiopedia*.

第4章

腰部运动

4.1

腰椎活动度练习

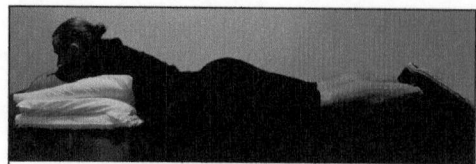

4.1.1 关节活动度：腰椎伸展，胸部下方垫枕头，被动

体位：俯卧位。

目标：增加腰椎伸展活动度。

方法：将1个或多个枕头放在患者胸部下方，使患者的臀部下沉，贴在垫子上。鼓励患者深呼吸，以促进腰部的伸展和放松。

代偿：骨盆离开垫子。

运动量：保持3~5分钟，每天重复1~3次。

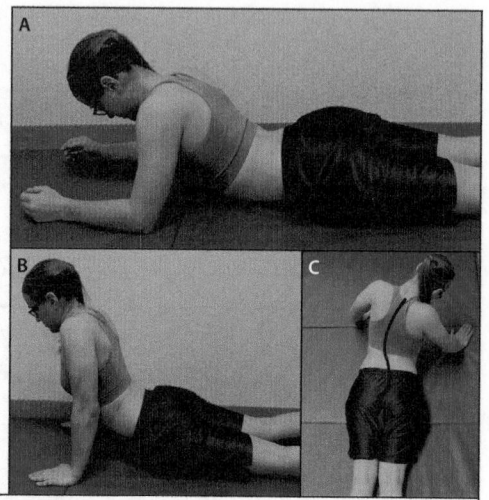

4.1.2 关节活动度：腰椎伸展，肘支撑俯卧，进阶到手支撑，被动

体位：俯卧位。

目标：增加腰椎伸展活动度。

方法：肘支撑：患者将肘部放在肩部下方，并通过肘部和前臂向下按压；鼓励患者将臀部下沉，贴在垫子上，深呼吸，以促进腰部伸展和放松（见图A）。手支撑：患者将手放在肩部下方，手掌掌心向下并向下施加压力，同时保持手臂尽量伸直（见图B）。侧向偏移：该体位用于使疼痛中心化，特别是需要减轻一侧疼痛时；患者俯卧，并且躯干向疼痛中心化的方向侧弯，然后肘部向下按压并保持，最后进阶到双手支撑（见图C）。

代偿：骨盆离开垫子。

运动量：肘支撑：保持3~5分钟，每天重复1~3次。手支撑：保持10秒，重复5~15次，每天重复1~3次。侧向偏移：保持10秒，重复5~15次，每天重复1~3次。

证据在哪里？

　　贝蒂等（Beattie et al., 2010）研究了非特异性下腰痛受试者L5~S1之间的椎间盘中水分扩散的变化。实验组受试者在进行了10分钟腰椎关节松动术及俯卧腰椎伸展练习后，其疼痛分值立即降低了2分（总分为11分）甚至更多，对照组则没有表现出疼痛分值的降低。另外，受试者还在治疗（10分钟的腰椎关节松动术和俯卧腰椎伸展练习）前后立即进行了T2和弥散加权腰椎MRI扫描。研究人员将治疗后报告当前疼痛分值降低2分或更多的受试者归类为即时反应组，将其余的归类为非即时反应组。即时反应组（n=10）L5~S1椎间盘中间部分的表面弥散系数平均增加4.2%，而非即时反应组的表面弥散系数平均减少1.6%。该研究给出的结论是，通过对非特异性下腰痛患者进行从后向前的腰椎关节松动术并结合俯卧腰椎伸展练习后，患者腰部疼痛分值的降低与L5~S1椎间盘中的水分扩散增加有关。

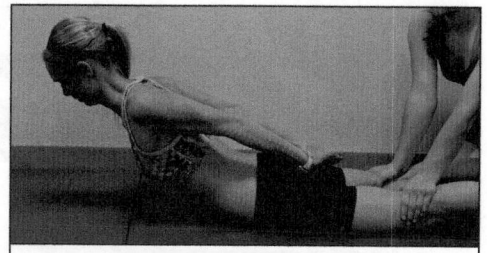

4.1.3　关节活动度：腰椎伸展，主动

体位：俯卧位。

目标：增加腰椎伸展活动度；在进行反复屈曲或举重动作后，该练习是个很好的选择。

方法：患者将手放在骨盆后部，伸展下背部。双脚分开，与髋部同宽，膝关节略微屈曲。保持下背部处于伸展状态的同时深呼吸。治疗师可以根据需要来稳定患者的膝部。

代偿：颈部过度伸展；髋部向前压，阻碍腰椎伸展；膝关节过度伸展。

运动量：保持10秒，重复5~15次，每天重复1~3次。

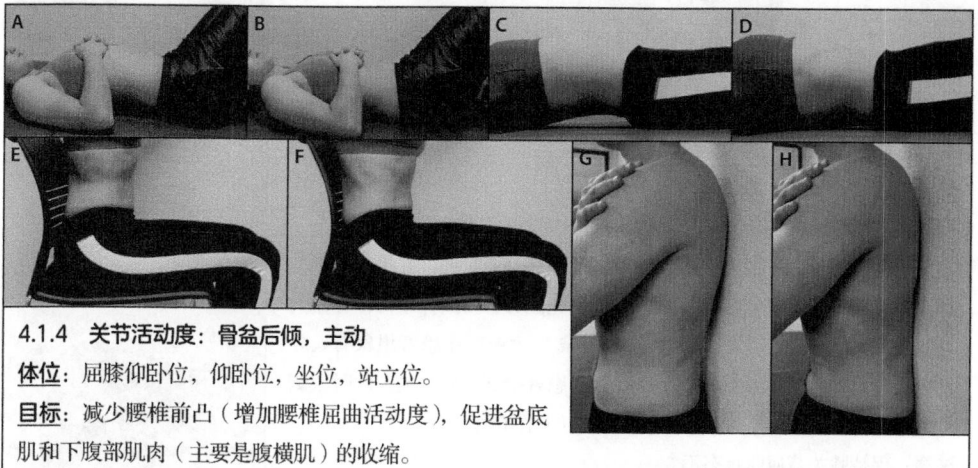

4.1.4　关节活动度：骨盆后倾，主动

体位：屈膝仰卧位，仰卧位，坐位，站立位。

目标：减少腰椎前凸（增加腰椎屈曲活动度），促进盆底肌和下腹部肌肉（主要是腹横肌）的收缩。

方法：屈膝仰卧位：双脚分开至与髋同宽，治疗师指导患者通过骨盆后倾（提示患者将肚脐向后收向脊柱）来减少下背部和支撑面之间的空间；治疗师可以将手置于患者下背部，通过感受压力给患者提供反馈（见图A和图B）。仰卧位：该体位的练习比屈膝仰卧位的更难，是屈膝仰卧位的进阶；在该体位下，重复屈膝仰卧位的动作（见图C和图D）。坐位和站立位：双脚置于地面，分开至与髋同宽，重复屈膝仰卧位的动作（见图E~图H）。

代偿：驼背。

运动量：保持10秒，重复5~15次，每天重复1~3次。

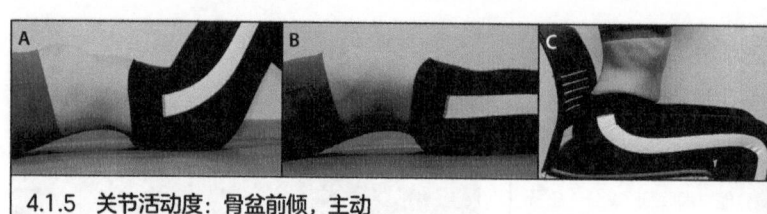

4.1.5 关节活动度：骨盆前倾，主动

体位：屈膝仰卧位，仰卧位，坐位，站立位。

目标：增加腰椎前凸（增加腰椎伸展活动度），促进腰椎伸展肌群（竖脊肌：髂肋肌、最长肌、棘肌）和髂腰肌的收缩。

方法：屈膝仰卧位：双脚分开至与髋同宽，治疗师指导患者通过骨盆前倾（提示患者以弓形的姿势将肚脐向上抬高）来增加下背部和支撑面之间的空间（见图A）。仰卧位：该体位的练习比屈膝仰卧位的更难，是屈膝仰卧位的进阶；在该体位下，重复屈膝仰卧位的动作（见图B）。坐位和站立位：双脚置于地面，分开至与髋同宽，重复屈膝仰卧位的动作（见图C和图D）。

代偿：肩胛骨或骨盆离开支撑面。

运动量：保持10秒，重复5~10次，每天重复1~3次。

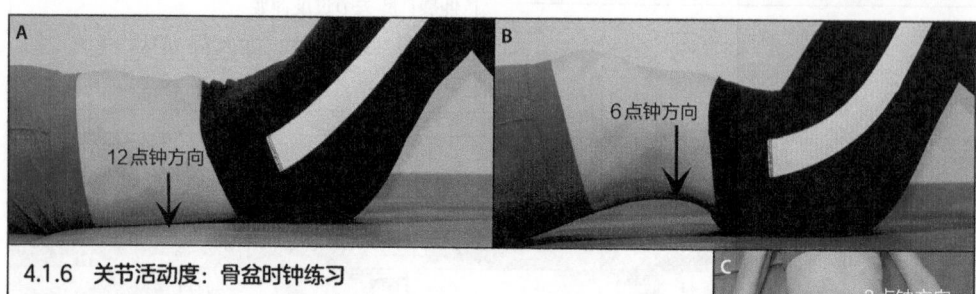

12点钟方向

6点钟方向

4.1.6 关节活动度：骨盆时钟练习

体位：屈膝仰卧位。

目标：增加腰椎活动度，促进骨盆周围肌肉收缩。

方法：治疗师让患者面朝上躺着，想象腹部有一个时钟，并执行以下动作。12点钟方向：骨盆后倾（参考**4.1.4**，见图A）。6点钟方向：骨盆前倾（参考**4.1.5**，见图B）。3点钟方向和9点钟方向：让患者想象有人分别坐在骨盆的两侧，骨盆像一个跷跷板；患者抬高一侧骨盆，此时该侧膝关节稍微远离支撑面，在另外一侧重复（见图C和图D）。

注意：保持膝关节屈曲状态不变。

运动量：保持10~15秒（进行3~4次充分的呼吸），根据治疗目标在每个方向上重复1~3次，每天1~2次。

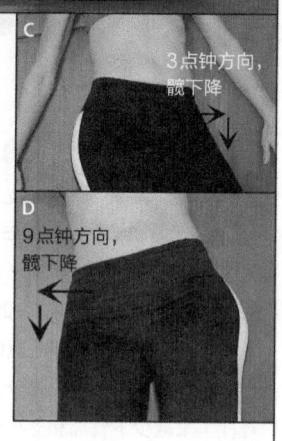

3点钟方向，髋下降

9点钟方向，髋下降

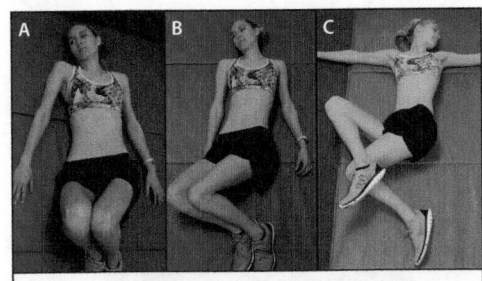

4.1.7 关节活动度：躯干下部旋转，主动

体位：屈膝仰卧位。

目标：增加腰椎在水平面的活动度（旋转）。

方法：开始时患者平躺，双脚并拢平放在垫子上。膝关节完全向左旋转，然后向后旋转。此过程中膝关节应该保持并拢，并且动作要慢。在热身活动中进行该动作时，一开始进行部分旋转，然后进行全范围旋转（见图A和图B）。治疗师可以指导患者将颈椎旋转至相反方向，以增大腰椎的旋转程度。患者的肩部应始终保持与垫子接触。患者也可以将一侧踝关节置于对侧膝关节上方，通过对膝关节施加向下的压力来增大腰椎的旋转程度，以及下背部和骨盆/髋关节后部肌群的拉伸（见图C）。

代偿：骨盆抬起。

运动量：重复10~20次，每天1~3次。

4.1.9 关节活动度：躯干下部靠墙侧屈，被动

体位：站立位。

目标：增加腰椎在冠状面上的活动度（侧屈）。

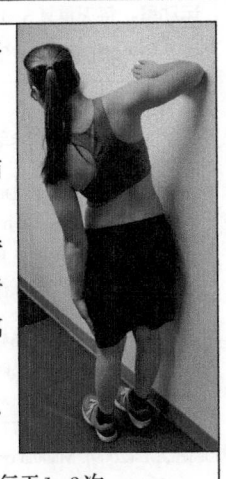

方法：患者身体侧面靠着墙站立，脚离墙很近。患者用手按压墙面使上半身远离墙面，从而使腰椎侧屈。

代偿：下背部过度伸展，身体前倾，屏住呼吸。

运动量：重复10~20次，每天1~3次。

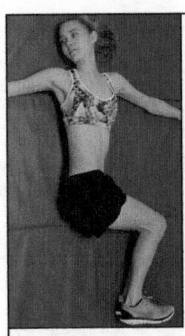

4.1.8 关节活动度：躯干下部旋转90/90，垫子上或瑜伽球上，主动

体位：下肢90/90。

目标：增加腰椎在水平面的活动度（旋转），加强下躯干旋转肌（腹内斜肌、腹外斜肌）。

方法：仰卧，髋关节和膝关节屈曲90°（下肢90/90）。双臂向两侧伸出，髋关节完全向左旋转，然后向右旋转。腹部肌肉收缩以避免腰部伸展，膝关节贴合在一起，动作要慢。在热身活动中进行该动作时，一开始进行部分旋转，然后进行全范围旋转。治疗师可以指导患者将颈椎旋转至相反方向，以增大腰椎的旋转程度。患者的肩部应始终保持与垫子接触。瑜伽球：将下肢放置于瑜伽球上，并保持下肢90/90姿势，然后通过将瑜伽球移到身体两侧来旋转躯干。

代偿：下背部抬高成弓形，屏住呼吸。

运动量：重复10~20次，每天1~3次。

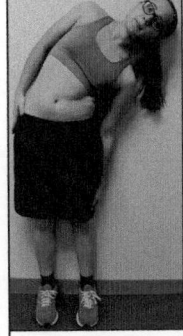

4.1.10 关节活动度：躯干下部侧屈，主动

体位：站立位。

目标：增加腰椎在冠状面上的活动度（侧屈）；拉伸腹内斜肌、腹外斜肌和腰方肌，并打开肋骨侧面。

方法：患者背靠墙站立，双脚靠近墙壁，一侧手沿着大腿外侧向下滑动。患者应保持肩部处于中立位，不能向前或向后弯曲，躯干也不能出现旋转。根据治疗目标，患者可以在侧屈位置保持一段时间，然后慢慢回到起始姿势。如果需要，患者可通过身体向前转动/倾斜增大腰方肌的拉伸程度。

代偿：躯干屈曲、伸展或旋转。

运动量：重复5~15次，每天1~3次；如果目标是拉伸肌肉，可保持动作15~30秒。

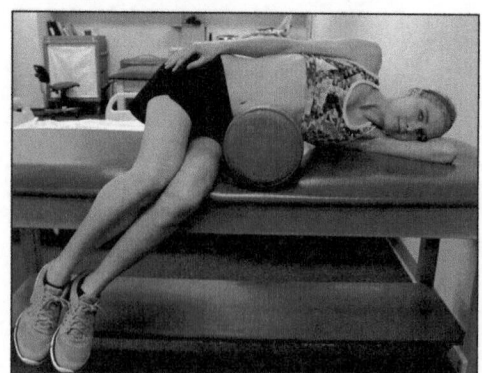

4.1.11 关节活动度：躯干下部侧屈，利用毛巾卷，被动

体位：侧卧位。

目标：增加腰椎在冠状面上的活动度（侧屈）。

方法：患者侧卧，身体的前面靠近床边缘。在腰椎下方放置一个靠垫、泡沫轴、毛巾卷或枕头。上肢可以放在头部下方以提高舒适度，也可以用枕头支撑头部。髋关节和膝关节屈曲，并将小腿从床边垂下，从而打开对侧腰椎关节突关节和椎间关节。在保持一定时间后，治疗师可以给予患者小腿一定支撑或协助恢复原位，以减轻不适感。

代偿：躯干屈曲、伸展或旋转。

运动量：重复2~3次，每天1~2次；根据治疗目标，患者可能需要保持几分钟。

证据在哪里？

1998年和2009年发表的几项案例研究发现，医生对每个急性腰椎侧移畸形患者都使用侧移手法治疗后，获得了良好的结果，患者的情况都有所改善（Fritz, 1998; Laslett, 2009）。

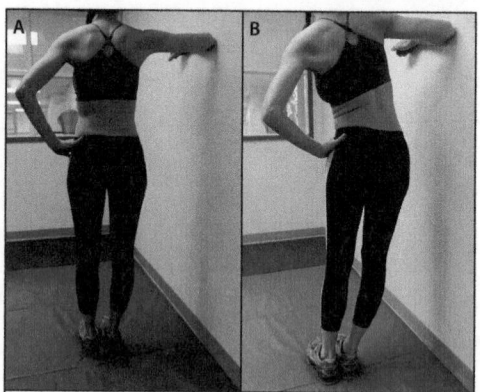

4.1.12 关节活动度：横向移位，自我矫正

体位：站立位。

目标：增加腰椎在冠状面上的活动度（侧屈），纠正侧移。

方法：患者侧对墙壁站立，对着墙壁的手臂屈肘，水平抬起，肘部靠在墙壁上，双脚并拢，距离墙壁8~12英寸（见图A）。另一只手放在髂嵴（骨盆外侧沿）上，并将骨盆向墙壁推（见图B）。一开始推的距离以保持舒适为宜，然后返回该距离的一半，并重复这个"进2步，退1步"的模式，直到骨盆触到墙壁。在每次推进的位置保持几秒。

代偿：躯干屈曲、伸展和旋转。

运动量：每天重复5~15次，每天1~3次；如果目标是拉伸腰部肌肉，患者可以保持动作15~30秒。

参考文献

Beattie, P. F., Arnot, C. F., Donley, J. W., Noda, H. & Bailey, L. (2010). The immediate reduction in low back pain intensity following lumbar joint mobilization and prone press-ups is associated with increased diffusion of water in the L5-S1 intervertebral disc. *Journal of Orthopedic Physical Therapy*, 40(5), 256–264.

Fritz, J. M. (1998). Use of a classification approach to the treatment of 3 patients with low back syndrome. *Physical Therapy*, 78(7), 766–777.

Laslett, M. (2009). Manual correction of an acute lumbar lateral shift: Maintenance of correction and rehabilitation: A case report with video. *Journal of Manual and Manipulative Therapy*, 17(2), 78–85.

4.2

腰部肌肉拉伸

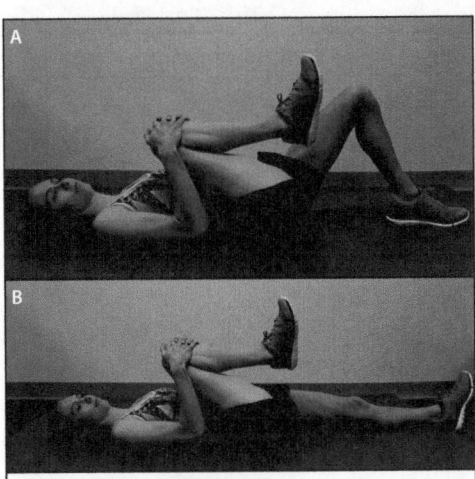

4.2.1　拉伸：单侧膝触胸

体位：仰卧位或屈膝仰卧位；仰卧位是最佳体位，但取决于患者是否有背部疼痛；由于处于仰卧位时背部承受的压力增加，对一些患者来说，屈膝仰卧位可能更舒适。

目标：拉伸腘绳肌近端、臀大肌、臀中肌、臀小肌、胸腰部竖脊肌、腰方肌。

方法：单膝屈曲，双手抱住屈曲的膝关节或置于膝关节后。身体其他部位放松并保持另一侧下肢伸直（屈膝仰卧位除外），然后将屈曲的膝关节拉向胸部（见图A和图B）。

代偿：躯干侧屈，膝关节被拉向身体外侧。

运动量：保持15~30秒，重复3~5次，每天1~3次。

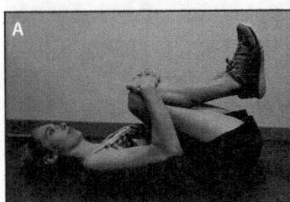

4.2.2　拉伸：双侧膝触胸，3种体式

体位：仰卧位或屈膝仰卧位。

目标：增加腰椎屈曲活动度，拉伸椎旁肌、臀大肌、臀中肌、臀小肌和腰方肌。

方法：仰卧时，将一侧屈曲的膝关节置于胸前，并用同侧手握住膝关节，然后缓慢将另一侧屈曲的膝关节也置于胸前，并用同侧手握住膝关节（见图A）。患者可将双膝向左肩或右肩方向拉，以增大单侧拉伸的程度（见图B）。

代偿：颈部和肩部紧张；双膝之间距离太远，导致髋关节外展。

运动量：保持15~30秒，重复3~5次，每天1~3次。

证据在哪里？

　　在一项针对40名腰椎前凸过大的女性受试者的研究中，威廉姆斯屈曲练习显著降低了腰椎前凸角度和背部疼痛程度，并增强了腘绳肌、髋屈肌、腰伸肌和腹肌的柔韧性（Fatemi et al., 2015）。威廉姆斯屈曲练习包括骨盆后倾、单膝触胸、双膝触胸、部分仰卧起坐、腘绳肌拉伸、髋屈肌拉伸、坐姿腰椎屈曲和下蹲（Starkey, 2013）。

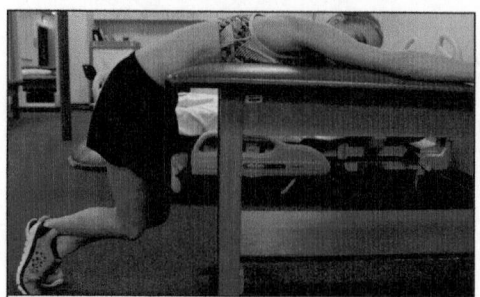

4.2.3 拉伸：髋关节及下肢悬垂在床边，以实现腰椎屈曲

体位：俯卧位。

目标：拉伸双侧腰椎竖脊肌和腰方肌，轻微牵引腰椎。

方法：俯卧在治疗床边缘，上半身在治疗床上，双脚放在地面上。开始时伸直膝关节，然后慢慢屈曲膝关节以降低下肢，使髋部向后翻转并下垂，在末端位置保持一段时间。

代偿：身体没有放松，下半身放在治疗床上。

运动量：保持15~60秒，重复3~5次，每天1~3次。

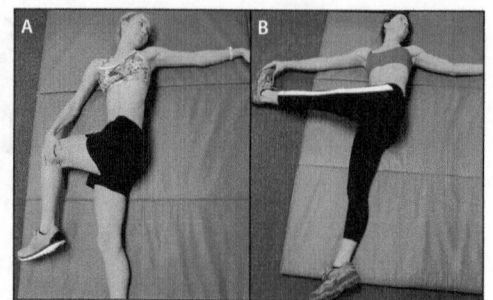

4.2.4 拉伸：躯干下部旋转和扭转，膝关节屈曲和伸展

体位：仰卧位。

目标：增加腰椎旋转和腰椎/髋关节屈曲活动度，拉伸腹内斜肌、腹外斜肌、腰方肌、胸腰段竖脊肌、臀中肌和臀大肌。

方法：一侧上肢外展90°，并使同侧下肢处于90/90姿势，用另一侧手抓住膝关节，将膝关节慢慢向地面方向拉，直到有拉伸感。患者可以看向展开的上肢，以增大颈部的旋转程度。患者肩部应与垫子保持接触，腹部核心肌肉收缩（见图A）。进阶练习：一侧髋关节屈曲90°，膝关节伸直，重复上述操作；患者可以通过调整手在脚趾上的位置来对膝关节施加压力（见图B）。

代偿：肩离开垫子，肩部和颈部肌肉紧张。

运动量：保持15~30秒，重复3~5次，每天1~3次。

4.2.5 拉伸：躯干侧屈，撑起动作

体位：侧卧位。

目标：增加脊柱侧屈活动度，拉伸一侧腹外斜肌和腹内斜肌、腰方肌、胸腰段竖脊肌。

方法：髋关节伸展，肘部按压地面，将上半身撑起。位于下方的骨盆侧和下肢应保持和地面接触，另一侧手臂可以置于同侧腰部以保持平衡。为了增加强度，可以通过手掌向地面按压至肘部完全伸展来进行运动。

代偿：躯干向前或向后旋转，髋关节屈曲。

运动量：保持15~30秒，重复3~5次，每天1~3次。

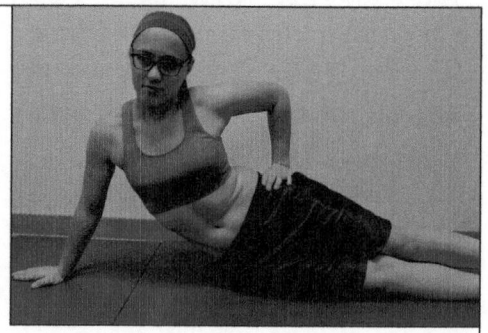

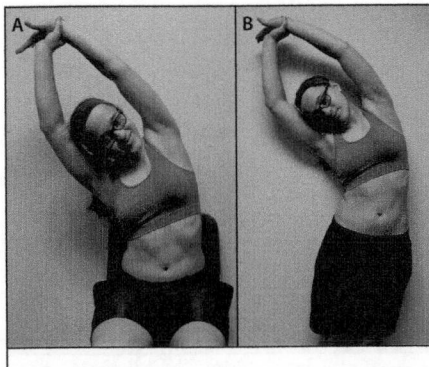

4.2.6　拉伸：躯干侧屈，前臂越过头顶

体位：坐位，站立位。

目标：增加脊柱侧屈活动度；拉伸一侧腹外斜肌、腹内斜肌、腰方肌、胸腰段竖脊肌；手臂越过头顶增大背阔肌的拉伸程度。

方法：坐位：脊柱中立位，不倚靠座椅，患者躯干向拉伸侧的对侧倾斜，用另一只手抓住拉伸侧的手腕，并将其拉至越过头顶（见图 A）。站立位：保持骨盆中立，避免髋关节外展，并重复上述操作（见图 B）。治疗师可以指导患者在将前臂拉至越过头顶时下降肩胛骨，这将保护肩关节免受过度撞击。

代偿：身体前倾；躯干旋转；肩部肌肉紧张/耸肩；只侧屈腰部，没有侧屈胸部。

运动量：保持15~30秒，重复3~5次，每天1~3次。

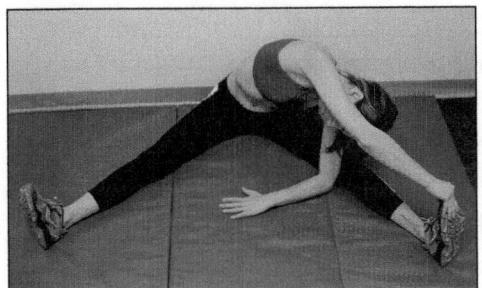

4.2.7　拉伸：躯干侧屈，抓脚趾

体位：坐在垫子或地面上，两腿分开。

目标：增加脊柱侧屈活动度，进一步拉伸单侧腹外斜肌、腹内斜肌、腰方肌、胸腰段竖脊肌，手臂越过头顶增大背阔肌的拉伸程度（患者需要具有良好的腘绳肌和髋内收肌柔韧性）。

方法：患者左肩向下朝向地面，右肩向上朝向天花板，使胸部与左侧膝关节内侧的朝向相同。然后，患者右手伸过头顶抓住左脚脚趾，左侧肘关节位于同侧大腿内侧。

代偿：躯干前倾伴随胸部面向膝关节，这将导致无法有效拉伸腰椎伸肌；肩部肌肉紧张/耸肩；仅在腰部侧屈，胸部没有侧屈。

运动量：保持15~30秒，重复3~5次，每天1~3次。

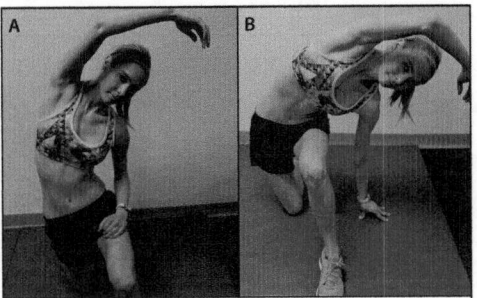

4.2.8　拉伸：躯干侧屈，手臂过顶

体位：半跪姿。

目标：增加脊柱侧屈活动度，拉伸单侧腹内斜肌、腹外斜肌、腰方肌、胸腰椎段竖脊肌，手臂越过头顶增大背阔肌的拉伸程度。

方法：在半跪姿下，患者通过将后方膝关节向后滑移来使后方髋关节进一步伸展。位于前方的小腿应垂直于地面，膝关节不应超过脚。患者将后方下肢的同侧手臂向上举过头顶。在拉伸时骨盆要保持中立位以避免髋关节外展。该练习也可以在站立位进行。治疗师指导患者在手臂举过头顶时保持肩胛骨下降，这将保护肩关节免受过度撞击。患者可以将另一侧手放在大腿上（见图A）或地面上（见图B）以提供支撑。

代偿：身体向前倾斜；躯干旋转；肩部肌肉紧张/耸肩；仅在腰部侧屈，胸部没有侧屈。

运动量：保持15~30秒，重复3~5次，每天1~3次。

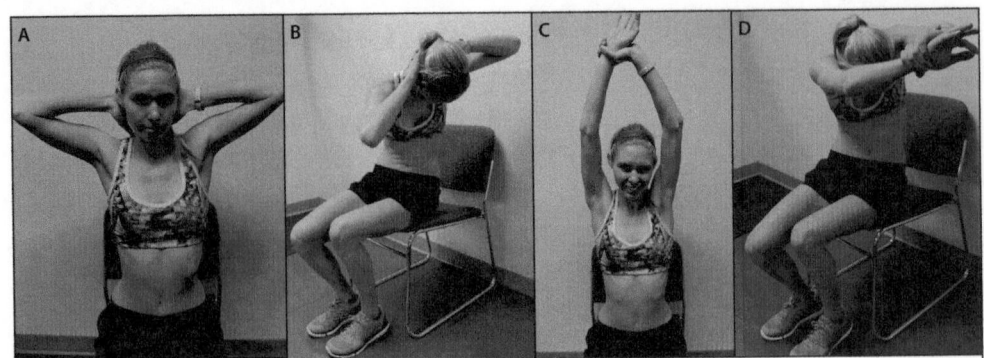

4.2.9 拉伸：躯干侧屈伴旋转

体位： 坐位，站立位。

目标： 增加脊柱侧屈和同侧旋转活动度，拉伸单侧腹内斜肌、腹外斜肌、腰方肌、胸腰段竖脊肌，强调后部肌肉的拉伸，手臂越过头顶增大背阔肌的拉伸程度。

方法： 双手交叉置于头后方（见图A）或举高交叉于头顶，颈部呈中立位（见图C），先将躯干侧屈到终末位置后，再将胸部向侧屈侧旋转（见图B和图D）。尽可能避免髋关节屈曲，并通过躯干后侧和外侧的活动来实现目标肌肉的拉伸。在拉伸过程收下巴以保护颈部，骨盆保持中立位以避免髋关节外展，也可以在站立位进行这项练习。治疗师指导患者在手臂越过头顶时保持肩胛骨下降，这将保护肩关节免受过度撞击。

代偿： 躯干向前或向后倾斜，臀部离开椅面，下巴伸出，脖子拉长。

运动量： 保持15~30秒，重复3~5次，每天1~3次。

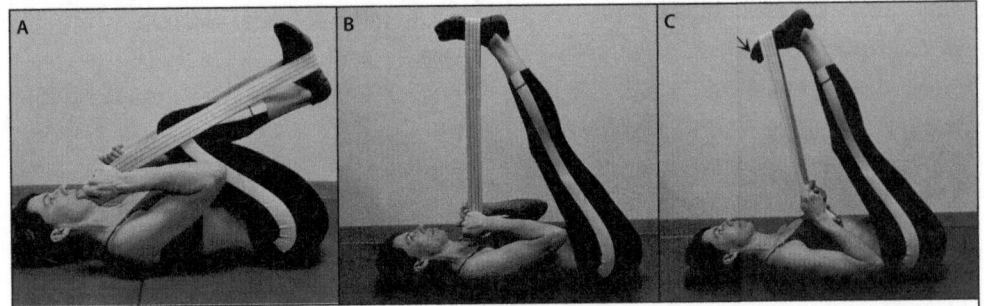

4.2.10 拉伸：使用训练带促进躯干屈曲

体位： 屈膝仰卧位（开始体位）。

目标： 增加腰椎屈曲活动度；允许患者适当增加压力来增加关节活动度，并拉伸腰部的腰方肌和竖脊肌；膝关节伸直会加强腘绳肌的拉伸；勾脚趾可以加强腓肠肌的拉伸。

方法： 将训练带绕过双侧膝关节后方或双脚足弓。双手分别抓住带子两端，将膝关节朝胸部的方向拉，直到腰部有拉伸感（见图A）。可以伸直膝关节以加强对腘绳肌的拉伸（见图B）。也可以将训练带绕过前足/跖骨，并勾脚趾以加强对腓肠肌的拉伸（见图C）。注意任何神经刺激征象，不要在这个体位过度拉伸。

代偿： 肩部离开地面，膝关节过度伸展和脚踝过度背屈（会引起明显的神经紧张）。

运动量： 保持15~30秒，重复3~5次，每天1~3次。

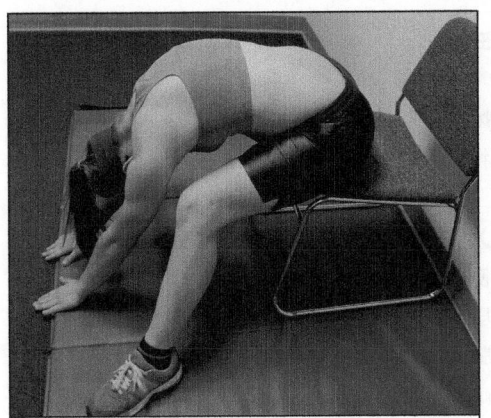

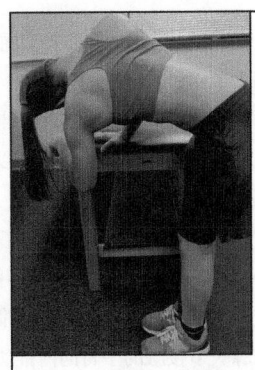

4.2.11 拉伸：躯干屈曲，双侧膝关节分开，椅子

体位：坐位。

目标：增加腰椎屈曲活动度，允许患者施加压力以增加关节活动度并拉伸腰部的腰方肌和竖脊肌。

方法：患者将臀部置于椅子的前侧，缓慢地将躯干向地面弯曲。为了增加腰椎屈曲活动度，患者可以抓住脚踝并轻轻地将躯干向后拱起。

代偿：骨盆从椅子上抬起；有疼痛出现可能表明这不是一个合适的练习，特别是在患者有急性腰椎间盘突出症的情况下。

运动量：保持15~30秒，重复3~5次，每天1~3次。

4.2.12 拉伸：躯干屈曲和旋转

体位：站立位，身体一侧靠近治疗床。

目标：增加脊柱屈曲和旋转活动度，拉伸腰方肌、竖脊肌、胸腰部位的旋转肌群。

方法：患者向前弯曲躯干，从颈部开始缓慢向下逐渐过渡到腰部，最后到臀部。治疗师指导患者收缩腹肌以增大腰部屈曲的程度，在屈曲的终末位置指导患者在该体位放松并深呼吸；然后指导患者将一侧肩部朝着天花板向上旋转，另一侧肩部朝着地面向下旋转以实现躯干的旋转。患者可以通过手臂推动进一步增大旋转和拉伸的程度。头部和胸骨保持在同一直线上，下巴收缩。

代偿：仅在髋部旋转，缺少躯干重要部位的屈曲；颈部过度旋转或下巴突出；肩部过度旋转，对肩部造成过度压力。

运动量：保持15~30秒，重复3~5次，每天1~3次。

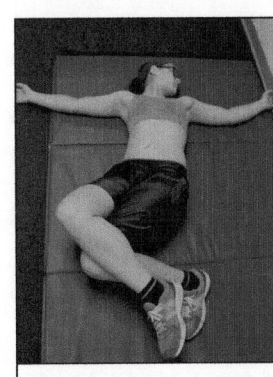

4.2.13 拉伸：脊柱扭转，双膝交叉

体位：屈膝仰卧位

目标：增加腰椎在水平面的活动度（旋转），拉伸腹内斜肌、腹外斜肌、半腱肌、腰部旋转肌群、多裂肌、臀中肌和臀小肌。

方法：从平躺于地面开始，双脚平放在地面上。将一侧小腿/脚踝放在对侧膝关节/小腿的外侧，通过小腿/脚踝对下方膝关节施加向下的压力来促使臀部后方和下背部肌肉拉伸。

代偿：肩部离开地面。

运动量：保持15~30秒，重复3~5次，每天1~3次。

4.2.14　拉伸：脊柱扭转，长坐位伴一侧膝关节屈曲

体位：长坐位，一侧膝关节屈曲。

目标：增加腰椎在水平面的活动度（旋转），拉伸腹内斜肌、腹外斜肌、半腱肌、旋转肌、多裂肌、臀中肌和臀小肌；也可以将手臂置于膝关节上来拉伸菱形肌和三角肌后束。

方法：患者呈长坐位，一侧膝关节伸展，另一侧膝关节屈曲，并将屈曲侧脚踝放在对侧膝关节的外侧。将伸展侧上肢伸出，并使其肘部与屈曲的膝关节外侧接触。另一侧上肢在身体后方支撑，手向下推压使脊柱向上延伸，并尽量减少耸肩。然后，与膝关节接触的手臂向内推动膝关节，从而促使脊柱旋转。患者还可以通过颈部的同侧旋转来增大脊柱的旋转程度。

代偿：耸肩，躯干向后倾，下巴突出。

运动量：保持15~30秒，重复3~5次，每天1~3次。

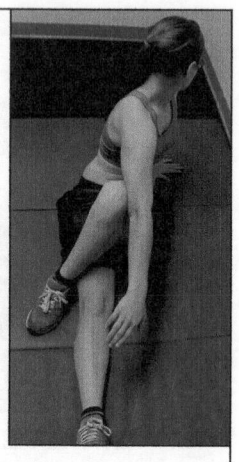

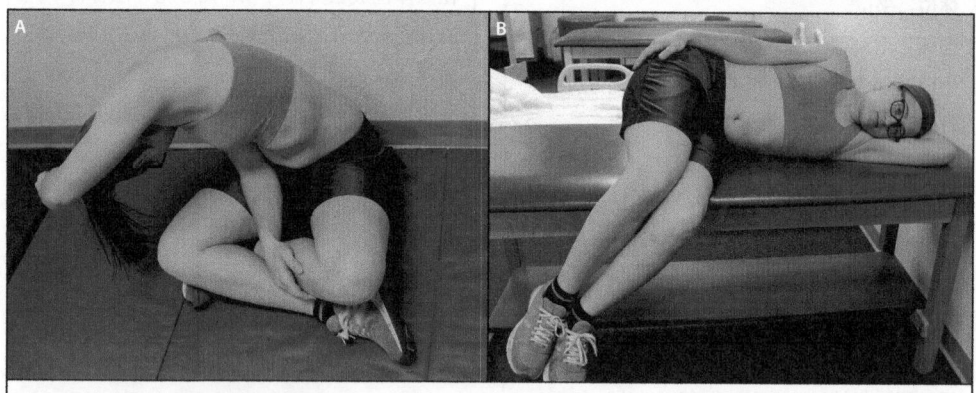

4.2.15　拉伸：躯干侧屈（腰方肌）

体位：双腿交叉坐位，侧卧位

目标：拉伸单侧腰方肌。

方法：双腿交叉坐位：手臂过顶，颈部呈中立位，将身体向一侧侧屈直到终末位置，可将该侧上肢的肘部置于同侧大腿上，或将该侧手放在地面上以提供支撑，然后稍微旋转胸部，使其面向同侧髋关节，在此过程中收下巴以保护颈部，骨盆保持中立位，臀部不要离开地面（见图A）；治疗师指导患者在手臂过顶拉伸时下降肩胛骨，这将保护肩关节免受过度撞击。侧卧位：侧卧于治疗床边缘，使膝关节置于床边，并使小腿悬垂下来，允许骨盆被拉至远离同侧肋骨（见图B）。

代偿：双腿交叉坐位：臀部抬离地面，下巴突出，耸肩，仅在腰部而不是整个腰椎区域侧屈。

注意：侧卧位：没有拉伸感则应选择使用双腿交叉坐位。

运动量：保持15~30秒，重复3~5次，每天1~3次。

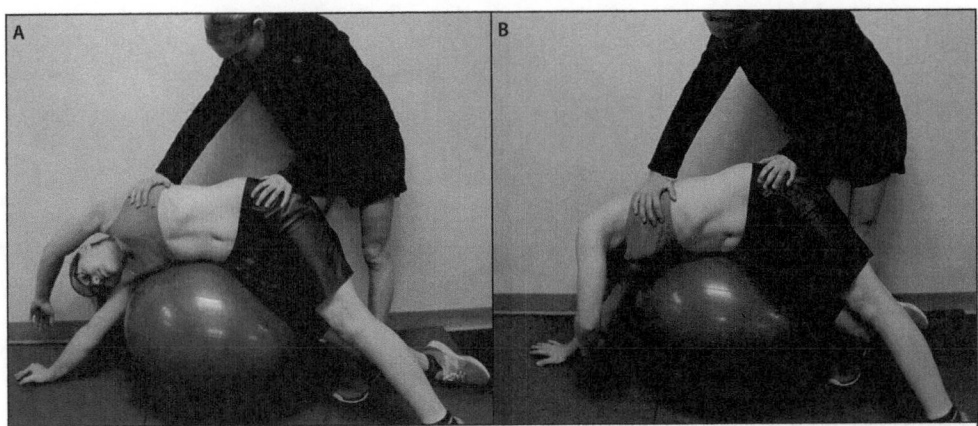

4.2.16 拉伸：瑜伽球上躯干侧屈

体位：瑜伽球上侧卧位。

目标：拉伸单侧腰方肌和腹斜肌。

方法：患者侧卧于中等大小的瑜伽球上，瑜伽球靠着墙。患者上方手臂伸过头顶，颈部呈中立位，双肩朝着地面移动，允许轻微屈膝关节并交叉双腿以保持稳定（见图A）。患者可以稍微向后倾斜以更多地拉伸腹斜肌，或者稍微向前倾斜以更多地拉伸腰方肌（见图B）。

代偿：双脚从地面抬起。

运动量：保持15~30秒，重复3~5次，每天1~3次。

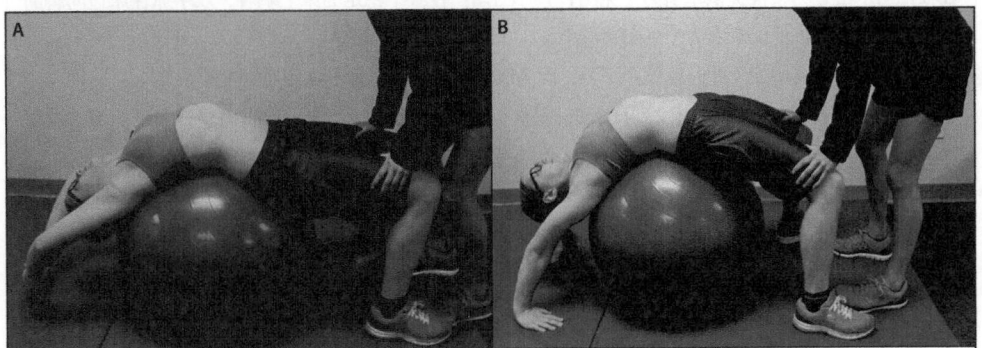

4.2.17 拉伸：瑜伽球上躯干伸展

体位：瑜伽球上仰卧位。

目标：拉伸腹直肌。

方法：患者坐在中等大小的瑜伽球上，双脚平放在地面上，并分开与髋同宽。患者在臀部下方滚动瑜伽球并将身体向后伸展（见图A）。如果可以，在手臂伸过头顶的情况下，患者可将手掌放到地面上，做出一个下腰姿势（见图B）。

代偿：双脚离开地面。

运动量：保持15~30秒，重复3~5次，每天1~3次。

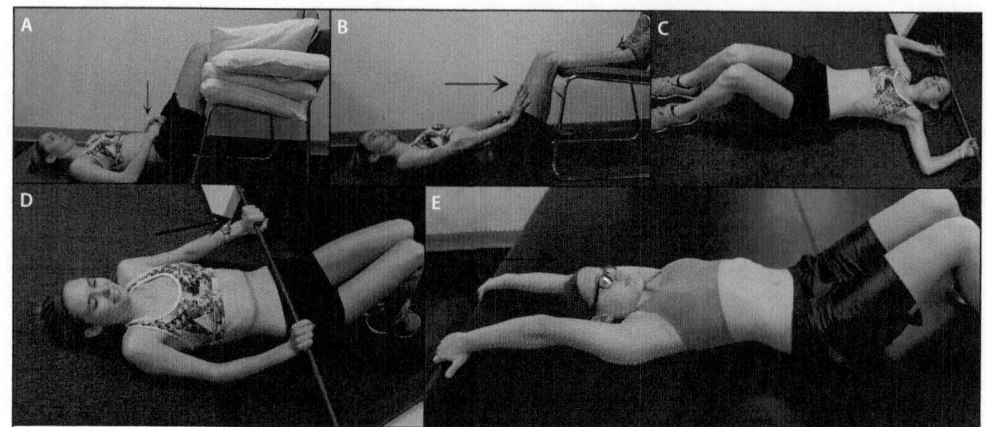

4.2.18 拉伸：腰椎自我牵引，5种技术

体位： 仰卧位，小腿放置在椅子上呈下肢90/90位（技术1和技术2），屈膝仰卧位（技术3到技术5）。

目标： 牵引腰椎，治疗腰椎间盘膨出、椎管狭窄、肌肉痉挛。

方法： 技术1：在小腿下方垫枕头使臀部可以离开地面，此时腰椎屈曲放松，同时通过臀部的重量产生的牵引力，在该体位保持5~10分钟（见图A）。技术2：臀部接触地面，患者用手推大腿根部，使肩部因推力而远离臀部以提供腰椎牵引力（见图B）。技术3：躺在门中央的位置，膝关节屈曲，不穿外衣让皮肤直接接触地面以增加摩擦力；将木棍卡在门的另一侧，双手握住木棍，双侧手臂越过头顶向脚的方向拉木棍以提供腰部牵引力（见图C）。技术4：躺在门中间位置，将木棍卡在门的另一侧，轻轻推动木棍，为腰椎提供牵引力（见图D）。技术5：在一个稳定的床上躺着，双手抓住床边向脚的方向用力，为腰椎提供牵引力（见图E）。

代偿： 放射性疼痛增加（此时应停止练习，因为继续进行练习可能产生不适并加重病情）。

运动量： 技术1，见上文；技术2到技术5，每次保持2分钟并重复5次，根据需要每天进行1~2次以缓解疼痛。

参考文献

Fatemi, R., Javid, M. & Najafabadi, E. M. (2015). Effects of William training on lumbosacral muscles function, lumbar curve and pain. *Journal of Back and Musculoskeletal Rehabilitation*, 28(3), 591–597.

Starkey, C. (2013). *Athletic training and sports medicine: An integrated approach* (5th ed.). Burlington, MA: Jones & Bartlett.

4.3

腰部肌肉力量训练

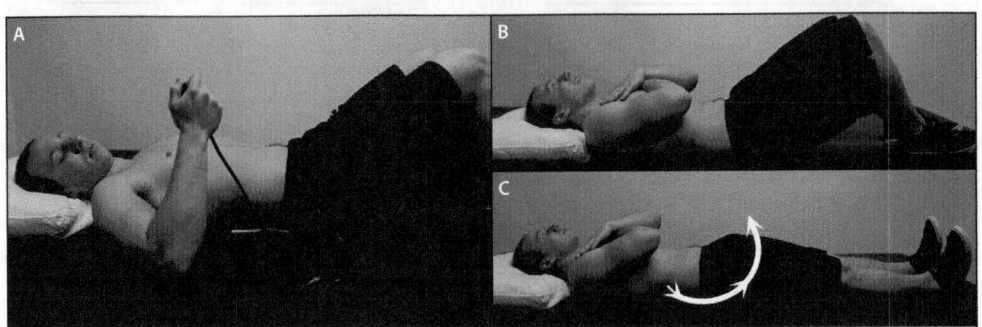

4.3.1　力量训练：等长收缩，骨盆后倾，腰部下方放置或不放置生物反馈血压计袖带

体位：屈膝仰卧位，仰卧位。

目标：减少腰椎前凸，促进盆底肌和下腹肌肉（主要是腹横肌）收缩。

方法：屈膝仰卧位：双脚分开至与髋同宽，将血压计袖带水平放置在腰部下方，并充气以填充腰部下的空间。让患者通过骨盆后倾将腰部压向地面（将肚脐向后、向脊柱收）。注意血压计上的压力增加情况。然后，患者可以在每次重复时观察血压计，以获得良好的骨盆后倾效果，将此作为一种反馈（见图A）。这项练习也可以在没有血压计袖带的情况下完成（见图B）。仰卧位：该体位比屈膝仰卧位更难，是屈膝仰卧位的进阶，在仰卧位重复屈膝仰卧位下的动作即可。患者应在骨盆后倾时呼气（见图C）。

代偿：上半身驼背。

运动量：保持10秒，重复10次，2~3组，每天或每隔1天1次。

证据在哪里？

尚塔佩奇等（Chanthapetch et al., 2009）研究了人处于4种体位（屈膝仰卧位、俯卧位、四足位和靠墙站立位）下腹部凹陷时腹直肌、腹外斜肌和腹横肌/腹内斜肌的活动情况。研究招募了32名平均年龄为21岁的健康受试者。在4种体位的下腹部凹陷过程中，腹直肌、腹外斜肌和腹横肌/腹内斜肌的肌电活动存在显著差异。腹横肌/腹内斜肌的肌电活动性最强，而腹直肌的肌电活动性最弱。结果表明，所有4种体位都能促进腹横肌/腹内斜肌的活动，而对腹直肌和腹外斜肌的促进作用较弱。

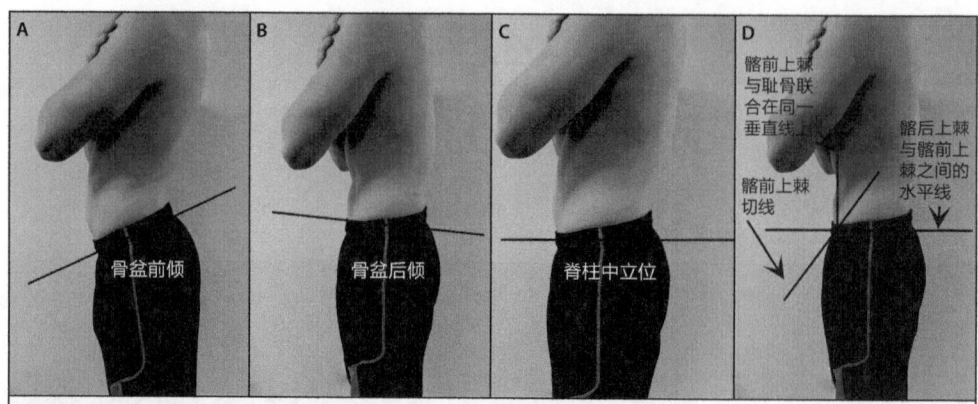

4.3.2　力量训练：等长收缩，脊柱中立位，腰椎稳定性训练

体位： 站立位。

目标： 这是腰椎稳定性训练的基本练习，该练习将激活腰椎周围肌肉从而使腰椎处于中立位，并主要激活腰椎稳定肌群（腹横肌、盆底肌、膈肌和多裂肌）。

方法： 如何找到脊柱中立位：首先，患者必须将骨盆完全前倾（见图A），然后完全后倾（见图B），中立位是这两个极限倾斜位置之间的位置（见图C）。当骨盆处于中立状态时，骨盆顶部的骨骼（前方的髂前上棘，后方的髂后上棘）处于水平位（见图D）。患者必须学会在保持骨盆中立位的同时利用腹部核心肌肉开始运动（核心肌肉收缩先于四肢运动），以减少腰痛和受伤的风险，并改善整体姿势。以下31项练习（包括**4.3.2**中的练习）是腰椎稳定性训练方案的一部分，应以一定的顺序进行。每次运动开始前，先找到脊柱中立位，并稳定腰椎。腹部深层肌肉对轻微收缩的反应最敏感，患者只需轻微收缩这些肌肉即可激活它们，这些肌肉更像一个开关，它们要么打开，要么关闭。一旦腹部肌肉被激活，患者就可以自信地在运动中使用大肌肉。在进行这些练习时，使用镜子可能会有所帮助。

代偿： 驼背。

运动量： 保持6~8秒，重复10次，每天1次或每隔1天1次；一旦患者对腰椎稳定性训练方案有了很好的了解，就可以执行该方案。

证据在哪里？

穆恩等（Moon et al., 2013）比较了腰椎稳定性训练和腰椎动态力量强化训练对非特异性下腰痛患者腰椎伸肌最大等长肌力、疼痛严重程度和功能残疾的影响。21名患有非特异性下腰痛且腰痛超过3个月的患者被纳入研究，并被随机分为腰椎稳定组和腰椎强化组。两组的运动时间为1小时，每周2次，持续8周。研究人员采用MedX测量腰椎伸肌的力量，采用VAS和Oswestry下腰痛残疾问卷来测量运动前后下腰部的疼痛和功能残疾的严重程度。与基线相比，8周后，两组患者在腰椎屈曲不同角度下的下肢力量均显著提高。在腰椎屈曲0°和12°时，腰椎稳定组的改善更明显。两组患者治疗后的VAS均显著下降；然而，Oswestry下腰痛残疾问卷得分仅在腰椎稳定组显著改善。研究人员得出的结论是，腰椎稳定性训练和腰椎动态力量强化训练都能增强腰椎伸肌力量并降低疼痛程度，腰椎稳定性训练在非特异性下腰痛患者的腰椎伸肌强化和功能改善方面更有效。

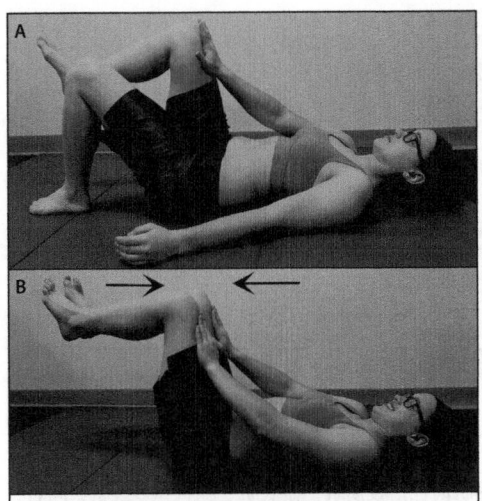

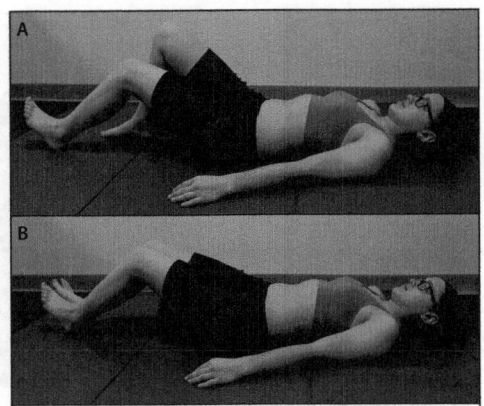

4.3.3 力量训练：腰椎周围肌肉，单侧躯干屈曲和双侧膝关节到胸部并用手抵抗

体位：下肢90/90。

目标：激活腰椎稳定肌群使腰椎处于中立位，激活的肌肉包括腹横肌、盆底肌、膈肌和多裂肌，同时加强股直肌、腹内斜肌、腹外斜肌和髋屈肌（等长收缩）；腹部核心肌肉通过保持脊柱中立位来抵抗下肢的屈曲。

方法：一侧腿呈90/90位，另一侧腿呈屈膝仰卧位，脚平放在地面上，患者找到脊柱中立位，并用同侧手按压抬高的大腿远端，在另一侧重复进行（见图A）。然后进阶到双侧腿90/90位，患者再次找到脊柱中立位，并用双手按压两侧抬高的大腿远端（见图B）。

代偿：脊柱失去中立位，屏住呼吸。

运动量：保持6~10秒，重复10次，最多进行3组，每天1次或每隔1天1次。

4.3.4 力量训练：腰椎周围肌肉，双侧脚跟交替滑动

体位：屈膝仰卧位。

目标：激活腹横肌、盆底肌、膈肌和多裂肌，同时伴随下肢的运动；使核心肌肉在下肢运动过程中持续保持收缩以维持脊柱中立位。

方法：两侧膝关节和双脚分开至与髋同宽，双脚放在地面上，患者找到脊柱中立位并保持，同时向前滑动一侧脚跟，从而伸展髋关节和膝关节。然后，患者将脚跟恢复到起始位置，在另一侧重复上述运动（见图A）。还可以双腿同时伸展，同时保持脊柱中立位（见图B）。

代偿：脊柱失去中立位，屏住呼吸。

运动量：每侧10次，最多3组，每天1次或每隔1天1次。

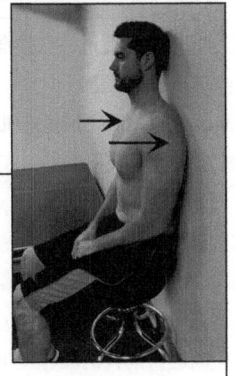

4.3.5 力量训练：腰椎周围肌肉，等长收缩，躯干伸展

体位：靠墙坐在凳子上。

目标：激活腰椎稳定肌群使腰椎处于中立位，激活的肌肉包括腹横肌、盆底肌、膈肌和多裂肌，同时加强竖脊肌的力量（等长收缩）。

方法：两侧膝关节和双脚分开至与髋同宽，双脚放在地面上，患者找到脊柱中立位并保持，同时将下背部压向墙面，即伸展腰椎。

代偿：脊柱失去中立位，屏住呼吸。

运动量：保持6~10秒，重复10次，最多3组，每天或每隔1天进行1次。

4.3.6　力量强化：腰椎周围肌肉，干扰

体位：坐在凳子上。

目标：激活腰椎稳定肌群使腰椎处于中立位，激活的肌肉包括腹横肌、盆底肌、膈肌和多裂肌，同时加强竖脊肌、腹内斜肌、腹外斜肌和股直肌的力量（等长收缩）。

方法：两侧膝关节和双脚分开与髋同宽，双脚放在地面上，患者找到脊柱中立位并保持。治疗师在患者肩关节的各个运动平面上施加压力，可以从施加缓慢和单向（屈曲/伸展）的压力开始并反复施加，然后发展到双向（屈曲/伸展和侧屈），最后增加旋转。治疗师的手位于患者肩关节前/后方可以对腰椎屈曲/伸展施加压力（见图A和图B），位于肩关节侧面可以对腰椎侧屈施加压力（见图C），而一只手位于肩关节前方，另一只手位于肩关节后方，可以对腰椎旋转施加反作用力，从而产生扭矩阻力（见图D）。在整个练习过程中，患者利用腹部深层核心肌肉保持脊柱中立位，并抵抗各个方向的运动。进阶方式包括提高施加压力的速度以及多方向施加压力，还可沿对角线施加压力，让患者闭上眼睛可以增加本体感觉训练。

代偿：脊柱失去中立位，屏住呼吸。

运动量：先保持6~10秒的等长收缩，重复10次，最多3组，然后另一侧进行同样的运动量；通过施加多方向的压力来进阶；每个压力的施加时间可以缩短，总的时间为30~60秒，施加两个方向的压力之间可以休息，最多10组，每天1次或每隔1天1次。

4.3.7　力量训练：腰椎周围肌肉，膝关节屈曲

体位：屈膝侧卧位。

目标：激活腰椎稳定肌群使腰椎处于中立位，激活的肌肉包括腹横肌、盆底肌、膈肌和多裂肌，同时伴随下肢的运动。

方法：双膝和双脚并拢，双脚放在地面上，患者找到脊柱中立位并保持。然后，患者一侧髋关节外展和外旋，同时保持脊柱中立位，返回起始姿势后，在另一侧进行同样的动作（见图A）。患者也可以双侧髋关节同时运动（见图B）。

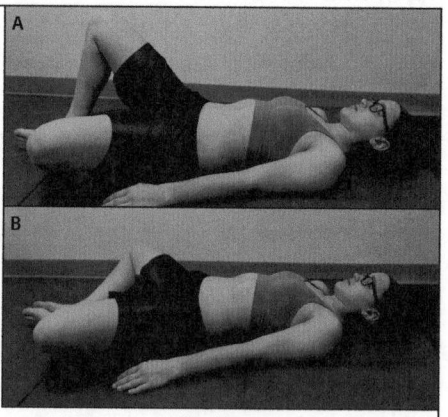

代偿：脊柱失去中立位，屏住呼吸。

运动量：每侧10次，最多3组，每天1次或每隔1天1次。

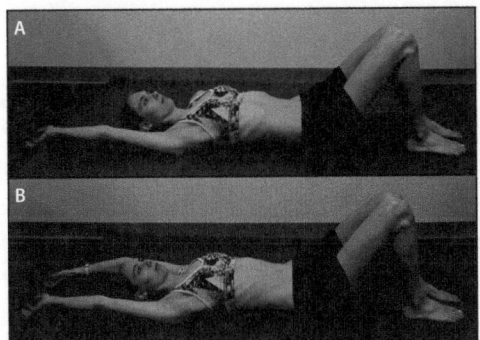

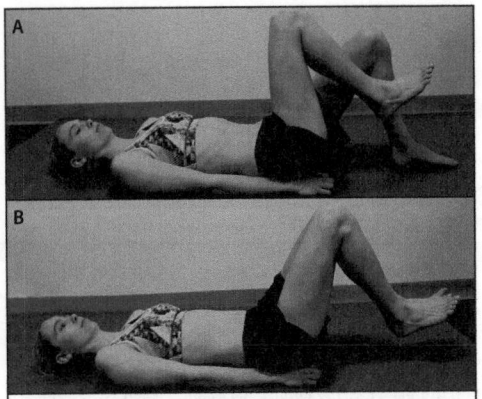

4.3.8　力量训练：腰椎周围肌肉，手臂举过头顶

体位：屈膝仰卧位。

目标：激活腰椎稳定肌群使腰椎处于中立位，激活的肌肉包括腹横肌、盆底肌、膈肌和多裂肌，同时增加上肢的运动。

方法：双膝和双脚分开，双脚放在地面上，患者找到脊柱中立位并保持。然后患者屈曲一侧肩关节至手指触到地面，同时保持脊柱中立位，再返回起始姿势，在另一侧肩关节进行同样的动作（见图 A）。进阶练习中，患者可以同时进行两侧肩关节的屈曲（见图 B）。当患者上肢举到头顶位置时，背部会有拱起的倾向，收缩腹部核心肌肉可以对抗背部的拱起。

代偿：脊柱失去中立位，屏住呼吸。

运动量：每侧10次，最多3组，每天1次或每隔1天1次。

4.3.9　力量训练：腰椎周围肌肉，屈膝抬高

体位：屈膝仰卧位。

目标：激活腰椎稳定肌群使腰椎处于中立位，激活的肌肉包括腹横肌、盆底肌、膈肌和多裂肌，同时伴随下肢的运动。

方法：双膝和双脚并拢，双脚放在地面上，患者找到脊柱中立位并保持。然后患者屈曲一侧髋关节，将该侧脚抬离地面约6英寸，同时保持脊柱中立位，再返回到起始位置，在另一侧进行同样的动作（见图 A）。中级进阶练习为同时屈曲两侧髋关节，然后一次放下一侧下肢（见图 B）。高级进阶练习为同时屈曲两侧髋关节，同时抬起双脚，再同时放下。

代偿：脊柱失去中立位，屏住呼吸。

运动量：每侧10次，最多3组，每天1次或每隔1天1次。

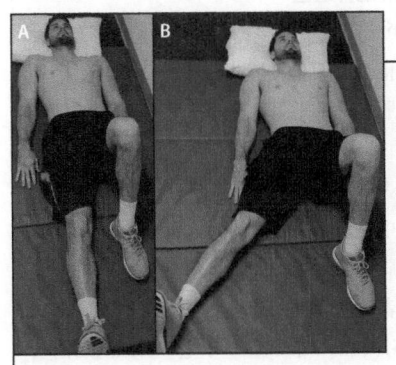

4.3.10　力量训练：腰椎周围肌肉，脚跟滑动，髋外展和内收

体位：屈膝仰卧位。

目标：激活腰椎稳定肌群使腰椎处于中立位，激活的肌肉包括腹横肌、盆底肌、膈肌和多裂肌，同时伴随下肢的运动。

方法：双膝和双脚并拢，双脚放在地面上，患者找到脊柱中立位并保持。然后，患者慢慢伸展一侧髋关节和膝关节，然后在膝关节完全伸展的情况下外展髋关节，再内收返回起始位置，重复进行1组，然后在另一侧进行同样的动作（见图 A 和图 B）。进阶练习中，患者同时伸展两侧下肢，然后两侧髋关节同时外展再同时内收返回起始位置。

代偿：脊柱失去中立位，屏住呼吸。

运动量：每侧10次，最多3组，每天1次或每隔1天1次。

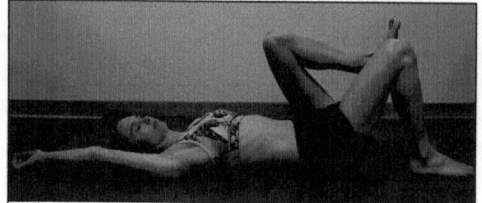

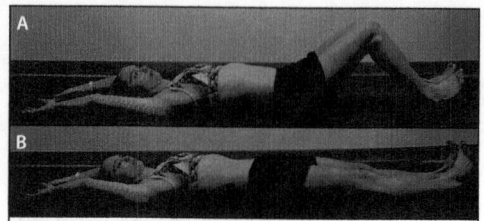

4.3.11　力量训练：腰椎周围肌肉，对侧手和下肢抬高

体位：屈膝仰卧位。

目标：激活腰椎稳定肌群使腰椎处于中立位，激活的肌肉包括腹横肌、盆底肌、膈肌和多裂肌，同时伴随上肢和下肢的运动。

方法：双膝和双脚分开至与髋同宽，双脚放在垫子上，患者找到脊柱中立位并保持。然后，患者屈曲一侧肩关节直到手指接触垫子，并屈曲对侧髋关节，使该侧脚向上抬高至距离地面约6英寸，同时保持脊柱中立位。患者返回开始姿势，并在对侧进行相同动作。

代偿：脊柱失去中立位，屏住呼吸。

运动量：每侧10次，最多3组，每天1次或每隔1天1次。

4.3.12　力量训练：腰椎周围肌肉，双侧上肢举过头顶，膝关节伸展

体位：屈膝仰卧位。

目标：激活腰椎稳定肌群使腰椎处于中立位，激活的肌肉包括腹横肌、盆底肌、膈肌和多裂肌，同时伴随上肢和下肢的运动。

方法：双膝和双脚分开，双脚脚跟放在垫子上，患者找到脊柱中立位并保持（见图A）。然后患者屈曲双侧肩关节，直到手指放到垫子上，并保持脊柱中立位。同时，患者慢慢伸展髋关节和膝关节，直到完全伸展（见图B），再返回到起始姿势。患者的背部在双侧上肢达到头顶位置后可能拱起，腹部核心肌肉的收缩可以对抗背部的活动。

代偿：脊柱失去中立位，屏住呼吸。

运动量：每侧10次，最多3组，每天1次或每隔1天1次。

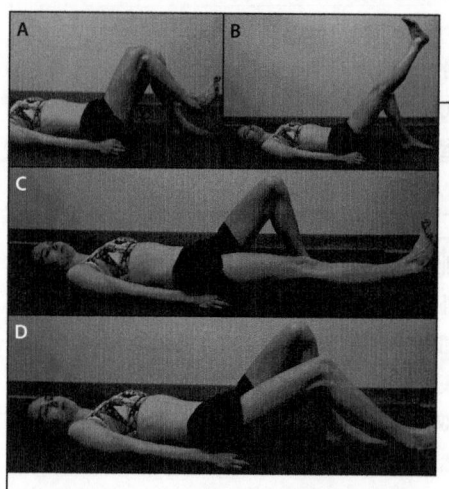

4.3.13　力量训练：腰椎周围肌肉，交替膝关节抬高并伸直，脚跟滑动并返回

体位：屈膝仰卧位。

目标：激活腰椎稳定肌群使腰椎处于中立位，激活的肌肉包括腹横肌、盆底肌、膈肌和多裂肌，同时伴随下肢的运动。

方法：双膝和双脚分开至与髋同宽，双脚放在垫子上，患者找到脊柱中立位并保持。然后，患者屈曲一侧髋关节，将该侧脚抬离地面约6英寸。在保持脊柱中立位的同时，患者完全伸展抬起侧膝关节，使脚底几乎完全朝向天花板，股四头肌收紧使膝关节伸直。然后慢慢地将伸直的下肢放在垫子上，脚跟向后滑动至起始位置（见图A到图D）。在另一侧下肢进行上述动作。伸直的膝关节增加了下肢长度，并产生了强大的拉力，该拉力可以将腰椎拉至前凸，而腹部核心肌肉的收缩可以对抗腰椎的前凸。

代偿：脊柱失去中立位，屏住呼吸。

运动量：每侧10次，最多3组，每天1次或每隔1天1次。

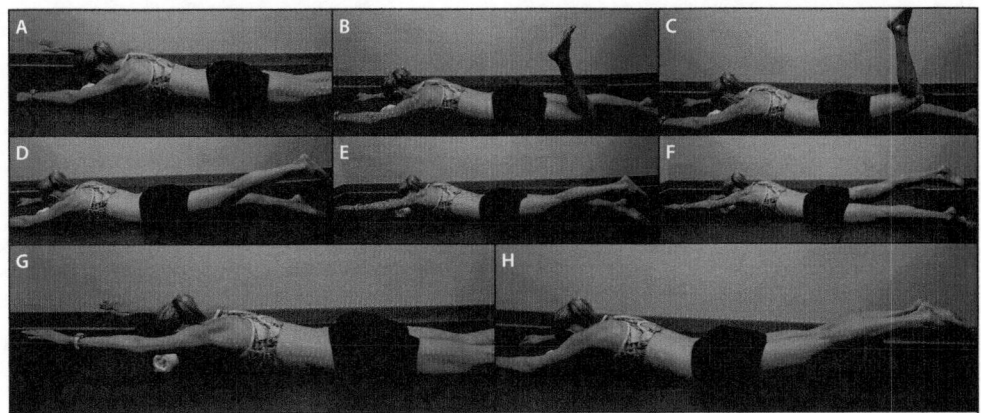

4.3.14　力量训练：腰椎周围肌肉，交替上肢抬高、下肢抬高，组合模式

体位：俯卧位。

目标：激活腰椎稳定肌群使腰椎处于中立位，激活的肌肉包括腹横肌、盆底肌、膈肌和多裂肌，同时伴随上肢和下肢的运动，该体位下竖脊肌参与收缩更多；上肢运动时，斜方肌下束和三角肌也会起到辅助作用；下肢运动时，臀大肌起辅助作用；鼓励股四头肌收缩以促进膝关节伸展。

方法：双侧上肢举过头顶，双侧下肢伸展，患者在前额下方垫小毛巾卷，以保持颈部中立位，或者俯卧在面部位置有洞的治疗床上也可以。仅上肢交替：在保持脊柱中立位的同时，患者将一侧上肢抬离垫子约6英寸，肘关节伸展（见图A）。膝关节交替屈曲：在保持脊柱中立位的同时，患者将一侧膝关节屈曲90°，在另一侧重复（见图B）。膝关节交替屈曲并抬高：在保持脊柱中立位的同时，患者将一侧膝关节屈曲90°，然后抬离垫子6~8英寸，在另一侧重复（见图C）。下肢交替伸展并抬高：在保持脊柱中立位的同时，患者将一侧下肢抬离垫子约6英寸，膝关节伸展，在另一侧重复（见图D）。同侧上肢和下肢抬高：在保持脊柱中立位的同时，患者将一侧上肢和同侧下肢抬离垫子约6英寸，肘关节和膝关节伸展，在另一侧重复（见图E）。对侧上肢和下肢抬高：在保持脊柱中立位的同时，患者将一侧上肢和对侧下肢抬离垫子约6英寸，肘关节和膝关节伸展，在另一侧重复（见图F）。仅双侧上肢抬高：在保持脊柱中立位的同时，患者将双侧上肢抬离垫子约6英寸，肘关节伸展（图G）。仅双侧下肢抬高：在保持脊柱中立位的同时，患者将双侧下肢抬离垫子约6英寸，膝关节伸展（见图H）。

代偿：脊柱失去中立位，头部抬离小毛巾卷或转动，屏住呼吸。

运动量：保持3~5秒，重复10次，最多3组，每天1次或每隔1天1次。

证据在哪里？

　　末广等（Suehiro et al., 2014）研究了腰椎骨盆稳定性动作对俯卧髋伸展时的脊柱运动和躯干肌肉活动的影响。14名健康男性志愿者（平均年龄21岁）被要求进行俯卧髋伸展（对照组），以及俯卧髋伸展伴腹部凹陷（腹部凹陷组）和俯卧髋伸展伴腹部绷紧（腹部绷紧组）。测量内容包括从躯干肌肉收集的表面肌电图数据，以及腰椎骨盆运动。结果显示，腹部凹陷组和腹部绷紧组的腰椎伸展和骨盆前倾程度明显低于对照组。腹部凹陷组和腹部绷紧组的腰椎伸展活动度和骨盆前倾角度没有显著差异。研究结果表明，俯卧髋伸展伴腹部凹陷有效地减少了不必要的腰椎骨盆运动，这不会导致整体肌肉激活。

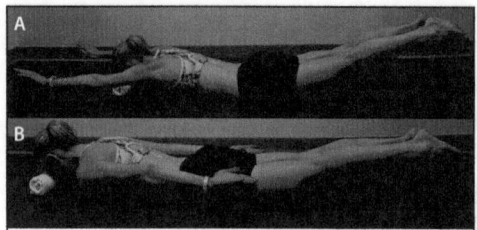

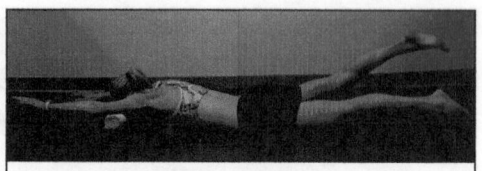

4.3.15 力量训练：腰椎周围肌肉，四肢抬起，"超人"和"火箭人"姿势

体位：俯卧位。

目标：激活腰椎稳定肌群使腰椎处于中立位，激活的肌肉包括腹横肌、盆底肌、膈肌和多裂肌，同时伴随上肢和下肢的运动，该体位下竖脊肌参与收缩更多；上肢运动时，斜方肌下束和三角肌也会起到辅助作用；下肢运动时，臀大肌起辅助作用；鼓励股四头肌收缩以促进膝关节伸展。

方法：患者在前额下方垫小毛巾卷，以保持颈部中立位，或者也可以俯卧在面部位置有洞的治疗床上。患者在保持脊柱中立位的同时，将双侧上肢和双侧下肢抬离垫子6英寸，肘关节和膝关节伸展（见图A）。这项练习也可以通过"火箭人"姿势完成，此姿势下双侧上肢于身体两侧抬高（见图B）。

代偿：脊柱失去中立位，头部离开小毛巾卷或转动，屏住呼吸。

运动量：保持3~5秒，如果目标是增加耐力，那么可以增加保持时间；重复10次，最多3组，每天1次或每隔1天1次。

4.3.17 力量训练：腰椎周围肌肉，脚跟抬起

体位：桥式。

目标：激活腰椎稳定肌群使腰椎处于中立位，激活的肌肉包括腹横肌、盆底肌、膈肌和多裂肌，同时伴随下肢的运动，该体位下竖脊肌、臀大肌、腘绳肌和比目鱼肌参与收缩更多。

4.3.16 力量训练：腰椎周围肌肉，"游泳"

体位：俯卧位。

目标：激活腰椎稳定肌群使腰椎处于中立位，激活的肌肉包括腹横肌、盆底肌、膈肌和多裂肌，同时伴随上肢和下肢的运动，该体位下竖脊肌参与收缩更多；上肢运动时，斜方肌下束和三角肌也会起到辅助作用；下肢运动时，臀大肌起辅助作用；鼓励股四头肌收缩以促进膝关节伸展。

方法：患者在前额下方垫小毛巾卷，并在保持脊柱中立位的同时将双侧上肢和双侧下肢抬离垫子6英寸，肘关节和膝关节伸展，进行游泳动作。在快速游泳动作中，患者抬高对侧的上肢和下肢，同时放低另一侧上肢和下肢，并保持四肢不接触垫子。如果患者上肢或下肢出现落在垫子上的情况，则表示患者需要休息。

代偿：脊柱失去中立位，头部抬离小毛巾卷或转动，屏住呼吸。

运动量：连续"游泳"10~30秒来提高耐力，做5~10组，每天1次或每隔1天1次。

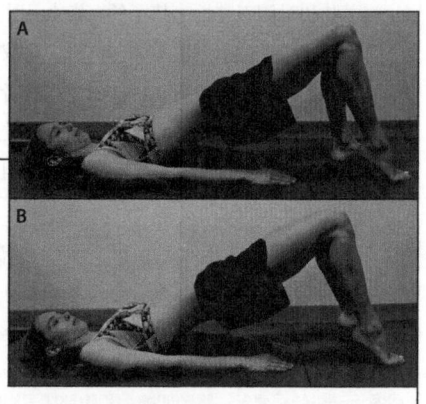

方法：交替抬脚跟：在桥式体位下保持脊柱中立位的同时，患者将一只脚的脚跟抬离垫子，在另一侧重复（见图A）。同时抬脚跟：保持脊柱中立位的同时，患者将双脚脚跟抬离垫子（见图B）。

代偿：脊柱失去中立位，髋关节失去中立位（伸展），骨盆旋转，屏住呼吸。

运动量：保持3~5秒，重复10次，最多3组，每天1次或每隔1天1次。

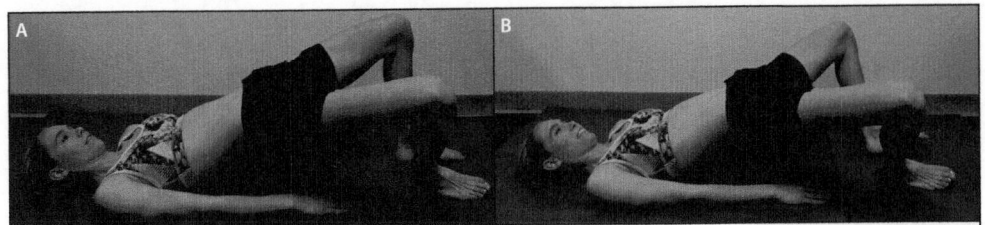

4.3.18　力量训练：腰椎周围肌肉，髋关节外展和内收

体位：桥式。

目标：激活腰椎稳定肌群使腰椎处于中立位，激活的肌肉包括腹横肌、盆底肌、膈肌和多裂肌，同时伴随下肢的运动，该体位下竖脊肌、臀大肌、腘绳肌、髋旋转肌和髋外展肌/内收肌参与收缩更多。

方法：双侧髋关节交替：在桥式体位下保持脊柱中立位的同时，患者外展并外旋一侧髋关节，将膝关节向外打开，然后在另一侧重复（见图A）。双侧髋关节同时：在桥式体位下保持脊柱中立位的同时，患者将两侧髋关节外展并外旋，两侧膝关节分别向两侧移动（见图B）。

代偿：脊柱失去中立位，髋关节失去中立位（伸展），骨盆旋转，屏住呼吸。

运动量：保持3~5秒，重复10次，最多3组，每天1次或每隔1天1次。

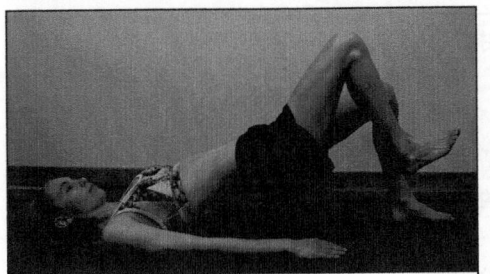

4.3.19　力量训练：腰椎周围肌肉，膝关节屈曲并抬高，原地行进

体位：桥式。

目标：激活腰椎稳定肌群使腰椎处于中立位，激活的肌肉包括腹横肌、盆底肌、膈肌和多裂肌，同时伴随下肢的运动，该体位下竖脊肌、臀大肌、腘绳肌、髋旋转肌和髋外展肌/内收肌和髋屈肌参与收缩更多。

方法：在桥式体位下保持脊柱中立位的同时，患者屈曲一侧髋关节，将脚抬离垫子6英寸，在另一侧重复。

代偿：脊柱失去中立位，髋关节失去中立位（伸展），骨盆旋转，屏住呼吸。

运动量：保持3~5秒，重复10次，最多3组，每天1次或每隔1天1次。

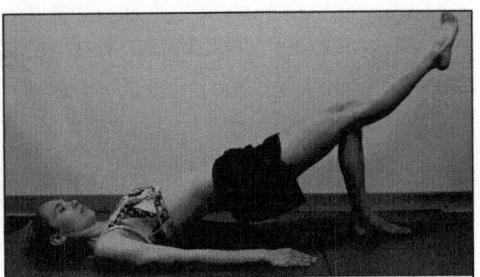

4.3.20　力量训练：腰椎周围肌肉，交替伸展膝关节

体位：桥式。

目标：激活腰椎稳定肌群使腰椎处于中立位，激活的肌肉包括腹横肌、盆底肌、膈肌和多裂肌，同时伴随下肢的运动，该体位下竖脊肌、臀大肌、腘绳肌、股四头肌和髋关节稳定肌群参与收缩更多。

方法：在桥式体位下保持脊柱中立位的同时，患者伸展一侧膝关节，同时保持两侧大腿对齐，在另一侧重复。

代偿：脊柱失去中立位；髋关节失去中立位，骨盆向一侧倾斜；骨盆旋转；屏住呼吸。

运动量：保持3~5秒，重复10次，最多3组，每天1次或每隔1天1次。

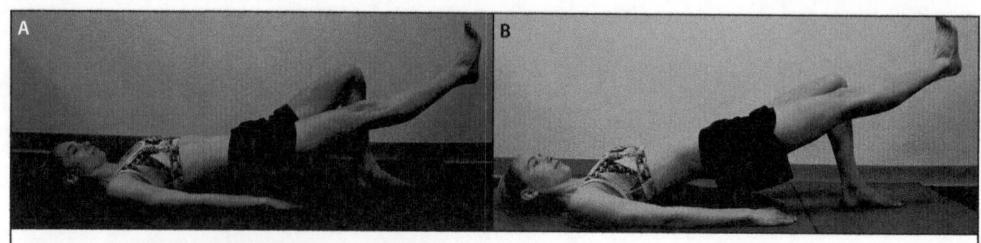

4.3.21 力量训练：腰椎周围肌肉，单侧桥式

体位： 半桥式，单膝伸直。

目标： 激活腰椎稳定肌群使腰椎处于中立位，激活的肌肉包括腹横肌、盆底肌、膈肌和多裂肌，同时伴随下肢的运动，该体位下竖脊肌、臀大肌、腘绳肌、股四头肌和髋关节稳定肌群参与收缩更多。

方法： 半桥式体位即一侧膝关节完全伸展，髋关节微屈（见图A）。患者在半桥式体位保持脊柱中立位的同时，伸展两侧髋关节，使两侧大腿对齐（见图B）。治疗师可以让患者选择在一侧完成整组动作，然后在另一侧进行重复，或者两侧交替完成一次动作并重复。

代偿： 脊柱失去中立位；髋关节失去中立位，骨盆向一侧倾斜；骨盆旋转；屏住呼吸。

运动量： 保持3~5秒，重复10次，最多3组，每天1次或每隔1天1次。

4.3.22 力量训练：腰椎周围肌肉，脊柱中立位保持，四足位

体位： 四足位。

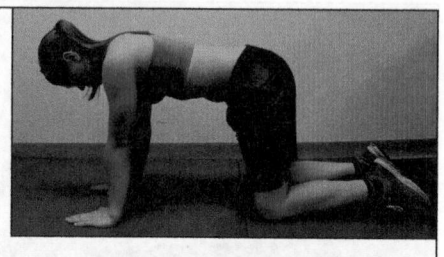

目标： 激活腰椎稳定肌群使腰椎处于中立位，激活的肌肉包括腹横肌、盆底肌、膈肌和多裂肌，肩部的积极参与将激活三角肌、斜方肌下束和前锯肌；肱三头肌的等长收缩将使肘关节保持伸直（既不过度伸展也不锁定）；手掌着地将激活手腕屈肌和手掌肌肉。

方法： 双侧膝关节打开至与髋同宽，双手放在双肩下方。治疗师指导患者双侧手掌撑地，并通过指尖分配重量，使掌心离开地面。肩部肌肉等长收缩以维持稳定，肩胛骨轻微下降和回缩。患者找到脊柱中立位并保持。治疗师通过语言和触觉提示，帮助患者保持中立位。在侧方设置一面镜子有利于提供视觉反馈。患者眼睛应看向双手之间。

代偿： 腹部下垂，下背部呈弓形，脊柱失去中立位，肩关节下垂或耸肩，肘部过度伸展，手腕周围肌肉没有激活，整个手掌贴地。

运动量： 保持10~20秒，重复5~10次，每天1次或每隔1天1次。

证据在哪里？

克里奇利（Critchley, 2002）研究了在四足位下保持下腹凹陷时，盆底肌收缩对腹横肌厚度的影响。在两年中，20名下腰痛受试者（包括男性和女性）在四足位下接受了下腹部凹陷训练。研究发现，下腹部凹陷时腹横肌厚度平均增加了49.71%，下腹部凹陷伴盆底肌收缩时腹横肌厚度平均增加65.81%，而健康受试者共同收缩盆底肌会导致腹横肌收缩更多。该研究可为临床医生指导患者训练腹横肌提供有用的参考。

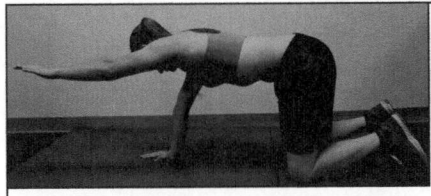

4.3.23　力量训练：腰椎周围肌肉，上肢交替抬高，四足位

体位：四足位。

目标：激活腰椎稳定肌群使腰椎处于中立位，激活的肌肉包括腹横肌、盆底肌、膈肌和多裂肌，肩部的积极参与将激活三角肌、斜方肌下束和前锯肌；肱三头肌的等长收缩将使肘关节保持伸直（既不过度伸展也不锁定）；手掌着地将激活手腕屈肌和手掌肌肉；抬高上肢将进一步刺激三角肌和斜方肌下束收缩。

方法：双侧膝关节打开至与髋同宽，双手放在双肩下方。治疗师指导患者双侧手掌呈杯状着地并通过指尖分配重量，使掌心离开地面。肩部肌肉等长收缩以维持稳定，肩胛骨轻微下降和回缩。患者找到脊柱中立位并保持。在保持肩部和骨盆水平的同时，患者缓慢地将一侧手臂向前抬起，屈曲肩关节，使上肢与地面平行。

代偿：腹部下垂，下背部呈弓形，脊柱失去中立位，肩关节下垂或耸肩，肘部过度伸展，手腕周围肌肉没有激活，手没有呈杯状，身体向一侧滚动，肩部和骨盆失去水平位置。

运动量：保持3~5秒，重复10次，最多3组，每天1次或每隔1天1次。

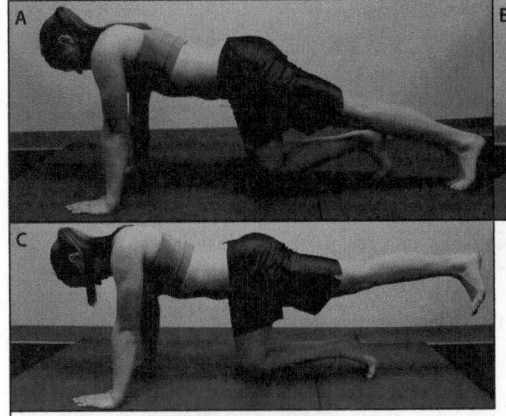

4.3.24　力量训练：腰椎周围肌肉，髋关节和膝关节交替伸展，四足位

体位：四足位。

目标：激活腰椎稳定肌群使腰椎处于中立位，激活的肌肉包括腹横肌、盆底肌、膈肌和多裂肌，肩部的积极参与将激活三角肌、斜方肌下束和前锯肌；肱三头肌的等长收缩将使肘关节保持伸直（既不过度伸展也不锁定）；手掌着地将激活手腕屈肌和手掌肌肉；抬高下肢将进一步刺激臀大肌和股四头肌收缩。

方法：双侧膝关节打开至与髋同宽，双手放在双肩下方。治疗师指导患者双侧手掌撑地，并通过指尖分配重量，使掌心离开地面。肩部肌肉等长收缩以维持稳定，肩胛骨轻微下降和回缩。患者找到脊柱中立位并保持。下肢滑动：在保持肩部和骨盆水平的同时，患者将一侧下肢向后滑动，脚趾保持在地面上，然后返回起点，在另一侧重复（见图A）。屈曲膝关节并抬高：在保持肩部和骨盆水平的同时，患者缓慢伸展一侧髋关节，直到小腿垂直于地面，膝关节保持屈曲约90°（见图B）。下肢伸展：在保持肩部和骨盆水平的同时，患者慢慢伸展一侧髋关节和膝关节，直到该侧下肢与地面平行；治疗师指导患者想象用脚跟推身后的墙壁，收紧股四头肌；踝关节背屈至中立位有助于使该动作更直观（见图C）。

代偿：腹部下垂，下背部呈弓形，脊柱失去中立位，肩关节下垂或耸肩，肘部过度伸展，手腕周围肌肉没有激活，手没有呈杯状，身体向一侧滚动，肩部和骨盆失去水平位置。

运动量：保持3~5秒，重复10次，最多3组，每天1次或每隔1天1次。

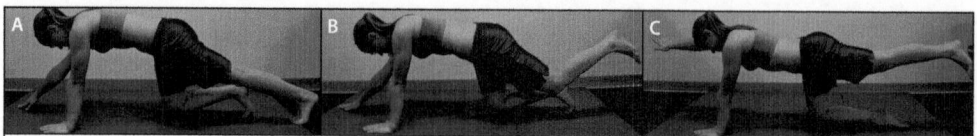

4.3.25 力量训练：腰椎周围肌肉，对侧上肢和下肢抬高，四足位

体位：四足位。

目标：激活腰椎稳定肌群使腰椎处于中立位，激活的肌肉包括腹横肌、盆底肌、膈肌和多裂肌，肩部的积极参与将激活三角肌、斜方肌下束和前锯肌；肱三头肌的等长收缩将使肘关节保持伸直（既不过度伸展也不锁定）；手掌着地将激活手腕屈肌和手掌肌肉；抬高上肢将进一步刺激三角肌和斜方肌下束收缩；抬高下肢将进一步刺激臀大肌和股四头肌收缩。

方法：双侧膝关节打开至与髋同宽，双手放在双肩下方。治疗师指导患者双手掌呈杯状着地并通过指尖分配重量，使掌心离开地面。肩部肌肉等长收缩以维持稳定，肩胛骨轻微下降和回缩。患者找到脊柱中立位并保持。上肢和下肢滑动：在保持肩部和骨盆水平的同时，患者将一侧下肢向后滑动，脚趾保持在地面上，同时将另一侧上肢向前滑动，指尖与地面接触；返回起点，在另一侧重复（见图A）。上肢抬高伴膝关节抬高：患者缓慢伸展一侧髋关节，同时保持膝关节屈曲约90°（见图B），直到小腿与地面垂直，同时另一侧手向前滑动；返回起点，在另一侧重复。上肢和下肢伸展：在保持肩部和骨盆水平的同时，患者缓慢地将一侧髋关节和膝关节伸直至与地面保持平行；治疗师指导患者想象用脚跟推身后的墙壁，同时手尽量向前延展以拉长脊柱；患者应收紧股四头肌，踝关节背屈至中立位有助于使动作更直观；返回起点，在另一侧重复（见图C）。

代偿：腹部下垂，下背部呈弓形，脊柱失去中立位，肩关节下垂或耸肩，肘部过度伸展，手腕周围肌肉没有激活，手没有呈杯状，身体向一侧滚动，肩部和骨盆失去水平位置。

运动量：保持3~5秒，重复10次，最多3组，每天1次或每隔1天1次。

4.3.26 力量训练：腰椎周围肌肉，摇摆

体位：四足位。

目标：激活腰椎稳定肌群使腰椎处于中立位，激活的肌肉包括腹横肌、盆底肌、膈肌和多裂肌，肩部的积极参与将激活三角肌、斜方肌下束和前锯肌；肱三头肌的等长收缩将使肘关节保持伸直（既不过度伸展也不锁定）；手掌着地将激活手腕屈肌和手掌肌肉；肩部摇摆动作将加强背阔肌的收缩。

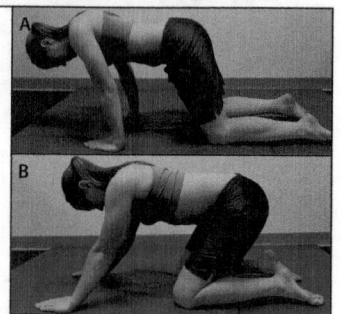

方法：双侧膝关节打开至与髋同宽，双手放在双肩下方。治疗师指导患者双手掌撑地，并通过指尖分配重量，使掌心远离地面。肩部肌肉等长收缩以维持稳定，肩胛骨轻微下降和回缩。患者找到脊柱中立位并保持。向前移动：患者前移重心，使上肢起主要支撑作用，保持一段时间，然后返回起点（见图A）。向后移动：患者后移重心，使下肢起主要支撑作用，保持一段时间，然后返回起点（见图B）。摇摆：患者向前移动，保持一段时间，然后向后移动，保持一段时间并重复。在整个过程中都要保持脊柱中立位，眼睛看向双手之间。

代偿：腹部下垂，下背部呈弓形，脊柱失去中立位，肩关节下垂或耸肩，肘部过度伸展，手腕周围肌肉没有激活，手没有呈杯状，身体向一侧滚动，肩部和骨盆失去水平位置。

运动量：保持3~5秒，重复10次，最多3组，每天1次或每隔1天1次。

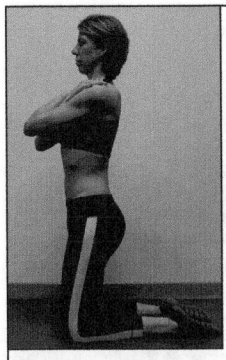

4.3.27 力量训练：腰椎周围肌肉，脊柱保持中立位，高跪姿

体位：高跪姿。

目标：激活腰椎稳定肌群使腰椎处于中立位，激活的肌肉包括腹横肌、盆底肌、膈肌和多裂肌。

方法：双侧膝关节打开至与髋同宽，脚尖贴着地面或脚趾屈曲，患者可根据舒适度和稳定性选择其中一种。髋部处于中立位，臀大肌处于激活状态。治疗师指导患者拉长脊柱，想象一根绳子从头顶拉到天花板。患者水平看向前方，下巴微收，保持耳朵与肩峰对齐，肩胛骨下降和回缩，如 **4.3.2** 所述找到脊柱中立位，使用腹部深层核心肌肉保持这个姿势。

代偿：腰椎前凸，髋部屈曲，圆肩，下巴突出。

运动量：保持 6~10 秒，重复 10 次，最多 3 组，每天 1 次或每隔 1 天 1 次。

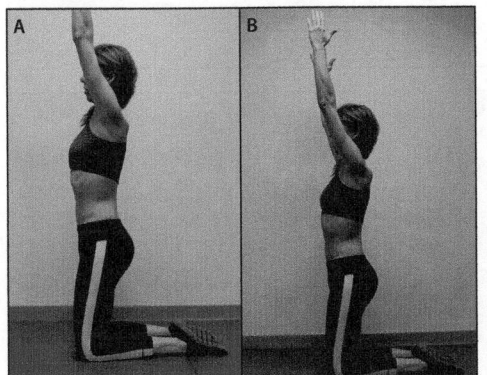

4.3.28 力量训练：腰椎周围肌肉，上肢抬高，高跪姿

体位：高跪姿。

目标：激活腰椎稳定肌群使腰椎处于中立位，激活的肌肉包括腹横肌、盆底肌、膈肌和多裂肌；抬高上肢将促进三角肌前部、肱二头肌长头和喙肱肌的收缩。

方法：单侧：患者使用腹部深层核心肌肉保持高跪姿，然后屈曲一侧肩关节，并保持该侧肘关节伸直，在另一侧重复（见图 A）；侧面的拉伸将使腰椎伸展，腹部深层肌肉产生抵抗。双侧：作为进阶练习，按照之前的说明同时屈曲双侧肩关节（见图 B）。

代偿：腰椎过度前凸，髋关节屈曲，耸肩，下巴突出。

运动量：保持 3~5 秒，重复 10 次，最多 3 组，每天 1 次或每隔 1 天 1 次。

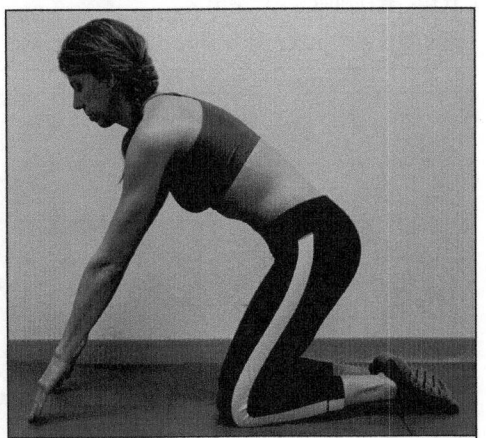

4.3.29 力量训练：腰椎周围肌肉，手伸向地面，高跪姿

体位：高跪姿。

目标：激活腰椎稳定肌群使腰椎处于中立位，激活的肌肉包括腹横肌、盆底肌、膈肌和多裂肌；还可针对性地加强臀肌和腘绳肌的收缩。

方法：患者使用腹部深层核心肌肉保持 **4.3.27** 中所述的姿势，然后髋关节屈曲，双手伸向前方地面。患者用指尖轻拍地面，然后回到起始位置。腹部核心肌肉参与整个运动过程，髋关节运动是独立的，脊柱不应发生运动。

代偿：脊柱屈曲，下巴突出。

运动量：重复 10 次，最多 3 组，每天 1 次或每隔 1 天 1 次。

4.3.30　力量训练：腰椎周围肌肉，手伸向地面，半跪姿

体位：半跪姿。

目标：激活腰椎稳定肌群使腰椎处于中立位，激活的肌肉包括腹横肌、盆底肌、膈肌和多裂肌；还可针对性地加强臀肌和腘绳肌的收缩。

方法：从高跪姿开始，一只脚在前面平放在地面上，髋关节和膝关节屈曲90°，膝关节和脚踝垂直对齐。患者使用腹部深层核心肌肉保持姿势，然后髋关节屈曲，双手伸向前方地面，指尖轻拍地面，然后回到起始位置。腹部核心肌肉参与整个运动过程，髋关节运动是独立的，脊柱不应发生运动。一侧完成整组运动后，在另一侧重复。

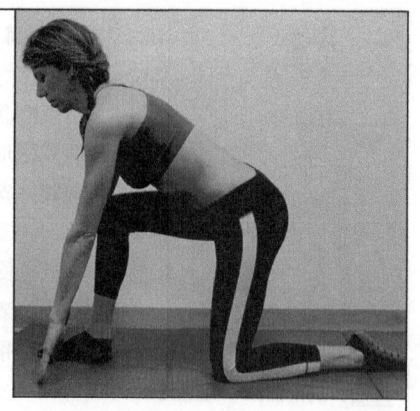

代偿：脊柱屈曲，下巴突出。

运动量：重复10次，最多3组，每天1次或每隔1天1次。

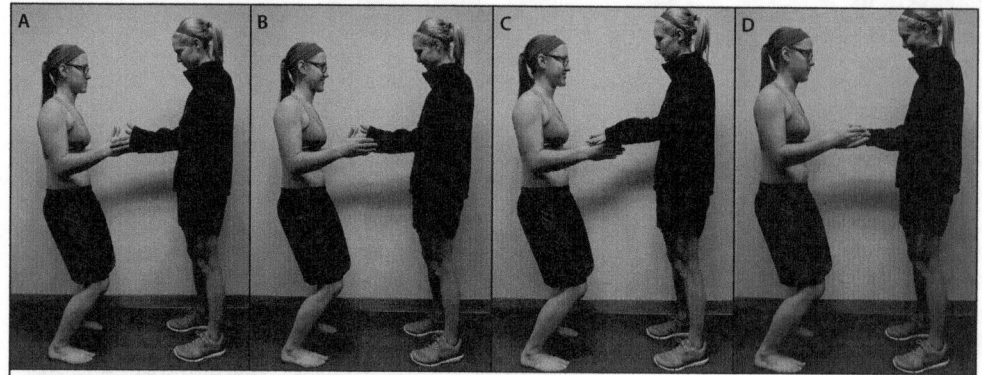

4.3.31　力量训练：腰椎周围肌肉，快手

体位：微蹲。

目标：激活腰椎稳定肌群使腰椎处于中立位，激活的肌肉包括腹横肌、盆底肌、膈肌、多裂肌、臀大肌、腘绳肌、股四头肌以及肩部内外旋肌群；三角肌前束和后束以及肘关节屈肌和伸肌进行等张收缩，进行上肢阻力运动。

方法：患者站立，双脚和双侧膝关节分开至与髋同宽。髋关节和膝关节微屈，脚踝轻微背屈，躯干直立，使用腹部深层核心肌肉保持姿势。肩关节保持中立位，肘关节屈曲90°，拇指朝上，双手并拢。然后，治疗师对患者的双手施加压力，向内按压抗阻肩外旋，向外按压抗阻肩内旋，以及向上和向下按压。开始时缓慢而有节奏地施加压力，随后更快地施加压力，过渡时间更短。因此，该练习被称为"快手"。练习目标是让患者通过腹部深层肌肉保持脊柱中立位。让患者闭眼可以增加本体感觉训练，从而提高难度（见图A至图D）。

代偿：脊柱运动，下巴突出，膝关节向内或向外倾斜，圆肩。

运动量：重复10次，最多3组；也可以一次进行15~60秒的多平面施压，组与组之间可以休息，最多10组；每天1次或每隔1天1次。

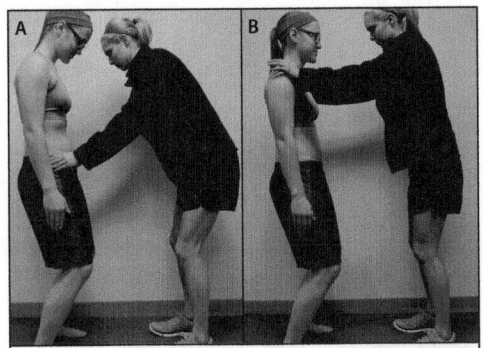

4.3.32　力量训练：腰椎周围肌肉，闭眼重心转移

体位：微蹲。

目标：激活腰椎稳定肌群使腰椎处于中立位，激活的肌肉包括腹横肌、盆底肌、膈肌、多裂肌以及臀大肌、腘绳肌和股四头肌。

方法：患者站立，双脚和双侧膝关节分开至与髋同宽。髋关节和膝关节微屈，脚踝轻微背屈，躯干直立，使用腹部深层核心肌肉保持姿势。双手可以放在身体两侧，也可以交叉放在胸前。治疗师将患者的骨盆或肩关节前后左右推压，甚至可以对角线推压，目标是让患者通过腹部深层核心肌肉来保持脊柱中立位。让患者闭上眼睛可以增加本体感觉训练，从而提高难度（见图A和图B）。

代偿：脊柱运动，下巴突出，膝关节向内或向外倾斜，圆肩。

运动量：重复10次，最多3组；也可以一次进行15~60秒的多平面施压，组与组之间可以休息；最多10组，每天1次或每隔1天1次。

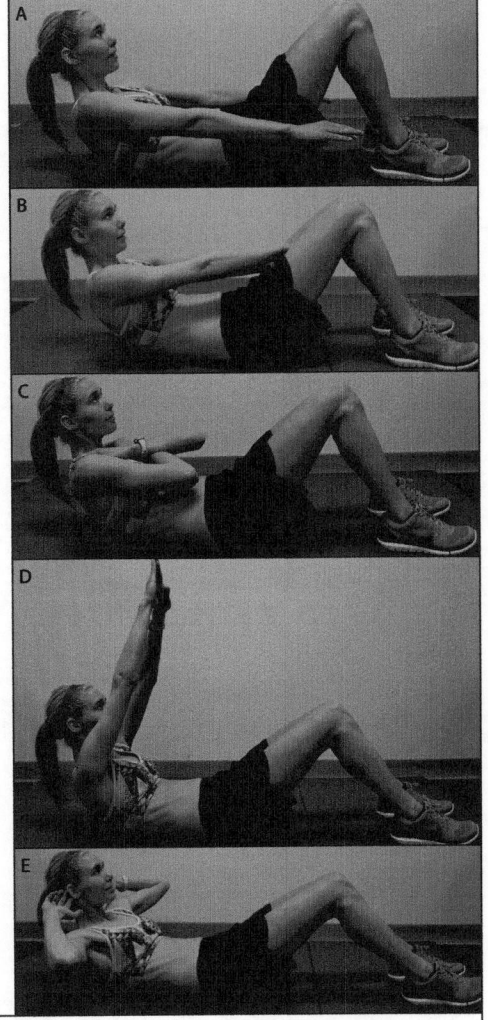

4.3.33　力量训练：腹部肌肉，部分仰卧起坐，5种体式

体位：仰卧位，屈膝仰卧位。

目标：加强躯干屈肌——股直肌、腹内斜肌、腹外斜肌和腹横肌。

方法：患者仰卧或屈膝仰卧，双脚和双侧膝关节分开至与髋同宽，具体取决于舒适度。仰卧位会引起髂腰肌代偿，屈膝仰卧位则可避免。患者将脊柱弯曲成C形，将肩胛骨抬离垫子，同时眼睛看着天花板，并将下巴收拢，从而进行仰卧起坐动作。手的摆放位置决定了练习的难易程度，从最容易到最难分别是双手放在身体两侧（见图A），双手叠放在大腿之间（见图B），双臂交叉放在胸前（见图C），双手伸向天花板（见图D），肩关节外旋并且指尖指向耳朵（见图E）。

代偿：脊柱曲线不圆，髋屈肌代偿，利用动量快速起身，屏住呼吸，下巴突出，颈部肌肉过度紧张。

运动量：重复10次，最多3组，每天1次或每隔1天1次。

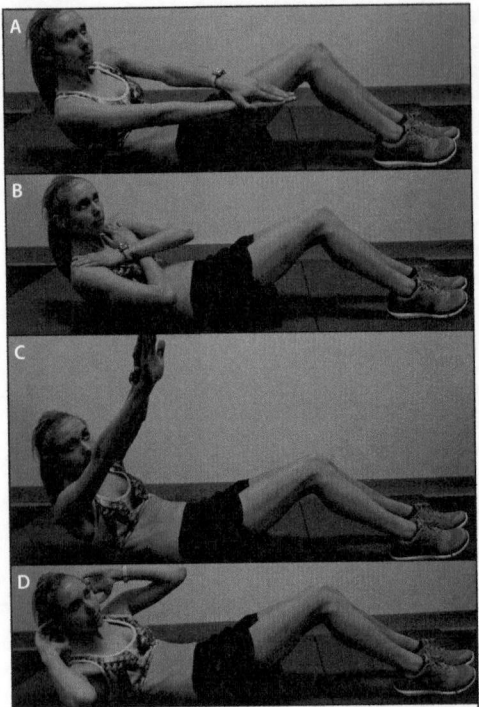

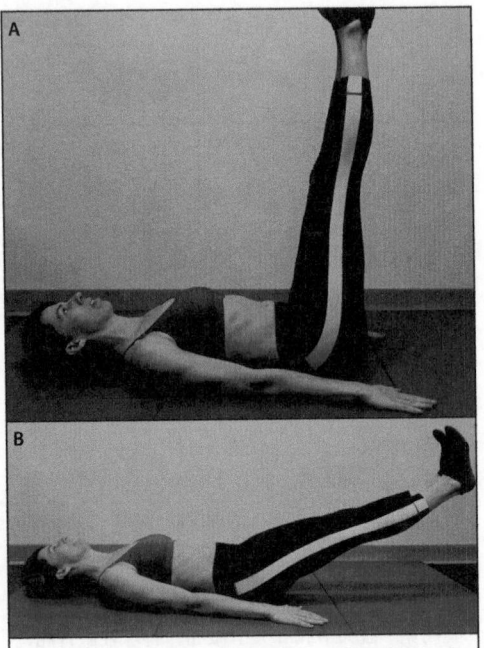

4.3.34 力量训练：腹部肌肉，斜向仰卧起坐，4种体式

<u>体位</u>：仰卧位，屈膝仰卧位。

<u>目标</u>：加强躯干屈肌和旋转肌，主要是腹内斜肌和腹外斜肌的力量。

<u>方法</u>：患者仰卧或屈膝仰卧，具体取决于舒适度，双脚和两侧膝关节分开至与髋同宽。仰卧位会引起髂腰肌代偿，建议采用屈膝仰卧位。患者将脊柱弯曲成C形，同时向一侧旋转，使胸骨朝向同侧膝关节方向，肩胛骨向上抬离垫子，同时眼睛看向天花板一侧，下巴回缩。手的摆放位置决定了练习的难易程度，从最容易到最难分别是双手叠放在同侧膝关节（或臀部）外侧（见图A），双臂交叉放在胸前（见图B），双手伸向天花板（见图C），肩关节外旋并且指尖指向耳朵（见图D）。

<u>代偿</u>：脊柱曲线不圆，髋屈肌代偿，利用动量快速起身，屏住呼吸，下巴突出，头部先屈曲，只在动作结束时旋转，或旋转而不抬起。

<u>运动量</u>：重复10次，最多3组，每天1次或每隔1天1次。

4.3.35 力量训练：腹部肌肉，骨盆后倾，直腿下落

<u>体位</u>：仰卧位。

<u>目标</u>：加强腹横肌、股直肌和腹斜肌的力量。

<u>方法</u>：双膝和双脚并拢，患者将双脚抬向天花板时，允许膝关节屈曲。但治疗师指导患者尽可能伸直膝关节（见图A）。在执行动作前，治疗师可以指导患者后倾骨盆（**4.1.4**），以确保患者在执行动作后保持良好的骨盆位置。然后，患者收缩腹部肌肉来保持骨盆后倾，同时慢慢地将脚放下（见图B）。治疗师密切监视患者的骨盆后倾状态，以便在患者无法保持时允许膝关节屈曲，从而可以以屈膝仰卧位作为终末位。在不保持骨盆后倾的情况下进行此练习会对腰椎造成过量的压力，因为髂腰肌将试图代偿，进而可能导致受伤。一旦患者能够在整个动作过程中都保持骨盆后倾状态，就可以将下肢再从垫子上抬至垂直于地面。同样，返回动作开始前，也要保持骨盆后倾。

<u>代偿</u>：骨盆不能保持后倾，屏住呼吸。

<u>运动量</u>：重复10次，最多3组，每天1次或每隔1天1次。

证据在哪里？

希尔兹和海斯（Shields and Heiss, 1997）评估了15名男性受试者在屈膝下落和双膝伸直下落动作中的腹部肌肉活动，以确定肌肉协同效应是否在特定的运动中出现。与屈膝下落相比，双膝伸直下落导致的腹部肌肉活动明显更活跃。在双膝伸直下落动作中出现两种腹肌协同效应：协同效应I表现出高股直肌、高腹外斜肌和低腹内斜肌活动，协同效应II表现出低股直肌、高腹外斜肌和高腹内斜肌活动。研究结果支持在运动方案中使用骨盆后倾的直腿下落动作来实现更强的腹部肌肉协同激活。

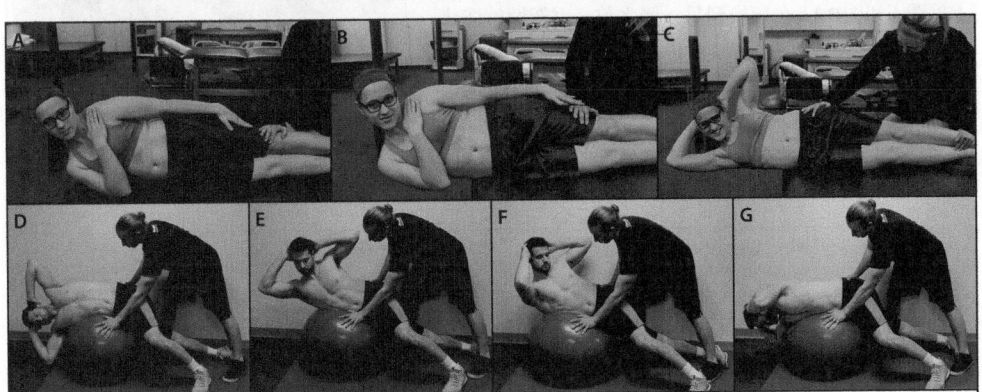

4.3.36　力量训练：腹部肌肉，躯干侧屈

体位：侧卧位。

目标：加强单侧腰方肌、腹内斜肌、腹外斜肌和竖脊肌。

方法：治疗床上，半范围：患者侧躺在治疗床上，双脚叠放；治疗师可以帮助患者稳定下肢；患者上方的手可以放在大腿外侧，下方的手可以放在对侧肩上；患者将躯干抬高，使上方肩关节向同侧髋关节方向移动（见图A）；进阶练习是将上方的手放在头后面，伴随肩关节外展外旋，使上方肘关节向同侧髋关节方向移动。治疗床外，全范围：患者将胸部置于治疗床外，将上半身放低朝向地面，然后重复上述动作（见图B）；进阶练习是将双手放在头后，肩关节外旋（见图C）。瑜伽球（初级）：右膝跪地，左脚朝前，右侧大腿紧靠在球上，将球往身体上方推，右侧膝关节抬离地面，右侧髋关节现在位于球上；左侧膝关节屈曲，左脚平放在地面上，右腿伸展，右脚脚趾在地面上，左手放在球旁边；收紧腹部肌肉并使身体侧面向前移动，即使球向后滚动并重复。瑜伽球（高级）：患者侧躺在球上，球在骨盆下方靠着墙；位于上方的膝关节稍微屈曲，双脚错开以保持稳定；让身体朝地面方向下降，然后重复上述动作；进阶练习是将双手放在头后，肩关节外旋（见图D和图E）；患者可以稍微向后倾斜身体以促进前侧腹斜肌收缩（见图F），或稍微向前倾斜身体以促进腰方肌收缩（见图G）。头部应与胸骨对齐，下巴应收拢。

代偿：脚离开地面，颈部未保持中立位，下巴未收拢。

运动量：保持15~30秒，重复3~5次，每天1次或每隔1天1次。

4.3.37 力量训练: 腹部肌肉、躯干侧屈, 持哑铃

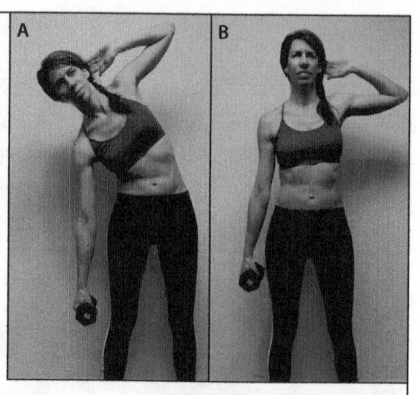

体位: 站立位。

目标: 加强单侧腰方肌、腹内斜肌、腹外斜肌和竖脊肌。

方法: 髋关节和膝关节微屈, 双脚分开至与髋同宽, 腹部深层核心肌肉收缩促使骨盆处于中立位, 将重心放在一侧下肢上。患者手持哑铃向一侧侧屈, 然后返回起始位置(见图A和图B)。在切换到另一侧之前, 重新调整姿势, 头部应与胸骨对齐, 下巴应收拢。

代偿: 膝关节过度伸展, 颈部未保持直立, 下巴未收拢。

运动量: 保持15~30秒, 重复3~5次, 每天1次或每隔1天1次。

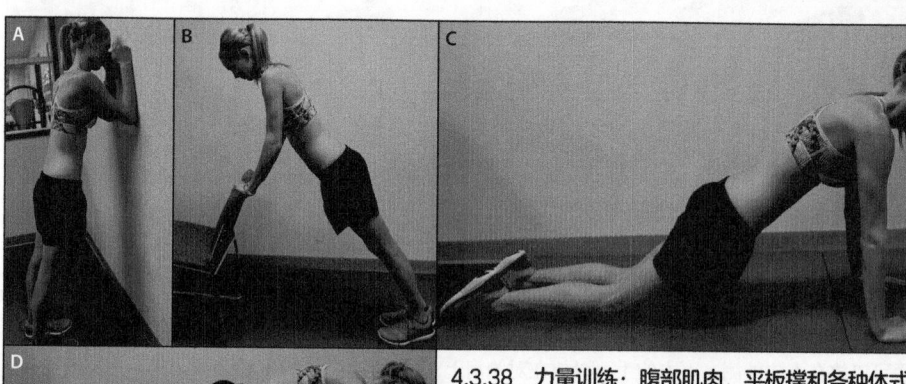

4.3.38 力量训练: 腹部肌肉, 平板撑和各种体式变化

体位: 站立位开始, 进阶到四足位, 再进阶到俯卧位。

目标: 主要目标肌肉为竖脊肌、腹横肌和股直肌, 次级目标肌肉(稳定肌)为斜方肌、菱形肌、肩袖肌群、胸肌、前锯肌、臀大肌、股四头肌、腓肠肌以及三角肌前束、中束和后束。

方法: 站立位(初学者): 患者双脚分开至与髋同宽, 将肘关节放在墙上肩关节以下约4英寸的位置, 并在不抬起脚跟的情况下尽量向后走; 患者在将前臂压向墙壁的同时, 收缩腹部核心肌肉以保持脊柱中立位; 患者可以抬起脚掌, 使脚跟接触地面, 身体微微前倾, 保持呼吸1分钟(见图A)。扶椅站立(初学者): 患者双脚分开至与髋同宽, 不要抬起脚跟; 患者用双手按压椅背的同时, 腹部核心肌肉收缩以保持脊柱中立位; 患者可以抬起脚掌, 使脚跟接触地面, 身体微微前倾, 保持呼吸1分钟(见图B)。四足位: 双手在肩关节正下方, 双膝分开至与髋同宽, 脚尖可以屈曲或者伸展; 患者双手下压地面的同时, 腹部核心肌肉收缩以保持脊柱中立位, 保持呼吸1分钟(见图C)。前臂支撑: 这是大多数人认为的标准平板撑姿势; 患者面部朝下, 双腿伸直, 肘关节屈曲并在肩关节正下方, 双手紧握或伸展(大拇指向上); 双脚的间距应与髋同宽, 肘关节的间距应与肩关节的间距同宽; 在蹬地和抬高身体时腹部核心肌肉收缩以保持脊柱中立位; 患者从头部到脚跟尽量呈一条直线, 保持呼吸1分钟(见图D)。

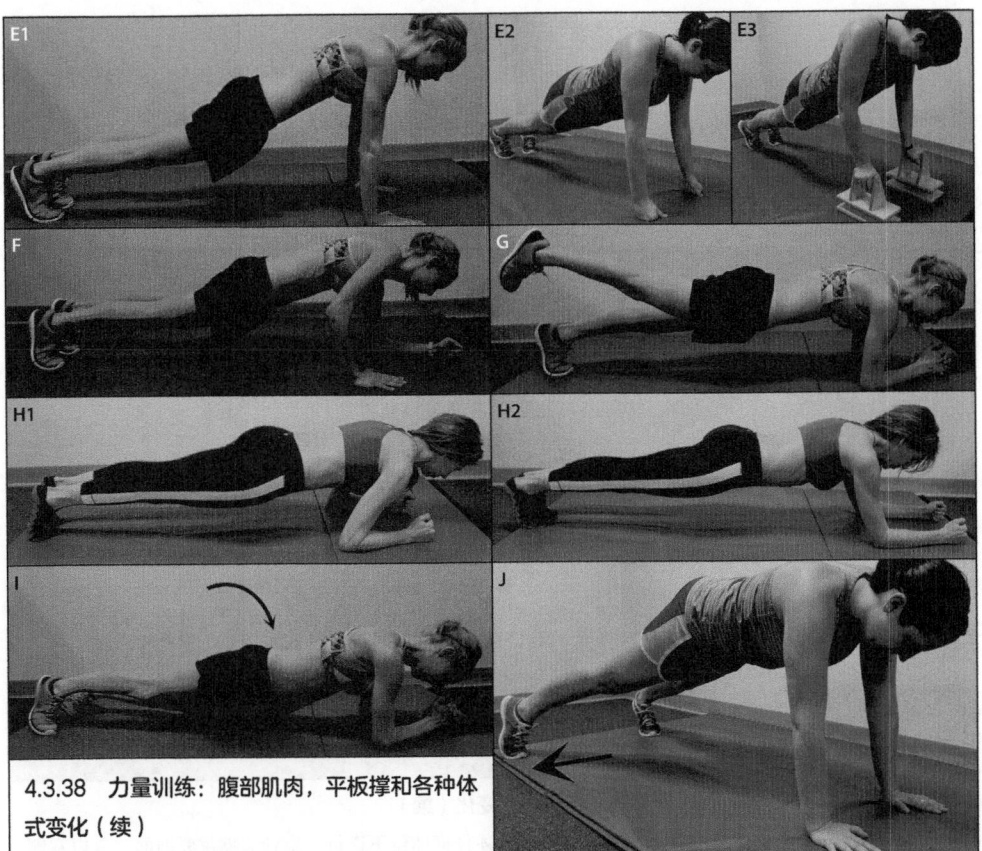

4.3.38　力量训练：腹部肌肉，平板撑和各种体式变化（续）

双手撑地：患者面部朝下，双腿伸直，双手掌心朝下，并置于肩关节下方；双脚分开至与髋同宽，双肘分开至与肩同宽；在撑起时腹部核心肌肉收缩以保持脊柱中立位；患者从头部到脚跟尽量呈一条直线，保持呼吸1分钟（见图E1）；手腕如果有问题（如承重时可能产生疼痛），可改进姿势为用拳头负重或使用俯卧撑架（见图E2和图E3）。前臂到手：首先采用双手撑地姿势，然后通过右前臂支撑下降身体，再通过左前臂支撑下降身体，处于前臂支撑姿势；然后依次右手支撑，左手支撑返回到起始位置（见图F）。交替抬下肢：按照前臂支撑的方法进行，先抬高一侧下肢然后返回，再重复另一侧，不要出现腰部伸展或者旋转（见图G）。摇动：该练习可以在上述任何体位下进行；患者将重心向前移动到前臂上，保持一段时间，然后回到起始姿势（见图H1）；然后患者将重心向后转移到脚上，保持一段时间，然后回到起始姿势（见图H2）。单侧臀部下沉：按照前臂或手支撑的方法进行，可以在上述任何体位下进行；患者将右髋向地面倾斜，同时保持脊柱挺直，腰部不要出现下垂，回到起始姿势，在另一侧重复；该练习更多的是一种旋转运动，因为肩部水平内收，旋转发生在骨盆和髋部（见图I）。脚点地：按照前臂或手支撑的方法进行，可以在上述任何体位进行；将一侧下肢稍微抬离地面，并外展髋关节轻拍地面；不允许身体倾斜、腰部下垂；回到起始姿势，在另一侧重复（见图J）。

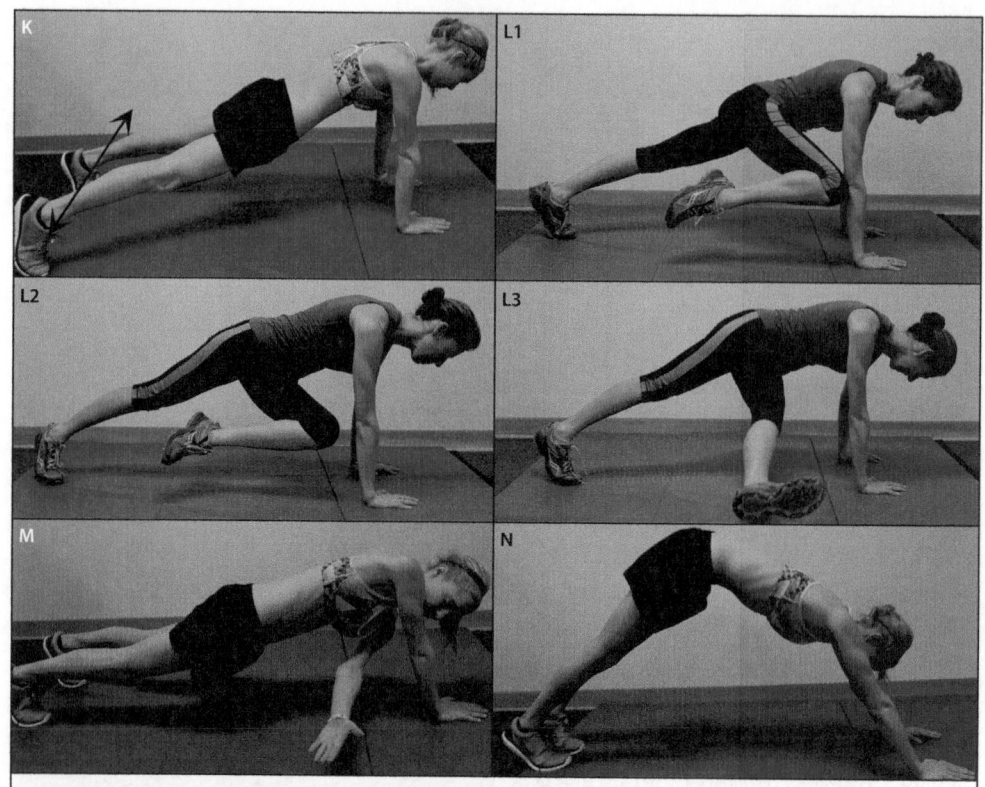

4.3.38　力量训练：腹部肌肉，平板撑和各种体式变化（续）

开合跳：按照前臂或手支撑的方法进行，可以在上述任何体位下进行；患者双脚跳离地面，并以双侧髋外展姿势着地，就像开合跳中的下肢动作一样，然后回到起始姿势（见图K）。膝关节触碰同侧肘关节：按照前臂或手支撑的方法进行，可以在上述任何体位下进行；患者将一侧下肢稍微抬离地面，外展髋关节，屈曲膝关节，使膝关节朝向同侧肘关节移动；不允许身体倾斜、腰部下垂；回到起始姿势，在另一侧重复（见图L1）。膝关节触碰对侧肘关节：患者将一侧下肢稍微抬离地面，外展髋关节，屈曲膝关节，使膝关节朝向对侧肘关节移动；不允许身体倾斜、腰部下垂；回到起始姿势，在另一侧重复（见图L2）。膝关节朝向对侧肘关节并伸直：患者将一侧下肢稍微抬离地面，内收髋关节，屈曲膝关节，使膝关节朝向对侧肘关节，然后伸展膝关节；不允许身体倾斜、腰部下垂；回到起始姿势，在另一侧重复（见图L3）。穿针：按照前臂或手支撑的方法进行，可以在上述任何体位下进行；患者将一侧手抬离地面，并将其穿过另一侧的腋窝下方；该练习更像是一种旋转运动，肩部水平内收，骨盆和髋部旋转；不允许身体倾斜、腰部下垂；回到起始姿势，在另一侧重复（见图M）。下犬式：遵循前臂和手支撑的方法，可以在上述任何体位下进行；髋关节屈曲并向上活动，膝关节随之向上活动，使下肢保持伸直，回到起始姿势（见图N）。

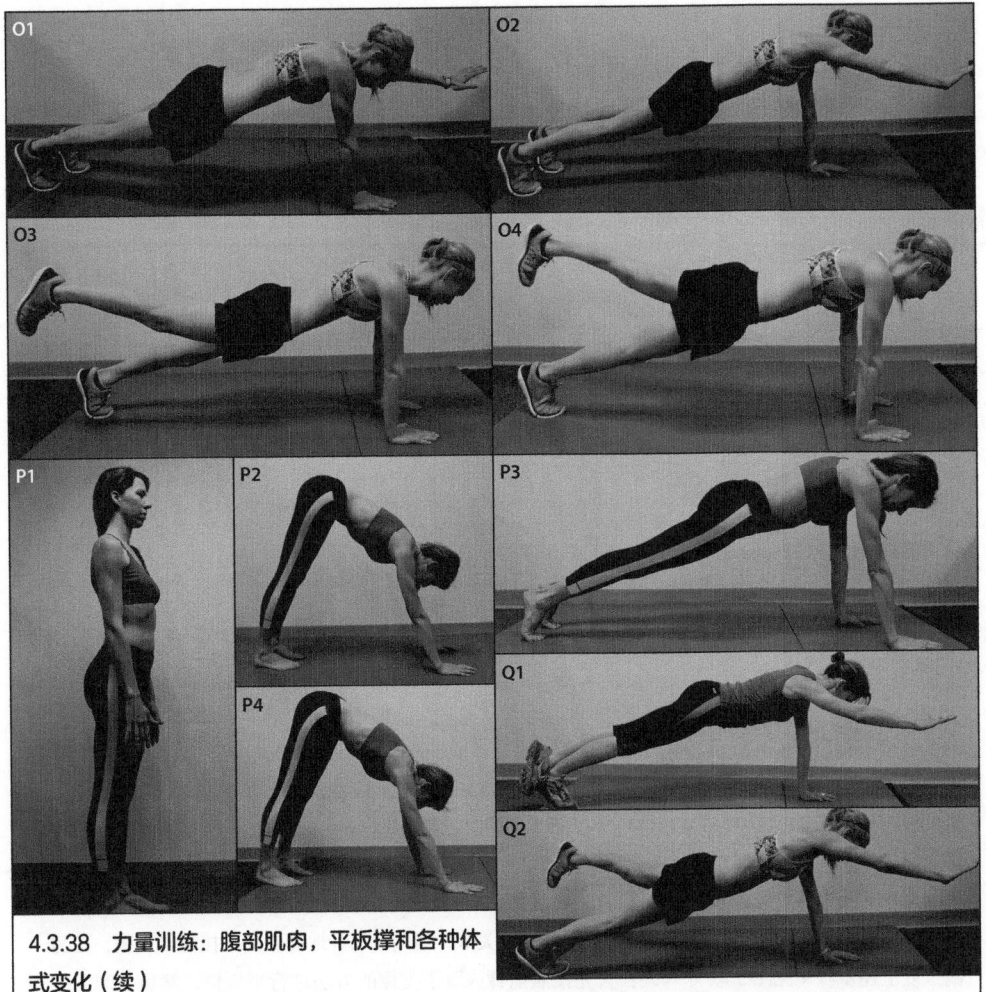

4.3.38 力量训练：腹部肌肉，平板撑和各种体式变化（续）

环游世界：按照前臂或手支撑的方法进行，可以在上述任何体位下进行；患者左手向前伸，返回后再用右手向前伸；然后患者抬起右脚并外展髋关节，返回后再抬起左脚并外展髋关节；沿着一个方向循环进行，最后回到起始姿势（见图O1到图O4）。虫爬：患者呈站立位，髋关节屈曲使双手向前向下够到地板，等双手放到地面上后，患者向前移动双手，就像用手走路一样，直到呈平板撑姿势，然后返回，像"下犬式"练习中描述的一样将手收回，并伸展髋关节直到回到站立位；在整个过程中，脊柱必须保持中立位，这是一个高级的平板撑练习（见图P1到P4）。三点支撑：首先按照前臂或双手支撑的方法进行平板撑，然后将一侧脚放在对侧脚踝上方，对侧手臂放在背后或向前伸出，在另一侧重复（见图Q1）。两点支撑：首先按照前臂或双手支撑的方法进行平板撑，然后伸展一侧髋关节，抬起同侧脚，同时屈曲对侧肩关节，将对侧手臂抬高向前伸，在另一侧重复（见图Q2）。

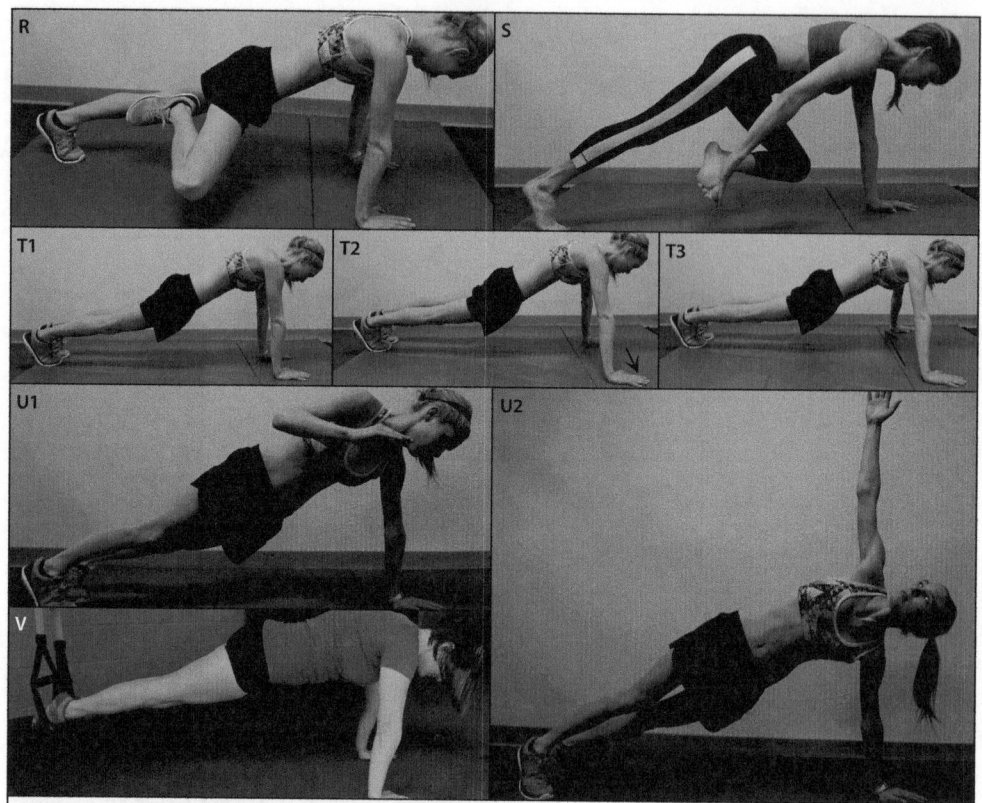

4.3.38　力量训练：腹部肌肉，平板撑和各种体式变化（续）

树式平板撑：首先按照前臂或双手支撑的方法进行平板撑，然后将一侧脚放在对侧膝关节内侧，在另一侧重复上述步骤（见图R）。手碰脚：首先按照前臂或双手支撑的方法进行平板撑，然后一侧脚抬离地面，屈曲同侧膝关节，同时外旋并外展同侧髋关节，对侧手离开地面，向下接触该侧脚，在另一侧重复上述步骤（见图S）。外入式：首先按照前臂或双手支撑的方法进行平板撑，然后一侧手向外侧移动，接着对侧手做同样的动作，最后双手按先后顺序返回起始位置（见图T1到图T3）。开放式旋转：首先按照前臂或双手支撑的方法进行平板撑，将一侧手从地面抬起，手臂向上伸展，同时身体转向侧平板撑的姿势，重心从同侧脚换移到对侧脚的外侧，最后返回起始姿势（见图U1和图U2）；确保肱骨头固定在关节盂内，因为肩部控制不良可能会导致损伤。悬吊带：患者将脚放在悬吊带中，使脚尖与悬吊带接触，同时腹部核心肌肉和盆底肌收缩，以保持脊柱中立位，保持一定时间（见图V）。

<u>注意</u>：颈部应保持中立位并微微屈曲，眼睛注视两手之间，整个支撑过程中保持正常呼吸。用手支撑时，手呈杯状撑地很重要，可以调节重量在手指的分布，这可以降低手腕屈肌的压力，从而减轻手腕部位的压力。另外，还可以用拳头撑地负重或使用俯卧撑架（见图E2和图E3）。肩部周围肌肉保持收缩，肩胛骨轻微下沉和回缩。保持脊柱中立位，头部应与胸骨对齐，下巴应收拢。

<u>运动量</u>：A~E、Q、R、V——每个姿势保持10~60秒，重复3~5次；F~P、S~U——重复10次，1~3组；所有练习每天1次或每隔1天1次。

证据在哪里？

阿特金斯（Atkins, 2014）比较了悬吊训练技术和更传统的等长收缩运动形式对整体核心稳定肌群的神经肌肉激活情况的影响。18名男性青年游泳运动员在有或没有瑜伽球的情况下进行静态平板撑，并保持30秒，然后通过悬吊训练技术进行平板撑。对表面肌电活动的分析发现，与徒手平板撑或瑜伽球上平板撑相比，通过悬吊训练技术进行平板撑能在股直肌中产生更高的峰值振幅，而腹外斜肌和竖脊肌的情况没有差异。该研究的结论是，与腹部侧面和后侧核心肌群相比，悬吊训练技术显著改善了腹部前侧核心肌肉的激活程度。

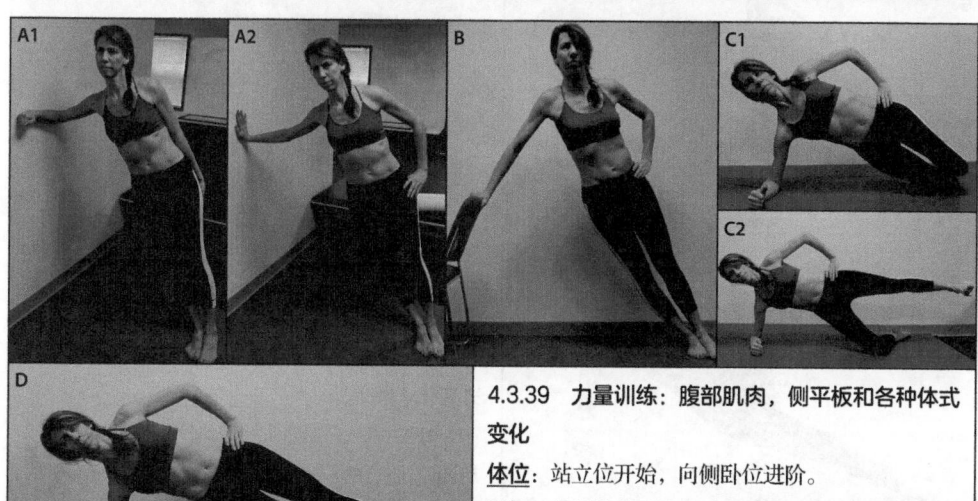

4.3.39 力量训练：腹部肌肉，侧平板和各种体式变化

体位：站立位开始，向侧卧位进阶。

目标：加强的主要肌肉为竖脊肌、腹内斜肌和腹外斜肌、股直肌和腹横肌；加强的次要肌肉为斜方肌、菱形肌、肩袖肌群、前锯肌、臀大肌、股四头肌、腓肠肌以及三角肌前束、中束、后束。

方法：靠墙站立（初学者）：双脚并拢，身体侧面朝着墙壁，距离墙壁一定距离，患者将肘部靠在墙壁上，位置约在肩部以下4英寸；患者在将前臂压向墙壁的同时，使腹部核心肌肉收缩，从而使脊柱保持中立位（见图A1）；随着双脚与墙面的距离增加，身体倾斜角度逐渐增大，并进阶到手掌支撑在墙面上；在每个体位下保持呼吸1分钟（见图A2）。靠椅站立（初学者）：将椅子靠墙放置，患者背朝墙面，然后将一只手放在椅背上，双脚远离椅子；患者在将手压向椅背的同时，使腹部核心肌肉收缩，从而使脊柱保持中立位；随着双脚与椅子的距离增加，身体倾斜角度逐渐增大；保持呼吸1分钟（见图B）。肘和膝支撑（初学者）：从侧卧位开始，屈曲下方的膝关节，位于下方的肘关节支撑身体，将上方的手放在髋部；核心肌肉收缩并抬起躯干，使脊柱伸直（见图C1）；位于上方的膝关节可以屈曲或伸直（见图C2）；外展肩关节和伸展肘关节使指尖指向天花板，将增加练习强度；保持呼吸1分钟。肘和脚支撑：从侧卧位开始，双脚叠放，用下方的肘关节支撑身体，将上方的手放在髋部；核心肌肉收缩并抬起躯干，使脊柱伸直（见图D）；外展肩关节和伸展肘关节使指尖指向天花板，将增加练习强度；保持呼吸1分钟。

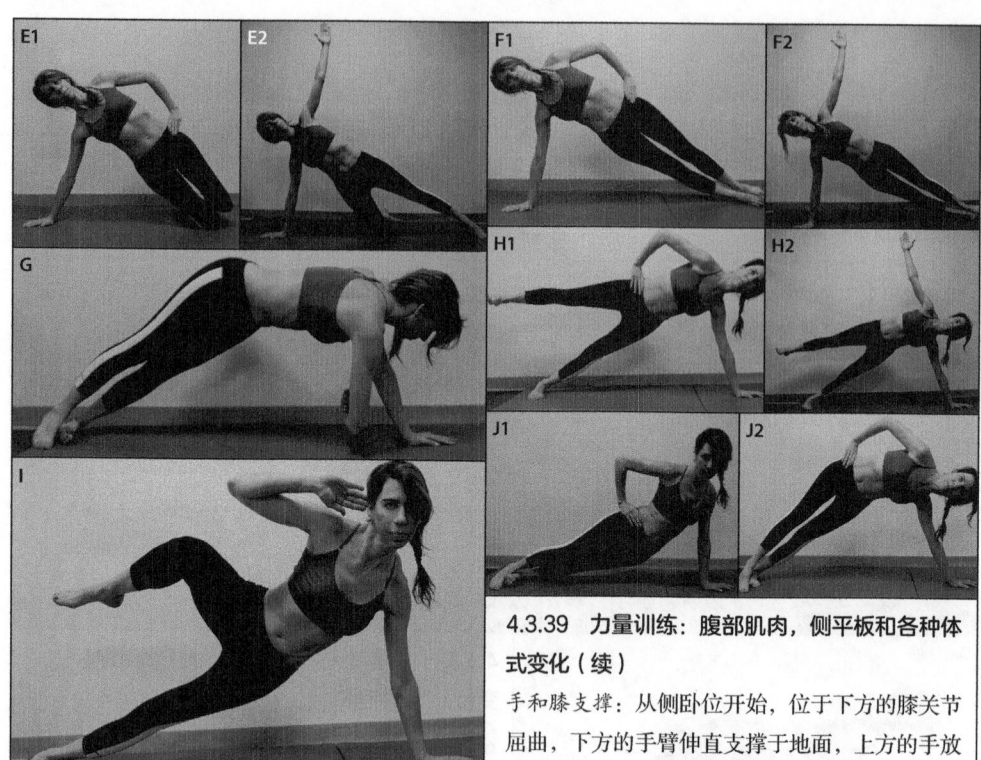

4.3.39 力量训练：腹部肌肉，侧平板和各种体式变化（续）

手和膝支撑：从侧卧位开始，位于下方的膝关节屈曲，下方的手臂伸直支撑于地面，上方的手放在髋部；腹部核心肌肉收缩并抬起躯干，使脊柱伸直（见图E1）；肩关节外展、肘关节伸直使指尖朝向天花板，将增加练习强度（见图E2）；保持呼吸1分钟。手和脚支撑：从侧卧位开始，下方的手位于肩关节下方，上方的手放在髋部；腹部核心肌肉收缩并抬起躯干，使脊柱伸直（见图F1）；肩关节外展、肘关节伸直使指尖朝向天花板，将增加练习强度（见图F2）；保持呼吸1分钟。髋部旋转：首先按照手和脚支撑的方法进行支撑，然后肩关节外展、肘关节伸展使指尖朝向天花板；再将躯干向地面转动，让上方的手在胸部下方穿过身体，然后回到起点（见图G）。抬腿：首先按照手和脚支撑的方法进行支撑，然后上方的髋关节外展，膝关节伸直，脚趾指向前方（见图H1）；患者可以通过外展肩关节和伸展肘关节来增加练习强度（见图H2）。侧卷：首先按照手和脚支撑的方法进行支撑，然后用手触摸上方的耳朵，同时向上屈曲上方的髋关节和膝关节，并使上方的肘关节和膝关节互相靠近（见图I）。髋部下沉：首先按照手和脚支撑的方法进行支撑，上方的手放在髋部，将骨盆朝地面方向下落，然后上抬至最大限度（见图J1和图J2）。

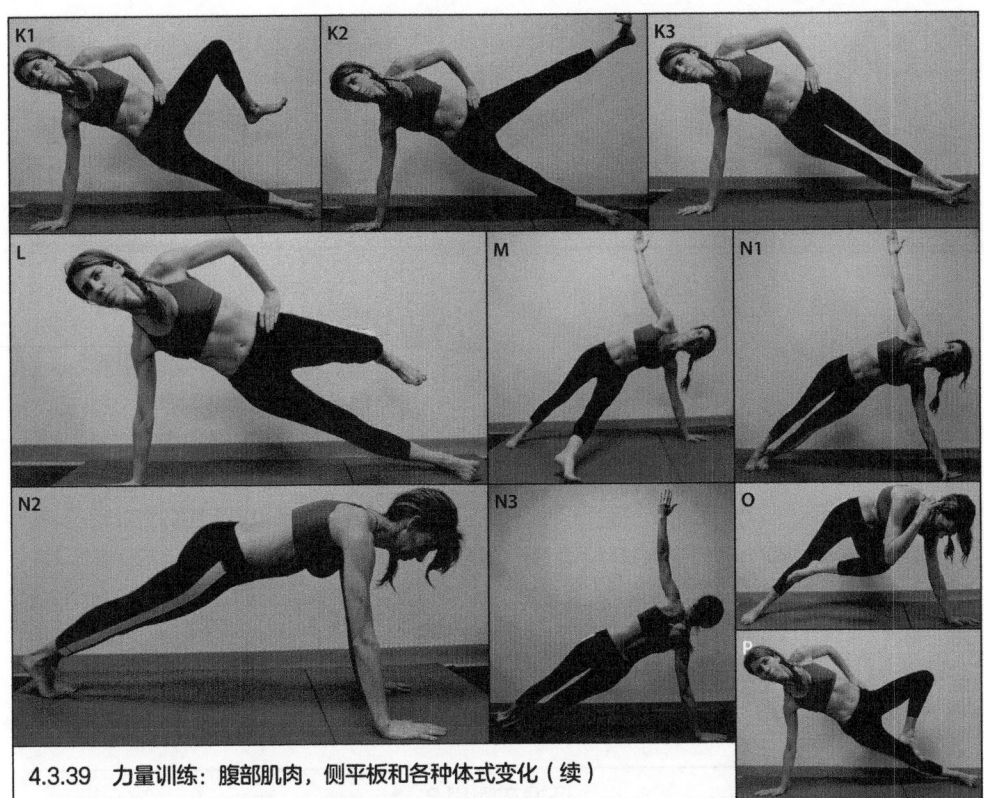

4.3.39　力量训练：腹部肌肉，侧平板和各种体式变化（续）

动态下肢抬高，2种体式：首先按照手和脚支撑的方法进行支撑，上方的手放在髋部；然后上方的髋关节外展，膝关节屈曲；最后上方的膝关节伸直并回到原位（见图K1、图K2和图K3）。行进式：首先按照手和脚支撑的方法进行支撑，上方的手放在髋部；然后上方的髋关节外展、屈曲，膝关节屈曲；最后上方的髋关节和膝关节伸直并回到原位（见图L）。动态下肢屈曲/伸展：首先按照手和脚支撑的方法进行支撑，上方的手指向天花板，位于下方的髋关节和膝关节屈曲，用脚跟轻拍前方的地面，然后伸展髋关节，轻拍后方的地面（见图M）。三点过渡：首先按照手和脚支撑的方法进行支撑，患者用上方的手向地面方向引导身体转动，身体随后过渡到双手支撑，然后过渡到另一侧手支撑，重复动作（见图N1到图N3）。对角仰卧起坐：首先按照手和脚支撑的方法进行支撑，患者用上方的肘部引导，同时屈曲下方的髋关节和膝关节，使上方肘部和下方膝关节接触，重复动作（见图O）。树式：首先按照手和脚支撑的方法进行支撑，然后患者将上方脚的脚底移至下方膝关节内侧，髋关节打开并保持（见图P）。

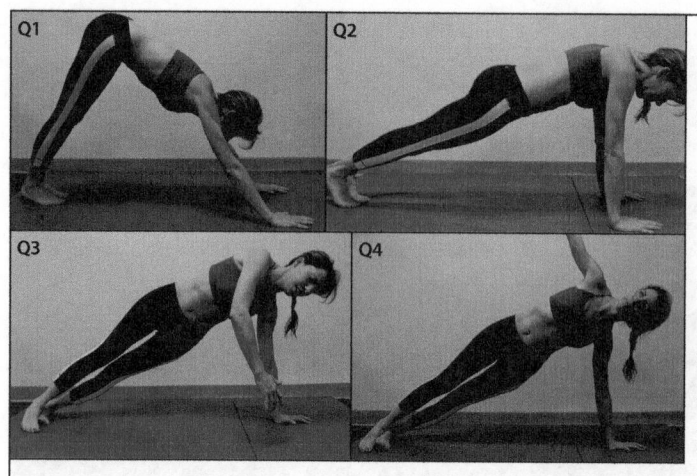

4.3.39 力量训练：腹部肌肉，侧平板和各种体式变化（续）

下犬式到侧平板：首先按照双手支撑的方法进行下犬式支撑，然后伸展髋关节，再通过伸直上抬一侧手臂及向同侧旋转躯干进入手和脚支撑位，最后过渡到侧平板支撑（见图Q1到图Q4）。

注意：颈部应保持中立位并微微屈曲，眼睛注视两手之间，整个支撑过程中保持正常呼吸。用手支撑时，手呈杯状撑地很重要，可以调节重量在手指的分布，这可以降低手腕屈肌的压力，从而减轻手腕部位的压力。另外，还可以用拳头撑地来承重或使用俯卧撑架进行练习。侧平板对于肩部肌肉具有挑战性，为了防止受伤，肩部肌肉应保持活跃和充分发挥功能，肩胛骨轻微下降和回缩。保持脊柱中立位，头部应与胸骨对齐，下巴应收拢。

运动量：A~F、P——每个姿势保持10~60秒，重复3~5次；F~O、Q——重复10次，1~3组；所有练习每天1次或每隔1天1次。

证据在哪里？

尤达斯等人（Youdas et al., 2014）使用表面肌电来评估侧平板期间的肌肉激活情况。具体来说，他们试图确定非负重侧的肌肉活动是否显著。这些研究人员研究了25名受试者在4次侧平板撑（重复3次）中的股直肌、腹外斜肌、斜方肌下束、腰椎多裂肌和臀中肌的激活情况。研究结论是，除了股直肌在旋转侧屈动作中，以及斜方肌下束在躯干侧屈抬高动作中，负重侧肌肉没有表现出比非负重侧肌肉激活更多外，其他几块肌肉都在负重侧都表现出更多的激活。

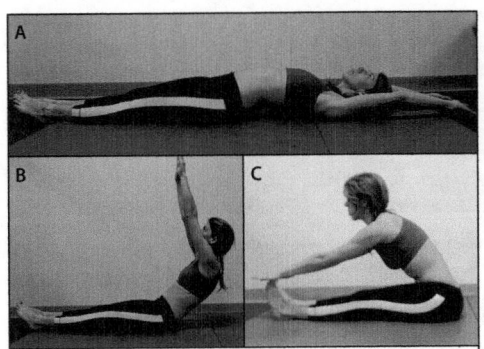

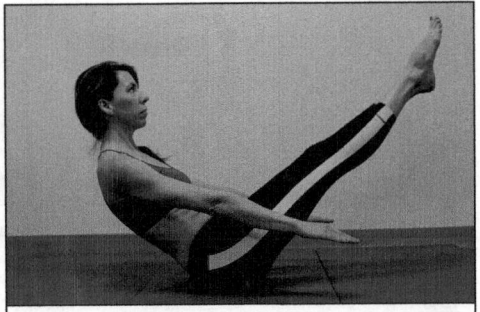

4.3.40　力量训练：腹部肌肉，卷腹（高级）

体位：仰卧位。

目标：减少腰椎前凸，促进盆底肌和下腹部肌肉激活，加强股直肌、腹内斜肌、腹外斜肌的力量。

方法：患者平躺，吸气时将双侧上肢举过头顶，同时腹部核心肌肉收缩以促进骨盆后倾。然后，双侧上肢向上、向前移动，带动脊柱从地面上卷起，直到手触摸脚趾或尽可能向前，双侧脚踝背屈，臀部和大腿内侧肌肉收缩，过程中保持呼气。接着，患者吸气，再让脊柱节段按顺序逐渐返回起始位置（见图A到图C）。注意，全程动作应该缓慢可控。

代偿：躯干卷曲，仅使用髋屈肌和躯干伸肌挺直脊柱，下巴突出，上肢快速移动以增加动力辅助。

运动量：重复10次，2~3组，每天2次或每隔1天1次。

4.3.41　力量训练：腹部肌肉，船形/V形坐姿（高级）

体位：长坐位。

目标：减少腰椎前凸，促进盆底肌和下腹部肌肉收缩，加强股直肌、腹内斜肌、腹外斜肌的力量。

方法：患者呈长坐位，吸气并屈曲膝关节，双脚平放在地面上。患者将双手分别放在两侧大腿的外侧，手指指向脚趾，然后呼气，慢慢将上半身向后倾斜，并抬起双侧下肢，将脚抬离地面几英寸。患者确保在收拢肩胛骨打开胸部的同时保持背部挺直。然后，患者慢慢地尽可能伸直双下肢。患者的上半身和下半身应分别与地面成45°角。从侧面看，患者的身体看起来像一个"V"字，上肢仍与大腿接触，但只是轻轻地触碰，而不是抓住大腿。患者如果准备好了，可以沿着双腿慢慢移动双侧上肢，掌心朝下，直到上肢与地面平行。在返回时，放下双侧下肢，回到长坐位。注意，全程动作应缓慢且可控。

代偿：下巴突出，双手抓腿。

运动量：保持姿势10~30秒，重复5~10次，每天1次或每隔1天1次。

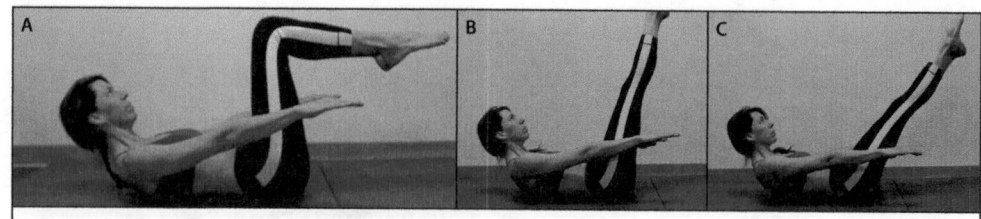

4.3.42 力量训练：腹部肌肉，卷腹加强式，3种方法（高级）

体位：仰卧位。

目标：减少腰椎前凸，促进盆底肌和下腹部肌肉（主要是腹横肌）的收缩，加强股直肌、腹内斜肌和腹外斜肌的力量。

方法：进阶1：患者呈仰卧位，双侧下肢呈90/90姿势，双侧上肢放在身体两侧，掌心朝下；患者收缩腹部肌肉，将头和肩部抬离垫子，抬头看向天花板，下巴略微收拢；双手从垫子上提起，上下摆动，保持手指始终离地直到完成一组练习（见图A）。进阶2：与进阶1中的方法类似，但髋关节屈曲90°，膝关节伸直，这需要腘绳肌具备足够的柔韧性；如果患者不能完全伸展膝关节，则尽可能伸直膝关节（见图B）。进阶3：与进阶1中的方法类似，但髋关节屈曲45°，膝关节伸展（见图C）。

注意：下巴不要突出，双手不要抓腿；动作应缓慢可控，抬起整个上半身；脊柱应呈C形，仅上半身靠近天花板。

运动量：每次摆动30~100次，重复3~5次，每天1次或每隔1天1次。

4.3.43 力量训练：腹部肌肉，剪刀式（高级）

体位：仰卧位。

目标：加强腹横肌和腹内斜肌、腹外斜肌的力量。

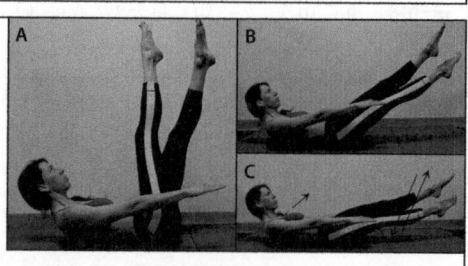

方法：治疗师先指导患者骨盆后倾，然后患者收缩腹部肌肉，抬起肩部和头部，并看向天花板方向，下肢抬高约4英寸，然后双脚进行剪刀样的上下交叉运动。治疗师应密切关注患者的骨盆后倾情况，在不能保持骨盆足够后倾的情况下进行此练习，会对腰椎造成过度压力，因为髂腰肌将试图代偿，并可能导致受伤。

代偿：骨盆失去后倾位，屏住呼吸。

运动量：5~10次，1~3组，每天1次或每隔1天1次。

4.3.44 力量训练：腹部肌肉，下剪式（高级）

体位：仰卧位。

目标：加强腹横肌和腹内斜肌、腹外斜肌的力量。

方法：双膝和双脚并拢，当患者将脚抬向天花板时允许膝关节屈曲。但治疗师指导患者尽可能伸直膝关节，并指导患者先将骨盆置于后倾位（**4.1.4**）。然后患者在通过收缩腹部肌肉保持骨盆后倾位的同时进行双脚向下的剪刀式运动，即先将右脚脚跟置于左脚脚踝上方，然后将左脚脚跟置于右脚脚踝上方，重复上述动作，直到双脚与垫子接触。治疗师应密切关注患者的骨盆后倾情况，如果患者无法维持骨盆后倾，则允许膝关节屈曲，患者可以将脚放在桌子上，并呈屈膝仰卧位。在不能保持骨盆足够后倾的情况下进行此练习，会对腰椎造成过度压力，因为髂腰肌会试图代偿，并可能导致受伤。一旦患者能够在直腿下落中保持骨盆后倾，那么就可以在直腿抬高过程中进行剪刀式练习。同样，在开始抬高之前，必须保持骨盆后倾（见图A、图B和图C）。

代偿：骨盆失去后倾位，屏住呼吸。

运动量：5~10次，1~3组，每天1次或每隔1天1次。

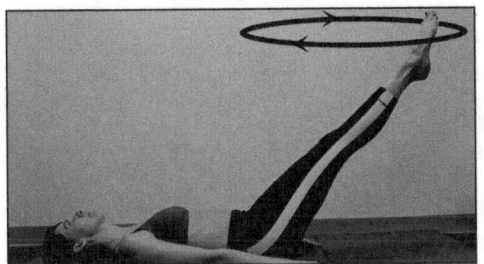

4.3.45 力量训练：腹部肌肉，螺旋式（高级）

体位：仰卧位。

目标：加强腹横肌和腹内斜肌、腹外斜肌的力量，增强对髋关节的控制。

方法：患者仰卧，髋关节屈曲90°，膝关节伸展，上肢放在身体两侧，掌心朝下。治疗师指导患者尽可能伸直膝关节，并指导患者先保证骨盆后倾（**4.1.4**）。然后，患者在通过腹部肌肉收缩保持骨盆后倾的同时，顺时针旋转双侧下肢，用脚趾朝着天花板方向画圆圈，再按逆时针方向重复。治疗师应密切关注患者的骨盆后倾状况，如果患者无法维持骨盆后倾，则允许膝关节屈曲，患者可以将脚放在桌子上，并呈屈膝仰卧位。在不能保持骨盆足够后倾的情况下进行此练习，会对腰椎造成过度压力，因为髂腰肌会试图代偿，并可能导致受伤。一旦患者能够在整个过程中保持骨盆后倾，治疗师可以指导患者画更大的圆圈，并允许患者在画圈的同时将双下肢再抬高些。

代偿：骨盆失去后倾位，屏住呼吸。

运动量：5~10次，1~3组，每天或每隔1天1次。

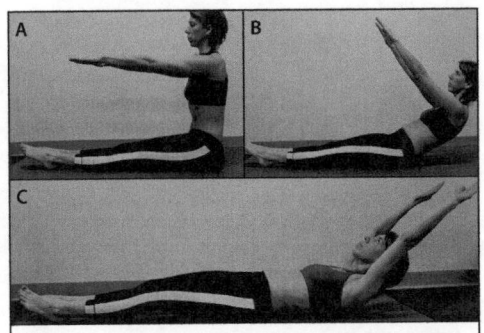

4.3.46 力量训练：腹部肌肉，弹射式（高级）

体位：长坐位，膝关节轻微屈曲。

目标：减少腰椎前凸，促进盆底肌和下腹部肌肉（主要是腹横肌）收缩，加强股直肌、腹内斜肌、腹外斜肌的力量。

方法：患者双脚跖屈、脚跟压向地面，双臂前平举，掌心向下。脊柱挺直，向上凝视，深吸气，然后慢慢呼气的同时将躯干伸展至地面，伸展过程保持数5个数的节奏，终末位时双上肢举过头顶。然后通过上肢引导，呼气并以平稳且爆发式的动作回到起始位置（见图A、图B和图C）。注意，全程动作应缓慢且受控，抬起整个躯干；脊柱保持中立位。

代偿：下巴突出，双手抓腿。

运动量：5~10次，1~3组，每天或每隔1天1次。

4.3.47 力量训练：腹部肌肉，斜转身，健身球敲击（高级）

目标：屈膝仰卧位。

目标：加强腹横肌、腹内斜肌、腹外斜肌的力量，增强对髋关节的控制。

方法：患者从屈膝仰卧位的姿势坐起来，然后上半身向后倾斜30°~45°，收缩腹部的深层核心肌肉，同时双手拿着一个健身球放在膝盖上。然后，患者拿着球向身体一侧扭转，用球击打地面，再慢慢旋转到相反一侧，并用球击打地面（见图A）。进阶动作是双脚离开地面，进入部分划船姿势，允许膝关节屈曲，重复前面所述动作（见图B）。

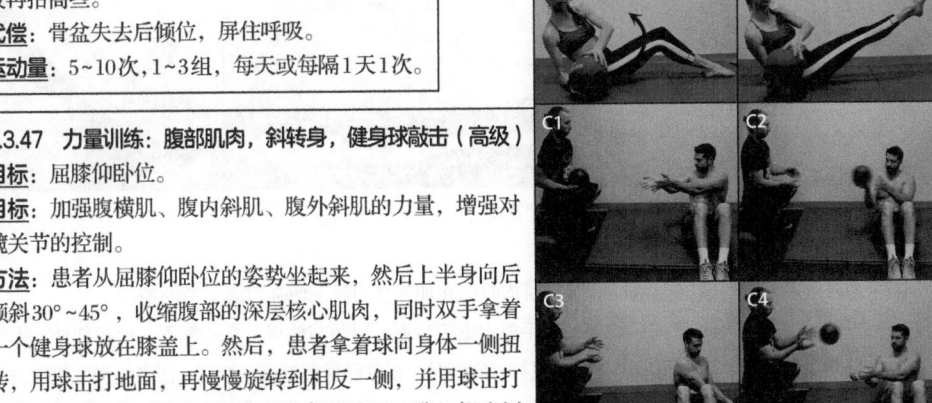

患者也可以采用前2种姿势将球投向治疗师。当患者向治疗师投球时，治疗师可以站在患者面前，也可以站在患者的一侧，并要求患者进行动态扭转（见图C1到图C4）。

代偿：骨盆失去后倾位，屏住呼吸。

运动量：5~10次，1~3组，每天1次或每隔1天1次。

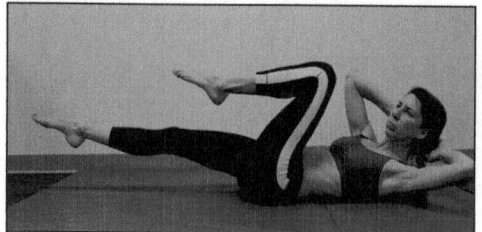

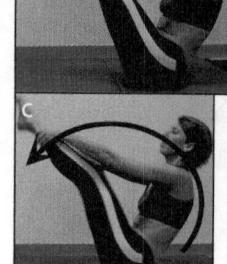

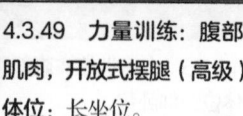

4.3.48 力量训练: 腹部肌肉, 斜扭转, 自行车 (高级)

体位: 仰卧位。

目标: 加强腹横肌、股直肌和腹内斜肌、腹外斜肌的力量, 增强对髋关节的控制。

方法: 患者仰卧, 下肢呈90/90姿势, 双膝分开至与髋同宽, 双手放在头后, 但不要牵拉颈部。患者收缩腹部的深层核心肌肉, 抬起头部和上背部, 并用手支撑头部, 同时使一侧肩关节朝向对侧膝关节移动, 重点是扭转腰部, 同时对侧髋关节和膝关节屈曲, 同侧膝关节完全伸展。在另一侧重复。

代偿: 骨盆失去后倾位, 屏住呼吸。

运动量: 5~10次, 1~3组, 每天1次或每隔1天1次。

4.3.49 力量训练: 腹部肌肉, 开放式摆腿 (高级)

体位: 长坐位。

目标: 减少腰椎前凸, 促进盆底肌和下腹部肌肉 (主要是腹横肌) 收缩。

方法: 患者呈长坐位, 吸气并屈曲髋关节, 双脚离开地面, 双手抓住脚踝, 双腿伸直。患者收缩腹部肌肉, 将双侧下肢向上抬高, 使身体形成V形, 髋关节内收 (见图A)。患者再次吸气, 从臀部沿脊柱向后滚动至肩胛骨贴地 (见图B)。呼气, 回到起始位置, 身体保持平衡3~5秒, 然后重复 (见图C)。注意, 全程动作应该缓慢且可控。

代偿: 下巴突出。

运动量: 重复5~10次, 1~3组, 每天或每隔1天1次。

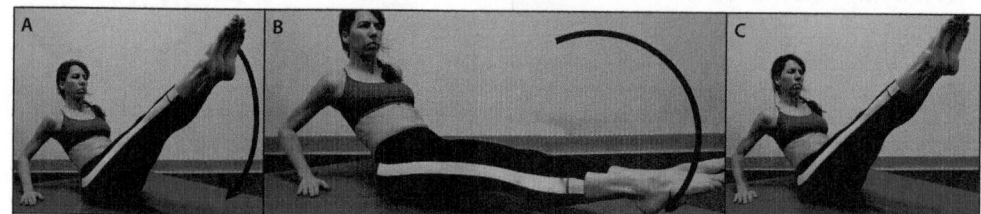

4.3.50 力量训练: 腹部肌肉、髋部扭转 (高级)

体位: 长坐位。

目标: 减少腰椎前凸, 促进盆底肌和腹部肌肉收缩和加强其力量, 增强对髋关节的控制。

方法: 患者呈长坐位, 躯干向后倾斜, 双手放在躯干后面, 肘关节伸展, 掌心朝下, 拇指朝外, 手指指向远离患者的方向。患者将肩胛骨回缩以打开胸部时, 要确保背部挺直。然后, 患者慢慢地使髋关节屈曲, 双侧下肢与地面约成45°角, 膝关节伸展, 同时保持腹部的深层核心肌肉收紧。从侧面看, 患者的身体应该像一个V形。患者吸气并向右下方旋转双侧下肢, 呼气并向左旋转, 然后再顺时针旋转到起始位置 (见图A到图C)。在完成一组之后, 再进行相反方向的运动。注意, 全程动作应缓慢且可控。

代偿: 下巴突出。

运动量: 重复5~10次, 1~3组, 每天1次或每隔1天1次。

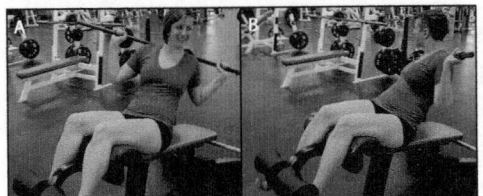

4.3.51　力量训练：腹部肌肉，手持杆扭转（高级）

体位：向后倾斜坐位。

方法：减少腰椎前凸，促进盆底肌和腹部肌肉的收缩和加强其力量，增强对髋关节的控制。

方法：患者坐在长椅上，脚踝在滚轮下锁定，向后倾斜至髋关节屈曲约90°，同时将长杆放在肩膀后面。患者向两侧扭转，在末端停顿1~2秒（见图A和图B）。该练习也可以在直凳上完成，但需要屈曲髋关节，身体前倾使胸部超过膝关节。注意，全程动作应缓慢且可控。

代偿：下巴突出。

运动量：尽可能多地重复，每天1次或每隔1天1次。

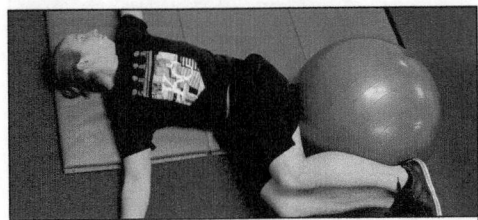

4.3.53　力量训练：瑜伽球，下躯干旋转

体位：下肢90/90，腿在球上。

目标：加强下躯干旋转肌（腹斜肌），促进盆底肌和腹横肌收缩。

方法：患者从背部平放开始，髋关节和膝关节屈曲90°（下肢90/90），小腿放在球上，通过腹部的深层核心肌肉来维持脊柱中立位。患者双侧上肢外展，向身体两侧打开，膝关节完全向左旋转，然后向右旋转。腹部肌肉收缩，避免腰部伸展，双膝保持在一起。全程动作要慢，肩部应与地面保持接触。

代偿：下背部呈弓形，屏住呼吸。

运动量：重复5~10次，1~3组，每天1次或每隔1天1次。

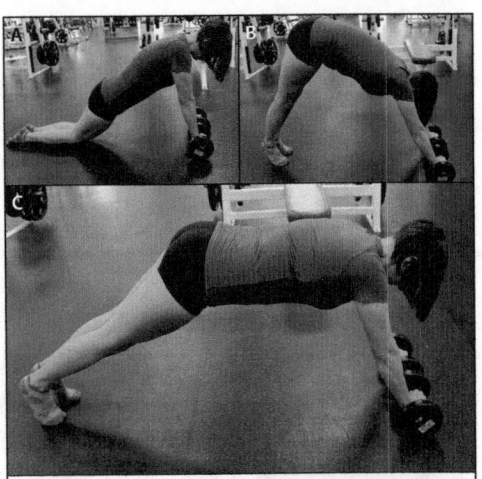

4.3.52　力量训练：腹部肌肉，手持哑铃卷腹（高级）

体位：高跪姿，站立位。

目标：这是高级的腹部肌肉练习，主要加强盆底肌、腹部肌肉和背阔肌，仅适用于运动型患者。

方法：患者从高跪姿开始，髋关节屈曲，双手分别放在两个重5~10磅的奥林匹克哑铃上（见图A）。患者收紧腹部肌肉，以俯卧撑动作开始。患者应保持背部微微拱起，然后抬起髋关节，呼气时将哑铃向膝关节方向滚动。在整个运动过程中，上肢应尽量保持垂直于地面，否则肩部和背部肌肉将比腹部肌肉更容易得到锻炼。在进阶练习中，患者从站立位开始，髋关节屈曲，双手放在哑铃上，收紧核心肌肉，然后抬起臀部，呼气时将哑铃向脚的方向滚动。在整个运动过程中，上肢应保持垂直于地面，否则肩部和背部肌肉比腹部肌肉更容易得到锻炼（见图B和图C）。注意，全程动作应缓慢且可控。

代偿：下巴突出。

运动量：5~10次，1~3组，每天1次或每隔1天1次。

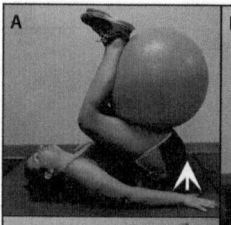
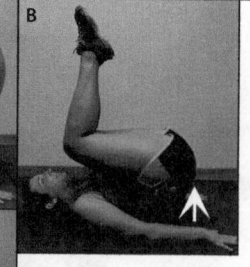

4.3.54 力量训练：瑜伽球，腹部和腰部肌肉，双膝触胸/反向仰卧起坐

体位：下肢90/90，腿放在球上。

目标：加强股直肌、髂腰肌和腘绳肌，促进盆底肌和腹横肌激活。

方法：仰卧屈膝收腹：背部平放，髋关节和膝关节屈曲90°（下肢90/90），上肢放在身体两侧，小腿放在球上；患者的腹部深层肌肉收缩，在保持骨盆后倾的同时维持脊柱中立位；患者在小腿和臀部之间挤压球，然后夹住球并举起，将膝关节放在胸前；在终末位挤压腹部，然后回到起始位置，整个过程肩部应与地面保持接触（见图A）。

无球反向仰卧起坐：患者仰卧，髋关节和膝关节屈曲90°，脚踝并拢，双手掌心朝下；患者收缩腹部肌肉，卷曲下躯干，向上抬起膝关节，使下背部和臀部刚好抬离地面，然后慢慢降低，直到下背部轻擦地面，重复（见图B）。这项练习也可以通过伸展膝关节来增加额外的挑战（见图C）。

代偿：下背部拱起，屏住呼吸。

运动量：重复5~10次，1~3组，每天或每隔1天1次。

证据在哪里？

威利特、海德、乌尔劳布等（Willett, Hyde, Uhrlaub et al., 2001）采用5种常见的腹部肌肉强化训练，对腹直肌下部和腹外斜肌的肌电活动进行评估。25名健康受试者参与了这项研究。研究结果表明：反向仰卧起坐使腹直肌下部肌肉活动量最大，V形坐姿和反向仰卧起坐练习使腹外斜肌活动量最大，躯干卷曲、反向仰卧起坐、扭转躯干和V形坐姿中腹直肌上部肌肉的活动量相似。他们由此得出结论：腹部肌肉强化训练可以不同程度地激活腹部肌群，这与一些关于特定训练效果的传统假设相矛盾。

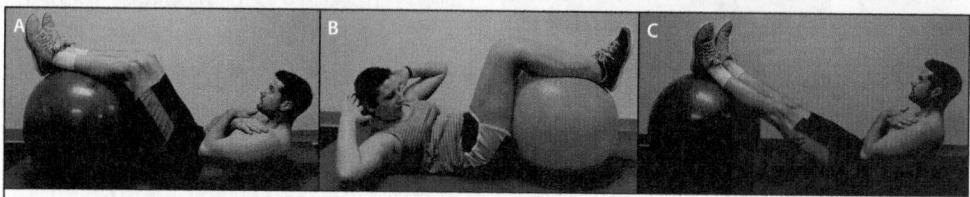

4.3.55 力量训练：瑜伽球，腹部肌肉，仰卧起坐，腿在球上

体位：下肢90/90，腿放在球上。

目标：加强躯干屈肌——股直肌、腹内斜肌、腹外斜肌和腹横肌。

方法：开始时背部平直，髋关节和膝关节屈曲90°（下肢90/90），小腿放在球上。上肢可以放在不同的位置，从最简单到最难依次是放在身体两侧，叠放在双膝之间，交叉放于胸部，伸向天花板，指尖指向耳朵伴肩关节外转。患者将脊柱卷曲成C形，肩胛骨抬离垫子，同时眼睛看向天花板，下巴缩回（见图A）。对角线弯曲上半身可以增强对腹内斜肌、腹外斜肌的刺激。患者在卷曲时向一侧旋转，使胸骨朝向对侧膝关节（见图B）。该练习也可以通过膝关节伸展，将脚踝/小腿放在瑜伽球上来进行（见图C）。

代偿：脊柱曲线不够圆，用髋屈肌代偿，通过动量快速移动，屏住呼吸，下巴突出，颈部肌肉过度收缩。

运动量：重复10次，最多3组，每天1次或每隔1天1次。

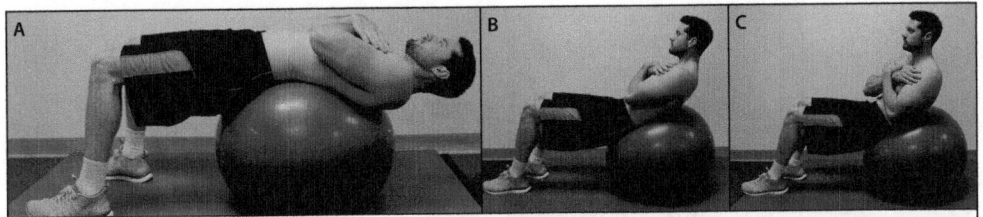

4.3.56　力量训练：瑜伽球，腹部肌肉，仰卧起坐，桌式

体位：瑜伽球上桌式。

目标：加强躯干屈肌——股直肌、腹内斜肌、腹外斜肌和腹横肌，同时髋内收肌、臀肌和腘绳肌进行等长收缩，使用瑜伽球有助于缓冲和支撑腰椎。

方法：患者先坐在球上，然后滚动瑜伽球至瑜伽球上桌式（也称为反桥式）姿势，使球位于腰椎下方。上肢可以放在不同位置，从最简单到最难依次是放在身体两侧，叠放在双膝之间，交叉放于胸部，伸向天花板，指尖指向耳朵伴肩关节外转。患者将脊柱卷曲成C形，并保持膝关节屈曲90°（见图A），从而进行仰卧起坐。患者还可以在膝关节之间夹一个小球，在练习过程中挤压小球可以帮助促进髋内收肌收缩，并保持膝关节和髋关节对齐。保持眼睛看向天花板，下巴收拢（见图B）。对角线运动可以增加对腹内斜肌、腹外斜肌的锻炼。患者旋转至一侧，同时卷曲上半身，使胸骨朝向对侧膝关节（见图C）。

代偿：脊柱曲线不够圆，用髋屈肌代偿，通过动量快速移动，屏住呼吸，下巴突出，颈部肌肉过度收缩。

运动量：重复10次，最多3组，每天1次或每隔1天1次。

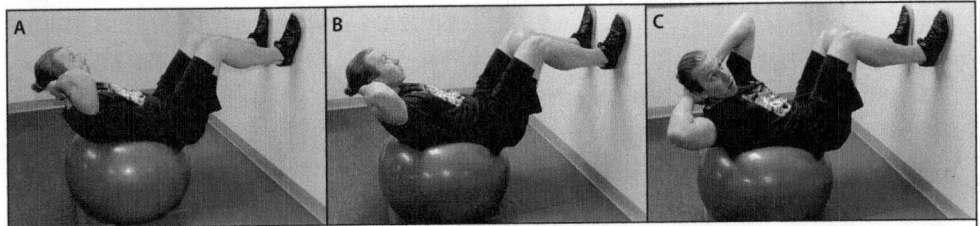

4.3.57　力量训练：瑜伽球，腹部肌肉，仰卧起坐

体位：仰卧在球上，双脚在墙上，下肢90/90。

目标：加强躯干屈肌——股直肌、腹内斜肌、腹外斜肌和腹横肌，使用瑜伽球有助于缓冲和支撑腰椎。

方法：患者坐在球上，离墙壁大约2英尺（1英尺约为30.48厘米，全书余同）远，将脚置于墙面上，滚动球，使球位于腰椎下方，自身呈下肢90/90体位。上肢可以放在不同位置，从最简单到最难依次是放在身体两侧，叠放在双膝之间，交叉放于胸部，伸向天花板，指尖指向耳朵伴肩关节外转。患者将脊柱卷曲成C形，并保持膝关节屈曲90°（见图A），从而进行仰卧起坐。患者还可以在膝关节之间夹一个小球，在练习过程中挤压小球可以帮助促进髋内收肌收缩，并保持膝关节和髋关节对齐。保持眼睛看向天花板，下巴收拢（见图B）。对角线运动可以增加对腹内斜肌、腹外斜肌的锻炼。患者旋转至一侧，同时卷曲上半身，使胸骨朝向对侧膝关节（见图C）。

代偿：脊柱曲线不够圆，用髋屈肌代偿，通过动量快速移动，屏住呼吸，下巴突出，颈部肌肉过度收缩。

运动量：重复10次，最多3组，每天1次或每隔1天1次。

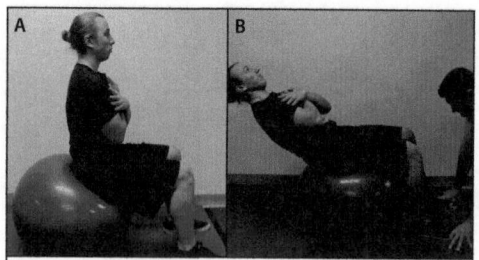

4.3.58 力量训练：瑜伽球，腹部肌肉，向后靠

体位：瑜伽球坐姿。

目标：减少腰椎前凸，促进盆底肌和腹部肌肉收缩和加强其力量。

方法：患者坐在球上，上半身向后倾斜，双脚放在地面上，使下肢呈90/90姿势，上肢在胸前交叉。上半身在向后倾斜时，保持脊柱呈圆形或C形曲线。保持一段时间后返回起始位置（见图A和图B）。注意，全程动作应缓慢且可控。

代偿：下巴突出。

运动量：保持向后靠姿势15秒，重复5~10次，1~3组，每天1次或每隔1天1次。

4.3.60 力量训练：瑜伽球，腹部肌肉，折叠，4种体式

体位：瑜伽球上平板撑。

目标：加强股直肌、腹内斜肌、腹外斜肌和背阔肌的力量，促进盆底肌和腹横肌收缩。

方法：膝关节屈曲：开始时双手放在肩部下方，膝关节伸直，双脚放在球上；腹部肌肉收缩使髋关节和膝关节屈曲，双脚保持放在球上，肩关节保持90°屈曲（见图A和图B）。膝关节屈曲，髋关节抬起：腹部肌肉收缩使髋关节屈曲和膝关节屈曲，同时将臀部向天花板方向抬起，肩关节进一步屈曲至约110°（见图C）。膝关节伸展，髋关节抬起"下犬式"：腹部肌肉收缩使髋关节屈曲，同时保持膝关节伸展，并将臀部向天花板抬起，直到脚趾在球上，肩关节进一步屈曲至约130°（见图D）。倒立，从膝关节伸展开始继续挤压腹部：臀部抬高呈"下犬式"到上半身完全倒立，肩关节屈曲180°；患者推压地面，使肩关节下沉以保护颈部和肩部（见图E）。

代偿：下背部呈弓形，屏住呼吸。

运动量：重复5~10次，1~3组，每天1次或每隔1天1次。

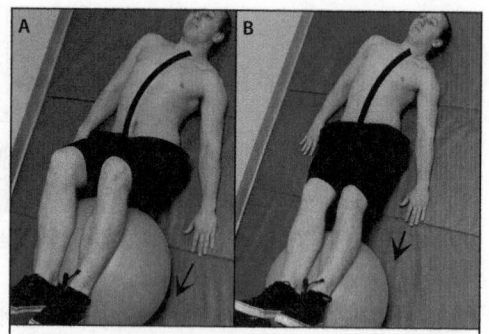

4.3.59 力量训练：瑜伽球，腹部肌肉，腹内斜肌，腹外斜肌，侧屈

体位：下肢90/90，小腿放在球上，膝关节屈曲或伸展。

目标：加强腹内斜肌、腹外斜肌，促进盆底肌和腹横肌收缩。

方法：从背部平放开始，髋关节和膝关节屈曲90°（下肢90/90），上肢放在身体两侧，小腿放在球上。患者的腹部深层核心肌肉收缩，在保持骨盆后倾的同时使脊柱处于中立位。然后患者侧屈腰部，将对侧手向同侧脚的方向移动。返回起始位置，在另一侧重复（见图A）。这项练习也可以在膝关节伸展，小腿放在球上的情况下进行（见图B）。头部和胸骨呈一条直线，下巴微微收拢，眼睛凝视天花板，肩部和整个上肢与地面保持接触。

代偿：下背部呈弓形，屏住呼吸。

运动量：重复5~10次，1~3组，每天1次或每隔1天1次。

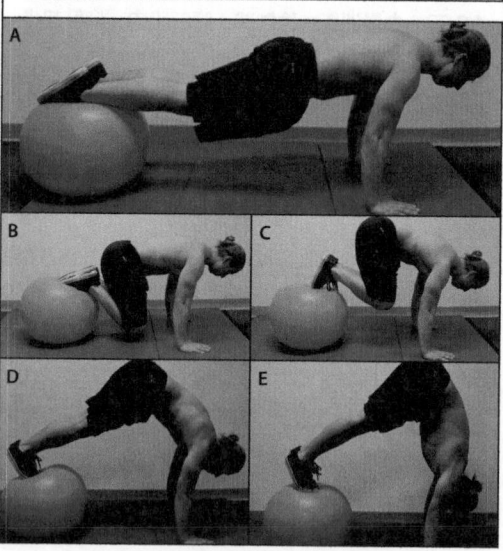

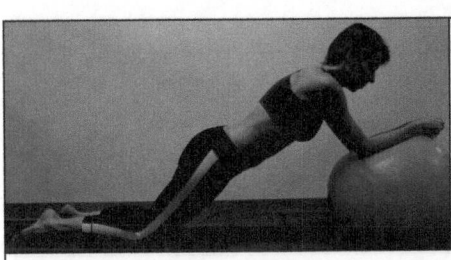

4.3.61　力量训练：瑜伽球，腹部肌肉，滚出

体位：高跪姿。

目标：加强股直肌、腹内斜肌、腹外斜肌和背阔肌的力量，促进盆底肌和腹横肌收缩。

方法：瑜伽球距离膝关节约12英寸，患者双手紧握置于球上，并收缩腹部肌肉。患者将球向前滚动，使其远离膝关节，直到球位于前臂下方，从而将重量转移至上肢，脊柱保持中立位。

代偿：下背部拱起，屏住呼吸，耸肩。

运动量：保持5~15秒，重复5~10次，1~3组，每天1次或每隔1天1次。

证据在哪里？

埃斯卡米利亚（Escamilla, 2010）发现，在滚出式和下犬式练习中，股直肌、腹外斜肌和腹内斜肌的肌电信号比在其他瑜伽球上的腹部练习（膝关节抬高、滑雪式、右髋伸直、左髋伸直、俯卧撑和坐姿行进式）以及两种传统腹肌训练（仰卧起坐和屈膝仰卧起坐）中更强，背阔肌肌电信号在下犬式、膝关节抬高、滑雪式、左右髋关节伸展和下降俯卧撑动作中更强。研究人员认为，滚出式和下犬式练习在激活腹直肌上部和下部肌肉、腹外斜肌和腹内斜肌以及背阔肌的同时，也减少了腰椎椎旁肌和股直肌的活动。

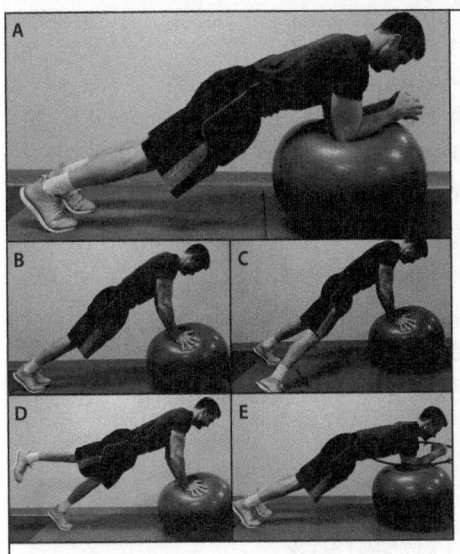

4.3.62　力量训练：瑜伽球，腹部肌肉，平板撑和各种体式变化，上肢

体位：高跪姿。

目标：加强股直肌和腹内斜肌、腹外斜肌的力量，促进盆底肌和腹横肌收缩。

方法：肘关节放在球上：球位于膝关节前约12英寸处，患者双侧前臂紧靠并将肘关节放在球上；患者通过腹部肌肉收缩将膝关节抬高，同时脚趾着地，进入俯卧撑姿势，脊柱保持中立位；保持一段时间，然后返回起始位置，重复（见图A）。双手放在球上：从相同的姿势开始，患者将双手放在球上，腹部肌肉收缩，抬高膝关节，同时脚趾着地，进入俯卧撑姿势，脊柱保持中立位；保持一段时间，然后返回起始位置，重复（见图B）。轻叩地面：将一侧腿稍微抬离地面，然后外展髋关节并用脚轻叩地面；不允许身体倾斜，降低背部至凹陷状；返回起始位置，在另一侧重复（见图C）。交替抬腿：抬起一侧腿并返回，在另一侧重复；不要使背部下降呈伸展状，或身体侧滚（见图D）。肘部画圈：增大双脚之间的距离，重复肘关节放在球上的步骤，下腹部肌肉收缩，将肘部顺时针旋转一圈；完成完整的一组后，逆时针重复（见图E）。

代偿：下背部拱起，臀部下垂，屏住呼吸，在球上耸肩。

运动量：肘关节放在球上和双手放在球上——保持5~30秒，重复5~10次，进行1~3组；轻叩地面、交替抬腿和肘部画圈——重复5~10次，进行1~3组，每天1次或每隔1天1次。

证据在哪里？

斯纳尔和艾斯克（Snarr and Esco, 2014）研究了在多个不稳定装置上进行平板撑时的股直肌、腹外斜肌和竖脊肌肌电活动情况。12名健康的男性和女性受试者参加了这项研究。所有受试者都进行了两次等长收缩，共有5种不同的平板撑体式变化。结果表明，与传统稳定装置上的平板撑相比，在不稳定的平面上进行平板撑增加了表浅肌肉组织的肌电活动。因此，在不稳定的装置上进行的传统平板撑可以被视为高级变式，适合在需要更大挑战时使用。

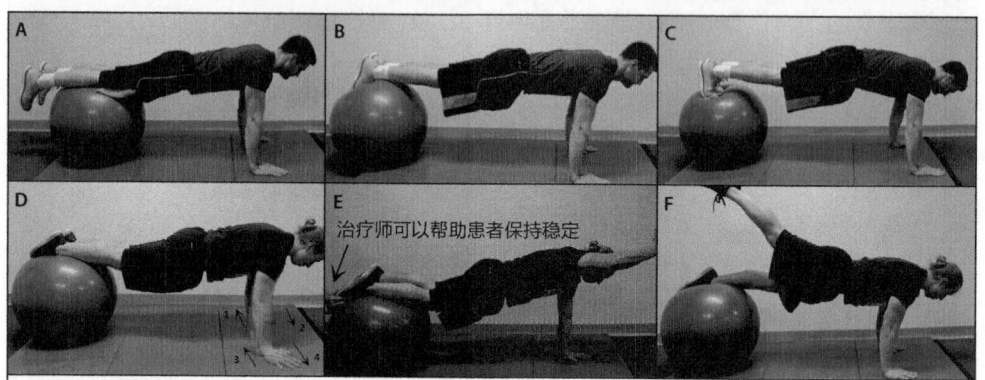

4.3.63　力量训练：瑜伽球，腹部肌肉，平板撑和下肢

体位：四足位。

目标：加强股直肌、腹内斜肌、腹外斜肌和背阔肌的力量，促进盆底肌和腹横肌收缩。

方法：从四足位位于瑜伽球上开始，膝关节伸直，双脚分开至与髋同宽，双手放在前面的地面上。膝关节在球上：患者腹部肌肉收缩，双手向前爬行，将球滚动到膝关节下方；治疗师指导患者拉长双侧下肢，将双脚向后延伸；双手继续向前爬行，同时保持腹部肌肉收缩，使腹部远离地面；返回起始位置并重复进行（见图A）。脚踝/脚在球上：重复膝关节在球上的操作，只是患者使球滚动到脚踝下（见图B），甚至使脚趾压在球上（见图C）。轻拍：将一只手稍微抬离地面，水平外展肩关节，用手轻拍地面；不允许身体倾斜，降低背部至凹陷状；返回起始位置，在另一侧重复（见图D）。交替肩关节屈曲：将一侧上肢上抬到与地面平行，然后返回，在另一侧重复；不要让下背部伸展或身体向侧方滚动（见图E）。交替抬腿：抬起一侧下肢并返回，在另一侧重复；不要让下背部伸展或身体向侧方滚动（见图F）。

代偿：下背部拱起，臀部下垂，屏住呼吸，耸肩。

运动量：膝关节在球上和脚踝/脚在球上——保持5~30秒，重复5~10次，进行1~3组；轻拍、交替肩关节屈曲和交替抬腿——重复5~10次，进行1~3组，每天或每隔1天1次。

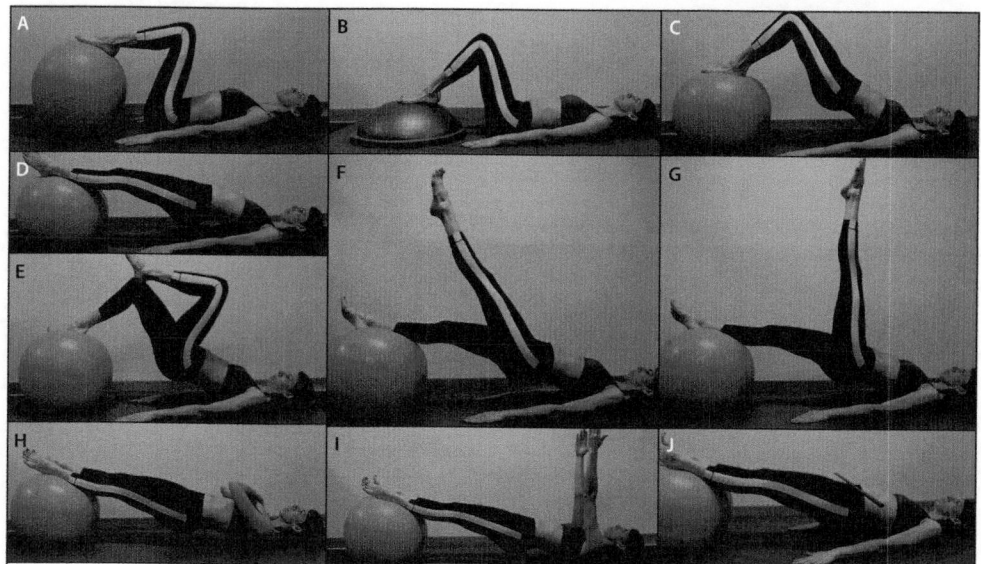

4.3.64 力量训练：瑜伽球，腹部肌肉，桥式和各种体式变化

体位： 仰卧位。

目标： 加强臀大肌、腘绳肌和竖脊肌的力量，促进盆底肌和腹横肌收缩。

方法： 以仰卧位开始，膝关节和髋关节屈曲，双脚放在球上（见图 A），双手放在地面上。初学者可以从 BOSU 球开始，它能够提供从稳定表面到不稳定表面的逐渐过渡（见图 B）。双膝屈曲：患者腹部肌肉收缩，伸展髋关节，使臀部抬高，在保持脊柱和骨盆中立位的同时保持姿势，返回起始位置后重复（见图 C）。脚踝在球上膝关节伸展：患者腹部肌肉收缩，伸展髋关节及膝关节，使臀部抬高，在保持脊柱和骨盆中立位的同时保持姿势，返回起始位置后重复（见图 D）。行进：该体位可以通过屈膝或伸膝来开始；将一条腿稍稍抬离球，髋关节和膝关节向同侧肩部屈曲；不允许身体倾斜，降低背部呈凹陷状；骨盆保持水平；返回起始位置，在另一侧重复（见图 E）。交替抬腿：将一侧下肢抬离球 6 英寸，保持膝关节完全伸展，骨盆保持水平；返回起始位置，在另一侧重复（见图 F）。交替抬腿至 90°：抬起一侧下肢，膝关节至脚跟完全伸展，指向天花板，使该侧下肢垂直于地面，骨盆保持水平；返回起始位置，在另一侧重复（见图 G）。增加上肢：在上述姿势下，可以通过改变上肢摆放位置来增加强度；双侧上肢交叉放于胸前是进阶体位，然后肩关节屈曲 90°，指尖指向天花板，保持双手间距与肩同宽（见图 H 和图 I）；还可以在髂前上棘下方放置一根棍子，以增加臀部下降时的视觉反馈（见图 J）。

代偿： 下背部拱起，臀部下垂，屏住呼吸，耸肩，抬头。

运动量： 桥式保持类——保持 5~30 秒，重复 5~10 次，1~3 组；下肢运动类——重复 5~10 次，1~3 组，每天 1 次或每隔 1 天 1 次。

证据在哪里？

邱和全（Cho and Jeon, 2013）研究了桥式练习中伴随腹部凹陷对腹部肌肉以及腰椎稳定性的影响。3 名健康年轻人参加了这项研究。受试者在稳定表面和不稳定表面上使用腹部凹陷姿势进行桥式练习，研究人员评估其在稳定表面和不稳定表面上腹部肌肉厚度的变化以及腰椎稳定性。干预后，稳定桥式练习组和不稳定桥式练习组的腹横肌厚度在统计学意义上显著增加。此外，不稳定桥式组在静态和动态腰椎稳定性的表现中，显示腹内斜肌的肌肉厚度显著增加。研究得出结论：在不稳定表面上使用腹部凹陷的姿势，可以在最小化腰椎代偿的情况下进行腰椎稳定性训练，并可以有效地增强肌肉力量和脊柱稳定性。

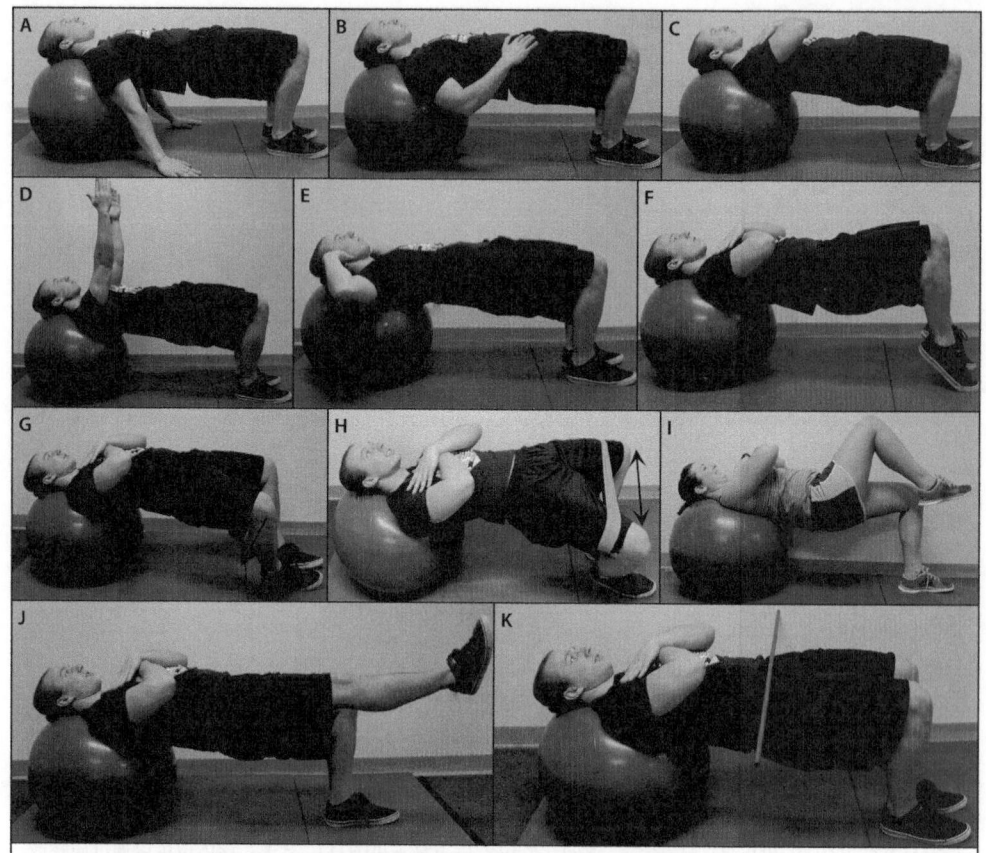

4.3.65　力量训练：瑜伽球，腹部和腰部肌肉，倒桥式和各种体式变化

体位： 瑜伽球上桌式。

目标： 加强臀大肌、腘绳肌和竖脊肌的力量，促进盆底肌和腹横肌收缩。

方法： 患者先坐在球上，然后滚动瑜伽球至呈瑜伽球上桌式（也称为反桥式），球在肩部和脖子下方。手可以放在地面上帮助保持平衡（见图A），然后手移动到髋部（见图B），或交叉放于胸前（见图C），或指尖指向天花板（见图D），或指尖指向耳朵（见图E）。脚跟抬高：一侧脚踝跖屈，将脚跟抬离地面，返回后在另一侧重复，进阶练习可以同时抬高双侧脚跟（见图F）。髋关节外展/内收：双膝分开，保持一段时间，然后靠拢（见图G）；增加弹力带，在弹力带的作用下进一步针对性地刺激臀中肌和臀小肌收缩；可将弹力带环绕在大腿远端，将膝关节分开，保持一段时间，然后再靠拢（见图H）。行进：将一只脚抬离地面，屈曲髋关节；不允许身体倾斜，降低背部至凹陷状；骨盆应保持水平；返回起始位置，在另一侧重复（见图I）。交替膝关节伸展：伸展膝关节的同时将脚抬离地面；不允许身体倾斜，降低背部至凹陷状；骨盆应保持水平；返回到起始位置，在另一侧重复（见图J）。可以在髂前上棘正下方放置一根棍子，以增加在臀部下降时的视觉反馈（见图K）。

代偿： 下背部拱起，臀部下垂，屏住呼吸，耸肩，抬头。

运动量： 重复10次，最多3组，每天1次或每隔1天1次。

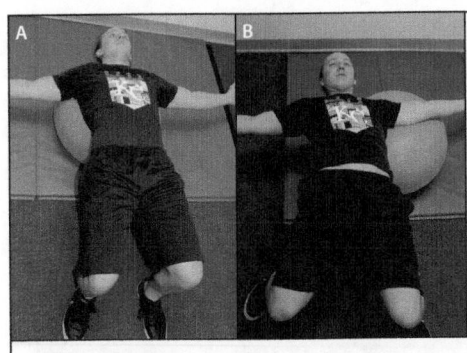

4.3.66 力量训练：瑜伽球，腹部和腰部肌肉，T形桥式下落，侧移姿势

体位：瑜伽球上桌式。

目标：加强股直肌、腹内斜肌、腹外斜肌、臀大肌和腘绳肌的力量，促进盆底肌和腹横肌收缩。

方法：患者呈瑜伽球上桌式，使球位于颈部和肩部位置，通过收紧核心肌肉和髋关节伸肌，创造出一个稳固的桌式姿势。患者利用双腿移动将身体从起始位置滚到另一侧，即身体快从球上摔下来的位置。为了保证安全，在练习过程中治疗师需要密切保护患者。全程脊柱不应该旋转，躯干和髋部保持中立位（见图A和图B）。

代偿：下背部拱起，臀部下垂，屏住呼吸，耸肩，躯干旋转。

运动量：每侧交替重复5~10次，重复1~3组，每天1次或每隔1天1次。

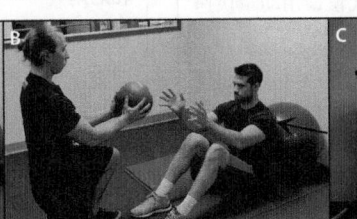

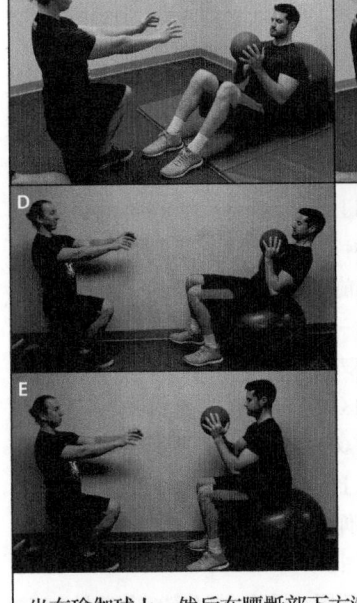

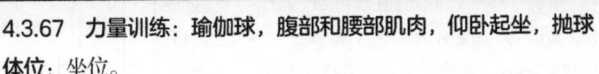

4.3.67 力量训练：瑜伽球，腹部和腰部肌肉，仰卧起坐，抛球

体位：坐位。

目标：加强躯干屈肌——股直肌、腹内斜肌、腹外斜肌和腹横肌的力量。

方法：*初级*：患者一开始坐在地面上，将瑜伽球放在背后，膝关节屈曲；患者稍微向后倾斜上半身，向上挤压脊柱，同时将实心球向前抛；治疗师站在患者前面，接住实心球并将实心球再传给患者，患者接住实心球后将实心球收回至胸部，并同时向后倾斜以减慢实心球的速度，重复整个动作（见图A和图B）；瑜伽球可以辅助患者完成动作，是这项练习的一个重要器材。*高级*：患者坐在瑜伽球上，然后在腰骶部下方滚动瑜伽球，手持实心球；患者膝关节屈曲90°，双脚分开至与髋同宽，平放在地面上；患者稍微向后倾斜，然后向上挤压脊柱，同时向前传实心球，治疗师站在患者面前，接住实心球并将实心球再传给患者，患者接住实心球后将实心球收回至胸部，并同时向后倾斜以减慢实心球的速度，重复整个动作（见图C、图D和图E）。

代偿：脊柱不圆，用髋屈肌代偿，用动量快速移动，屏住呼吸，下巴突出。

运动量：重复10次，最多3组，每天1次或每隔1天1次。

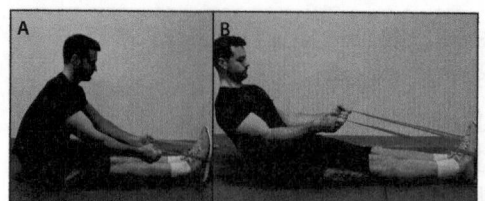

4.3.68　力量训练：弹力带，腰椎伸展

体位：长坐位。

目标：加强腰椎竖脊肌群的力量。

方法：患者坐在地面上，膝关节伸直，弹力带的一端环绕双脚，患者在体前抓住弹力带的另一端。患者背部挺直，躯干向后倾斜，远离双脚，保持一段时间后缓慢返回起始位置（见图A和图B）。

代偿：脊柱不圆，用髋屈肌代偿，用动量快速移动，屏住呼吸，下巴突出。

运动量：重复10次，最多3组，每天1次或每隔1天1次。

证据在哪里？

松斯特伦等（Sundstrup et al., 2012）比较了在瑜伽球上（并使用弹力带）和等张训练机上进行仰卧起坐时核心肌群和大腿肌肉的激活情况，采用肌电图进行测量，并将训练强度标准化。42名年龄在28~67岁的未经训练的受试者参与了这项研究。受试者在瑜伽球上和训练机上分别进行10RM、重复3次的仰卧起坐，并测量13块肌肉的肌电活动。当比较不同肌肉的激活情况时，标准化肌电图结果显示，腹直肌和腹外斜肌激活最大。然而，在瑜伽球上进行仰卧起坐比在训练机上进行仰卧起坐带来了更高的腹直肌活动度。相比之下，在瑜伽球上进行的仰卧起坐比在训练机上进行的仰卧起坐引起的腹直肌活动度要低。研究得出结论：在增加弹性阻力的瑜伽球上进行仰卧起坐会导致高腹直肌活动度，同时髋屈肌活动度较低，这可能对下腰痛患者有益；相反，在训练机上观察到的较低的腹直肌活动度和较高的股直肌活动度则提示了让腰痛患者进行该练习时要谨慎。

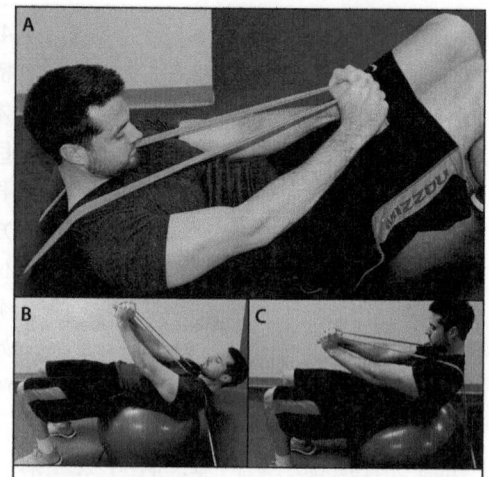

4.3.69　力量训练：弹力带，腹部紧缩，向前和对角

体位：屈膝仰卧位，仰卧在瑜伽球上。

目标：加强躯干屈肌——股直肌、腹内斜肌和腹外斜肌（更多）和腹横肌的力量。

方法：向前：将弹力带的两端牢牢固定在患者身体下方，患者双手紧握弹力带中间，保持肘关节尽量向前伸直；患者将躯干向上卷曲，肩胛骨从地面上抬起，保持一段时间后慢慢返回（见图A）。对角线：患者用一只手握住弹力带中间，按照向前中的操作，使胸部朝对侧膝关节活动，在另一侧重复。在瑜伽球上：患者坐在球上，然后双脚打开，同时向下躺，使球位于下背部的腰椎区域；患者膝关节屈曲90°，双臂于身前伸直且双手抓住弹力带中间，将头部、颈部和肩部向上卷曲，并向骨盆区域活动，从而慢慢地进行仰卧起坐的动作，再慢慢地回到起始位置（见图B和图C）。

代偿：脊柱不圆，用髋屈肌代偿，用动量快速移动，屏住呼吸，下巴突出。

运动量：重复10次，最多3组，每天1次或每隔1天1次。

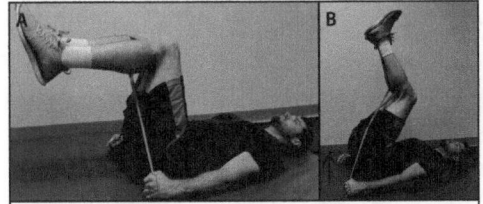

4.3.70　力量训练：弹力带，腹部紧缩（下腹部肌肉）

体位：屈膝仰卧位。

目标：加强躯干屈肌——腹内斜肌、腹外斜肌和腹横肌的力量。

方法：背部平放于地面，髋关节和膝关节屈曲，将弹力带环绕在膝盖下方并在小腿下方交叉。患者两手分别抓握弹力带两端，肘关节伸直。膝关节向上抬起，臀部离地，然后慢慢返回（见图A和图B）。

代偿：脊柱不圆，用髋屈肌代偿，用动量快速移动，屏住呼吸，下巴突出。

运动量：重复10次，最多3组，每天1次或每隔1天1次。

4.3.71　力量训练：弹力带，腹部和腰部肌肉，站立扭曲和旋转

体位：站立位。

目标：加强躯干旋转肌群——旋转肌和腹内斜肌、腹外斜肌的力量。

方法：将弹力带的末端牢固地连接到锚点上，锚点位于患者身体一侧并与肘部等高。患者下蹲，髋关节和膝关节屈曲30°～45°。患者用双手抓住弹力带的把柄部分，肘关节屈曲约90°，肩关节保持中立位，肩胛骨回缩并下降。双脚打开至与髋同宽，患者远离锚点，直到感觉到弹力带的阻力。初学者可以在这个姿势下进行躯干肌群的等长收缩练习（见图A）。在进阶练习中，患者可以走远一些，双手握弹力带并将躯干旋转至锚点方向。然后患者保持骨盆朝前的同时，将躯干旋转至远离锚点的一侧。不要让髋关节或膝关节转动，肘关节保持在身体两侧，保持一段时间后缓慢返回（见图B）。一种进阶的练习方法是患者肩关节屈曲90°，肘关节伸直，将弹力带保持在身体中线前方的位置，不允许躯干通过扭曲进行等长收缩（见图C）。然后，患者还可以旋转躯干，进行躯干肌群的等张收缩（见图D）。

注意：髋关节和膝关节不要扭转，不要用上肢拉动弹力带；躯干应保持直立，膝盖与第二脚趾方向保持一致，下腹部肌肉收缩以保持脊柱中立位。

运动量：重复10次，最多3组，每天1次或每隔1天1次。

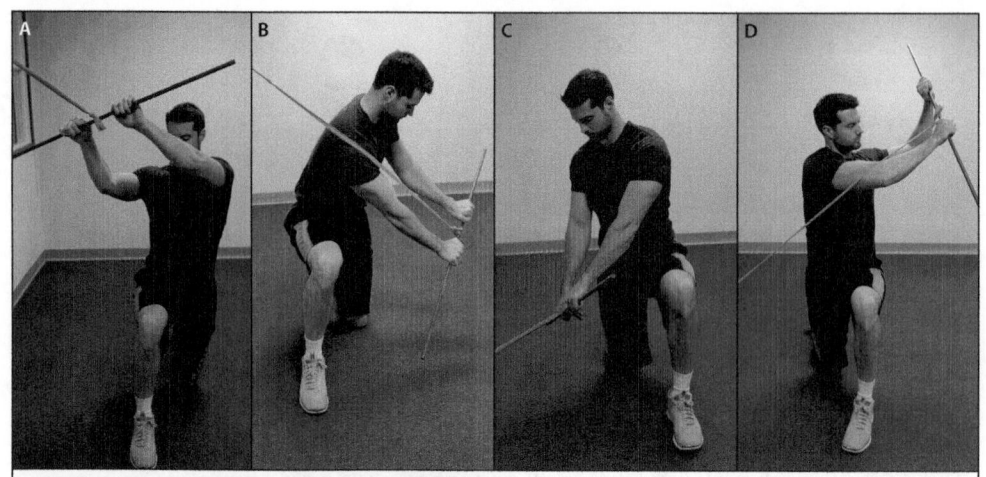

4.3.72 力量训练，弹力带，躯干扭转，劈砍和举起

体位：站立位，半跪姿，高跪姿。

目标：劈砍动作将增强半棘肌、旋转肌、多裂肌、腹内斜肌、腹外斜肌及股直肌的力量，举起动作将增强半棘肌、旋转肌、多裂肌和竖脊肌的力量。

方法：劈砍：将弹力带的一端牢牢地固定在头部上方的锚点上（可以在门的一侧或顶部），另一端系在长杆中部；患者双手从弹力带的两侧握住长杆，肘关节伸展并位于头部一侧的上方，接着抓着长杆远离锚点移动直到感受到阻力；患者双脚与髋同宽，膝关节和髋关节屈曲下蹲呈弓箭步姿势；通过收缩躯干周围肌肉，患者像劈柴一样向后向下拉动长杆，方向朝对侧髋部外侧，目光紧随双手移动；返回起始位置并重复（见图A和图B）。举起：将弹力带的一端牢牢地固定在位置低于膝盖的锚点上（可以在门的一侧或底部），另一端系在长杆中部；患者双手从弹力带的两侧握住长杆，肘关节屈曲，接着抓住长杆远离锚点移动直到感到阻力；患者双脚与髋同宽，膝关节和髋关节屈曲下蹲呈弓箭步姿势；通过收缩躯干周围肌肉，患者将长杆向后向上拉向对侧肩关节的外侧，就像在砍柴前举起斧头的动作一样，目光紧随双手移动；返回起始位置并重复（见图C和图D）。

代偿：髋关节和膝关节扭转，仅用上肢拉动长杆，耸肩，下巴突出。

运动量：重复10次，最多3组，每天1次或每隔1天1次。

证据在哪里？

将PNF技术里的劈砍模式和高跪姿体位相结合，将有助于缩短低水平功能模式和姿势（滚动、爬行）与高水平功能模式和姿势（蹲、弓形、踏步、推、拉）之间的差距。这些模式需要并促进瞬时局部肌肉活动，因为它们利用了早期发育反射运动和平衡反应。将PNF技术和发育模式用于治疗，一直是神经功能障碍患者康复治疗的特点，并且在运动领域和骨科康复环境中同样有效（Voight, Hoogenboom and Cook, 2008）。

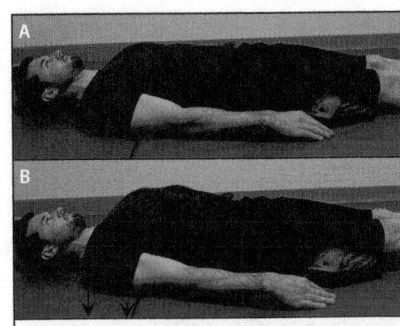

4.3.73　力量训练：等长收缩，仰卧腰椎伸展

体位：仰卧位。

目标：加强腰部伸肌的力量，主要是多裂肌和竖脊肌。

方法：患者仰卧，双腿伸直，脚趾指向天花板，双手放在身体两侧，将肩部后方压向垫子，同时等长收缩腰部伸肌（见图 A 和图 B）。

注意：治疗师可将手放在患者下背部下方，通过触诊确保良好的肌肉收缩，并确保患者的表现正确。

运动量：重复 10~20 次，最多 3 组，每天 1 次或每隔 1 天 1 次（重复次数越多，耐力越强）。

证据在哪里？

　　巴罗贡等（Balogun et al., 1992）比较了腰椎伸展运动和俯卧腰椎伸展运动对脊柱活动度和肌肉力量的影响。34 名平均年龄为 23 岁的健康男性被随机分为 3 组：常规腰椎伸展组、俯卧腰椎伸展组和对照组。这些运动方案被标准化，每周进行 3 次，持续 6 周。所有受试者在训练前、训练的第 3 周和第 6 周结束时，以及训练结束后第 9 周，对脊柱活动度和背部伸肌的等长收缩肌力进行评估。在训练的第 6 周结束时，针对前两组的评估数据表明，脊柱活动度和等长肌力显著增加；在训练结束后的第 9 周，肌力持续改善。该研究得出结论，这两种方法都能有效改善脊柱活动度和肌肉力量，并进一步指出，常规腰椎伸展练习可以更好地改善脊柱活动度，而俯卧腰椎伸展能更有效地加强背部力量。

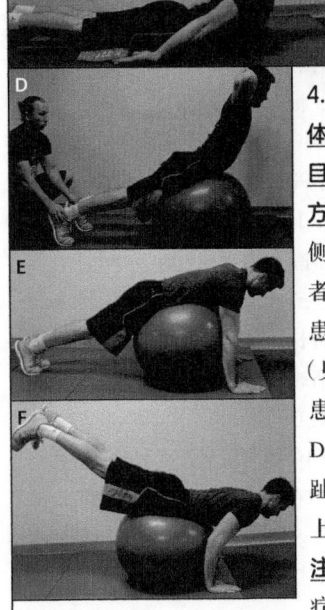

4.3.74　力量训练：俯卧腰椎伸展

体位：俯卧位。

目标：加强腰椎伸肌的力量，主要是多裂肌和竖脊肌。

方法：*初级：*患者俯卧，双腿伸直，脚趾指向地面，双手放在身体两侧，将头部和胸部抬离地面，使胸骨完全离开地面（见图 A）。*高级：*患者双手紧握放在头后，重复初级的动作，允许患者伸展至脊柱非中立位；患者可将指尖放在颈后以增加阻力，还可以通过增加负重来增加阻力（见图 B）。*瑜伽球上躯干抬高：*患者将躯干置于球上，向地面方向弯曲；患者双手紧握放在头后，然后抬起胸部，头朝天花板方向（见图 C 和图 D）。*瑜伽球上抬腿：*患者俯卧在球上，球位于骨盆下方，下肢伸直，脚趾放在地面上；患者将躯干放在球上，向地面弯曲，将双手放在地面上，然后将双腿抬向天花板，伸展髋关节和腰椎（见图 E 和图 F）。

注意：鼓励患者保持下巴收拢，在球上保持良好的控制是必要的，治疗师可以帮助稳定球。

运动量：重复 10~20 次，最多 3 组，每天 1 次或每隔 1 天 1 次（每组重复次数越多，肌肉耐力越强）。

证据在哪里？

亚普拉客（Yaprak, 2013）研究了10周动态背部伸展训练方案对健康年轻女性背部肌肉力量、背部肌肉耐力和脊柱活动度的影响。73名平均年龄为19岁的年轻女性自愿参加这项研究，并被分为两组。运动组每周进行3次动态背部伸展运动（类似于高级俯卧伸展），持续10周。对照组没有参加任何类型的运动。研究结果表明，在训练前和训练后，运动组的背部肌肉力量、背部肌肉耐力和脊柱活动度与对照组存在显著差异。与训练前相比，对照组没有表现出任何显著变化。研究结果表明，10周的动态力量训练方案对背部肌肉力量、背部肌肉耐力和脊柱活动度的改善是有效的。

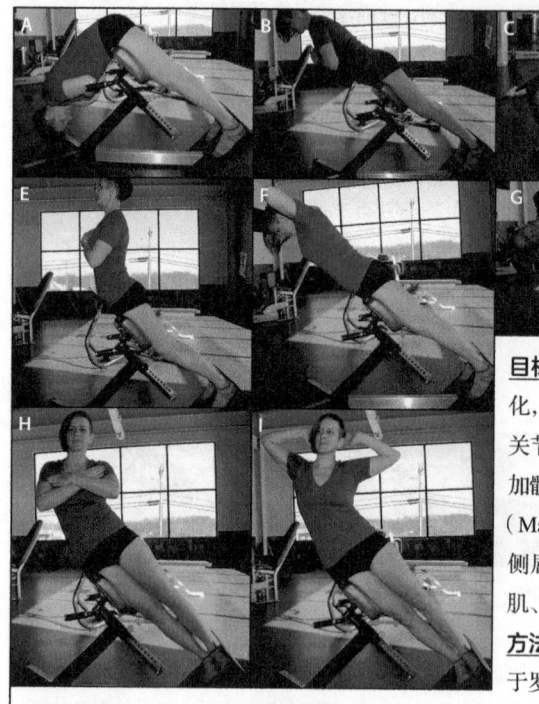

4.3.75 力量训练：腰部肌肉，罗马椅和各种体式变化

体位：俯卧位，仰卧位。

目标：伸展：针对腰椎和髋关节伸肌进行力量强化，主要是多裂肌、竖脊肌、臀大肌和腘绳肌。髋关节旋转改进：与髋关节伸展相比，在练习中增加髋关节轻微的内旋将增加腰伸肌的募集百分比（Mayer, Verna, Manini, Mooney and Graves, 2002）。侧屈：加强躯干侧屈肌——腹内斜肌、腹外斜肌、单侧竖脊肌、腰方肌的力量。

方法：将罗马椅调整为45°角，患者面朝地面位于罗马椅上，双脚平放在垫板上，骨盆垫正好位于髂前上棘的下方。患者将骨盆放在垫子上，使躯干向地面方向放松，同时双臂交叉放在胸前。罗马椅侧面有把手，允许患者在需要时用手协助降低和升高。患者将躯干向上抬向天花板时，使用下背部肌肉和臀肌来伸展髋关节和腰椎。*初级*：双手交叉放于胸前，伸展髋关节至脊柱中立位（见图A和图B）。*带长杆的髋关节铰链*：使用一根长杆来辅助髋关节运动，可以将长杆沿脊柱放置，治疗师鼓励患者在躯干提升期间保持骶骨和胸椎与长杆接触（见图C和图D）。*高级*：患者可伸展髋关节至脊柱非中立位，也可将指尖放在颈后以增加阻力，还可以在后期增加负重（见图E和图F）。*侧屈/侧卷*：患者将脚侧放在垫板上，骨盆滚轴位于髂骨棘的外侧下方；患者躯干向一侧屈曲至舒适水平，然后躯干向上抬向天花板；初学者双臂交叉放于胸前，高级练习者则将指尖放在头后。可以通过增加负重来增加强度（见图G、图H和图I）。

代偿：在动作的终末位置颈部过度伸展，髋关节伸展不足，腰部伸展，髋关节前屈、侧屈，颈部被过度拉扯。

运动量：重复10次，最多3组，每天1次或每隔1天1次。

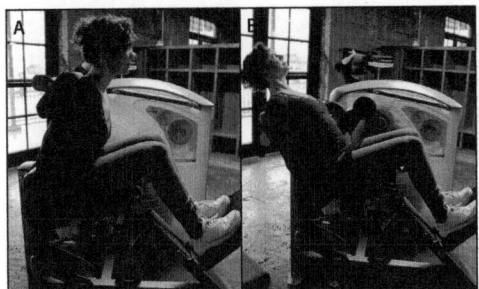

4.3.76 力量训练：使用器械进行腰部、背部伸展

体位：坐位。

目标：加强腰椎和髋关节伸肌，针对多裂肌、竖脊肌、臀大肌和腘绳肌。

方法：调整器械，使患者坐在上面完成伸展动作时髋关节呈90°角。双脚平放在脚板上，上背部靠在背垫上。治疗师指导患者激活下腹部肌肉以稳定骨盆，然后向后伸展躯干，同时保持胸部抬高（见图A和图B）。在该练习中，骨盆稳定可以增强多裂肌的力量，减少受伤的机会。等长收缩变化：锁定重量，并将其设置为最大重量；按照上述说明操作，患者向后推躯干，目标肌肉将进行等长收缩，并在12秒内缓慢将力量增加到最大力量的75%，在这个过程中躯干不应发生任何移动；保持6~10秒，然后慢慢放松。

代偿：在活动范围末端颈部过度伸展，髋关节伸展不足，腰部伸展，髋关节前屈、侧屈，颈部被拉扯。

运动量：重复10次，最多3组，每天1次或每隔1天1次。

证据在哪里？

圣胡安等人（San Juan et al., 2005）研究了动态背部伸展运动中骨盆固定对腰部和臀部伸肌活动的影响。15名健康状况良好的志愿者在有骨盆稳定和无骨盆稳定的腰椎伸展器械上以直立坐位进行动态伸展运动。运动期间，研究人员记录腰椎多裂肌和股二头肌的表面肌电活动。在稳定状态下，多裂肌的激活程度比另一种状态下的激活程度增加了51%，而股二头肌在两种状态下的激活程度没有差异。这项研究表明，在器械上进行动态运动时，骨盆稳定可以提高腰部伸肌的激活程度。

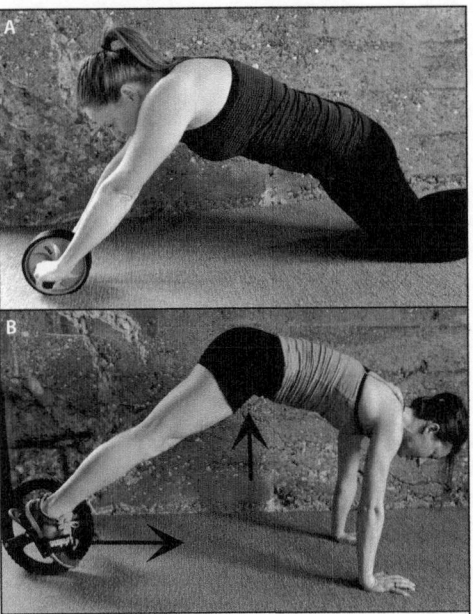

4.3.77 力量训练：腰部肌肉，动力轮

体位：四足位。

目标：增强股直肌、腹内斜肌、腹外斜肌和背阔肌的力量，促进盆底肌和腹横肌收缩。

方法：卷起，膝关节着地，双手放在动力轮上：患者收缩腹部肌肉，双手在保持良好控制下尽可能地滚动动力轮，再慢慢回到起始位置并重复（见图A）。膝关节抬高，双手放在地面上，双脚放在动力轮上，膝关节屈曲：患者将脚放在动力轮手柄上，手掌放在地面上，髋关节和膝关节屈曲，向腹部靠近；腹部肌肉收缩，患者伸展髋关节和膝关节，在良好的控制下尽可能地滚动动力轮，然后慢慢返回起始位置并重复。下犬式，双手放在地面上，双脚放在动力轮上，膝关节伸展：患者将脚放在动力轮手柄上，手掌放在地面上，膝关节伸展；患者腹部肌肉收缩，髋关节屈曲；当患者进入V形姿势时，膝关节保持伸展并控制良好，然后慢慢返回起始位置并重复（见图B）。

代偿：下背部拱起，臀部下垂，屏住呼吸，耸肩。

运动量：重复10次，3组，每天1次或每隔1天1次。

证据在哪里？

埃斯卡米利亚等人（Escamilla et al., 2006）使用腹部悬吊带、动力轮和Ab Revolutionizer等设备进行腹部肌肉训练，并测试了传统和非传统腹部运动激活腹部肌肉和其他肌肉的有效性。研究招募了21名23~43岁的健康男女受试者。腹直肌上部和下部肌肉、腹内斜肌和背阔肌的肌电活动水平在动力轮练习、用腹部悬吊带将膝关节向上悬挂练习和反向仰卧起坐倾斜30°练习中最高。在动力轮（下犬式、膝关节抬高和滚出）和用腹部悬吊带悬吊膝关节练习中，腹外斜肌肌电活动水平最高。在动力轮（下犬式、膝关节抬高和滚出）、反向仰卧起坐倾斜30°和屈膝仰卧起坐练习中，股直肌肌电活动水平最高。在这些练习中，腰椎椎旁肌的肌电活动水平较低。他们得出结论，动力轮（下犬式、膝关节向上和滚出）、用腹部悬吊带将膝关节向上悬吊，以及反向仰卧起坐倾斜30°练习，不仅是激活腹部肌肉最有效的练习，也是激活外部肌肉最有效的练习。注意，动力轮练习带来的相对较高的股直肌活动水平可能会对一些腰背有问题的人造成问题。

参考文献

Atkins, S. (2015). Electromyographic response of global abdominal stabilizers in response to stable- and unstable-base isometric exercise. *Journal of Strength and Conditioning Research*, 29(6), 1609–1615.

Balogun, J. A., Olokungbemi, A. A. & Kuforiji, A. R. (1992). Spinal mobility and muscular strength: Effects of supine- and pronelying back extension exercise training. *Archives of physical medicine and rehabilitation*, 73(8), 745–751.

Chanthapetch, P., Kanlayanaphotporn, R., Gaogasigam, C. & Chiradejnant, A. (2009). Abdominal muscle activity during abdominal hollowing in four starting positions. *Manual Therapy*, 14(6), 642–646.

Cho, M. & Jeon, H. (2013). The effects of bridge exercise on an unstable base of support on lumbar stability and the thickness of the transversus abdominis. *Journal of Physical Therapy Science*, 25(6), 733– 736.

Critchley, D. (2002). Instructing pelvic floor contraction facilitates transversus abdominis thickness increase during low-abdominal hollowing. *Physiotherapy Research International*, 7(2), 65–75.

Escamilla, R. F., Babb, E., DeWitt, R., Jew, P., Kelleher, P., Burnham, T., ..., R. T. (2006). Electromyographic analysis of traditional and nontraditional abdominal exercises: Implications for rehabilitation and training. *Physical Therapy*, 86(5), 656–671.

Escamilla, R. F., Lewis, C., Bell, D., Bramblet, G., Daffron, J., Lambert, S., ..., Andrews, J. R. (2010). Core muscle activation during Swiss ball and traditional abdominal exercises. *Journal of Orthopedic Sports Physical Therapy*, 40(5), 265–276.

Mayer, J. M., Verna, J. L., Manini, T. M., Mooney, V. & Graves, J. E. (2002). Electromyographic activity of the trunk extensor muscles: effect of varying hip position and lumbar posture during Roman chair exercise. *Archives of Physical Medicine and Rehabilitation*, 83(11), 1543–1546.

Moon, H. J., Choi, K. H., Kim, D. H., Kim, H. J., Cho, Y. K., Lee, K. H., ..., Choi, Y. J. (2013). Effect of lumbar stabilization and dynamic lumbar strengthening exercises in patients with chronic low back pain. *Annals of Rehabilitation Medicine*, 37(1), 110–117.

San Juan, J. G., Yaggie, J. A., Levy, S. S., Mooney, V., Udermann, B. E. & Mayer, J. M. (2005). Effects of pelvic stabilization on lumbar muscle activity during dynamic exercise. *Journal of Strength & Conditioning Research*, 19(4), 903–907.

Shields, R. K. & Heiss, D. G. (1997). An electromyographic comparison of abdominal muscle synergies during curl and double straight leg lowering exercises with control of the pelvic position. *Spine*, 22(16), 1873–1879.

Snarr, R. L. & Esco, M. R. (2014). Electromyographical comparison of plank variations performed with and without instability devices. *Journal of Strength and Conditioning Research*, 28(11), 3298–3305.

Suehiro, T., Mizutani, M., Watanabe, S., Ishida, H., Kobara, K. & Osaka, H. (2014). Comparison of spine motion and trunk muscle activity between abdominal hollowing and abdominal bracing maneuvers during prone hip extension. *Journal of Bodywork and Movement Therapies*, 18(3), 482–488.

Sundstrup, E., Jakobsen, M. D., Andersen, C. H., Jay, K. & Andersen, L. L. (2012). Swiss ball abdominal crunch with added elastic resistance is an effective alternative to training machines. *International Journal of Sports Physical Therapy*, 7(4), 372–380.

Voight, M. L., Hoogenboom, B. J. & Cook, G. (2008). The chop and lift reconsidered: Integrating neuromuscular principles into orthopedic and sports rehabilitation. *North American Journal of Sports Physical Therapy*, 3(3), 151–159.

Willett, G. M., Hyde, J. E., Uhrlaub, M. B., Wendel, C. L. & Karst, G. M. (2001). Relative activity of abdominal muscles during commonly prescribed strengthening exercises. *Journal of Strength & Conditioning Research*, 15(4), 480–485.

Yaprak, Y. (2013). The effects of back extension training on back muscle strength and spinal range of motion in young females. *Biology of Sport*, 30(3), 201–206.

Youdas, J. W., Boor, M. M., Darfler, A. L., Koenig, M. K., Mills, K. M. & Hollman, J. H. (2014). Surface electromyographic analysis of core trunk and hip muscles during selected rehabilitation exercises in the side-bridge to neutral spine position. *Sports Health*, 6(5), 416– 421.

4.4

背部疼痛睡姿

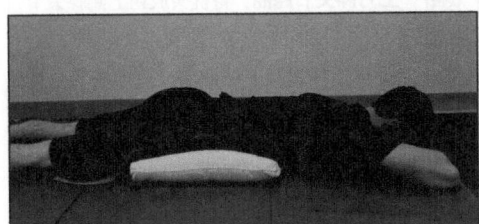

俯卧：趴着睡觉会给下背部和颈部带来过度的压力。如果患者只能俯卧睡觉，那么在腹部下方放一个枕头可能有助于缓解背部压力。

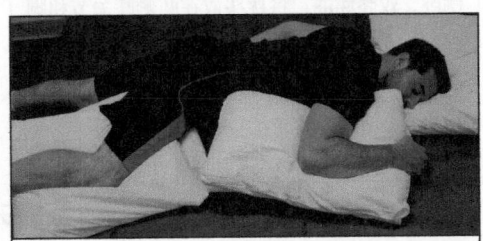

侧卧1/4翻转俯卧：俯卧的一种改进姿势，是使用几个枕头将身体的1/4翻转到一侧，枕头位于抬高侧肩关节、骨盆、膝关节和脚踝的下方。

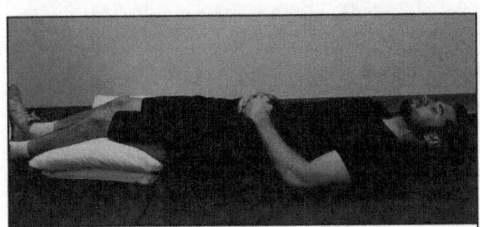

仰卧：将枕头放在膝关节下方，可以帮助脊柱保持自然曲线。

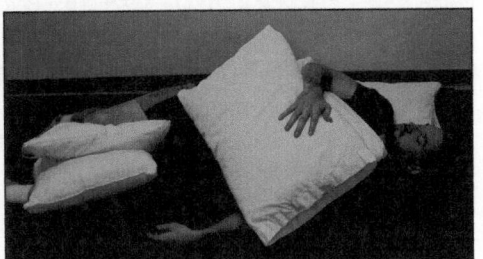

侧卧1/4翻转仰卧：对仰卧姿势的一种改进，使用几个枕头将身体的1/4翻转到另一侧，枕头位于抬高侧肩关节、骨盆、膝关节和脚踝的下方。

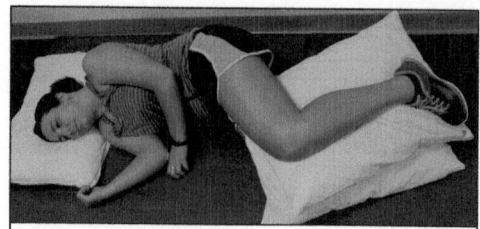

侧卧，双膝屈曲：将枕头放在两侧膝关节和脚踝之间，以保持脊柱下段和骨盆的中立位。双膝屈曲，避免侧卧时蜷缩得太紧也很重要。拥抱枕头会增强舒适感。

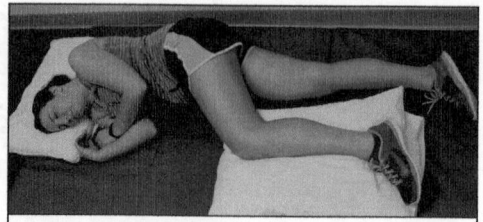

侧卧，上方膝关节屈曲：将枕头放在上侧膝关节和脚踝下方，以保持脊柱下段和骨盆的中立位，同时保持小腿伸展和上肢屈曲。拥抱枕头会增强舒适感。

证据在哪里？

1981年的一项研究比较了慢性下腰痛患者的4种不同睡眠表面。研究人员比较了一张有720个加强线圈和床板的矫形床、一张更柔软的500线圈床、一张标准的10英寸厚的水床，以及一张泡沫和水混合的床。在这项研究中，患者更喜欢坚固的矫形床，其次是水床。研究人员建议下腰痛患者使用表面更坚硬的床（Garfin and Pye, 1981）。相反，2008年的一项研究试图确定不同的床垫是否会影响下腰痛。患者被分为3组，分别在水床、软床和硬床上睡1个月。水床和软床似乎都优于硬床（Bergholdt, Fabricius and Benditimes, 2008）。2000年的另一项研究比较了空气床和弹簧床的情况。研究人员发现在短期比较中，空气床的设计有显著的优势。他们得出结论，空气床似乎是一种有用的睡眠辅助工具，使用它是慢性背痛患者的医疗和物理治疗的辅助手段（Monsein, Corbin, Culliton, Merz and Schuck, 2000）。雅各布森等（Jacobson et al., 2010）以下腰痛患者为对象，主要观察了受试者在定制的床垫上不同睡眠姿势下的睡眠质量和舒适度，以及睡后的身体僵硬感。研究结论是，睡眠表面与睡眠舒适度有关，这提示确实可以根据睡眠姿势更换床垫来减轻慢性背痛患者的疼痛和不适，并提高其睡眠质量。

参考文献

Bergholdt, K., Fabricius, R. N. & Benditimes, T. (2008). Better backs by better beds? *Spine*, 33(7), 703–708.

Garfin, S. R. & Pye, S. A. (1981). Bed design and its effect on chronic low back pain—a limited controlled trial. *Pain*, 10(1), 87–91.

Jacobson, B. H., Boolani, A., Dunklee, G., Shepardson, A. & Acharya, H. (2010). Effect of prescribed sleep surfaces on back pain and sleep quality in patients diagnosed with low back and shoulder pain. *Applied Ergonomics*, 42(1), 91–97.

Monsein, M., Corbin, T. P., Culliton, P. D., Merz, D. & Schuck, E. A. (2000). Short-term outcomes of chronic back pain patients on an airbed vs innerspring mattresses. *Medscape General Medicine*, 2(3), E36.

4.5

骶髂关节矫正

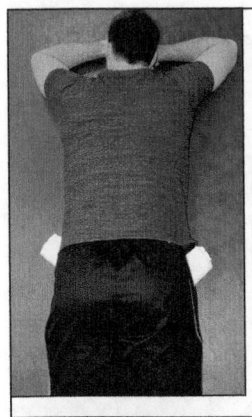

4.5.1　间隙技术：骶髂关节，躺在毛巾卷或骨盆垫砖上

体位：俯卧位。

目标：打开骶髂关节，缓解疼痛，提高骶髂关节活动度；在进行关节松动术前使用对治疗有帮助。

方法：骨盆垫砖可支撑身体的各个部位。在骶髂关节间隙中，骨盆垫砖呈45°角向下放置，刚好低于髂骨的髂前上棘。如果没有骨盆垫砖，请使用毛巾卷。

注意：患者应完全放松，为了保持舒适，可以在肚子下面放一个枕头。

运动量：保持此姿势5~10分钟，此时可采用其他方式来加强放松效果，可以每天进行。

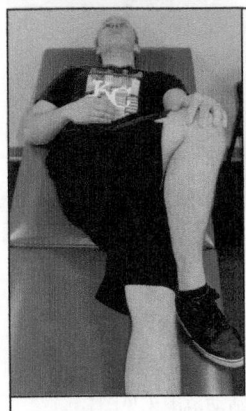

4.5.2　间隙技术：骶髂关节，交叉腿

体位：仰卧位。

目标：打开骶髂关节，缓解疼痛，提高骶髂关节活动度；在进行关节松动术前使用对治疗有帮助。

方法：患者双腿伸直，使目标侧髋关节和膝关节屈曲，并用另一只手抓住该侧膝关节。然后，患者将该侧膝关节拉过身体，注意保持骨盆和床接触，从而通过对侧的骶髂关节产生间隙力。

注意：患者应完全放松。

运动量：保持此姿势15~30秒，并重复3~5次，此时可采用其他方式来增强放松效果，每天1~2次。

4.5.3 自我矫正：髋骨旋后，腿下垂

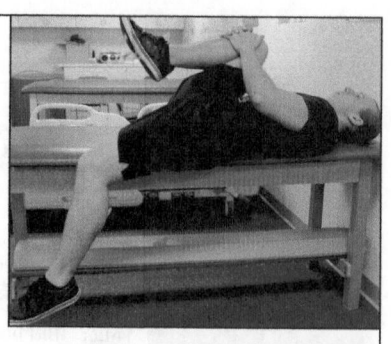

体位： 仰卧位。

目标： 利用重力对髋骨旋后进行被动矫正。

方法： 患者仰卧，患侧靠近床边。然后，患者屈曲健侧的髋关节和膝关节，双手抓住该侧膝关节向胸部方向拉，这会锁住健侧髂骨。然后患者将患侧腿从床边放下，使其下垂并尝试放松。

注意： 患者应完全放松。

运动量： 保持此姿势1~5分钟，每天1~2次或根据需要进行。

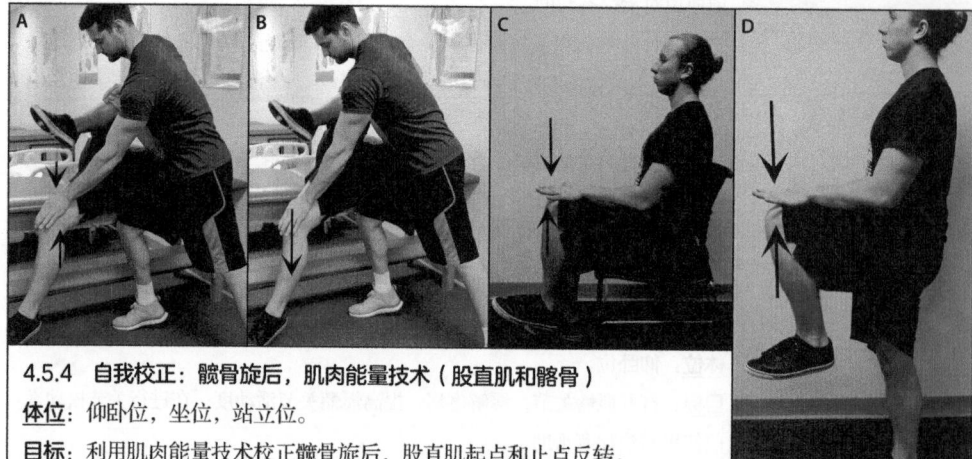

4.5.4 自我校正：髋骨旋后，肌肉能量技术（股直肌和髂骨）

体位： 仰卧位，坐位，站立位。

目标： 利用肌肉能量技术校正髋骨旋后，股直肌起点和止点反转。

方法： 仰卧位：该练习必须由治疗师帮助完成；患者仰卧，患侧靠近床边；然后，患者屈曲健侧髋关节和膝关节，双手抓住该侧膝关节向胸部方向拉，这会锁住健侧髂骨；然后患者将患侧腿从床边落下，使其下垂并尝试放松；治疗师站在患侧，并在患侧膝关节上方施加阻力，要求患者尝试将患侧膝关节向天花板方向抬，这会导致股直肌和髂肌收缩，由于治疗师固定了股直肌的止点，因此股直肌主要在起点处收缩，并向下拉髂前上棘，向前旋转髂骨进行校正（见图A）；在肌肉收缩和放松后，治疗师将大腿轻轻推向地面方向，使其进入新的活动范围（见图B）。坐位：该练习可以在没有治疗师帮助的情况下完成；患者坐在椅子上，抬起患侧膝关节，进一步屈曲髋关节；患者用同侧手向患侧膝关节施加压力，当患者通过髋屈肌收缩抵抗手向下推；同样，患者将利用股直肌的收缩来向下拉动髂前上棘，并纠正髋骨旋后（见图C）。站立位：站立的患者将患侧膝关节抬高，屈曲髋关节；患者用同侧手向患侧膝关节施加压力，通过髋屈肌收缩抵抗向下的压力（另一只手可以放在桌子或柜台上，以帮助保持平衡）；同样，患者将利用股直肌的收缩来向下拉动髂前上棘，并纠正髋骨旋后（见图D）。

注意： 髋关节外展过多可能导致髋内收肌代偿，避免腰椎过度伸展。

运动量： 仰卧位：等长收缩10秒，放松10秒后进入新活动范围，并重复3~5次；每次练习后检查骶髂关节对准情况，如果只是部分矫正，最多3组。坐位和站立位：保持等长收缩10秒，再保持姿势5秒，重复3~5次，每天1~2次，视情况进行矫正。

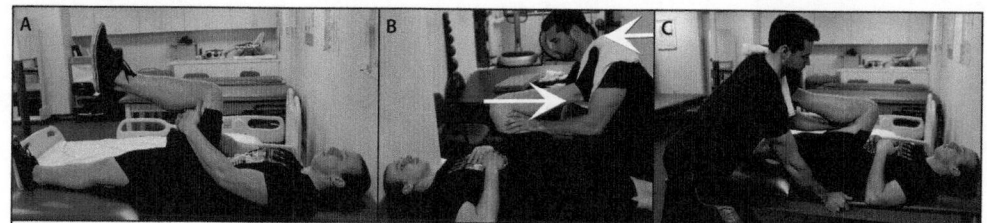

4.5.5　自我矫正：髋骨旋前，肌肉能量技术（腘绳肌和臀大肌）

体位：仰卧位。

目标：利用肌肉能量技术矫正髋骨旋前，腘绳肌和臀大肌的起点和止点反转。

方法：患者仰卧，屈曲患侧髋关节和膝关节，双手抓住患侧膝关节下方并向胸部方向拉，将患侧髋骨拉向旋后的状态。患者在试图伸展髋关节时对大腿远端施加阻力。健侧的腿应保持在支撑面上，这会使腘绳肌和臀大肌收缩，由于腘绳肌止点被固定，所以肌肉会在起点处收缩，拉动髂后嵴（臀大肌）和坐骨结节（腘绳肌），从而使髂骨向后旋转进行矫正（见图A）。患者肌肉收缩和放松后，治疗师在肩上垫毛巾，患者将患侧脚踩在治疗师的肩部前方，治疗师一只手放在患者健侧的大腿上，以稳定患者下肢，并指示患者患侧腿向治疗师方向推，尝试伸展髋关节（见图B）。治疗师可以用另一只手钩在治疗床下面来抵抗患者的运动（见图C）。

注意：髋关节外展过多可能导致髋内收肌代偿；重点应该放在髋关节伸展上，而不是膝关节伸展上，尤其是在治疗师的帮助下。

运动量：等长收缩10秒，放松10秒后进入新活动范围，重复3~5次；每次进行后检查骶髂关节对准情况，如果只是部分矫正，重复步骤，最多3组；每天1~2次，视需要进行。

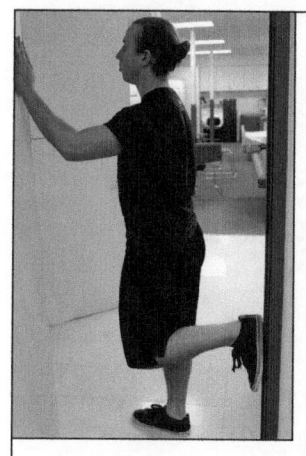

4.5.6　自我矫正：髋骨旋前，肌肉能量技术（腘绳肌和臀大肌），门口

体位：站在门口。

目标：利用肌肉能量技术矫正髋骨旋前，腘绳肌和臀大肌的起点和止点反转。

方法：患者站在门口，屈曲患侧髋关节和膝关节，将脚平放在门框上。患者将患侧手放在对面的门框上，然后通过推门框来抵抗髋关节伸展，这将使腘绳肌和臀大肌收缩。通过门框固定肌肉止点将使肌肉在起点收缩，拉动髂后嵴（臀大肌）和坐骨结节（腘绳肌），使髂骨向后旋转进行矫正。

代偿：患侧腿和脚离开门框，或者身体向前倾斜。

运动量：等长收缩10秒，放松10秒，重复3~5次；每次进行后检查骶髂关节对准情况，如果只是部分矫正，重复步骤，最多3组；每天1~2次，视需要进行。

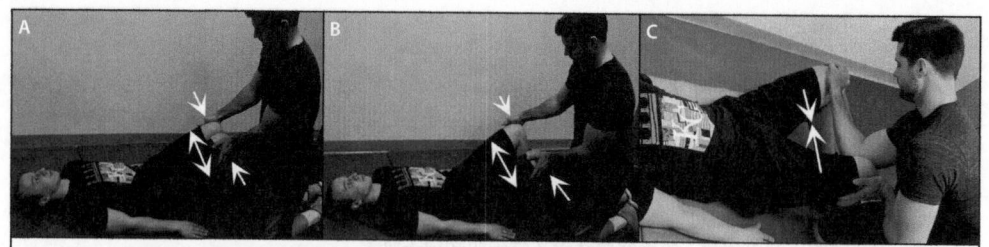

4.5.7 自我矫正：耻骨复位，髋关节外展和内收，"鸟枪技术"

体位：屈膝侧卧位。

目标：收缩髋外展肌和内收肌以矫正耻骨错位。

方法：治疗师跪在患者一侧。患者屈膝仰卧，双脚分开至与髋同宽。治疗师将拳头放在患者双膝之间，让患者用双膝挤压拳头10秒。然后，治疗师将双手移动到患者双膝外侧，让患者双膝相距一定距离后开始相互远离，治疗师抵抗患者膝关节运动，重复。膝关节进一步分开，重复。这样重复3次，在每个新的打开位置进行1次。然后，治疗师将一侧前臂置于患者双膝之间，即手腕和肘关节分别抵在双膝内侧，患者再次将双膝向中间挤压，其间可能会听到砰砰声，这是一种与耻骨矫正相关的正常声音。重新检查耻骨对齐的情况（见图A到图C）。

代偿：头部或躯干抬起。

运动量：等长收缩10秒，放松10秒，重复3~5次；每次进行后重新检查耻骨对齐情况，如果只是部分矫正，重复步骤，最多3组；每天1次或每隔1天1次。

4.6

腰部和骶髂关节运动方案和治疗方法

4.6.1 腰椎和骶髂关节稳定性讨论

腰椎稳定性训练方案旨在让患者进行力量训练和柔韧性训练，以保持脊柱下段的正常曲线。执行该训练方案的关键是促进腹横肌和腰椎多裂肌的收缩。核磁共振成像结果显示，在腹部凹陷动作中，两侧腹横肌收缩形成肌肉筋膜带（如紧身衣一样），很有可能改善腰椎骨盆区域的稳定性（Hides et al., 2006）。此外，影像学的相关研究结果显示，多裂肌的运动控制能力下降是导致慢性下腰痛的潜在因素（Massé-Alarie et al., 2015）。

确定患者是否会对腰椎稳定性训练方案做出有利反应的关键在于正确评估几个重要变量，如年龄、直腿抬高测试表现、俯卧不稳定测试表现、异常运动、腰椎过度活动测试表现和恐惧回避信念。我们或许可以根据从临床检查中收集的变量预测下腰痛患者对腰椎稳定性训练方案的反应（Hicks et al., 2005）。

骶髂关节功能障碍可能与腰痛有关也可能没有关系。骶髂关节疼痛可能来自关节内的炎症等病症，由韧带松弛或关节囊撕裂引起，伴随疼痛或不稳定（Laslett, 2008）。在开始稳定性训练之前，治疗师应通过正确的评估和治疗解决患者潜在的骶骨和骶骨恶性肿瘤的问题，以便对骶髂关节功能障碍的类型进行正确定位。

腰椎稳定性训练和骶髂关节功能障碍纠正方案旨在指导训练计划，主要侧重于使患者通过躯干和四肢的运动获得腰椎的静态和动态控制。

证据在哪里？

腹部收紧伴随下肢运动的练习已经被证明能使腹内斜肌和腹横肌的厚度有所改善（Lee, Kim and Lee, 2014）。多裂肌和胸最长肌已被证明在俯卧位抗阻腰椎伸展动作的末端范围肌电活动最明显，平均产生92%的MVC。在俯卧位抗阻腰椎伸展至脊柱保持中立位、坐位抗阻腰椎伸展、俯卧位伸展伴随上肢和下肢抬高中，多裂肌和胸最长肌平均产生77%的MVC。在桥式练习、侧桥式练习、俯卧或四足位上肢和下肢抬高练习中，多裂肌和胸最长肌平均产生的MVC低于50%（Esktrom, Osborn and Hauer, 2008）。李（Lee, 2015）还发现，在腰椎伸展运动中，骨盆稳定姿势比骨盆不稳定姿势能更有效地激活多裂肌和髂腰肌。

证据在哪里？

海登等（Hayden et al., 2005）研究了与其他保守治疗方法相比，运动疗法在成年人群中帮助非特异性急性、亚急性和慢性下腰痛患者康复的有效性证据。他们发现61项随机对照试验（6390名参与者）符合他们的纳入标准，并且在所有随访期间发现，运动疗法对慢性下腰痛患者更有效。另有研究表明，亚急性下腰痛患者在职业环境中采用分级活动训练方案是有效的，这在急性下腰痛患者中也具有相同的有效性。研究人员的结论是，运动疗法似乎对减轻慢性下腰痛患者的疼痛略有效果，特别是在医疗保健人群中。在亚急性下腰痛患者中，有证据表明分级活动训练方案减少了旷工现象，在急性下腰痛患者中，运动疗法与其他保守治疗方法的效果相似。马赛多等（Macedo et al., 2009）在后来的系统评价中研究了运动控制训练对改善持续性下腰痛的有效性，研究共纳入了14项随机对照试验。其中，有7项对照试验将运动控制训练与最少干预进行了比较，或将其作为另一种治疗方法的补充。另有4项对照试验比较了运动控制训练和手法治疗，5项对照试验将运动控制训练与另一种运动形式进行了比较。还有1项对照试验比较了运动控制训练与腰椎融合手术。汇总结果显示，运动控制训练在短期、中期和长期随访中的疼痛减轻方面优于最少干预；关于疼痛、残疾和生活质量方面，在中期随访中，运动控制训练优于手法治疗；关于功能方面，运动控制训练比其他任何形式的运动在短期随访中都更有效。由此得到的结论是，运动控制训练优于最少干预，并且加入另一种治疗在所有时间点上对于减轻疼痛方面更有益，在短期随访中的功能改善方面也更有益。此外，没有足够的证据表明运动控制训练优于手法治疗或其他运动疗法。科斯塔等（Costa et al., 2009）在澳大利亚进行的另一项大型研究以154名下腰痛持续时间超过12周的患者为研究对象。受试者在8周内进行了12次运动控制训练，旨在改善下背部特定肌肉的功能、姿势的控制或运动模式，对照组使用安慰剂，包括假超声波治疗和假短波治疗。结果显示运动干预改善了患者的活动能力和患者对恢复的整体印象，但在2个月后并未显著减轻疼痛。研究人员得出的结论是，运动控制训练对慢性下腰痛患者的整体康复效果和活动情况产生了短期改善，但不包括疼痛。其短期内观察到的大部分影响维持在6个月和12个月的随访中。布鲁米特等（Brumitt et al., 2013）对随机对照试验进行了系统评价，包括运动控制训练、一般运动疗法以及两者的结合对下腰痛患者的影响，相关评价被发表在科学同行评审期刊上，15项研究（比较8项运动控制训练方案，比较7项结合/不结合运动控制训练的一般疗法方案）被纳入。目前的证据表明，运动干预可能有效减轻下腰痛患者的疼痛或功能障碍，稳定性训练可能有助于减轻下腰痛患者的疼痛和功能障碍。

证据在哪里？

穆尼等（Mooney et al., 2001）研究了骶髂关节疼痛患者的背阔肌和臀大肌的关系。他们对15名健康个体进行肌电图测试，作为评估5名骶髂关节功能障碍患者的参考。与健康个体比较，骶髂关节功能障碍患者的患侧臀肌过度激活，且对侧背阔肌活动增加。执行旋转力量强化训练方案可以使所有患者的力量和肌电活动恢复到正常的水平。理查森等（Richardson et al., 2002）研究了腹肌收缩模式，并比较了它们与骶髂关节松弛的关系。一种模式是腹横肌收缩，独立于其他腹部肌肉；另一种是使用所有外侧腹肌作为腹部的支撑。这项研究让13名健康个体在俯卧位进行测试，通过多普勒成像记录其骶髂关节松弛值，同时通过肌电记录和超声成像对两种腹肌收缩模式进行验证。研究中观察到的骶髂关节松弛值与早期进行的健康个体的研究中发现的水平相当。在这两种腹肌收缩模式中，骶髂关节松弛值在所有个体中均显著下降；然而，独立的腹横肌收缩模式使骶髂关节松弛值下降的程度明显大于一般的腹肌收缩模式。他们得出结论，腹横肌的收缩显著降低了骶髂关节松弛值，这种松弛程度的减少大于使用所有外侧腹肌的支撑动作引起的松弛程度减少。

4.6.2　腰椎和骶髂关节稳定性推荐运动方案

随着患者的进步并基于个体对治疗的反应，治疗师可以为患者添加针对治疗目标的其他练习，也可以添加影响腰部区域的一般关节活动度练习和拉伸练习（但此处未列出）。有关方法，请参阅 **4.1**、**4.2** 和 **4.3**。

1. 腰椎稳定性训练（也影响骶髂关节）

   a. 4.3.1　力量训练：等长收缩，骨盆后倾，腰部下方放置或不放置生物反馈血压计袖带

   b. 4.3.2　力量训练：等长收缩，脊柱中立位，腰椎稳定性训练

   c. 4.3.4　力量训练：腰椎周围肌肉，双侧脚跟交替滑动

   d. 4.3.5　力量训练：腰椎周围肌肉，等长收缩，躯干伸展

   e. 4.3.6　力量强化：腰椎周围肌肉，干扰

   f. 4.3.7　力量训练：腰椎周围肌肉，膝关节屈曲

   g. 4.3.8　力量训练：腰椎周围肌肉，手臂举过头顶

   h. 4.3.9　力量训练：腰椎周围肌肉，屈膝抬高

   i. 4.3.10　力量训练：腰椎周围肌肉，脚跟滑动，髋外展和内收

   j. 4.3.11　力量训练：腰椎周围肌肉，对侧手和下肢抬高

   k. 4.3.12　力量训练：腰椎周围肌肉，双侧上肢举过头顶，膝关节伸展

   l. 4.3.13　力量训练：腰椎周围肌肉，交替膝关节抬高并伸直，脚跟滑动并返回

   m. 4.3.14　力量训练：腰椎周围肌肉，交替上肢抬高、下肢抬高，组合模式

   n. 4.3.15　力量训练：腰椎周围肌肉，四肢抬起，"超人"和"火箭人"姿势

   o. 4.3.16　力量训练：腰椎周围肌肉，"游泳"

   p. 4.3.17　力量训练：腰椎周围肌肉，脚跟抬起

   q. 4.3.18　力量训练：腰椎周围肌肉，髋关节外展和内收

   r. 4.3.19　力量训练：腰椎周围肌肉，膝关节屈曲并抬高，原地行进

   s. 4.3.20　力量训练：腰椎周围肌肉，交替伸展膝关节

   t. 4.3.21　力量训练：腰椎周围肌肉，单侧桥式

   u. 4.3.22　力量训练：腰椎周围肌肉，脊柱中立位保持，四足位

   v. 4.3.23　力量训练：腰椎周围肌肉，上肢交替抬高，四足位

   w. 4.3.24　力量训练：腰椎周围肌肉，髋关节和膝关节交替伸展，四足位

   x. 4.3.25　力量训练：腰椎周围肌肉，对侧上肢和下肢抬高，四足位

   y. 4.3.26　力量训练：腰椎周围肌肉，摇摆

   z. 4.3.27　力量训练：腰椎周围肌肉，脊柱保持中立位，高跪姿

   aa. 4.3.28　力量训练：腰椎周围肌肉，上肢抬高，高跪姿

   ab. 4.3.29　力量训练：腰椎周围肌肉，手伸向地面，高跪姿

   ac. 4.3.30　力量训练：腰椎周围肌肉，手伸向地面，半跪姿

   ad. 4.3.31　力量训练：腰椎周围肌肉，快手

   ae. 4.3.32　力量训练：腰椎周围肌肉，闭眼重心转移

2. 骶髂关节特殊的稳定训练方法

   a. 6.4.3　力量训练：等长收缩，髋关节外展

   b. 6.4.4　力量训练：等长收缩，髋关节内收

   c. 6.4.5　力量训练：等长收缩，髋关节内旋

   d. 6.4.6　力量训练：等长收缩，髋关节外旋

   e. 6.4.14　力量训练：等张收缩，髋关节伸展，桥式和各种体式变化

   f. 4.3.33　力量训练：腹部肌肉，部分仰卧起坐，5种体式

   g. 4.3.34　力量训练：腹部肌肉，斜向仰卧起坐，4种体式

   h. 4.3.35　力量训练：腹部肌肉，骨盆后倾，直腿下落

i. 4.3.41 力量训练：腹部肌肉，船形/V形坐姿（高级）

j. 4.3.40 力量训练：腹部肌肉，卷腹（高级）

k. 4.3.38 力量训练：腹部肌肉，平板撑和各种体式变化

l. 4.3.39 力量训练：腹部肌肉，侧平板和各种体式变化

m. 4.3.60 力量训练：瑜伽球，腹部肌肉，折叠，4种体式

n. 4.3.61 力量训练：瑜伽球，腹部肌肉，滚出

o. 4.3.42 力量训练：腹部肌肉，卷腹加强式，3种方法（进阶）

p. 4.3.73 力量训练：等长收缩，仰卧腰椎伸展

4.6.3　腰椎椎板切除术/椎间盘切除/融合术讨论及推荐运动方案

> 该方案改编自佐治亚州东南部卫生系统2013年的议定书。

治疗师针对患者的进步并基于个体对治疗的反应，可以添加针对治疗目标的其他练习。

术后第1~3天到第4~6周

1. 注意事项

　a. 防止过度活动或对组织施加过度的压力，并遵循医生关于使用背部支具的建议。有时，医生会向患者提供硬支架或胸腰骶矫形器。患者除了躺下时，必须始终佩戴这些辅助用具

　b. 举重：前4周5磅，取决于医生的具体要求

　c. 驾驶：两周内不开车

　d. 坐着：前4周间隔20分钟，慢慢增加到30~40分钟的间隔

　e. 沐浴：一个月内不使用浴缸，以免姿势不正确和浸泡伤口，一个月后只使用很短的时间；避免使用极热的水，沐浴时皮肤不应该变成红色

　f. 家务：4~6周内不做家务或经医生批准后才进行。开始做家务后，家务量和强度缓慢进阶；患者可咨询门诊物理治疗师了解适当的身体力学

　g. 院子里的工作：等待2~3个月，在进行之前咨询医生，了解正确的身体力学和提举重物限制

　h. 出现以下观察结果需要咨询转诊或咨询医生

　　i. 切口未能闭合或切口区域出现明显的红肿或疼痛

　　ii. 与术前状态相比，出乎意料地出现强烈疼痛感

　　iii. 若运动方案未能达到进展目标，临床判断可能会根据先前的术前状态和康复期间患者的典型进展情况进行修改

　　iv. 产生症状急性加重的证据：疼痛明显增加，神经根症状突然增加，力量、感觉和反射突然丧失

　　v. 在康复过程中出现新的意外症状

2. 物理治疗包括床上活动、转移和穿戴/脱落衣领的训练；步态训练，必要时使用适当的辅助装置，并讨论增加步行耐力。通过脊柱中立位姿势和适当的身体力学加强坐姿、站姿和日常生活活动

3. 呼吸

　3.3.7 呼吸技巧：膈肌呼吸和噘嘴呼吸

4. 下肢（建议每小时进行一次）

　a. 6.9.3 力量训练：等长收缩，膝关节屈曲，腘绳肌

　b. 6.1.8 关节活动度：髋关节屈曲和伸展，脚跟滑动，主动

　c. 6.1.14 关节活动度：髋关节内旋和外旋，主动

　d. 6.4.2 力量训练：等长收缩，髋关节伸展/臀大肌

　e. 6.8.1 拉伸：股四头肌

　f. 6.8.3 拉伸：腘绳肌

　g. 6.4.26 功能性训练：髋关节，墙壁蹲

　h. 步行：一开始先进行短距离步行，每天2次，以舒适的步频进行，选择一个安全、平整的区域；在1~2个月内逐渐增加到早上半英里和晚

上半英里，或从一个方向开始步行5分钟再返回；逐渐增加时间，最多可达45分钟

术后第4~6周到第2个月

1. 拉伸

   a. 6.3.2 拉伸：髋关节屈曲，跪姿弓箭步

   b. 6.3.3 拉伸：髋屈肌，站立位弓箭步

   c. 6.7.1 自助式关节松动：膝关节屈曲

   d. 6.8.3 拉伸：腘绳肌

   e. 6.11.5 关节活动度：踝关节/足，墙上的迷你球

   f. 6.11.8 关节活动度：踝关节/足，字母，主动

   g. 4.2.1 拉伸：单侧膝触胸

   h. 4.2.2 拉伸：双侧膝触胸，3种体式

   i. 4.2.4 拉伸：躯干下部旋转和扭转，膝关节屈曲和伸展

   j. 6.3.22 拉伸：梨状肌，4字式和各种体式变化

   k. 4.1.2 关节活动度：腰椎伸展，肘支撑俯卧，进阶到手支撑，被动

2. 腰椎稳定性训练（也影响骶髂关节）

   a. 4.3.1 力量训练：等长收缩，骨盆后倾，腰部下方放置或不放置生物反馈血压计袖带

   b. 4.3.2 力量训练：等长收缩，脊柱中立位，腰椎稳定性训练

   c. 4.3.4 力量训练：腰椎周围肌肉，双侧脚跟交替滑动

   d. 4.3.5 力量训练：腰椎周围肌肉，等长收缩，躯干伸展

   e. 4.3.6 力量强化：腰椎周围肌肉，干扰

   f. 4.3.7 力量训练：腰椎周围肌肉，膝关节屈曲

   g. 4.3.8 力量训练：腰椎周围肌肉，手臂举过头顶

   h. 4.3.9 力量训练：腰椎周围肌肉，屈膝抬高

   i. 4.3.10 力量训练：腰椎周围肌肉，脚跟滑动，髋外展和内收

   j. 4.3.11 力量训练：腰椎周围肌肉，对侧手和下肢抬高

   k. 4.3.12 力量训练：腰椎周围肌肉，双侧上肢举过头顶，膝关节伸展

   l. 4.3.13 力量训练：腰椎周围肌肉，交替膝关节抬高并伸直，脚跟滑动并返回

   m. 4.3.14 力量训练：腰椎周围肌肉，交替上肢抬高、下肢抬高，组合模式

   n. 4.3.15 力量训练：腰椎周围肌肉，四肢抬起，"超人"和"火箭人"姿势

   o. 4.3.16 力量训练：腰椎周围肌肉，"游泳"

   p. 4.3.17 力量训练：腰椎周围肌肉，脚跟抬起

   q. 4.3.18 力量训练：腰椎周围肌肉，髋关节外展和内收

   r. 4.3.19 力量训练：腰椎周围肌肉，膝关节屈曲并抬高，原地行进

   s. 4.3.20 力量训练：腰椎周围肌肉，交替伸展膝关节

   t. 4.3.21 力量训练：腰椎周围肌肉，单侧桥式

   u. 4.3.22 力量训练：腰椎周围肌肉，脊柱中立位保持，四足位

   v. 4.3.23 力量训练：腰椎周围肌肉，上肢交替抬高，四足位

   w. 4.3.24 力量训练：腰椎周围肌肉，髋关节和膝关节交替伸展，四足位

   x. 4.3.25 力量训练：腰椎周围肌肉，对侧上肢和下肢抬高，四足位

   y. 4.3.26 力量训练：腰椎周围肌肉，摇摆

   z. 4.3.27 力量训练：腰椎周围肌肉，脊柱保持中立位，高跪姿

   aa. 4.3.28 力量训练：腰椎周围肌肉，上肢抬高，高跪姿

   ab. 4.3.29 力量训练：腰椎周围肌肉，手伸向地面，高跪姿

   ac. 4.3.30 力量训练：腰椎周围肌肉，手伸向地面，半跪姿

   ad. 4.3.31 力量训练：腰椎周围肌肉，快手

   ae. 4.3.32 力量训练：腰椎周围肌肉，闭眼重心转移

3. 按指示进行水池疗法

4. 在跑步机上进行步行进阶训练

5. 可以使用合适的器械进行举起和屈曲练习，负重10~20磅，与医生确认

6. 常规四肢力量训练

术后第2~6个月

1. 与专项运动或特定工作相关的功能性训练，与医生确认
2. 跑步进阶训练，与医生确认
3. 术后6个月重返所有活动，与医生确认

4.6.4 腰椎滑脱讨论

腰椎滑脱是一种病理状态，其特征是相邻椎体之间出现滑动，伴随脊椎结构退行性改变（Ferrari, Vanti and O' Reilly, 2012）。这可能是腰椎关节间骨折导致的向前滑动或向后滑动。此外，髂腰韧带（在L5和骶骨之间）比在L4和L5之间的韧带要强壮，因此腰椎滑脱通常在L4中发生（Cormond, Mesmaeker, Lowe, Myracle and Thomas, 2016）。已有研究证明，腰部支持带，或者腰部支持带结合强调腰椎伸展、关节活动度的练习和力量训练的运动疗法可以提高腰椎功能。其中，力量训练的重点在于腰椎屈曲，并加强特定的腹部和腰部肌肉（Garet, Reiman, Mathers and Sylvain, 2013）。如果选择保守治疗方案，建议考虑背部屈曲或背部等长收缩力量训练。

证据在哪里？

斯纳克等（Sinaki et al., 1989）研究了48例继发于腰椎滑脱的背痛患者，这些患者接受了保守治疗，并在初次检查后随访3年，以比较两项运动方案的效果。患者分为两组：屈曲力量训练组和伸展力量训练组。所有患者都接受了对应训练、举重技术指导和热治疗以减轻症状。3个月后，只有27%接受屈曲运动指导的患者出现中度疼痛，只有32%的患者无法工作或工作受限。在接受伸展运动指导的患者中，67%有中度疼痛，61%无法工作或工作受限。在3年的随访中，屈曲力量训练组的患者只有19%有中度或重度疼痛，24%无法工作或工作受限。3个月后屈曲力量训练组的总体恢复率为58%，伸展力量训练组的为6%。3年后，屈曲力量训练组的总体恢复率提高到62%，伸展力量训练组下降到0。根据调查结果研究人员建议，如果选择保守治疗方案，应考虑背部屈曲或背部等长收缩力量训练。

4.6.5 腰椎滑脱推荐运动方案

随着患者的进步并基于个体对治疗的反应，可以增加这些内容以外的其他练习。

1. 呼吸
   a. 3.3.7 呼吸技巧：膈肌呼吸和噘嘴呼吸
2. 一个很好的练习是骑固定自行车，因为它可以促进脊柱屈曲（Cormond et al., 2016）
3. 拉伸
   a. 6.3.2 拉伸：髋关节屈曲，跪姿弓箭步
   b. 6.3.3 拉伸：髋屈肌，站立位弓箭步
   c. 6.8.1 拉伸：股四头肌
   d. 6.13.5 拉伸：使用训练带拉伸腓肠肌
   e. 6.13.8 拉伸：斜坡上小腿拉伸
   f. 4.2.1 拉伸：单侧膝触胸
   g. 4.2.2 拉伸：双侧膝触胸，3种体式
   h. 3.2.11 拉伸：胸椎，高尔夫球手侧屈和旋转
   i. 4.2.11 拉伸：躯干屈曲，双侧膝关节分开，椅子
   j. 7.4.2C “布娃娃”或站立前屈
   k. 4.2.4 拉伸：躯干下部旋转和扭转，膝关节屈曲和伸展
   l. 6.3.22 拉伸：梨状肌，4字式和各种体式变化
4. 腰椎稳定性训练（也影响骶髂关节）
   a. 4.1.4 关节活动度：骨盆后倾，主动
   b. 4.3.1 力量训练：等长收缩，骨盆后倾，腰部下方放置或不放置生物反馈血压计袖带
   c. 4.3.2 力量训练：等长收缩，脊柱中立位，腰

椎稳定性训练

d. 4.3.4 力量训练：腰椎周围肌肉，双侧脚跟交替滑动

e. 4.3.5 力量训练：腰椎周围肌肉，等长收缩，躯干伸展

f. 4.3.6 力量强化：腰椎周围肌肉，干扰

g. 4.3.7 力量训练：腰椎周围肌肉，膝关节屈曲

h. 4.3.8 力量训练：腰椎周围肌肉，手臂举过头顶

i. 4.3.9 力量训练：腰椎周围肌肉，屈膝抬高

j. 4.3.10 力量训练：腰椎周围肌肉，脚跟滑动，髋外展和内收

k. 4.3.11 力量训练：腰椎周围肌肉，对侧手和下肢抬高

l. 4.3.12 力量训练：腰椎周围肌肉，双侧上肢举过头顶，膝关节伸展

m. 4.3.13 力量训练：腰椎周围肌肉，交替膝关节抬高并伸直，脚跟滑动并返回

n. 4.3.14 力量训练：腰椎周围肌肉，交替上肢抬高、下肢抬高，组合模式

o. 4.3.15 力量训练：腰椎周围肌肉，四肢抬起，"超人"和"火箭人"姿势

p. 4.3.16 力量训练：腰椎周围肌肉，"游泳"

q. 4.3.17 力量训练：腰椎周围肌肉，脚跟抬起

r. 4.3.18 力量训练：腰椎周围肌肉，髋关节外展和内收

s. 4.3.19 力量训练：腰椎周围肌肉，膝关节屈曲并抬高，原地行进

t. 4.3.20 力量训练：腰椎周围肌肉，交替伸展膝关节

u. 4.3.21 力量训练：腰椎周围肌肉，单侧桥式

v. 4.3.22 力量训练：腰椎周围肌肉，脊柱中立位保持，四足位

w. 4.3.23 力量训练：腰椎周围肌肉，上肢交替抬高，四足位

x. 4.3.24 力量训练：腰椎周围肌肉，髋关节和膝关节交替伸展，四足位

y. 4.3.25 力量训练：腰椎周围肌肉，对侧上肢和下肢抬高，四足位

z. 4.3.26 力量训练：腰椎周围肌肉，摇摆

aa. 4.3.27 力量训练：腰椎周围肌肉，脊柱保持中立位，高跪姿

ab. 4.3.28 力量训练：腰椎周围肌肉，上肢抬高，高跪姿

ac. 4.3.29 力量训练：腰椎周围肌肉，手伸向地面，高跪姿

ad. 4.3.30 力量训练：腰椎周围肌肉，手伸向地面，半跪姿

ae. 4.3.31 力量训练：腰椎周围肌肉，快手

af. 4.3.32 力量训练：腰椎周围肌肉，闭眼重心转移

5. 进一步加强核心训练，具体指延伸训练，伸展幅度不超过中立位的力量训练和屈肌强化训练

a. 4.3.68 力量训练：弹力带，腰椎伸展

b. 4.3.76 力量训练：使用器械进行腰部、背部伸展

c. 4.3.33 力量训练：腹部肌肉，部分仰卧起坐，5种体式

d. 4.3.34 力量训练：腹部肌肉，斜向仰卧起坐，4种体式

e. 4.3.35 力量训练：腹部肌肉，骨盆后倾，直腿下落

f. 4.3.41 力量训练：腹部肌肉，船形/V形坐姿（高级）

g. 4.3.40 力量训练：腹部肌肉，卷腹（高级）

h. 4.3.38 力量训练：腹部肌肉，平板撑和各种体式变化

i. 4.3.39 力量训练：腹部肌肉，侧平板和各种体式变化

j. 4.3.60 力量训练：瑜伽球，腹部肌肉，折叠，4种体式

k. 4.3.61 力量训练：瑜伽球，腹部肌肉，滚出

l. 4.3.42 力量训练：腹部肌肉，卷腹加强式，3种方法（进阶）

m. 4.3.75 力量训练：腰部肌肉，罗马椅和各种体式变化

4.6.6 麦肯基方法（通过伸展使疼痛范围中心化）讨论

麦肯基方法既是针对下腰痛患者的一种分类系统，也是基于这种分类系统的一种疗法。麦肯基方法的另一种说法是机械诊断和治疗。麦肯基方法由新西兰物理治疗师罗宾·麦肯基（Robin McKenzie）于1981年开发。该方法评估时使用重复运动和持续姿势，目的是引发被称为集中化的疼痛反应模式。该方法将下肢和下背部的症状分为3个亚组：椎间盘移位综合征、功能障碍综合征和姿势综合征。麦肯基方法中的练习选择基于脊柱的方向（屈曲、伸展或侧向移位），目的是减轻疼痛、集中症状（将症状迁移到身体中线）和完全解除疼痛。所有腰椎练习都在一个方向上运动到范围末端，并重复多次，而后疼痛应该有所减轻。单一方向的重复运动或持续姿势有利于所有远端症状有次序和持久消除，并随后消除任何残留的脊柱疼痛（Tourwe, Pagare, Buton, Thomas Vrije Universiteit Brussel's Evidence-based Practice Project, n.d.）。

证据在哪里？

在下腰痛患者出现症状集中或外周症状超过6周的情况下，麦肯基方法被发现比手法治疗稍微更有效（Petersen et al., 2011）。此外，腰椎伸展已被证明可以减少椎间盘中后环的应力，这些椎间盘在体内中立位姿势下表现出最低的压缩应力（Adams et al., 2000）。姆巴达等人（Mbada et al., 2014）研究了84名受试者，他们根据年龄被分配到麦肯基治疗组、麦肯基治疗结合静态耐力训练组或麦肯基治疗结合动态耐力训练组，每周接受3次治疗，共8周。耐力训练包括俯卧胸部抬高伴上肢位于身体两侧、俯卧胸部抬高伴手在头后面、俯卧胸部抬高伴完全屈曲上肢、俯卧交替抬起上肢和下肢、俯卧上肢90/90位抬高。这些训练通过降低长期下腰痛患者的疼痛程度，对其生活质量（与健康相关）产生了积极影响。麦肯基方法对长期下腰痛患者的生活质量具有显著的改善效果，并且麦肯基方法中增加动态背部伸肌耐力训练产生了更多的有益效果。基于此，建议长期下腰痛患者的康复训练方案中应将静态或动态耐力训练（**4.3**）与麦肯基方法结合。

麦肯基方法由接受过麦肯基方法培训的临床医生对患者使用。这里提供了一种特定的麦肯基方法的基本伸展练习，鼓励经过认证的麦肯基方法学习者为患者提供指导。

4.6.7 麦肯基方法（用于疼痛中心化）推荐运动方案

1. 俯卧伸展进阶
   a. 患者开始将多个枕头置于腹部下方进行俯卧，然后进阶到减少枕头数量，最终不使用枕头。这个过程可能需要一次到几次治疗。在无枕头情况下达到一定耐受性之前，不要进行下一阶段的锻炼
   b. 4.1.1 关节活动度：腰椎伸展，胸部下方垫枕头，被动
2. 延伸进阶，肘支撑
   a. 患者进阶到温和地通过肘部撑起身体，这可能需要一次到几次治疗。一开始，患者可以在胸部下方放置一些枕头，并增加枕头的高度，直到达到肘部支撑时胸部所在的高度。在可以完全耐受之前，不要进行俯卧撑起练习。在肘部支撑时根据情况可以进行侧向偏移，并根据需要进行动态肘部撑起
   b. 4.1.2 关节活动度：腰椎伸展，肘支撑俯卧，进阶到手支撑，被动

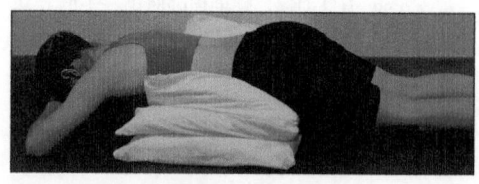

图A. 初学者枕头上俯卧进行麦肯基延伸

3. 延伸进展，俯卧撑起，包括侧偏撑起

  a. 在对肘支撑俯卧完全耐受之前，不要进行俯卧撑起练习。如果决定要侧偏，则可以将侧偏添加到肘支撑和俯卧撑起练习中，以增加集中化

  b. 4.1.2 关节活动度：腰椎伸展，肘支撑俯卧，进阶到手支撑，被动

4. 进阶到手撑起，被动，包括侧偏撑起

  a. 在完成步骤1~3之前，不要进阶到站立位延伸练习

  b. 4.1.3 关节活动度：腰椎伸展，主动（保持20秒）

5. 增加耐力训练

  俯卧胸部抬高伴上肢在身体侧面、俯卧胸部抬高伴手在头后面、俯卧胸部抬高伴完全屈曲上肢、俯卧交替抬起上肢和下肢、俯卧胸部抬高伴上肢90/90位抬高，这些练习都是相关研究推荐的（Mbada et al., 2014）

4.6.8　威廉姆斯屈曲练习

威廉姆斯屈曲练习包括一系列相关的运动练习，旨在增强腰椎屈曲能力，避免腰椎伸展，加强腹部和臀部肌肉力量，努力实现非手术治疗下腰痛。该练习系统在1937年由保罗·C.威廉姆斯博士（1900—1978）首次设计。威廉姆斯屈曲练习多年来一直是下腰痛管理的基石，用于解决各种背部问题，无论诊断或主诉如何。当患者需要屈曲时，例如腰椎前移至椎管狭窄的情况下，威廉姆斯屈曲练习是有帮助的。

威廉姆斯屈曲练习包括以下内容。

  a. 4.1.4 关节活动度：骨盆后倾，主动

  b. 4.2.1 拉伸：单侧膝触胸

  c. 4.2.2 拉伸：双侧膝触胸，3种体式

  d. 4.3.33 力量训练：腹部肌肉，部分仰卧起坐，5种体式

  e. 6.8.3 拉伸：腘绳肌

  f. 6.3.2 拉伸：髋关节屈曲，跪姿弓箭步

  g. 6.3.3 拉伸：髋屈肌，站立位弓箭步

  h. 6.4.26 功能性训练：髋关节，墙壁蹲

4.6.9　椎管狭窄讨论

椎管狭窄是椎管变窄，神经根和脊髓受压的一种情况。因为并非所有脊柱狭窄患者都会出现症状，所以术语椎管狭窄实际上指的是疼痛症状，而不是变窄本身（Lu, Simon, Ritchie, Brachotte and Van Haver, n.d.）。保守管理的重点围绕着基于屈曲的运动方案。

证据在哪里？

迪利特等（Delitto et al., 2015）在对169名椎管狭窄患者的研究中，比较了74名接受手术患者和73名仅接受物理治疗的患者的结果。在24个月的随访中，研究人员使用Short Form-36健康调查表，发现手术组和物理治疗组的身体机能改善分别为22.4和19.2。采用因果效应方法解释从物理治疗到手术的高比例交叉的敏感性分析表明，组间身体功能无显著差异。他们得出结论，手术治疗与物理治疗对椎管狭窄患者产生了相似的效果。该研究是有局限的，因为没有对照组来展示两种干预措施与没有干预措施相比是否有良好的结果。

4.6.10　椎管狭窄推荐运动方案

1. 呼吸

  3.3.7 呼吸技巧：膈肌呼吸和噘嘴呼吸

2. 拉伸

  a. 6.3.2 拉伸：髋关节屈曲，跪姿弓箭步

b. 6.3.3 拉伸：髋屈肌，站立位弓箭步

c. 6.8.1 拉伸：股四头肌

d. 6.8.3 拉伸：腘绳肌

e. 6.13.5 拉伸：使用训练带拉伸腓肠肌

f. 6.13.8 拉伸：斜坡上小腿拉伸

g. 4.2.1 拉伸：单侧膝触胸

h. 4.2.2 拉伸：双侧膝触胸，3 种体式

i. 3.2.11 拉伸：胸椎，高尔夫球手侧屈和旋转

j. 7.4.2C "布娃娃" 或站立前屈

k. 4.2.4 拉伸：躯干下部旋转和扭转，膝关节屈曲和伸展

l. 6.3.22 拉伸：梨状肌，4字式和各种体式变化

3. 神经滑动

a. 6.15.2 神经滑动：股神经，牙线和各种体式变化

b. 6.15.1 神经滑动：坐骨神经，牙线和各种体式变化

4. 腰椎稳定性训练（也影响骶髂关节）

a. 4.1.4 关节活动度：骨盆后倾，主动

b. 4.3.1 力量训练：等长收缩，骨盆后倾，腰部下方放置或不放置生物反馈血压计袖带

c. 4.3.2 力量训练：等长收缩，脊柱中立位，腰椎稳定性训练

d. 4.3.4 力量训练：腰椎周围肌肉，双侧脚跟交替滑动

e. 4.3.5 力量训练：腰椎周围肌肉，等长收缩，躯干伸展

f. 4.3.6 力量强化：腰椎周围肌肉，干扰

g. 4.3.7 力量训练：腰椎周围肌肉，膝关节屈曲

h. 4.3.8 力量训练：腰椎周围肌肉，手臂举过头顶

i. 4.3.9 力量训练：腰椎周围肌肉，屈膝抬高

j. 4.3.10 力量训练：腰椎周围肌肉，脚跟滑动，髋外展和内收

k. 4.3.11 力量训练：腰椎周围肌肉，对侧手和下肢抬高

l. 4.3.12 力量训练：腰椎周围肌肉，双侧上肢举过头顶，膝关节伸展

m. 4.3.13 力量训练：腰椎周围肌肉，交替膝关节抬高并伸直，脚跟滑动并返回

n. 4.3.14 力量训练：腰椎周围肌肉，交替上肢抬高、下肢抬高，组合模式

o. 4.3.15 力量训练：腰椎周围肌肉，四肢抬起，"超人" 和 "火箭人" 姿势

p. 4.3.16 力量训练：腰椎周围肌肉，"游泳"

q. 4.3.17 力量训练：腰椎周围肌肉，脚跟抬起

r. 4.3.18 力量训练：腰椎周围肌肉，髋关节外展和内收

s. 4.3.19 力量训练：腰椎周围肌肉，膝关节屈曲并抬高，原地行进

t. 4.3.20 力量训练：腰椎周围肌肉，交替伸展膝关节

u. 4.3.21 力量训练：腰椎周围肌肉，单侧桥式

v. 4.3.22 力量训练：腰椎周围肌肉，脊柱中立位保持，四足位

w. 4.3.23 力量训练：腰椎周围肌肉，上肢交替抬高，四足位

x. 4.3.24 力量训练：腰椎周围肌肉，髋关节和膝关节交替伸展，四足位

y. 4.3.25 力量训练：腰椎周围肌肉，对侧上肢和下肢抬高，四足位

z. 4.3.26 力量训练：腰椎周围肌肉，摇摆

aa. 4.3.27 力量训练：腰椎周围肌肉，脊柱保持中立位，高跪姿

ab. 4.3.28 力量训练：腰椎周围肌肉，上肢抬高，高跪姿

ac. 4.3.29 力量训练：腰椎周围肌肉，手伸向地面，高跪姿

ad. 4.3.30 力量训练：腰椎周围肌肉，手伸向地面，半跪姿

ae. 4.3.31 力量训练：腰椎周围肌肉，快手

af. 4.3.32 力量训练：腰椎周围肌肉，闭眼重心转移

5. 进一步加强核心训练，具体指延伸训练、伸展幅度不超过中立位的力量训练以及屈肌强化训练

a. 6.4.26 功能性训练：髋关节，墙壁蹲

b. 4.3.68　力量训练：弹力带，腰椎伸展

c. 4.3.76　力量训练：使用器械进行腰部、背部伸展

d. 4.3.33　力量训练：腹部肌肉，部分仰卧起坐，5种体式

e. 4.3.34　力量训练：腹部肌肉，斜向仰卧起坐，4种体式

6. 跑步机上步行和自行车进展计划

7. 一般上肢和下肢力量训练

4.6.11　脊柱侧弯讨论

当一个人的脊柱侧向扭曲并形成类似S形的曲线时，就是一种被称为脊柱侧弯的情况。脊柱侧弯可能发生在整个脊柱的各个区域。异常侧弯可能发生在胸椎、腰椎或同时发生在两个区域。侧弯的范围可能从10°到超过100°。正常情况下测量的脊柱曲度可以作为衡量脊柱侧弯严重程度的标准。通常，小于40°的脊柱侧弯可以不采用手术进行治疗。常见的脊柱侧弯类型最早在儿童或青少年时期被发现和治疗。其中，最常见的类型是特发性青少年脊柱侧弯，发生在青春期身体迅猛生长的青少年中。如果脊柱侧弯发生在青春期后，或在青春期后才被发现，则被称为成人脊柱侧弯。成人脊柱侧弯有几种类型：特发性脊柱侧弯是最常见的，包括在50岁以后发展的退行性脊柱侧弯；先天性脊柱侧弯在出生时就存在；麻痹性脊柱侧弯意味着脊柱周围的肌肉不能正常工作并失去平衡，通常是由脊髓麻痹引起的；神经肌肉性脊柱侧弯意味着肌肉不能正常工作，由肌肉或神经肌肉疾病引起，如肌营养不良或脑瘫；继发性脊柱侧弯发生于成年期，可能由影响椎骨的另一种脊柱疾病引起，如下肢不等长、退化、骨质疏松症或骨软化症等（DePuy Acromed, 2003）。

脊柱侧弯的手术治疗方法包括减压、矫正、稳定和融合手术，以及这些技术的组合。手术通常很复杂，必须考虑一系列的具体问题，如患者的年龄和一般医疗状况、融合的长度、相邻脊椎节段的状况、腰骶交接处的状况、是否有骨质疏松症和之前的脊柱侧弯手术效果等。通常患者还有长期的慢性背痛和肌肉失衡史，这些可能很难被改善（Aebi, 2005）。越来越多来自独立来源的证据表明，基于运动的方法可以有效用于逆转脊柱侧弯的体征和症状，并防止儿童和成人的脊柱侧弯情况变得更严重（Hawes, 2003）。

> **证据在哪里？**
>
> 内格里尼等（Negrini et al., 2008）的系统综述发现，18项研究均证实了运动疗法在防止脊柱侧弯情况恶化方面是有效的（主要在青春期的早期），运动疗法还改善了增长末期的Cobb角，并减少了支具的使用。有监督的物理治疗可能比一次性治疗能更有效地减轻青少年特发性脊柱侧弯和下腰痛患者的疼痛，并改善其功能。萨帕塔等（Zapata et al., 2015）比较了每周1次、共8周的监督性脊柱稳定性训练和一次性治疗对下腰痛患者的治疗效果。无监督组的7名受试者接受一次性治疗，然后进行家庭锻炼。8周后，研究人员在数字疼痛评定量表和患者特异性功能量表评分中发现显著的组间差异：监督组比无监督组获得了更显著的疼痛减轻和功能改善效果。然而，在背部肌肉耐力方面，研究人员在修订的Oswestry背痛残疾问卷评分或全球变化评分的指标中没有发现组间差异。

此外，施罗斯运动疗法（Schroth exercise）已被证明可以改善门诊青少年的肺活量、力量和姿势（Otman, Kose and Yakut, 2005）。施罗斯运动疗法是一种保守的锻炼方法，旨在延长躯干，纠正脊柱的不平衡，并锻炼肋骨内部肌肉，以改变上躯干的形状并改善脊柱异常。施罗斯运动疗法的培训和认证课程，以及由创建施罗斯运动疗法的卡塔琳娜·施罗斯（Katharina Schroth）的女儿

克丽斯塔·莱纳特·施罗斯（Christa Lehnert Schroth）编写的包含100多种脊柱侧弯练习的手册，可能对治疗师在治疗脊柱侧弯方面有用。施罗斯运动疗法的核心理念是矫正中线以外的横向移位部分，以帮助减少畸形。在这种方法中，肋木等特殊设备起着重要作用。

施罗斯运动疗法包含以下3步。

1. 进行适当的骨盆矫正。
2. 做脊柱长轴运动，然后使用旋转呼吸技术，以尽可能将脊椎和肋骨移动到最佳位置。
3. 等长收缩躯干肌肉，以加强虚弱的肌肉从而保持正确的姿势（Schroth Method, 2015）。

证据在哪里？

施赖伯等人（Schreiber et al., 2015）评估了50名青少年特发性脊柱侧弯患者，年龄在10~18岁，侧弯角度为10°~45°。他们被随机分到标准护理组（对照组）和标准护理加监督下的施罗斯运动疗法组（施罗斯组）。在前两周，施罗斯组接受了5次训练课，之后在每周有监督的训练中调整每日家庭锻炼计划。研究采用Biering Sorensen测试、脊柱侧弯研究学会疼痛评分和自我形象（脊柱外观）评分来衡量结果。3个月后，施罗斯组的Biering Sorensen评分提高了32.3秒，而对照组提高了4.8秒。从第3个月到第6个月，施罗斯组的自我形象评分改善了0.13，而对照组的自我形象评分恶化了0.17。从第3个月到第6个月，两组的脊柱侧弯研究学会疼痛评分的变化存在差异，施罗斯组的疼痛减轻程度明显高于对照组。研究人员指出，年龄、自我效能、佩戴护具、施罗斯分类和身高对某些结果有显著影响。他们得出结论，监督下的施罗斯运动改善了脊柱侧弯患者的疼痛评分、自我形象评分和Biering Sorensen评分。杨等（Yang et al., 2015）对一名患有特发性脊柱侧弯、Cobb角为20.51°且伴随背痛的26岁女性进行了拉伸运动、施罗斯运动疗法和力量训练的案例研究。训练方案包括3个阶段——10分钟的拉伸运动、20分钟的施罗斯运动和10分钟的力量训练，每周3次，持续8周。治疗完成后，患者胸部Cobb角从20.51°下降到16.35°，肋骨隆起从15°下降到9°。研究结论是拉伸运动、施罗斯运动和力量训练的应用可能有助于降低成年人特发性脊柱侧弯的Cobb角和肋骨隆起。

4.6.12　脊柱侧弯推荐运动方案

实施脊柱侧弯训练方案的关键是，在开始之前正确识别脊柱侧弯。临床医生必须根据患者的脊柱侧弯情况调整计划，以获得积极的结果。

以下针对脊柱侧弯的基本方案的主要目的是改善肺部功能和胸部扩张、延长脊柱、进行侧弯的自我关节松动以及促进肌肉平衡。

1. 呼吸技巧

　a. 3.3.7 呼吸技巧：膈肌呼吸和噘嘴呼吸

　b. 3.3.9 呼吸技巧：膈肌呼吸伴上肢屈曲固定

　c. 3.3.8 呼吸技巧：膈肌呼吸，上肢固定

2. 侧弯矫正

　在这些拉伸练习中，鼓励患者深呼吸从而扩展胸腔的凹面

　a. 侧卧在胸段侧弯的凸面

　　3.1.2 关节活动度：上躯干侧屈，被动

　b. 朝向胸段侧弯的凸面进行

　　i.　3.1.1 关节活动度：上躯干侧屈，主动

　　ii.　3.2.2 拉伸：胸椎屈曲，"婴儿姿势"或"祈祷式拉伸"，增加侧屈或旋转

　　iii.　3.3.2 力量训练：等张收缩，4种体式

　　iv.　3.3.6 力量训练：等张收缩，胸椎侧屈，手抱头

3. 脊柱伸长：对称练习

　a. 3.1.14 关节活动度：脊柱伸长，单杠悬挂

　b. 3.1.13 关节活动度：脊柱伸长，墙壁滑动

4. 呼吸：膈肌和胸部扩张

　a. 3.3.8 呼吸技巧：膈肌呼吸，上肢固定

　b. 3.3.10 呼吸技巧：胸部扩张与上肢运动

　c. 3.3.9 呼吸技巧：膈肌呼吸伴上肢屈曲固定

5. 脊柱活动度：对称练习

　a. 3.1.4 关节活动度：胸椎屈曲和伸展，有或没有颈椎伸展，猫式和骆驼式

　b. 3.1.6 关节活动度：泡沫轴上胸椎伸展，支撑头部

　c. 3.1.7 关节活动度：背靠椅子胸椎伸展，支撑头部

6. 脊柱周围肌肉力量训练：对称练习

　a. 3.3.1 力量训练：等长收缩，胸骨提升

　b. 3.3.2 力量训练：等张收缩，4 种体式

　c. 3.3.3 力量训练：等张收缩，肩部和胸骨抬起

　d. 3.3.12 力量训练：后拱压肩

　e. 4.3.15 力量训练：腰椎周围肌肉，四肢抬起，"超人"和"火箭人"姿势

7. 头前倾纠正

　a. 2.1.1 关节活动度：收下巴

　b. 2.3.4 力量训练：等张收缩，收下巴

　c. 2.3.5 力量训练：等张收缩，收下巴（初级）和轻微旋转（高级），头放在毛巾卷上（初级）和头离开床（高级）

　d. 2.3.8 力量训练：等张收缩，收下巴，颈椎屈曲伴头抬起

　e. 拉伸斜方肌上束、斜角肌、肩胛提肌、胸大肌和胸小肌、股四头肌、腘绳肌、髋内收肌

　f. 核心力量训练：卷腹、平板撑、桥式、腰椎稳定性训练、肩胛骨稳定性训练、上肢和下肢力量训练

　g. 提高心肺耐力：游泳、骑自行车、划船

证据在哪里？

迪亚布（Diab, 2012）研究了头前倾纠正训练对 76 名青少年特发性脊柱侧弯患者（Cobb 角范围为 10°~30°，颅椎角小于 50°）的三维姿势和功能改善的有效性。所有患者均接受传统的拉伸和力量训练。此外，研究组的患者接受了头前倾纠正训练。在 10 周后和 3 个月后的两次随访中，研究组和对照组在以下参数方面存在显著差异：颅椎角度、躯干倾斜、脊柱前凸、脊柱后凸、躯干失衡、侧弯、骨盆扭转和表面旋转。虽然在 3 个月后的随访中，所有变量存在显著差异。但在 10 周后的随访中，功能评分指数并没有显著差异。迪亚布总结了一项结合常规康复训练的头前倾矫正训练计划，该训练计划能改善青少年特发性脊柱侧弯患者的三维姿势和功能。

4.6.13　孕期讨论

妊娠期下腰痛并不少见，在 3 次妊娠中有 2 次会发生下腰痛，5 名孕妇中有 1 名还会出现骨盆疼痛（Pennick and Liddel, 2013），大多数病例为前侧或后侧下腰痛。孕期体重增加与孕期下腰痛相关（Mogren and Pohjanen, 2005）。除了怀孕引起的体重和姿势变化外，激素松弛素通常在怀孕期间释放，以帮助拉开耻骨联合，为分娩做准备，并引起其他部位韧带松弛，这可能导致脊柱和骶

证据在哪里？

根据派尼克和利德尔（Pennick and Liddle, 2013）的研究，中等质量的证据表明，在怀孕阶段进行针灸或运动比单独的常规护理更能显著减轻夜间骨盆疼痛或腰 - 骨盆段疼痛，而针灸在减轻夜间骨盆疼痛方面比运动更有效。低质量的证据表明，运动可以显著减少下腰痛引起的疼痛和残疾。物理治疗、整骨疗法、针灸、多模式干预或在运动中加入刚性骨盆带，似乎比单纯的常规护理更能缓解骨盆或背部疼痛。然而，古特克等（Gutke et al., 2015）在最近的一次系统综述中发现，有强有力的证据表明针灸和骨盆带对怀孕期间的下腰痛有积极影响，而一般运动和特定稳定性训练有利于缓解怀孕期间下腰痛的证据较少。水上体操、渐进性肌肉放松、特定骨盆倾斜运动、整骨疗法、颅骶治疗、电疗和瑜伽的疗效也非常有限。

髋关节不稳定，从而导致背部疼痛；然而，血清松弛素水平与骨盆疼痛发生率没有相关性（Aldabe, Ribeiro, Milosavlijevic and Dawn Bussey, 2012；Björklund, Bergström, Nordström and Ulmsten, 2000）。

4.6.14　孕期推荐运动方案

　　这里推荐的方案旨在展示孕妇可以进行的一些非常基本和安全的运动。鼓励治疗师对孕妇进行适当的评估，以确定下腰痛的具体原因，从而制定最佳治疗方案。

1. 睡眠姿势

　　4.4 背部疼痛睡姿

　　　i. 侧卧 1/4 翻转俯卧

　　　ii. 侧卧 1/4 翻转仰卧

　　　iii. 侧卧，双膝屈曲

　　　iv. 侧卧，上方膝关节屈曲

2. 拉伸

　　a. 6.3.3 拉伸：髋屈肌，站立位弓箭步

　　b. 6.8.1 拉伸：股四头肌

　　c. 6.8.3 拉伸：腘绳肌

　　d. 6.13.5 拉伸：使用训练带拉伸腓肠肌

　　e. 6.13.8 拉伸：斜坡上小腿拉伸

　　f. 4.2.1 拉伸：单侧膝触胸

　　g. 4.2.2 拉伸：双侧膝触胸，3 种体式

　　h. 3.2.11 拉伸：胸椎，高尔夫球手侧屈和旋转

　　i. 6.3.22 拉伸：梨状肌，4 字式和各种体式变化

　　j. 3.1.4 关节活动度：胸椎屈曲和伸展，有或没有颈椎伸展，猫式和骆驼式

　　k. 3.2.2 拉伸：胸椎屈曲，"婴儿姿势"或"祈祷式拉伸"，增加侧屈或旋转

3. 腰椎稳定性训练（也影响骶髂关节）

　　a. 4.3.1 力量训练：等长收缩，骨盆后倾，腰部下方放置或不放置生物反馈血压计袖带

　　b. 4.3.2 力量训练：等长收缩，脊柱中立位，腰椎稳定性训练

　　c. 4.3.4 力量训练：腰椎周围肌肉，双侧脚跟交替滑动

　　d. 4.3.7 力量训练：腰椎周围肌肉，膝关节屈曲

　　e. 4.3.8 力量训练：腰椎周围肌肉，手臂举过头顶

　　f. 4.3.9 力量训练：腰椎周围肌肉，屈膝抬高

　　g. 4.3.10 力量训练：腰椎周围肌肉，脚跟滑动，髋外展和内收

　　h. 4.3.11 力量训练：腰椎周围肌肉，对侧手和下肢抬高

　　i. 4.3.12 力量训练：腰椎周围肌肉，双侧上肢举过头顶，膝关节伸展

　　j. 4.3.14 力量训练：腰椎周围肌肉，交替上肢抬高、下肢抬高，组合模式

4. 骶髂关节稳定性训练

　　a. 6.4.3 力量训练：等长收缩，髋关节外展

　　b. 6.4.4 力量训练：等长收缩，髋关节内收

　　c. 6.4.5 力量训练：等长收缩，髋关节内旋

　　d. 6.4.6 力量训练：等长收缩，髋关节外旋

　　e. 6.4.14 力量训练：等张收缩，髋关节伸展，桥式和各种体式变化

5. 更多的腹部肌肉进阶训练；仰卧起坐、下肢落下和平板撑仅执行初级的练习

　　a. 4.3.33 力量训练：腹部肌肉，部分仰卧起坐，5 种体式

　　b. 4.3.34 力量训练：腹部肌肉，斜向仰卧起坐，4 种体式

　　c. 4.3.35 力量训练：腹部肌肉，骨盆后倾，直腿下落

　　d. 4.3.38 力量训练：腹部肌肉，平板撑和各种体式变化

　　e. 4.3.39 力量训练：腹部肌肉，侧平板和各种体式变化

　　f. 4.3.61 力量训练：瑜伽球，腹部肌肉，滚出

6. 其他关于整体训练的建议

尽量减少对下腰部和骨盆的压力。可进行步行、

游泳、太极、仰卧自行车训练

参考文献

Adams, M. A., May, S., Freeman, B. J., Morrison, H. P. & Dolan, P. (2000). Effects of backward bending on lumbar intervertebral discs. Relevance to physical therapy treatments for low back pain. *Spine*, 25(4), 431–437.

Aebi, M. (2005). The adult scoliosis. *European Spine Journal*, 14(10), 925–948.

Aldabe, D., Ribeiro, D. C., Milosavljevic, S. & Dawn Bussey, M. (2012). Pregnancy-related pelvic girdle pain and its relationship with relaxin levels during pregnancy: A systematic review. *European Spine Journal*, 21(9), 1769–1776.

Björklund, K., Bergström, S., Nordström, M. L. & Ulmsten, U. (2000). Symphyseal distention in relation to serum relaxin levels and pelvic pain in pregnancy. *Acta Obstetricia Gynecologica Scandinavica*, 79(4), 269–275.

Brumitt, J., Matheson, J. W. & Meira, E. P. (2013). Core stabilization exercise prescription, part 2: A systematic review of motor control and general (global) exercise rehabilitation approaches for patients with low back pain. *Sports Health*, 5(6), 510–513.

Cormond, M., De Mesmaeker, M., Lowe, R., Myracle, M. & Thomas, E. (2016). Spondylolisthesis. *Physiopedia*.

Costa, L. O., Maher, C. G., Latimer, J., Hodges, P. W., Herbert, R. D., Refshauge, K. M., ... Jennings, M. D. (2009). Motor control exercise for chronic low back pain: A randomized placebo-controlled trial. *Physical Therapy*, 89(12), 1275–1286.

Delitto, A., Piva, S. R., Moore, C. G., Fritz, J. M., Wisniewski, S. R., Josbeno, D. A., ... Welch, W. C. (2015). Surgery versus nonsurgical treatment of lumbar spinal stenosis: A randomized trial. *Annals of Internal Medicine*, 162(7), 465–473.

DePuy Acromed. (2003). Adult scoliosis. *University of Maryland Medical Center*.

Diab, A. A. (2012). The role of forward head correction in management of adolescent idiopathic scoliotic patients: A randomized controlled trial. *Clinical Rehabilitation*, 26(12), 1123–1132.

Ekstrom, R. A., Osborn, R. W. & Hauer, P. L. (2008). Surface electromyographic analysis of the low back muscles during rehabilitation exercises. *Journal of Orthopedic Sports Physical Therapy*, 38(12), 736–745.

Ferrari, S., Vanti, C. & O' Reilly, C. (2012). Clinical presentation and physiotherapy treatment of 4 patients with low back pain and isthmic spondylolisthesis. *Journal of Chiropractic Medicine*, 11(2), 94–103.

Garet, M., Reiman, M. P., Mathers, J. & Sylvain, J. (2013). Nonoperative treatment in lumbar spondylolysis and spondylolisthesis: A systematic review. *Sports Health*, 5(3), 225–232.

Gutke, A., Betten, C., Degerskär, K., Pousette, S. & Olsén, M. F. (2015). Treatments for pregnancy-related lumbopelvic pain: A systematic review of physiotherapy modalities. *Acta Obstetricia Gynecologica Scandinavica*, 94(11), 1156–1167.

Hawes, M. C. (2003). The use of exercises in the treatment of scoliosis: An evidence-based critical review of the literature. *Pediatric Rehabilitation*, 6(3–4), 171–182.

Hayden, J. A., van Tulder, M. W., Malmivaara, A. & Koes, B. W. (2005). Exercise therapy for treatment of nonspecific low back pain. *Cochrane Database of Systematic Reviews*, (3), CD000335.

Hicks, G. E., Fritz, J. M., Delitto, A. & McGill, S. M. (2005). Preliminary development of a clinical prediction rule for determining which patients with low back pain will respond to a stabilization exercise program. *Archives of Physical Medicine & Rehabilitation*, 86(9), 1753–1762.

Hides, J., Wilson, S., Stanton, W., McMahon, S., Keto, H., McMahon, K., . . . Richardson, C. (2006). An MRI investigation into the function of the transversus abdominis muscle during "drawing-in" of the abdominal wall. *Spine*, 31(6), 175–178.

Laslett, M. (2008). Evidence-based diagnosis and treatment of the painful sacroiliac joint. *Journal of Manual & Manipulative Therapy*, 16(3), 142–152.

Lee, H. S. (2015). Enhanced muscle activity during lumbar extension exercise with pelvic stabilization. *Journal of Exercise Rehabilitation*, 11(6), 372–377.

Lee, S. H., Kim, T. H. & Lee, B. H. (2014). The effect of abdominal bracing in combination with low extremity movements on changes in thickness of abdominal muscles and lumbar strength for low back pain. *Journal of Physical Therapy Science*, 26(1), 157–160.

Lu, M., Simon, L., Ritchie, L., Brachotte, F. & Van Haver, E. (n.d.). Lumbar spinal stenosis. *Physiopedia*.

Macedo, L. G., Maher, C. G., Latimer, J. & McAuley, J. H. (2009). Motor control exercise for persistent, nonspecific low back pain: A systematic review. *Physical Therapy*, 89(1), 9–25.

Massé-Alarie, H., Beaulieu, L. D., Preuss, R. & Schneider,

C. (2015). Corticomotor control of lumbar multifidus muscles is impaired in chronic low back pain: Concurrent evidence from ultrasound imaging and double-pulse transcranial magnetic stimulation. *Experimental Brain Research*, 234(4), 1033–1045.

Mbada, E. M., Ayanniyi, O., Ogunlade, S. O., Orimolade, E. A., Oladiran, A. B. & Ogundele, A. O. (2014). Influence of McKenzie protocol and two modes of endurance exercises on health-related quality of life of patients with long-term mechanical low-back pain. *Pan African Medical Journal*, 17(Suppl 1), 5.

Mogren, I. M., Pohjanen, A. I. (2005). Low back pain and pelvic pain during pregnancy: Prevalence and risk factors. *Spine*, 30(8), 983– 991.

Mooney, V., Pozos, R., Vleeming, A., Gulick, J. & Swenski, D. (2001). Exercise treatment for sacroiliac pain. *Orthopedics*, 24(1), 29–32.

Negrini, S., Fusco, C., Minozzi, S., Atanasio, S., Zaina, F. & Romano, M. (2008). Exercises reduce the progression rate of adolescent idiopathic scoliosis: Results of a comprehensive systematic review of the literature. *Disability & Rehabilitation*, 30(10), 772–785.

Otman, S., Kose, N. & Yakut, Y. (2005). The efficacy of Schroth's 3-dimensional exercise therapy in the treatment of adolescent idiopathic scoliosis in Turkey. *Saudi Medical Journal*, 26(9), 1429–1435.

Pennick, V. & Liddle, S. D. (2013). Interventions for preventing and treating pelvic and back pain in pregnancy. *Cochrane Database of Systematic Reviews*, (8), CD001139.

Petersen, T., Larsen, K., Nordsteen, J., Olsen, S., Fournier, G. & Jacobsen, S. (2011). The McKenzie method compared with manipulation when used adjunctive to information and advice in low back pain patients presenting with centralization or peripheralization: A randomized controlled trial. *Spine*, 36(24), 1999–2010.

Richardson, C. A., Snijders, C. J., Hides, J. A., Damen, L., Pas, M. S. & Storm, J. (2002). The relation between the transversus abdominis muscles, sacroiliac joint mechanics, and low back pain. *Spine*, 27(4), 399–405.

Schreiber, S., Parent, E. C., Moez, E. K., Hedden, D. M., Hill, D., Moreau, M. J., ... Southon, S. C. (2015). The effect of Schroth exercises added to the standard of care on the quality of life and muscle endurance in adolescents with idiopathic scoliosis-an assessor and statistician blinded randomized controlled trial: "SOSORT 2015 Award Winner". *Scoliosis*, 10, 24.

Schroth Method. (2015). Schroth exercises for scoliosis.

Sinaki, M., Lutness, M. P., Ilstrup, D. M., Chu, C. P. & Gramse, R. R. (1989). Lumbar spondylolisthesis: Retrospective comparison and three-year follow-up of two conservative treatment programs. *Archives of Physical Medicine & Rehabilitation*, 70(8), 594–598.

Southeast Georgia Health System. (2013). Post-surgical rehabilitation protocol: Lumbar laminectomy/diskectomy/ rusion.

Tourwe, J., Pagare, V., Buxton, S., Thomas, E.; Vrije Universiteit Brussel's Evidence-Based Practice project. (n.d.). McKenzie method. *Physiopedia*.

Yang, J. M., Lee, J. H. & Lee, D. H. (2015). Effects of consecutive application of stretching, Schroth, and strengthening exercises on Cobb's angle and the rib hump in an adult with idiopathic scoliosis. *Journal of Physical Therapy Science*, 27(8), 2667–2669.

Zapata, K. A., Wang-Price, S. S., Sucato, D. J., Thompson, M., Trudelle-Jackson, E. & Lovelace-Chandler, V. (2015). Spinal stabilization exercise effectiveness for low back pain in adolescent idiopathic scoliosis: A randomized trial. *Pediatric Physical Therapy*, 27(4), 396–402.

第 5 章

上肢运动

肩胛骨活动度练习

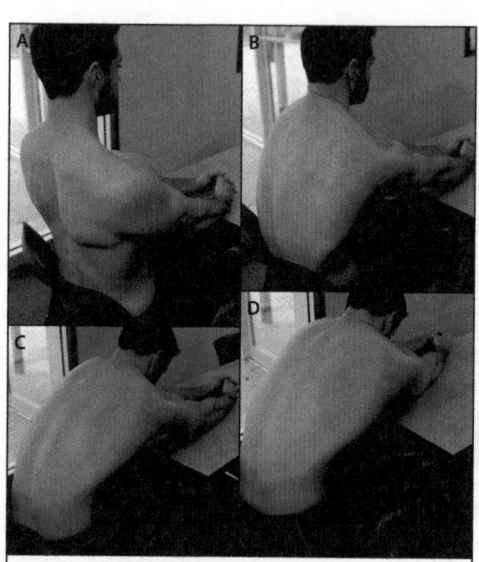

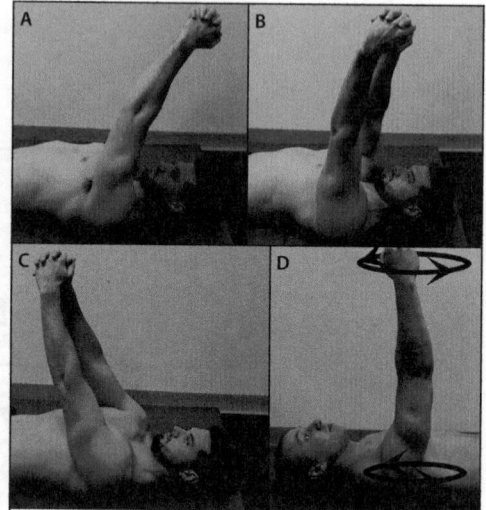

5.1.1 关节活动度: 肩胛骨前伸和向上旋转, 回缩和向下旋转

体位: 坐位。

目标: 增加肩胛骨前伸和向上旋转、回缩和向下旋转的活动度。

方法: 患者坐在桌子前, 将脚平放在地面上, 双手相握放在桌子上 (见图A)。患者肩胛骨完全回缩, 并拢在一起, 然后肩胛骨主动向前延伸, 双手向前沿着桌面滑动 (见图B)。然后, 患者向前倾斜以增大肩胛骨向上旋转的程度 (见图C)。患者也可以朝一侧滑动, 以锻炼对侧肩胛骨 (见图D)。

代偿: 耸肩。

运动量: 保持深长的呼吸, 根据治疗目标重复10~15次, 每天1~3次。

5.1.2 关节活动度: 肩胛骨 "全范围活动"

体位: 仰卧位。

目标: 通过促进肩胛骨稳定肌 (菱形肌、斜方肌上束、斜方肌中束、斜方肌下束和前锯肌) 收缩来控制肩胛骨运动和增加肩胛骨的活动度。

方法: 患者双手紧握, 指向天花板, 然后双臂伸直画大圈, 即先以顺时针方向进行肩胛骨的前伸、下降、回缩和抬高活动, 再逆时针进行。这项练习可以双侧上肢同时进行 (见图A到图C), 也可以单侧上肢进行 (见图D)。

注意: 用肩关节进行画圈运动 (该练习的目标是锻炼肩胛胸壁关节而不是肩关节)。

运动量: 每个方向10~20次, 1组, 每天1~3次。

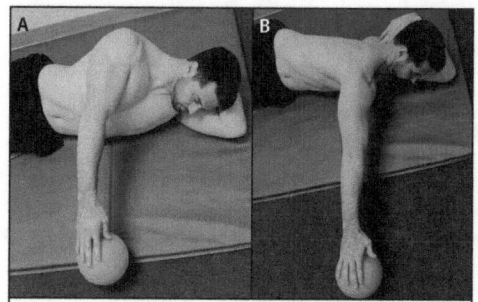

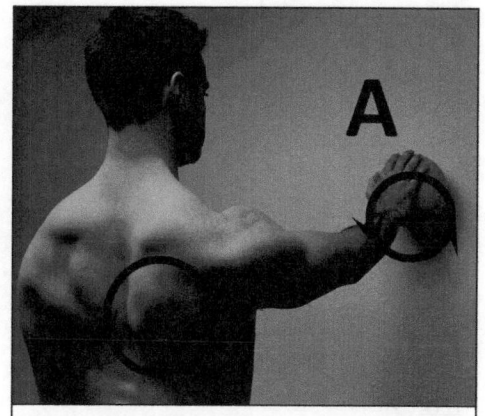

5.1.3　关节活动度：使用球进行肩胛骨的前伸和回缩，主动

体位：侧卧位。

目标：增加肩胛骨前伸和回缩的活动度，通过促进肩胛骨稳定肌（菱形肌、斜方肌上束、斜方肌中束、斜方肌下束和前锯肌）收缩来控制肩胛骨运动。

方法：将直径8~10英寸大的球放在手掌下方，肩关节屈曲90°，肘关节伸展。患者向前滚动球，激活前锯肌并前伸肩胛骨，然后通过激活肩胛骨回缩肌将肩胛骨拉向靠近脊柱的方向（见图A和图B）。

代偿：使用肩关节来移动球（该练习的目标是锻炼肩胛胸壁关节而不是肩关节）。

运动量：每侧10~20次，1组，每天1~3次。

5.1.4　关节活动度：墙上肩胛骨画圈和写字母，使用球

体位：站立位。

目标：增加肩胛骨的活动度；通过促进肩胛骨稳定肌（菱形肌、斜方肌上束、斜方肌中束、斜方肌下束和前锯肌）收缩来控制肩胛骨运动，以增强本体感觉。

方法：患者面对墙壁，将一个小球放在手掌里，手掌与肩关节对齐，远离墙壁，直到肘关节伸展，肩关节屈曲90°。患者用肩胛骨驱动手中的球画小圈，顺时针完成一组后逆时针进行。患者还可以用球"书写"字母，以增强本体感觉。

代偿：使用肩关节来移动球（该练习的目标是锻炼肩胛胸壁关节而不是肩关节）。

运动量：每个方向10~20次，1组，每天1~3次。

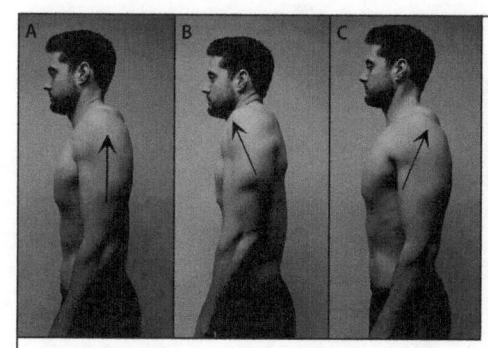

5.1.5　关节活动度：肩胛骨抬高

体位：站立位，坐位。

目标：增加肩胛骨抬高的活动度。

方法：患者将肩关节向耳朵的方向抬高再下降，重复（见图A）。为了增加变化，治疗师指导患者向上和向前或向上和向后耸肩以针对斜方肌上束的不同肌束（见图B和图C）。

代偿：下巴向前突出。

运动量：10~20次，每天1~3次。

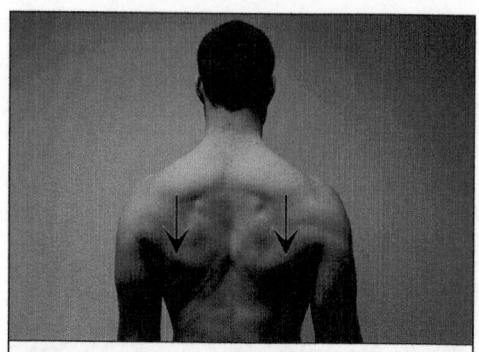

5.1.6 关节活动度：肩胛骨下降

体位：站立位，坐位。

目标：增加肩胛骨下降的活动度。

方法：患者主动下降肩胛骨，将双侧肩关节拉向远离耳朵的方向，同时肩胛骨轻微回缩，完成后放松并重复。

代偿：下巴向前突出。

运动量：10~20次，每天1~3次。

证据在哪里？

史密斯等人（Smith et al., 2006）研究了肩关节固定条件下肩胛胸壁运动时的肌电活动性。史密斯及其同事在单次测试期间以随机顺序完成肩胛骨画圈、抬高、下降、前伸和回缩练习，同时监测冈上肌、冈下肌、肩胛下肌上部、三角肌、斜方肌、肱二头肌和前锯肌的肌电情况。结果显示，肱二头肌的活动性始终较弱，小于20%MVC，而肩胛下肌上部肌肉的活动性始终较强，MVC为40%~63%。在肩胛骨下降和前伸动作中，冈上肌、冈下肌、三角肌前束和肱二头肌的MVC小于20%，而斜方肌和前锯肌通常活动性较强，MVC大于20%。肩胛骨下降动作中前锯肌活动性最强，MVC为47%。他们的结论是：在肩关节固定期间，进行肩袖修复术后可以安全地进行肩胛骨下降和前伸运动，以促进肩胛胸壁康复；进行肩上唇前后修复术后进行上述肩胛骨运动可能是安全的；进行肩胛下肌修复术后应避免所研究的所有练习。

参考文献

Smith, J., Dahm, D. L., Kufman, K. R., Boon, A. J., Laskwski, E. R., Kotajarvi, B. R. & Jacofsky, D. J., (2006). Electromyographic activity in the immobilized shoulder girdle musculature during scapulothoracic exercises. *Archives of Physical Medicine and Rehabilitation*, 87(7) 923–927.

5.2

肩胛骨周围肌肉拉伸

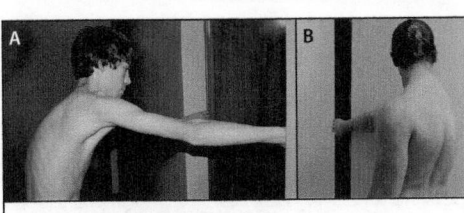

5.2.1　拉伸：肩胛骨，拉门

体位：站立位。

目标：促进肩胛骨前伸，拉伸菱形肌和斜方肌中束。

方法：患者站在门前，拇指朝下，掌心朝向外侧并抓住门框，然后后退并向后倾斜身体，直到两侧肩胛骨之间有拉伸感（见图A）。患者也可以通过仅用一只手抓住门框并向后退来对单侧肩胛骨进行更强烈的拉伸，允许身体稍微向伸出的手一侧旋转并向后倾斜（见图B）。

代偿：耸肩。

运动量：保持15~30秒，重复3~5次，每天1~3次。

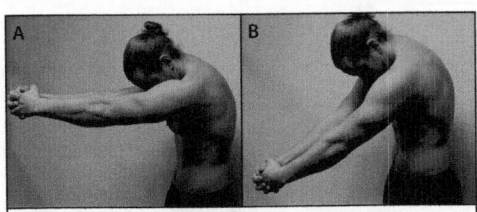

5.2.2　拉伸：肩胛骨前伸，双手抓握

体位：坐位，站立位。

目标：增加肩胛骨前伸的活动度，拉伸菱形肌和斜方肌中束，肩胛骨向下运动也会拉伸到斜方肌上束。

方法：患者双手紧握，肩关节屈曲90°，肘关节伸展，尽可能前伸肩胛骨，将双手向前伸出，下巴保持收拢（见图A）。肩关节屈曲45°时，患者进行上述操作将针对斜方肌上束进行拉伸（见图B）。

代偿：耸肩。

运动量：保持15~30秒，重复3~5次，每天1~3次。

5.3

肩胛骨周围肌肉力量训练

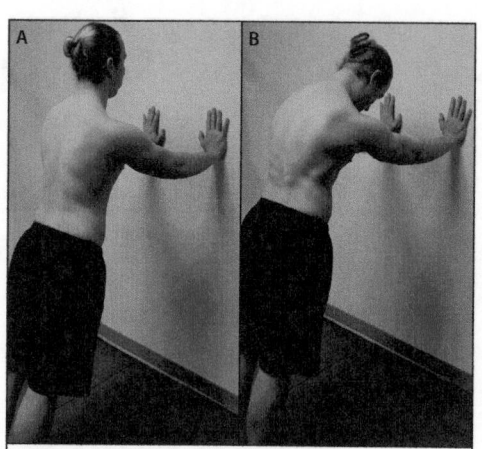

5.3.1　力量训练：肩胛骨，俯卧撑（初学者）

体位： 站立位。

目标： 加强前锯肌的力量。

方法： 患者将双手举起至与肩同高，并距离墙壁6~12英寸。患者双手推墙面从而使肩胛骨前伸，稍微使上背部变圆。患者向墙面倾斜，允许肘关节屈曲，直到上躯干与肘关节处于同一平面，然后双手再按压墙面，就像俯卧撑一样，保持推压直到肩胛骨完全前伸、肘关节完全伸展（见图A和图B）。

代偿： 耸肩，胸椎过度屈曲。

运动量： 重复10次，最多3次，每天1次或每隔1天1次。

证据在哪里？

在肱骨抬高至最大限度时，肩胛骨通常向上旋转45°~55°、向后倾斜20°~40°、外旋15°~35°。肩胛肌群在肱骨抬高过程中发挥着很重要的作用，因为肩胛肌群为肩胛骨运动提供动力，特别是前锯肌。前锯肌有助于肩胛骨向上旋转、向后倾斜和外旋，还有助于稳定肩胛骨的内侧和下角，防止肩胛骨内旋（翼状肩胛）和前倾。如果肩胛肌群激活模式异常、肌力减弱、疲劳或损伤，那么肩胛骨的运动也会异常，肩部复合体的功能效率也会降低并且受伤风险也会增加。肩胛骨位置和肱骨头旋转会影响肱骨抬高期间的损伤风险。与肩胛骨前伸相比，肩胛骨回缩已被证明可以增加肩峰下间隙宽度并增强肱骨抬高期间的冈上肌肌力。此外，肩胛骨内旋和肩胛骨前倾都会减少肩峰下间隙宽度并增加撞击风险（Escamilla, Yamashiro, Paulos and Andrews, 2009）。

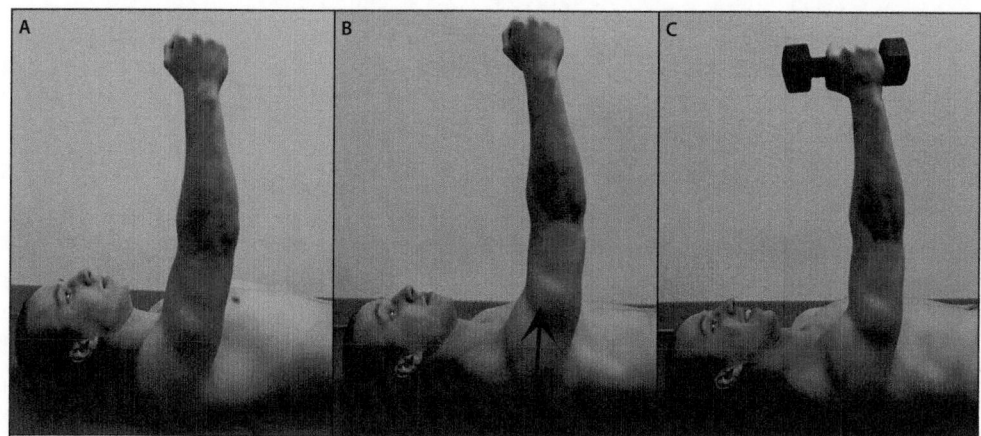

5.3.2 力量训练：肩胛骨，天花板冲拳

体位： 仰卧位。

目标： 加强前锯肌的力量。

方法： 患者肩关节屈曲90°，握拳，肩胛骨前伸，使拳头靠近天花板（见图A和图B）。患者可以进一步延伸肩关节，也可以手握竹竿或手持哑铃以增加强度（见图C）。

代偿： 耸肩，胸椎旋转，通过收缩斜方肌上束而非前锯肌完成动作（为了避免这种代偿，治疗师应密切监测，必要时可轻叩患者前锯肌以帮助其明确发力点）。

运动量： 每侧重复10次，最多3组或每隔1天1次。

证据在哪里？

德克尔等（Decker et al., 1999）研究了肩关节水平以下的8个肩胛骨－肱骨抗阻运动中的相关肌肉肌电活动情况。8个运动包括肩关节伸展、向前冲拳、前锯肌冲拳、动态拥抱、肩胛骨平面外旋、俯卧撑、加强版俯卧撑和膝位加强版俯卧撑，研究人员从前锯肌中部肌纤维、斜方肌上束和斜方肌中束及三角肌前束和后束收集肌电图数据。阻力由自身体重、弹力带或哑铃提供。前锯肌前冲拳、动态拥抱、肩胛骨平面外旋、加强版俯卧撑和膝位加强版俯卧撑运动中，前锯肌的活动性都大于20%MVC。保持肩胛骨向上旋转同时强调肩胛骨前伸的练习，如俯卧撑和动态拥抱，可以使前锯肌的肌电活动最大。

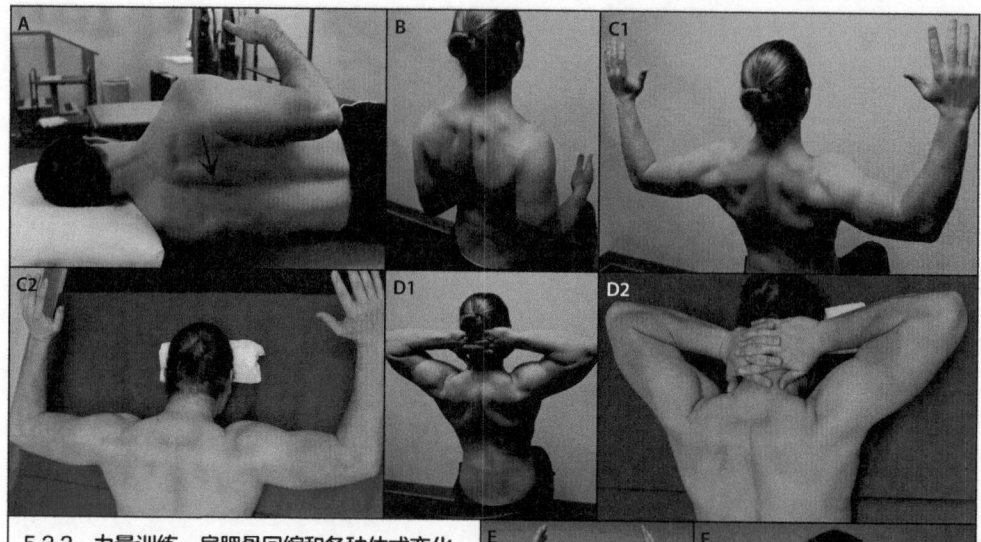

5.3.3　力量训练：肩胛骨回缩和各种体式变化

体位：侧卧位，坐位，俯卧位。

目标：加强菱形肌和斜方肌中束的力量，增强肩胛骨下降将促进前锯肌收缩。

方法：侧卧位（单侧）：患者将位于上方的肘关节屈曲90°，双手握拳，拇指指向头部，肩胛骨回缩，向脊柱方向靠拢；不允许患者伸展肩关节超出中立位；放松并重复（见图A）。坐位（双侧）：患者肘关节屈曲90°，双手张开，拇指指向头部，肩胛骨回缩，向脊柱方向靠拢，上臂和躯干保持在同一平面；不允许患者伸展肩关节超过中立位；放松并重复（见图B）。90/90外旋：患者肩关节外展外旋90°，肘关节屈曲90°，拇指指向头部，肩胛骨回缩，向脊柱方向靠拢，上臂和躯干保持在同一平面；不允许患者伸展肩关节超过中立位；放松并重复（见图C1）；该练习也可以在俯卧位进行，从而增加阻力，将毛巾卷放在前额下方以使颈部处于中立位（见图C2）。双手紧握抱头：重复90/90外旋的操作，但患者将双手放在头后面（见图D1）；该练习也可以通过俯卧位进行，增加重力作为阻力，将毛巾卷放在前额下方以保持脊柱中立位（见图D2）。手臂过头顶回缩：患者站立时上肢伸直举过头顶并进行肩胛骨回缩，保持挤压2~3秒（见图E）。增加下降：对于上述任何一项练习，治疗师可以通过要求患者"将肩胛骨放进后口袋"来提示患者在收缩时增加肩胛骨的下降（见图F）。

代偿：耸肩，胸椎伸展而不是回缩，肩关节不在中立位。

运动量：终末位挤压3~5秒，重复10次，最多3组，每天1次或每隔1天1次。

证据在哪里？

卡斯特兰等（Castelein et al., 2015）比较了在不同肩关节位置下，进行耸肩和肩胛骨回缩运动时，肩胛骨内侧肌群表面电极和细线电极的活动情况。他们发现过顶位下肩胛骨回缩是激活肩胛内侧肌肉（大菱形肌、斜方肌中束和下束）最有效的运动。

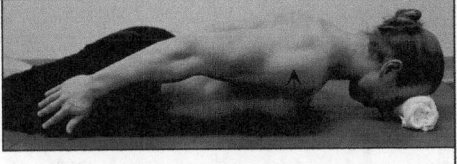

5.3.4　力量训练：肩胛骨回缩，上肢位于身体两侧

体位：俯卧位。

目标：加强菱形肌、斜方肌中束和后方肩袖肌群的力量。

方法：*身体笔直*：将毛巾卷放在额头下方以保持颈部中立位，上肢分别位于身体两侧，掌心朝内，拇指朝下；患者回缩肩胛骨，使肩胛骨向内靠拢并挤压，上肢轻微抬起，肩关节向后打开，上肢与躯干在同一平面；不要让患者伸展肩关节超过中立位；放松并重复。*手位于背部*：使拇指旋转到天花板，这个动作可以单侧进行或双侧同时进行，还可以增加负重以增加阻力。

代偿：耸肩，伸展胸部而不是回缩肩胛骨，肱骨头向前过度平移，抬头。

运动量：挤压3~5秒，重复10次，最多3组，每天1次或每隔1天1次。

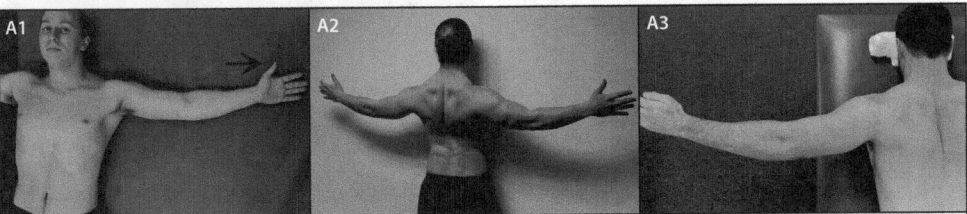

5.3.5　力量训练：肩胛骨回缩，"T""Y"和"I"，以及各种体式变化

体位：俯卧位，仰卧位。

目标："T"——加强三角肌后束、菱形肌和斜方肌中束的力量，"Y"——加强斜方肌下束的力量，"I"——加强三角肌和斜方肌下束的力量。

方法："T"*掌心向上，初学者等长收缩*：仰卧时，患者肩关节外展90°，掌心朝上，患者回缩肩胛骨，将上肢压向垫子（见图A1）。"T"*面朝墙站立，掌心向前*：患者面向墙站立，肩关节外展120°，掌心向前；患者回缩肩胛骨，使上肢远离墙壁（见图A2）。"T"*掌心向下，俯卧进阶*：俯卧时，患者保持颈部中立位（可将毛巾卷放在额头下方以确保颈部中立位），肩关节外展90°，掌心朝下，患者回缩肩胛骨，将肩胛骨向脊柱靠拢并挤压，上肢轻微抬起，肩关节向后打开，上肢与躯干在同一平面；不要让肩关节过度水平外展，迫使肱骨头向前；放松并重复（见图A3）。

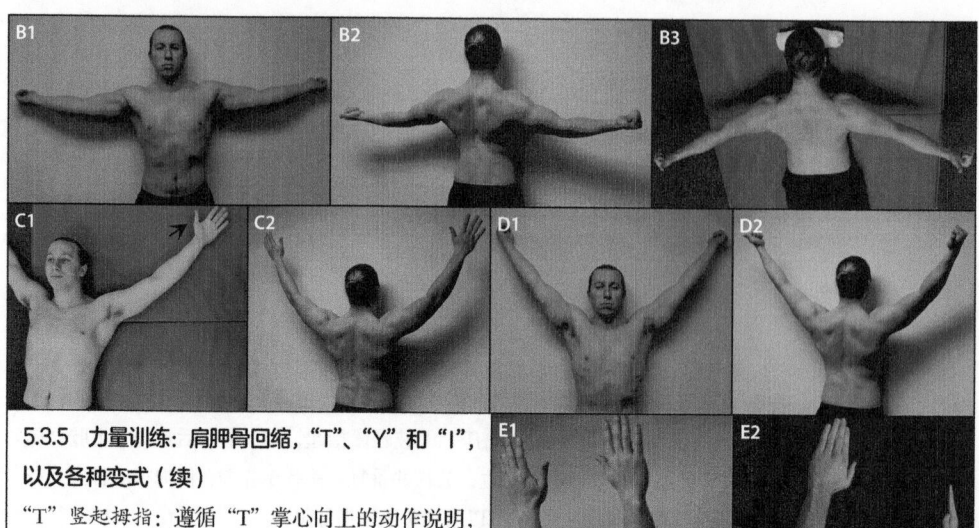

5.3.5 力量训练：肩胛骨回缩，"T"、"Y"和"I"，以及各种变式（续）

"T"竖起拇指：遵循"T"掌心向上的动作说明，但将手的姿势改变为竖起拇指（拇指指向后方）（见图B1至图B3）。"Y"掌心向上，初学者等长收缩：由于这项练习很有挑战性，所以患者最好从仰卧位的重力辅助姿势开始；肩关节外展120°，掌心向前，肩胛骨回缩，将肩胛骨向脊柱靠拢并挤压，同时将上肢压向垫子（见图C1）。"Y"面朝墙壁站立，掌心向前：患者面朝墙站立，手掌贴墙，通过向后和向下回缩肩胛骨使上肢离开墙壁（见图C2）。"Y"俯卧掌心向下进阶：患者将毛巾卷放在额头下方，使颈部保持中立位，接着肩关节外展120°，掌心朝下，然后肩胛骨回缩，将肩胛骨向脊柱方向靠拢并挤压，同时手臂轻轻抬起至约与躯干在同一平面（避免过度水平外展，因为这会迫使肱骨头向前），最后放松并重复。"Y"竖起拇指：遵循"Y"掌心向上的动作说明，但将手的姿势改为竖起拇指（拇指指向后方）（见图D1和图D2）。"I"掌心向前，初学者等长收缩：由于这项练习很有挑战性，所以患者最好从仰卧位的重力辅助姿势开始；肩关节外展170°~180°，掌心向前，肩胛骨回缩，将肩胛骨向脊柱靠拢并挤压，同时将上肢压向垫子。"I"面朝墙壁站立，掌心向前：患者面朝墙站立，手掌贴墙，通过向后和向下回缩肩胛骨使上肢离开墙壁（见图E1）。"I"俯卧手掌向下：患者将毛巾卷放在额头下方，使颈部保持中立位，接着肩关节外展120°，掌心朝下，然后肩胛骨回缩，向脊柱方向靠拢并挤压，同时手臂轻轻抬起至约与躯干在同一平面（避免过度水平外展，因为这会迫使肱骨头向前），最后放松并重复（见图E2）。

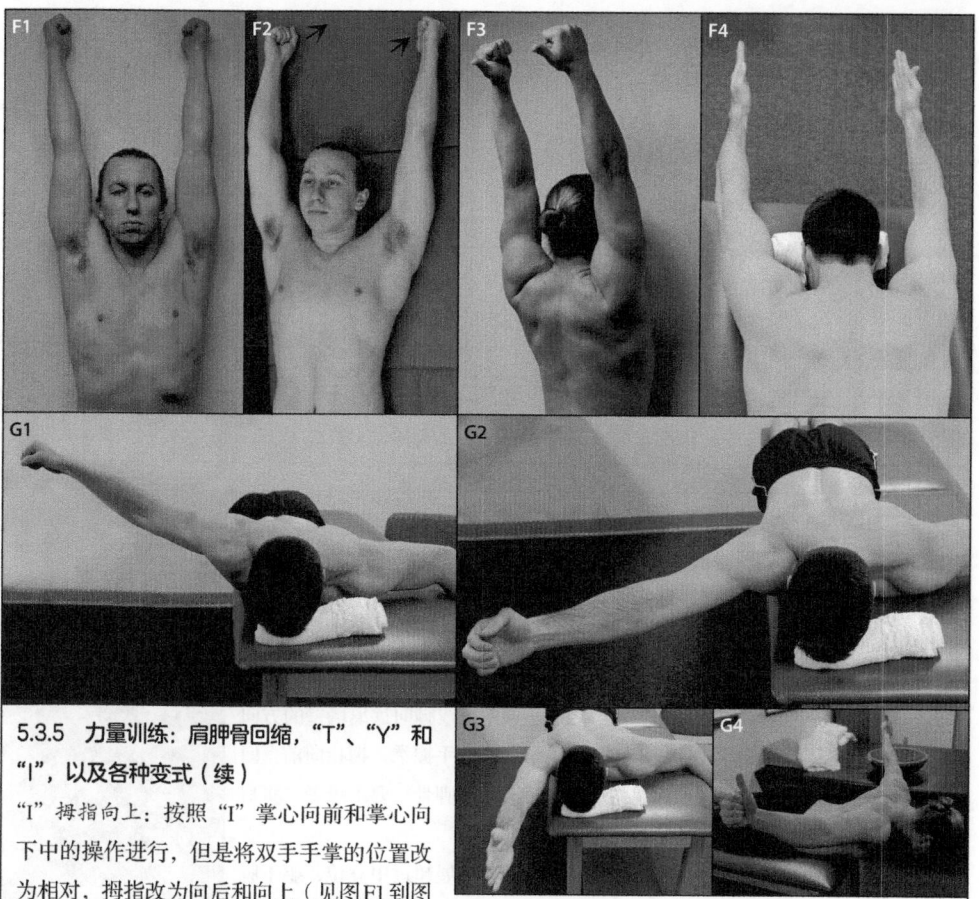

5.3.5 力量训练：肩胛骨回缩，"T"、"Y"和 "I"，以及各种变式（续）

"I"拇指向上：按照"I"掌心向前和掌心向下中的操作进行，但是将双手手掌的位置改为相对，拇指改为向后和向上（见图F1到图F4）。离开治疗床：患者可以单侧进行"T"、"Y"和"I"练习，以强化肩关节力量；训练侧肩关节应离开治疗床，非训练侧上肢允许放下至接触床面；在将上肢抬起朝向天花板的过程中遵循相同的肩胛骨回缩操作（图G1到图G3）；当双侧同时进行时，将胸骨中部以上置于床边缘外，使双侧上肢动离开床面（见图G4）。

代偿：过度耸肩（"T"练习可以在没有斜方肌上束收缩的情况下完成，但是"Y"和"I"练习过程中出现斜方肌上束的部分募集是正常情况），伸展胸部而不是回缩肩胛骨，肱骨头向前过度平移，抬头。

运动量：挤压3~5秒，重复10次，最多3组，每天1次或每隔1天1次。

5.3.6 力量训练：肩胛骨回缩，上肢离开治疗床

体位：俯卧位。

目标：加强菱形肌和斜方肌中束的力量。

方法：将毛巾卷放在额头下方，使颈部处于中立位。一侧上肢和肩关节悬挂在床的侧面，上肢指向地面，从而前伸肩胛骨。患者回缩该侧肩胛骨，将肩胛骨向脊柱靠拢并挤压，同侧上肢轻轻抬起，肩关节向后滚动，肘关节保持伸展。放松并重复（见图A和图B）。

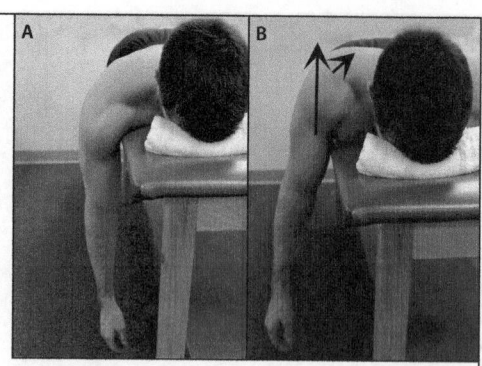

代偿：耸肩，胸部旋转而不是肩胛骨回缩，抬头。

运动量：挤压3~5秒，重复10次，最多3组，每天1次或每隔1天1次。

5.3.7 力量训练：肩胛骨回缩和下降伴随靠墙下蹲

体位：下肢90/90靠墙蹲（根据下肢力量，髋关节屈曲角度可小于90°）。

目标：加强菱形肌、斜方肌中束和斜方肌下束的力量，同时鼓励躯干的深层核心稳定肌群的激活；在下肢中，针对性地刺激股四头肌、腘绳肌和臀大肌收缩。

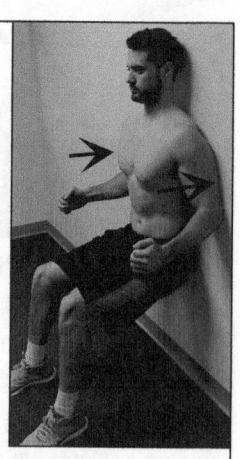

方法：双脚分开至与髋同宽，患者背部靠在墙壁上，双脚向远离墙壁的方向走，直到呈下肢90/90体位。患者肘关节屈曲90°，双手握拳，拇指向前，回缩肩胛骨，将肩胛骨向脊柱靠拢并挤压，同时下降肩胛骨。要求患者"将肩胛骨放进后口袋"，肩部和臀部靠在墙上。放松并重复。

代偿：耸肩，伸展胸部而不是回缩肩胛骨，肩关节伸展超过中立位，躯干脱离墙壁（应该激活深层核心肌肉保持腰椎中立位）。

运动量：挤压3~5秒，重复10次，最多3组，每天1次或每隔1天1次。

5.3.8 力量训练：肩胛骨回缩，"W" 或 "蝙蝠翼"

体位：俯卧位。

目标：加强菱形肌的力量。

方法：将毛巾卷放在额头下方使颈部保持中立位。肩关节外展30°，肘关节完全屈曲，双手握拳，拳心朝下。患者肩胛骨回缩，肩胛骨向脊柱靠拢并挤压，从而将双侧手臂轻轻抬起，肩关节向后打开。腕部和肘部保持在同一水平面，肩关节不能过度伸展从而迫使肱骨头向前。放松后再重复。这项练习可以单侧完成或双侧同时完成，并且可以增加负重以增加阻力。

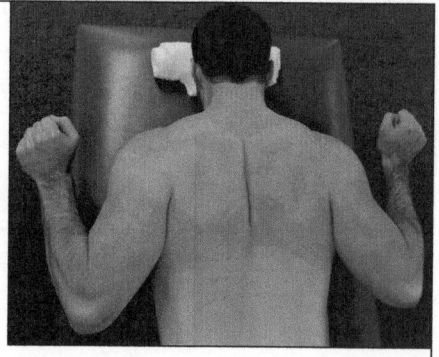

代偿：过度耸肩，伸展胸部而不是回缩肩胛骨，肱骨头不应向前过度平移，抬头，肘部高于腕部。

运动量：挤压3~5秒，重复10次，最多3组，每天1次或每隔1天1次。

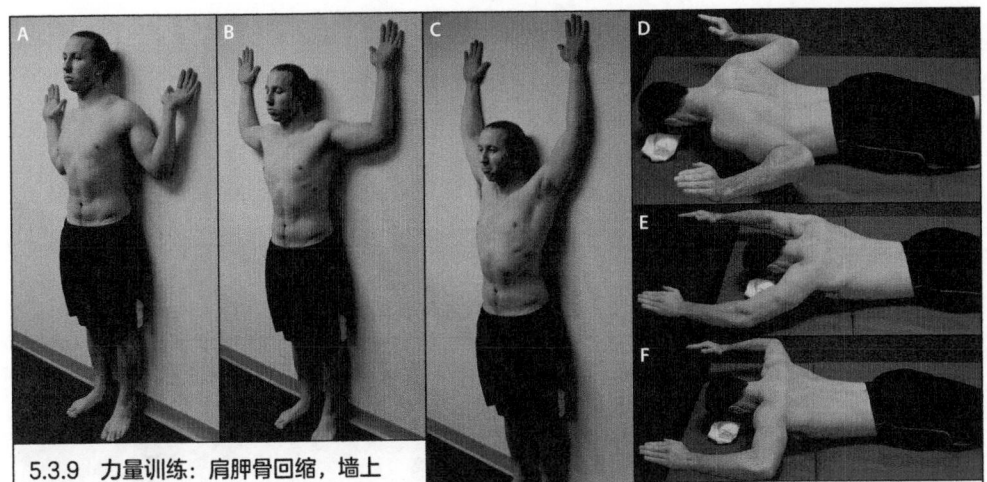

5.3.9 力量训练：肩胛骨回缩，墙上天使

体位：站立位，俯卧位。

目标：加强斜方肌下束的力量，主要是针对肩胛骨向下旋转。

方法：墙壁：靠着墙壁站立，膝关节和髋关节略微屈曲，臀部和肩部靠在墙上；患者肩关节外展大约70°并完全外旋，屈曲肘关节，腕关节靠着墙壁；患者将上肢向上抬高，高过头顶，并始终保持肩部、肘部和腕部与墙壁接触；降低上肢并重复（见图A到图C）。俯卧位进阶：将毛巾卷放在额头下方以保持颈部中立位；将上肢置于与图A中相同的姿势，患者重复上述运动，肩部、肘部、腕部和躯干保持在同一水平面（见图D到图F）。

代偿：过度耸肩，腕部或肘部从墙壁脱离（如果发生这种情况，患者只能在不脱离墙壁的范围内尽可能高地举起上肢并重复）。

运动量：重复10次，最多3组，每天1次或每隔1天1次。

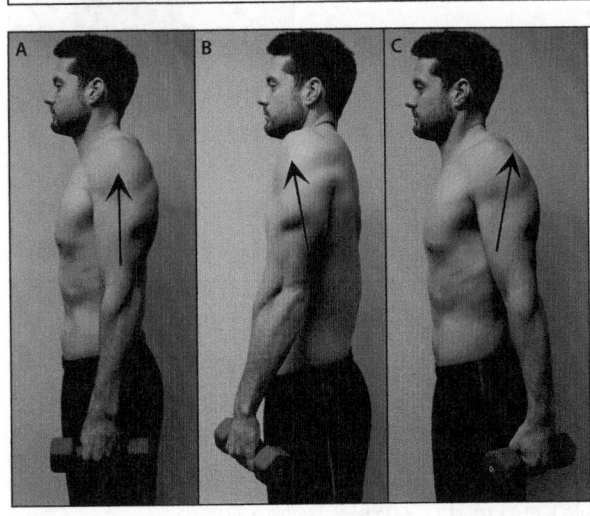

5.3.10 力量训练：肩胛骨抬高，耸肩

体位：站立位。

目标：加强斜方肌上束的力量。

方法：耸肩：患者向耳朵方向抬高肩关节，降低并重复（见图A）。增加变化：患者向前耸肩或者向后耸肩以针对斜方肌上束的不同区域（见图B和图C），并且可以增加负重来增加阻力。

代偿：向前突出下巴。

运动量：重复10次，最多3组，每天或每隔1天1次。

5.3.11 力量训练：弹力带，孤立肩胛骨回缩运动

体位：坐位。

目标：加强菱形肌和斜方肌中束的力量。

方法：弹力带环绕肩关节，两端固定在身体前方肩部高度的位置。患者站在远离锚点且让肩部感觉到

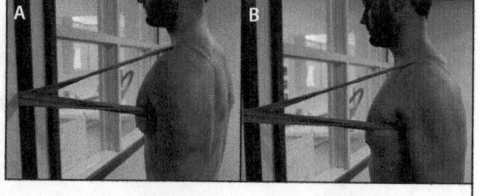

阻力的地方。患者肩胛骨回缩，肩胛骨向脊柱中间靠拢并挤压。放松并重复（见图A和图B）。

代偿：耸肩。

运动量：挤压3~5秒，重复10次，最多3组，每天1次或每隔1天1次。

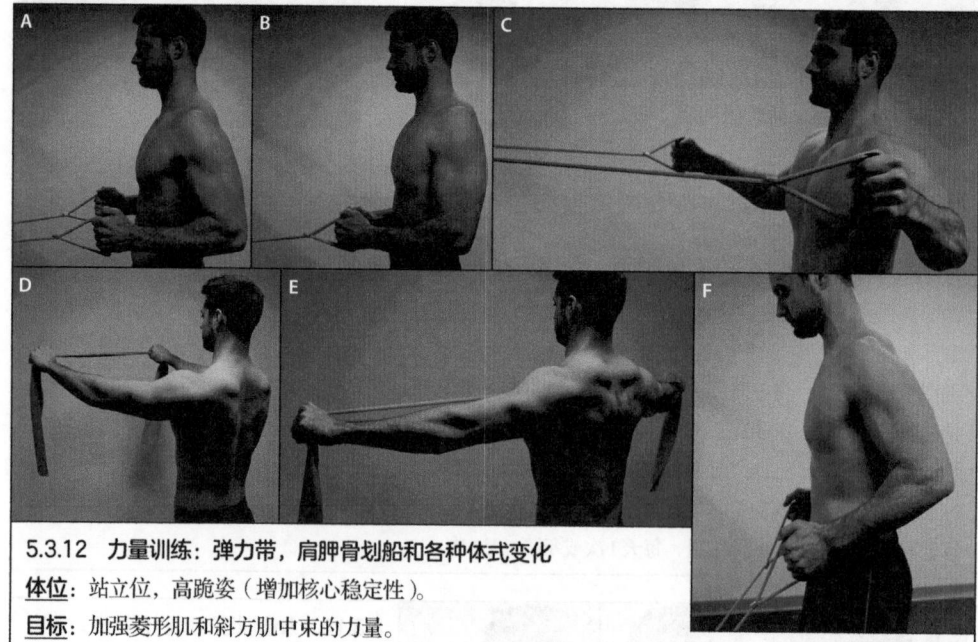

5.3.12 力量训练：弹力带，肩胛骨划船和各种体式变化

体位：站立位，高跪姿（增加核心稳定性）。

目标：加强菱形肌和斜方肌中束的力量。

方法：中立位：弹力带中间部分固定在肘关节高度的位置，患者双手分别握住弹力带的两端，拇指朝前或朝上，肩关节处于中立位旋转状态，上肢向前；患者远离锚点，直到感到弹力带的阻力；患者回缩肩胛骨，同时将肘关节屈曲90°，从而将弹力带拉向自己；不要让肩关节过度伸展，在肘关节到达躯干后，应通过肩胛骨的进一步挤压来拉弹力带（见图A）。窄握距：弹力带一端固定在肘关节高度的位置，患者双手握住弹力带的另一端，肩胛骨回缩，同时肘关节屈曲至90°，将弹力带拉回，手被拉至肚脐附近；不要让肩关节过度伸展，一旦肘关节到达躯干即通过肩胛骨的进一步挤压来拉弹力带（见图B）。宽距划船水平外展：弹力带固定在肩关节高度的位置，患者先以窄握距双手分别抓住弹力带的两端，然后肩胛骨回缩，肘关节伸展，肩关节水平外展牵拉弹力带；不要让肩关节过度伸展到超过躯干，避免肱骨头向前平移；该练习重点放在肩胛骨回缩上，一旦上肢达到躯干，则通过肩胛骨的进一步向中间挤压来拉动弹力带（见图C）；该练习也可以在没有锚点的情况下进行和重复（见图D和图E）。向上划船：将弹力带中间部分固定在地面上，患者双手分别握弹力带两端，拇指朝前、朝下，肩胛骨回缩，将弹力带朝向下巴的方向拉，允许肘关节屈曲（见图F）。

代偿：耸肩，肱骨头向前平移，肩关节过度伸展/水平外展超过躯干。

运动量：挤压3~5秒，重复10次，最多3组，每天1次或每隔1天1次。

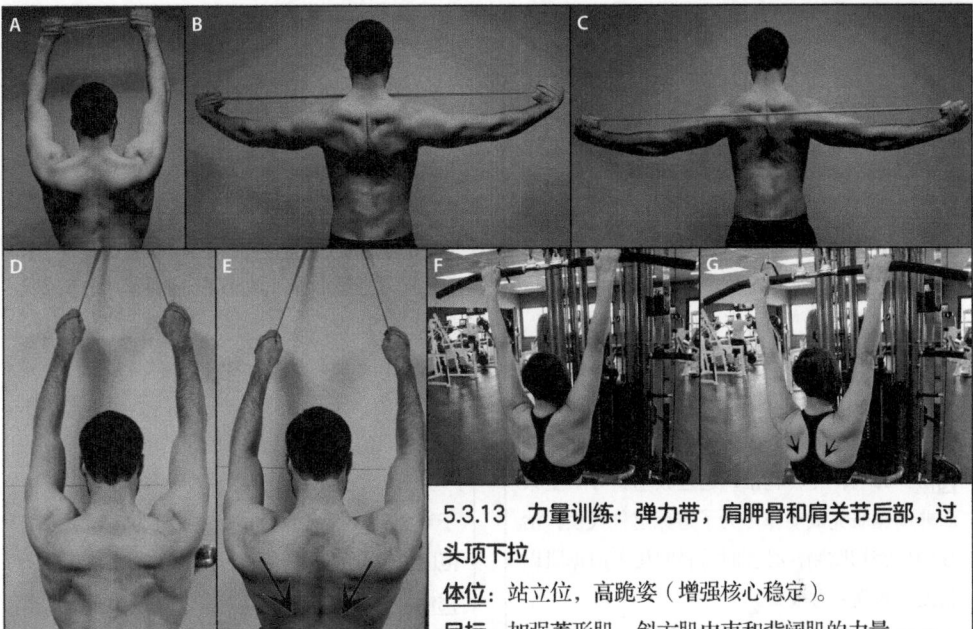

5.3.13　力量训练：弹力带，肩胛骨和肩关节后部，过头顶下拉

体位：站立位，高跪姿（增强核心稳定）。

目标：加强菱形肌、斜方肌中束和背阔肌的力量。

方法：患者手抓弹力带举过头顶，肩关节外展至舒适位置，肘关节轻微屈曲（见图A）。患者将弹力带进一步向外拉伸，同时朝着肩关节水平的位置下落，弹力带可以在头部前面（见图B）或头部后面（见图C）。在活动末端范围，通过肩胛骨挤压来完成。肩胛骨仅下降和回缩：仅针对肩胛骨的练习，弹力带固定在患者头顶的前方，患者坐在靠近墙壁的地方，面朝墙壁；患者双手举过头顶，抓握弹力带，抓握距离要使双手有阻力感，肩关节充分外展至舒适位置，肘关节略微屈曲；然后患者仅通过肩胛骨的下降和回缩来对抗并拉动弹力带（见图D和图E）。肩胛骨仅下降和回缩，运动器械上侧向下拉：为了只针对肩胛骨进行练习，患者举手抓握拉杆，肩关节完全外展至舒适位置，肘关节略微屈曲；拉杆应该在头顶正上方，然后患者只通过回缩并下降肩胛骨来对抗阻力（见图F和图G）。

代偿：耸肩。

注意：下巴应保持收拢，尤其是下拉弹力带至颈后时。

运动量：挤压3~5秒，重复10次，最多3组，每天1次或每隔1天1次。

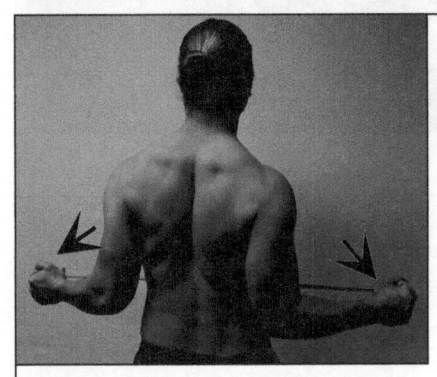

5.3.14　力量训练：弹力带，肩胛骨和肩袖肌群，回缩和外旋

体位：站立位。

目标：加强菱形肌、斜方肌中束和背阔肌的力量。

方法：将弹力带置于肚脐高度，离身体约6英寸，肘关节屈曲90°。患者在肩关节外旋时拉开弹力带，将前臂伸出身体两侧。在活动末端范围，通过肩胛骨挤压来完成。

代偿：耸肩。

注意：下巴应保持收拢，上臂保持紧贴躯干两侧。

运动量：挤压3~5秒，重复10次，最多3组，每天1次或每隔1天1次。

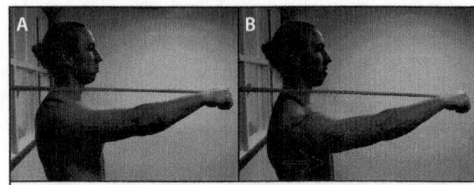

5.3.15　力量训练：弹力带，肩胛骨，冲拳

体位：仰卧位。

目标：加强前锯肌的力量。

方法：将弹力带一端固定在肩关节高度的位置，患者手握弹力带另一端并远离锚点，肩关节屈曲90°，拳心向下。患者前伸肩胛骨，将手向前方移动（见图A和图B）。

代偿：耸肩，旋转胸椎，通过收缩斜方肌上束而非前锯肌完成动作（为了避免这种代偿，治疗师应密切监测，必要时可轻叩患者前锯肌以帮助其明确发力点）。

运动量：每侧重复10次，最多3组，每天1次或每隔1天1次。

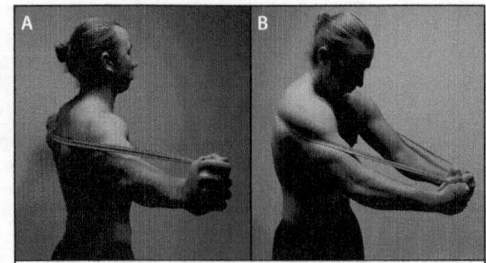

5.3.16　力量训练：弹力带，肩胛骨，动态拥抱

体位：仰卧位。

目标：加强前锯肌的力量。

方法：弹力带环绕在双肩后方，患者双手各握住弹力带的一端，从双臂伸展上抬至与肩关节呈一条直线开始，进行肩关节水平内收，好像给予对面的人拥抱，对抗弹力带阻力，强调末端范围肩胛骨的进一步前伸（见图A和图B）。

代偿：耸肩，旋转胸椎，通过收缩斜方肌上束而非前锯肌完成动作（为了避免这种代偿，治疗师应密切监测，必要时可轻叩患者前锯肌以帮助其明确发力点）。

运动量：每侧重复10次，最多3组，每天1次或每隔1天1次。

5.3.17　力量训练：弹力带，前锯肌滑移

体位：站立位。

目标：加强前锯肌的力量。

方法：患者面向墙壁，肘关节屈曲90°，前臂贴近墙壁，弹力带缠绕在手腕上。患者前伸肩胛骨并将前臂贴近墙壁向上移动，保持弹力带的张力。返回起始位置并重复（见图A和图B）。

代偿：过度耸肩，手腕或肘部离开墙壁（如果发生这种情况，患者应在保持前臂贴墙的情况下尽可能举起上肢，并在该范围内重复）。

运动量：重复10次，最多3组，每天1次或每隔1天1次。

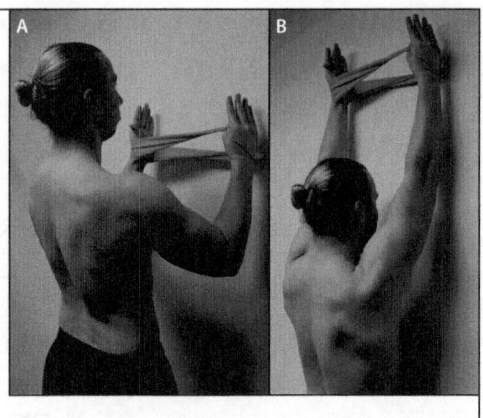

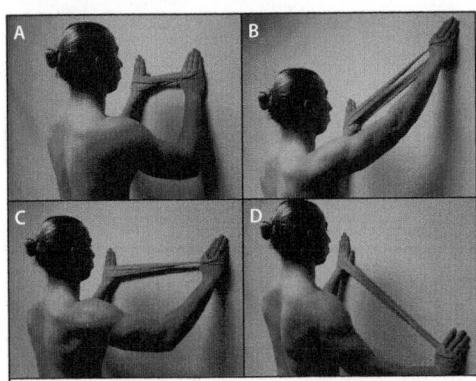

5.3.18 力量训练: 弹力带, 肩胛骨时钟
体位: 站立位。

目标: 加强前锯肌、斜方肌中束、斜方肌下束、菱形肌的力量。

方法: 患者面向墙壁, 肘关节屈曲70°, 肩关节屈曲90°, 手掌贴在墙上。手掌缠绕弹力带。患者想象面前有一个时钟, 保持一只手固定, 另一只手轻敲时钟上的每个数字——1、3、5(右手)或者11、9、7(左手)。患者使用肩胛肌群来完成肩部的运动(见图A到图D)。

代偿: 过度耸肩, 手腕或肘部离开墙壁(如果发生这种情况, 患者应在保持前臂贴墙的情况下尽可能举起上肢, 并在该范围内重复)。

运动量: 每侧重复10次, 最多3组, 每天1次或每隔1天1次。

5.3.20 力量训练: 肩胛骨回缩: "T"、"Y"、"I"和"W"
体位: 在瑜伽球上俯卧。

目标: "T"——加强三角肌后束、菱形肌和斜方肌中束的力量, "Y"——加强三角肌后束和斜方肌下束的力量, "I"——加强三角肌前束和斜方肌下束的力量, "W"——加强菱形肌的力量。

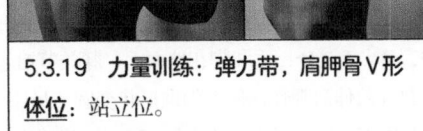

5.3.19 力量训练: 弹力带, 肩胛骨V形
体位: 站立位。

目标: 加强前锯肌、斜方肌中束、斜方肌下束、菱形肌的力量。

方法: 患者面向墙壁站立, 肘关节屈曲100°, 肩关节屈曲45°, 手放在墙上。弹力带环绕在手上, 患者双手打开并向上举起上肢, 在头顶形成V形, 缓慢地将上肢放下并重复。患者使用肩胛肌群来完成肩部的运动(见图A和图B)。

代偿: 过度耸肩, 手腕或肘部离开墙壁(如果发生这种情况, 患者应在保持前臂贴墙的情况下尽可能举起上肢, 并在该范围内重复)。

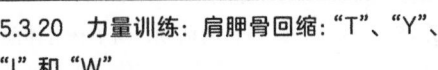

方法: 患者俯卧在球上, 上肢向前伸展(只有躯干在球上), 保持脚趾向下屈曲, 膝关节屈曲, 同时将膝关节稍稍从地面上抬起。患者收紧腹部肌肉, 将手臂抬起至"T"、"Y"、"I"或"W"姿势, 并在活动末端范围回缩肩胛骨。采用5.3.5和5.3.8描述的每个动作(见图A到图D)。在瑜伽球上进行练习会产生不稳定的表面并且使练习更具挑战性。

代偿: 耸肩("T"和"W"练习可以在没有斜方肌上束的参与下完成, 但是进行"Y"和"I"练习将正常募集斜方肌上束), 伸展胸部而不是回缩肩胛骨, 肱骨头向前过度平移, 抬头。

运动量: 挤压3~5秒, 重复10次, 最多3组, 每天1次或每隔1天1次。

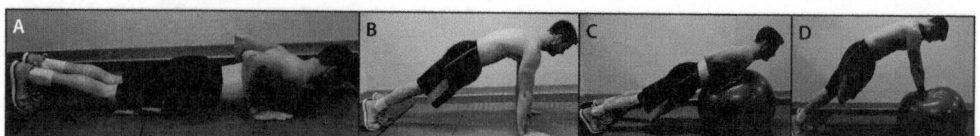

5.3.21 力量训练：肩胛骨，俯卧撑加强版（高级）

体位：四足位。

目标：加强前锯肌的力量。

方法：稳定面进阶：手和脚在地面上，膝关节抬起至俯卧撑姿势，肘关节伸展至中立位，患者从地面上撑起并前伸肩胛骨，使上胸椎形状变圆（见图A和图B）。不稳定平面进阶：手位于瑜伽球上，手指朝外以更好地控制球，脚趾在地面上，膝关节撑起，肘关节伸展至中立位，患者向下按压球并前伸肩胛骨，使上胸椎形状变圆（见图C和图D）。全程凝视手指尖，下巴稍微收拢。

代偿：耸肩，通过收缩斜方肌上束而非前锯肌完成动作（为了避免这种代偿，治疗师应密切监测，必要时可轻叩患者前锯肌以帮助其明确发力点），肘关节过度伸展，下巴抬起或抬头。

运动量：重复10次，最多3组，每天1次或每隔1天1次。

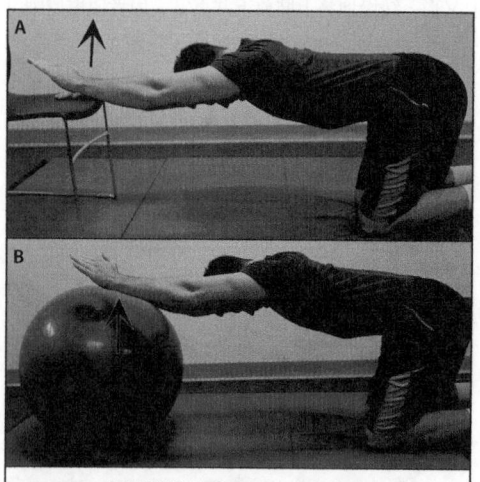

5.3.22 力量训练：肩胛骨，上肢抬起

体位：四足位。

目标：加强斜方肌下束和三角肌前束的力量。

方法：患者呈四足位，掌心朝下放在椅子上（见图A）或瑜伽球上（见图B）。肩关节完全屈曲，肘关节完全伸展。患者回缩并下降肩胛骨，一只手从椅子上抬起，同时保持脊柱中立位并收紧深层核心肌肉。凝视前方地面，保持轻微收下巴。两侧交替进行。

代偿：躯干旋转，腹部下垂，下巴突出或抬头。

运动量：重复10次，最多3组，每天或每隔1天1次。

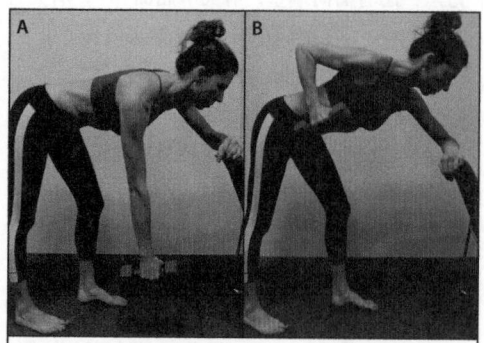

5.3.23 力量训练：肩胛骨，身体前倾划船

体位：站立位。

目标：加强菱形肌和斜方肌中束的力量。

方法：患者站立，身体向前倾，椅子在身体前面，非练习侧手支撑于椅背，练习侧上肢朝地面方向悬垂，使肩关节被动前伸，然后肩胛骨回缩，同时肩关节伸展，肘关节屈曲。重点是肩胛骨回缩，而不是肩关节伸展（见图A和图B）。

代偿：躯干旋转，腹部下垂，抬起下巴或抬头，躯干未保持平行于地面。

运动量：重复10次，最多3组，每天1次或每隔1天1次。

参考文献

Castelein, B., Cools, A., Parlevliet, T. & Cagnie, B. (2015, Sep). Modifying the shoulder joint position during shrugging and retraction exercises alters the activation of the medial scapular muscles. *Manual Therapy*, 21, 250–255.

Decker, M. J., Hintermeister, R. A., Faber, K. J. & Hawkins, R. J. (1999). serratus anterior muscle activity during selected rehabilitation exercises. *American Journal of Sports Medicine*, 27(6), 784–791.

Escamilla, R. F., Yamashiro, K., Paulos, L. & Andrews, J. R. (2009). Shoulder muscle activity and function in common shoulder rehabilitation exercises. *Sports Medicine*, 39(8), 663–685.

Smith, J., Dahm, D. L., Kaufman, K. R., Boon, A. J., Laskowski, E. R., Kotajarvi, B. R. & Jacofsky, D. J. (2006). Electromyographic activity in the immobilized shoulder girdle musculature during scapulothoracic exercises. *Archives of Physical Medicine and Rehabilitation*, 87(7), 923–927.

肩关节活动度练习

5.4.1 关节活动度：肩关节，热身，上肢测力器，主动辅助

上肢测力器是一种类似于自行车的运动设备，通过上肢来使用。在该设备上调整相关设置可以控制阻力，从而改变运动量。典型的上肢测力器设备有一个可调节的座椅，许多这样的设备可以以站立位使用。

体位：坐位。

目标：肩关节和肩带热身。

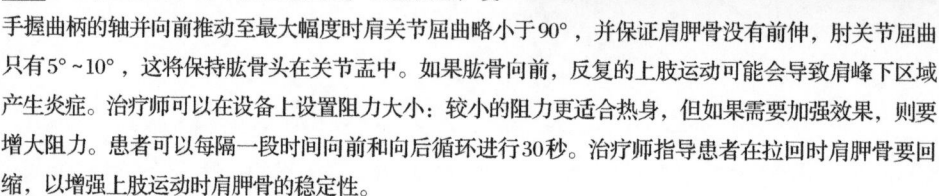

方法：患者呈坐位，脚平放在地面上，调整设置，使手握曲柄的轴并向前推动至最大幅度时肩关节屈曲略小于90°，并保证肩胛骨没有前伸，肘关节屈曲只有5°~10°，这将保持肱骨头在关节盂中。如果肱骨向前，反复的上肢运动可能会导致肩峰下区域产生炎症。治疗师可以在设备上设置阻力大小：较小的阻力更适合热身，但如果需要加强效果，则要增大阻力。患者可以每隔一段时间向前和向后循环进行30秒。治疗师指导患者在拉回时肩胛骨要回缩，以增强上肢运动时肩胛骨的稳定性。

代偿：耸肩，躯干旋转，头向前，无精打采的坐姿。

运动量：循环5~10分钟，从后向前至少间隔30秒；如果用于心肺耐力或交叉训练，最多30分钟。

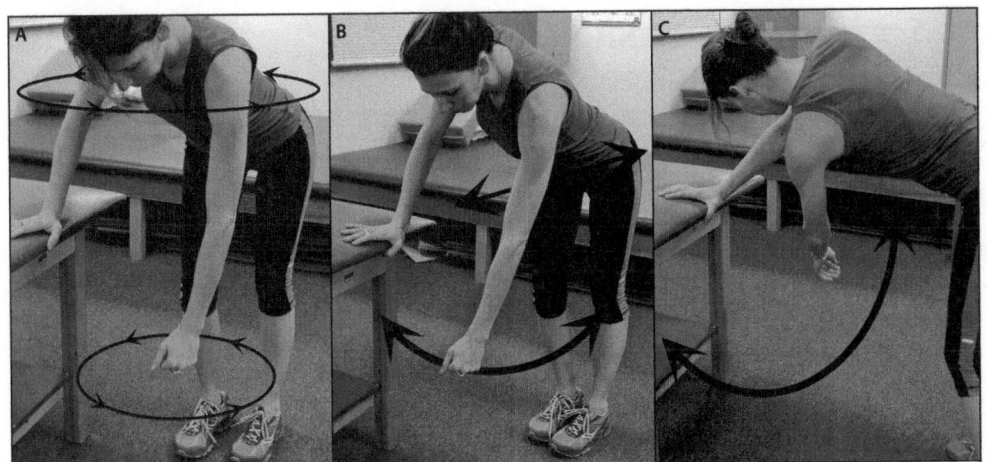

5.4.2 关节活动度：肩关节，摆动，被动

体位： 站立位。

目标： 肩关节和肩带的热身引起盂肱关节的轻微牵引和振荡运动，以促进关节表面的血液流动和滑液润滑，进行肩袖修复术后将运动直径限制在20英寸（50厘米左右）。

方法： 圆圈：患者俯身，非练习侧上肢支撑在治疗床或椅子上，练习侧上肢放松，向地面垂落，髋关节和膝关节略微屈曲；患者开始先通过髋关节和膝关节的屈曲和伸展顺时针移动臀部和躯干，上肢在放松的状态下随之摆动，一个方向完成后再逆时针重复（见图A）。屈曲/伸展：患者通过髋关节和膝关节的屈曲和伸展使练习侧的上肢向前和向后摇摆（见图B）。水平外展/内收：左右摇摆身体，让上肢横向摆动，远离身体后再返回（见图C）。这些都不是大幅度的动作，要保持在无痛范围内进行。

代偿： 使用肩部肌肉完成运动（此练习旨在通过动量使肩关节产生被动运动，肩部的完全放松使关节稍微分离牵引开，这改善了关节润滑情况。但通常患者会错误地通过主动活动上肢来完成练习，而不是通过身体和髋部的活动来被动地摆动上肢完成练习。如果发生这种情况，请尝试以**5.4.3**作为替代方案）。

运动量： 每次运动1分钟，每天1~3次。

证据在哪里？

龙等人（Long et al., 2010）评估了一组健康受试者在摆动运动和低强度活动期间冈上肌、冈下肌和三角肌的肌电活动。肌电图记录了13名受试者在打字、饮水和刷牙，以及以大（51厘米）和小（20厘米）直径进行正确和错误的摇摆练习时的肌电活动。正确和错误的摇摆练习中冈上肌和冈下肌的肌电活动超过15%MVC。冈上肌肌电信号变化幅度在错误执行大直径摇摆练习期间比正确执行大直径摇摆练习期间更大。正确和错误的大直径摇摆练习导致冈上肌的肌电活动水平在统计学意义上高于小直径摇摆练习。研究人员的结论是，在肩袖修复术后的早期康复中，大直径摇摆练习可能需要比预期更大的力。

5.4.3　关节活动度：肩关节，摇篮摇晃，被动

体位：站立位。

目标：肩关节和肩带的热身引起盂肱关节的轻微牵引和振荡运动，以促进关节表面的血液流动和滑液润滑；这项练习可以在手术后进行，并且可以替代标准的摇摆练习，因为该练习允许患者用非手术侧上肢来控制手术侧上肢，可以保护手术后的肩部免受不必要的压力。

方法：髋关节屈曲使身体前倾，患者使用非练习侧手抓住练习侧肘部，就像抱住婴儿一样。练习侧的手可以抓住非练习侧的上臂以确保安全。非练习侧的上肢旨在提供练习侧上肢的所有运动动力。然后患者通过非练习侧上肢轻轻地向前和向后、向水平方向、向顺时针和逆时针旋转方向摇摆训练侧上肢，如**5.4.2**中所描述的那样。

代偿：使用练习侧肩部肌肉完成运动（此练习旨在通过非练习侧上肢使练习侧上肢产生被动运动，练习侧肩部完全放松可以使关节轻微分离，从而改善关节润滑情况）。

运动量：每次运动1分钟，每天1~3次。

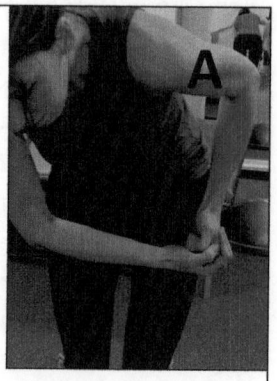

5.4.4　关节活动度：肩关节，锯，主动辅助

体位：站立位。

目标：肩关节和肩带的热身。

方法：髋关节屈曲，使身体向前倾斜，练习侧上肢垂落。患者将非练习侧的手以杯形放在练习侧的拳头下，并使用非练习侧的上肢以锯切动作将练习侧拳头向胸部抬起并返回初始位置。非练习侧上肢完成全部（练习侧被动）或大部分（主动辅助）活动。

代偿：使用练习侧的肩部肌肉完成运动（此练习旨在通过非练习侧上肢使练习侧上肢产生被动运动）。

运动量：每次运动1分钟，每天1~3次。

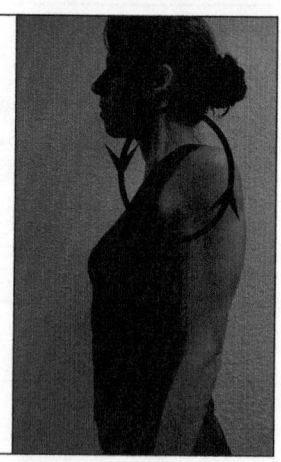

5.4.5　关节活动度：肩关节画圈，主动辅助

体位：站立位。

目标：通过促进肩胛稳定肌群（菱形肌、斜方肌上束、斜方肌中束和斜方肌下束、前锯肌）收缩来控制肩胛骨运动，同时在盂肱关节产生被动运动。

方法：患者在矢状面上画小圆圈，肩胛骨向前、向上、向后和向下滚动，而上肢肩关节保持放松。

代偿：肩关节肌肉主动收缩（患者肩部应保持放松，肩带和肩胛胸壁关节产生运动）。

运动量：每个方向重复10~20次，1组，每天1~3次。

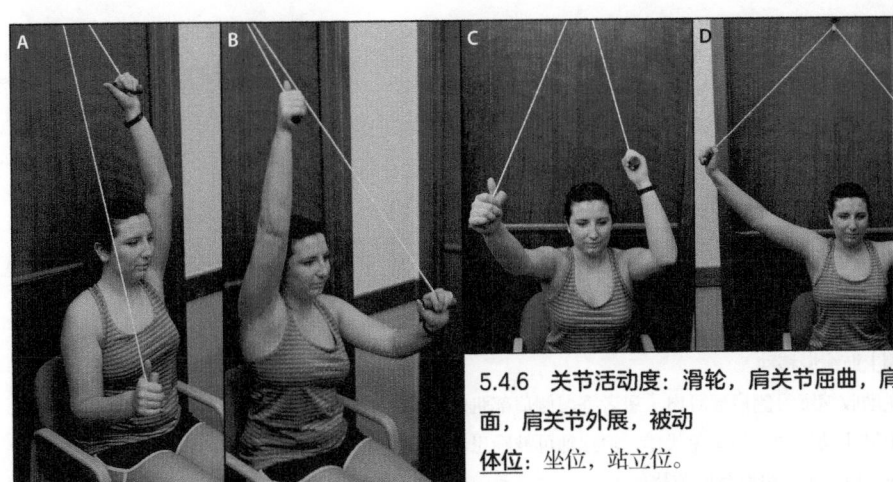

5.4.6 关节活动度：滑轮，肩关节屈曲，肩胛骨平面，肩关节外展，被动

体位：坐位，站立位。

目标：使用非练习侧上肢辅助盂肱关节的活动。

方法：将滑轮悬挂在门口，患者可以坐在椅子上，椅子靠着门，或者患者呈站立位。两手分别抓住滑轮的两个手柄，练习侧的手尽量放松。拇指朝上，指向天花板。患者用非练习侧上肢向下拉，使练习侧的肩关节屈曲。治疗师指导患者练习侧的肩部保持放松，仅用手握住手柄。该练习让练习侧产生被动运动，肩关节和肘关节被动屈曲或伸直（见图 A 到图 D）。重复完成一组练习。患者也可以在肩胛骨平面（见图 C）和肩外展（见图 D）中进行同样的操作。治疗师应确保患者使用非练习侧上肢缓慢下拉手柄。

代偿：主动使用练习侧肩部肌肉（患者练习侧肩部应保持放松，而非练习侧上肢产生运动；为避免代偿，治疗师可鼓励患者坐直，肩膀向后）。

运动量：重复 10~20 次，在每个方向的终末位置保持 1~3 秒，1 组，每天 1~3 次。

证据在哪里？

尤尔等（Uhl et al., 2010）使用肌电图来评估肩关节被动运动、主动辅助运动和主动活动期间的肌肉激活情况。被动运动产生的肌电活动平均值最低，所有研究肌肉（冈上肌、冈下肌、三角肌前束、斜方肌上束、斜方肌下束和前锯肌）的 MVC 均小于 10%。站立位下上肢抬高运动产生的肌电活动平均值最大，为 40%MVC。总体来说，与冈上肌和冈下肌的被动运动相比，主动辅助运动使肌肉活动平均值增加了少许，但仍小于 10%。健康受试者的数据表明，在康复的早期Ⅰ，许多用于恢复主动活动的抬高练习所带来的肌肉激活水平应不超过 20%。从被动运动到主动辅助运动的进阶可能需要在不显著提高肌肉激活水平的情况下进行。直立位下的主动活动会引起肌肉活动水平的显著提高，这些运动应在康复的后期进行。

5.4.7 关节活动度：滑轮，肩关节内旋，被动

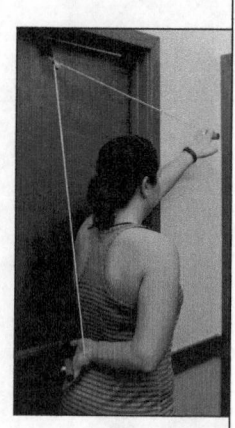

体位：坐位，站立位。

目标：使用非练习侧上肢进行辅助，增加盂肱关节活动度。

方法：将滑轮固定在门上方。患者可以坐在椅子上，椅子靠着门，也可以呈站立位。患者将练习侧上肢放在臀部后面，抓着滑轮一端的手柄。患者非练习侧上肢在身体前面抓握滑轮另一端的手柄，通过向前移动手柄来拉动练习侧的手沿着身体后面向上滑动。治疗师指导患者保持练习侧肩部肌肉放松，仅用手握住手柄。这是对练习侧肩关节的被动活动练习，治疗师应确保患者非练习侧上肢缓慢移动。

代偿：主动收缩练习侧肩部肌肉（患者练习侧肩部肌肉应保持放松，而非练习侧的上肢主动运动，为避免代偿，治疗师可鼓励患者保持肩胛骨回缩和良好的姿势，以尽量减少肱骨向前移位）。

运动量：重复10~20次，在终末位保持1~3秒，1组，每天1~3次。

5.4.8 关节活动度：滑轮，肩关节外旋，被动

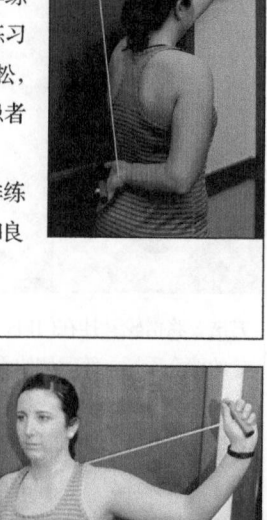

体位：坐位，站立位。

目标：使用非练习侧上肢进行辅助，增加盂肱关节活动度。

方法：将滑轮固定在门框中间附近，患者可以站在离门1~2英尺的地方。患者双臂屈肘90°，双手分别抓握滑轮两端的手柄。患者用非练习侧的上肢向下拉，使练习侧肩关节外旋。治疗师指导患者保持练习侧肩关节放松，仅用手握住手柄。该练习是肩关节的被动活动练习。

代偿：主动收缩练习侧肩部肌肉（患者练习侧肩部肌肉应保持放松，而非练习侧的上肢主动运动，为避免代偿，治疗师可鼓励患者保持肩胛骨回缩和良好的姿势，以尽量减少肱骨向前移位）。

运动量：重复10~20次，在终末位保持1~3秒，1组，每天1~3次。

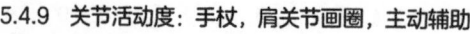

5.4.9 关节活动度：手杖，肩关节画圈，主动辅助

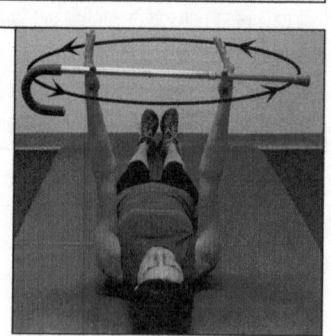

体位：仰卧位。

目标：使用非练习侧上肢进行辅助，增加盂肱关节活动度。

方法：患者双手握住手杖，通过回缩和下降肩胛骨，将肱骨头稳定在关节盂中。然后，患者顺时针旋转手杖一整圈，使用非练习侧上肢辅助练习侧上肢。然后逆时针重复上述步骤。治疗师可以提示患者"在天花板上画圆圈"。

注意：为避免代偿，治疗师可鼓励患者保持肩胛骨回缩和良好的姿势，以尽量减少肱骨向前移位和肩峰下的刺激。

运动量：重复10~20次，在终末位保持1~3秒，1组，每天1~3次。

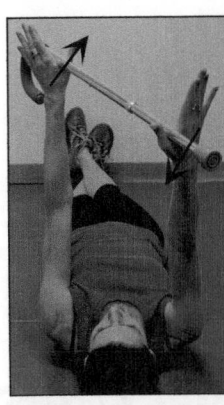

5.4.10　关节活动度：手杖，扭肩，主动辅助

体位：仰卧位。

目标：使用非练习侧上肢进行辅助，增加盂肱关节活动度。

方法：患者双手握住手杖，通过回缩和下降肩胛骨，将肱骨头稳定在关节盂中。然后，患者将右手向下扭转，同时将另一侧上肢向上扭转，然后向相反方向重复。

注意：治疗师应鼓励患者保持肩胛骨回缩和良好的姿势，以尽量减少肱骨向前移位和肩峰下的刺激。

运动量：重复10~20次，在终末位保持1~3秒，1组，每天1~3次。

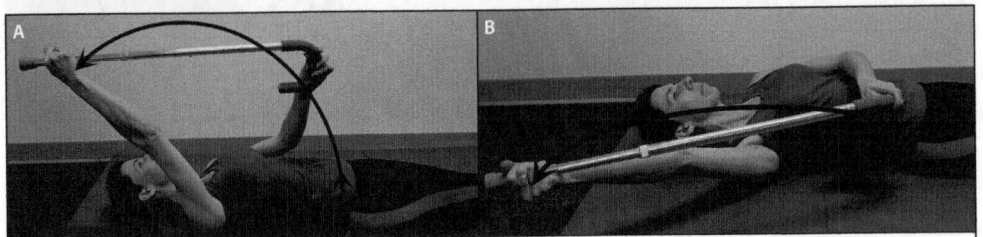

5.4.11　关节活动度：手杖，肩关节屈曲和肩胛骨平面活动，主动辅助

体位：仰卧位，坐位，站立位。

目标：使用非练习侧上肢协助增加盂肱关节屈曲和伸展活动度。

方法：屈曲：患者双手置于身体两侧并握住手杖，练习侧的手在上，非练习侧的手在下；患者通过回缩和下降肩胛骨，将肱骨头稳定在关节盂中；非练习侧上肢通过将手杖向头部方向推，使练习侧肩关节屈曲，练习侧肘关节保持伸展（见图A）。肩胛骨平面：肩关节从外展位向前内收30°，患者在肩胛骨平面执行与屈曲相同的动作（见图B）。

注意：治疗师应鼓励患者保持肩胛骨回缩以尽量减少肩峰下的刺激。

运动量：重复10~20次，在终末位保持1~3秒，1组，每天1~3次。

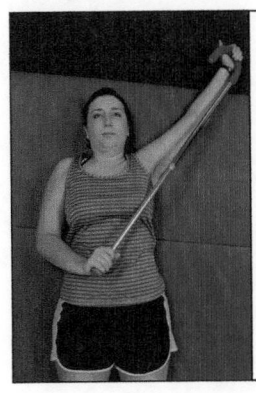

5.4.12　关节活动度：手杖，肩外展，主动辅助

体位：仰卧位，坐位，站立位。

目标：使用非练习侧上肢协助增加盂肱关节外展活动度。

方法：患者双手置于身体两侧并握住手杖，练习侧的手在上，非练习侧的手在下，患者通过回缩和下降肩胛骨，将肱骨头稳定在关节盂中。患者非练习侧的上肢内收并横穿过身体，使练习侧肩关节外展，练习侧肘关节保持伸展。

注意：治疗师应鼓励保持患者肩胛骨回缩以尽量减少肩峰下的刺激。

运动量：重复10~20次，在终末位保持1~3秒，1组，每天1~3次。

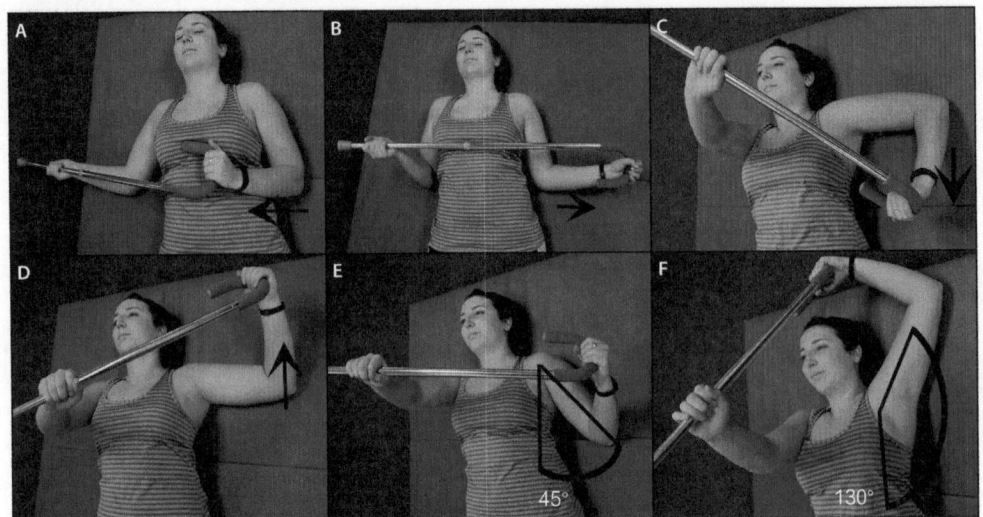

5.4.13 关节活动度：手杖，肩关节内旋、外旋和组合运动，主动辅助

体位： 仰卧位，坐位。

目标： 使用非练习侧上肢协助增加盂肱关节内外旋活动度。

方法： 患者双手握住手杖，肘关节屈曲90°。患者回缩和下降肩胛骨，使肱骨头稳定在关节盂中。中立位外展，内旋：患者将练习侧的上肢拉向身体，使其肩关节内旋，肘关节仍卡在身体的一侧（见图A）。中立位外展，外旋：患者将练习侧的上肢推离身体，使该侧肩关节外旋，肘关节仍卡在身体的一侧（见图B）。组合：治疗师可以根据治疗目标将上述两项练习组合成一项练习。90/90内旋：练习侧肩关节外展90°，肘关节屈曲90°，患者双手握着手杖，将练习侧的手向下推使其肩关节内旋（见图C）。90/90外旋：练习侧肩关节外展90°，患者双手握住手杖，并将练习侧的手向上推使其肩关节外旋（见图D）。治疗师可以根据治疗目标在肩外展的任何角度进行治疗（见图E和图F）。

注意： 治疗师应鼓励患者保持肩胛骨回缩以尽量减少肩峰下的刺激。

运动量： 重复10~20次，在终末位保持1~3秒，1组，每天1~3次。

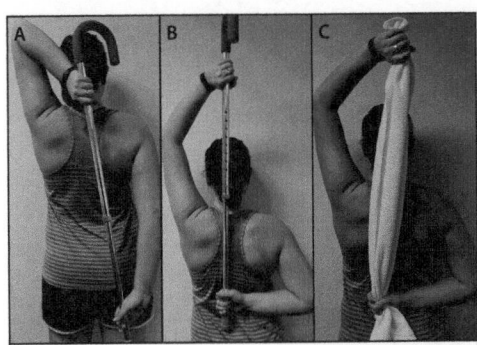

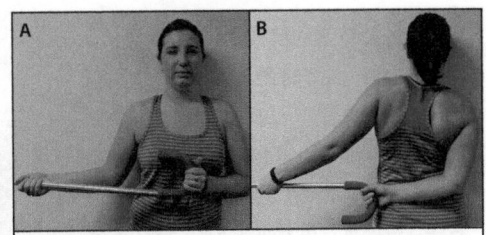

5.4.14 关节活动度：手杖/训练带，背面肩关节内旋，主动辅助

体位：站立位。

目标：使用非练习侧上肢协助增加盂肱关节内旋活动度。

方法：患者双手于背后抓握手杖，非练习侧的手位于头后，掌心朝前，练习侧的手位于臀部，掌心朝外。患者通过肩胛骨回缩和下降将肱骨头稳定在关节盂中。患者非练习侧的手拉着手杖竖直向上滑动，从而使练习侧肩关节内旋，而后保持并缓慢下降（见图A和图B）。这项练习也可以用毛巾、训练带或床单来完成（见图C）。

注意：治疗师应鼓励患者保持肩胛骨回缩以尽量减少肩峰下的刺激。

运动量：重复10~20次，在终末位保持1~3秒，1组，每天1~3次。

5.4.15 关节活动度：手杖，肩关节内旋，前后拉动，主动辅助

体位：站立位。

目标：使用非练习侧上肢协助增加盂肱关节内旋活动度，同时也有助于增加肩内收活动度。

方法：从前面拉动：患者双手抓握手杖放在前面，两侧肘关节屈曲90°，回缩和下降肩胛骨，将肱骨头稳定在关节盂中；将练习侧的手在身体前面从一侧拉向另一侧，从而实现肩关节的内旋和内收（见图A）。从后面拉动：患者双手抓握手杖放在背后，双手掌心一个朝前一个朝后，回缩和下降肩胛骨，将肱骨头稳定在关节盂中；将练习侧的手在背后从一侧拉向另一侧，以实现肩关节的内旋和内收（见图B）。

注意：治疗师应鼓励患者保持肩胛骨回缩以尽量减少肩峰下的刺激。

运动量：重复10~20次，在终末位保持1~3秒，1组，每天1~3次。

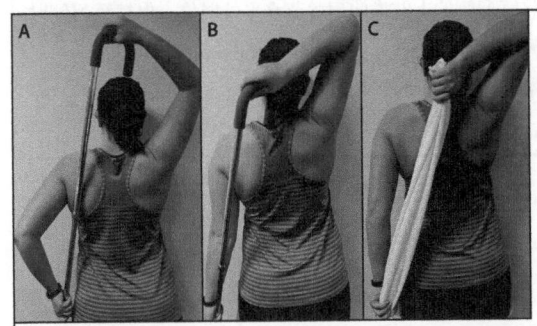

5.4.16 关节活动度：手杖/训练带，在头后面肩关节外旋，主动辅助

体位：站立位。

目标：使用非练习侧上肢协助增加盂肱关节外旋活动度。

方法：患者双手抓握手杖放在背后且手杖下端位于身体外侧，练习侧手和非练习侧手分别在头部上方（掌心朝下）和体侧（掌心朝内）抓握手杖。患者通过下降和回缩肩胛骨，使肱骨头稳定在关节盂中。患者非练习侧手向下拉动手杖，使位于头部上方的练习侧上肢从头部和颈部后面移动到上背部，这是肩关节外旋的功能性运动，保持并缓慢返回（见图A和图B）。这项练习也可以使用毛巾、训练带或床单来完成（见图C）。

注意：治疗师应鼓励患者保持肩胛骨回缩以尽量减少肩峰下的刺激。

运动量：重复10~20次，在终末位保持1~3秒，1组，每天1~3次。

5.4.17 关节活动度：手杖，肩关节伸展，主动辅助

体位： 俯卧位，站立位。

目标： 使用非练习侧上肢协助增加盂肱关节伸展活动度。

方法： 俯卧位：患者面朝下躺着，额头下方垫毛巾卷，双手抓握手杖，两侧肘关节伸展，掌心向上；患者通过回缩和下降肩胛骨，使肱骨头稳定在关节盂中；然后，患者非练习侧上肢向天花板举起，以协助练习侧上肢伸展（见图 A）。站立位：患者将练习侧上肢向后推使其伸展，练习侧上肢的肘关节可以伸展或屈曲（见图 B）。

注意： 治疗师应鼓励患者保持肩胛骨回缩以尽量减少肩峰下的刺激。

运动量： 重复10~20次，在终末位保持1~3秒，1组，每天1~3次。

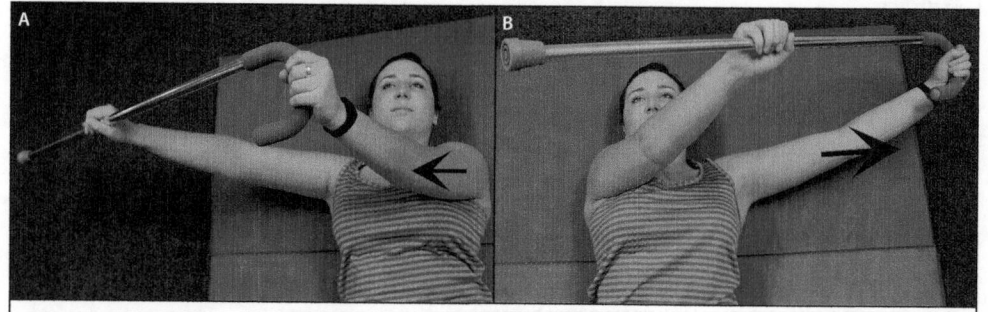

5.4.18 关节活动度：手杖，肩关节，水平外展和内收，主动辅助

体位： 仰卧位，坐位。

目标： 使用非练习侧上肢协助增加盂肱关节水平外展/内收活动度。

方法： 患者双臂伸直，双手抓握手杖两端。患者通过回缩和下降肩胛骨，将肱骨头稳定在关节盂中。患者通过非练习侧上肢在身体前面横向移动，将练习侧的上肢推向肩关节水平外展位，保持练习侧肘关节伸展。然后，患者将练习侧的上肢拉过身体，使其盂肱关节水平内收（见图A和图B）。

注意： 治疗师应鼓励患者保持肩胛骨回缩以尽量减少肩峰下的刺激。

运动量： 重复10~20次，在终末位保持1~3秒，1组，每天1~3次。

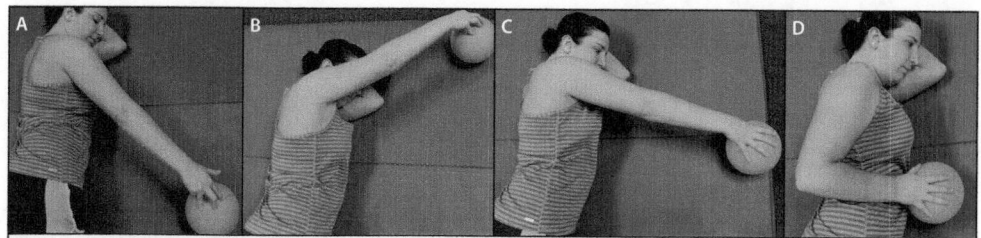

5.4.19 关节活动度：肩关节屈曲和锯式，滚球，主动辅助

体位：侧卧位。

目标：使用球活动盂肱关节，以对抗重力产生的阻力，并在最大活动范围内促进主动屈曲。

方法：屈曲：患者侧躺于非练习侧的一侧，练习侧的手掌放在直径8~10英寸的球上，该侧肘关节伸展；患者通过手指在球上"行走"带动球滚动，从而使肩关节屈曲，在整个运动过程中球在手掌下滚动，然后返回起始位（见图A和图B）。锯式：患者将手掌放在球上，以锯切动作（见图C和图D）向前和向后移动上肢。

注意：治疗师应鼓励患者保持肩胛骨回缩以尽量减少肩峰下的刺激，避免拱背或下巴突出，眼睛凝视前方。

运动量：重复10~20次，在终末位保持1~3秒，1组，每天1~3次。

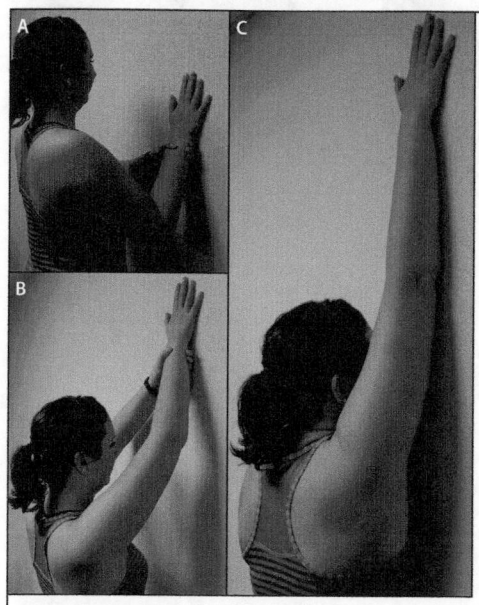

5.4.20 关节活动度：肩关节屈曲，墙壁滑动，主动辅助

体位：站立位。

目标：使用非练习侧上肢协助增加盂肱关节屈曲和伸展活动度。

方法：患者站在距离墙壁4英寸的地方，面向墙壁，用非练习侧的手握住练习侧的手腕，将练习侧手掌放在面前的墙壁上。患者通过回缩和下降肩胛骨，将肱骨头稳定在关节盂中。患者将练习侧的手向上滑动至该侧肩关节屈曲，同时在末端范围伸展肘关节，并用非练习侧的手协助（见图A和图B）。如果想要将练习侧上肢举过头顶，患者可能需要走近墙壁，以便肩关节在接近末端范围时能进一步屈曲（见图C）。

注意：治疗师应鼓励患者保持肩胛骨回缩以尽量减少肩峰下的刺激，避免拱背或下巴突出，眼睛凝视前方的墙壁。

运动量：重复10~20次，在终末位保持1~3秒，1组，每天1~3次。

5.4.21 关节活动度：肩关节屈曲和外展，毛巾滑动，主动辅助

体位：站立位。

目标：在上肢抬高时，利用墙壁支撑上肢的部分重量，增加盂肱关节屈曲和外展活动度。

方法：屈曲：患者站在距离墙壁4英寸的地方，面对墙壁，将练习侧的手掌放在面前的墙壁上，手掌下垫小毛巾，通过回缩和下降肩胛骨，使肱骨头稳定在关节盂中；患者将练习侧的手向上滑动至该侧肩关节屈曲，同时在末端范围伸展肘关节（见图A和图B），这也可以双侧同时进行（见图C）。外展：患者站在距离墙壁10英寸的地方，身体侧面（练习侧）对着墙壁，将手掌放在墙壁上，手掌下垫着小毛巾，通过回缩和下降肩胛骨，使肱骨头稳定在关节盂中；患者将练习侧的手向上滑动使肩关节外展，同时在末端范围伸展肘关节；如果想要将上肢举过头顶，患者可能需要接近墙壁，从而使肩关节更多地外展，同时也更多地拉伸到相关肌肉（见图D）。

注意：治疗师应鼓励患者保持肩胛骨回缩以尽量减少肩峰下的刺激，避免拱背或下巴突出，眼睛凝视前方。

运动量：重复10~20次，在终末位保持1~3秒，1组，每天1~3次。

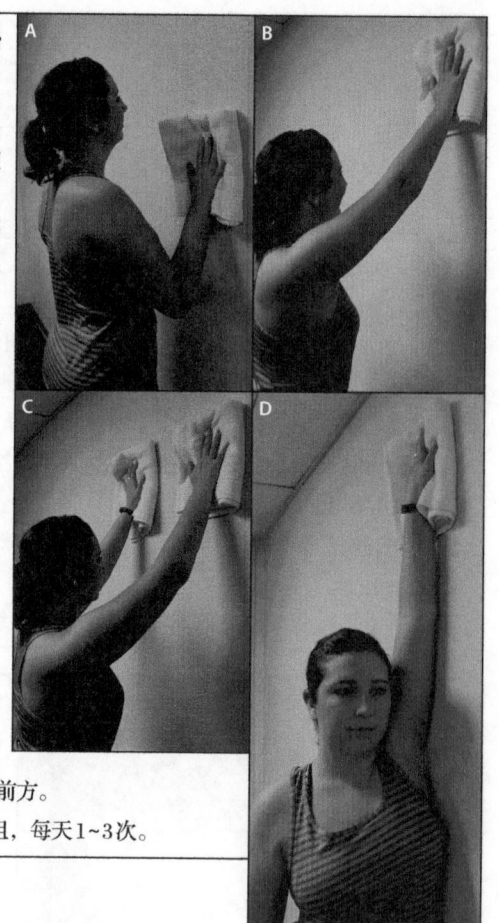

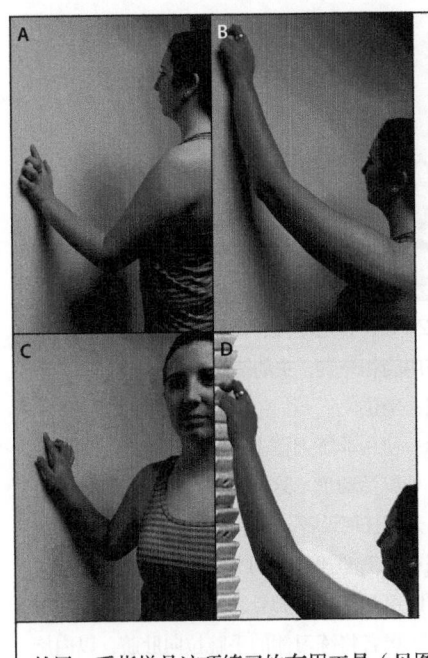

5.4.22 关节活动度：肩屈曲和外展，墙壁行走，主动辅助

体位：站立位。

目标：在上肢抬升时，利用手指和墙壁来支持上肢的部分重量，增加肩关节屈曲和外展活动度。

方法：屈曲：患者站在距离墙壁4英寸的地方，面向墙壁，将练习侧的手掌放在面前的墙壁上，通过回缩和下降肩胛骨，使肱骨头稳定在关节盂中；然后，患者将练习侧手的指尖沿着墙壁向上移动，进行肩关节屈曲，同时在末端范围伸展肘关节（见图A和图B）。外展：患者站在距离墙壁18英寸的地方，身体侧面（练习侧）对着墙壁，将练习侧的手掌放在墙壁上，通过回缩和下降肩胛骨，使肱骨头稳定在关节盂中；然后，患者将练习侧手的指尖向上推至肩关节外展，同时在末端范围伸展肘关节（见图C）；如果想要将上肢举过头顶，患者可能需要走近墙壁，以便肩关节在接近末端范围时进行更大的外展。手指梯是这项练习的有用工具（见图D）。

注意：治疗师应鼓励患者保持肩胛骨回缩以尽量减少肩峰下的刺激，避免拱背或下巴突出，眼睛凝视前方。

运动量：重复10~20次，在终末位保持1~3秒，1组，每天1~3次。

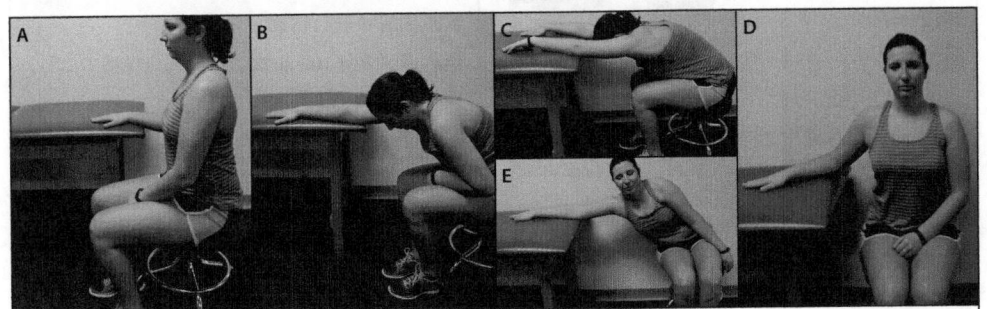

5.4.23 关节活动度：肩关节屈曲和外展，床面滑动，主动辅助

体位：坐在滑轮凳上。

目标：使用治疗床增加盂肱关节活动度；如果仅通过躯干运动，则可以认为是被动活动练习。

方法：屈曲：患者面向治疗床坐着，将练习侧的手放在治疗床上，头部和胸部向治疗床移动，使练习侧的手向前滑动，同时臀部向后移动，此练习中患者练习侧肩部并没有主动进行此动作（见图A和图B），这也可以双侧同时进行（见图C）。外展：患者侧坐在治疗床旁，将练习侧的手放在治疗床上，头部和胸部向治疗床推进，臀部向相反方向移动，患者练习侧肩部并没有主动进行此动作（见图D和图E）。

注意：治疗师应鼓励患者保持肩胛骨回缩以尽量减少肩峰下的刺激，避免拱背或下巴突出，眼睛凝视前方的墙壁。

运动量：重复10~20次，在终末位保持1~3秒，1组，每天1~3次。

证据在哪里？

郑等（Jung et al., 2016）研究了15名健康受试者在几种不同类型的肩关节被动运动、肘关节主动运动中肩袖肌群的肌电活动。肩关节被动运动通过利用治疗床、滑轮和手杖进行，肩关节外旋通过利用墙壁和拐杖进行。在对侧手握住上臂的同时，还进行了肘关节主动屈曲和伸展运动。在肩关节被动运动期间，与使用手杖和滑轮相比，使用治疗床时，冈上肌和冈下肌的活动性较弱。与屈曲170°相比，小于90°的屈曲减少了冈上肌的激活。在肩关节外旋期间，当使用手杖和墙壁时，任何肌肉的活动都没有差异。在对侧手握住上臂进行肘关节运动期间，冈上肌的肌电活动水平较低。研究人员得出结论：与其他运动相比，治疗床上滑动运动可以更有效地减少肩关节被动屈曲时肩袖肌群的应力；肩前屈时，将关节活动范围降低至小于90°，对冈上肌的激活程度较小；此外，可以通过握住上臂来活动肘关节，从而在较小程度上激活肩袖肌群。

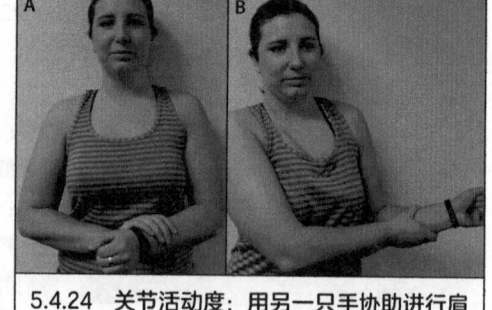

5.4.24　关节活动度：用另一只手协助进行肩关节内旋和外旋，主动辅助

体位：坐位。

目标：使用非练习侧上肢协助增加盂肱关节内旋和外旋活动度（这项练习可以在任何地方进行，无需任何设备，对家庭训练方案很有用）。

方法：患者呈坐位，肘关节屈曲至90°。患者通过回缩和下降肩胛骨，使肱骨头稳定在关节盂中。患者将练习侧的手腕拉向肚脐，以内旋该侧肩关节。练习侧的肘关节卡在患者身体的一侧（见图A）。然后患者将练习侧的手腕向外推至该侧肩关节外旋（见图B）。

注意：治疗师应鼓励患者保持肩胛骨回缩以尽量减少肩峰下的刺激。

运动量：重复10~20次，在终末位保持1~3秒，1组，每天1~3次。

5.4.25　关节活动度：使用重力协助肩关节内旋，主动辅助

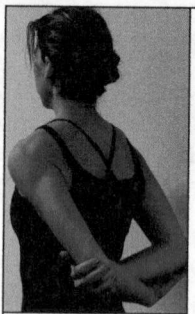

体位：俯卧位。

目标：利用重力协助增加盂肱关节内旋活动度。

方法：患者肩关节外展90°，肘关节屈曲90°。患者通过回缩和下降肩胛骨，使肱骨头稳定在关节盂中。患者将前臂悬垂在床外，利用重力使肩关节处于内旋位。

注意：治疗师应鼓励患者保持肩胛骨回缩以尽量减少肩峰下的刺激。

运动量：1~5分钟，1组，每天1~3次。

5.4.26　关节活动度：肩关节伸展，主动

体位：站立位。

目标：利用非练习侧上肢协助增加盂肱关节伸展活动度。

方法：患者非练习侧上肢在背后抓住练习侧肘部并向身体后方拉。患者回缩和下降肩胛骨，使肱骨头稳定在关节盂中。在终末位保持并缓慢返回起始位置。

注意：治疗师应鼓励患者保持肩胛骨回缩以尽量减少肩峰下的刺激，避免前倾身体或产生圆背。

运动量：重复10~20次，在终末位保持1~3秒，1组，每天1~3次。

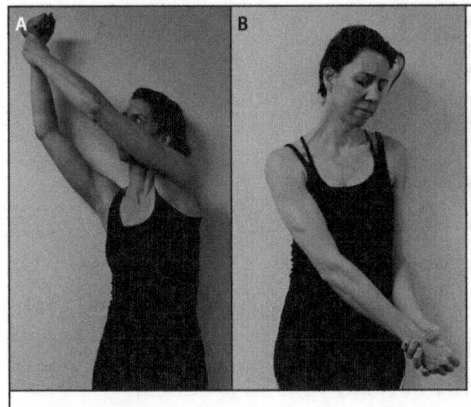

5.4.27 关节活动度：肩关节，劈举，主动辅助

体位： 站立位。

目标： 先是自我辅助下的屈曲、外展和外旋功能性运动，然后是躯干运动的伸展、内收和内旋运动。劈举模式是上肢对角线的应用，也包括双侧上肢对角线的应用。一侧上肢执行对角线D1模式（见第202页），另一侧上肢执行对角线D2模式（见第202页），在进行旋转（螺旋）和对角线或组合运动时，一侧或两侧上肢进行屈曲（举）或伸展（劈）运动。劈举模式是双上肢不对称的组合运动（Voight, Hoogenboom and Cook, 2008）。

方法： 双脚打开至与髋同宽，膝关节和髋关节略微屈曲。患者用非练习侧的手抓住练习侧的手腕，并将其拉过腰部朝向对侧髋关节，非练习侧的手掌掌心朝前。举：患者抬起练习侧的上肢，使其肩关节活动至屈曲、外展和外旋位，同时注视双手，让上半身向运动方向扭转；患者收缩深层腹部肌肉稳定脊柱下段（见图A），练习侧上肢进入D2模式，非练习侧进入D1模式。劈：患者非练习侧手横穿过身体抓住练习侧的手腕，使其肩关节活动至屈曲、外展、外旋位，同时注视手；当患者像砍柴一样向下时，就完成了劈的动作，非练习侧以D1模式运动，练习侧以D2模式运动（见图B）。

代偿： 髋和膝过度扭转，耸肩，下巴突出。

运动量： 重复10~20次，在终末位保持1~3秒，1组，每天1~3次。

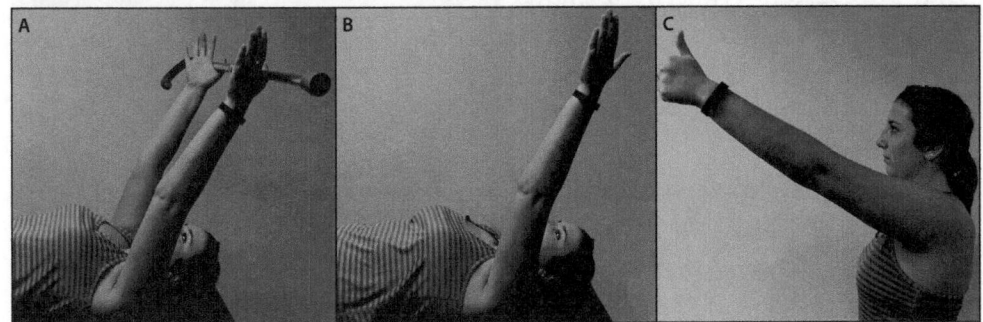

5.4.28 关节活动度：肩关节屈曲，主动

体位： 仰卧位，站立位。

目标： 增加盂肱关节屈曲活动度，激活肩关节屈曲0°~60°的屈肌群（三角肌前束、喙肱肌、肱二头肌长头、胸大肌上部肌纤维）。

方法： 双侧握手杖仰卧：患者双手握住手杖，手掌相对，手杖位于拇指和食指之间；患者通过回缩和下降肩胛骨，使肱骨头稳定在关节盂中，屈曲肩关节将手杖举过头顶，肘关节保持伸展（见图A）。无手杖仰卧：患者用拇指引导肩关节屈曲（见图B），可单侧进行练习或双侧同时进行练习，也可用站立位（见图C）进行同样动作。

注意： 治疗师应鼓励患者保持肩胛骨回缩以尽量减少肩峰下的刺激，避免弓背和下巴突出。

运动量： 重复10~20次，在终末位保持1~3秒，1组，每天1~3次。

5.4.29　关节活动度：肩关节外展，主动

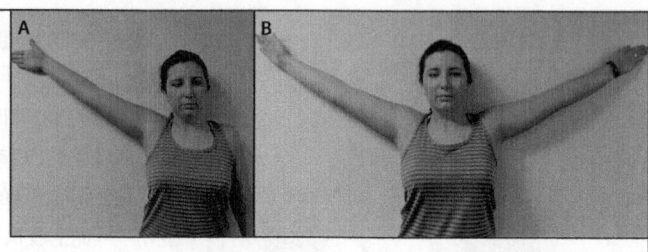

体位：站立位。

目标：增加盂肱关节外展活动度，激活肩关节外展肌群（三角肌中束、冈上肌0°~30°、肱二头肌长头、胸大肌上部肌纤维0°~60°），大圆肌和肩胛下肌轻微协助。

方法：患者通过回缩和下降肩胛骨，使肱骨头稳定在关节盂中，然后通过拇指引导进行肩外展，肘关节保持伸展。该练习可以单侧进行也可以双侧同时进行（见图A和图B）。

注意：治疗师应鼓励患者保持肩胛骨回缩以尽量减少肩峰下的刺激，避免弓背和下巴突出。

运动量：重复10~20次，在终末位保持1~3秒，1组，每天1~3次。

5.4.30　关节活动度：肩关节外展，部分重力辅助，主动

体位：侧卧位。

目标：在大圆肌和肩胛下肌的轻微协助下，增加盂肱关节外展活动度，激活肩外展肌群（三角肌中束、冈上肌0°~30°、肱二头肌长头、胸大肌上部肌纤维0°~60°）。

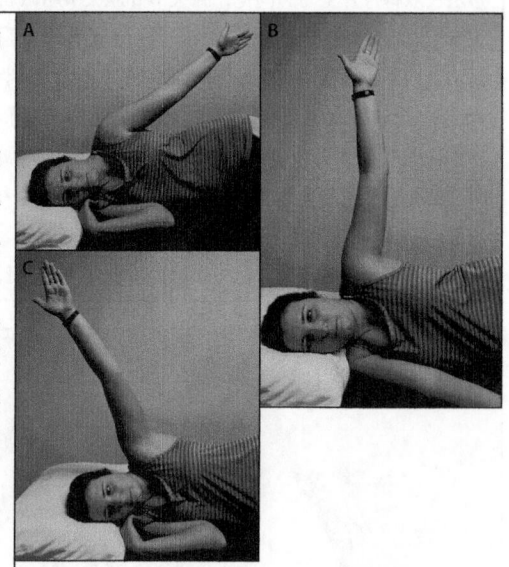

方法：患者通过回缩和下降肩胛骨，使肱骨头稳定在关节盂中，并通过拇指引导肩关节外展。在肩关节外展前90°范围中，患者需要抵抗重力进行练习，但在随后的外展过程，重力起辅助作用（见图A到图C）。

注意：治疗师应鼓励患者保持肩胛骨回缩以尽量减少肩峰下的刺激，避免弓背和下巴突出。

运动量：重复10~20次，在终末位保持1~3秒，1组，每天1~3次。

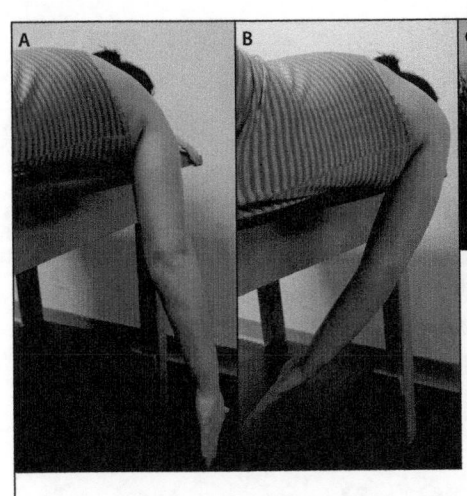

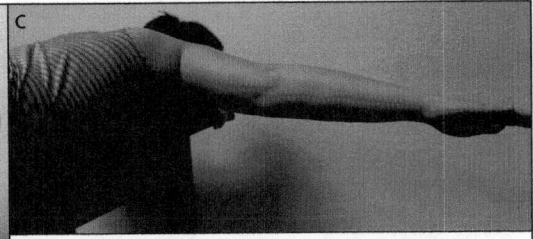

5.4.31　关节活动度：肩关节水平外展和内收，主动

体位：俯卧位。

目标：增加盂肱关节水平外展和水平内收活动度，激活水平外展肌群（三角肌后束、冈下肌、小圆肌、背阔肌）和水平内收肌群（胸大肌、三角肌前束）。

方法：患者身体侧面置于治疗床边缘，并且一小部分上半身置于床外，使练习侧的上肢悬垂，并保证其内收时不会撞到床边。患者前额靠在另一侧上肢或毛巾卷上。然后，患者将练习侧上肢向一侧抬高，进行水平外展，然后水平内收。患者在整个过程中都保持肩胛骨回缩和下降，从而使肱骨头稳定在关节盂中（见图 A 到图 C）。

代偿：过度耸肩，肱骨头向前过度平移，抬头。

运动量：重复 10~20 次，在终末位保持 1~3 秒，1 组，每天 1~3 次。

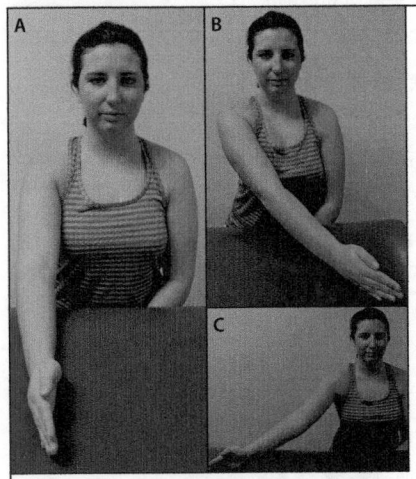

5.4.32　关节活动度：肩关节在床面上水平外展和内收，主动

体位：坐在治疗床前。

目标：增加盂肱关节水平外展和水平内收活动度，激活水平外展肌群（三角肌后束、冈下肌、小圆肌、背阔肌）和水平内收肌群（胸大肌、三角肌前束）。

方法：患者将上肢放在正前方的治疗床上，身体略微向外旋转，肘关节伸直，手掌垂直于治疗床，以帮助肱骨头避免撞击到肩峰。患者尽可能将上肢向外滑动到侧面，进行水平外展；然后返回起始位置，接着再越过中线进行水平内收。重复上述动作，直接水平外展到最大范围，仅在末端范围保持。患者在整个过程中都保持肩胛骨回缩和下降，从而使肱骨头稳定在关节盂中（见图 A 到图 C）。

代偿：过度耸肩，肱骨头向前过度平移，在水平内收结束时抬头、向前滚动肩膀，躯干扭转。

运动量：重复 10~20 次，在终末位保持 1~3 秒，1 组，每天 1~3 次。

5.4.33 关节活动度: 肩关节伸展, 主动

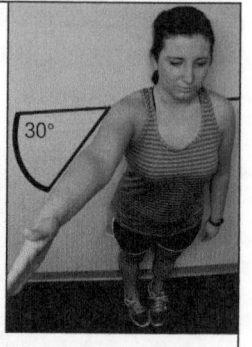

体位: 俯卧位, 站立位。

目标: 使用非练习侧上肢协助增加盂肱关节伸展活动度, 激活三角肌后束、背阔肌、肩胛下肌、大圆肌。

方法: 俯卧位: 患者俯卧, 面朝侧面, 身体侧面置于床边缘, 头下枕非练习侧前臂或毛巾, 练习侧手掌掌心朝内; 患者回缩和下降肩胛骨, 使肱骨头稳定与关节盂中, 然后将练习侧上肢向上抬起, 朝向天花板方向 (见图A)。站立位: 上肢向后进行肩外展, 可通过屈曲肘关节、拇指向前, 以及伸展肘关节两种方式进行 (见图B和图C)。

代偿: 过度耸肩, 肱骨头向前过度平移, 抬头。

运动量: 重复10~20次, 在终末位保持1~3秒, 1组, 每天1~3次。

5.4.34 关节活动度: 肩关节, 肩胛骨平面, 主动

体位: 站立位。

目标: 激活肩关节在肩胛骨平面屈曲时涉及的肌肉 (冈上肌0°~30°、三角肌前束和中束、喙肱肌、肱二头肌长头、胸大肌上部肌纤维), 大圆肌和肩胛下肌轻微协助。

方法: 在拇指引导下, 患者肩关节进行屈曲、外展 (与额状面夹角小于30°) 运动, 肘关节保持伸直。

注意: 治疗师应鼓励患者保持肩胛骨回缩以尽量减少肩峰下的刺激, 避免弓背和下巴突出。

运动量: 重复10~20次, 在终末位保持1~3秒, 1组, 每天1~3次。

5.4.35 关节活动度: 肩关节, 肩胛骨平面8字, 主动

体位: 站立位。

目标: 增加盂肱关节在肩胛骨平面的活动度, 激活肩关节在肩胛骨平面屈曲时涉及的肌肉 (冈上肌0°~30°、三角肌前束和中束、喙肱肌、肱二头肌长头、胸大肌上部肌纤维), 小圆肌和肩胛下肌辅助。

方法: 在拇指引导下, 患者肩关节进行屈曲、外展 (与额状面夹角小于30°) 运动, 肘关节保持伸直。患者上肢在肩胛骨骨平面抬高至45°, 在回缩和稳定肩胛骨的同时, 用上肢进行8字形的运动 (见图A), 然后上肢抬高至110°重复上述动作 (见图B)。

注意: 治疗师应鼓励患者保持肩胛骨回缩以尽量减少肩峰下的刺激, 避免弓背和下巴突出。

运动量: 重复10~20次, 在终末位保持1~3秒, 1组, 每天1~3次。

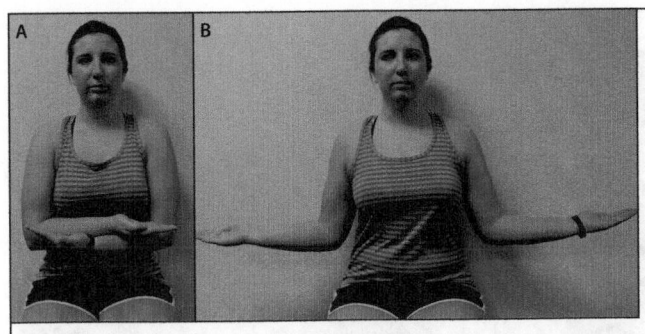

5.4.36 关节活动度：肩关节内旋和外旋，主动

体位：坐位。

目标：增加盂肱关节内旋和外旋活动度（这项练习可以在任何地方完成，不需要设备，对家庭方案很有用）。

方法：患者呈坐位，两侧肘关节屈曲90°，掌心朝上。患者下降和回缩肩胛骨，使肱骨头稳定在关节盂中。患者的手向肚脐靠近以实现肩关节内旋，肘关节仍贴在身体两侧（见图A）。然后患者再进行肩关节外旋，在末端范围肩胛骨回缩，肘关节仍保持在身体两侧（见图B）。该练习可以双侧同时进行。

注意：治疗师应鼓励患者保持肩胛骨回缩以尽量减少肩峰下的刺激。

运动量：重复10~20次，在终末位保持1~3秒，1组，每天1~3次。

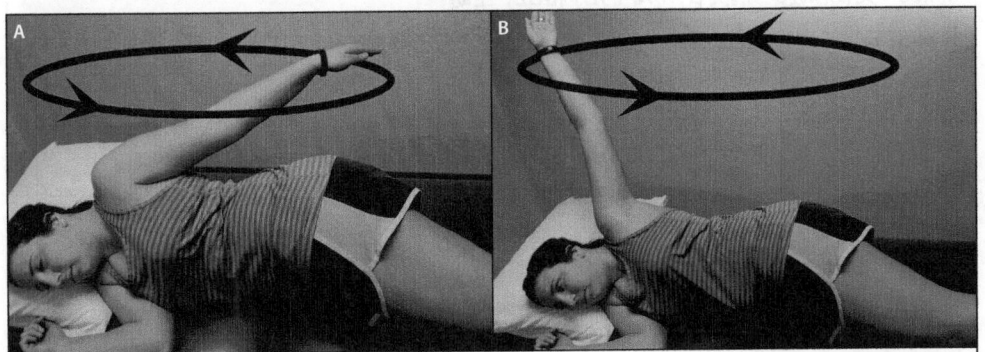

5.4.37 关节活动度：侧卧肩画圈，主动

体位：侧位位。

目标：增加中立辅助下盂肱关节在矢状面上的活动度，使肱骨头位于关节盂（这项练习不需要设备，可以在任何地方完成，对家庭方案很有用）。

方法：患者躺在非练习侧的一侧，通过肩胛骨回缩和肩袖肌群将肩关节的肱骨头置于关节盂内。然后，患者上方的上肢进行大圆圈运动，同时保持盂肱关节和肩胛胸壁关节的稳定，躯干不应该移动（见图A和图B）。

注意：治疗师应鼓励患者保持肩胛骨回缩以尽量减少肩峰下的刺激。

运动量：重复10~20次，在终末位保持1~3秒，1组，每天1~3次。

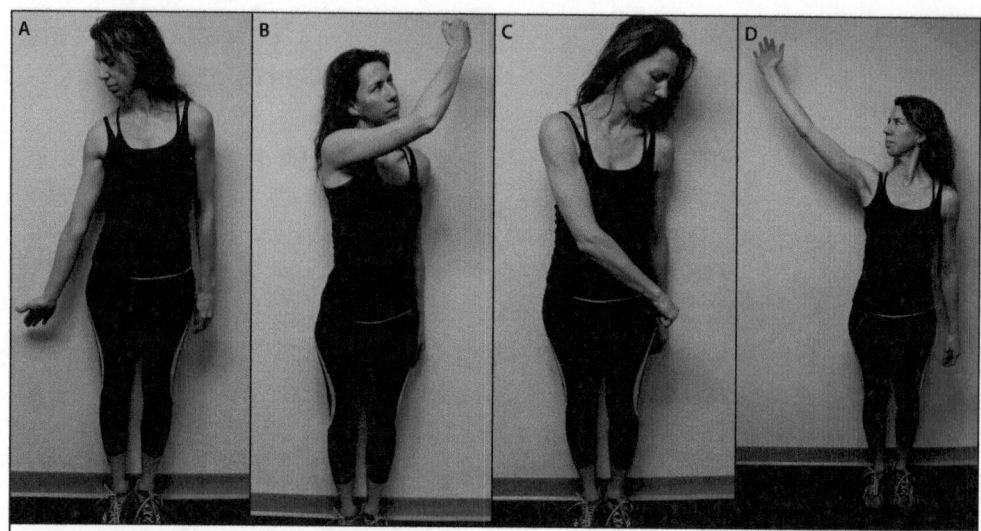

5.4.38 关节活动度：肩关节，PNF的D1和D2，主动

体位：站立位。

目标：增加盂肱关节活动度，激活肩关节功能运动。

方法：患者通过组合模式进行运动，在3个运动平面上活动肩关节。D1模式和D2模式可以从肩关节的屈曲或伸展位开始。患者在练习时眼睛和头应跟随手运动。

D1伸展（抛东西）模式：从肩胛骨回缩，肩关节伸展、外展和内旋开始，前臂旋前，腕关节尺偏，手指伸展（见图A），然后患者将上肢跨过身体运动到D1屈曲（在对侧肩膀扔盐）模式，即肩关节屈曲、内收、外旋，前臂旋转，腕关节桡偏，手指屈曲（见图B）。

D2伸展（拔剑）模式：从肩关节伸展、外展和内旋开始，前臂旋前，手腕屈曲，手指屈曲（见图C），患者将上肢举过身体运动到D2屈曲（Tada式）模式，即结束时，肩胛骨回缩，肩关节屈曲、外展、外旋，前臂旋前，腕关节尺偏，手指伸展（见图D）。

注意：治疗师应鼓励患者保持肩胛骨回缩以减少肩峰下刺激，避免弓背、下巴突出、耸肩。

运动量：重复10~20次，在终末位保持1~3秒，1组，每天1~3次。

参考文献

Jung, M.C., Kim, S.J., Rhee, J.J.,& Lee, D.H.(2016). Electromyographic activities of the subscapularis, supraspinatus and infraspinatus muscles during passive shoulder and active elbow exercises. *Knee Surgery, Sports Traumatology and Arthroscopy*, 24(7), 2238–2243.

Long, J.L., Ruberte Thiele, R.A., Skendzel, J.G., Jeon, J., Hughes, R.E., Miller, B.S. & Carpenter, J.E. (2010). Activation of the shoulder musculature during pendulum exercises and light activities. *Journal of Orthopedic and Sports Physical Therapy*, 40(4), 230–237.

Uhl, T. L., Muir ,T. A. & Lawson, L. (2010). Electromyographical assessment of passive, active assistive, and active shoulder rehabilitation exercises. *pectoralis majorand R: The Journal of Injury, Function and Rehabilitation*, 2(2), 132–141.

Voight, M. L., Hoogenboom, B. J. & Cook, G. (2008). The chop and lift reconsidered: Integrating neuromuscular principles into orthopedic and sports rehabilitation. *North American Journal of Sports Physical Therapy*, 3(3), 151–159.

5.5

肩关节自我松动/拉伸

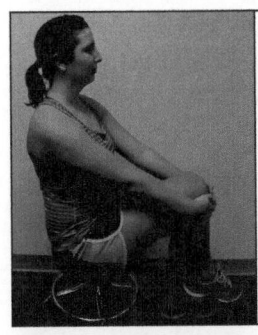

5.5.1　自助式关节松动/拉伸：肩关节，抱膝，牵引

体位：坐位。

目标：拉伸盂肱关节前后囊，增加盂肱关节活动度。

方法：患者将髋关节和膝关节屈曲，并用双手抓住一侧膝关节前。患者缓慢放松腿部，让腿部以向前和向下的方向牵引盂肱关节，使其分离。

注意：患者在分离盂肱关节期间应鼓励肩胛骨回缩。

运动量：保持15~30秒，重复3~5次，每天1~3次。

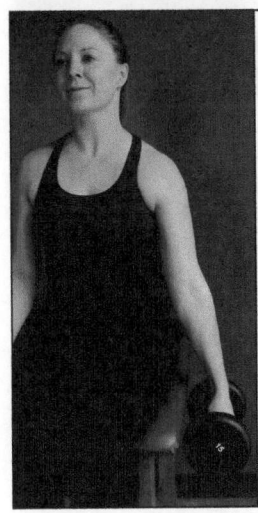

5.5.2　自助式关节松动/拉伸：通过重物分离肩关节

体位：坐位。

目标：拉伸盂肱关节下方关节囊，增加盂肱关节活动度。

方法：治疗师可将毛巾卷放在患者腋下以分离盂肱关节，患者在手持哑铃的同时缓慢放松肩关节，让哑铃朝向下的方向牵引盂肱关节。

注意：患者在分离盂肱关节期间应鼓励肩胛骨回缩。

运动量：保持15~30秒，重复1~5次，每天1~3次（如果保持的时间更长，只需重复1次）。

5.5.3 自助式关节松动/拉伸:通过拉椅子分离肩关节

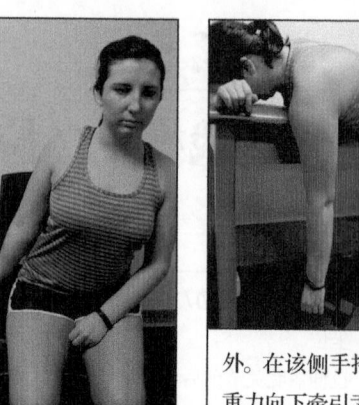

体位:坐位。

目标:拉伸盂肱关节下方关节囊,增加盂肱关节活动度。

方法:患者一侧手抓住椅子侧面并将身体向相反方向倾斜。

注意:患者在分离盂肱关节期间,治疗师应鼓励其肩胛骨回缩。

运动量:保持15~30秒,重复3~5次,每天1~3次。

5.5.4 自助式关节松动/拉伸:肩关节,上肢悬垂,重物辅助下前部分离

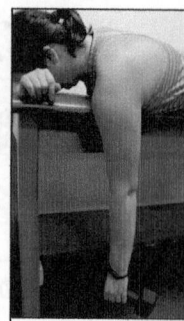

体位:俯卧位。

目标:拉伸盂肱关节前方关节囊,增加盂肱关节活动度。

方法:患者俯卧在床边缘,使一侧肩关节和上肢置于床外。在该侧手持哑铃的同时缓慢放松肩部,让重力向下牵引盂肱关节。

代偿:耸肩。

运动量:保持15~30秒或5分钟,重复1~5次,每天1~3次(如果保持的时间更长,只需重复1次)。

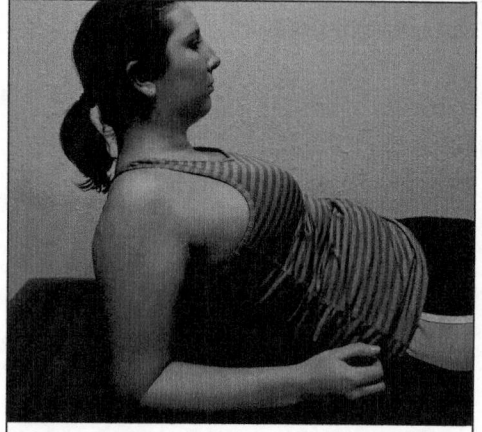

5.5.5 自助式关节松动/拉伸:盂肱关节前方关节囊拉伸,仰卧肘支撑

体位:仰卧位。

目标:拉伸盂肱关节前方关节囊,增加盂肱关节活动度。

方法:患者用肘部支撑上半身,肘关节置于肩关节下方。患者上背部向床面下垂,使肱骨头被向前推,从而进行前方关节囊的拉伸。

注意:避免耸肩,应保持肩胛骨主动回缩。

运动量:保持15~30秒或5分钟,重复1~5次,每天1~3次(如果保持的时间更长,只需重复1次)。

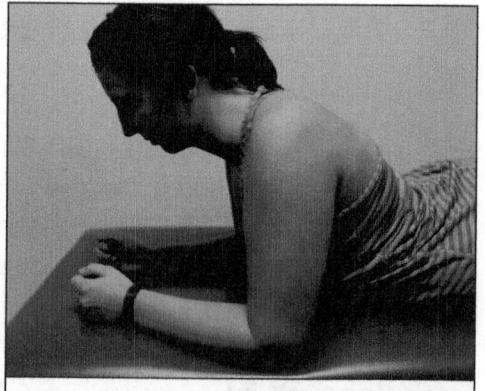

5.5.6 自助式关节松动/拉伸:盂肱关节后方关节囊拉伸,肘支撑俯卧

体位:俯卧位。

目标:拉伸盂肱关节后方关节囊,增加盂肱关节活动度。

方法:患者用肘部支撑上半身,肘关节置于肩关节下方。患者上背部向床面下垂,使肱骨头被向后推,从而进行后方关节囊的拉伸。

注意:避免耸肩,应保持肩胛骨主动回缩。

运动量:保持15~30秒或5分钟,重复1~5次,每天1~3次(如果保持的时间更长,只需重复1次)。

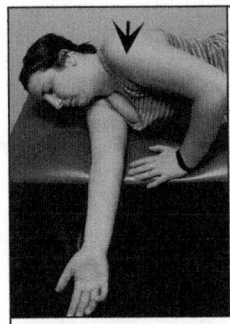

5.5.7　自助式关节松动/拉伸：盂肱关节后方关节囊拉伸，侧卧交叉

体位：侧卧位。

目标：拉伸盂肱关节后方关节囊，增加盂肱关节活动度。

方法：患者将练习侧肩关节置于身体下方，并屈曲90°，该侧上肢伸直，然后患者缓慢转动身体，使位于上方的肩关节朝着练习侧的肘关节移动，直到感觉到后方关节囊的拉伸。治疗师可以在患者肩胛骨上朝着肋骨施加压力以加强拉伸效果。

注意：避免耸肩，保持肩胛骨主动回缩以避免肩峰下压迫。

运动量：终末位置保持15~30秒，重复3~5次，1组，每天1~3次（如果保持更长的时间，只需要重复1次）。

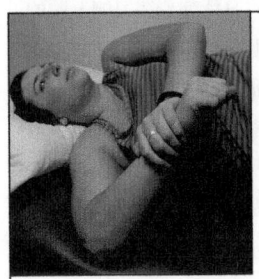

5.5.8　自助式关节松动/拉伸：肩关节内旋，"睡眠者拉伸"，90/90

体位：侧卧位（患侧卧，1/4仰卧）。

目标：增加盂肱关节活动度，增加内旋活动度，拉伸后方关节囊。

方法：患者侧卧在坚固的床面上，身体转向1/4仰卧，因此压力不会直接施加在肩关节上。患者不要平躺压在肩胛骨上，形成圆肩，而应该侧卧在肋骨和肩胛骨外缘。患者可以向前滚动使肩胛骨脱离床面，然后向后滚动。确保身体侧面不是一条直线，而是上半身向后滚动约45°。患者头下垫枕头以保持颈部中立位。下方下肢处于90/90位。治疗师鼓励患者通过回缩和下降肩胛骨，使肱骨头置于关节盂内。患者用另一侧手将练习侧手压向床面，使肩关节后方感觉到轻微的拉伸感。患者肩峰下区域产生疼痛则表明肩胛骨回缩不足或下降不足，或定位错误，应予以解决。

注意：为避免代偿，治疗师应鼓励患者回缩肩胛骨，以尽量减少肩峰下刺激，避免弓背或下巴突出；同时鼓励患者凝视前方，避免产生任何肩前方不适，因为拉伸太多可能会造成肩撞击。

运动量：终末位置保持15~30秒，重复3~5次，1组，每天1~3次。

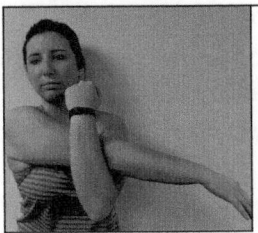

5.5.9　自助式关节松动/拉伸：后方关节囊拉伸，交叉式

体位：坐位，站立位。

目标：拉伸盂肱关节后方关节囊，增加盂肱关节活动度，拉伸三角肌后束。

方法：患者用一侧前臂压住另一侧肘关节，肩胛骨回缩，并将另一侧上肢向身体方向拉，使其肩关节内收，直到肩关节后方有拉伸感。

注意：为避免代偿，治疗师应鼓励患者回缩肩胛骨，以尽量减少肩峰下刺激，避免弓背或下巴突出；同时鼓励患者凝视前方，避免产生任何肩前方不适，因为拉伸太多可能会造成肩撞击。

运动量：终末位置保持15~30秒，重复3~5次，1组，每天1~3次。

证据在哪里？

　麦克卢尔和弗劳尔斯（McClure and Flowers, 1992）证明，对于肩关节后方关节囊的拉伸而言，上肢交叉式拉伸比睡眠者拉伸更有效。曼斯克等（Manske et al., 2010）发现，在一组无症状的大学生受试者中，经过4周的干预，上肢交叉式拉伸可以显著增加肩内旋活动度。

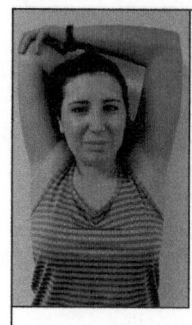

5.5.10 自助式关节松动/拉伸：前下侧关节囊

体位：站立位。

目标：利用非练习侧上肢辅助拉伸前下侧关节囊，增加盂肱关节外旋活动度。

方法：患者将练习侧手举过头顶并置于颈部和上背部后面，利用非练习侧手对练习侧肘关节施加压力使其进一步外展。保持一段时间并缓慢返回。

注意：为避免代偿，治疗师应鼓励患者收缩肩胛骨，以减少肩峰下的刺激。

运动量：终末位置保持15~30秒，重复3~5次，1组，每天1~3次。

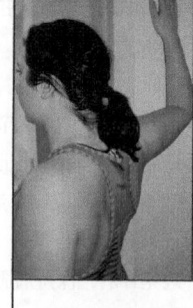

5.5.11 自助式关节松动/拉伸：前中部关节囊

体位：站立位。

目标：拉伸盂肱关节前中部关节囊，增加盂肱关节外旋活动度。

方法：患者站在门口，以交叉步站立，躯干直立，肩胛骨轻微回缩和下降，在肩胛骨平面内外展肩关节90°，屈曲肘关节90°，将练习侧手和前臂放在门框上。患者慢慢地将身体朝着练习侧上肢的反方向扭转，直到盂肱关节前面有拉伸感。保持一段时间并缓慢返回。

注意：鼓励肩胛骨回缩和下降，以尽量减少肩峰下刺激。

运动量：终末位置保持15~30秒，重复3~5次，1组，每天1~3次。

5.5.12 自助式关节松动/拉伸：前上侧关节囊

体位：站立位。

目标：拉伸盂肱关节前上侧关节囊，增加盂肱关节外旋活动度。

方法：患者站立在门口，以交叉步站立，肩胛骨轻微回缩并下降，练习侧肘关节屈曲90°并靠在身体侧面，手放在门框上。患者慢慢地将身体朝着练习侧上肢的反方向扭转，直到盂肱关节前面有拉伸感。保持一段时间并缓慢返回。

注意：鼓励肩胛骨回缩和下降，以尽量减少肩峰下刺激。

运动量：终末位置保持15~30秒，重复3~5次，1组，每天1~3次。

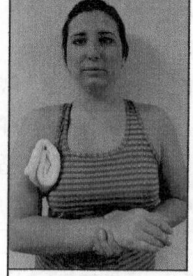

5.5.13 自助式关节松动/拉伸：前外侧关节囊牵引

体位：站立位。

目标：拉伸前外侧关节囊，增加盂肱关节内旋活动度。

方法：将毛巾卷放在腋下以分离盂肱关节，并将练习侧手放在腹部，同时另一只手抓住练习侧手腕，然后将练习侧上肢朝对侧拉，以毛巾卷作为支点，将肱骨头与关节盂分离。保持一段时间并缓慢返回。

注意：鼓励肩胛骨回缩和下降，以尽量减少肩峰下刺激。

运动量：终末位置保持15~30秒，重复3~5次，1组，每天1~3次。

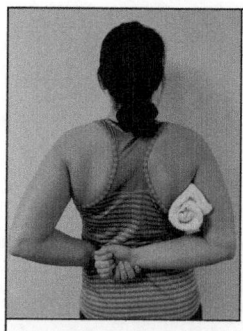

5.5.14 自助式关节松动/拉伸：后外侧关节囊牵引

体位：站立位。

目标：拉伸盂肱关节后外侧关节囊，增加盂肱关节内旋活动度。

方法：将毛巾卷放在腋下以分离盂肱关节，将练习侧的上肢放在背后，用另一只手在背后抓住练习侧手腕。然后，患者将练习侧上肢朝对侧拉，以毛巾卷作为支点，将肱骨头从关节盂上分离。保持一段时间并缓慢返回。如果患者难以伸手抓住练习侧上肢，可以使用棍子或训练带进行辅助。

注意：鼓励肩胛骨回缩和下降，以尽量减少肩峰下刺激。

运动量：终末位置保持15~30秒，重复3~5次，1组，每天1~3次。

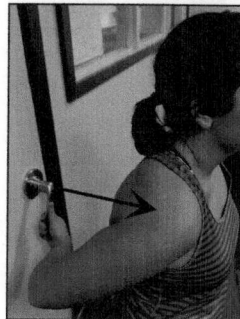

5.5.15 自助式关节松动/拉伸：前外侧关节囊，门框扭转倾斜

体位：站立位。

目标：拉伸盂肱关节前外侧关节囊，增加盂肱关节内旋活动度。

方法：患者背对着门，练习侧上肢放在背后，手抓住门把手。然后，患者向前倾斜，直到肩部有拉伸感。保持一段时间并缓慢返回。

注意：鼓励肩胛骨回缩和下降，以尽量减少肩峰下刺激。

运动量：终末位置保持15~30秒，重复3~5次，1组，每天1~3次。

参考文献

Izumi, T., Aoki, M., Muraki, T., Hidaka, E. & Miyamoto, S. (2008). Stretching positions for the posterior capsule of the glenohumeral joint: Strain measurement using cadaver specimens. *American Journal of Sports Medicine*, 36(10), 2014–2022.

Manske, R. C., Meschke, M., Porter, A., Smith, B. & Reiman, M. (2010). A randomized controlled single-blinded comparison of stretching versus stretching and joint mobilization for posterior shoulder tightness measured by internal rotation motion loss. *Sports Health*, 2(2), 94–100.

McClure, P. W. & Flowers, K. R. (1992). Treatment of limited shoulder motion: A case study based on biomechanical considerations. *Physical Therapy*, 72(12), 929–936.

5.6

肩部肌肉拉伸

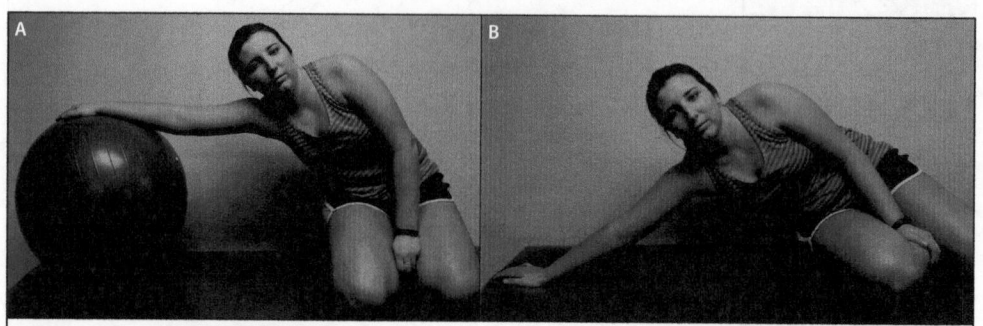

5.6.1 拉伸: 肩关节内收肌, 被动

体位: 侧坐位 (瑜伽球位于患侧)。

目标: 主要拉伸背阔肌、胸大肌、肩胛下肌、大圆肌、小圆肌, 喙肱肌和肱三头肌也有轻微拉伸。

方法: 患者将患侧上肢外展, 并将手和前臂放在球上。患者向球一侧倾斜身体, 并使球滚动, 然后在重力的作用下辅助肩关节外展并拉伸肩内收肌 (见图A)。该练习也可以在没有球的情况下进行, 通过练习侧肘关节支撑上半身并进行同样的肩关节外展动作来完成 (见图B)。

代偿: 耸肩。

运动量: 保持15~30秒, 重复3~5次, 每天1~3次。

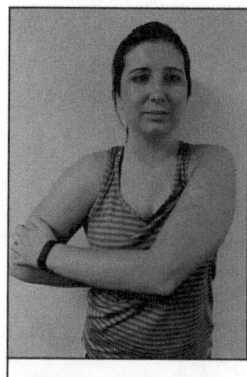

5.6.2 拉伸：肩关节内旋，"鸡翅"式，主动辅助

体位：站立位。

目标：增加肩关节内旋活动度，拉伸肩外旋肌、冈上肌和小圆肌。

方法：患者将练习侧的手置于背部。然后，患者用非练习侧的手横穿身体前面抓住练习侧肘关节上方，通过拉动练习侧的上臂使练习侧的手沿着躯干向上滑动，从而使该侧肩关节进一步内旋。治疗师应鼓励患者通过回缩和下降肩胛骨将肱骨头置于关节盂中，避免肱骨头过度平移。

注意：鼓励肩胛骨回缩以尽量减少肩峰下刺激，避免下巴突出，保持下巴微收。

运动量：保持15~30秒，重复3~5次，每天1~3次。

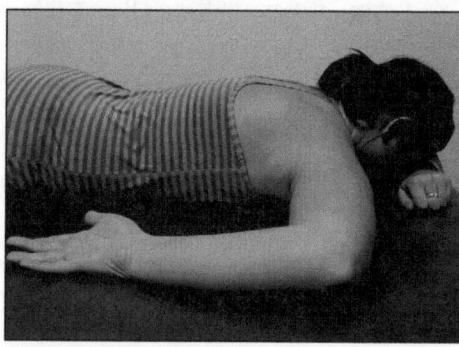

5.6.3 拉伸：肩关节内旋，俯卧位

体位：俯卧位。

目标：增加肩关节内旋活动度，拉伸肩外旋肌、冈下肌和小圆肌。

方法：患者练习侧的肩关节外展90°，肘关节屈曲90°，掌心朝上，尝试将肘关节贴近床面。

注意：鼓励肩胛骨回缩以尽量减少肩峰下刺激。

运动量：保持15~30秒，重复3~5次，每天1~3次。

5.6.4 拉伸：肩关节水平外展肌

体位：坐位，站立位。

目标：增加肩胛骨前伸活动度，拉伸三角肌后束和肩袖后方肌肉及后方关节囊。

方法：患者躯干直立，将练习侧上肢抬高至肩部高度，用非练习侧的手抓住练习侧肘关节的后面，并将该侧上肢横向拉至身体前面。其间患者如果有任何挤压痛或肩关节疼痛，则应在拉伸时下降肩关节。患者肩后部应有拉伸感。保持收下巴。

代偿：耸肩，下巴突出。

运动量：保持15~30秒，重复3~5次，每天1~3次。

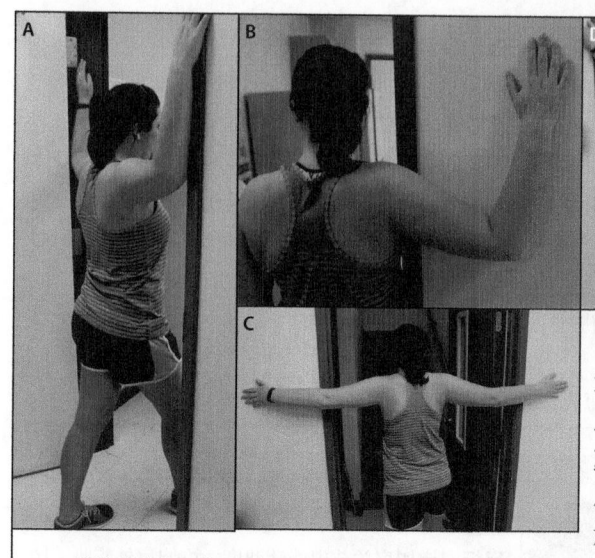

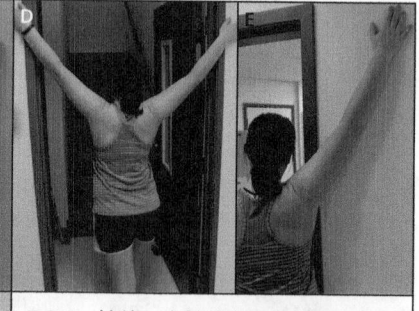

5.6.5 拉伸：肩关节水平内收肌，门框

体位：站立位。

目标：拉伸胸大肌和胸小肌。

方法：胸大肌：患者站在门口，双肩外展90°，双肘关节屈曲90°或伸直，前臂放在门框上；患者双脚前后分开站在门口，并前后移动双脚直到胸部有拉伸感；如果需要，患者可以移动双脚以避免身体前倾；这项练习可以单侧进行也可以双侧同时进行（见图A和图B）；肘关节伸直也会增加对肱二头肌的拉伸（见图C）。胸小肌：患者站在门口，肩关节外展120°~150°，肘关节略微屈曲或伸直，前臂放在门框上；患者双脚前后分开站立，略呈弓步踩入门口，直到腋窝前方有拉伸感；如果需要，患者可以移动双脚以避免向前倾斜；这项练习可以单侧或双侧同时进行（见图D和图E）。两项拉伸练习都可以在肘关节伸展的情况下完成，治疗师应该注意避免背部的过度伸展。

代偿：耸肩，下巴突出，向地面倾斜身体，躯干未保持直立状态。

运动量：保持15~30秒，重复3~5次，每天1~3次。

证据在哪里？

博尔斯塔德和路德维希（Borstad and Ludewig, 2006）的一项研究比较了3种不同的拉伸技术：门框单侧拉伸、坐位自助式拉伸和仰卧自助式拉伸。研究人员用电子运动捕捉技术来检测肌肉长度的变化，发现目标肌肉都产生了长度的变化，而门框单侧拉伸效果最好。李等（Lee et al., 2015）研究了15名胸大肌紧张的受试者，发现在进行肩胛骨后倾运动（肩胛骨回缩、下降、向下旋转）练习之前拉伸胸小肌是改善肩胛骨对齐和减少肩胛骨向上旋转的有效方法。

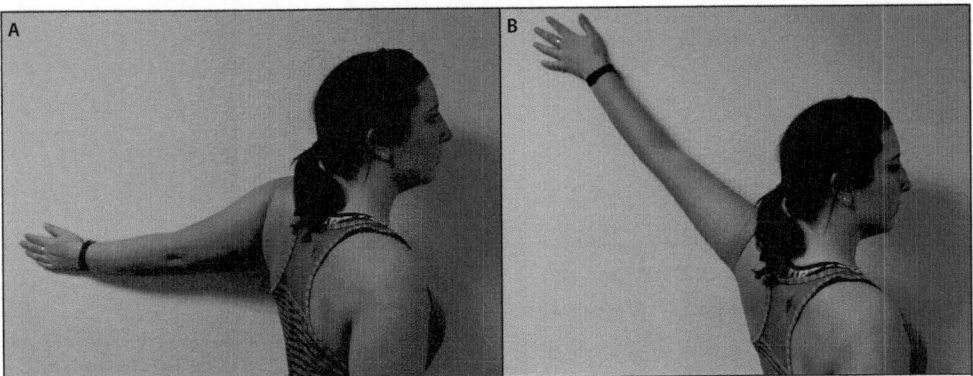

5.6.6　拉伸：肩关节水平内收肌，墙壁

体位：站立位。

目标：拉伸胸大肌和胸小肌。

方法：胸大肌：患者靠近墙壁站立，练习侧肩关节外展90°，肘关节伸展，手掌靠在墙壁上；然后患者向另一侧旋转，根据需要移动双脚以保持髋部中立位（见图A）。胸小肌：患者靠近并面向墙壁，练习侧肩关节外展120°~150°，肘关节伸展，手掌靠在墙壁上；然后患者向另一侧旋转，根据需要移动双脚以保持髋部中立位；患者稍微向对侧弯腰，直到腋窝前方有拉伸感（见图B）。

代偿：耸肩，下巴突出，向地面倾斜，躯干未保持直立。

运动量：保持15~30秒，重复3~5次，每天1~3次。

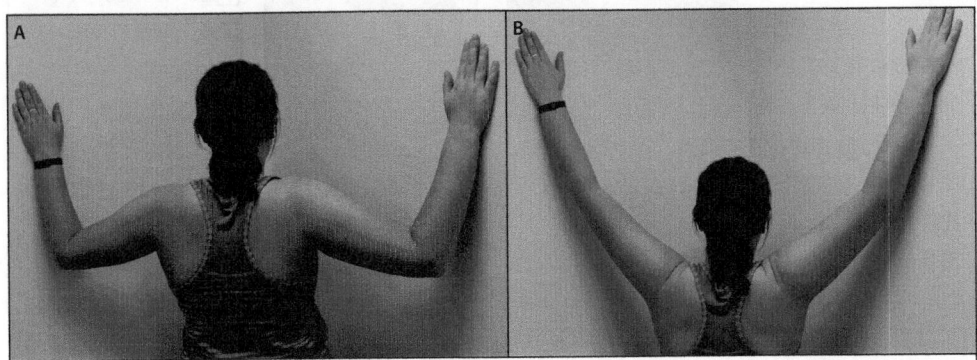

5.6.7　拉伸：肩部水平内收，墙角

体位：站立位。

目标：拉伸胸大肌和胸小肌。

方法：胸大肌：患者面对墙角站立，双脚前后分开，肩外展90°，肘屈曲90°，两侧前臂和手掌放在墙上；患者稍微弯腰向墙角靠近，直到有胸部拉伸感（见图A）。胸小肌：患者面对墙角站立，双脚前后分开，肩外展120°~150°，肘屈曲30°~45°，前臂和手掌放在墙上；患者稍微弯腰向墙角靠近，直到腋窝前方有拉伸感（见图B）。

代偿：耸肩，下巴突出。

运动量：保持15~30秒，重复3~5次，每天1~3次。

5.6.8   拉伸：肩水平内收肌，毛巾卷和瑜伽球

体位：仰卧位。

目标：拉伸胸大肌和胸小肌。

方法：胸大肌：患者仰卧，脊柱下方放置长毛巾卷（见图A）；患者两侧肩关节外展90°，肘关节伸展，掌心向上；患者放松并在重力作用下进一步水平外展肩关节，直到胸部有拉伸感（见图B）。胸小肌：将肩关节外展到120°~150°的位置并重复上述动作（见图C）。这两种方法也可以在瑜伽球上进行（见图D和图E）。

代偿：耸肩。

运动量：保持5分钟，重复1次，每天1~3次。

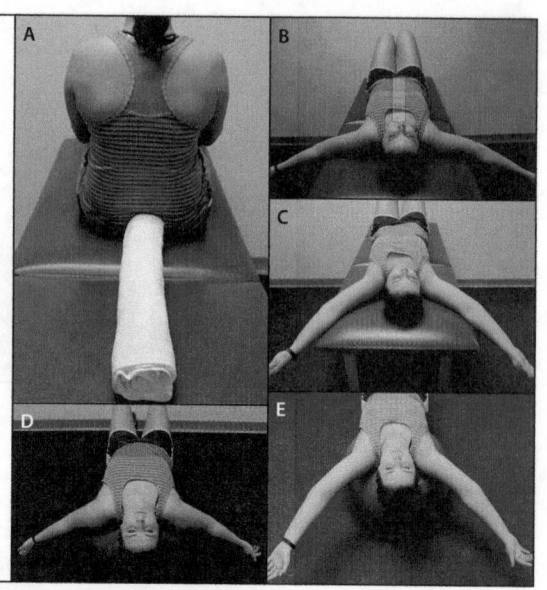

5.6.9   拉伸：肩水平内收肌，翻身

体位：俯卧位。

目标：拉伸胸大肌。

方法：患者面部朝下，将练习侧肩关节外展90°，然后用非练习侧

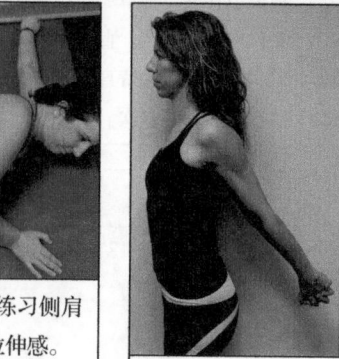

手推床面，慢慢地将身体翻转，使非练习侧肩关节转向天花板，直到练习侧胸部有拉伸感。

代偿：耸肩。

运动量：终末位置保持15~30秒，重复3~5次，1组，每天1~3次。

5.6.10   拉伸：三角肌前束和肱二头肌，双手相扣

体位：站立位。

目标：拉伸三角肌前束和肱二头肌。

方法：患者双手在背后紧握，伸展肩关节、肘关节。患者尽可能回缩肩胛骨，使双手进一步伸出。全程下巴保持收拢。

代偿：耸肩，下巴突出。

运动量：保持15~30秒，重复3~5次，每天1~3次。

参考文献

Borstad, J. D. & Ludewig, P. M. (2006). Comparison of three stretches for the pectoralis minor muscle. *Journal of Shoulder and Elbow Surgery*, 15(3), 324–330.

Lee, J. H., Cynn, H. S., Yoon, T. L., Choi, S. A., Choi, W. J., Choi, B. S. & Ko, C. H. (2015). Comparison of scapular posterior tilting exercise alone and scapular posterior tilting exercise after pectoralis minor stretching on scapular alignment and scapular upward rotators activity in subjects with short pectoralis minor. *Physical Therapy in Sport*, 16(3), 255–261.

5.7

肩部肌肉力量训练

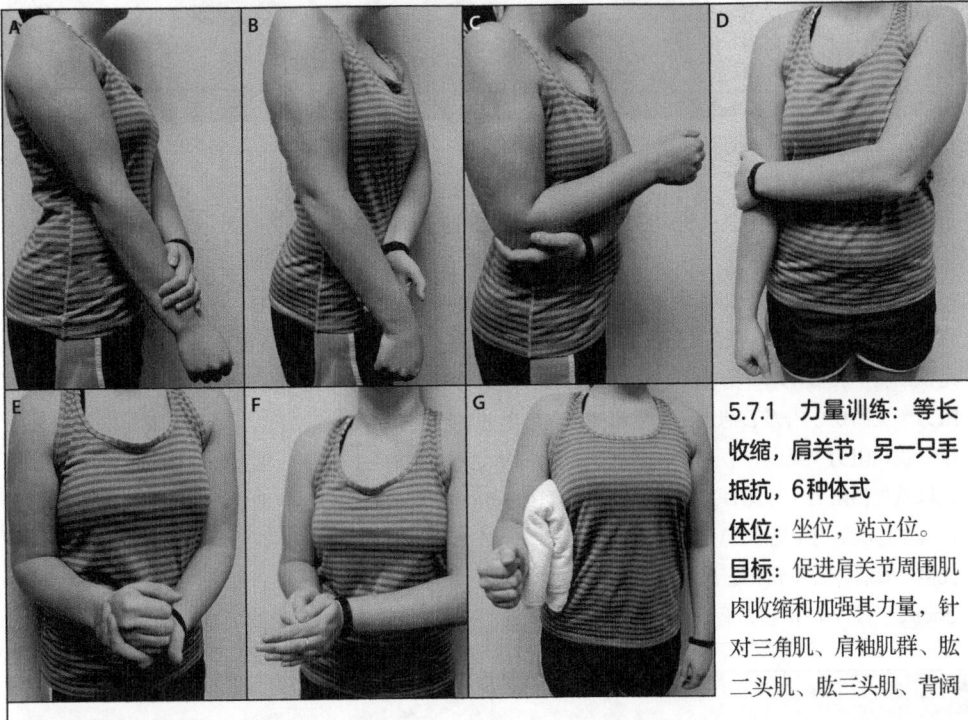

5.7.1 力量训练：等长收缩，肩关节，另一只手抵抗，6种体式

体位：坐位、站立位。

目标：促进肩关节周围肌肉收缩和加强其力量，针对三角肌、肩袖肌群、肱二头肌、肱三头肌、背阔肌、大圆肌、喙肱肌、胸肌。

方法：练习侧肩关节处于中立位，肩胛骨稍微回缩并下降，肘关节略微屈曲并握拳。屈曲：用对侧手掌从上方抓住练习侧前臂，练习侧肩关节抗阻屈曲（见图A）。伸展：用对侧手掌从下方抓住练习侧前臂或将对侧手掌放在练习侧肘关节后方，练习侧肩关节抗阻伸展；练习侧肘关节可以伸展或屈曲（见图B和图C）。外展：将对侧手掌放在练习侧肘关节周围，练习侧肩关节抗阻外展（见图D）。内旋：将对侧手掌放在练习侧拳头下方，练习侧肩关节抗阻内旋（见图E）。外旋：将对侧手掌放在练习侧拳头侧面，练习侧肩关节抗阻外旋（见图F）。内收：在练习侧肘关节和身体侧面之间放置毛巾或小枕头，练习侧肩关节抗阻内收（见图G）。

代偿：耸肩，肩关节未处于中立位。

运动量：保持6~10秒，上下可浮动1~2秒，重复8~12次，1~3组，每天1次或每隔1天1次。

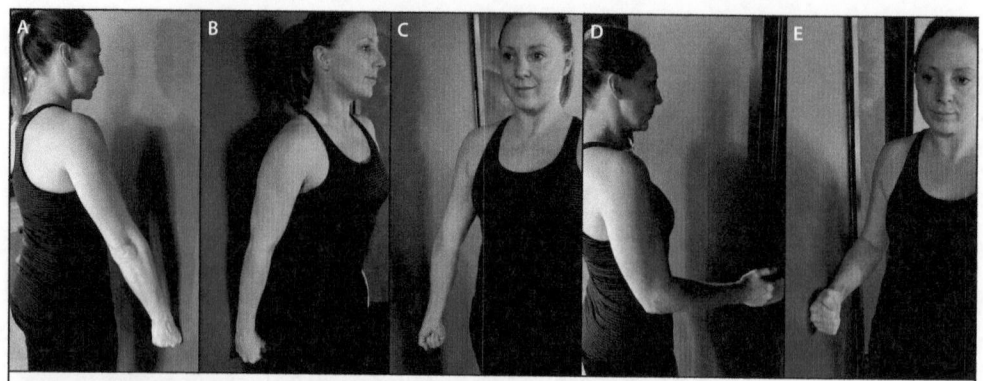

5.7.2 力量训练：等长收缩，墙壁抗阻，5种体式

体位：站立位。

目标：激活肩关节周围肌肉和加强其力量，针对三角肌、肩袖肌群、肱二头肌、肱三头肌、背阔肌、大圆肌、喙肱肌、胸肌。

方法：练习侧肩关节处于中立位，肩胛骨略微下降和回缩，肘关节屈曲90°，手指屈曲握拳。屈曲：患者面对墙壁并用拳头抵住墙壁，屈曲肩关节，让墙壁提供阻力；患者注意确保不会向墙壁倾斜，而是试图将上肢抵住墙壁抬起（见图A）。伸展：患者背对并远离墙壁站立，伸展肩关节，让墙壁提供阻力（见图B）。外展：患者站立，患侧朝向墙壁并将肘关节外侧靠近墙壁；患者将肩关节外展，让墙壁提供阻力（见图C）。内旋：患者侧对门框站立，将手放在门框上，靠近墙壁然后肩关节内旋，让墙壁提供阻力（见图D）。外旋：患者侧对门框站立，将前臂后面靠在墙壁上，然后肩关节外旋，让墙壁提供阻力（见图E）。

代偿：耸肩，肩关节未处于中立位。

运动量：保持6~10秒，上下可浮动1~2秒，重复8~12次，1~3组，每天1次或每隔1天1次。

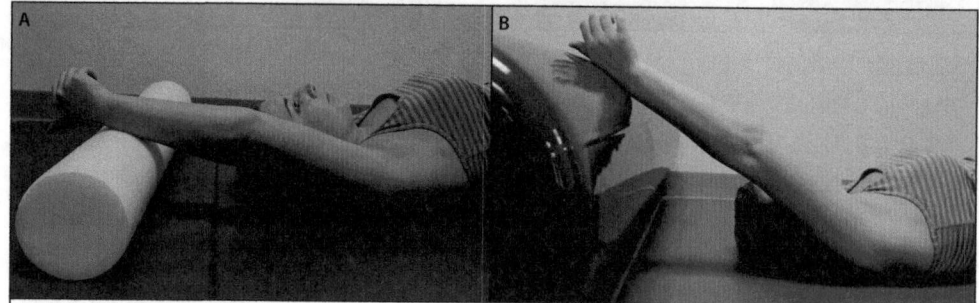

5.7.3 力量训练：等长收缩，肩关节屈曲过头顶

体位：仰卧位。

目标：激活肩关节周围肌肉和加强其力量，针对三角肌、喙肱肌。

方法：练习侧的肩关节屈曲至过头顶并处于舒适位置，将坚固的枕垫或枕头置于上肢下方提供支撑。在整个过程中，患者轻微回缩并下降肩胛骨，让枕垫或枕头提供阻力（见图A和图B）。

代偿：耸肩。

运动量：保持6~10秒，上下可浮动1~2秒，重复8~12次，1~3组，每天1次或每隔1天1次。

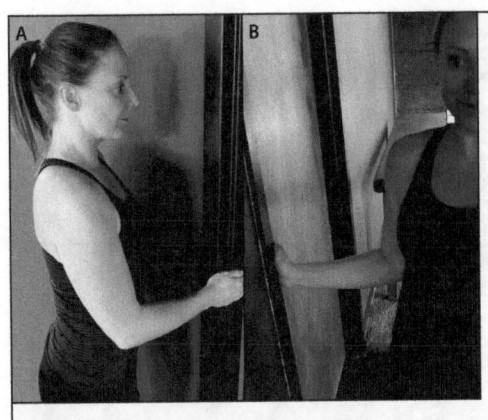

5.7.4 力量训练：等长收缩，肩关节内旋，多角度中立位，门口

体位：站立位。

目标：激活肩内旋肌和加强其力量，针对肩胛下肌、背阔肌、胸大肌、大圆肌。

方法：练习侧的肩关节处于中立位，肩胛骨略微回缩和下降，肘关节屈曲90°并握拳。患者面对门框站立，并将手放在门框上。为了改变肩关节内旋角度，患者可以将躯干旋转，同时保持肘关节贴住身体侧面。在每个不同角度，患者在门框提供阻力的情况下进行一次内旋等长收缩（见图A和图B）。

代偿：耸肩，肘关节未贴在身体侧面。

运动量：保持6~10秒，上下可浮动1~2秒，重复8~12次，1~3组，每天1次或每隔1天1次。

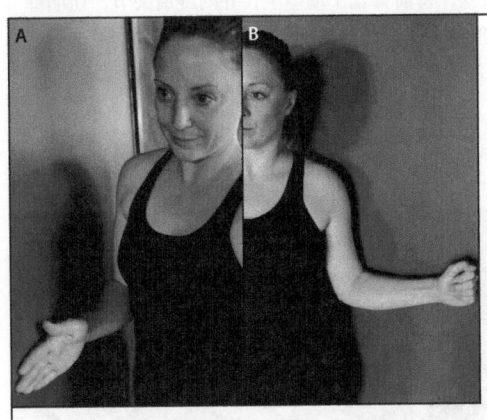

5.7.5 力量训练：等长收缩，肩关节外旋，多角度中立位，门口

体位：站立位。

目标：激活肩外旋肌和加强其力量，针对冈下肌、三角肌后束、小圆肌。

方法：练习侧肩关节处于中立位，肩胛骨略微回缩和下降，肘关节屈曲90°，手掌张开。患者侧向墙壁站立，并将前臂放在墙上。为了改变肩关节外旋角度，患者可以将躯干旋转，同时保持肘关节贴住身体侧面。在每个不同角度，患者在墙壁提供阻力的情况下进行一次外旋等长收缩（见图A和图B）。

代偿：耸肩，肘关节未贴在身体侧面。

运动量：保持6~10秒，上下可浮动1~2秒，重复8~12次，1~3组，每天1次或每隔1天1次。

5.7.6　力量训练：等长收缩，肩关节内旋，多角度外展和屈曲

体位：站立位。

目标：激活肩内旋肌和加强其力量，针对肩胛下肌，背阔肌，胸大肌和大圆肌。

方法：练习侧的肩关节处于中立位，肩胛骨轻微回缩和下降，肘关节屈曲90°。屈曲：患者面对门框，使门框对着肩关节，将前臂前面放在墙上并内旋肩关节，让墙壁提供阻力；这项练习通常在肩关节屈曲45°、90°和120°的情况下进行（见图A、图B和

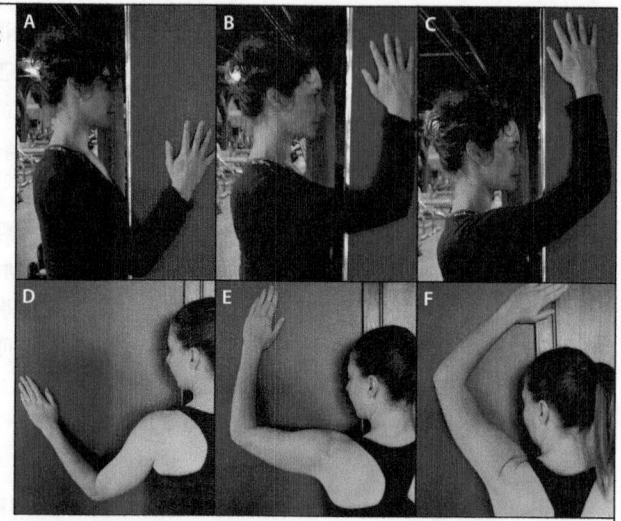

图C）。外展：患者面向墙壁站立，使肩关节对着墙壁，将前臂置于墙壁上，并内旋肩关节，让墙壁提供阻力，肩关节以外旋和外展位为起始位；这项练习可以在肩外展45°、90°和120°的情况下完成（见图D、图E和图F）。

代偿：耸肩。

运动量：保持6~10秒，上下可浮动1~2秒，重复8~12次，1~3组，每天1次或每隔1天1次。

5.7.7　力量训练：等长收缩，肩关节外旋，多角度外展和屈曲

体位：站立位。

目标：激活肩关节外旋肌和加强其力量，针对冈下肌、三角肌后束、小圆肌。

方法：练习侧肩关节处于中立位，肩胛骨轻微回缩和下降，肘关节屈曲90°。屈曲：患者侧对墙壁，将前臂后部放在墙壁上，让墙壁提供阻力，肩关节抗阻外旋；这项练习通常在肩关节屈曲45°、90°和120°的情况下进行（见图A到图C）。外展：患者

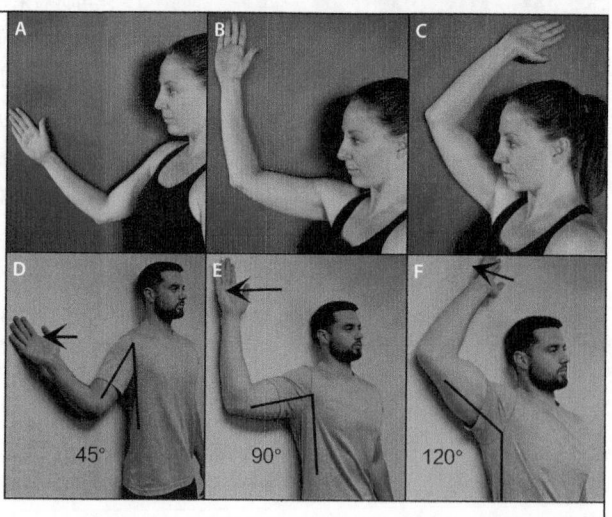

背靠墙壁，肩部略向前，前臂放在墙壁上，让墙壁提供阻力，肩关节抗阻外旋；肩关节可在多角度外展位下进行外旋，通常外展45°、90°和120°（见图D到图F）。

代偿：耸肩。

运动量：保持6~10秒，上下可浮动1~2秒，重复8~12次，1~3组，每天1次或每隔1天1次。

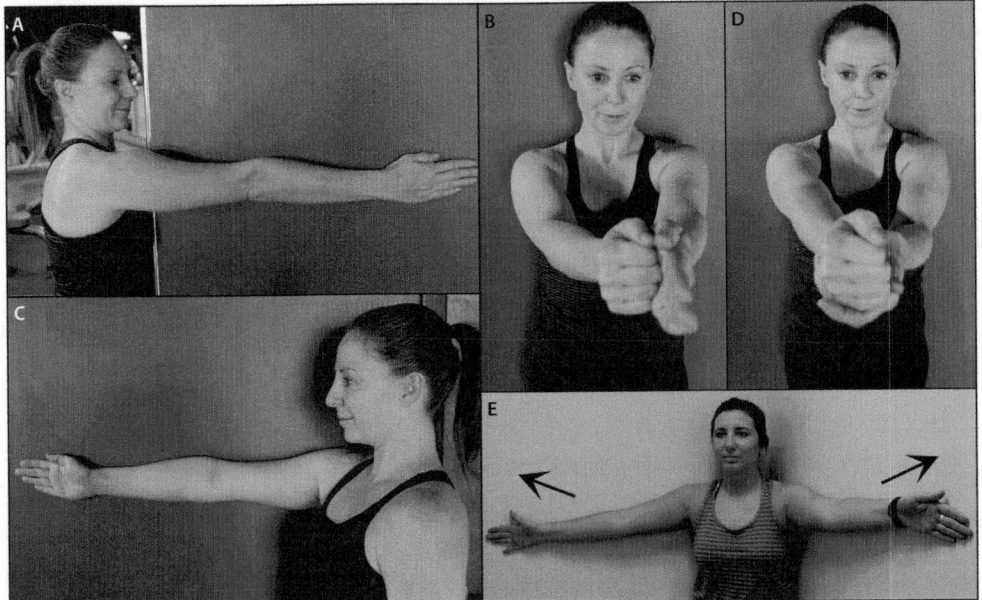

5.7.8　力量训练：等长收缩，肩水平外展和内收

体位： 站立位。

目标： 激活肩关节周围肌肉和加强其力量，针对水平外展肌（三角肌后束、冈下肌和小圆肌）和水平内收肌（三角肌前束、喙肱肌、胸大肌、背阔肌）。

方法： 练习侧肩关节屈曲90°，患者可以面向门框站立，以抵抗墙壁阻力，或用另一只手提供阻力。对于肩水平内收，患者将掌心和前臂压向墙壁（见图A），或用另一只手提供阻力（见图B）。对于水平外展，患者将手背和前臂压向墙壁（见图C），或用另一只手抓住手腕以提供阻力（见图D）。患者也可以在一个墙角进行双侧水平外展。双臂抬高至与躯干呈90°角，在肩胛骨平面内，拇指在上。当患者向外推上肢进行肩水平外展时，手背和前臂后部与墙壁接触，抵抗墙壁阻力（见图E）。

代偿： 耸肩，肩关节未处于中立位，拇指未在上。

运动量： 保持6~10秒，上下可浮动1~2秒，重复8~12次，1~3组，每天1次或每隔1天1次。

5.7.9 力量训练: 等长收缩, 肩上步行

体位: 站立位。

目标: 激活肩关节周围肌肉和加强其力量, 针对三角肌、肩袖肌群、肱二头肌、肱三头肌、背阔肌、大圆肌、喙肱肌、胸肌。

方法: 练习侧肩关节置于中立位, 肩胛骨轻微回缩和下降, 肘关节伸直并握拳, 将弹力带的一端固定在与肘关节等高的位置。屈曲: 患者面对锚点站立, 手握弹力带的一端, 向后移动直到感觉到弹力带的张力, 保持肩关节处于中立位 (见图 A)。伸展: 患者背对锚点站立, 手握弹力带的一端, 向前移动直到感觉到弹力带的张力, 保持肩关节处于中立位 (见图 B)。内收: 患者练习侧面对墙壁, 手握弹力带的一端, 向侧面移动直到感觉到弹力带的张力 (见图 C)。内旋: 患者练习侧肩关节对着锚点, 锚点和手的位置等高, 患者手握弹力带的一端, 向远离锚点的方向移动, 直到感觉到弹力带的张力 (见图 D)。外旋: 患者非练习侧肩关节对着锚点, 锚点和手的位置等高, 患者手握弹力带的一端, 向远离锚点的方向移动, 直到感觉到弹力带的张力 (见图 E)。如果需要继续进阶, 则进一步远离锚点, 以增加阻力。每次保持结束后, 患者靠近锚点进行休息。

代偿: 耸肩, 肩关节未处在中立位。

运动量: 保持 10 秒, 重复 8~12 次, 1~3 组, 每天 1 次或每隔 1 天 1 次。

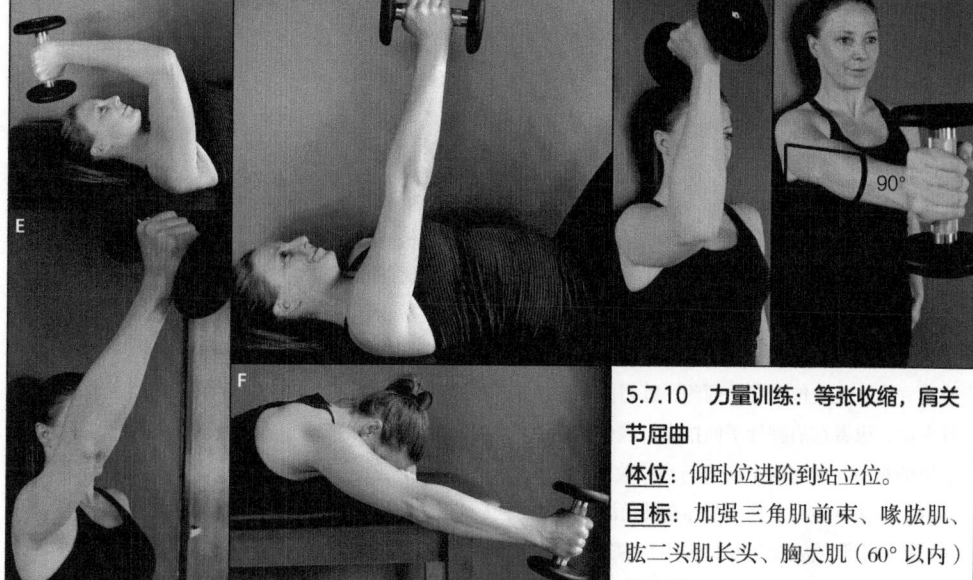

5.7.10 力量训练：等张收缩，肩关节屈曲

体位： 仰卧位进阶到站立位。

目标： 加强三角肌前束、喙肱肌、肱二头肌长头、胸大肌（60°以内）的力量。

方法： 仰卧位：患者仰卧，上肢位于身体两侧，可以从练习侧肘关节屈曲90°开始；为了在初始练习时缩短杠杆臂，肩关节屈曲（见图A），进阶到肘关节伸展，拇指引导方向（见图B）。初学者站立：患者可以在开始阶段将肘关节屈曲90°以获得较短的杠杆臂，肩关节屈曲（见图C）。进阶到更小角度：肘关节伸展，形成更长的杠杆臂，肩关节屈曲至略小于90°；将肩关节屈曲的角度保持在撞击范围以下有助于在早期阶段强化肩关节周围肌肉力量，而不会刺激肩峰下结构；执行的重点是注意动作的正确姿势，尽量减少斜方肌上束的代偿性收缩（见图D）。进阶到全范围：肘关节伸展，形成更长的杠杆，拇指向上，患者以适当的姿势尽可能地屈曲肩关节；执行的重点是注意动作的正确姿势和尽可能地减少斜方肌上束代偿性收缩，并实现正常的肩肱节律（见图E）。患者还可以在俯卧位下进行肩关节屈曲，即在抵抗重力的同时肩关节屈曲90°~180°，但是不要激活胸大肌（见图F）。

代偿： 耸肩，后背拱起，身体向后倾斜，肱骨头向前平移，上肢移动较快。

运动量： 重复8~12次，1~3组，每天1次或每隔1天1次。

5.7.11 力量训练：等张收缩，肩胛骨平面

体位：坐位，站立位。

目标：加强冈上肌、三角肌前束和中束的力量。

方法：满罐式：患者可以呈坐位或站立位，上肢位于身体两侧，练习侧手持哑铃，拇指引导方向（肩外旋），上肢置于冠状面前30°夹角的肩胛骨平面；患者可以在练习的初始阶段屈曲肘关节90°，以缩短杠杆臂；患者抬起上肢，肩胛骨平面内的抬高角

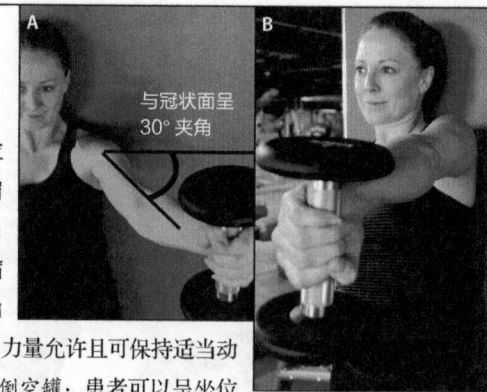

与冠状面呈 30° 夹角

度应小于90°，以避免引起肩峰下刺激，并在肌肉力量允许且可保持适当动作模式的条件下继续进行全范围运动（见图A）。倒空罐：患者可以呈坐位或站立位，上肢位于身体两侧，练习侧手持哑铃，拇指引导方向，上肢置于冠状面前30°夹角的肩胛骨平面；患者在肩胛骨平面抬高上肢90°，并且拇指在下，肩关节内旋，好像放下上肢的同时倒出罐子里的东西，此时冈上肌进行离心收缩（见图B）。空罐式：这个特殊的运动已被证明会引起肩峰下刺激，应该避免，尤其是在存在任何潜在的肩部问题情况下；在这里我们只是提到它，因为它被认为是锻炼冈上肌的主要运动；采用空罐式时，拇指指向下方，肩关节在肩胛骨平面内内旋90°。所有这些练习都应将重点放在尽量减少斜方肌上束代偿性募集和鼓励正常的肩肱节律上。

代偿：耸肩，拱背，向后倾斜，肱骨头向前平移，快速移动上肢。

运动量：重复8~10次，1~3组，每天1次或每隔1天1次。

证据在哪里？

蒂蒙斯等（Timmons et al., 2016）研究了空罐式和满罐式运动期间的肩胛骨位置和肩胛肌群的激活情况。空罐式运动中的肩胛骨运动机制改变与导致肩峰下撞击综合征的机制相关。肩峰下撞击综合征患者进行了5次连续的满罐式和空罐式运动，研究人员在每次运动中测量肩胛骨和锁骨的三维位置，以及肩胛骨肌群的活动和疼痛情况。受试者报告说，与满罐式运动相比，空罐式运动产生的疼痛更大。在空罐式运动期间，受试者的肩胛骨向上旋转、内旋和锁骨抬高更多，肩胛骨后倾更少。斜方肌上束、斜方肌中束和前锯肌在上抬过程中活动较大，斜方肌上束和斜方肌中束在下降过程中活动较大，但斜方肌下束在下降过程中活动较小。研究人员得出的结论是，空罐式运动期间，更大的疼痛和异常的肩胛骨位置会减少肩峰下间隙。空罐式运动中肩胛肌群的活动通常较大，这可能是为了控制与撞击相关的肩胛骨运动。与空罐式运动相比，满罐式运动更可取。

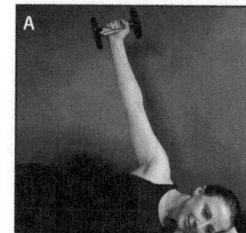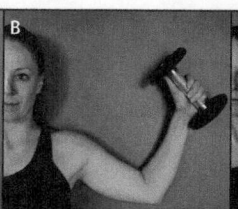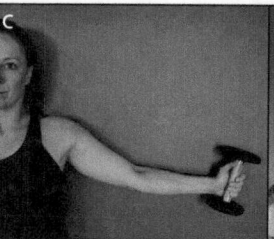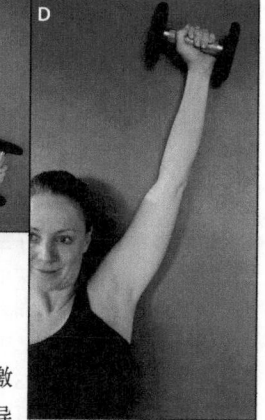

5.7.12　力量训练：等张收缩，肩关节外展

体位：侧卧位进阶到站立位。

目标：加强三角肌中束、冈上肌（30°以内）的力量。

方法：*初学者*：侧卧于非练习侧，位于上方的练习侧上肢手举哑铃；患者激活肩胛骨稳定肌群使肩胛骨处于回缩和下降位，同时外展肩关节，拇指引导方向（外旋）（见图A）。初学者站立：患者可以从肘关节屈曲90°开始，以获得较短的杠杆臂，拇指向上，肩外展（见图B）。*进阶小范围*：肘关节伸直，形成更长的杠杆臂，拇指向上，患者肩外展角度略小于90°，将肩外展角度保持在撞击范围以下有助于在早期阶段强化肩周力量，同时不会刺激肩峰下结构；练习的重点在于保持正确的姿势和最小化斜方肌上束的代偿性收缩（见图C）。*高级全方位*：肘关节伸直，形成更长的杠杆臂，拇指朝上，患者以正确的姿势尽可能地外展肩关节（见图D）；练习的重点在于保持正确的姿势和最小化斜方肌上束的代偿性收缩，并保持正常的肩肱节律。站立位练习可单侧进行，也可双侧同时进行。

代偿：耸肩，肩关节未处于中立位。

运动量：重复8~12次，1~3组，每天1次或每隔1天1次。

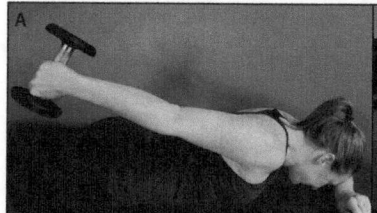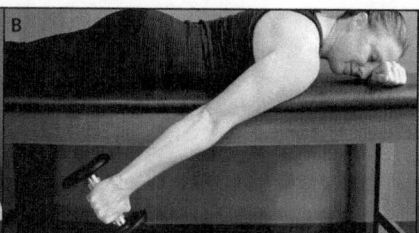

5.7.13　力量训练：等张收缩，肩关节伸展

体位：俯卧位，站立位。

目标：加强三角肌后束、背阔肌、胸大肌、大圆肌和小圆肌、肱三头肌的力量。

方法：*俯卧位*：患者俯卧，前额下垫非练习侧前臂，颈部保持中立位；患者练习侧手握哑铃抬离床面，肩关节伸展，肩胛骨回缩；掌心可以朝内或朝上，两者都是有益的（见图A）；患者也可以移动到床边，将练习侧上肢从床边放下，并进行全范围运动（见图B）。*站立*：患者上肢位于身体两侧，通过手掌引导方向，肩关节伸展，同时肩胛骨回缩；练习的重点在于保持正确的姿势，以及最小化斜方肌上束的代偿性收缩和避免肱骨头向前移位；站立练习可以单侧或双侧同时进行（见图C）。

代偿：耸肩，肩关节未处于中立位。

运动量：保持2~3秒，1~3组，重复8~12次，每天1次或每隔1天1次。

证据在哪里？

德梅等（De Mey et al., 2009）研究了斜方肌的3个肌束与三角肌后束在4个选定的肩部练习中彼此激活时间的关系，这4个肩部练习分别是俯卧伸展、侧卧前屈、侧卧外旋及俯卧水平外展伴外旋。研究人员对30名健康受试者的优势侧进行表面肌电图检查，记录4次运动期间的肌肉激活时间（基于激活水平大于10%MVC，斜方肌3个肌束的基本活动除外）。结果显示斜方肌3个肌束的激活时间有差异。在俯卧伸展运动中，斜方肌上束的激活明显晚于三角肌后束，斜方肌中束的激活明显早于三角肌后束。在俯卧水平外展伴外旋运动中，斜方肌中束和斜方肌下束的激活明显早于三角肌后束。在俯卧伸展、侧卧外旋和俯卧水平外展伴外旋运动中，斜方肌上束和斜方肌中束之间、斜方肌上束和斜方肌下束之间的激活时间存在显著差异，但斜方肌中束和斜方肌下束之间没有显著差异。在这些运动中，斜方肌中束和斜方肌下束的激活明显早于斜方肌上束。在侧卧前屈运动中，斜方肌各部分的激活时间无明显差异。研究人员得出结论：俯卧伸展运动和俯卧水平外展伴外旋运动可以促进斜方肌中束和斜方肌下束的早期激活，这与肩胛骨和盂肱关节的原动肌有关，说明这些运动对于治疗斜方肌不同肌束之间的激活时间紊乱具有潜在的前景。

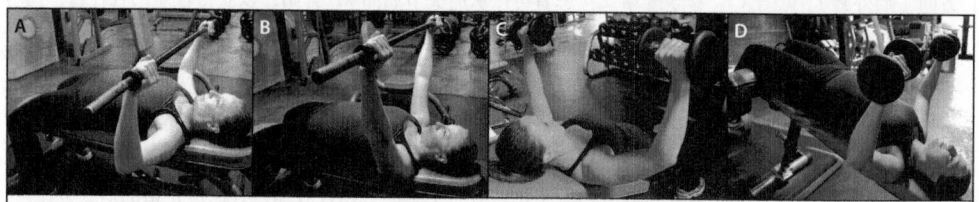

5.7.14　力量训练：等张收缩，肩关节，胸前推举，使用杠铃或哑铃的3种不同体式

体位：仰卧位。

目标：卧推：主要加强胸大肌中间肌纤维的力量。上倾卧推：主要加强胸大肌锁骨部肌纤维的力量。下斜卧推：主要加强胸大肌胸骨部肌纤维的力量。三者都可以加强三角肌的力量。

方法：卧推：患者将杠铃或哑铃放在胸部上方，如果患者仰卧在长凳上，肩关节水平外展不要超出肩部水平高度，这一点很重要；患者开始练习前，肘关节屈曲90°，掌心朝上，然后向天花板方向推举，伸展肘关节，患者不应锁定肘关节（见图A和图B）。上斜卧推：患者躯干倾斜45°进行卧推（见图C）。下斜卧推：患者头部低于臀部，重复卧推的动作（见图D）；在进行下斜卧推时，患者头部处于较低位置，应注意考虑注意事项和禁忌证，如高血压。

注意：避免耸肩、肩胛骨脱离长凳；患者在练习前应保持背部曲线自然、腹部肌肉收缩；避免肱骨头向前移位，方法是让上肢外展时不要越过肩部。

运动量：保持1~2秒，重复8~12次，1~3组，每天或每隔1天1次。

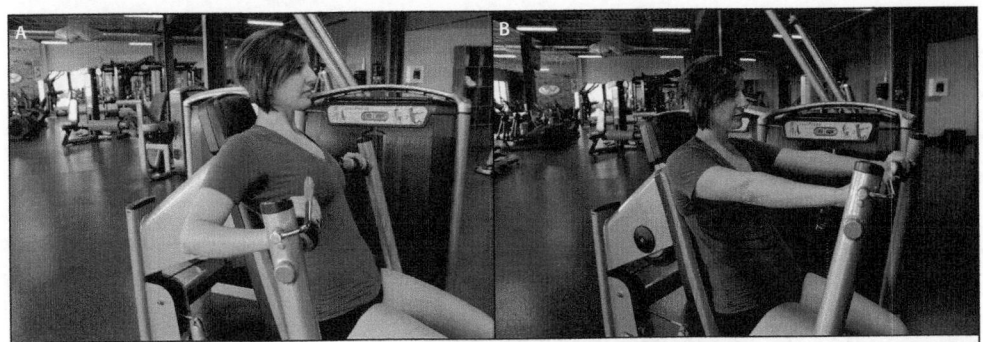

5.7.15 力量训练：等张收缩，水平卧推

体位：仰卧位。

目标：主要加强胸大肌中部肌肌纤维和肱三头肌的力量。

方法：患者坐下时，胸部中心与手柄的中心对齐。然后患者握住手柄并向前推，伸直手臂但不锁定肘关节。患者应慢慢地屈曲肘关节，直到与肩部在一个平面上，不要再进一步屈曲，然后向前推手柄，直到上肢伸直。大多数机器都有一个足部按压装置，允许患者在第一次操作时通过足底按压来协助推压，这样患者就不会从过度水平外展的位置推压（见图A和图B）。

注意：避免耸肩；患者在练习前应保持背部曲线自然，并且收缩腹部肌肉，避免肩关节过度水平外展（肘关节比肩关节更靠后）。

运动量：保持1~2秒，重复8~12次，1~3组，每天1次或每隔1天1次。

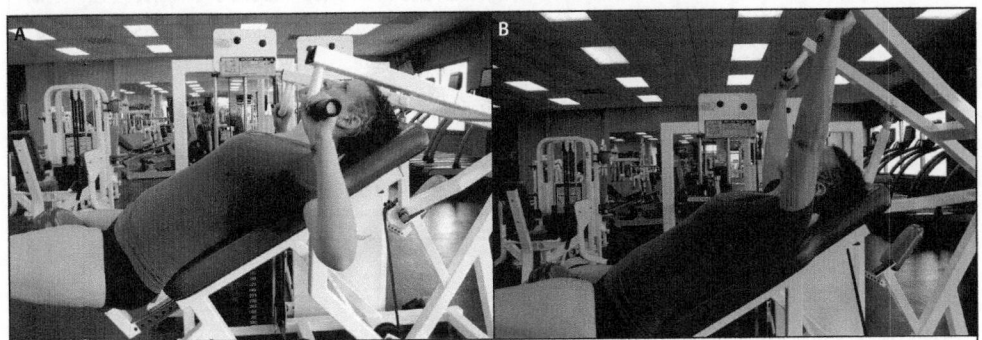

5.7.16 力量训练：等张收缩，倾斜式卧推

体位：仰卧位。

目标：主要加强胸大肌锁骨部肌纤维和肘部肱三头肌的力量。

方法：患者呈坐位，胸部上部与水平两侧手柄的中心对齐。患者握住手柄并向前推，伸直肘关节但不锁定。患者应慢慢地屈曲肘关节，直到与肩部在一个平面上，不要再进一步屈曲，然后向前推手柄，直到上肢伸直。大多数机器都有一个足部按压装置，允许患者在第一次操作时通过足底按压来协助推压，这样患者就不会从过度水平外展的位置推压（见图A和图B）。

注意：避免耸肩；患者在练习前应保持背部曲线自然，并且收缩腹部肌肉，避免肩关节过度水平外展（肘关节比肩关节更靠后）。

运动量：保持1~2秒，重复8~12次，1~3组，每天1次或每隔1天1次。

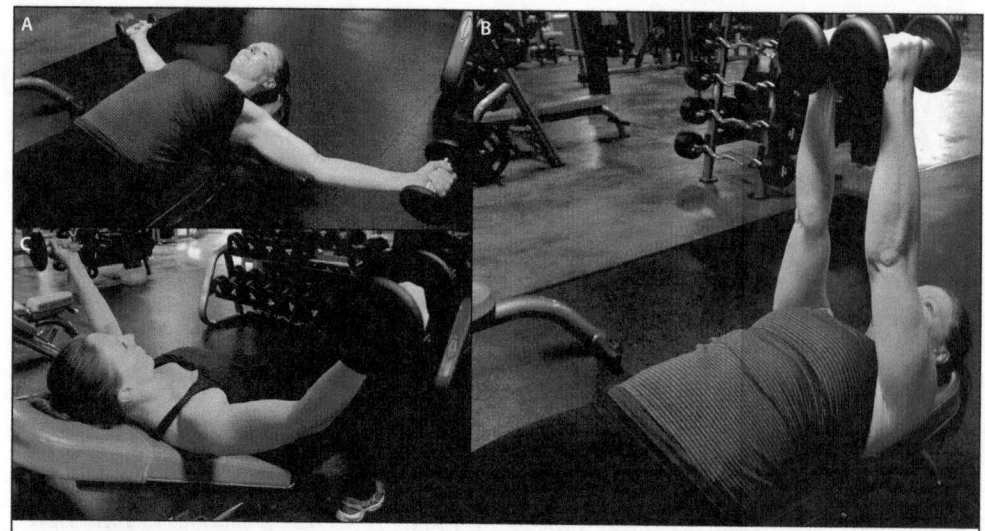

5.7.17 力量训练：等张收缩，肩关节，胸式飞鸟

体位：仰卧位。

目标：主要加强胸大肌胸骨部肌纤维（仰卧位）、胸大肌锁骨部肌纤维（倾斜仰卧位）、肱三头肌的力量。

方法：仰卧位：患者仰卧，水平外展肩关节，肘关节接近完全伸展，掌心相对；患者降低双手，直到肘关节和肩关节处于同一水平；然后，患者手持哑铃进行肩水平内收，直到两手掌/哑铃接触，之后再慢慢降低双手并重复（见图A和图B）。倾斜仰卧：将卧推凳调整成倾斜30°~45°，重复上述操作，这将针对胸大肌锁骨部肌纤维进行力量训练（见图C）。

注意：避免耸肩；患者应保持背部曲线自然，并在运动前收缩腹部肌肉，避免肩过度水平外展（终末位置肘关节比肩关节更靠后）。

运动量：保持1~2秒，重复8~12次，1~3组，每天1次或每隔1天1次。

5.7.18 力量训练：等张收缩，肩关节，水平外展

体位：俯卧位。

目标：加强三角肌后束、大圆肌和小圆肌、斜方肌中束的力量。

方法：患者将前额放在非练习侧的前臂或小泡沫轴上，使颈部处于中立位。患者移动到床边，使练习侧上肢垂下，手持哑铃，使肩水平外展，掌心朝下，肘关节略微屈曲，以防止锁定。当上肢抬高到接近肩部高度时，患者应回

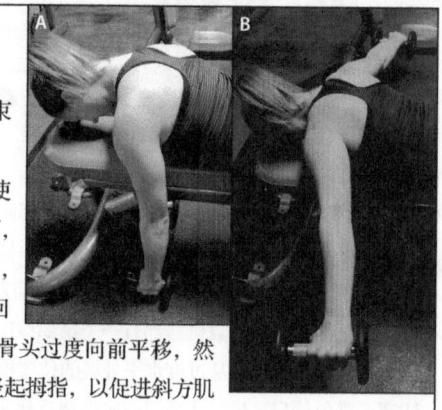

缩并向中间挤压肩胛骨，以进一步抬高上肢，不要让肱骨头过度向前平移，然后慢慢降低上肢并重复（见图A和图B）。患者也可以竖起拇指，以促进斜方肌中束和斜方肌下束的早期激活。

代偿：耸肩，抬起头，翻转躯干，肩关节过度水平外展使肱骨头前移。

运动量：保持1~2秒，重复8~12次，1~3组，每天1次或每隔1天1次。

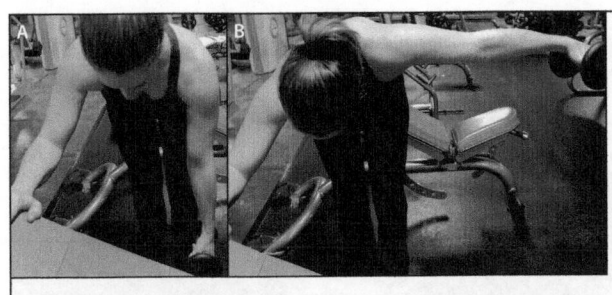

5.7.19　力量训练：等张收缩，肩关节，水平外展，躯干前屈

体位：站立位。

目标：加强三角肌后束、大圆肌和小圆肌、斜方肌中束的力量。

方法：患者腰部前屈，直到肚脐下降到大腿高度。患者练习侧手持哑铃，将该侧上肢向地面方向降低，然后使上肢水平外展，肘关节略微屈曲以防止锁定。当练习侧上肢接近肩部高度时，患者应回缩并挤压肩胛骨，以进一步抬高上肢，不要让肱骨头向前过度平移，然后慢慢降低上肢并重复（见图A和图B）。

代偿：耸肩，抬起头，翻转躯干，肩关节过度水平外展使肱骨头前移。

运动量：保持1~2秒，重复8~12次，1~3组，每天1次或每隔1天1次。

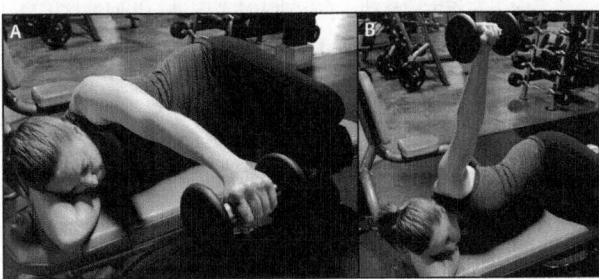

5.7.20　力量训练：等张收缩，肩关节，水平外展，强调减速

体位：侧卧位。

目标：加强三角肌后束，大圆肌和小圆肌，斜方肌中束的力量，强调离心阶段。

方法：患者侧卧，颈部被支撑，上侧肩关节水平内收，掌心朝向凳子方向并手持哑铃，肘关节伸直但不锁定。患者抬起上侧上肢并水平外展肩关节，该运动是由肩胛骨发起的，在整个过程中肩胛骨的回缩是非常重要的。一旦到达外展末端范围，不要让肱骨头向前过度平移。患者可继续保持肩胛骨的回缩，以进行最后的肩外展运动。然后，患者缓慢地将上肢向下放，使肩关节水平内收至哑铃与凳子持平（见图A和图B）。

代偿：耸肩，抬起头，翻转躯干，肩关节过度水平外展使肱骨头前移。

运动量：保持1~2秒，重复8~12次，1~3组，每天1次或每隔1天1次。

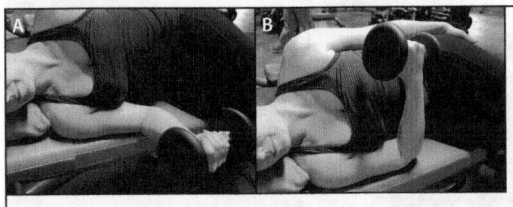

5.7.21　力量训练：等张收缩，肩关节内旋

体位：侧卧位。

目标：加强肩胛下肌、背阔肌、胸大肌、大圆肌的力量。

方法：患者侧卧，颈部被支撑，躯干向后轻微翻转，以减轻对下方肩关节的压力。患者将下侧肘部靠近身体侧面，该侧手握紧哑铃，朝腹部方向移动。然后，患者慢慢得将哑铃放下。治疗师鼓励患者在整个运动过程中保持肩胛骨回缩（见图A和图B）。

代偿：耸肩，过度翻转躯干。

运动量：保持1~2秒，重复8~12次，1~3组，每天1次或每隔1天1次。

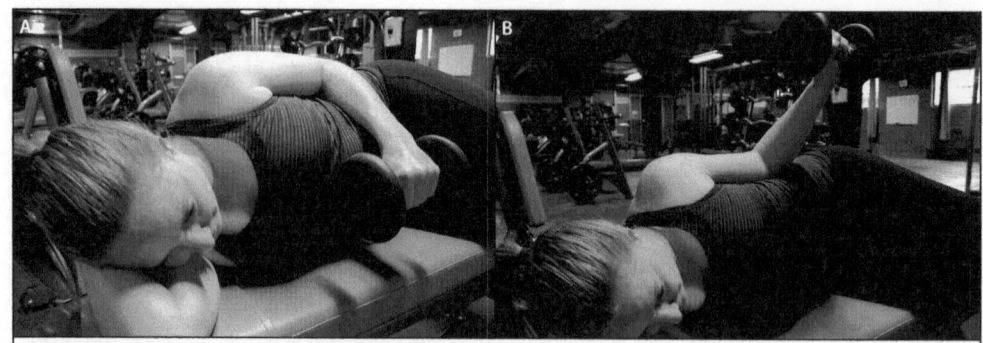

5.7.22 力量训练：等张收缩，肩关节外旋

体位：侧卧位。

目标：加强冈下肌、三角肌后束、小圆肌的力量。

方法：患者侧卧，颈部被支撑，上侧肘部靠近身体侧面，可将毛巾卷放于肘部和肋骨之间挤压，这样有助于保持姿势。患者上侧手握紧哑铃，将手向天花板方向移动，在运动末端范围进一步回缩挤压肩胛骨。然后，患者慢慢地将哑铃放下。治疗师鼓励患者在整个运动过程中保持肩胛骨回缩（见图A和图B）。

代偿：耸肩，翻转躯干。

运动量：保持1~2秒，重复8~12次，1~3组，每天1次或每隔1天1次。

证据在哪里？

德梅等人（De Mey et al., 2012）以肩胛骨运动障碍过顶项目运动员以研究对象，评估了有意识纠正肩胛骨方向训练对肩关节运动期间的斜方肌3个不同肌束的激活的影响。研究人员采用了俯卧伸展、侧卧外旋、侧卧前屈和俯卧水平外展伴外旋这几个动作，通过重复测量方差分析来确定有意识自我肩胛骨运动校正策略是否影响每次运动期间斜方肌不同部分的激活水平。受试者有意识地纠正肩胛骨方向后，在进行俯卧伸展和侧卧外旋时，斜方肌3个肌束的激活水平显著提高，侧卧前屈和俯卧水平外展伴外旋的情况没有差异。研究人员得出结论，在俯卧伸展和侧卧外旋练习中进行有意识的纠正肩胛骨运动训练，可以提高肩胛骨运动障碍过顶项目运动员的斜方肌3个肌束的激活水平。

5.7.23 力量训练：等张收缩，肩关节外旋 90/90

体位：俯卧位。

目标：加强冈下肌、三角肌后束、小圆肌的力量。

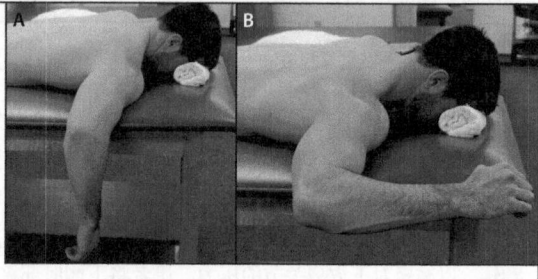

方法：患者将前额置于非练习侧的前臂或毛巾卷上，使颈部处于中立位。患者位于床边，使前臂垂下。患者可以手持小哑铃，肩关节外展90°，肘关节屈曲90°。还可以将毛巾卷放在上臂下方，使肱骨与肩关节对齐。患者将练习侧手向天花板方向移动，在终末位置挤压肩胛骨。然后，患者慢慢将练习侧手朝地面方向运动。治疗师鼓励患者在整个运动过程中保持肩胛骨回缩（见图A和图B）。

代偿：耸肩，翻转躯干。

运动量：保持1~2秒，重复8~12次，1~3组，每天1次或每隔1天1次。

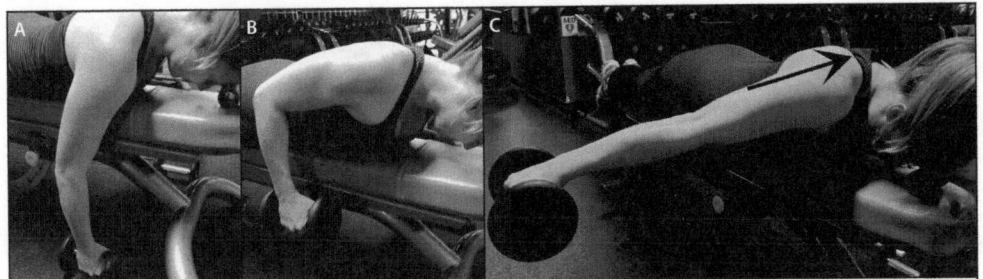

5.7.24　力量训练：等张收缩，肩关节，划船（俯卧）

体位： 俯卧位。

目标： 加强三角肌后束、菱形肌和斜方肌中束的力量。

方法： 伸展（仅关注躯干）：在如上所述**5.7.23**的相同位置，患者伸展肩关节的同时屈曲肘关节，使上臂与躯干中线在同一平面上，然后进行肩胛骨回缩，这样可以防止肱骨头被迫向前移动；动作的重点是运动终末位置时肩胛骨的强烈回缩（见图A和图B）。水平外展（仅关注肩部高度）：患者将前额放在非练习侧的前臂或小泡沫轴上，使颈部处于中立位；患者移动到床边，让前臂落下，然后手持哑铃，让手朝地面方向落下；患者接着像拉动割草机绳索一样回缩肩胛骨，并水平外展肩关节，屈曲肘关节；当上肢达到肩部高度时，只需回缩肩胛骨，这样可以防止肱骨头向前平移；最后，患者慢慢将手放下（见图C）。治疗师鼓励患者在整个运动过程中保持肩胛骨回缩。

代偿： 耸肩，翻转躯干，肩关节过度水平外展或向前推肱骨头。

运动量： 保持1~2秒，重复8~12次，1~3组，每天1次或每隔1天1次。

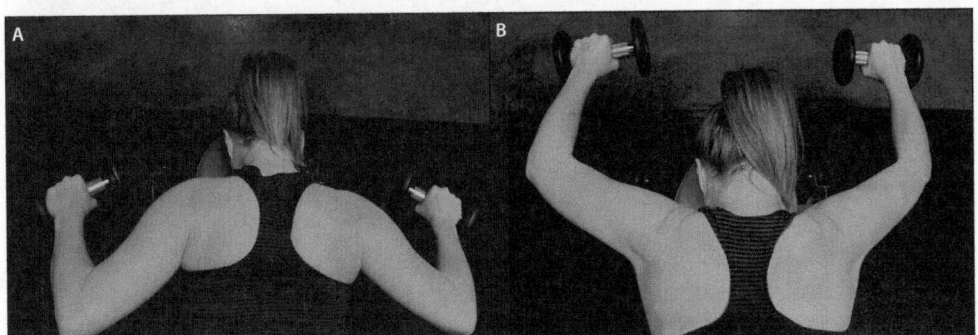

5.7.25　力量训练：等张收缩，肩关节，肩部推举（俯卧）

体位： 俯卧位。

目标： 加强三角肌后束、菱形肌、斜方肌上束、斜方肌中束和斜方肌下束的力量。

方法： 患者俯卧，将前额放在毛巾卷上，使颈部处于中立位。上肢处于90/90姿势，掌心向下握住哑铃。肩胛骨回缩，双手直接抬高至头顶高度，保持肘部与躯干和头部的中线在同一平面上。然后，患者慢慢地将肘部拉回躯干两侧。治疗师鼓励患者在整个运动过程中保持肩胛骨回缩（见图A和图B）。初学者可以将肩关节外展角度从30°调整到60°（作为进阶双手大约到达耳朵高度），一旦患者的力量得到改善，并且肩关节力学机制正常，则可以将肩关节角度从30°调整到160°（全弧）。

代偿： 耸肩，肘关节未始终保持与手的高度相同。

运动量： 保持1~2秒，重复8~12次，1~3组，每天1次或每隔1天1次。

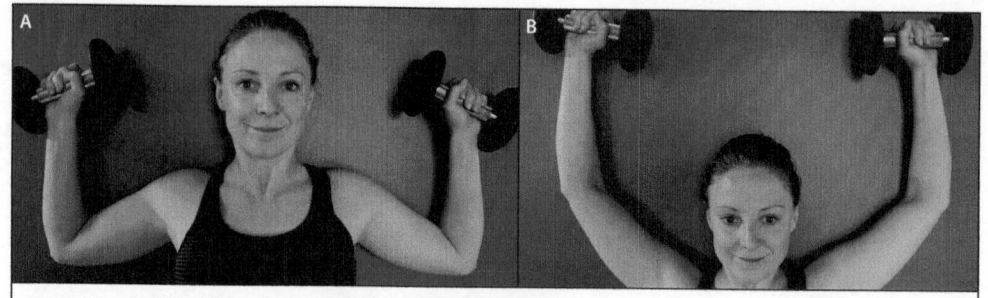

5.7.26　力量训练：等张收缩，肩关节，肩部推举（站立）

体位：站立位。

方法：患者呈站立位，上肢处于90/90姿势，掌心向前，肩胛骨回缩，双手举过头顶，使肘部与躯干和头部中线保持在同一平面上。然后，患者慢慢地将肘部拉回到躯干两侧。治疗师鼓励患者在整个运动过程中保持肩胛骨回缩（见图A和图B）。初学者可以将肩关节外展角度从30°调整到60°（作为进阶双手大约到达耳朵高度），并在患者的力量得到改善且肩关节力学机制正常时，将肩关节外展角度从30°调整到160°（全弧度）。

代偿：耸肩，肘部未始终与手保持在同一冠状面上。

运动量：保持1~2秒，重复8~12次，1~3组，每天1次或每隔1天1次。

证据在哪里？

2013年的一项研究比较了坐位和站立位进行1RM杠铃和哑铃推举时的肌电活动情况。15名健康男性进行了负荷相当于80%1RM的负重推举，研究人员测量三角肌前束、中束、后束，肱二头肌和肱三头肌的肌电活动水平，发现采用哑铃进行推举时三角肌的肌电活动水平明显更高，由此得出结论：对稳定性要求高的运动（站立位，哑铃）中三角肌的神经肌肉活动水平最高（Saeterbakken and Fimland, 2013）。

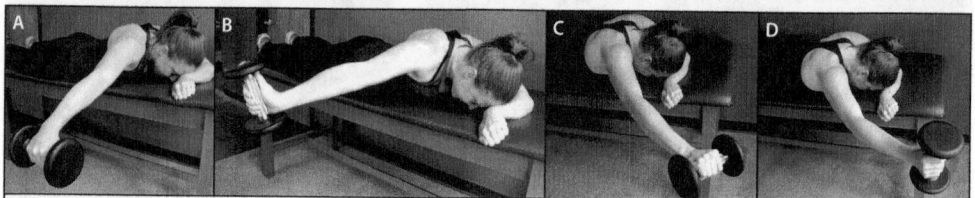

5.7.27　力量训练：等张收缩，肩袖肌群，4种体式

体位：俯卧位。

目标：加强冈下肌、冈上肌、小圆肌、三角肌后束的力量。

方法：患者将前额放在非练习侧的前臂或毛巾卷上，使颈部处于中立位。患者移到床边，使前臂垂下，手持哑铃。90° T形掌心向下：患者将上肢水平外展，掌心向下，外展至与肩同高，然后返回（见图A）。90° T形拇指向上：患者将上肢水平外展，拇指向上，外展至与肩同高，然后返回（见图B）。120° V形掌心向下：患者将上肢置于肩胛骨平面内上抬，掌心向下，然后返回（见图C）。120° V形拇指向上：患者将上肢置于肩胛骨平面内上抬，拇指向上，然后返回（见图D）。治疗师鼓励患者在整个运动过程中保持肩胛骨回缩。

代偿：耸肩，翻转躯干，抬起躯干。

运动量：保持1~2秒，重复8~12次，1~3组，每天1次或每隔1天1次。

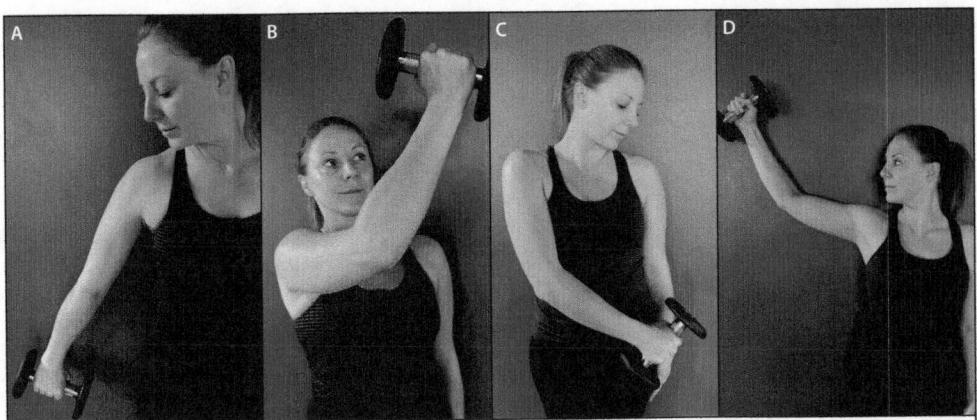

5.7.28　力量训练：等张收缩，肩关节，斜举D1和D2

体位：站立位。

目标：全面加强肩关节周围肌肉的力量，主要针对三角肌、肩袖肌群、肱二头肌、肱三头肌、背阔肌、大圆肌、喙肱肌、胸肌。

方法：患者通过组合模式进行运动，加强3个运动平面中肩部肌肉的力量。D1和D2模式可以从伸展位开始。

提示：

- 患者的眼睛和头部应跟随手运动；
- 在跨过中线之前应先完成旋转运动；
- 位于手和腕部的远端活动先开始。

D1（向对侧肩部撒盐）：从上肢位于身体侧面、掌心朝后的姿势开始（D1伸展；肩胛骨回缩，肩关节伸展、外展、内旋，前臂旋前，手腕尺侧偏，手指伸直），使掌心在运动结束时向后，就像在向对侧肩部撒盐一样（D1屈曲；肩关节屈曲、内收、外旋时前臂穿过面部，前臂旋后，手腕桡侧偏，手指屈曲），肘关节在整个过程中可以保持伸直或屈曲（见图A和图B）。

D2（拔剑）：患者手持哑铃，上肢运动穿过躯干，拇指指向臀部（D2伸展；肩关节伸展、外展、内旋，前臂旋前，手腕尺侧偏，手指屈曲）；患者将哑铃交叉举过躯干，并向上抬向天花板，拇指向外转动，同时上肢穿过躯干中线，直到终末位（D2屈曲；肩胛骨回缩，肩关节屈曲、外展、外旋，前臂旋前，手腕尺侧偏，手指伸展）（见图C和图D）。

代偿：耸肩，肩胛骨回缩肌群没有收缩。

运动量：重复8~12次，1~3组，每天1次或每隔1天1次。

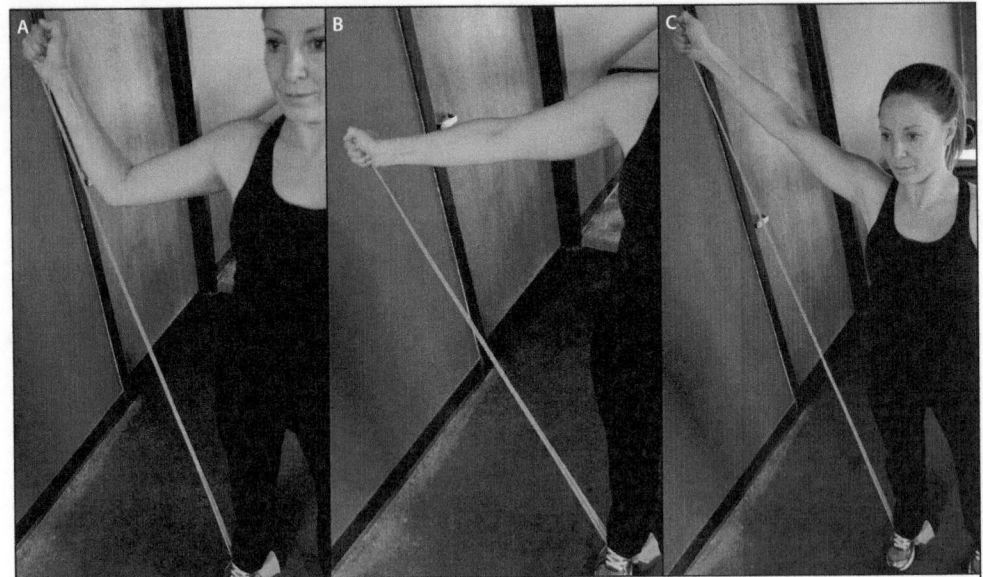

5.7.29 力量训练：等张收缩，弹力带，肩关节外展

体位：站立位。

目标：加强三角肌中束、冈上肌（前30°）的力量。

方法：弹力带的一端固定在患者脚上。在开始阶段，患者可能会将肘关节屈曲90°，以获得较短的杠杆臂，拇指在上，然后进行肩外展（见图A）。高级低范围：肘关节伸直，形成更长的杠杆臂，拇指在上；肩外展至略低于90°的位置，将肩外展角度保持在撞击范围以下有助于在早期阶段加强肩部力量，而不会刺激肩峰下结构；动作的重点在于保证姿势的正确性以及最小化斜方肌上束代偿性募集（见图B）。高级全范围：肘关节伸直，形成更长的杠杆臂，拇指在上；以适当的姿势尽可能地外展肩关节（见图C）；动作的重点在于保证姿势的正确性和最小化斜方肌上束代偿性募集，以及保持正常的肩肱节律。站立位练习时可以单侧或双侧同时进行。

代偿：耸肩或圆肩。

运动量：重复8~12次，1~3组，每天1次或每隔1天1次。

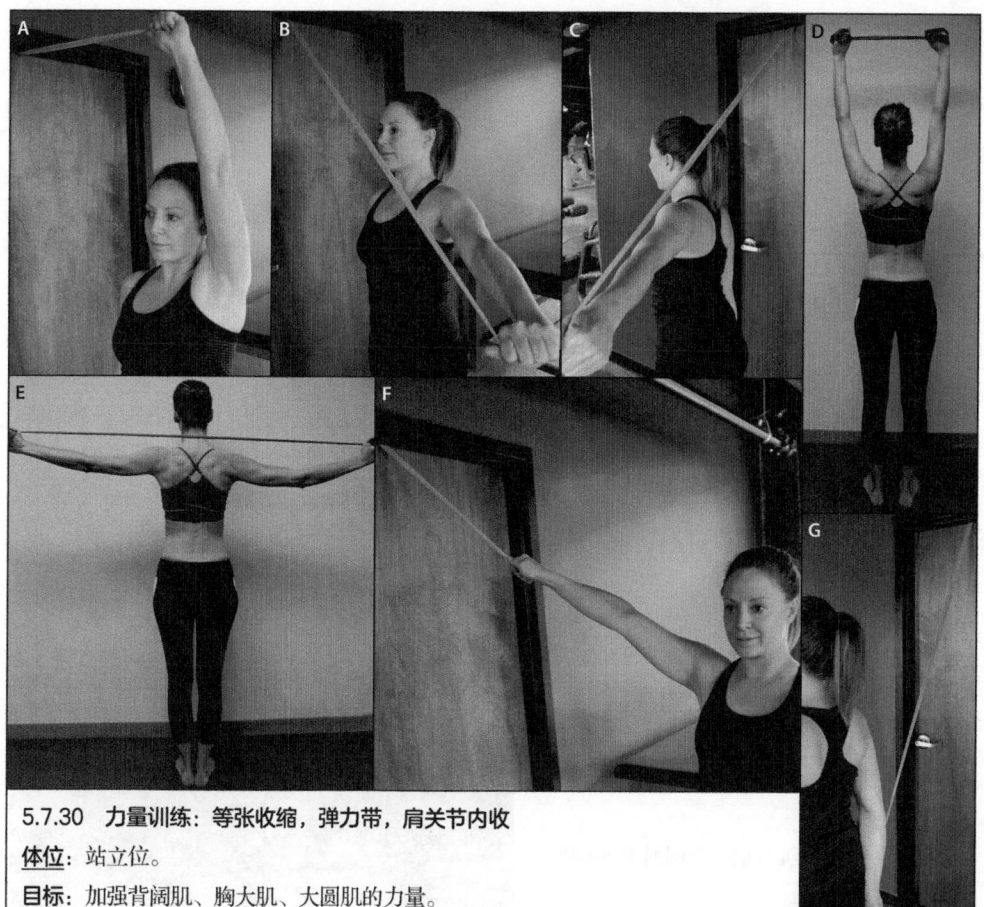

5.7.30 力量训练：等张收缩，弹力带，肩关节内收

体位： 站立位。

目标： 加强背阔肌、胸大肌、大圆肌的力量。

方法： 弹力带一端固定在患者头部上方，例如在门的顶部。患者非练习侧上肢对着门，练习侧上肢向上举到头顶并抓住弹力带另一端，在开始阶段弹力带应具有一定张力，这可以通过远离门来实现。患者将弹力带拉至肩外展90°，弹力带在头部前方或后方，在头部后方针对肩胛肌群，在头部前方则针对胸肌（见图A到图C）。这一动作也可以通过双手持弹力带两端举过头顶来完成；然后，患者将弹力带两端拉开，肩关节内收至90°；这可以在头部前方进行，也可以在头部后方进行，前者针对胸肌，后者针对肩胛肌群和背阔肌（见图D和图E）。为了实现肩外展从90°~0°之间的抗阻，患者练习侧上肢对着门，练习侧手抓住弹力带一端。在开始运动时，弹力带应保持一定张力，肩外展90°，这可以通过远离门来实现。然后，患者将弹力带拉至大腿位置（见图F和图G）。动作的重点在于保证姿势的正确性和最小化斜方肌上束代偿性募集，以及保持正常的肩肱节律。站立练习时可单侧进行也可双侧同时进行。

代偿： 耸肩，肩关节未处于中立位。

运动量： 重复8~12次，1~3组，每天1次或每隔1天1次。

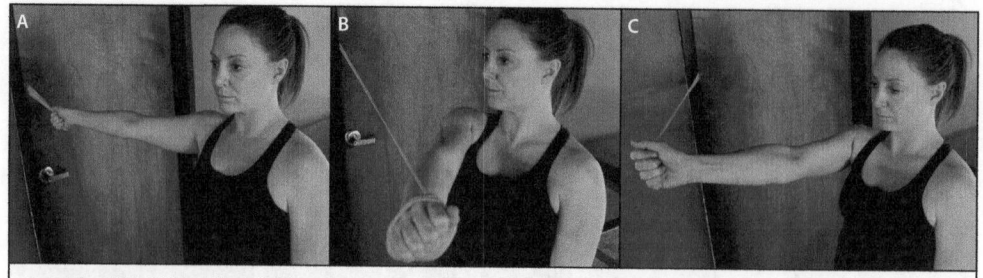

5.7.31 力量训练: 等张收缩, 弹力带, 肩关节, 水平内收, 交叉

体位: 站立位。

目标: 主要加强胸大肌、三角肌前束、喙肱肌的力量。

方法: 将弹力带的一端固定在接近肩部高度的位置。患者侧身对着锚点站立, 练习侧肩关节朝向墙壁, 练习侧手持弹力带的另一端, 肩外展90°。在开始运动时, 弹力带应保持一定张力, 这可以通过远离锚点来实现。患者将弹力带拉过身体进行肩水平内收, 拇指在上 (见图A和图B)。在早期练习阶段, 当肩关节屈曲90°时, 患者可以停止进一步内收, 避免越过这个位置, 以减少肩峰下刺激并保护愈合组织 (见图C)。

代偿: 耸肩, 扭转身体。

运动量: 重复8~12次, 1~3组, 每天1次或每隔1天1次。

5.7.32 力量训练: 等张收缩, 弹力带, 肩关节, 水平外展

体位: 俯卧位。

目标: 加强三角肌后束、大圆肌和小圆肌、斜方肌中束的力量。

方法: 患者将前额放在非练习侧的前臂或毛巾卷上, 使颈部处于中立位。患者移动到床边, 使练习侧上肢悬空。弹力带的一端固定在床腿上, 患者练习侧手抓住弹力带另一端, 在开始运动前, 使弹力带保持一定张力。患者将上肢

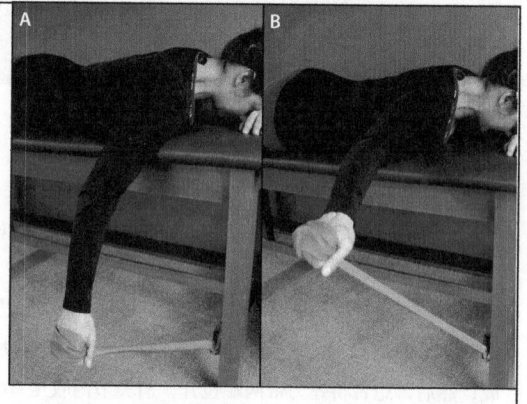

水平外展, 掌心向下, 肘部轻微屈曲, 以防止锁定。当上肢接近肩关节高度时, 患者应回缩并挤压肩胛骨以继续抬高上肢, 不要让肱骨头向前过度平移。最后患者慢慢降低上肢并重复 (见图A和图B)。

代偿: 耸肩, 抬起头, 翻转躯干, 肩关节过度水平外展, 向前推肱骨头。

运动量: 保持1~2秒, 重复8~12次, 1~3组, 每天1次或每隔1天1次。

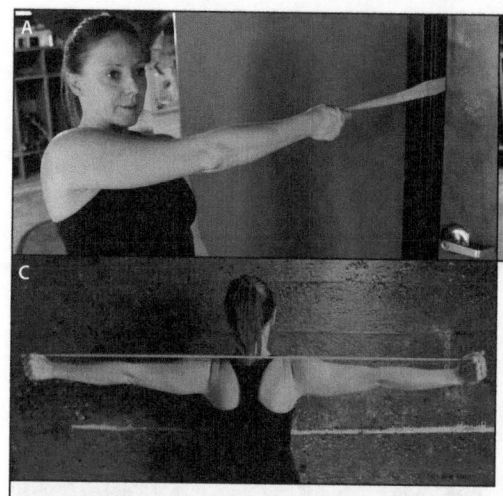
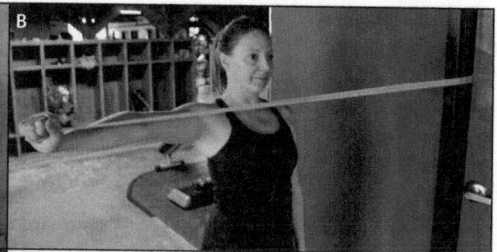
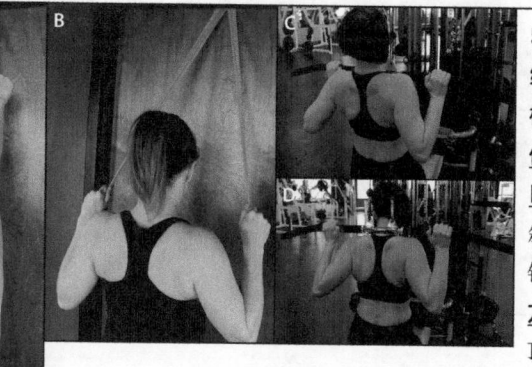

5.7.33　力量训练：等张收缩，弹力带，肩关节，水平外展，交叉和扩胸

体位：站立位。

目标：加强三角肌后束、大圆肌和小圆肌、斜方肌中束的力量。

方法：交叉：将弹力带固定在接近肩关节高度的位置，患者非练习侧肩关节朝向锚点，练习侧手抓住弹力带另一端并与锚点等高，练习侧肩关节屈曲90°并轻微内收；在开始运动时，弹力带应保持一定张力，这可以通过远离锚点来实现，患者将弹力带横拉过身体使肩关节水平外展，拇指在上（见图A和图B）。扩胸：患者也可以双手分别抓握弹力带两端，拇指在上，水平外展双肩时肩胛骨回缩，肘关节轻微屈曲（见图C）。

代偿：耸肩，扭转身体。

运动量：重复8~12次，1~3组，每天1次或每隔1天1次。

5.7.34　力量训练：等张收缩，弹力带和器械，肩关节，横向下拉

体位：站立位，坐位。

目标：加强背阔肌、菱形肌、斜方肌下束和斜方肌中束、前锯肌和肱二头肌的力量。

方法：将弹力带中间固定在头顶上方，患者面向锚点站立，用双手分别抓住弹力带两端并举过头顶。在开始运动时，弹力带应有一定张力。患者向下拉弹力带使肘关节屈曲至肋骨附近，掌心朝前。治疗师鼓励患者在运动范围末端回缩和下降肩胛骨（见图A和图B）。该练习也可以通过坐位完成。患者呈高坐位，双手抓握手柄，距离大于肩宽，肘关节轻微屈曲，垂向地面。患者凝视前方，下巴微微收拢。然后，患者将手柄向下拉，拉至下巴正下方，肘关节紧贴肋骨侧面，掌心朝前。治疗师鼓励患者在运动范围末端回缩和下降肩胛骨。患者也可以将手柄拉到头部后面肩关节的上方，但这需要身体稍微前倾。将手柄拉至头部前面和后面都是有益的，但拉到头部前面是最安全的（见图C和图D）。这里也建议使用前臂旋前握法来促进背阔肌的收缩。

代偿：耸肩，扭转身体，肱骨头过度前移，肩关节过度伸展，下巴突出。

运动量：重复8~12次，1~3组，每天1次或每隔1天1次。

证据在哪里？

斯佩兰代伊等（Sperandei et al., 2009）通过表面肌电图评估了3种侧向下拉动作执行过程中主要运动肌肉的活动情况。受试者进行了5次重复的颈后、颈前和V形杆动作，负荷为80%1RM。研究人员对胸大肌、背阔肌、三角肌后束和肱二头肌的肌电信号进行记录，然后根据所有动作中最高的肌电信号进一步标准化。在向心收缩阶段，胸大肌肌电信号在颈前动作中显著高于颈后动作和V形杆动作，在V形杆动作中显著高于颈后动作；在离心收缩阶段，颈前动作显著高于颈后动作。对于背阔肌而言，在不同动作中，背阔肌的激活没有显著差异。三角肌后束在向心收缩阶段，颈后动作中的激活高于颈前动作和V形杆动作，颈前动作高于V形杆动作；在离心收缩阶段，颈后动作高于V形杆动作。肱二头肌在向心收缩阶段和离心收缩阶段中，都表现为颈后动作高于V形杆动作和颈前动作，V形杆动作高于颈前动作。考虑到侧向下拉的主要目的，研究人员得出结论，对于侧向下拉来说，在颈前执行下拉动作是更好的选择，而非颈部后方，应该避免颈部后方下拉，建议将V形杆动作作为替代选择。

勒斯克等（Lusk et al., 2010）利用肌电图研究比较了在前侧下拉（至胸部）中采用不同握法的肌肉激活情况，不同握法包括宽距旋前、宽距旋后、窄距旋前和窄距旋后。背阔肌、斜方肌中束和肱二头肌的表面肌电图显示，旋前握法比旋后握法引起的背阔肌活动更大，但握法类型对斜方肌中束和肱二头肌没有影响。基于这些研究结果，研究人员建议采用前外侧下拉式旋前握法进行下拉练习，以最大限度地激活背阔肌，而不考虑双手间的距离。

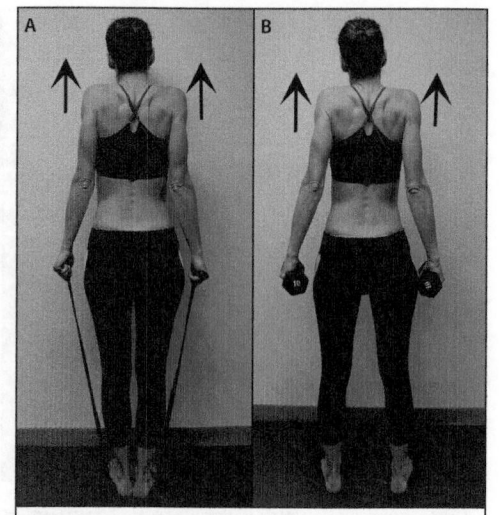

5.7.35   力量训练：等张收缩，弹力带，耸肩

体位：站立位。

目标：加强斜方肌上束的力量。

方法：将弹力带中间固定在患者脚下，患者以直立姿势站立，肩胛骨轻微回缩，双手分别握住弹力带两端。在开始运动时，弹力带应该保持一定张力，这可以通过向下抓握弹力带来实现。患者耸肩，不涉及任何肘关节屈曲（见图A）。该练习也可以通过手持哑铃作为阻力来完成（见图B）。

代偿：扭转身体，肱骨头过度前移，肩关节过度伸展，下巴突出。

运动量：重复8~12次，1~3组，每天1次或每隔1天1次。

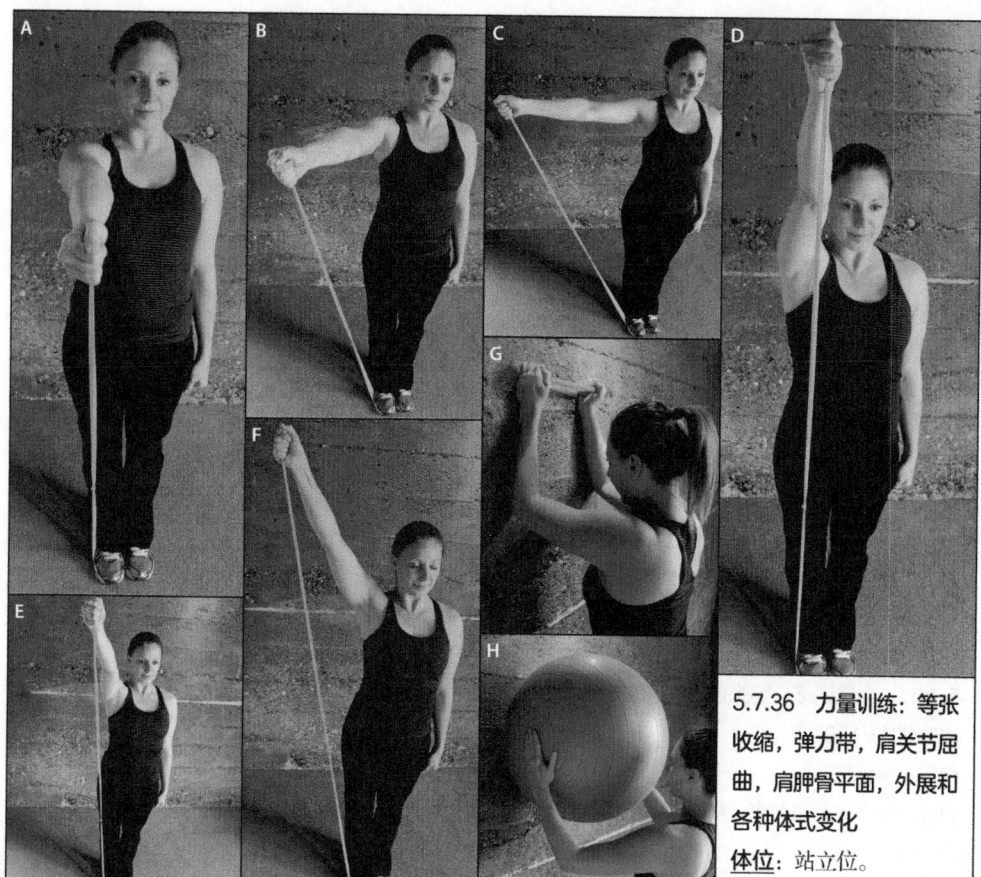

5.7.36　**力量训练：等张收缩，弹力带，肩关节屈曲，肩胛骨平面，外展和各种体式变化**

体位：站立位。

目标：加强三角肌、肩袖肌群、肱二头肌、肱三头肌、背阔肌、大圆肌、喙肱肌和胸肌的力量；开始在较小范围进行，以避免肩峰下刺激，而后逐步达到全范围；利用弹力带和瑜伽球辅助来促进斜方肌上束和下束以及前锯肌收缩。

方法：屈曲：弹力带一端固定在脚下，将弹力带另一端握得足够低，以便在开始运动时弹力带有轻微的张力；肘关节伸直，拇指在上，将肩关节屈曲至略低于90°的位置，在该范围进行有助于在早期阶段加强肩部肌肉，而不会刺激肩峰下结构；动作的重点是保证姿势的正确性和尽量减少斜方肌上束代偿性收缩；完成一组练习后，在肩胛骨平面进行肩抬高以及肩外展（见图A至图C）；这项练习也可以双侧同时进行，患者可以双脚站在弹力带中间。高级全范围：患者以适当的姿势尽可能地屈曲肩关节，在肩胛骨平面和冠状面重复进行抬高动作（见图D到图F），治疗师鼓励患者在运动过程中保持肩胛骨回缩。手持弹力带屈肘伴肩关节水平外展：将弹力带两端分别环绕在两侧手上，以提供两手分离的阻力；患者伸直上肢，使双手与双肩同宽，以抵抗弹力带阻力；患者保持弹力带的张力，并尽可能地屈曲双肩，然后慢慢降低双臂，且保持双手之间的距离不变，并重复（见图G）。瑜伽球上肩关节屈曲伴肩关节水平内收：将瑜伽球放在双手之间，使双手与双肩同宽，同时患者通过静力性内收肩关节向球施加压力；患者保持对球的压力，并尽可能地屈曲双肩，然后慢慢降低双臂，保持双手之间的距离不变，并重复（见图H）。

代偿：耸肩，拱背，身体后仰，快速运动。

运动量：重复8~12次，1~3组，每天1次或每隔1天1次。

证据在哪里？

帕克等（Park et al., 2013）以翼状肩胛患者为研究对象，研究了他们在3个动作下的胸大肌和前锯肌的肌电活动。受试者在肩等长水平外展条件下（使用弹力带）和非等长水平外展条件下执行肩屈曲、肩胛骨平面内屈曲和墙上俯卧撑这3个动作，研究人员采用表面肌电图收集胸大肌和前锯肌的肌电图数据。在肩等长水平外展条件下进行肩屈曲和墙上俯卧撑动作时，胸大肌肌电活动水平显著降低，而在肩等长水平外展条件下进行上述练习时前锯肌的肌电活动水平显著提高。此外，在肩屈曲和墙壁俯卧撑动作中加上肩等长水平外展条件时，胸大肌/前锯肌的激活比率显著降低。本研究结果表明，使用弹力带进行肩等长水平外展可以作为一种有效的方法来促进前锯肌活动，并在以前锯肌为训练目标的动作中减少胸大肌的过度激活。

石垣等人（Ishigaki et al., 2014）比较了受试者在俯卧伸展、俯卧水平外展伴外旋、侧卧前屈、侧卧外旋、站立肩屈曲伴水平外展（弹力带）、站立肩屈曲伴水平内收（瑜伽球）这几个动作中，斜方肌上束、斜方肌下束、斜方肌上束和前锯肌的激活比率。在执行动作期间，研究人员测量斜方肌上束、斜方肌下束和前锯肌的肌电活动水平，计算每一块肌肉的最大等长收缩百分比，并比较不同动作中的斜方肌上束/斜方肌下束激活比率和斜方肌上束/前锯肌激活比率。他们的研究表明，使用弹力带时的肩屈曲、侧卧和俯卧动作相比，斜方肌上束/斜方肌下束激活比率没有显著性差异。因为负荷下肩水平外展诱发了斜方肌下束活动，所以使用弹力带可以平衡肩胛骨群之间的肌肉活动。在每项练习中，使用瑜伽球的练习引起的斜方肌上束/前锯肌激活比率明显高于其他练习。基于这些结果，他们建议使用弹力带来增强斜方肌上束和斜方肌下束之间激活的平衡性，以及在抗重力姿势下使用瑜伽球来增强斜方肌上束/前锯肌激活的平衡性。

5.7.37　力量训练：等张收缩，弹力带，肩关节屈曲90°~180°

体位： 俯卧位。

目标： 加强三角肌前束、喙肱肌、肱二头肌长头的力量。

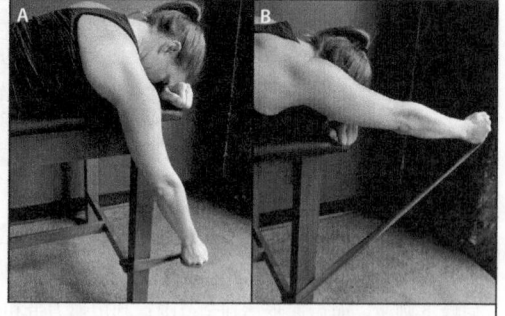

方法： 患者将前额置于非练习侧上肢或毛巾卷上，使颈部处于中立位。患者位于床边，使前臂垂下。弹力带的一端固定在练习侧肩部下方的床腿上，患者练习侧手抓握弹力带另一端，位置要足够低，以在开始运动时使弹力带保持轻微张力。患者肘关节伸直，拇指在上，抵抗阻力，从肩关节屈曲90°开始，进一步屈曲至180°（见图A和图B）。治疗师鼓励患者在整个运动过程中保持肩胛骨回缩。

代偿： 过度耸肩，躯干翻转，快速运动，偏离直线屈曲。

运动量： 重复8~12次，1~3组，每天1次或每隔1天1次。

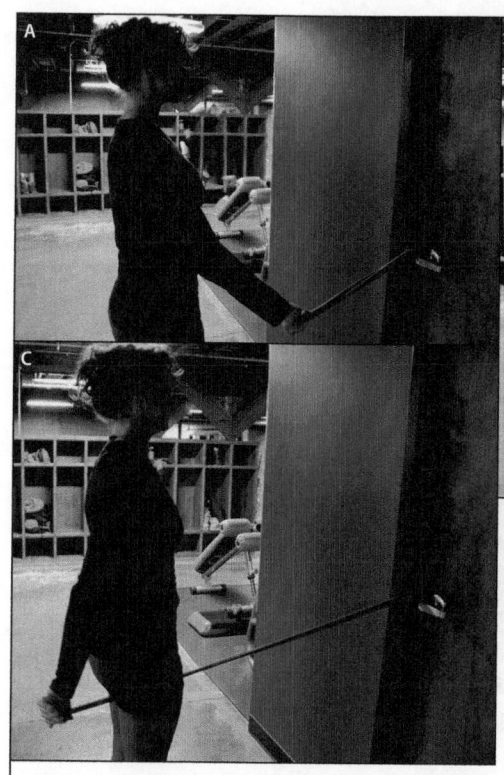

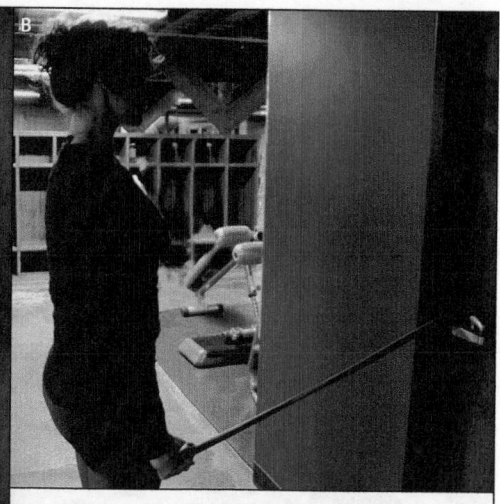

5.7.38 力量训练：等张收缩，弹力带，肩关节伸展

体位：站立位。

目标：加强三角肌后束、背阔肌、胸大肌、大圆肌和小圆肌、肱三头肌的力量。

方法：弹力带一端固定在接近肘部高度的位置。患者面向锚点站立，练习侧手抓住弹力带另一端，从肩关节屈曲约90°开始，此时弹力带应保持一定张力，这可以通过后退来实现。患者掌心朝内，肩胛骨回缩并伸展肩关节（见图A和图B）。初学者：当手到达骨盆位置时，患者停止运动，这样可以避免肱骨向前运动和肩峰下刺激。进阶：只要患者可以保持肩胛骨回缩，则允许患者伸展至手超过骨盆（见图C）。

代偿：耸肩，扭转身体，肱骨头过度前移，肩关节过度伸展，下巴突出。

运动量：重复8~12次，1~3组，每天1次或每隔1天1次。

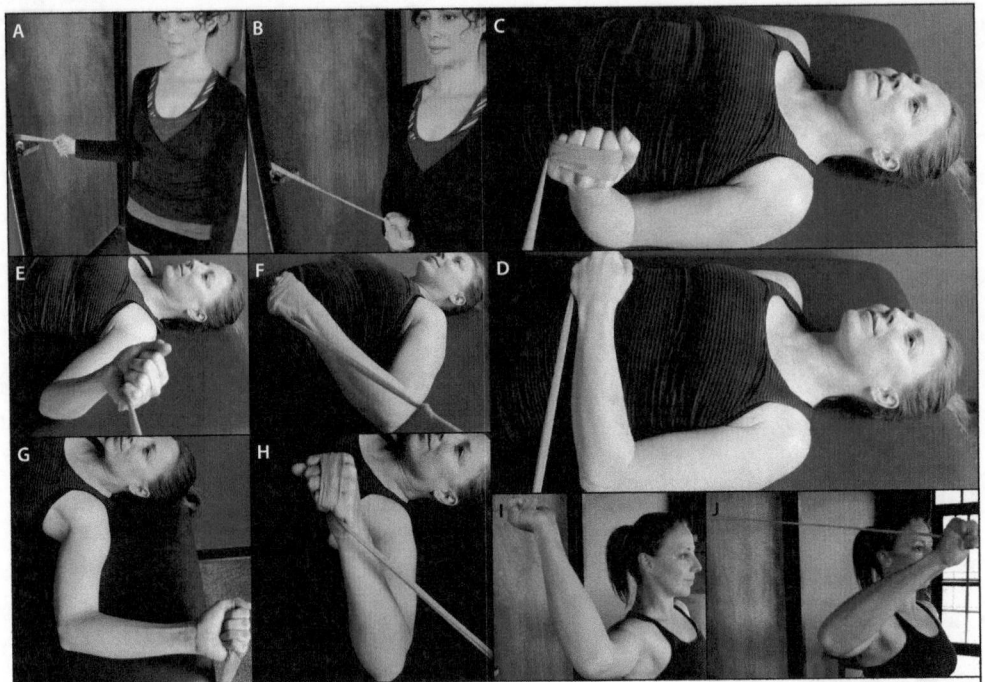

5.7.39 力量训练：等张收缩，弹力带，肩关节内旋和各种体式变化

体位：站立位，仰卧位。

目标：加强肩内旋肌——肩胛下肌、背阔肌、胸大肌、大圆肌的力量。

方法：站立位肩外展0°：弹力带一端固定在接近肘部高度的位置，可在肘部和身体侧面之间放置一条小毛巾卷，并在整个过程中挤压毛巾卷，这将有助于保持肘部不离开身体侧面；患者站立，练习侧朝向锚点，练习侧手抓住弹力带另一端；一开始肩关节处于外旋位，患者应离墙壁一定距离，使弹力带有一定张力；然后，患者在强烈回缩肩胛骨（提供稳定性）的同时内旋肩关节（见图A和图B）。俯卧位肩外展0°：弹力带固定在接近肘部高度的位置，或由治疗师固定；可在肘部和身体侧面之间放置一条小毛巾卷并在整个过程中挤压毛巾卷，这将有助于保持肘部不离开身体侧面，可将另一个小毛巾卷放在肱骨下方，使肱骨与关节盂窝对齐，防止肱骨过度向前滑动；动作的开始姿势为肩外旋，然后患者强烈回缩肩胛骨（提供稳定性）的同时内旋肩关节（见图C和图D）。仰卧位肩外展45°和90°：弹力带固定在接近肘部高度的位置，或由治疗师固定；可在肱骨下方放置一个小毛巾卷，使肱骨与关节盂窝对齐，防止肱骨过度向前滑动，动作的开始姿势为肩外旋，然后患者强烈回缩肩胛骨（提供稳定性）的同时内旋肩关节（肩外展45°见图E和图F，肩外展90°见图G和图H）。对于上述所有练习，从肩外旋位开始，在初始练习阶段肩关节只内旋至中立位。脉冲式：脉冲有助于建立肌耐力，可以在上述任何体式中使用；患者在接近终点范围时进行脉冲，并每次返回10°~20°；脉冲能导致肌肉疲劳，并最终增强其耐力。站立位肩外展90°：弹力带固定在接近头顶高度的位置，以抵抗上肢90/90位的肩内旋；起始姿势为肩外展90°，肩关节几乎完全外旋，然后患者强烈回缩肩胛骨（提供稳定性）的同时内旋肩关节（见图I和图J）。

代偿：耸肩，扭转身体，肱骨头过度前移，肩关节过度伸展，下巴突出。

运动量：重复8~12次，1~3组，每天1次或每隔1天1次。脉冲重复3~5组，每天1次或每隔1天1次。

证据在哪里？

欣特梅斯特等（Hintermeister et al., 1998）研究了使用弹性阻力装置条件下，7个肩部康复训练动作中的肌肉活动（通过肌电图测量）。这个研究包含的7个动作是肩外旋和肩内旋，冲拳，耸肩，窄距、中距、宽距坐姿划船。在测试时，将细钢丝肌内电极插入冈上肌和肩胛下肌，并将表面电极置于三角肌前束、冈下肌、胸大肌、背阔肌、前锯肌和斜方肌上束。对每个受试者进行10次试验，分析平均振幅和峰值振幅。肌肉活动模式表明，这些肩部康复训练结合了弹性阻力、受控运动和初始低负荷，针对肩袖肌群和起支撑作用的肌肉组织有效，适合创伤后和术后患者。

研究人员记录了来自30名健康受试者在3个肩内旋动作中的16个肩带肌肉/肌肉节段的肌电图：站立位肩外展0°位的肩内旋、肩外展90°和肩胛骨平面肩外展90°的肩内旋。结果表明，肩袖肌群、三角肌、斜方肌中束和斜方肌下束、菱形肌在肩外展90°下进行肩内旋时高度激活，背阔肌在肩胛骨平面外展的肩内旋中表现出更高程度的激活，前锯肌在肩外展0°的内旋过程中最活跃（Alizadehkhaiyat, Hawkes, Kemp and Frostick, 2015）。

2015年的一项研究测量了16块肩带肌肉/肌肉节段在常规的肩内旋运动中的肌电活动，研究特别关注了肌肉激活模式，以便提供有关其激活的描述性数据。尽管在站立位肩外展90°伴肩内旋动作中，三角肌和肩袖肌群的共同激活可能在过顶运动和其他活动中通过反映肩部位置和软组织力学而提供一个功能优势，但三角肌和肩袖肌群的共同激活可能会对肩部组织施加高水平的应力。因此，在有肩部损伤风险或受肩部损伤影响的个体的康复过程中，可能需要首选肩外展0°位下的肩内旋动作，这会产生低到中度的肌肉激活。考虑到目前在肩内旋运动中对肩胛下肌活动的重视，研究结果显示，在肩外展90°伴肩内旋动作中，肩胛下肌的激活程度明显更高，同时胸大肌、背阔肌和大圆肌的激活程度为低度到中度，支持使用此练习选择性激活肩胛下肌（Alizadehkhaiyat et al., 2015）。

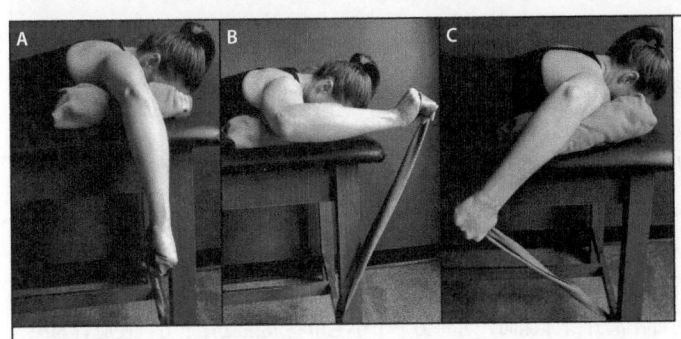

5.7.40 力量训练：等张收缩，弹力带，肩关节内旋和外旋，俯卧

体位：俯卧位。

目标：加强冈下肌、三角肌后束、小圆肌的力量。

方法：患者俯卧，肩关节外展90°，练习侧前臂悬垂在床边并垂直于地面。在练习侧上臂下方放一条毛巾，帮助肩关节与肱骨水平对齐（见图A）。弹力带的一端固定在治疗床下方，患者练习侧手抓握弹力带另一端并朝天花板方向运动，进行肩外旋（见图B）。可重复此动作，将手朝向天花板进行底部内旋（见图C）。

代偿：耸肩，躯干翻转，肘关节屈曲超过90°。

运动量：保持1~2秒，重复8~12次，1~3组，每天1次或每隔1天1次。

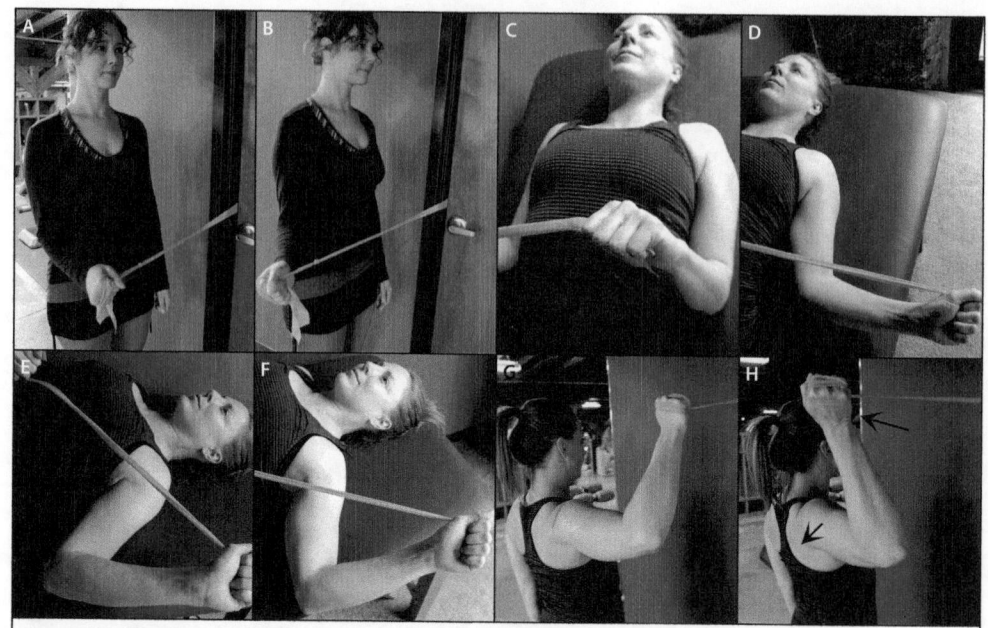

5.7.41 力量训练：等张收缩，弹力带，肩关节外旋和各种体式变化

体位：站立位，仰卧位。

目标：加强肩关节外旋肌群——肩胛下肌、三角肌后束、小圆肌的力量。

方法：站立位肩外展0°：弹力带一端固定在接近肘部高度的位置，可在肘部和身体侧面之间放置一条小毛巾卷，在整个过程中挤压毛巾卷，这将有助于保持肘部不离开身体侧面；患者站立，非练习侧朝向锚点，练习侧手抓住弹力带另一端；一开始肩关节处于内旋位，患者应距离墙壁一定距离，使弹力带有一定张力；然后，患者在强烈回缩肩胛骨（提供稳定性）的同时外旋肩关节（见图A和图B）；这项练习也可以双侧同时进行，即两手分别握住弹力带两端。仰卧位肩外展0°：弹力带固定在接近肘部高度的位置，或由治疗师固定；可在肘部和身体侧面之间放置一条小毛巾卷，在整个过程中挤压毛巾卷，这将有助于保持肘部不离开身体侧面，可将另一个小毛巾卷放在肱骨下方，使肱骨与关节盂窝对齐，防止肱骨过度向前滑动；动作的开始姿势为肩内旋，然后患者强烈回缩肩胛骨（提供稳定性）的同时外旋肩关节（见图C和图D）。仰卧位肩外展45°和90°：弹力带固定在接近肘部高度的位置，或由治疗师固定；可在肱骨下方放置一个小毛巾卷，使肱骨与关节盂窝对齐，防止肱骨过度向前滑动；动作的开始姿势为肩内旋，然后患者强烈回缩肩胛骨（提供稳定性）的同时外旋肩关节（图E和图F）。对于上述所有操作，从肩内旋位开始，在初始练习阶段肩关节只外旋至中立位。脉冲式：脉冲有助于建立肌耐力，可以在上述任何体式中使用；患者在接近终点范围时进行脉冲，并每次返回10°~20°；脉冲运动能导致肌肉疲劳，并最终增强其耐力。站立位肩外展90°：弹力带固定在接近头顶高度的位置，以抵抗上肢90/90位的肩外旋；起始姿势为肩外展90°，肩关节几乎完全内旋，然后患者强烈回缩肩胛骨（提供稳定性）的同时外旋肩关节（见图G和图H）。

代偿：耸肩，扭转身体，肱骨头过度前移，肩关节过度伸展，下巴突出。

运动量：重复8~12次，1~3组，每天1次或每隔1天1次。脉冲重复3~5组，每天1次或每隔1天1次。

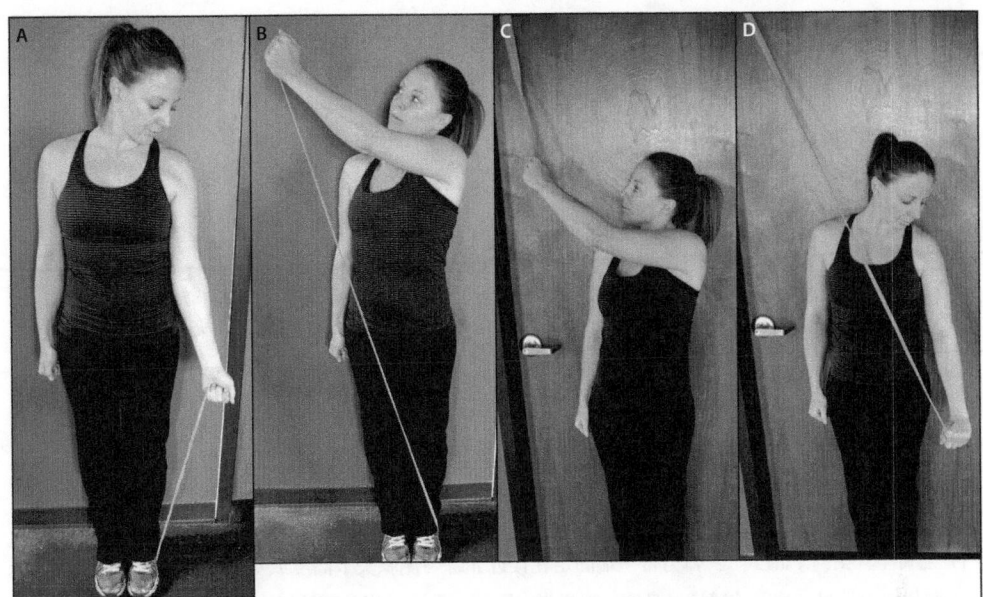

5.7.42　力量训练：等张收缩，弹力带，肩关节，PNF的D1和D2组合模式

体位： 站立位。

目标： 全面加强肩部肌肉的力量，针对三角肌、肩袖肌群、肱二头肌、肱三头肌、背阔肌、大圆肌、喙肱肌、胸肌。

方法： 患者通过组合模式进行运动，加强3个运动平面中肩部肌肉的力量。D1 和 D2 模式可以从屈曲或伸展位开始。

提示：

- 患者的眼睛和头部应跟随手运动；
- 在跨过中线之前应先完成旋转运动；
- 位于手和腕部的远端活动先开始。

D1屈曲（抓住耳朵）：弹力带一端固定在接近练习侧膝关节高度或更低的位置，患者练习侧手持弹力带另一端，从D1伸展位开始（肩胛骨回缩，肩关节伸展、外展、内旋，前臂旋前，手腕尺侧偏，手指伸展）（见图A），并在手朝肩部运动时经过面部前方，以肩关节屈曲、内收、外旋，前臂旋后，手腕桡侧偏，手指屈曲结束（见图B）。D1伸展（扔掉纸巾）：弹力带一端固定在接近非练习侧头部高度或更高的位置，患者练习侧手持弹力带另一端，从D2屈曲位（前臂横跨过面部，肩关节屈曲、内收、外旋，前臂旋后，腕关节桡偏，手指屈曲）（见图C）开始，用前臂横穿过身体前方，以肩胛骨回缩，肩关节伸展、外展、内旋，前臂旋前，腕关节尺偏为重点，手指伸展（见图D）。

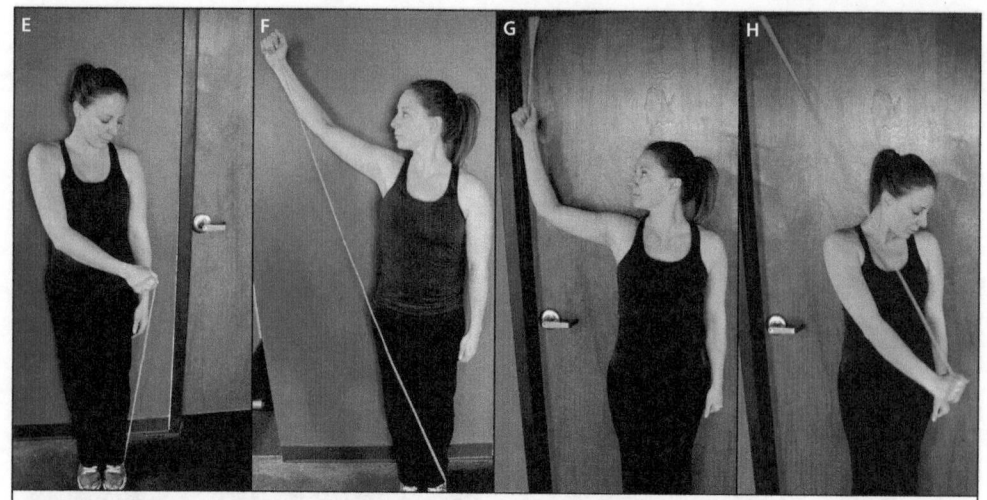

5.7.42 力量训练：等张收缩，弹力带，肩关节，PNF的D1和D2组合模式（续）

D2屈曲（拔剑到Tada式）：弹力带一端固定在接近非练习侧膝关节高度或更低的位置，患者练习侧手握住弹力带另一端，前臂横过身体，拇指指向臀部，最终以肩关节伸展、外展和内旋，前臂旋前，腕关节尺偏，手指屈曲结束（见图E）；然后练习侧手运动穿过身体并向上指向天花板，在穿过躯干中线时向外转动拇指，最终以肩胛骨回缩，肩关节屈曲、外展、外旋，前臂旋前，腕关节尺偏，手指伸展结束（见图F）。D2伸展（Tada式到插入剑鞘）：弹力带一端固定在练习侧，位于接近头部高度或更高的位置；患者练习侧手握弹力带，前臂向上朝向天花板，拇指指向外，肩胛骨回缩，肩关节屈曲、外展、外旋，前臂旋前，腕关节尺偏和手指伸展（见图G）；然后，患者将弹力带拉过身体，拇指指向臀部，以肩关节伸展、外展和内旋，前臂旋前，腕关节尺偏，手指屈曲结束（见图H）。

注意：鼓励肩胛骨保持稳定，以尽量减少肩峰下刺激；避免弓背，躯干过度旋转，下巴突出，耸肩。

运动量：重复8~12次，1~3组，每天1次或每隔1天1次。

5.7.43 力量训练：等张收缩，弹力带，肩关节，站军姿（过顶）

体位：站立位。

目标：主要加强三角肌中束和斜方肌上束，以及肩胛骨周围肌肉——菱形肌，斜方肌上束、中束、下束的力量。

方法：弹力带中间固定在脚下，双手分别握住弹力带两端。上肢处于"W"或"蝙蝠翼"姿势，掌心朝前，肩胛骨回缩，然后双手上举并伸展肘关节，使肘部与躯干和头部的中线保持在同一平面上。然后，患者慢慢将肘部放回到肋骨侧面。治疗师鼓励患者在整个过程中保持肩胛骨回缩（见图A和图B）。

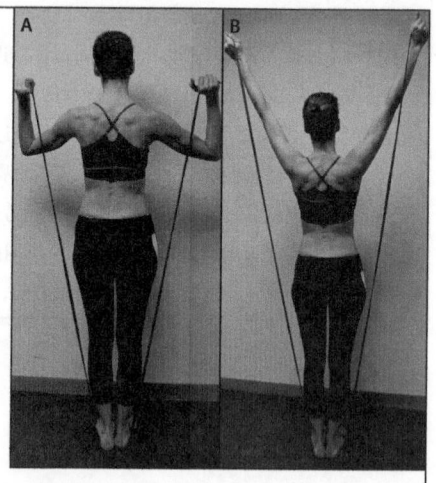

代偿：耸肩，肘部未始终与手保持在同一冠状面上。

运动量：保持1~2秒，重复8~12次，1~3组，每天1次或每隔1天1次。

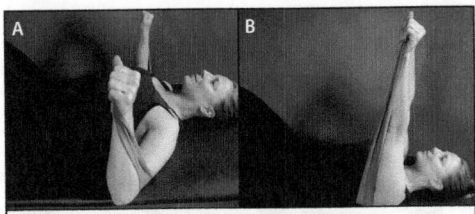

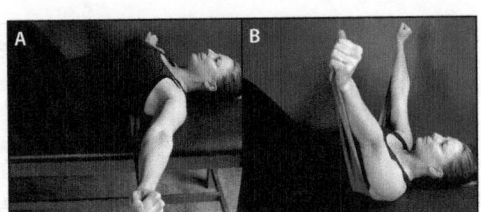

5.7.44 力量训练：弹力带，肩关节，卧推

体位：仰卧位。

目标：主要加强胸大肌中束水平肌纤维的力量。

方法：将弹力带中间部分固定在胸部下方，或者固定在治疗床的下方或躯干下方。如果患者仰卧在长凳上，重要的是水平外展不要超过肩关节水平。患者双手分别握弹力带两端，从肘关节屈曲90°开始，掌心向下朝向脚，然后向天花板方向拉弹力带，伸展肘关节。患者不应锁定肘关节（见图A和图B）。

注意：避免耸肩，肩胛骨脱离治疗床；应该使背部保持自然的弓形，并在运动前收缩腹部肌肉；上肢不超过肩部，以避免肱骨向前平移。

运动量：保持1~2秒，重复8~12次，1~3组，每天1次或每隔1天1次。

5.7.45 力量训练：等张收缩，弹力带，肩关节，胸前飞鸟式

体位：仰卧位。

目标：主要加强胸大肌中束肌纤维的力量。

方法：将弹力带固定在患者肩部下方。患者双手分别抓握弹力带两端，并向外伸出直到肩外展90°，能感到弹力带的张力。然后，患者水平内收肩关节，肘关节几乎完全伸展，双手彼此靠近。慢慢将上肢返回再重复（见图A和图B）。锚点还可以降低以执行倾斜胸前飞鸟式（针对胸大肌上束肌纤维），或抬高以执行下降飞鸟式（针对胸大肌下束肌纤维）。

注意：避免耸肩，应在运动前保持背部呈自然的弓形并收缩腹部肌肉；在运动末端范围，避免肩关节过度水平外展，使肘关节比肩关节更靠后。

运动量：保持1~2秒，重复8~12次，1~3组，每天1次或每隔1天1次。

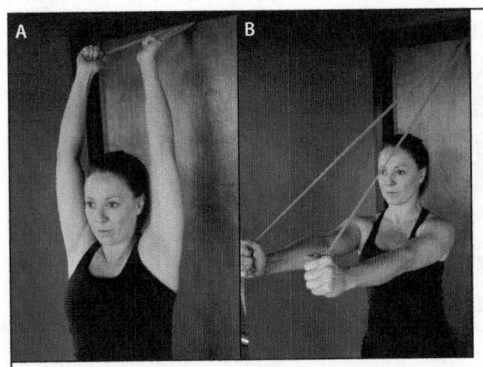

5.7.46 力量训练：等张收缩，弹力带，肩关节下拉式

体位：站立位或坐位。

目标：加强背阔肌、大圆肌、肱三头肌的力量，胸大肌和胸小肌有较少的参与。

方法：将弹力带中间部分固定在患者头部后上方。患者远离锚点站立，髋关节和膝关节轻微屈曲，双脚分开至与髋同宽，双手分别抓住弹力带两端。患者向前迈步，使肩关节完全屈曲，能感到弹力带的张力。然后患者双手向前向下拉弹力带，使肩关节伸展，肘关节几乎完全伸展，手掌彼此相对，最终双手停在肚脐上方的位置。慢慢让上肢返回并重复（见图A和图B）。这项练习还可以单侧进行，也可以坐位进行。

注意：避免耸肩；在进行练习前，患者应保持背部呈自然的弓形并保持腹部肌肉收缩。

运动量：保持1~2秒，重复8~12次，1~3组，每天1次或每隔1天1次。

5.7.47　力量训练：等张收缩，弹力带，肩关节撤回

体位：站立位，坐位。

目标：加强背阔肌、大圆肌、肱三头肌的力量，在运动范围末端强烈回缩肩胛骨可促进菱形肌、斜方肌中束和斜方肌下束收缩。

方法：将弹力带中间部分固定在接近肩关节高度的位置。患者肩关节屈曲90°，双手分别抓住弹力带两端，然后将弹力带拉向头顶，在运动范围末端增加肩胛骨回缩和下沉（见图A和图B）。

注意：避免耸肩；应该在练习前保持背部呈自然的弓形，并收缩腹部肌肉。

运动量：保持1~2秒，重复8~12次，1~3组，每天1次或每隔1天1次。

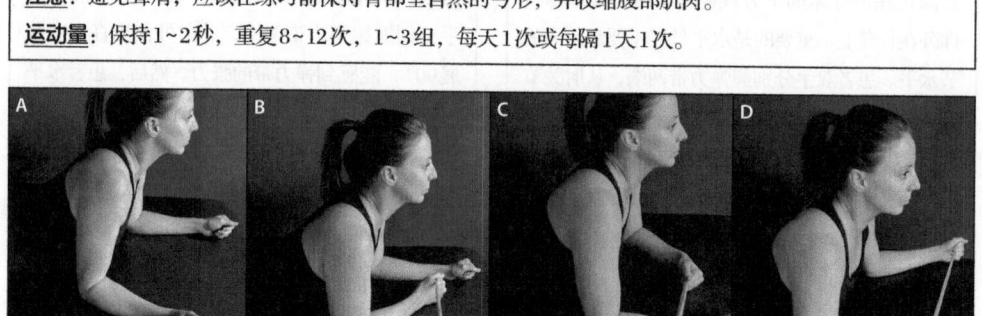

5.7.48　力量训练：等张收缩，弹力带，肩关节三脚架，肩内旋和外旋

体位：肘支撑俯卧位。

目标：加强冈下肌、三角肌后束、小圆肌（外旋）、肩胛下肌、背阔肌、大圆肌（内旋）的力量；协助将肱骨头置于关节盂内，并通过加强运动促进其稳定。

方法：患者肘部支撑垫面呈俯卧位，肘关节保持在肩关节正下方。患者一侧手握住弹力带一端，拇指在上方。内旋：治疗师站在患者练习侧一端，并握住弹力带另一端，在患者内旋肩关节时提供阻力；患者肩内旋，使手朝向对侧肘关节（见图A和图B）。外旋：治疗师站在患者非练习侧的一端，握住弹力带另一端，在患者外旋肩关节时提供阻力；患者肩外旋，使手远离对侧肘关节（见图C和图D）；外旋练习也可以通过双手分别握住弹力带两端并同时两侧肩外旋来完成。治疗师鼓励患者在整个运动过程中收缩肩胛骨回缩肌群进行离心控制。可在肘部下方垫一条小毛巾，以避免肘部因在运动过程中反复与垫面产生摩擦而受伤。目光应该集中于远方。

代偿：耸肩，肩胛骨塌陷，缺乏肩胛骨稳定性，颈部过度伸展。

运动量：保持1~2秒，重复8~12次，1~3组，每天1次或每隔1天1次。

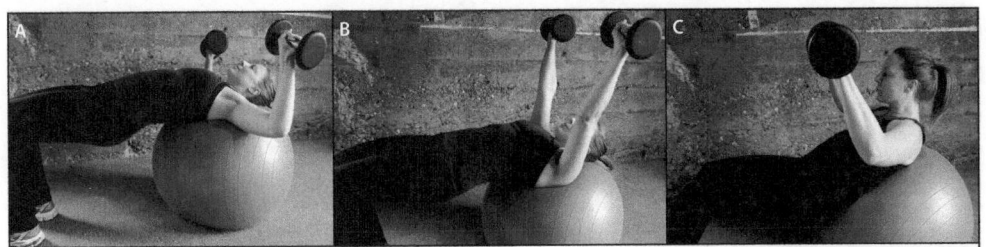

5.7.49　力量训练：瑜伽球，肩关节，卧推

体位：瑜伽球上桌式。

目标：主要加强胸大肌中束水平肌纤维的力量，同时激活核心（腹部肌肉）、下肢肌肉（臀大肌、腘绳肌）。

方法：患者上背部位于瑜伽球上，呈桌式，同时腹部肌肉、臀大肌和腘绳肌收缩以保持姿势。患者上肢呈90/90位，上臂与地面平行，前臂垂直于地面。患者开始时肘关节屈曲90°，掌心朝向脚，然后向天花板方向推举哑铃，伸展肘关节。患者不要锁定肘关节（见图A和图B）。倾斜卧推：患者躯干倾斜45°，髋关节和膝关节屈曲，不再呈现标准桌式，然后操作如前所述（见图C）。

注意：避免耸肩，肩胛骨从球上脱离；在进行运动前应保持背部呈自然的弓形，腹部肌肉收缩，避免上肢低于肩部水平而导致肱骨向前移位；下巴应收拢，头部由球支撑。

运动量：保持1~2秒，重复8~12次，1~3组，每天或每隔1天1次。

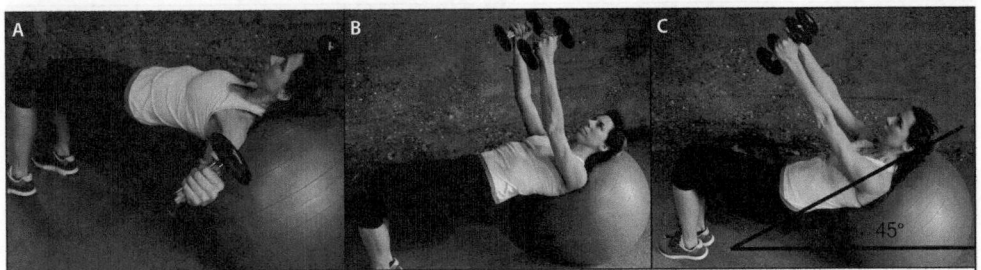

5.7.50　力量训练：瑜伽球，肩关节，胸前飞鸟式

体位：瑜伽球上桌式。

目标：在激活核心（腹部肌肉）的同时，主要加强胸大肌中束水平肌纤维、下肢肌肉（臀大肌、腘绳肌）的力量。

方法：胸前飞鸟式：患者上背部位于瑜伽球上，呈桌式，同时腹部肌肉、臀大肌和腘绳肌收缩以保持姿势；患者手握哑铃，肩关节水平外展，肘关节几乎完全伸展；将双手放低直到不与肩部处于同一水平面；然后双手向中间靠拢进行肩水平内收，直到两侧哑铃接触，手掌相对，慢慢降低并重复（见图A和图B）。倾斜飞鸟式：患者躯干倾斜45°，髋关节和膝关节屈曲，不再呈现标准桌式，然后操作如前所述（见图C）。

注意：避免耸肩，肩胛骨从球上脱离；进行运动前应保持背部呈自然的弓形，腹部肌肉收缩，避免上肢低于肩部水平而导致肱骨向前移位；下巴应收拢，头部由球支撑。

运动量：保持1~2秒，重复8~12次，1~3组，每天或每隔1天1次。

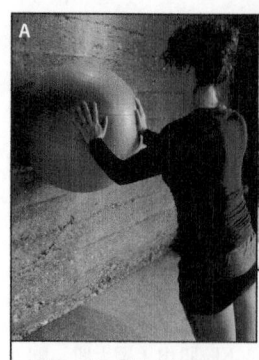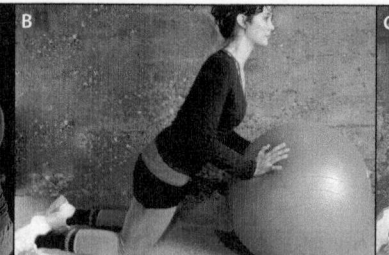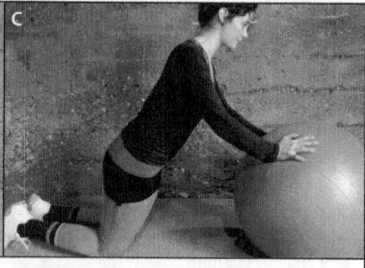

5.7.51 力量训练：瑜伽球，肩关节，俯卧撑

体位：站立位，高跪姿。

目标：加强胸大肌、三角肌前束、三角肌、肘肌的力量，运动终末位置肩胛骨前伸将增加前锯肌收缩。

方法：站立位：患者站立，将球举至胸部高度；患者将双手放在与肩同高的位置，同时将球靠在墙上，身体向后退，保持头部、脊柱和骨盆中线对齐；患者将胸部朝球的方向降低，肘关节屈曲并朝向外侧，然后推压球并伸直肘关节，但不锁定（见图A）。高跪姿：患者双手放在球上，同时将身体压向球；患者按压球，使身体远离球，伸展但不锁定肘关节，并前伸肩胛骨，保持肩关节下降（见图B和图C）；眼睛凝视双手之间，下巴微微收拢。患者也可以通过静态平板撑来进行等长训练。在练习中，肘部靠近身体两侧，可以增加肱三头肌的参与。

代偿：耸肩，肘关节过度伸展，下巴向外突出或抬头。

运动量：保持1~2秒，重复8~12次，每天或每隔1天1次。

证据在哪里？

塔克等（Tucker et al., 2010）以有肩部撞击和无肩部撞击的过顶项目运动员为研究对象，测试了他们在标准俯卧撑、不稳定表面上的俯卧撑以及肩部康复装置上的肌肉激活肌电图数据。研究人员发现，肩关节撞击患者的前锯肌、斜方肌上束、斜方肌中束和斜方肌下束在不稳定的表面上的俯卧撑中比在标准俯卧撑中激活程度更大。他们还发现，有肩部撞击和无肩部撞击运动员的4块肌肉的肌电图模式和募集情况存在差异。他们的研究结果表明，在闭链运动中，有继发性肩部撞击史的过顶项目运动员斜方肌中束的肌肉活动与没有此病史的运动员不同。两组受试者在这些闭链运动中，前锯肌和斜方肌上束的激活水平相似。研究人员支持在继发性肩关节撞击的过顶项目运动员的康复过程中使用闭链训练。

5.7.52 力量训练：瑜伽球，肩关节，俯卧撑，双手放在球上

体位：瑜伽球上俯卧撑。

目标：加强胸大肌、三角肌前束、肱三头肌、肘肌的力量，在运动范围末端前伸促进前锯肌收缩，平板撑还能增强腹部核心肌肉和股四头肌。

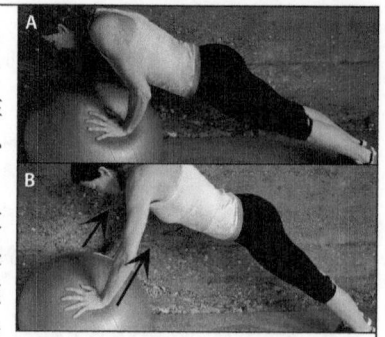

方法：患者的手放在球上，双脚蹬地，脚趾撑在地上。患者收紧股四头肌，使膝关节伸直，并收缩腹部核心肌肉，使腰椎处于中立位。患者向下按压球使身体远离球，肘关节伸展但不锁定，并前伸肩胛骨，保持肩关节下降（见图A和图B）。眼睛凝视双手之间，下巴微微收拢。在这项练习中，肘关节靠近身体两侧，可以促进肱三头肌收缩。患者也可以通过静态平板撑进行等长训练。

代偿：耸肩，肘关节过度伸展，下巴向外突出或抬头。

运动量：保持1~2秒，重复8~12次，每天或每隔1天1次。

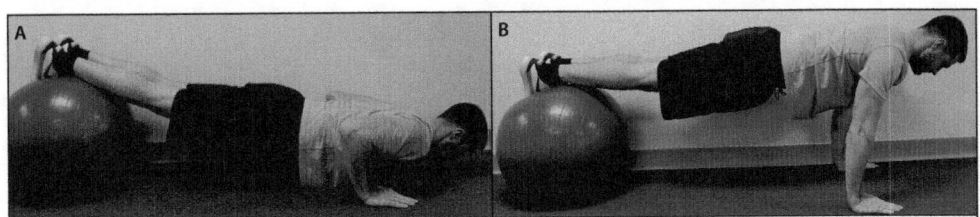

5.7.53 力量训练：瑜伽球，肩关节，俯卧撑，脚踩球

体位：瑜伽球上平板撑。

目标：加强胸大肌、三角肌前束、肱三头肌、肘肌的力量，在运动范围末端前伸促进前锯肌收缩，平板撑还能增强腹部核心肌肉和股四头肌。

方法：患者将小腿放在球上，同时伸直双腿成平板撑姿势。患者应收紧股四头肌，使膝关节伸直，并收缩腹部核心肌肉，使腰椎处于中立位。患者按压地面，伸展肘关节但不锁定，并前伸肩胛骨，保持肩关节下降。眼睛凝视双手之间，下巴微微收拢。在这项练习中，肘关节靠近身体两侧，可以增加肱三头肌的收缩（见图A和图B）。患者也可以通过静态平板撑进行等长训练。

代偿：耸肩，肘关节过度伸展，下巴向外突出或抬头。

运动量：保持1~2秒，重复8~12次，每天或每隔1天1次。

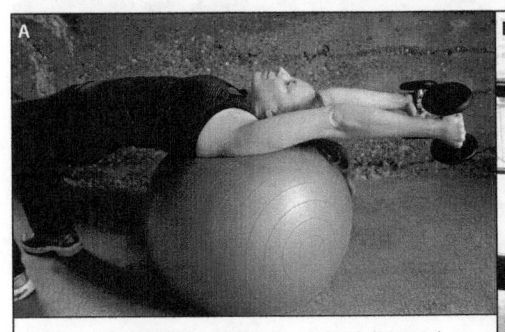

5.7.54 力量训练：瑜伽球，下拉（背阔肌）

体位：瑜伽球上桌式。

目标：主要加强背阔肌的力量，同时锻炼核心肌群（腹部）、下肢肌肉（臀大肌、腘绳肌）。

方法：患者上背部位于瑜伽球上，呈桌式，同时腹部肌肉、臀肌和腘绳肌收缩以保持姿势。患者手握哑铃，举过头顶，避免背部拱起，肘关节接近完全伸展，手掌相对。保持姿势的前提下，双手尽量放低，然后双上肢伸展至和地面垂直。重复练习（见图A和图B）。

注意：避免耸肩，应保持背部呈自然的弓形，在开始前应收缩腹部肌肉，下巴应收拢，头部由球支撑。

运动量：保持1~2秒，重复8~12次，1~3组，每天1次或每隔1天1次。

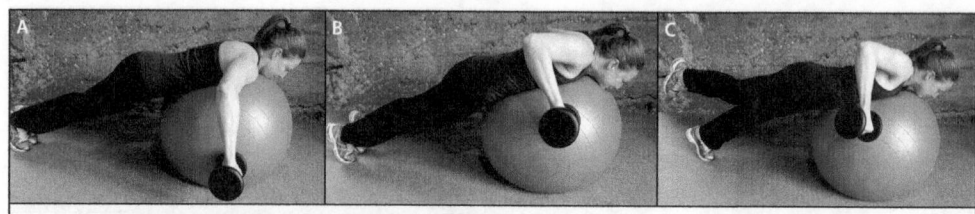

5.7.55 力量训练：瑜伽球，三角肌后束，划船

体位：瑜伽球上四足位。

目标：加强三角肌后束、菱形肌、斜方肌中束的力量。

方法：患者俯卧，躯干在球上，手握哑铃。双脚分开，脚趾向下，膝关节抬离地面。患者收紧腹部肌肉，将肘部抬向天花板，肘关节屈曲90°。患者挤压肩胛骨，同时将上肢抬高，轨迹呈宽弧线。这项练习可以先单侧完成，再双侧同时完成（见图A和图B），在瑜伽球这种不稳定的表面上进行更具挑战性。为了进一步锻炼核心，患者可将一条腿抬离地面（见图C）。

代偿：过度耸肩，伸展胸部而不是回缩肩胛骨，肱骨头向前过度平移，抬起头。

运动量：保持1~2秒，重复8~12次，1~3组，每天1次或每隔1天1次。

5.7.56 力量训练：等张收缩，肩关节，水平外展

体位：瑜伽球上侧桥。

目标：加强三角肌后束、菱形肌、斜方肌中束的力量。

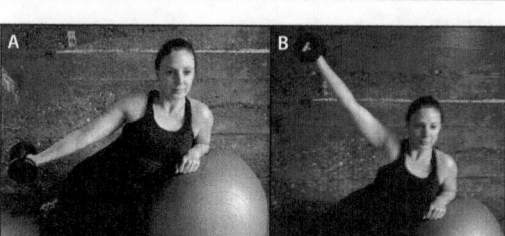

方法：患者非练习侧侧卧在球上，双脚前后错开放置，球与身体侧面接触，练习侧手举哑铃，对侧手支撑在球上，头和肩保持中立位。患者回缩和下降肩胛骨，同时用手背引导肩水平外展。练习的重点是尽量减少斜方肌上束代偿性收缩（见图A和图B）。

代偿：过度耸肩，向后或向前翻转躯干。

运动量：重复8~12次，1~3组，每天1次或每隔1天1次。

5.7.57 力量训练：瑜伽球，肩关节，过顶上举

体位：瑜伽球上坐位。

目标：加强三角肌、斜方肌上束的力量。

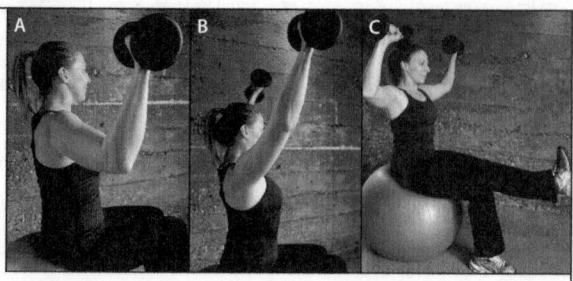

方法：上肢呈"W"或"蝙蝠翼"姿势，手抓哑铃，掌心朝前。患者肩胛骨回缩，然后直接上举上肢过头顶，使肘部与躯干和头部中线保持在同一平面上，伸展肘关节。然后，患者慢慢地将肘关节拉回肋骨侧面。治疗师鼓励患者在整个运动过程中保持肩胛骨回缩（见图A和图B）。患者目光向前，下巴微微收拢。要对核心肌肉增加额外挑战可以抬起一条腿进行练习（见图C）。

代偿：过度耸肩，肘部未始终与手保持在同一冠状面上，肘关节过度伸展，下巴向外突出或抬起。

运动量：重复10次，最多3组，每天1次或每隔1天1次。

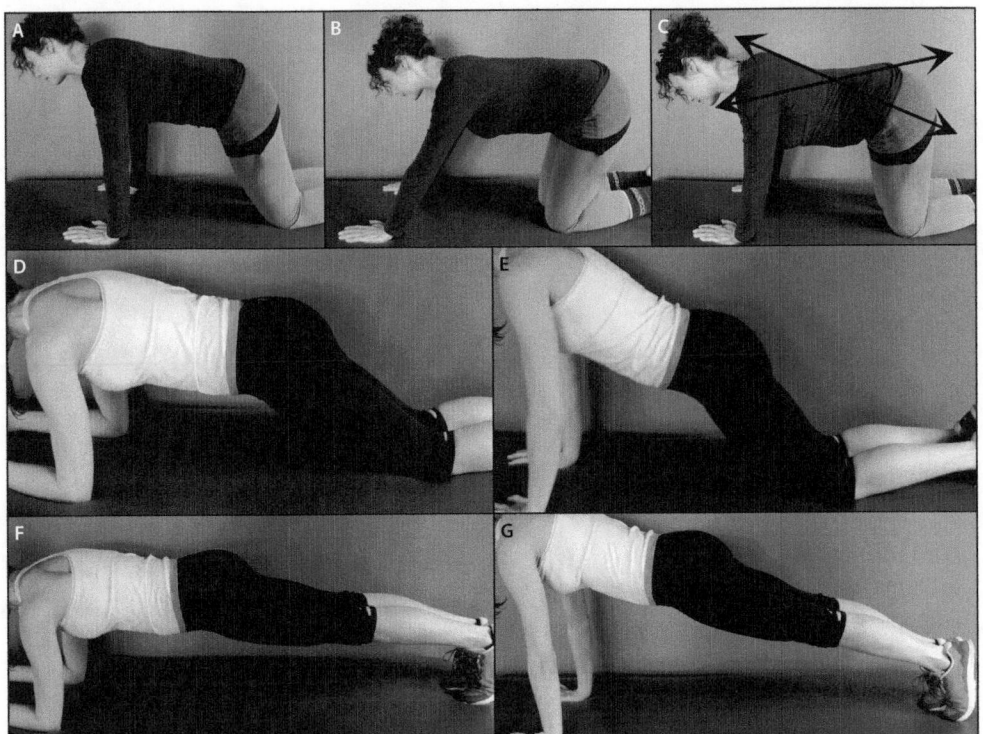

5.7.58 力量训练：闭链，肩关节，重心转移

体位：俯卧位肘支撑、手支撑、四足支撑。

目标：加强肩关节周围肌肉的力量，尤其是背阔肌、三角肌、胸大肌、大圆肌、肩袖肌群、肩胛骨稳定肌群、肱二头肌、肱三头肌；帮助将肱骨头稳定在关节盂中，并通过增强力量促进其稳定性发展。

方法：患者采用四足位，双手放在肩部下方，膝关节置于髋部下方。患者收缩肩胛骨，尽可能缓慢地向前摆动身体，然后尽可能向后摆动（见图A和图B）。该练习也可以用较小的运动幅度以对角线模式进行，并从图中箭头的一侧移动到另一侧（见图C）。进阶练习包括俯卧，用肘支撑，并保持肘部位于肩部下方；患者膝关节接触床面，臀部抬起，核心肌肉参与并肩胛骨回缩（见图D）。进一步进阶练习包括患者用手和膝支撑（见图E），肘和脚支撑（见图F），手和脚支撑（见图G）。眼睛凝视双手正前方的地面，下巴收拢。

代偿：耸肩，上背部凹陷进双肩之间，肩胛骨缺乏稳定性，颈部过度伸展。

运动量：保持每个摇摆姿势1~2秒，重复8~12次，1~3组，每天1次或每隔1天1次。

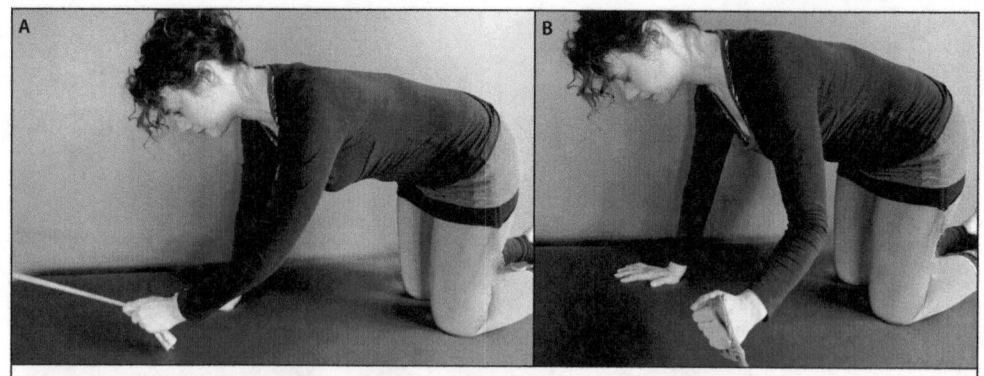

5.7.59 力量训练：闭链，肩关节，弹力带，三脚架稳定

体位：四足位。

目标：提高肩关节稳定性，促进三角肌、肩袖肌群、肱二头肌、肱三头肌、背阔肌、大圆肌、喙肱肌、胸肌收缩；帮助将肱骨头稳定在关节盂中，并通过加强运动促进其稳定性发展。

方法：患者的手放在肩部正下方，非练习侧的手握弹力带一端，然后将重量转移到练习侧的上肢和两侧下肢上，并将弹力带另一端固定在患者前面（见图A）或侧面（见图B）。将弹力带以短弧线从前向后拉动或侧向拉动。治疗师鼓励患者在整个运动过程中使用肩胛骨回缩肌群。眼睛应注视手前的垫子。

代偿：耸肩，上背部凹陷进双肩之间，肩胛骨缺乏稳定性，颈部过度伸展。

运动量：10~30次短弧形运动，以减轻负重肩的疲劳，1~3组，每天或每隔1天1次。

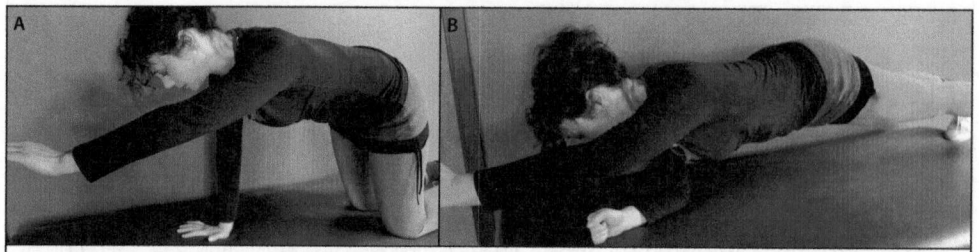

5.7.60 力量训练：闭链，肩关节，交替上肢抬起

体位：四足位，肘支撑俯卧位，手部和膝部支撑俯卧位，肘部和脚趾支撑俯卧位。

目标：加强肩关节周围肌肉的力量，尤其是背阔肌、三角肌、胸大肌、大圆肌、肩袖肌群、肩胛骨稳定肌群、肱二头肌、肱三头肌；帮助将肱骨头稳定在关节盂中，并通过增强力量促进其稳定性发展。

方法：双膝与髋同宽，双手放在肩部下方。治疗师指导患者双手成杯状通过指尖分担重量。肩部肌肉收缩，肩胛骨轻微回缩和下降。患者找到脊柱中立位并保持骨盆水平，缓慢地将一侧上肢向前笔直伸展，使其尽量与地面平行（见图A）。患者也可以用肘部和膝部支撑（图中未显示），以及用肘部和脚趾支撑（见图B）。

代偿：腹部下垂，下背部拱起，脊柱失去中立位，上背部陷入双肩之间或耸肩，肘关节过度伸展，腕关节活动不良，手没有呈杯状，身体向一侧翻转，骨盆和肩部失去水平位置。

运动量：保持3~5秒，重复10次，最多3组，每天1次或每隔1天1次。

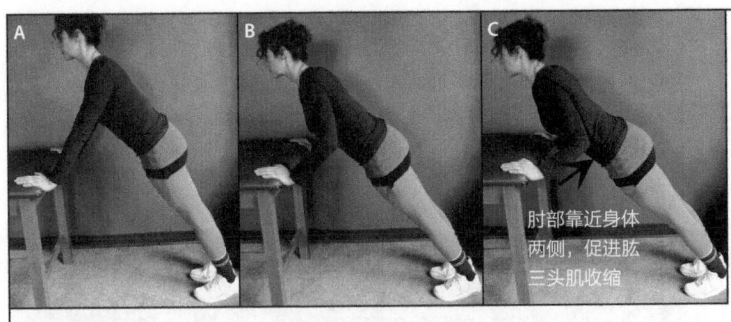

肘部靠近身体
两侧，促进肱
三头肌收缩

5.7.61 力量训练：闭链，肩关节，初始负重，进阶到俯卧撑部分负重

体位：站立位，改良平板撑式。

目标：加强胸大肌、三角肌前束、肱三头肌、肘肌的力量，在运动范围末端前伸将促进前锯肌收缩；平板撑还能加强腹部核心肌肉和股四头肌的力量；帮助将肱骨头稳定在关节盂中，并通过增强力量促进其稳定性发展。

方法：初始负重：双手放在治疗床上，与腰部齐高，双脚稍微远离治疗床，身体前倾，使上肢承担部分体重；患者保持这个体位，努力使肱骨头稳定在关节盂中，同时将体重从一侧转移到另一侧，从而使单侧承担更多的重量（见图A）。增加俯卧撑：双手放在治疗床上，与腰部齐高，双脚远离治疗床，身体前倾，使上肢承担部分重量；患者双脚延展，脚趾放在地面上，身体呈平板撑式；然后，患者向治疗床降低胸部，屈曲肘关节并向外，再将肘关节伸直但不锁定，在运动过程中保持肩部下降和回缩（见图B）；眼睛注视双手之间，下巴微微收拢。患者使肘部靠近身体两侧，可以促进肱三头肌收缩（见图C）。患者也可以用静态改良平板撑进行等长训练。

代偿：耸肩，肘关节过度伸展，下巴向外突出或抬头。

运动量：保持1~2秒，重复8~12次，1~3组，每天或每隔1天1次。

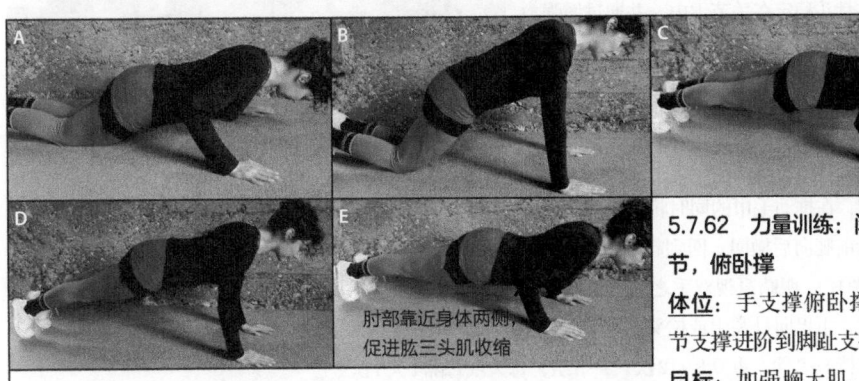

肘部靠近身体两侧，
促进肱三头肌收缩

5.7.62 力量训练：闭链，肩关节，俯卧撑

体位：手支撑俯卧撑（从膝关节支撑进阶到脚趾支撑）。

目标：加强胸大肌、三角肌前束、肱三头肌、肘肌的力量，在运动末端范围前伸会促进前锯肌收缩；平板撑还能加强腹部核心肌肉和股四头肌的力量；帮助将肱骨头稳定在关节盂中，并通过增强力量促进其稳定性发展。

方法：改良地面俯卧撑：患者双手和双膝撑地，头部、肩部、髋部和膝部尽量呈一条直线，肘关节略微屈曲，肩胛骨处于适当位置；患者将身体朝地面降低，避免中背部或头部下垂，再返回起始位，避免将肘关节锁定，保持肩部下降和回缩（见图A和图B）。地面俯卧撑：患者双手和脚趾撑地，并进行与改良地面俯卧撑相同的操作（见图C和图D）。眼睛凝视双手之间，下巴微微收拢。肘关节靠近身体两侧可以促进肱三头肌收缩（见图E）。患者也可以用静态平板撑进行等长收缩训练。

代偿：耸肩，肘关节过度伸展，下巴向外突出或抬头。

运动量：保持1~2秒，重复8~12次，1~3组，每天或每隔1天1次。

5.7.63 力量训练：闭链，肩胛骨和肩关节下降

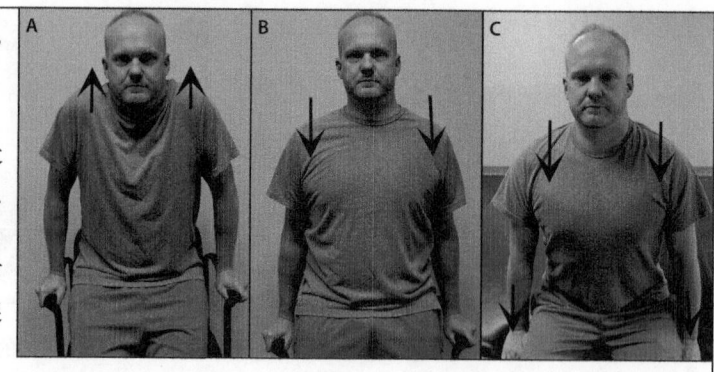

体位： 坐位。

目标： 加强背阔肌、胸大肌、胸小肌、斜方肌下束、前锯肌和锁骨下肌的力量；帮助将肱骨头稳定在关节盂中，并通过增强力量促进其稳定性发展。

方法： 使用带扶手的椅子，患者双手分别抓握两边扶手，保持肘关节伸直但不锁定。患者向下推扶手，使肩胛骨向下滑动，让肩部远离耳朵，并将身体从椅子上抬起（见图A和图B）。该练习也可以在没有扶手的椅子上进行（见图C）。

代偿： 肘关节过度伸展，下巴向外突出或抬头。

运动量： 保持1~2秒，重复8~12次，1~3组，每天1次或每隔1天1次。

5.7.64 力量训练：闭链，肩关节，治疗床上推拉

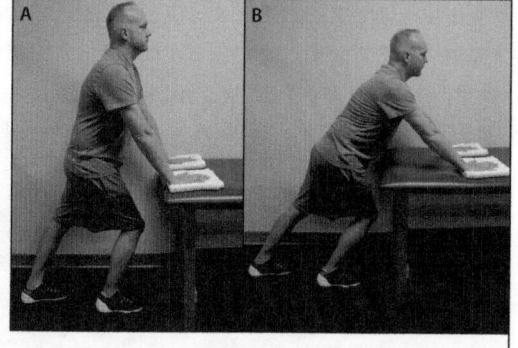

体位： 站立位，弓箭步。

目标： 主要加强背阔肌的力量；通过三角肌后束协助，将肱骨头稳定在关节盂中，并通过增强力量促进其稳定性发展。

方法： 患者双手放在床上，与腰部齐高，双脚稍微远离治疗床，身体前倾，使上肢承担部分体重。患者一侧脚向前迈，双手置于叠好的毛巾上并向前推动，在推动毛巾的同时将毛巾向下压，好像在擦桌子一样，在推动过程中将重心放在前腿上。然后，患者前腿向后撤回，回到起始位置，将重心转移到后腿上。在整个过程中保持肩部下降和回缩（见图A和图B），眼睛凝视双手之间，下巴微微收拢。

代偿： 耸肩，下巴向外突出或抬头。

运动量： 保持1~2秒，重复8~12次，1~3组，每天或每隔1天1次。

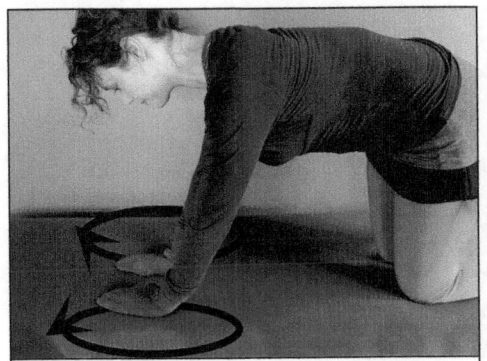

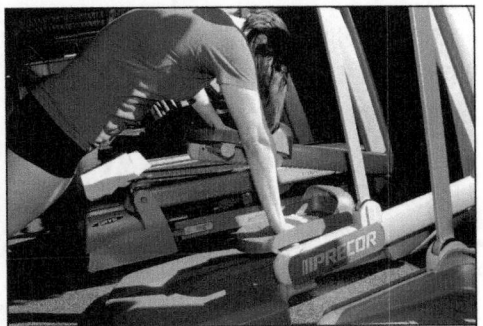

5.7.65　力量训练：闭链，肩关节，擦地面

体位：四足位。

目标：加强肩关节周围肌肉的力量，尤其是背阔肌、三角肌、胸大肌、大圆肌、肩袖肌群、肩胛骨稳定肌群、肱二头肌、肱三头肌；帮助将肱骨头稳定在关节盂中，并通过增强力量促进其稳定性发展。

方法：将袜子套在双手上，膝关节分开至与髋同宽，双手置于肩部下方。患者缓慢地将胸部从地面上移开，同时用双侧上肢顺时针和逆时针画圈，通过肩胛骨来启动运动。

代偿：侧翻至一侧，骨盆和肩部失去水平位。

运动量：每个动作重复8~12次，1~3组，每天1次或每隔1天1次。

5.7.66　力量训练：闭链，健身器，肩关节

体位：四足位，双手和双膝支撑俯卧，双手和脚趾支撑俯卧。

目标：加强肩关节周围肌肉的力量，尤其是背阔肌、三角肌、胸大肌、大圆肌、肩袖肌群、肩胛骨稳定肌群、肱二头肌、肱三头肌；帮助将肱骨头稳定在关节盂中，并通过增强力量促进其稳定性发展。

方法：患者以四足位开始，双手和双膝触地，抬起臀部、收缩核心肌肉并回缩肩胛骨，然后双手和脚趾触地，臀部和膝关节抬起，核心肌肉收缩并肩胛骨回缩。患者可将手放在健身器材的踏板上，并通过上肢支撑重量。身体位置较低时，患者可使用手臂攀爬，允许肘关节屈曲和伸直。

代偿：腹部下垂，下背部呈弓形，脊柱失去中立位，上背部凹陷进双肩之间或耸肩，侧翻至一侧，骨盆和肩部失去水平位。

运动量：1~5分钟，每天1次或每隔1天1次。

5.7.67　力量训练：闭链，肩胛骨，肩关节屈曲，肩胛骨平面抬高，肩外展

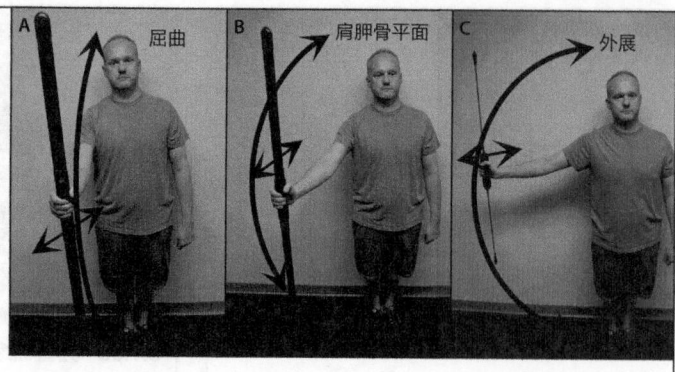

体位：站立位。

目标：加强肩关节周围肌肉的力量，尤其是背阔肌、三角肌、胸大肌、大圆肌、肩袖肌群、肩胛骨稳定肌群、肱二头肌、肱三头肌；帮助将肱骨头稳定在关节盂中，振荡运动使关节周围的肌肉共同收缩。

方法：患者站立，髋关节和膝关节轻微屈曲，腹部核心肌肉收缩用力。患者抓住震荡棒中间，使震荡棒垂直于地面，并通过上肢做一些小动作，使震荡棒前后摆动。然后，患者进行**5.7.36**中的屈曲动作，但每次都要进行全范围屈曲。练习的重点是保证动作的正确性和尽量减少斜方肌上束的代偿性收缩。在完成一组后，患者在肩胛骨平面和以肩外展姿势重复上述操作。所有动作均由拇指来引导完成（见图A到图C）。

代偿：耸肩，拱背，身体向后倾斜，快速运动，失去节奏地摆动，肩胛骨失去稳定性。

运动量：重复8~12次，1~3组，每天1次或每隔1天1次。

5.7.68　力量训练：闭链，肩胛骨，肩关节内旋和外旋

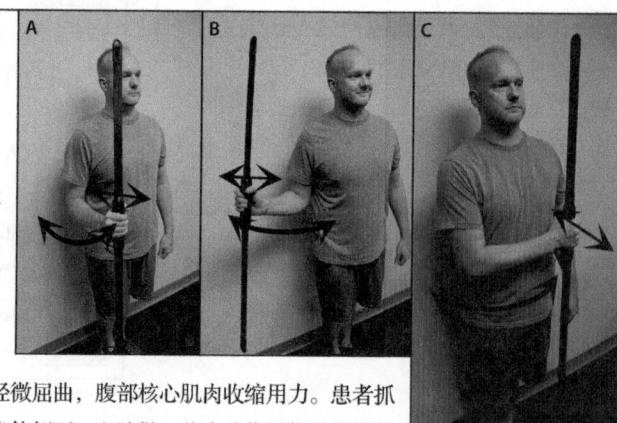

体位：站立位。

目标：加强肩关节周围肌肉的力量，尤其是背阔肌、三角肌、胸大肌、大圆肌、肩袖肌群、肩胛骨稳定肌群、肱二头肌、肱三头肌；帮助将肱骨头稳定在关节盂中，振荡运动使关节周围的肌肉共同收缩。

方法：患者站立，髋关节和膝关节轻微屈曲，腹部核心肌肉收缩用力。患者抓住震荡棒中间，肘关节屈曲并置于身体侧面，上肢做一些小动作以使震荡棒前后摆动。然后，患者进行肩内旋，使手掌和震荡棒越过身体腹部，接着再进行肩外旋。在整个过程中，拇指在上（见图A到图C）。

代偿：耸肩，拱背，身体向后倾斜，快速运动，失去节奏地摆动，肩胛骨失去稳定性。

运动量：重复8~12次，1~3组，每天1次或每隔1天1次。

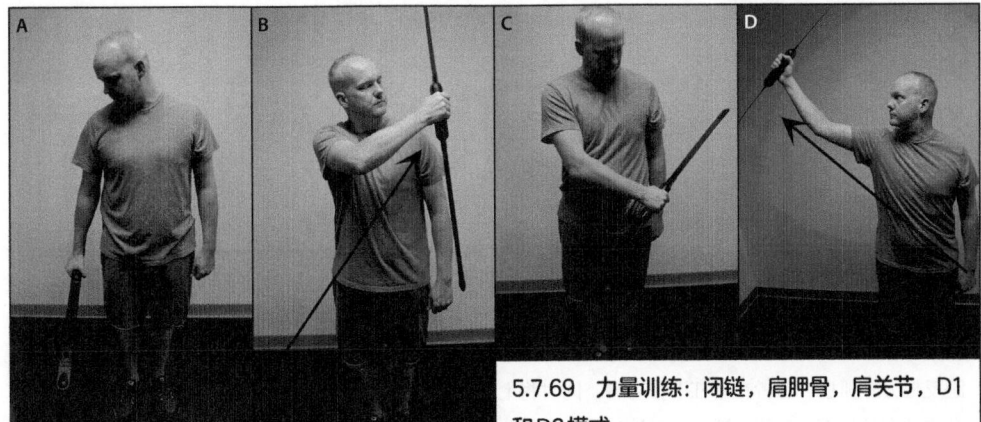

5.7.69 力量训练：闭链，肩胛骨，肩关节，D1和D2模式

体位：站立位。

目标：加强肩关节周围肌肉的力量，尤其是背阔肌、三角肌、胸大肌、大圆肌、肩袖肌群、肩胛骨稳定肌群、肱二头肌、肱三头肌；帮助将肱骨头稳定在关节盂中，振荡运动使关节周围的肌肉共同收缩。

方法：患者站立，髋关节和膝关节轻微屈曲，腹部核心肌肉收缩用力。患者抓住震荡棒中间，使震荡棒垂直于地面。患者按照**5.7.28**所述执行D1模式（见图A和图B）和D2模式（见图C和图D）。

代偿：耸肩，拱背，身体向后倾斜，快速运动，失去节奏地摆动，肩胛骨失去稳定性。

运动量：重复8~12次，1~3组，每天1次或每隔1天1次。

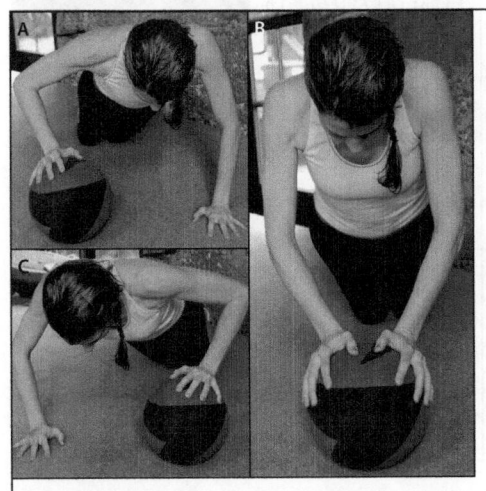

5.7.70 力量训练：闭链，肩关节，药球上平板撑移动

体位：初始四足位，然后变为平板撑。

目标：加强胸大肌、三角肌前束、肱三头肌和肘肌的力量，在末端范围前伸将促进前锯肌收缩；平板撑能加强腹部核心肌肉和股四头肌的力量；协助将肱骨头稳定在关节盂中，并通过增强力量促进其稳定性发展。

方法：患者跪在地面上，一只手放在球的顶部，另一只手放在地面上，两手间距宽于肩膀（见图A）。然后，患者通过将位于球上侧的肘关节伸展，位于地面上侧的肘关节屈曲，使上半身移动到球上方，呈平板撑姿势，双脚分开至与肩同宽（见图B）。患者保持身体挺直，然后将初始位于球上的手移动到地面上，将初始位于地面上的手移动到球上（见图C）。重复上述操作，不断地交换双手。患者可以进阶到采用标准俯卧撑体位。

代偿：耸肩，肘关节过度伸展，下巴向外突出或抬头，躯干或肩部下垂。

运动量：重复交换20~30秒，1~3组，每天1次或每隔1天1次。

5.7.71　力量训练：闭链，肩关节，反向划船

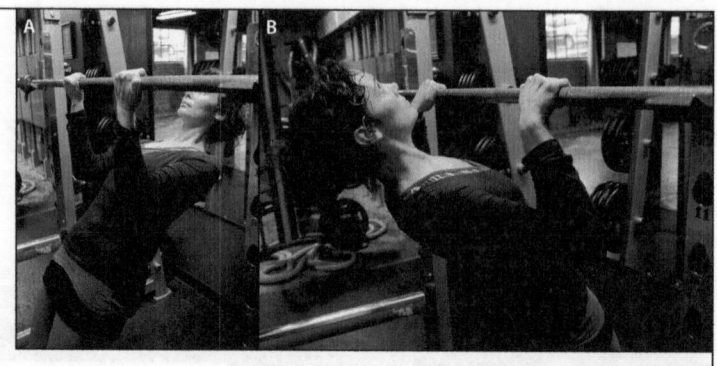

体位：站立位。

目标：加强肱二头肌、背阔肌、斜方肌下束、三角肌后束、斜方肌中束、腰椎多裂肌、股直肌的力量。

方法：患者站立，面对与胸部等高的单杠，采用宽距反握方式抓握。患者在单杠下移动脚，同时将上胸部拉近单杠，脚后跟放在地面上，身体以一定的角度放在单杠下，双腿、臀部和脊柱呈一条直线。患者的双臂与躯干垂直，然后将身体拉向单杠，躯干保持呈直线，肩部与横杆平行（见图A）。该练习也可以通过正握方式（见图B）和抬起一侧下肢（图中未显示）来提高难度。

代偿：耸肩，躯干翻转，肩过度水平外展或伸展，向前平移肱骨头。

运动量：保持1~2秒，重复8~12次，1~3组，每天1次或每隔1天1次。

证据在哪里？

尤达斯等（Youdas et al., 2015）使用表面肌电图记录了反向划船动作中的肌肉活动情况，并以MVCI标准化，对13名男性和13名女性受试者进行了4次反向划船练习的分析。在所有4种体式下，肱二头肌、背阔肌、斜方肌下束和三角肌后束都表现出极高的激活程度。这4种体式分别是：反握，单侧下肢和双侧下肢；正握，单侧下肢和双侧下肢。斜方肌上束、斜方肌中束和腰椎多裂肌这3块肌肉显示高度激活，而胸腰椎肌肉和股直肌显示中度激活。

5.7.72　功能性训练：肩关节，弹力带打结

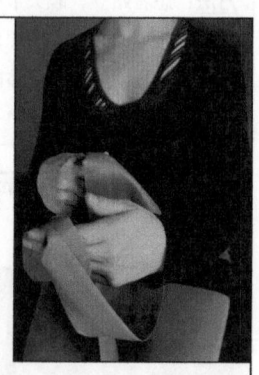

体位：坐位。

目标：肩关节功能性训练，针对肩内旋和肩外旋。

方法：患者将弹力带进行打结，然后松开结。每次打结都需要肩内旋来完成，并需要肩外旋来拧紧。解开结也需要类似的动作。使用阻力大的弹力带会使练习更具挑战性。在整个活动过程中，治疗师鼓励患者保持良好的姿势和肩胛骨稳定。

代偿：耸肩，突出下巴，圆肩，无精打采的姿势。

运动量：1~5分钟，每天1次或每隔1天1次。

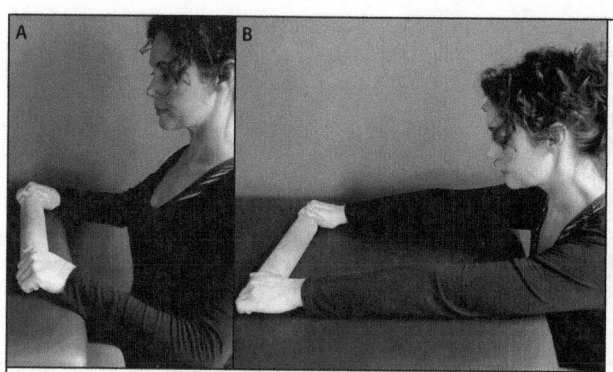

5.7.73　功能性训练：肩关节，滚动面团

体位：坐位。

目标：肩关节、肘关节的功能性训练。

方法：患者将毛巾或擀面杖从前向后滚动并重复。在整个活动过程中（见图A和图B），患者应保持良好的姿势和肩胛骨稳定。

代偿：耸肩，下巴突出，圆肩，无精打采的姿势。

运动量：1~5分钟，每天1次或每隔1天1次。

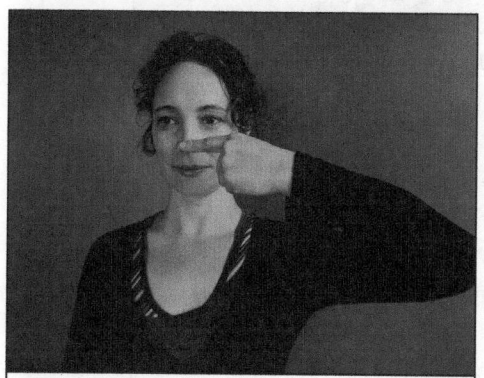

5.7.74　功能性训练：肩关节，有节奏地触摸，手指到鼻子/脸

体位：坐位。

目标：肩关节的功能性训练，专注于肘部本体感觉的训练。

方法：患者开始活动时，眼睛睁开，触碰鼻子几次，通过屈曲，抬高或外展上肢至肩膀高度，然后患者闭上眼睛，重复上述活动。治疗师可以让患者触摸耳朵、前额、下巴等并将不同活动组合起来，不断改变目标，加快速度。

代偿：耸肩，突出下巴，圆肩，无精打采的姿势。

运动量：1~5分钟，每天1次或每隔1天1次。

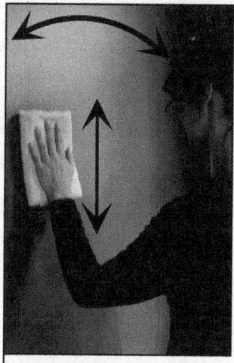

5.7.75　功能性训练：肩关节，窗户清洗

体位：站立位。

目标：肩关节、肘关节的功能性训练。

方法：患者面朝墙壁，将手掌放在墙上，手掌下面放一条毛巾。患者可以上下（屈曲和伸展）或画弧线来进行窗户清洗动作。

代偿：耸肩，突出下巴，圆肩，无精打采的姿势。

运动量：1~5分钟，每天1次或每隔1天1次。

5.7.76　功能性训练：肩关节，钉板

体位：站立位。

目标：肩关节、肘关节的功能性训练。

方法：患者从桶中取出钉子并放置在钉板上。根据治疗目标，可以进行不同高度及不同方向的运动。患者还可以将钉子从钉板上的一个位置移动到另一个位置，以鼓励进行长时间的活动，并进行高于肩部高度的训练来增加耐力。

代偿：耸肩，突出下巴，圆肩，无精打采的姿势。

运动量：1~5分钟，每天1次或每隔1天1次。

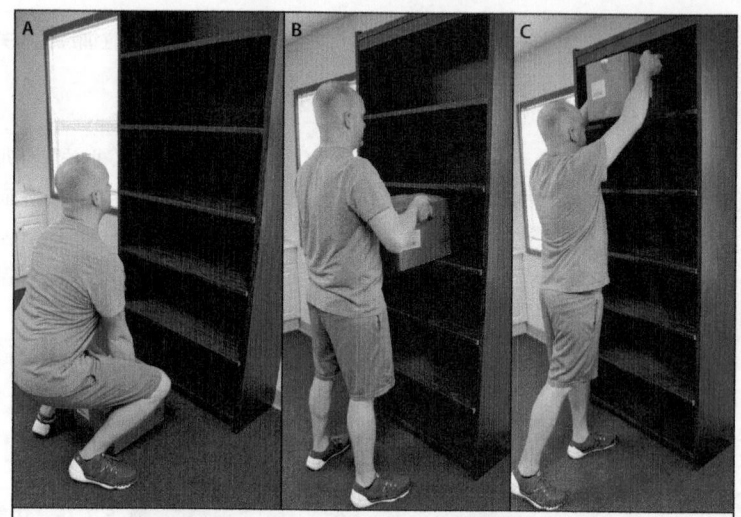

5.7.77 功能性训练：肩关节，升降物品，多层货架

体位：站立位。

目标：肩关节、肘关节的功能性训练。

方法：使用多层架子，患者将不同重量的箱子抬到上方或下方的另一层。箱子的重量和大小，以及抬高和放置的高度，应根据患者在日常活动和工作中的个人需求而定（见图A到图C）。

代偿：耸肩，下巴突出，圆肩，无精打采的姿势，借助惯性，过头顶举重物时试图拱背。

运动量：1~5分钟，每天1次或每隔1天1次。

5.7.78 功能性训练：肩关节，折叠

体位：站立位。

目标：肩关节、肘关节的功能性训练。

方法：使用毛巾或较大的物品，患者展开和折叠物品。使用床单需要范围更大的肩关节运动，应该作为一个进阶的练习进行。

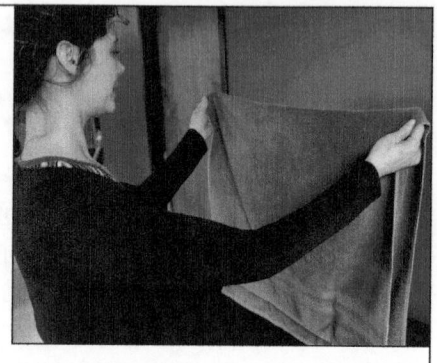

代偿：耸肩，下巴突出，圆肩，无精打采的姿势，借助惯性，挥舞较大的床单时拱背。

运动量：1~5分钟，每天1次或每隔1天1次。

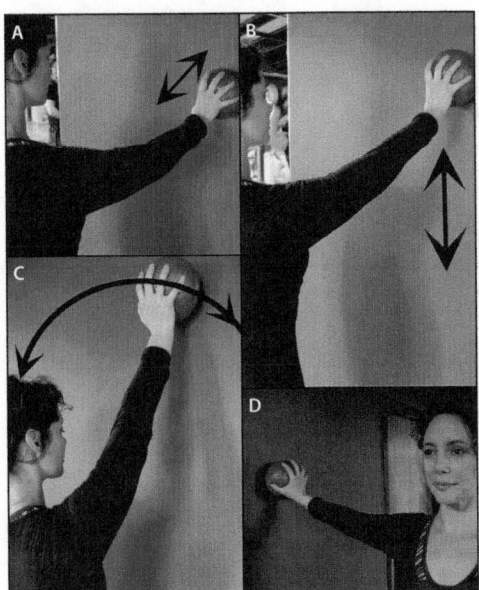

5.7.79 超等长/动态：肩关节，墙壁运球

体位：站立位。

目标：增强肩关节的动态控制能力、协调性、力量和耐力。

方法：使用一个小球，患者一手拿着球，面向墙壁，将球靠在墙上。患者从肩部高度开始在墙上运球，以获得运动感觉（见图A）；进阶到头顶高度运球（肩屈曲）和向下运球（见图B）；再进阶到过头顶范围左右运球（见图C）。为了结合肩外展，患者可将球向外移动，形成一个大弧线，直到腰部和背部高度；固定式运球可以在弧线的任何一点进行。患者也可以侧对墙壁进行肩外展运球（见图D）。运球的速度、节奏和手与墙壁的距离都可以根据治疗目标进行调整。

代偿：耸肩，突出下巴，圆肩，无精打采。

运动量：1~5分钟，每天1次或每隔1天1次。

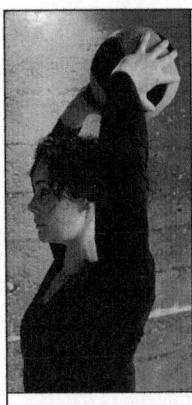

5.7.80 超等长/动态：肩关节，抛球，过头顶

体位：站立位，坐位。

目标：增强肩关节的动态控制能力、协调性、力量和耐力。

方法：从使用小球开始，进阶到中等尺寸的球。患者握住球，面对治疗师或同伴，将球举到头顶并投掷球，然后在球被扔回时在头顶接住并控制球，使其减速。当球停止运动后，患者立即再次将球从头顶抛出，并重复这个过程直到疲劳。抛球的速度、节奏和力量可以根据治疗目标进行调整。这项练习也可以坐下来进行。

代偿：耸肩，下巴突出，圆肩，驼背，接球后的减速能力不佳。

运动量：1~5分钟，每天1次或每隔1天1次。

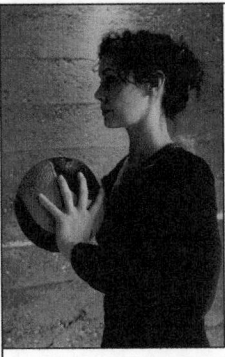

5.7.81 超等长/动态：肩关节，胸前传球

体位：站立位，坐位。

目标：增强肩关节的动态控制能力、协调性、力量和耐力。

方法：从使用小球开始，进阶到中等尺寸的球。患者握住球，面对治疗师或同伴，将球置于胸前，在投掷球时直接将球推到前方，然后在球被扔回时伸手接住球并将球减速收回胸部，当球停下来时患者迅速再将球抛出，重复这个过程直到疲劳。抛球的速度、节奏和力量可以根据治疗目标进行调整。这项练习也可以坐下来进行。

代偿：耸肩，下巴突出，圆肩，无精打采，接球后的减速能力不佳。

运动量：1~5分钟，每天1次或每隔1天1次。

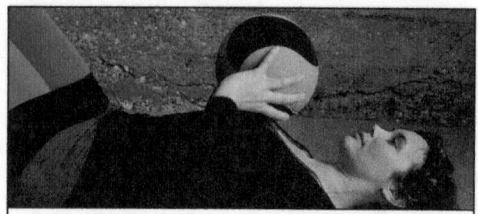

5.7.82 超等长/动态: 肩关节, 卧推/地面投掷

体位: 仰卧位。

目标: 增强肩关节的动态控制能力、协调性、力量和耐力。

方法: 从使用小球开始,进阶到中等尺寸的球。患者仰卧在一个狭窄的训练凳上并双手抓着球,将球置于胸前,垂直地向上投掷,然后在球返回时伸手接住球并将球减速收回胸部,当球停下来时患者迅速将球抛出,重复这个过程直到疲劳。抛球的速度、节奏和力量可以根据治疗目标进行调整。

代偿: 耸肩,下巴突出,接球后的减速能力不佳。

运动量: 1~5分钟,每天1次或每隔1天1次。

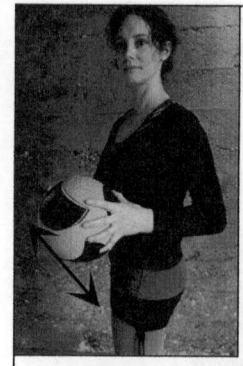

5.7.83 超等长/动态: 肩关节,双手侧投

体位: 站立位,坐位。

目标: 增强肩关节的动态控制能力、协调性、力量和耐力。

方法: 从使用小球开始,进阶到中等尺寸的球。患者将球举在身前,肘关节伸展,将球往身体一侧扔,然后球返回到胸部水平位置时,患者伸手接球并将球减速收回至身体另一侧。当球停止运动后,患者立即将球向侧面抛出,并重复这个过程直到疲劳。抛球的速度、节奏和力量可以根据治疗目标进行调整。这项练习也可以坐下来进行。

代偿: 耸肩,下巴突出,接球后的减速能力不佳,仅通过躯干和髋部扭转,不使用肩部。

运动量: 1~5分钟,每天1次或每隔1天1次。

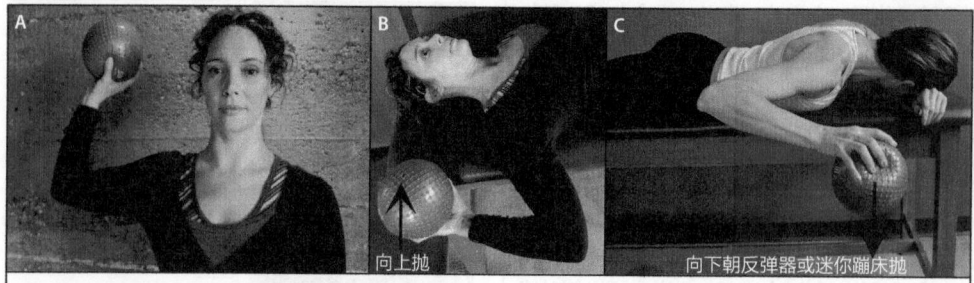

向上抛

向下朝反弹器或迷你蹦床抛

5.7.84 超等长/动态: 肩关节,90/90投掷

体位: 站立位,坐位,仰卧位,俯卧位。

目标: 增强肩关节的动态控制能力、协调性、力量和耐力,肩内旋肌群的离心控制。

方法: 从使用小球开始,进阶到中等尺寸的球。患者一侧上肢保持90/90姿势,从肩外旋、水平外展开始,然后通过肩内旋和轻微肩水平内收进行投掷。球回到患者手的水平位置时,患者接球并通过控制肩外旋使球减速。当球停止运动后,患者立即将球抛出,并重复这个过程直到疲劳。抛球的速度、节奏和力量可以根据治疗目标进行调整(见图A)。这项练习也可以坐下来进行,还可以通过仰卧将球抛向空中并接球(见图B),或俯卧将球朝下抓握(见图C)来完成。

代偿: 耸肩,下巴突出,接球后的减速能力不佳,肩关节失去外展90°姿势。

运动量: 1~5分钟,每天1次或每隔1天1次。

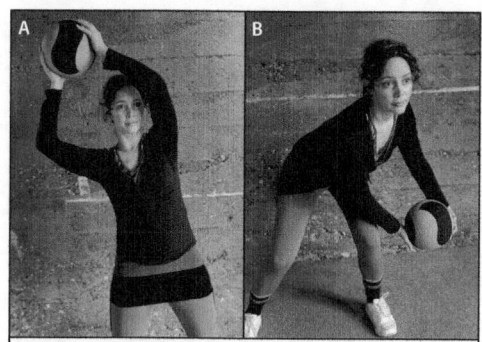

5.7.85 超等长/动态：肩关节，多向接球/投掷

体位：站立位，坐位。

目标：增强肩关节的动态控制能力、协调性、力量和耐力。

方法：从使用小球开始，进阶到中等尺寸球。治疗师拿着球面对患者，通过改变投掷位置和速度将球投掷给患者。患者接住球并将其抛回。抛球的速度、节奏、力量可以根据治疗目标进行调整。治疗师应瞄准所有象限（右高、右中、右低、左中、左高、头顶和胸部，见图A和图B）抛球。该练习也可以通过坐位完成。

代偿：耸肩，下巴突出，圆肩，无精打采，接球后的减速能力不佳，只用躯干而不是肩部，移动脚而不是伸手接球。

运动量：1~5分钟，每天1次或每隔一天次。

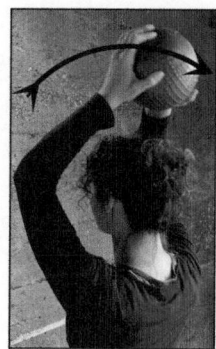

5.7.86 超等长/动态：肩关节，抛球，头顶和向后

体位：站立位，坐位。

目标：增强肩关节的动态控制能力、协调性、力量和耐力。

方法：从使用小球开始，进阶到中等尺寸的球。患者握住球，背对治疗师，把球举过头顶并向后抛出。然后，球从后面返回，患者在头顶位置接球，在面前控制并使球减速。当球停止时，患者立即将球从头顶向后投掷，并重复这个过程直到疲劳。抛球的速度、节奏、力量可以根据治疗目标进行调整。该练习也可以通过坐位完成。

代偿：耸肩，下巴突出，圆肩，无精打采，接球后的减速能力不佳。

运动量：1~5分钟，每天1次或每隔1天1次。

5.7.87 超等长/动态：肩关节，俯卧撑

体位：手和膝关节支撑，进阶到手和脚趾支撑。

目标：增强胸大肌、三角肌、肱三头肌、肘肌的力量，增强肩关节的动态控制能力、协调性、力量和耐力，平板撑还能加强腹部核心肌肉和股四头肌的力量。

方法：患者手和膝关节支撑身体（或采用进阶姿势），头部、肩部、髋部和膝关节呈一条直线，肘关节屈曲，肩胛骨处于合适位置。患者将身体朝地面降低，不让下背部或头部下垂，以爆发式动作按压地面使躯干远离地面，手在身体弹起时可以稍微离开地面，然后立即降低到地面上并重复。整个过程无须任何停顿，以获得最佳的超等长效益和力量输出（见图A和图B）。避免将肘部锁定在朝外方向，保持肩关节下降和回缩，眼睛凝视双手之间，下巴微微收拢。

代偿：耸肩，肘关节过度伸展，下巴向外突出或抬头，下背部下垂，在向上推之前停顿。

运动量：重复8~12次，1~3组，每天1次或每隔1天1次。

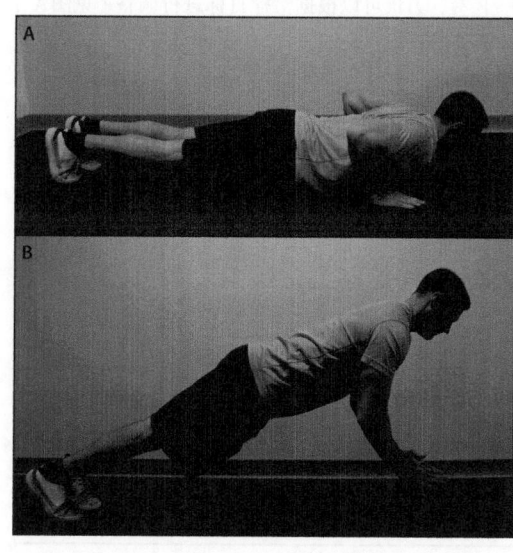

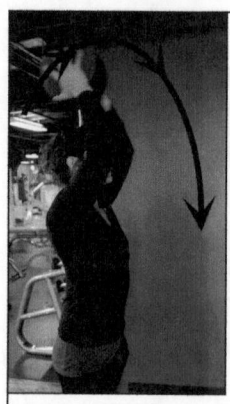

5.7.88 超等长/动态：肩关节，猛摔

体位：站立位。

目标：增强肩关节和躯干核心肌肉的动态控制能力、协调性、力量和耐力。

方法：使用一个中等或大尺寸的球。患者将球举过头顶，尽可能用力将其直下猛摔到前面的地面上，并使其反弹到腰部以上位置。患者接球后将球举过头顶再重复。扔球的速度、节奏、力量可以根据治疗目标进行调整。

代偿：耸肩，下巴突出，圆肩，无精打采，接球后的减速能力不佳。

运动量：1~5分钟，每天1次或每隔1天1次。

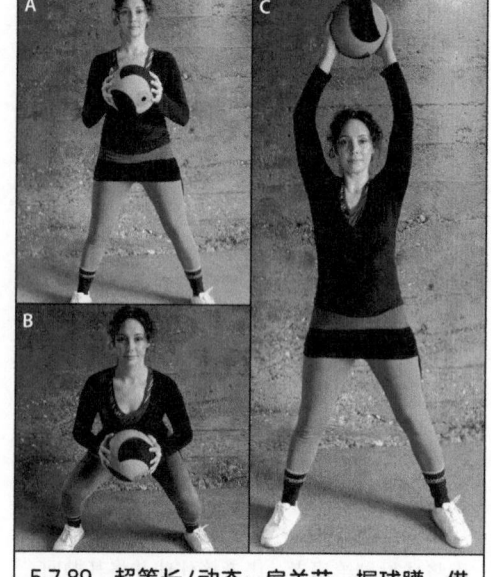

5.7.89 超等长/动态：肩关节，握球蹲，借力推

体位：站立位。

目标：增强肩关节、躯干和下肢的动态控制能力、力量和耐力。

方法：使用中等或大尺寸的球。患者将球举过头顶，然后开始下蹲，并将球向下移动到胸部。背部挺直，重心主要集中在脚跟上。然后，患者站起来，将球直接推回头顶。迷你球就足以使患者把注意力集中在肩部。动作的速度、节奏、力量可以根据治疗目标进行调整（见图A至图C）。

代偿：耸肩，下巴突出，圆肩，无精打采。

运动量：1~5分钟，每天1次或每隔1天1次。

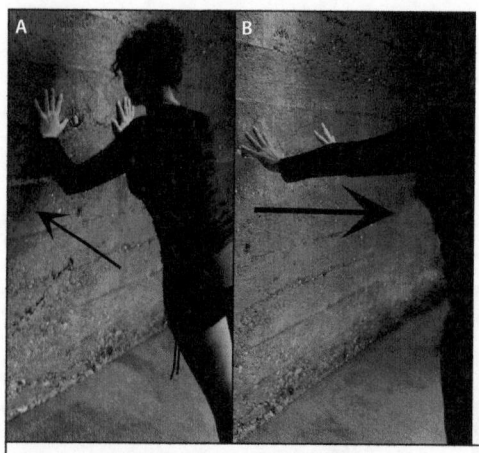

5.7.90 超等长/动态：肩关节，推举

体位：站立位。

目标：增强肩关节的动态控制能力、协调性、力量和耐力。

方法：患者站在离墙壁6~12英寸的地方，面向墙壁，将手掌放在墙上，手指朝上。然后，患者推墙壁进行一个小幅度的俯卧撑。患者躯干保持笔直，下腹部肌肉收缩。患者双手远离墙壁后缓慢停下，然后返回按压墙壁。患者双手保持在前面，同时手掌接触墙壁，进行另一个俯卧撑，然后重复。在推开和返回之间不允许有任何停顿（见图A和图B）。

代偿：耸肩，下巴突出，圆肩，背部塌陷，在按压过程中停顿。

运动量：8~12次，1~3组，每天1次或每隔1天1次。

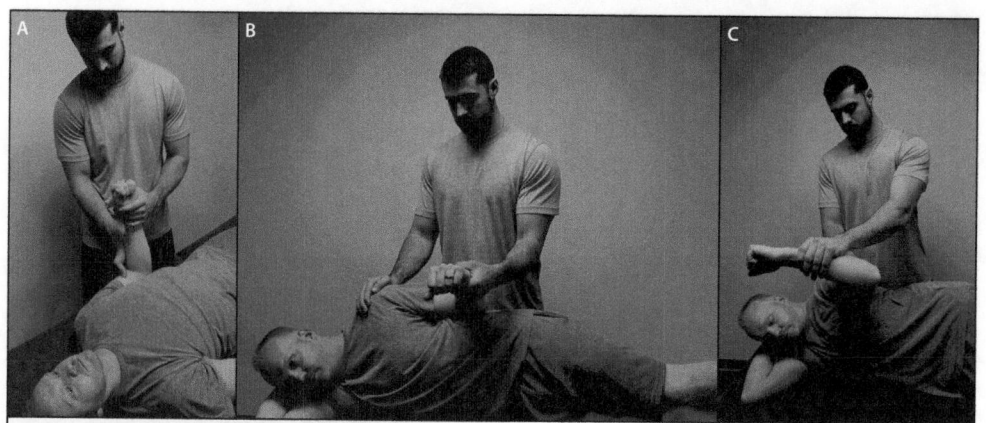

5.7.91　反应性神经肌肉训练和各种体式变化，肩关节

反应性神经肌肉训练利用外部阻力在神经上启动自动反应。它通常被认为可以快速修复异常运动模式，旨在提升功能稳定性，并通过自动反应增强运动控制技能。当身体对施加的外力做出反应时，身体会调整有缺陷的动作，这是身体的本能反应。治疗师可以使用这些技术来针对中枢神经系统的特定节段，刺激产生适当的反射反应，促进静态和动态稳定性的发展。反应性神经肌肉训练作为功能性运动进阶训练的一部分，最初侧重于脊柱水平的动态稳定。在开链情况下有节奏的稳定训练可以促进肩部肌肉组织的共同收缩，为动态神经肌肉稳定提供基础，而利用拉伸反射，有节奏的稳定训练可以改变肌肉所需的长度，从而产生反射性肌肉僵直。有效的协同激活可以恢复关节周围力的平衡和增加关节稳定性所需的力偶，从而减少施加在静态结构上的负荷。这些活动可以在康复过程的早期进行，首先在肩抬高90°等受保护的姿势进行，然后在肩外展45°进行，最后在盂肱关节更不稳定的姿势下，如肩外展末端范围进行（Guido and Stemm, 2007）。

体位：侧卧位，仰卧位，站立位。

目标：增强上肢神经肌肉控制和关节稳定性，提升本体感觉和促进上肢肌肉的共同收缩。

方法：肩内旋/外旋节律稳定性训练，仰卧肩中立位：患者肩胛骨回缩，肘关节屈曲90°；当患者保持姿势时，治疗师对肩内外旋施加可变阻力，患者抗阻外部施加的力（见图A）。肩内旋/外旋节律稳定性训练，侧卧肩中立位：患者肩胛骨回缩，肘关节屈曲90°；当患者保持姿势时，治疗师对肩内外旋以及肩胛骨前伸施加可变阻力，患者抗阻外部施加的力（见图B）。肩内旋/外旋节律稳定性训练，仰卧肩外展30°（肩胛骨平面）：患者肩胛骨回缩，肩外展30°，肘关节屈曲90°；当患者保持姿势时，治疗师对肩内外旋施加可变阻力，患者抗阻外部施加的力（见图C）。

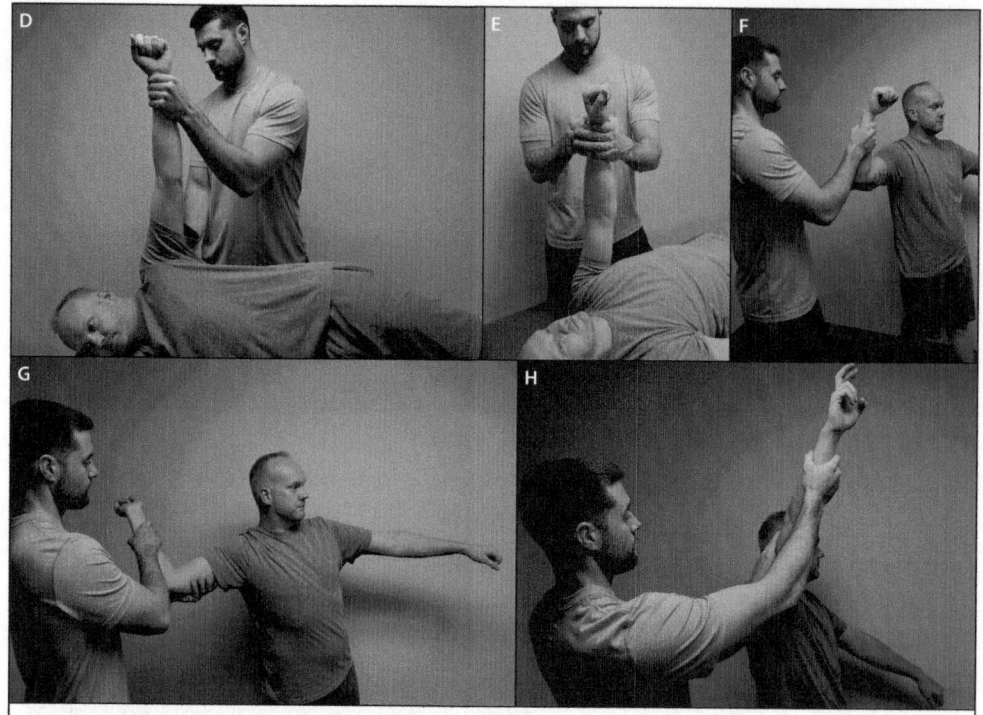

5.7.91 反应性神经肌肉训练和各种体式变化，肩关节（续）

侧卧肩外展节律稳定性训练：患者肩胛骨回缩，肩外展30°，肘关节伸展；当患者保持姿势时，治疗师对肩关节所有运动平面以及肩胛骨前伸施加可变阻力，患者抗阻外部施加的力（见图D）；根据治疗目标的不同，该练习可以在肩屈曲不同角度下完成。仰卧肩屈曲或肩胛骨平面的节律稳定性训练：患者肩胛骨回缩，肩屈曲90°，肘关节伸展；当患者保持姿势时，治疗师对肩关节所有运动平面以及肩胛骨前伸施加可变阻力，患者抗阻外部施加的力（见图E）；根据治疗目标的不同，该练习可以在肩屈曲不同角度下完成，也可以在肩胛骨平面上完成——患者从完全外展位向前移动30°，治疗师如前所述施加阻力。站立位初期节律稳定性训练：患者肩胛骨回缩，水平外展肩关节；当患者保持姿势时，治疗师对肩关节所有运动平面以及肩胛骨前伸施加可变阻力，患者抗阻外部施加的力（见图F）。站立位后仰节律稳定性训练：患者肩胛骨回缩，肩关节水平外展和外旋；当患者保持姿势时，治疗师对肩关节所有运动平面以及肩胛骨前伸施加可变阻力，患者抗阻外部施加的力（见图G）。站立位后期投掷姿势下的节律稳定性训练：患者肩胛骨回缩，肩关节水平外展并完全外旋，然后将肩关节活动至投掷动作的"释放点"位置，即肩外展110°~120°伴外旋；当患者保持姿势时，治疗师对肩关节所有运动平面以及肩胛骨前伸施加可变阻力，患者抗阻外部施加的力（见图H）。

代偿：耸肩，突出下巴，圆肩，肩胛骨失去回缩。

运动量：治疗师必须关注运动的质量，而不一定关注组数和重复次数；建议的运动量是20~30次为1组，1~3组，每天1次或每隔1天1次。

5.7.92　肩关节，投掷进阶

体位：站立位。

目标：增强肩关节的动态控制能力、协调性、力量和耐力。

方法：参考表**8.1.1-A**和表**8.1.1-B**。

参考文献

Alizadehkhaiyat, O., Hawkes, D. H., Kemp, G. J. & Frostick, S. P. (2015). Electromyographic analysis of shoulder girdle muscles during common internal rotation exercises. *International Journal of Sports Physical Therapy*, 10(5), 645–654.

De Mey, K., Cagnie, B., Danneels, L. A., Cools, A. M. & Van de Velde, A. (2009). Trapezius muscle timing during selected shoulder rehabilitation exercises. *Journal of Orthopedic and Sports Physical Therapy*, 39(10), 743–752.

De Mey, K., Danneels, L. A., Cagnie, B., Huyghe, L., Seyns, E. & Cools, A. M. (2013). Conscious correction of scapular orientation in overhead athletes performing selected shoulder rehabilitation exercises: the effect on trapezius muscle activation measured by surface electromyography. *Journal of Orthopedic and Sports Physical Therapy*, 43(1), 3–10.

Guido, J. A., Jr & Stemm, J. (2007). Reactive neuromuscular training: A multilevel approach to rehabilitation of the unstable shoulder. *North American Journal of Sports Physical Therapy*, 2(2), 97–103.

Hintermeister, R. A., Lange, G. W., Schultheis, J. M., Bey, M. J. & Hawkins, R. J. (1998). Electromyographic activity and applied load during shoulder rehabilitation exercises using elastic resistance. *American Journal of Sports Medicine*, 26(2), 210–220.

Ishigaki, T., Yamanaka, M., Hirokawa, M., Tai, K., Ezawa, Y., Samukawa, M., ... Sugawara, M. (2014). Rehabilitation exercises to induce balanced scapular muscle activity in an antigravity posture. *Journal of Physical Therapy Science*, 26(12), 1871–1874.

Park, K. M., Cynn, H. S., Yi, C. H. & Kwon, O. Y. (2013). Effect of isometric horizontal abduction on pectoralis major and serratus anterior EMG activity during three exercises in subjects with scapular winging. *Journal of Electromyography and Kinesiology*, 23(2), 462–468.

Lusk, S. J., Hale, B. D. & Russell, D. M. (2010). Grip width and forearm orientation effects on muscle activity during the lat pull-down. *Journal of Strength and Conditioning Research*, 24(7), 1895–1900.

Saeterbakken, A. H. & Fimland, M. S. (2013). Effects of body position and loading modality on muscle activity and strength in shoulder presses. *Journal of Strength and Conditioning Research*, 27(7), 1824–1831.

Sperandei, S., Barros, M. A., Silveira-Júnior, P. C. & Oliveira, C. G. (2009). Electromyographic analysis of three different types of lat pull-down. *Journal of Strength and Conditioning Research*, 23(7), 2033–2038.

Timmons, M. K., Ericksen, J. J., Yesilyaprak, S. S. & Michener, L. A. (2016). Empty can exercise provokes more pain and has undesirable biomechanics compared with the full can exercise. *Journal of Shoulder and Elbow Surgery*, 25(4), 548–556.

Tucker, W. S., Armstrong, C. W., Gribble, P. A., Timmons, M. K. & Yeasting, R. A. (2010). Scapular muscle activity in overhead athletes with symptoms of secondary shoulder impingement during closed chain exercises. *Archives of Physical Medicine and Rehabilitation*, 91(4), 550–556.

Youdas, J. W., Keith, J. M., Nonn, D. E., Squires, A. C. & Hollman, J. H. (2015). Activation of spinal stabilizers and shoulder complex muscles during an inverted row using a portable pull-up device and body weight resistance. *Journal of Strength and Conditioning Research*, 30(7), 1933–1941.

5.8

肩部训练方案和治疗方法

5.8.1 肩峰下撞击讨论

肩峰下撞击是指在上肢主动抬高至肩部以上时，喙-肩峰弓和肱骨之间的肩峰下结构受到机械压缩（De Strijcker, Drinkard, Van Haver, Lowe and Brachotte, 2016）。肩峰下撞击可能与结构/机械损伤有关。结构损伤可能包括肱骨头的骨刺、压迫肱骨头的软组织病变或肩峰下空间减少。机械损伤包括肱骨抬高时控制肱骨头向上移位的肌力降低。当肩袖肌群疲劳时可观察肱骨头上移位，这明显抑制了肩部肌肉组织抵抗肱骨向上平移的能力（Chopp, O'Neill, Hurley and Dickerson, 2010）。

对保守治疗无反应的患者可根据损伤的特点和严重程度进行手术矫正，包括修复撕裂的组织（冈上肌和肱二头肌长头）、切除肩峰下囊、去除骨刺/喙肩韧带/一部分肩峰（肩峰成形术）的减压措施。

治疗师应对肩峰下撞击综合征患者进行合适的评估，并针对确定的损伤进行治疗。治疗师在实施治疗前应该对所涉及的结构与导致撞击发生的潜在机制有完整的了解。治疗方案应包括干预措施，以缓解疼痛、肩胛骨功能障碍和肩袖无力。一般准则在下面的方案中详细说明。

证据在哪里？

肩峰下撞击症状也与斜方肌上束和下束活动的改变有关。在肱骨提高期间，有症状受试者的斜方肌上束和斜方肌下束活动的比例明显高于无症状受试者（Smith et al., 2009）。肩峰下撞击综合征患者表现出肩胛骨平面抬高时斜方肌下束过度放电，以及斜方肌下束的激活延迟（Chester et al., 2010）。研究还发现，患者的前锯肌活动也有所减少（Struf et al., 2014）。肩胛骨运动学评估显示肩峰下撞击综合征患者表现出肩胛骨上回旋、前倾角度增加，而在高负荷条件下肩胛骨内旋角度增加，这表明肩峰下撞击综合征患者的康复过程要考虑肩胛骨倾斜和前锯肌功能（Ludewig and Cook, 2000）。力学上的这些改变可能导致肩峰下区域的空间减小并导致其相关结构出现炎症。一项旨在改善肩峰下撞击综合征肩关节功能的个性化渐进性强化训练方案已被证明是有益的（Camargo et al., 2015）。然而，胸椎中段和下段矢状面的活动性改变与肩峰下撞击综合征有关。这意味着治疗胸椎活动性受损的方法应该被纳入到训练方案中。

5.8.2 肩峰下撞击综合征康复方案

第一阶段：急性期

1. 禁止任何导致症状增加的活动，尤其是过顶运动

2. 睡姿——睡在患侧肩关节上会加重肩峰下撞击。建议的睡姿如下

    4.4 背部疼痛睡姿

      i. 仰卧

      ii. 侧卧1/4翻转仰卧

      iii. 侧卧，双膝屈曲（非患侧在下）

      iv. 侧卧，上方膝关节屈曲（非患侧在下）

3. 关节活动度

    a. 5.4.2 关节活动度：肩关节，摆动，被动

    b. 5.4.3 关节活动度：肩关节，摇篮摇晃，被动

c. 5.4.4 关节活动度：肩关节，锯，主动辅助

d. 5.4.6 关节活动度：滑轮，肩关节屈曲，肩胛骨平面，肩关节外展，被动

e. 5.4.5 关节活动度：肩关节画圈，主动辅助

f. 5.4.9 关节活动度：手杖，肩关节画圈，主动辅助

g. 5.4.11 关节活动度：手杖，肩关节屈曲和肩胛骨平面活动，主动辅助

h. 5.4.13 关节活动度：手杖，肩关节内旋、外旋和组合运动，主动辅助

i. 5.4.12 关节活动度：手杖，肩外展，主动辅助

j. 5.4.17 关节活动度：手杖，肩关节伸展，主动辅助

k. 5.4.23 关节活动度：肩关节屈曲和外展，床面滑动，主动辅助

l. 5.4.21 关节活动度：肩关节屈曲和外展，毛巾滑动，主动辅助

m. 5.4.22 关节活动度：肩屈曲和外展，墙壁行走，主动辅助

n. 5.4.20 关节活动度：肩关节屈曲，墙壁滑动，主动辅助

o. 3.1.6 关节活动度：泡沫轴上胸椎伸展，支撑头部

p. 3.1.8 关节活动度：胸椎旋转，被动

4. 力量训练（急性期初学者）

a. 5.7.1 力量训练：等长收缩，肩关节，另一只手抵抗，6 种体式

b. 5.3.3 力量训练：肩胛骨回缩和各种体式变化

c. 5.3.4 力量训练：肩胛骨回缩，上肢位于身体两侧

d. 2.3.4 力量训练：等张收缩，收下巴

5. 力量训练（急性期进阶）

a. 5.7.3 力量训练：等长收缩，肩关节屈曲过头顶

b. 5.7.4 力量训练：等长收缩，肩关节内旋，多角度中立位，门口

c. 5.7.5 力量训练：等长收缩，肩关节外旋，多角度中立位，门口

d. 5.7.6 力量训练：等长收缩，肩关节内旋，多角度外展和屈曲

e. 5.7.7 力量训练：等长收缩，肩关节外旋，多角度外展和屈曲

f. 5.7.8 力量训练：等长收缩，肩水平外展和内收

g. 5.7.9 力量训练：等长收缩，肩上步行

第二阶段

　　一旦疼痛和症状明显改善就开始这个阶段的训练。注意在所有活动中应保持正常的肩胛骨-肱骨力学机制。

1. 热身

5.4.1 关节活动度：肩关节，热身，上肢测力器，主动辅助

2. 关节活动度

a. 5.4.28 关节活动度：肩关节屈曲，主动

b. 5.4.29 关节活动度：肩关节外展，主动

c. 5.4.33 关节活动度：肩关节伸展，主动

d. 5.4.34 关节活动度：肩关节，肩胛骨平面，主动

e. 5.4.35 关节活动度：肩关节，肩胛骨平面 8 字，主动

f. 5.4.36 关节活动度：肩关节内旋和外旋，主动

g. 5.4.37 关节活动度：侧卧肩画圈，主动

3. 拉伸训练

a. 2.2.3 拉伸：自助式颈椎侧屈

b. 2.2.7 拉伸：颈椎屈曲和旋转

c. 5.6.8 拉伸：肩水平内收肌，毛巾卷和瑜伽球

4. 自我关节松动（根据关节囊受限的方向可以增加其他关节松动方法）

a. 5.5.2 自助式关节松动/拉伸：通过重物分离肩关节

b. 5.5.3 自助式关节松动/拉伸：通过拉椅子分离肩关节

5. 肩胛骨稳定肌群力量训练

a. 5.3.4 力量训练：肩胛骨回缩，上肢位于身体两侧

b. 5.3.6 力量训练：肩胛骨回缩，上肢离开治疗床

c. 5.3.8 力量训练：肩胛骨回缩，"W" 或 "蝙蝠翼"

d. 5.3.9 力量训练：肩胛骨回缩，墙上天使

e. 5.3.11 力量训练：弹力带，孤立肩胛骨回缩运动

f. 5.3.12 力量训练：弹力带，肩胛骨划船和各种体式变化

6. 肩关节周围肌肉力量训练

a. 5.7.10 力量训练：等张收缩，肩关节屈曲

b. 5.7.11 力量训练：等张收缩，肩胛骨平面

c. 5.7.12 力量训练：等张收缩，肩关节外展

d. 5.7.21 力量训练：等张收缩，肩关节内旋

e. 5.7.22 力量训练：等张收缩，肩关节外旋

f. 5.7.36 力量训练：等张收缩，弹力带，肩关节屈曲，肩胛骨平面，外展和各种体式变化（从低

于肩部水平位置/90°以下开始)

 g. 5.7.13 力量训练：等张收缩，肩关节伸展

 h. 5.7.19 力量训练：等张收缩，肩关节，水平外展，躯干前屈

 i. 5.7.20 力量训练：等张收缩，肩关节，水平外展，强调减速

 j. 5.7.24 力量训练：等张收缩，肩关节，划船（俯卧）

 k. 5.7.27 力量训练：等张收缩，肩袖肌群，4种体式

第三阶段

 一旦没有疼痛就开始这个阶段的训练。注意所有的活动应保持正常的肩胛骨－肱骨力学机制。

1. 关节活动度

 5.4.38 关节活动度：肩关节，PNF的D1和D2，主动

2. 拉伸

 5.6.5 拉伸：肩关节水平内收肌，门框

3. 自我关节松动（根据关节囊的受限的方向增加其他关节松动方法）

4. 肩胛肌群力量训练

 a. 5.3.5 力量训练：肩胛骨回缩，"T"、"Y"和"I"，以及各种体式变化

 b. 5.3.13 力量训练：弹力带，肩胛骨和肩关节后部，过头顶下拉

 c. 5.3.14 力量训练：弹力带，肩胛骨和肩袖肌群，回缩和外旋

 d. 5.3.15 力量训练：弹力带，肩胛骨，冲拳

 e. 5.3.16 力量训练：弹力带，肩胛骨，动态拥抱

 f. 5.3.17 力量训练：弹力带，前锯肌滑移

 g. 5.3.18 力量训练：弹力带，肩胛骨时钟

 h. 5.3.19 力量训练：弹力带，肩胛骨V形

 i. 5.3.22 力量训练：肩胛骨，上肢抬起

 j. 5.3.21 力量训练：肩胛骨，俯卧撑加强版（高级）

5. 肩关节周围肌肉力量训练

 a. 5.7.21 力量训练：等张收缩，肩关节内旋

 b. 5.7.22 力量训练：等张收缩，肩关节外旋

 c. 5.7.23 力量训练：等张收缩，肩关节外旋90/90

 d. 5.7.25 力量训练：等张收缩，肩关节，肩部推举（俯卧）

 e. 5.7.28 力量训练：等张收缩，肩关节，斜举D1和D2

 f. 5.7.34 力量训练：等张收缩，弹力带和器械，肩关节，横向下拉

 g. 5.7.38 力量训练：等张收缩，弹力带，肩关节伸展

 h. 5.7.39 力量训练：等张收缩，弹力带，肩关节内旋和各种体式变化

 i. 5.7.41 力量训练：等张收缩，弹力带，肩关节外旋和各种体式变化

 j. 5.7.42 力量训练：等张收缩，弹力带，肩关节，PNF的D1和D2组合模式

 k. 5.7.47 力量训练：等张收缩，弹力带，肩关节撤回

 l. 5.7.63 力量训练：闭链，肩胛骨和肩关节下降

 m. 5.7.64 力量训练：闭链，肩关节，治疗床上推拉

 n. 5.7.62 力量训练：闭链，肩关节，俯卧撑

 o. 5.7.61 力量训练：闭链，肩关节，初始负重，进阶到俯卧撑部分负重

第四阶段：动态力量进阶训练

 一旦达到无痛全关节活动范围并且强度等于或大于非患侧的75%就开始这个阶段的训练。注意所有的活动应保持正常的肩胛骨－肱骨力学机制。

力量训练

 a. 5.7.66 力量训练：闭链，健身器，肩关节

 b. 5.7.67 力量训练：闭链，肩胛骨，肩关节屈曲，肩胛骨平面抬高，肩外展

 c. 5.7.68 力量训练：闭链，肩胛骨，肩关节内旋和外旋

 d. 5.7.69 力量训练：闭链，肩胛骨，肩关节，D1和D2模式

 e. 5.7.70 力量训练：闭链，肩关节，药球上平板撑移动

 f. 5.7.71 力量训练：闭链，肩关节，反向划船

 g. 5.7.79 超等长/动态：肩关节，墙壁运球

 h. 5.7.80 超等长/动态：肩关节，抛球，过头顶

 i. 5.7.81 超等长/动态：肩关节，胸前传球

 j. 5.7.82 超等长/动态：肩关节，卧推/地面投掷

 k. 5.7.83 超等长/动态：肩关节，双手侧投

 l. 5.7.84 超等长/动态：肩关节，90/90投掷

 m. 5.7.85 超等长/动态：肩关节，多向接球/投掷

 n. 5.7.86 超等长/动态：肩关节，抛球，头顶和向后

 o. 5.7.87 超等长/动态：肩关节，俯卧撑

 p. 5.7.88 超等长/动态：肩关节，猛摔

q. 5.7.89 超等长/动态：肩关节，握球蹲，借力推

r. 5.7.90 超等长/动态：肩关节，推举

s. 5.7.91 反应性神经肌肉训练和各种体式变化，肩关节

t. 5.7.92 肩关节，投掷进阶

第五阶段

重返不受限的无症状活动。

5.8.3　肩锁重建讨论

当肩关节摔向地面或与另一名球员碰撞/抢球时会经常发生肩锁关节损伤。跌倒时肩部会撞到地上，肩胛骨会被向下推，锁骨只能跟随这种运动，韧带上会产生很大的应变，导致它们撕裂或关节脱位（De Dobbeleer, Hennebel, Lowe, Killian and Pagare, 2016）。肩锁关节损伤分为：I型——关节囊部分损伤，II型——喙锁韧带部分撕裂和导致半脱位的关节囊破裂，III型——肩锁韧带和喙锁韧带完全破裂导致锁骨移位，IV型——锁骨后脱位，V型——锁骨严重向上移位的脱位，VI型——锁骨下方脱位。

肩锁关节分离是骨科和运动医学科中最常见的损伤之一，占所有肩关节损伤的9%。I型和II型分离似乎对保守管理反应良好，而IV型、V

型和VI型通常需要手术重建。无论损伤类型如何，康复训练作为保守治疗和术后护理的一部分，在这些损伤的管理中起着重要的作用（Cote, Wojcik, Gomlinski and Mazzocca, 2010）。在肩锁关节重建手术后，重点恢复肩关节力量、关节活动度、灵活性和肩关节神经肌肉控制的干预措施可以得到良好的功能结果（Culp and Romani, 2006）。

肩锁分离和术后修复的患者应进行适当的评估，并针对确定的损伤进行治疗。临床医生实施治疗前应该对所涉及的结构和引起撞击的潜在机制有完整的了解，治疗方案应解决疼痛、肩胛骨功能障碍和肩袖肌力减弱的问题。一般准则详见以下方案。

5.8.4　肩锁重建康复方案

该方案改编自范德比尔特（Vanderbuilt）运动医学膝关节和肩关节中心（n.d.）。

在整个治疗过程中，注意运动后产生持续超过1小时的疼痛或夜间疼痛增加的情况。如果发生这种情况，请更改方案以避免加重病情。

第一阶段：第0~6周

1. 当患者处于直立位置时，手臂必须被支撑，因为手臂和肩胛骨的重量会对韧带重建部位产生压力

2. 睡姿——至少有6周的时间要避免睡在患侧的肩上。建议的睡姿如下

　　4.4 背部疼痛睡姿

　　a. 俯卧，腹部下方放一个枕头

　　b. 仰卧，枕头支撑在膝关节下方

　　c. 侧卧1/4翻转仰卧，手臂用悬吊带或固定器支撑

3. 被动关节活动度的练习，要根据医生要求的范围进

行。没有医生的具体要求时的建议如下

　　a. 0~4周：屈曲、肩胛骨内收和外展的范围限制在70°以下，然后在患者耐受范围内逐渐增加

　　b. 对盂肱关节内旋和外旋没有限制

　　c. 禁止盂肱关节伸展，否则将导致重建韧带上产生最大应力

4. 4~6周：肩关节中立位下的肌肉等长收缩（继续进行直到进入第二阶段）

　　5.7.1 力量训练：等长收缩，肩关节，另一只手抵抗，6种体式

第二阶段：中级，第7~12周

第7~第8周进行主动辅助运动。主动运动从第9周开始，第11周前不进行伸展。

1. 7~8 周关节活动度
   a. 5.4.2 关节活动度：肩关节，摆动，被动
   b. 5.4.3 关节活动度：肩关节，摇篮摇晃，被动
   c. 5.4.6 关节活动度：滑轮，肩关节屈曲，肩胛骨平面，肩关节外展，被动
   d. 5.4.5 关节活动度：肩关节画圈，主动辅助
   e. 5.4.9 关节活动度：手杖，肩关节画圈，主动辅助
   f. 5.4.11 关节活动度：手杖，肩关节屈曲和肩胛骨平面活动，主动辅助
   g. 5.4.12 关节活动度：手杖，肩外展，主动辅助
   h. 5.4.23 关节活动度：肩关节屈曲和外展，床面滑动，主动辅助
   i. 5.4.21 关节活动度：肩关节屈曲和外展，毛巾滑动，主动辅助

2. 第 9 周开始关节活动度练习
   a. 5.4.28 关节活动度：肩关节屈曲，主动
   b. 5.4.29 关节活动度：肩关节外展，主动
   c. 5.4.34 关节活动度：肩关节，肩胛骨平面，主动
   d. 5.4.35 关节活动度：肩关节，肩胛骨平面 8 字，主动
   e. 5.4.36 关节活动度：肩关节内旋和外旋，主动

3. 第 10 周开始关节活动度练习
   a. 5.4.17 关节活动度：手杖，肩关节伸展，主动辅助
   b. 5.4.33 关节活动度：肩关节伸展，主动
   c. 5.4.38 关节活动度：肩关节，PNF 的 D1 和 D2，主动

第三阶段：力量训练，第 12~18 周

不包含按压活动，如俯卧撑或从床上撑起；也不包含从地上举起重物的动作，如硬拉。

1. 热身
   5.4.1 关节活动度：肩关节，热身，上肢测力器，主动辅助

2. 拉伸练习
   a. 2.2.3 拉伸：自助式颈椎侧屈
   b. 2.2.7 拉伸：颈椎屈曲和旋转
   c. 5.6.8 拉伸：肩水平内收肌，毛巾卷和瑜伽球

3. 力量训练
   a. 5.3.4 力量训练：肩胛骨回缩，上肢位于身体两侧

b. 5.7.3 力量训练：等长收缩，肩关节屈曲过头顶
c. 5.7.4 力量训练：等长收缩，肩关节内旋，多角度中立位，门口
d. 5.7.5 力量训练：等长收缩，肩关节外旋，多角度中立位，门口
e. 5.7.6 力量训练：等长收缩，肩关节内旋，多角度外展和屈曲
f. 5.7.7 力量训练：等长收缩，肩关节外旋，多角度外展和屈曲
g. 5.7.8 力量训练：等长收缩，肩水平外展和内收
h. 5.7.9 力量训练：等长收缩，肩上步行
i. 5.7.10 力量训练：等张收缩，肩关节屈曲
j. 5.7.11 力量训练：等张收缩，肩胛骨平面
k. 5.7.12 力量训练：等张收缩，肩关节外展
l. 5.7.36 力量训练：等张收缩，弹力带，肩关节屈曲，肩胛骨平面，外展和各种体式变化（从低于肩部水平位置/90° 以下开始）
m. 5.7.21 力量训练：等张收缩，肩关节内旋
n. 5.7.22 力量训练：等张收缩，肩关节外旋
o. 5.7.23 力量训练：等张收缩，肩关节外旋 90/90
p. 5.7.25 力量训练：等张收缩，肩关节，肩部推举（俯卧）
q. 5.7.28 力量训练：等张收缩，肩关节，斜举 D1 和 D2
r. 5.7.34 力量训练：等张收缩，弹力带和器械，肩关节，横向下拉
s. 5.7.38 力量训练：等张收缩，弹力带，肩关节伸展
t. 5.7.39 力量训练：等张收缩，弹力带，肩关节内旋和各种体式变化
u. 5.7.41 力量训练：等张收缩，弹力带，肩关节外旋和各种体式变化
v. 5.7.42 力量训练：等张收缩，弹力带，肩关节，PNF 的 D1 和 D2 组合模式
w. 5.7.47 力量训练：等张收缩，弹力带，肩关节撤回
x. 5.7.13 力量训练：等张收缩，肩关节伸展
y. 5.7.19 力量训练：等张收缩，肩关节，水平外展，躯干前屈
z. 5.7.20 力量训练：等张收缩，肩关节，水平外展，强调减速

aa. 5.7.24 力量训练：等张收缩，肩关节，划船（俯卧）

ab. 5.7.27 力量训练：等张收缩，肩袖肌群，4种体式

4. 肩胛骨稳定肌群力量训练

a. 5.3.3 力量训练：肩胛骨回缩和各种体式变化（单侧卧位和双侧坐位）

b. 5.3.4 力量训练：肩胛骨回缩，上肢位于身体两侧

c. 5.3.6 力量训练：肩胛骨回缩，上肢离开治疗床

d. 5.3.8 力量训练：肩胛骨回缩，"W"或"蝙蝠翼"

e. 5.3.9 力量训练：肩胛骨回缩，墙上天使

f. 5.3.11 力量训练：弹力带，孤立肩胛骨回缩运动

g. 5.3.12 力量训练：弹力带，肩胛骨划船和各种体式变化

h. 5.3.5 力量训练：肩胛骨回缩，"T"、"Y"和"I"，以及各种体式变化

i. 5.3.13 力量训练：弹力带，肩胛骨和肩关节后部，过头顶下拉

j. 5.3.14 力量训练：弹力带，肩胛骨和肩袖肌群，回缩和外旋

k. 5.3.15 力量训练：弹力带，肩胛骨，冲拳

l. 5.3.16 力量训练：弹力带，肩胛骨，动态拥抱

m. 5.3.17 力量训练：弹力带，前锯肌滑移

n. 5.3.18 力量训练：弹力带，肩胛骨时钟

o. 5.3.19 力量训练：弹力带，肩胛骨V形

p. 5.3.22 力量训练：肩胛骨，上肢抬起

第四阶段：第4~5个月

重返运动阶段：动态高级力量训练阶段。一旦达到无痛全关节活动范围并且力量等于或大于75%健康侧最大力量，就可以开始这个阶段的训练。在练习过程中，注意所有活动保持正常的肩胛骨-肱骨力学机制。爆发力型运动员可能需要6~9个月才能恢复到以前的最大力量。

1. 力量训练

a. 5.7.63 力量训练：闭链，肩胛骨和肩关节下降

b. 5.7.64 力量训练：闭链，肩关节，治疗床上推拉

c. 5.7.62 力量训练：闭链，肩关节，俯卧撑

d. 5.7.61 力量训练：闭链，肩关节，初始负重，进阶到俯卧撑部分负重

e. 5.7.66 力量训练：闭链，健身器，肩关节

f. 5.7.67 力量训练：闭链，肩胛骨，肩关节屈曲，肩胛骨平面抬高，肩外展

g. 5.7.68 力量训练：闭链，肩胛骨，肩关节内旋和外旋

h. 5.7.69 力量训练：闭链，肩胛骨，肩关节，D1和D2模式

i. 5.7.70 力量训练：闭链，肩关节，药球上平板撑移动

j. 5.7.71 力量训练：闭链，肩关节，反向划船

k. 5.7.79 超等长/动态：肩关节，墙壁运球

l. 5.7.80 超等长/动态：肩关节，抛球，过头顶

m. 5.7.81 超等长/动态：肩关节，胸前传球

n. 5.7.82 超等长/动态：肩关节，卧推/地面投掷

o. 5.7.83 超等长/动态：肩关节，双手侧投

p. 5.7.84 超等长/动态：肩关节，90/90投掷

q. 5.7.85 超等长/动态：肩关节，多向接球/投掷

r. 5.7.86 超等长/动态：肩关节，抛球，头顶和向后

s. 5.7.87 超等长/动态：肩关节，俯卧撑

t. 5.7.88 超等长/动态：肩关节，猛摔

u. 5.7.89 超等长/动态：肩关节，握球蹲，借力推

v. 5.7.90 超等长/动态：肩关节，推举

w. 5.7.91 反应性神经肌肉训练和各种体式变化，肩关节

x. 酌情启动适当的间隔投掷、投球、网球和高尔夫球项目（5.7.92肩关节，投掷进阶）。

2. 全身调理

3. 开展针对体育/特定工作的练习或运动

第五阶段

返回不受限制的无症状运动。

5.8.5 肩峰下减压康复方案

该方案改编自美国南海岸骨科医院肩峰下减压康复方案。

由于结构问题而对保守治疗无反应的原发性撞击患者可能会接受肩峰下减压手术。手术可以通过

开放式或关节镜方法完成，包括去除肩峰下滑囊、松解肩峰韧带、去除或重建肩峰、去除骨刺或骨赘。

第一阶段：急性期第 0~2 周

1. 患者在手术后 0~2 周佩戴悬吊带，遵循医生的具体要求

2. 禁止抬高肩关节和主动伸手够东西，特别是进行过顶活动

3. 前 6 周患者应避免睡在患侧肩上，建议的睡姿如下 4.4 背部疼痛睡姿

   a. 俯卧，腹部下方放一个枕头

   b. 仰卧，枕头支撑在膝关节下方

   c. 侧卧，1/4 翻转仰卧

   d. 侧卧，双膝屈曲（非患侧在下）

   e. 侧卧，上方膝关节屈曲（非患侧在下）

4. 关节活动度练习，每天 3~5 次。被动关节活动度练习由治疗师指导进行：屈曲、内旋、外旋

   a. 5.4.2 关节活动度：肩关节，摆动，被动

   b. 5.4.3 关节活动度：肩关节，摇篮摇晃，被动

5. 力量训练（急性期），每天 3~5 次

   a. 5.3.3 力量训练：肩胛骨回缩和各种体式变化（单侧卧位和双侧坐位）

   b. 5.3.4 力量训练：肩胛骨回缩，上肢位于身体两侧

   c. 2.3.4 力量训练：等张收缩，收下巴

第二阶段：第 2~6 周

注意在所有活动中保持正常的肩胛骨-肱骨力学机制。

1. 禁止举起或搬东西，小心地伸手，特别是进行过顶活动和上肢远离身体的活动

2. 辅助关节活动度练习，每天 2~3 次

   a. 5.4.4 关节活动度：肩关节，锯，主动辅助

   b. 5.4.6 关节活动度：滑轮，肩关节屈曲，肩胛骨平面，肩关节外展，被动

   c. 5.4.5 关节活动度：肩关节画圈，主动辅助

   d. 5.4.19 关节活动度：肩关节屈曲和锯式，滚球，主动辅助

   e. 5.4.11 关节活动度：手杖，肩关节屈曲和肩胛骨平面活动，主动辅助

   f. 5.4.13 关节活动度：手杖，肩关节内旋、外旋和组合运动，主动辅助

   g. 5.4.9 关节活动度：手杖，肩关节画圈，主动辅助

   h. 5.4.12 关节活动度：手杖，肩外展，主动辅助

   i. 5.4.17 关节活动度：手杖，肩关节伸展，主动辅助

   j. 5.4.20 关节活动度：肩关节屈曲，墙壁滑动，主动辅助

   k. 5.4.21 关节活动度：肩关节屈曲和外展，毛巾滑动，主动辅助

   l. 5.4.22 关节活动度：肩屈曲和外展，墙壁行走，主动辅助

   m. 5.4.23 关节活动度：肩关节屈曲和外展，床面滑动，主动辅助

3. 主动关节活动度练习，每天 2~3 次

   a. 5.4.33 关节活动度：肩关节伸展，主动

   b. 5.7.24 力量训练：等张收缩，肩关节，划船（俯卧，无负重）

   c. 5.7.19 力量训练：等张收缩，肩关节，水平外展，躯干前屈（无负重）

   d. 5.7.22 力量训练：等张收缩，肩关节外旋（无负重）

4. 力量训练（初学者温和地进行）

   5.7.1 力量训练：等长收缩，肩关节，另一只手抵抗，6 种体式

第三阶段：第 6~12 周

注意在所有活动中保持正常的肩胛骨-肱骨力学机制。

1. 热身（初始进行 1~2 分钟）

   5.4.1 关节活动度：肩关节，热身，上肢测力器，主动辅助

2. 主动活动度练习，每周 3~5 次

   a. 5.4.28 关节活动度：肩关节屈曲，主动

   b. 5.4.29 关节活动度：肩关节外展，主动

   c. 5.4.34 关节活动度：肩关节，肩胛骨平面，主动

   d. 5.4.35 关节活动度：肩关节，肩胛骨平面 8 字，主动

   e. 5.4.36 关节活动度：肩关节内旋和外旋，主动

   f. 5.4.38 关节活动度：肩关节，PNF 的 D1 和 D2，主动

3. 力量训练（根据每个患者的耐受程度进行进阶）

   a. 5.7.3 力量训练：等长收缩，肩关节屈曲过头顶

   b. 5.7.4 力量训练：等长收缩，肩关节内旋，多角度中立位，门口

c. 5.7.5　力量训练：等长收缩，肩关节外旋，多角度中立位，门口

d. 5.7.6　力量训练：等长收缩，肩关节内旋，多角度外展和屈曲

e. 5.7.7　力量训练：等长收缩，肩关节外旋，多角度外展和屈曲

f. 5.7.8　力量训练：等长收缩，肩水平外展和内收

g. 5.7.9　力量训练：等长收缩，肩上步行

h. 5.7.10　力量训练：等张收缩，肩关节屈曲

i. 5.7.11　力量训练：等张收缩，肩胛骨平面

j. 5.7.12　力量训练：等张收缩，肩关节外展

k. 5.7.21　力量训练：等张收缩，肩关节内旋

l. 5.7.22　力量训练：等张收缩，肩关节外旋

m. 5.7.36　力量训练：等张收缩，弹力带，肩关节屈曲，肩胛骨平面，外展和各种体式变化（从低于肩部水平位置/90°以下开始）

n. 5.7.13　力量训练：等张收缩，肩关节伸展

o. 5.7.39　力量训练：等张收缩，弹力带，肩关节内旋和各种体式变化

p. 5.7.41　力量训练：等张收缩，弹力带，肩关节外旋和各种体式变化

4. 肩胛肌群力量训练

a. 5.3.4　力量训练：肩胛骨回缩，上肢位于身体两侧

b. 5.3.6　力量训练：肩胛骨回缩，上肢离开治疗床

c. 5.3.8　力量训练：肩胛骨回缩，"W"或"蝙蝠翼"

d. 5.3.9　力量训练：肩胛骨回缩，墙上天使

e. 5.3.11　力量训练：弹力带，孤立肩胛骨回缩运动

f. 5.3.12　力量训练：弹力带，肩胛骨划船和各种体式变化

g. 5.7.19　力量训练：等张收缩，肩关节，水平外展，躯干前屈

h. 5.7.20　力量训练：等张收缩，肩关节，水平外展，强调减速

i. 5.7.24　力量训练：等张收缩：肩关节，划船（俯卧）

j. 5.7.27　力量训练：等张收缩，肩袖肌群，4种体式

5. 拉伸练习

a. 5.6.8　拉伸：肩水平内收肌，毛巾卷和瑜伽球

b. 5.6.4　拉伸：肩关节水平外展肌

c. 5.6.5　拉伸：肩关节水平内收肌，门框

d. 2.2.3　拉伸：自助式颈椎侧屈

e. 2.2.7　拉伸：颈椎屈曲和旋转

6. 自我关节松动（根据关节囊受限的方向可以增加其他关节松动方法）

a. 5.5.2　自助式关节松动/拉伸：通过重物分离肩关节

b. 5.5.3　自助式关节松动/拉伸：通过拉椅子分离肩关节

第四阶段：在第12周开始

运动专项训练，并重返正常活动阶段。注意所有活动保持正常的肩胛骨－肱骨力学机制。

1. 肩部力量训练进阶

a. 5.7.21　力量训练：等张收缩，肩关节内旋

b. 5.7.22　力量训练：等张收缩，肩关节外旋

c. 5.7.23　力量训练：等张收缩，肩关节外旋90/90

d. 5.7.25　力量训练：等张收缩，肩关节，肩部推举（俯卧）

e. 5.7.28　力量训练：等张收缩，肩关节，斜举D1和D2

f. 5.7.34　力量训练：等张收缩，弹力带和器械，肩关节，横向下拉

g. 5.7.38　力量训练：等张收缩，弹力带，肩关节伸展

h. 5.7.39　力量训练：等张收缩，弹力带，肩关节内旋和各种体式变化

i. 5.7.41　力量训练：等张收缩，弹力带，肩关节外旋和各种体式变化

j. 5.7.42　力量训练：等张收缩，弹力带，肩关节，PNF的D1和D2组合模式

k. 5.7.47　力量训练：等张收缩，弹力带，肩关节撤回

l. 5.7.63　力量训练：闭链，肩胛骨和肩关节下降

m. 5.7.64　力量训练：闭链，肩关节，治疗床上推拉

n. 5.7.61　力量训练：闭链，肩关节，初始负重，进阶为俯卧撑部分负重

o. 5.7.62　力量训练：闭链，肩关节，俯卧撑

2. 肩胛肌群力量训练进阶

a. 5.3.5　力量训练：肩胛骨回缩，"T"、"Y"和"I"，以及各种体式变化

b. 5.3.13 力量训练: 弹力带, 肩胛骨和肩关节后部, 过头顶下拉

c. 5.3.14 力量训练: 弹力带, 肩胛骨和肩袖肌群, 回缩和外旋

d. 5.3.15 力量训练: 弹力带, 肩胛骨, 冲拳

e. 5.3.16 力量训练: 弹力带, 肩胛骨, 动态拥抱

f. 5.3.17 力量训练: 弹力带, 前锯肌滑移

g. 5.3.18 力量训练: 弹力带, 肩胛骨时钟

h. 5.3.19 力量训练: 弹力带, 肩胛骨 V 形

i. 5.3.22 力量训练: 肩胛骨, 上肢抬起

j. 5.3.21 力量训练: 肩胛骨, 俯卧撑加强版 (高级)

k. 5.7.66 力量训练: 闭链, 健身器, 肩关节

l. 5.7.67 力量训练: 闭链, 肩胛骨, 肩关节屈曲, 肩胛骨平面抬高, 肩外展

m. 5.7.68 力量训练: 闭链, 肩胛骨, 肩关节内旋和外旋

n. 5.7.69 力量训练: 闭链, 肩胛骨, 肩关节, D1 和 D2 模式

o. 5.7.70 力量训练: 闭链, 肩关节, 药球上平板撑移动

p. 5.7.71 力量训练: 闭链, 肩关节, 反向划船

q. 5.7.79 超等长/动态: 肩关节, 墙壁运球

r. 5.7.80 超等长/动态: 肩关节, 抛球, 过头顶

s. 5.7.81 超等长/动态: 肩关节, 胸前传球

t. 5.7.82 超等长/动态: 肩关节, 卧推/地面投掷

u. 5.7.83 超等长/动态: 肩关节, 双手侧投

v. 5.7.84 超等长/动态: 肩关节, 90/90 投掷

w. 5.7.85 超等长/动态: 肩关节, 多向接球/投掷

x. 5.7.86 超等长/动态: 肩关节, 抛球, 头顶和向后

y. 5.7.87 超等长/动态: 肩关节, 俯卧撑

z. 5.7.88 超等长/动态: 肩关节, 猛摔

aa. 5.7.89 超等长/动态: 肩关节, 握球蹲, 借力推

ab. 5.7.90 超等长/动态: 肩关节, 推举

ac. 5.7.91 反应性神经肌肉训练和各种体式变化, 肩关节

ad. 5.7.92 肩关节, 投掷进阶

第五阶段

返回不受限制的无症状运动。

5.8.6 Bankart 修复康复方案

该方案改编自美国南海岸骨科医院 (2016 年) 的 Bankhart 方案和 Stone 诊所 (2016 年) 的 Bankhart 方案。

Bankart 病变是指前下盂唇损伤, 通常是由于盂肱关节脱位导致盂唇在前盂缘脱离。这可能是创伤事件引起肱骨头被迫极度外展和外旋或水平外展造成的。盂唇向前脱离也会造成盂肱关节前部不稳定。手术修复方法包括修复撕裂的盂唇 (Bankart 修复), 并且可能与韧带收紧修复相结合, 这些韧带会由于脱位 (关节囊脱位) 而拉伸或撕裂。在创伤性脱位期间也可能发生肩袖撕裂, 并且在手术期间也可能进行肩袖撕裂的修复。由于具有脱位史和未来可能的不稳

定性, 患者是否应该在手术后固定数周或术后第 1 天就开始康复 (被认为是激进方案) 一直存在争议。

建议治疗师在实施康复方案之前了解每位患者所进行的具体修复。Bankart 修复的一般康复方案如下。由于手术不同, 医生的相关要求和建议应该被考虑到。

注意事项

1. 如有规定, 确保符合悬吊带使用要求
2. 至少在 4~6 周内禁止肩伸展或外旋
3. 对于后方修复: 至少在 4 周内避免进行任何内旋活动, 并且在 5~12 周内不进行较大力的内旋活动
4. 12 周内不进行被动的大幅度的外旋拉伸或伸展拉伸

术后第 1~5 天

1. 禁止进行导致症状增加的任何活动
2. 睡姿: 睡在患侧的肩上会加重手术部位伤口。建议的睡姿如下

4.4 背部疼痛睡姿

> **证据在哪里?**
>
> 与手术后固定 3 周的患者相比, 金等人 (Kim et al., 2003) 在选定的一组患者中研究发现, 手术后即刻进行康复并不影响复发率。金及其同事发现, 无论早期康复是否实施, 两组患者的最终结果大致相同; 然而, 早期康复的患者其术后疼痛评分较低。

a. 俯卧，腹部下方放一个枕头

　b. 仰卧，枕头支撑在膝关节下方

　c. 侧卧，1/4 翻转仰卧

　d. 侧卧，双膝屈曲（非患侧在下）

　e. 侧卧，上方膝关节屈曲（非患侧在下）

3. 治疗师指导患者进行肩屈曲至 90° 的被动关节活动

4. 关节活动度

　a. 5.4.2 关节活动度：肩关节，摆动，被动

　b. 5.9.3 关节活动度：肘关节屈曲和伸展，主动

　c. 5.9.5 关节活动度：前臂旋前和旋后，被动和主动辅助

　d. 5.14.1 关节活动度：腕关节和手指关节活动，被动和主动

5. 拉伸方法

　a. 2.2.3 拉伸：自助式颈椎侧屈

　b. 2.2.7 拉伸：颈椎屈曲和旋转

6. 姿势纠正

　a. 5.3.4 力量训练：肩胛骨回缩，上肢位于身体两侧

　b. 2.3.4 力量训练：等张收缩，收下巴

7. 整个康复过程中进行有氧训练

　a. 骑固定自行车

　b. 使用健身器

　c. 患侧手臂不负重的椭圆机运动

术后第 6~14 天

1. 肩关节屈曲和肩胛骨平面（90° 以下）的被动活动和主动活动

2. 力量训练（初学者在急性期）

　50%~60% 的收缩强度，5.7.1 力量训练：等长收缩，肩关节，另一只手抵抗，6 种体式或 5.7.2 力量训练：等长收缩，墙壁抵抗，5 种体式

术后第 2~4 周

1. 肩关节屈曲和肩胛骨平面（90° 以下）的被动活动和主动活动

2. 继续进行等长收缩和腕关节/前臂活动

3. 肘关节周围肌肉力量训练

　5.12.10 力量训练：等张收缩，肘关节屈曲（高重复，低负荷）

4. 肩胛骨开始活动和力量训练

　a. 5.3.3 力量训练：肩胛骨回缩和各种体式变化（单侧卧位和双侧坐位）

　b. 5.1.5 关节活动度：肩胛骨抬高

　c. 5.1.6 关节活动度：肩胛骨下降

5. 早期负重

　5.7.61 力量训练：闭链，肩关节，初始负重，进阶到俯卧撑部分负重

术后第 4~6 周

1. 热身（开始进行 1~2 分钟，注意肩胛骨–肱骨力学机制）

　5.4.1 关节活动度：肩关节，热身，上肢测力器，主动辅助

2. 关节活动度：肩关节屈曲，肩胛骨平面，外展的被动关节活动和主动关节活动

　a. 5.4.6 关节活动度：滑轮，肩关节屈曲，肩胛骨平面，肩关节外展，被动

　b. 5.4.5 关节活动度：肩关节画圈，主动辅助

　c. 5.4.11 关节活动度：手杖，肩关节屈曲和肩胛骨平面活动，主动辅助

　d. 5.4.12 关节活动度：手杖，肩外展，主动辅助

　e. 5.4.23 关节活动度：肩关节屈曲和外展，床面滑动，主动辅助

　f. 5.4.21 关节活动度：肩关节屈曲和外展，毛巾滑动，主动辅助

　g. 5.4.22 关节活动度：肩屈曲和外展，墙壁行走，主动辅助

　h. 5.4.20 关节活动度：肩关节屈曲，墙壁滑动，主动辅助

3. 继续进行等长收缩活动，75%~90% 的收缩强度，以及腕关节和前臂活动

4. 主动肩关节屈曲和肩胛骨平面活动

　a. 5.4.28 关节活动度：肩关节屈曲，主动

　b. 5.4.34 关节活动度：肩关节，肩胛骨平面，主动

5. 本体感觉训练

　5.1.4 关节活动度：墙上肩胛骨画圈和写字母，使用球

术后第 6~8 周：继续前面几周的训练内容

1. 热身

　5.4.1 关节活动度：肩关节，热身，上肢测力器，主动辅助

2. 关节活动度：可以开始轻度的被动和主动辅助下的肩关节伸展、内旋和外旋活动

　a. 5.4.13 关节活动度：手杖；肩关节内旋、外旋

和组合运动，主动辅助

  b. 5.4.17 关节活动度：手杖，肩关节伸展，主动辅助

3. 肩关节主动外展活动练习和组合练习

  a. 5.4.29 关节活动度：肩关节外展，主动

  b. 5.4.35 关节活动度：肩关节，肩胛骨平面8字，主动

  c. 5.4.37 关节活动度：侧卧肩画圈，主动

4. 闭链下的盂肱关节稳定性练习

  a. 5.7.67 力量训练：闭链，肩胛骨，肩关节屈曲，肩胛骨平面抬高，肩外展

  b. 5.7.58 力量训练：闭链，肩关节，重心转移

  c. 5.7.60 力量训练：闭链，肩关节，交替上肢抬起

5. 肩关节周围肌肉力量训练

  a. 5.7.10 力量训练：等张收缩，肩关节屈曲

  b. 5.7.11 力量训练：等张收缩，肩胛骨平面

  c. 5.7.12 力量训练：等张收缩，肩关节外展

  d. 5.7.36 力量训练：等张收缩，弹力带，肩关节屈曲，肩胛骨平面，外展和各种体式变化（从低于肩部水平位置/90°以下开始）

  e. 5.7.19 力量训练：等张收缩，肩关节，水平外展，躯干前屈

  f. 5.7.20 力量训练：等张收缩，肩关节，水平外展，强调减速

  g. 5.7.24 力量训练：等张收缩，肩关节，划船（俯卧）

  h. 5.7.27 力量训练：等张收缩，肩袖肌群，4种体式

  i. 5.3.4 力量训练：肩胛骨回缩，上肢位于身体两侧

6 在整个康复过程进行有氧训练

初始阶段可以在游泳池进行前臂抗阻练习，或蹬自行车和低强度慢跑

术后第8~12周：继续之前几周的训练内容

1. 关节活动度：可以开始主动肩外旋、内旋和伸展练习

  a. 5.4.33 关节活动度：肩关节伸展，主动

  b. 5.4.36 关节活动度：肩关节内旋和外旋，主动

2. 闭链下的盂肱关节稳定性练习

  a. 5.7.67 力量训练：闭链，肩胛骨，肩关节屈曲，肩胛骨平面抬高，肩外展

  b. 5.7.58 力量训练：闭链，肩关节，重心转移

  c. 5.7.60 力量训练：闭链，肩关节，交替上肢抬起

3. 拉伸练习

  5.6.5 拉伸：肩关节水平内收肌，门框

4. 肩关节周围肌肉力量训练

  a. 5.7.22 力量训练：等张收缩，肩关节外旋

  b. 5.7.21 力量训练：等张收缩，肩关节内旋

  c. 5.7.13 力量训练：等张收缩，肩关节伸展

  d. 5.7.21 力量训练：等张收缩，肩关节内旋

  e. 5.7.22 力量训练：等张收缩，肩关节外旋

  f. 5.7.91 反应性神经肌肉训练和各种体式变化，肩关节（仅进行下述几种体式）

    i. 肩内旋/外旋节律稳定性训练，侧卧肩中立位

    ii. 肩内旋/外旋节律稳定性训练，仰卧肩中立位

    iii. 仰卧肩屈曲或肩胛骨平面的节律稳定性训练

  g. 5.7.19 力量训练：等张收缩，肩关节，水平外展，躯干前屈

  h. 5.7.20 力量训练：等张收缩，肩关节，水平外展，强调减速

  i. 5.7.24 力量训练：等张收缩：肩关节，划船（俯卧）

  j. 5.7.27 力量训练：等张收缩，肩袖肌群，4种体式

  k. 5.7.25 力量训练：等张收缩，肩关节，肩部推举（俯卧）

  l. 5.7.28 力量训练：等张收缩，肩关节，斜举D1和D2

  m. 5.7.34 力量训练：等张收缩，弹力带和器械，肩关节，横向下拉

  n. 5.7.38 力量训练：等张收缩，弹力带，肩关节伸展

  o. 5.7.39 力量训练：等张收缩，弹力带，肩关节内旋和各种体式变化

  p. 5.7.41 力量训练：等张收缩，弹力带，肩关节外旋和各种体式变化

  q. 5.7.42 力量训练：等张收缩，弹力带，肩关节，PNF的D1和D2组合模式

  r. 5.7.47 力量训练：等张收缩，弹力带，肩关节撤回

  s. 5.7.64 力量训练：闭链，肩关节，治疗床上推拉

  t. 5.7.61 力量训练：闭链，肩关节，初始负重，进阶到俯卧撑部分负重

5. 肩胛骨周围肌肉力量训练

a. 5.3.5 力量训练：肩胛骨回缩，"T"、"Y"和"I"，以及各种体式变化

b. 5.3.13 力量训练：弹力带，肩胛骨和肩关节后部，过头顶下拉

c. 5.3.14 力量训练：弹力带，肩胛骨和肩袖肌群，回缩和外旋

d. 5.3.15 力量训练：弹力带，肩胛骨，冲拳

e. 5.3.16 力量训练：弹力带，肩胛骨，动态拥抱

f. 5.3.17 力量训练：弹力带，前锯肌滑移

g. 5.3.18 力量训练：弹力带，肩胛骨时钟

h. 5.3.19 力量训练：弹力带，肩胛骨V形

i. 5.3.22 力量训练：肩胛骨，上肢抬起

j. 5.3.21 力量训练：肩胛骨，俯卧撑加强版（高级）

6. 在整个康复过程进行有氧训练

可以开始跑步，骑公路自行车或山地自行车也可以，不进行弹射性前臂活动

术后第3~6个月

1. 可以开始低强度投掷和更剧烈的运动，在所有运动中纠正错误的力学机制

2. 力量训练

a. 5.7.39 力量训练：等张收缩，弹力带，肩关节内旋和各种体式变化（谨慎地进行45°以上和90°以上的活动）

b. 5.7.41 力量训练：等张收缩，弹力带，肩关节外旋和各种体式变化（谨慎地进行45°以上和90°以上的活动）

c. 5.7.66 力量训练：闭链，健身器，肩关节

d. 5.7.67 力量训练：闭链，肩胛骨，肩关节屈曲，肩胛骨平面抬高，肩外展

e. 5.7.68 力量训练：闭链，肩胛骨，肩关节内旋和外旋

f. 5.7.69 力量训练：闭链，肩胛骨，肩关节，D1和D2模式

g. 5.7.71 力量训练：闭链，肩关节，反向划船

h. 5.7.79 超等长/动态：肩关节，墙壁运球

i. 5.7.80 超等长/动态：肩关节，抛球，过头顶

j. 5.7.81 超等长/动态：肩关节，胸前传球

k. 5.7.82 超等长/动态：肩关节，卧推/地面投掷

l. 5.7.83 超等长/动态：肩关节，双手侧投

m. 5.7.84 超等长/动态：肩关节，90/90投掷

n. 5.7.85 超等长/动态：肩关节，多向接球/投掷

o. 5.7.86 超等长/动态：肩关节，抛球，头顶和向后

p. 5.7.87 超等长/动态：肩关节，俯卧撑

q. 5.7.88 超等长/动态：肩关节，猛摔

r. 5.7.89 超等长/动态：肩关节，握球蹲，借力推

s. 5.7.90 超等长/动态：肩关节，推举

t. 5.7.91 反应性神经肌肉训练和各种体式变化，肩关节

u. 5.7.92 肩关节，投掷进阶

术后第6个月

增加投掷训练，在力学机制、身体状态和力量允许的情况下进行投掷运动。

5.8.7 上盂唇自前向后损伤（SLAP损伤）修复方案

该方案改编自马克·谢里（Marc Sherry）（PT、DPT）和威斯康星大学运动医学医师组。

上盂唇由前向后撕裂或SLAP损伤，与肱二头肌肌腱长头近端附着处的撕裂有关。由于伴随单向或多向不稳定性，手术修复的表现在稳定方面和重建过程中可能会有所不同。

注意事项

1. 确保遵守医嘱要求进行固定。患者可能会根据手术程序的不同，而产生不同的固定位置

2. 避免在肱二头肌上施压，6周后进行肘关节伸展伴肩关节伸展活动

3. 至少在6周内不进行肱二头肌的等张收缩活动

4. 在前6周，将肩外旋限制在肩外展40°以内

5. 在8~12周内，不进行被动肩外展伴外旋组合或肩伸展活动，之后进行时也必须非常谨慎

6. 在8~12周内不进行上肢抬高活动

第一阶段：第0~6周

1. 睡眠姿势

4.4 背部疼痛睡姿

a. 俯卧，腹部下方放一个枕头

b. 仰卧，枕头支撑在膝关节下方

c. 侧卧，1/4 翻转仰卧

2. 肩关节被动屈曲

a. 0~2 周，0°~60°

b. 2~4 周，0°~90°

c. 4~6 周，0°~130°

3. 关节活动度

a. 5.4.2 关节活动度：肩关节，摆动，被动

b. 5.9.3 关节活动度：肘关节屈曲和伸展，主动

c. 5.9.5 关节活动度：前臂旋前和旋后，被动和主动辅助

d. 5.14.1 关节活动度：腕关节和手指关节活动，被动和主动

4. 拉伸练习

a. 2.2.3 拉伸：自助式颈椎侧屈

b. 2.2.7 拉伸：颈椎屈曲和旋转

5. 姿势纠正

a. 5.3.3 力量训练：肩胛骨回缩和各种体式变化（单侧侧卧，双侧仅坐位）

b. 2.3.4 力量训练：等张收缩，收下巴

6. 整个康复过程中进行有氧训练

a. 骑固定自行车

b. 步行（没有斜坡）

第二阶段：第 6~12 周

1. 关节活动度

a. 5.4.6 关节活动度：滑轮，肩关节屈曲，肩胛骨平面，肩关节外展，被动

b. 5.4.19 关节活动度：肩关节屈曲和锯式，滚球，主动辅助

c. 5.4.12 关节活动度：手杖，肩外展，主动辅助

d. 5.4.23 关节活动度：肩关节屈曲和外展，床面滑动，主动辅助

e. 5.1.4 关节活动度：墙上肩胛骨画圈和写字母，使用球

f. 5.4.13 关节活动度：手杖，肩关节内旋、外旋和组合运动，主动辅助

g. 8~10 周：5.4.28 关节活动度：肩关节屈曲，主动

h. 8~10 周：5.4.34 关节活动度：肩关节，肩胛骨平面，主动

i. 8~10 周：5.4.29 关节活动度：肩关节外展，主动

j. 8~10 周：5.4.35 关节活动度：肩关节，肩胛骨平面 8 字，主动

k. 8~10 周：5.4.37 关节活动度：侧卧肩画圈，主动

l. 8~10 周：5.1.4 关节活动度：墙上肩胛骨画圈和写字母，使用球

2. 力量训练

a. 5.7.1 力量训练：等长收缩，肩关节，另一只手抵抗，6 种体式

b. 逐渐进阶到 5.7.5 力量训练：等长收缩，肩关节外旋，多角度中立位，门口

c. 逐渐进阶到 5.7.4 力量训练：等长收缩，肩关节内旋，多角度中立位，门口

3. 肩胛骨运动和力量训练

a. 5.3.4 力量训练：肩胛骨回缩，上肢位于身体两侧

b. 5.1.5 关节活动度：肩胛骨抬高

c. 5.1.6 关节活动度：肩胛骨下降

4. 早期负重训练

5.7.61 力量训练：闭链，肩关节，初始负重，进阶到俯卧撑部分负重

术后第 12~16 周

1. 热身（初始进行 1~2 分钟，注意肩胛骨 – 肱骨力学机制）

5.4.1 关节活动度：肩关节，热身，上肢测力器，主动辅助

2. 关节活动度

a. 5.4.17 关节活动度：手杖，肩关节伸展，主动辅助

b. 5.4.33 关节活动度：肩关节伸展，主动

c. 5.4.36 关节活动度：肩关节内旋和外旋，主动

3. 闭链下的盂肱关节稳定性训练

a. 5.7.67 力量训练：闭链，肩胛骨，肩关节屈曲，肩胛骨平面抬高，肩外展

b. 5.7.58 力量训练：闭链，肩关节，重心转移

c. 5.7.60 力量训练：闭链，肩关节，交替上肢抬起

4. 肩关节周围肌肉力量训练

a. 5.7.10 力量训练：等张收缩，肩关节屈曲

b. 5.7.11 力量训练：等张收缩，肩胛骨平面

c. 5.7.12 力量训练：等张收缩，肩关节外展

d. 5.7.36 力量训练：等张收缩，弹力带，肩关节屈曲，肩胛骨平面，外展和各种体式变化（从低于肩部水平位置 /90° 以下开始）

e. 5.7.19 力量训练：等张收缩，肩关节，水平外

展，躯干前屈

f. 5.7.20　力量训练：等张收缩，肩关节，水平外展，强调减速

g. 5.7.24　力量训练：等张收缩，肩关节，划船（俯卧）

h. 5.7.27　力量训练：等张收缩，肩袖肌群，4 种体式

i. 5.7.22　力量训练：等张收缩，肩关节外旋

j. 5.7.21　力量训练：等张收缩，肩关节内旋

k. 5.7.13　力量训练：等张收缩，肩关节伸展

l. 5.7.91　反应性神经肌肉训练和各种体式变化，肩关节（仅进行下述几种体式）

  i.　肩内旋/外旋节律稳定性训练，侧卧肩中立位

  ii.　肩内旋/外旋节律稳定性训练，仰卧肩中立位

  iii.　肩内旋/外旋节律稳定性训练，仰卧肩关节外展30°（肩胛骨平面）

  iv.　侧卧肩外展节律稳定性训练

m. 5.7.39　力量训练：等张收缩，弹力带，肩关节内旋和各种体式变化

n. 5.7.38　力量训练：等张收缩，弹力带，肩关节伸展

o. 5.7.41　力量训练：等张收缩，弹力带，肩关节外旋和各种体式变化

p. 5.7.79　超等长/动态：肩关节，墙壁运球

5. 肩胛骨周围肌肉力量训练

a. 5.3.4　力量训练：肩胛骨回缩，上肢位于身体两侧

b. 5.3.5　力量训练：肩胛骨回缩，"T"、"Y" 和 "I"，以及各种体式变化

c. 5.3.13　力量训练：弹力带，肩胛骨和肩关节后部，过头顶下拉

d. 5.3.14　力量训练：弹力带，肩胛骨和肩袖肌群，回缩和外旋

e. 5.3.15　力量训练：弹力带，肩胛骨，冲拳

f. 5.3.16　力量训练：弹力带，肩胛骨，动态拥抱

g. 5.3.17　力量训练：弹力带，前锯肌滑移

h. 5.3.18　力量训练：弹力带，肩胛骨时钟

i. 5.3.19　力量训练：弹力带，肩胛骨V形

j. 5.3.22　力量训练：肩胛骨，上肢抬起

术后第16周

1. 拉伸练习

  5.6.5　拉伸：肩关节水平内收肌，门框

2. 肩关节周围肌肉力量训练

a. 5.7.25　力量训练：等张收缩，肩关节，肩部推举（俯卧）

b. 5.7.28　力量训练：等张收缩，肩关节，斜举D1和D2

c. 5.7.39　力量训练：等张收缩，弹力带，肩关节内旋和各种体式变化（在45°以上和90°以上范围要谨慎）

d. 5.7.41　力量训练：等张收缩，弹力带，肩关节外旋和各种体式变化（在45°以上和90°以上范围要谨慎）

e. 5.7.34　力量训练：等张收缩，弹力带和器械，肩关节，横向下拉

f. 5.7.42　力量训练：等张收缩，弹力带，肩关节，PNF的D1和D2组合模式

g. 5.7.47　力量训练：等张收缩，弹力带，肩关节撤回

h. 5.7.64　力量训练：闭链，肩关节，治疗床上推拉

i. 5.7.61　力量训练：闭链，肩关节，初始负重，进阶到俯卧撑部分负重

j. 5.3.21　力量训练：肩胛骨，俯卧撑加强版（高级）

k. 5.7.66　力量训练：闭链，健身器，肩关节

l. 5.7.67　力量训练：闭链，肩胛骨，肩关节屈曲，肩胛骨平面抬高，肩外展

m. 5.7.68　力量训练：闭链，肩胛骨，肩关节内旋和外旋

n. 5.7.69　力量训练：闭链，肩胛骨，肩关节，D1和D2模式

o. 5.7.71　力量训练：闭链，肩关节，反向划船

p. 5.7.80　超等长/动态：肩关节，抛球，过头顶

q. 5.7.81　超等长/动态：肩关节，胸前传球

r. 5.7.82　超等长/动态：肩关节，卧推/地面投掷

s. 5.7.83　超等长/动态：肩关节，双手侧投

t. 5.7.84　超等长/动态：肩关节，90/90投掷

u. 5.7.85　超等长/动态：肩关节，多向接球/投掷

v. 5.7.86　超等长/动态：肩关节，抛球，头顶和向后

w. 5.7.87　超等长/动态：肩关节，俯卧撑

x. 5.7.88　超等长/动态：肩关节，猛摔

y. 5.7.89　超等长/动态：肩关节，握球蹲，借力推

z. 5.7.90　超等长/动态：肩关节，推举

aa. 5.7.91 反应性神经肌肉训练和各种体式变化，肩关节

ab. 5.7.92 肩关节，投掷进阶

5.8.8 Bankart修复术后康复方案

该方案根据凯文·威尔克（Kevin Wilk）（PT、DPT）及其同事的意见改编（Wilk et al., 2006）。

肩关节是身体中最常见的脱臼关节。前脱位占肩关节脱位的94%~98%（Wen, 1999年）。肩关节前脱位可能与许多病变有关，如Bankart病变、肩袖撕裂、Hill Sachs病变或大结节骨折。有研究表明，早期处理相关损伤可以更好地恢复肩部功能（Atef, El-Tantawy, Gad and Hefeda, 2016）。

证据在哪里？

阿提夫等人（Atef et al., 2016）研究了240名创伤性前盂肱关节脱位患者，其中144名患者报告了相关病变。其中，肩袖撕裂是最常见的损伤（67例），34例为孤立性，33例合并其他病变；38名患者出现腋神经损伤（8例为孤立性损伤，30例为合并性损伤）；还有37名患者有大结节骨折（15例合并腋神经损伤，22例为孤立性骨折）。所有Hill Sachs和Bankart病变均为合并损伤，无孤立病例。相关损伤的发生率与年龄、损伤机制和患侧有显著相关性。

首次创伤性发作患者的康复过程将根据患者的症状进行，重点是早期控制关节活动度，减少肌肉痉挛并提供保护，缓解疼痛。创伤性不稳定的患者通常有反复受伤史和症状，如肩关节松弛或执行特定任务困难。这些患者的康复应侧重于早期本体感觉训练、动态稳定性训练、神经肌肉控制训练、肩胛肌群训练和力量强化训练，以增强动态稳定性（Wilk, Macrina and Reinold, 2006）。力量训练被证明可以改善关节位置觉和提升肩部神经肌肉控制能力（Salles et al., 2015）。库尔斯等人（Cools et al., 2016）对科学证据进行综述后指出，根据不稳定模式的具体特征、严重程度、复发情况和方向，治疗方法可能需要根据运动员的需要和要求进行调整。一般来说，应注意：恢复肩袖力量和肌间平衡，重点是肩外旋肌群的离心力量；肩关节旋转活动度正常化，特别是内旋关节活动度；优化肩胛肌群的柔韧性和肌肉性能；逐渐增加肩带的功能性运动特定负荷。功能性动力链应贯穿康复计划的所

有阶段。重返赛场应基于对关节活动度、力量和功能的主观评估以及客观测量（Cools et al., 2016）。

注意事项

1. 确保遵守固定要求
2. 不要拉伸受伤的关节囊
3. 前脱位：限制肩外旋、伸展、水平外展
4. 前脱位：在医生许可前，绝对不能合并进行肩外展或外旋（8~16周）
5. 后脱位：限制肩内旋和水平内收

第一阶段：第0~6周

1. 睡眠姿势
2. 不要睡在患侧

   4.4 背部疼痛睡姿

   a. 俯卧，腹部下方放一个枕头

   b. 仰卧，枕头支撑在膝关节下方

   c. 侧卧，1/4翻转仰卧
3. 温和的被动活动，没有拉伸

   屈曲，肩胛骨平面抬高，肩胛骨平面外展、内旋和外旋（30°外展）。
4. 关节活动度：所有活动在无痛范围内进行

   a. 5.4.2 关节活动度：肩关节，摆动，被动

   b. 5.4.6 关节活动度：滑轮，肩关节屈曲，肩胛骨平面，肩关节外展，被动

   c. 5.9.3 关节活动度：肘关节屈曲和伸展，主动

   d. 5.9.5 关节活动度：前臂旋前和旋后，被动和主动辅助

   e. 5.14.1 关节活动度：腕关节和手指关节活动，被动和主动

   f. 5.4.11 关节活动度：手杖，肩关节屈曲和肩胛骨平面活动，主动辅助

   g. 5.4.12 关节活动度：手杖，肩外展，主动辅助
5. 拉伸练习

   a. 2.2.3 拉伸：自助式颈椎侧屈

   b. 2.2.7 拉伸：颈椎屈曲和旋转

6. 姿势纠正

    a. 5.3.3 力量训练：肩胛骨回缩和各种体式变化（单侧侧卧，双侧仅坐位）

    b. 2.3.4 力量训练：等张收缩，收下巴

7. 力量训练

    a. 5.3.4 力量训练：肩胛骨回缩，上肢位于身体两侧

    b. 5.1.5 关节活动度：肩胛骨抬高

    c. 5.1.6 关节活动度：肩胛骨下降

    d. 5.7.1 力量训练：等长收缩，肩关节，另一只手抵抗，6 种体式或者 5.7.2 力量训练：等长收缩，墙壁抗阻，5 种体式

    e. 逐渐进阶到 5.7.5 力量训练：等长收缩，肩关节外旋，多角度中立位，门口（谨慎活动范围）

    f. 5.12.2 力量训练：等长收缩，肘关节屈曲

    g. 5.7.91 反应性神经肌肉训练和各种体式变化，肩关节（仅进行下述几种体式）

        i. 肩内旋/外旋节律稳定性训练，仰卧肩外展 30°（肩胛骨平面）

        ii. 仰卧肩屈曲或肩胛骨平面的节律稳定性训练（仅在肩胛骨平面内进行，且只进行肩屈曲或伸展方向）

    h. 5.7.61 力量训练：闭链，肩关节，初始负重，进阶到俯卧撑部分负重

第二阶段

    当患者满足以下条件时可以进入第二阶段。

- 被动关节活动度接近最大值：外旋可能仍受到限制
- 最小的疼痛
- 手动肌肉力量测试中，肩外旋、内旋、屈曲和外展力量达健康时力量的 4/5
- 具有基线本体感觉和动态稳定性

1. 继续温和的被动活动——没有拉伸

2. 关节活动度（无痛范围）

    a. 5.4.19 关节活动度：肩关节屈曲和锯式，滚球，主动辅助

    b. 5.4.23 关节活动度：肩关节屈曲和外展，床面滑动，主动辅助

    c. 5.4.13 关节活动度：手杖，肩关节内旋、外旋和组合运动，主动辅助

    d. 5.4.28 关节活动度：肩关节屈曲，主动

    e. 5.4.34 关节活动度：肩关节，肩胛骨平面，主动

    f. 5.4.29 关节活动度：肩关节外展，主动

    g. 5.4.33 关节活动度：肩关节伸展，主动

    h. 5.4.36 关节活动度：肩关节内旋和外旋，主动

    i. 5.4.35 关节活动度：肩关节，肩胛骨平面 8 字，主动

3. 肩胛骨运动和力量训练

    a. 5.4.37 关节活动度：侧卧肩画圈，主动

    b. 5.3.4 力量训练：肩胛骨回缩，上肢位于身体两侧

4. 肩关节周围肌肉力量训练

    a. 5.7.10 力量训练：等张收缩，肩关节屈曲

    b. 5.7.11 力量训练：等张收缩，肩胛骨平面

    c. 5.7.12 力量训练：等张收缩，肩关节外展

    d. 5.7.22 力量训练：等张收缩，肩关节外旋

    e. 5.7.36 力量训练：等张收缩，弹力带，肩关节屈曲，肩胛骨平面，外展和各种体式变化（从低于肩部水平/90° 以下开始）

    f. 5.7.39 力量训练：等张收缩，弹力带，肩关节内旋和各种体式变化（中立位）

    g. 5.7.41 力量训练：等张收缩，弹力带，肩关节外旋和各种体式变化（中立位）

    h. 5.7.19 力量训练：等张收缩，肩关节，水平外展，躯干前屈

    i. 5.7.61 力量训练：闭链，肩关节，初始负重，进阶到俯卧撑部分负重

    j. 5.7.91 反应性神经肌肉训练和各种体式变化，肩关节（仅进行下述几种体式）

        i. 侧卧肩外展节律稳定性训练

        ii. 仰卧肩屈曲或肩胛骨平面的节律稳定性训练

5. 肘关节力量训练

    a. 5.12.10 力量训练：等张收缩，肘关节屈曲

    b. 力量训练：弹力带，肱三头肌下压

6. 肩胛肌群力量训练

    a. 5.7.24 力量训练：等张收缩，肩关节，划船（俯卧）

    b. 5.3.6 力量训练：肩胛骨回缩，上肢离开治疗床

    c. 5.3.12 力量训练：弹力带，肩胛骨划船和各种体式变化

    d. 5.3.17 力量训练：弹力带，前锯肌滑移

    e. 5.3.19 力量训练：弹力带，肩胛骨 V 形

    f. 5.3.18 力量训练：弹力带，肩胛骨时钟

    g. 5.3.5 力量训练：肩胛骨回缩，"T"、"Y" 和 "I"

以及各种体式变化

7. 当患者力量和动作控制能力提升后，进阶到以下练习

  a. 5.4.1 关节活动度：肩关节，热身，上肢测力器，主动辅助

  b. 5.7.27 力量训练：等张收缩，肩袖肌群，4种体式

  c. 5.7.38 力量训练：等张收缩，弹力带，肩关节伸展

  d. 5.3.13 力量训练：弹力带，肩胛骨和肩关节后部，过头顶下拉

  e. 5.3.14 力量训练：弹力带，肩胛骨和肩袖肌群，回缩和外旋

  f. 5.3.15 力量训练：弹力带，肩胛骨，冲拳

  g. 5.3.16 力量训练：弹力带，肩胛骨，动态拥抱

  h. 5.3.17 力量训练：弹力带，前锯肌滑移

  i. 5.3.22 力量训练：肩胛骨，上肢抬起

  j. 5.7.39 力量训练：等张收缩，弹力带，肩关节内旋和各种体式变化

  k. 5.7.41 力量训练：等张收缩，弹力带，肩关节外旋和各种体式变化

8. 闭链负重训练

  a. 5.7.67 力量训练：闭链，肩胛骨，肩关节屈曲，肩胛骨平面抬高，肩外展

  b. 5.7.58 力量训练：闭链，肩关节，重心转移

  c. 5.7.60 力量训练：闭链，肩关节，交替上肢抬起

  d. 5.7.52 力量训练：瑜伽球，肩关节，俯卧撑，双手放在球上

9. 核心训练，针对腹部肌肉、臀肌、下背部肌肉

第三阶段

当患者满足以下条件时可以开始第三阶段的练习。

  - 全范围无痛活动
  - 没有疼痛或触痛
  - 具有良好的力量、本体感觉和动态稳定性

1. 拉伸练习

  5.6.5 拉伸：肩关节水平内收肌，门框

2. 肩关节周围肌肉力量训练

  a. 5.7.25 力量训练：等张收缩，肩关节，肩部推举（俯卧）

  b. 5.7.28 力量训练：等张收缩，肩关节，斜举D1

和D2

  c. 5.7.39 力量训练：等张收缩，弹力带，肩关节内旋和各种体式变化（在45°以上和90°以上范围要谨慎）

  d. 5.7.41 力量训练：等张收缩，弹力带，肩关节外旋和各种体式变化（在45°以上和90°以上范围要谨慎）

  e. 5.7.34 力量训练：等张收缩，弹力带和器械，肩关节，横向下拉

  f. 5.7.42 力量训练：等张收缩，弹力带，肩关节，PNF的D1和D2组合模式

  g. 5.7.47 力量训练：等张收缩，弹力带，肩关节撤回

  h. 5.7.64 力量训练：闭链，肩关节，治疗床上推拉

  i. 5.3.21 力量训练：肩胛骨，俯卧撑加强版（高级）

  j. 5.7.66 力量训练：闭链，健身器，肩关节

  k. 5.7.67 力量训练：闭链，肩胛骨，肩关节屈曲，肩胛骨平面抬高，肩外展和外旋

  l. 5.7.68 力量训练：闭链，肩胛骨，肩关节内旋和外旋

  m. 5.7.69 力量训练：闭链，肩胛骨，肩关节，D1和D2模式

  n. 5.7.71 力量训练：闭链，肩关节，反向划船

  o. 5.7.79 超等长/动态：肩关节，墙壁运球

  p. 5.7.80 超等长/动态：肩关节，抛球，过头顶

  q. 5.7.81 超等长/动态：肩关节，胸前传球

  r. 5.7.82 超等长/动态：肩关节，卧推/地面投掷

  s. 5.7.83 超等长/动态：肩关节，双手侧投

  t. 5.7.84 超等长/动态：肩关节，90/90投掷

  u. 5.7.85 超等长/动态：肩关节，多向接球/投掷

  v. 5.7.86 超等长/动态：肩关节，抛球，头顶和向后

  w. 5.7.87 超等长/动态：肩关节，俯卧撑

  x. 5.7.88 超等长/动态：肩关节，猛摔

  y. 5.7.89 超等长/动态：肩关节，握球蹲，借力推

  z. 5.7.90 超等长/动态：肩关节，推举

  aa. 5.7.91 反应性神经肌肉训练和各种体式变化，肩关节

  ab. 5.7.92 肩关节，投掷进阶

5.8.9 全肩关节置换术和反式全肩关节置换术讨论

全肩关节置换术（total shoulder arthroplasty，TSA）是一种用聚乙烯和金属部件制成的假体替换患病或受损的肩关节球窝关节的手术。"球"指的是肱骨的近端头，"窝"指的是肩胛骨的凹陷部，称为肩胛盂。反式全肩关节置换术是一种类似的手术，其中构成关节的假体球窝被逆转以治疗某些复杂的肩部问题（Roussel, Kelley, Marek and Hernandez, n.d.）。反式 TSA 为关节盂关节炎和肩袖缺陷导致的半关节成形术失败提供了一种救助型解决方案。在严重的肱骨近端骨缺损的情况下，使用肱骨近端同种异体移植物进行反式 TSA 可以提高患者满意度（Levy, Frankle, Mighell and Pupello, 2007）。全肩关节置换术是一种可靠的手术，可为所有类型的盂肱关节炎患者提供可预测的结果。当由经验丰富的外科医生进行正确的手术并进行适当的物理治疗时，大多数患者的疼痛显著减轻，功能得到显著改善。随着最近反式假体的可用性发展，肩袖损伤的患者在接受

反式 TSA 后也可能得到疼痛缓解和功能恢复效果（Kaback, Green and Blaine, 2012）。穆列里等人（Mulieri et al., 2010）发现接受标准物理治疗计划的患者与 TSA 术后接受家庭医生指导的物理治疗计划的患者相比，康复效果类似，并提出以家庭为基础，在治疗师指导下的物理治疗计划可能在 TSA 之后提供足够的康复效果，从而减低整体程序的成本（Mulieri et al., 2010）。然而，患者康复过程的进展必须根据其潜在的病理和临床表现不断修改。许多康复计划将在不同阶段之间提供时间框架，这些阶段只能用作患者的指导。物理治疗师应不断与转诊外科医生一起制定每位患者的个体化康复方案，重点是让患者在进入下一阶段之前满足某些损伤和功能标准。手术前后的患者教育至关重要，因为患者必须知道术后功能的不同水平取决于许多因素，如手术植入物类型、剩余肩袖肌群状态以及关节盂和肱骨头的骨量（Roussel et al., n.d.）

5.8.10 全肩关节置换术和反式全肩关节置换术方案

该方案改编自威尔科克斯等（Wilcox et al., 2005）。

注意事项：术后
1. 保持手术切口清洁干燥
2. 如果有医嘱，确保使用悬吊带 3~4 周
3. 仰卧位，用毛巾卷或枕头支撑手臂以避免肩关节伸展
4. 不进行主动活动，特别是向后的活动
5. 不进行肩部抬高动作
6. 不进行过度拉伸或者突然的肩部活动
7. 患侧肩部不负重
8. 3 周内不开车

术后第 1 天
1. 避免导致症状增加的任何活动
2. 睡姿：睡在患侧肩上的睡姿会使手术伤口恶化，建议的姿势如下
  4.4 背部疼痛睡姿

  a. 俯卧，腹部下方放一个枕头
  b. 仰卧，如果需要可用枕头支撑在膝关节下方
  c. 侧卧，1/4 翻转仰卧
3. 治疗师指导患者进行被动活动：在耐受范围内进行肩关节屈曲，外旋（肩胛骨平面），角度通常为 30°，左右–前方关节囊无过度应力，无内旋活动
4. 关节活动度
  a. 5.4.3 关节活动度：肩关节，摇篮摇晃，被动
  b. 5.4.2 关节活动度：肩关节，摆动，被动
  c. 5.9.3 关节活动度：肘关节屈曲和伸展，主动
  d. 5.9.5 关节活动度：前臂旋前和旋后，被动和主动辅助
  e. 5.14.1 关节活动度：腕关节和手指关节活动，被动和主动
5. 颈部肌肉拉伸练习

a. 2.2.3 拉伸：自助式颈椎侧屈

b. 2.2.7 拉伸：颈椎屈曲和旋转

6. 姿势纠正

2.3.4 力量训练：等张收缩，收下巴

第一阶段早期（出院）

1. 姿势纠正

5.3.4 力量训练：肩胛骨回缩，上肢位于身体两侧

2. 继续之前的训练内容

第一阶段后期

　　治疗师指导患者进行被动活动需达到的目标：肩关节屈曲和外展达90°，在肩胛骨平面（肩外展30°）外旋45°，在肩胛骨平面（肩外展30°）内旋70°

第二阶段：早期力量训练——术后第4~6周

1. 睡觉时仍使用悬吊带，在白天逐渐短时间脱掉悬吊带，最终在2周内白天不再使用悬吊带，继续在睡觉时使用吊带

2. 不要拿起比咖啡杯重的任何东西，患侧的上肢不负重，也不进行猛推性的活动

3. 进行被动活动和主动活动，逐渐增加活动范围

4. 关节活动度练习和主动辅助下的屈曲，肩胛骨平面外展练习

a. 5.4.6 关节活动度：滑轮，肩关节屈曲，肩胛骨平面，肩关节外展，被动

b. 5.4.5 关节活动度：肩关节画圈，主动辅助

c. 5.4.11 关节活动度：手杖，肩关节屈曲和肩胛骨平面活动，主动辅助

d. 5.4.12 关节活动度：手杖，肩外展，主动辅助

e. 5.4.13 关节活动度：手杖，肩关节内旋、外旋和组合运动，主动辅助

f. 5.4.29 关节活动度：肩关节外展，主动

g. 5.4.28 关节活动度：肩关节屈曲，主动

h. 5.4.34 关节活动度：肩关节，肩胛骨平面，主动

i. 5.4.36 关节活动度：肩关节内旋和外旋，主动

j. 5.4.23 关节活动度：肩关节屈曲和外展，床面滑动，主动辅助

k. 5.4.21 关节活动度：肩关节屈曲和外展，毛巾滑动，主动辅助

l. 5.4.22 关节活动度：肩屈曲和外展，墙壁行走，主动辅助

m. 5.4.20 关节活动度：肩关节屈曲，墙壁滑动，主动辅助

n. 5.4.18 关节活动度：手杖，肩关节，水平外展和内收，主动辅助

5. 力量训练（初学者在急性期）

5.7.1 力量训练：等长收缩，肩关节，另一只手抵抗，6种体式

6. 继续腕关节/前臂活动

7. 肘关节周围肌肉力量训练

5.12.10 力量训练：等张收缩，肘关节屈曲（高重复，低负荷）

8. 肩胛骨运动和力量训练

a. 5.3.3 力量训练：肩胛骨回缩和各种体式变化（单侧卧位和双侧坐位）

b. 5.1.5 关节活动度：肩胛骨抬高

c. 5.1.6 关节活动度：肩胛骨下降

d. 第二阶段晚期可以开始肩胛骨运动的进阶练习

i. 5.3.4 力量训练：肩胛骨回缩，上肢位于身体两侧

ii. 5.7.24 力量训练：等张收缩，肩关节，划船（俯卧）

iii. 5.3.6 力量训练：肩胛骨回缩，上肢离开治疗床

9. 节律稳定性训练

5.7.91 反应性神经肌肉训练和各种体式变化，肩关节

a. 肩内旋/外旋节律稳定性训练，侧卧肩中立位

b. 肩内旋/外旋节律稳定性训练，仰卧肩中立位

c. 仰卧肩关节屈曲或肩胛骨平面内的节律稳定性训练

10. 早期负重

5.7.61 力量训练：闭链，肩关节，初始负重，进阶到俯卧撑部分负重

第三阶段：中强度力量训练——术后第7周

　　患者满足以下条件时可以开始第三阶段的训练内容。

- 可以完成第二阶段的训练方案
- 被动屈曲活动度达到140°
- 被动外展活动度达到120°
- 在肩胛骨平面的被动外旋活动度达到60°
- 在肩胛骨平面的被动内旋活动度达到70°
- 主动肩关节抬高至100°的力学机制良好

1. 注意事项

a.　提起的重物不超过3千克

b.　没有突然的抽搐动作

c.　没有突然的抬起或推的动作

2. 在可耐受范围增加关节活动度和主动辅助关节活动度

  a. 第三阶段早期：一开始温和地进行

   i. 5.4.14 关节活动度：手杖/训练带，背面肩关节内旋，主动辅助

   ii. 5.4.7 关节活动度：关节活动度：滑轮，肩关节内旋，被动

  b. 第三阶段后期：在没有辅助的情况下允许患者主动进行肩内旋（手位于背后）

  5.4.14 关节活动度：手杖/训练带，背面肩关节内旋，主动辅助

3. 本体感觉训练

  a. 5.1.4 关节活动度：墙上肩胛骨画圈和写字母，使用球

  b. 5.4.35 关节活动度：肩关节，肩胛骨平面8字，主动

  c. 5.4.37 关节活动度：侧卧肩画圈，主动

4. 肩关节周围肌肉力量训练

  a. 5.7.10 力量训练：等张收缩，肩关节屈曲（初学者仰卧，负重0.5~1.5千克）

  b. 5.7.39 力量训练：等张收缩，弹力带，肩关节内旋和各种体式变化（中立位）

  c. 5.7.41 力量训练：等张收缩，弹力带，肩关节外旋和各种体式变化（仰卧仅在肩外展30°下进行）

  d. 5.7.36 力量训练：等张收缩，弹力带，肩关节屈曲，肩胛骨平面，外展和各种体式变化（从低于肩部水平位置/90°以下开始）

第四阶段：力量训练进阶——术后第7周

　　患者满足以下条件时可以开始第四阶段的训练内容。

- 可以完成第三阶段的训练方案
- 仰卧主动屈曲活动度达到140°
- 仰卧主动外展活动度达到120°
- 仰卧在肩胛骨平面的被动外旋活动度达到60°
- 仰卧在肩胛骨平面的被动内旋活动度达到70°
- 主动肩关节抬高至120°的力学机制良好

1. 注意事项

避免对前方关节囊产生压力的运动或功能性活动（在肩外展 >80° 时不进行合并肩外旋的运动）

2. 闭链下的盂肱关节稳定性训练

  a. 5.7.67 力量训练：闭链，肩胛骨，肩关节屈曲，肩胛骨平面抬高，肩外展

  b. 5.7.58 力量训练：闭链，肩关节，重心转移

  c. 5.7.60 力量训练：闭链，肩关节，交替上肢抬起

3. 肩关节周围肌肉力量训练

  a. 5.7.10 力量训练：等张收缩，肩关节屈曲

  b. 5.7.12 力量训练：等张收缩，肩关节外展

  c. 5.7.11 力量训练：等张收缩，肩胛骨平面

  d. 5.7.22 力量训练：等张收缩，肩关节外旋

  e. 5.7.21 力量训练：等张收缩，肩关节内旋

  f. 5.7.13 力量训练：等张收缩，肩关节伸展

  g. 5.7.19 力量训练：等张收缩，肩关节，水平外展，躯干前屈

  h. 5.7.20 力量训练：等张收缩，肩关节，水平外展，强调减速

  i. 5.7.24 力量训练：等张收缩，肩关节，划船（俯卧）

  j. 5.7.27 力量训练：等张收缩，肩袖肌群，4种体式

  k. 5.7.25 力量训练：等张收缩，肩关节，肩部推举（俯卧）

  l. 5.7.28 力量训练：等张收缩，肩关节，斜举D1和D2

  m. 5.7.36 力量训练：等张收缩，弹力带，肩关节屈曲，肩胛骨平面，外展和各种体式变化（从低于肩部水平位置/90°以下开始）

  n. 5.7.39 力量训练：等张收缩，弹力带，肩关节内旋和各种体式变化

  o. 5.7.41 力量训练：等张收缩，弹力带，肩关节外旋和各种体式变化

  p. 5.7.34 力量训练：等张收缩，弹力带和器械，肩关节，横向下拉

  q. 5.7.38 力量训练：等张收缩，弹力带，肩关节伸展

  r. 5.7.42 力量训练：等张收缩，弹力带，肩关节，PNF的D1和D2组合模式

  s. 5.7.47 力量训练：等张收缩，弹力带，肩关节撤回

t. 5.7.64 力量训练：闭链，肩关节，治疗床上推拉

u. 5.7.61 力量训练：闭链，肩关节，初始负重，进阶到俯卧撑部分负重

4. 肩胛骨周围肌肉力量训练

a. 5.3.5 力量训练：肩胛骨回缩，"T"、"Y"和"I"，以及各种体式变化

b. 5.3.13 力量训练：弹力带，肩胛骨和肩关节后部，过头顶下拉

c. 5.3.14 力量训练：弹力带，肩胛骨和肩袖肌群，回缩和外旋

d. 5.3.15 力量训练：弹力带，肩胛骨，冲拳

e. 5.3.16 力量训练：弹力带，肩胛骨，动态拥抱

f. 5.3.17 力量训练：弹力带，前锯肌滑移

g. 5.3.18 力量训练：弹力带，肩胛骨时钟

h. 5.3.19 力量训练：弹力带，肩胛骨V形

i. 5.3.22 力量训练：肩胛骨，上肢抬起

第四阶段后期：通常为术后第4~6个月

- 患者能够保持无痛的主动活动
- 最大化使用上肢功能
- 最大化肌肉力量、爆发力和耐力
- 恢复娱乐爱好（即园艺、高尔夫、网球等）

5.8.11 肩袖撕裂讨论

肩袖撕裂是成人肩部疼痛和残疾的常见原因。尽管分布区域多样，但肩袖撕裂已被证明在高达39%的无症状个体和64%的有症状个体中普遍存在。年龄增长、创伤、优势侧（重复使用引起）、吸烟状况、高胆固醇血症、姿势和职业需求都与肩袖撕裂有关（Sambandam, Khanna, Gul and Mounasamy, 2015）。此外，在老年人群中，肩袖撕裂是与年龄增大相关的，并且通常没有临床症状。

证据在哪里？

对90名年龄在30~99岁的无症状成人尸体研究显示，在50岁以后的人群中，部分或全部肩袖撕裂的患病率显著增加，在60~70岁的人群中超过50%的人肩部出现肩袖撕裂，80岁以上的人群中80%以上的人出现肩袖撕裂（Milgrom et al., 1995）。

治疗方案的制订应基于临床发现而不是影像学结果。早期诊断无症状/疼痛且肩部力量和功能下降的患者可进行保守治疗，这可以防止早期的微撕裂和部分撕裂发展为全层撕裂。一旦全层撕裂，就会出现肌肉收回、脂肪浸润和肌肉萎缩引起的病理变化，从而降低肌腱弹性和活力以及产生单侧肱骨关节退行性适应。物理治疗与活动改进、抗炎和镇痛药物形成非手术治疗的支柱（Sambandam et al., 2015）。这些保守治疗措施在损伤和需求最小的老年患者中取得了成功，而定期检测有助于筛查出手术候选人。年轻、健康、活跃的有症状患者应考虑早期手术。较低等级的撕裂采用单纯清创术效果良好，而更严重的病变需要修复。关节镜双排修补术在大面积撕裂患者中表现优异。及时诊断和执行适当的治疗方式可获得令人满意的结果（Sam-

证据在哪里？

马曼等人（Maman et al., 2009）评估了54名平均年龄58.8岁，初次MRI检查诊断为肩袖撕裂的患者。其中，患者双侧肩关节中共59例肩袖撕裂，这些患者均未进行手术治疗。所有患者在初始研究后6个月或更长时间内进行MRI扫描。研究人员发现肩袖撕裂的发展与年龄、解剖及其相关参数、随访时间、结构和其他MRI结果有关。33例全层撕裂中超过一半的撕裂尺寸增加，而26例部分厚度撕裂中8%撕裂尺寸增加。60岁或60岁以下患者的35例肩袖撕裂只有17%发生恶化，而60岁以上患者的24例肩袖撕裂中有54%发生恶化（Maman et al., 2009）。萨夫兰等（Safran et al., 2011）评估了60岁或60岁以下患有全层撕裂的患者，研究人员在2~3年随访期间发现，非手术治疗的全层撕裂的尺寸变化等于或大于5毫米。在初次成像超声检查后2~3年，由同一位超声检查者进行重复超声检查，以探究肩袖撕裂尺寸的变化，结果发现43%未改变，8%缩小。研究人员的结论是，在60岁或60岁以下的患者中，全层撕裂的尺寸往往会增加，建议非手术治疗的患者应常规检测撕裂尺寸，特别是如果他们仍然有症状。

bandam et al., 2015)。

功能需求最小的老年患者可以保守治疗，以避免不必要的手术风险。然而，这往往会导致非手术治疗后的全层撕裂，特别是在老年患者中。

定期检测有助于将需要手术干预的年轻、活跃的有症状患者筛选出来。

在 65 岁以下患者中，使用双排修复技术对中小型全层肩袖撕裂进行关节镜修复，可以有效改善临床结果并增强肌腱完整性。手术后应进行康复治疗，包括运动疗法、使用持续被动活动（CPM）设备和水疗法。在功能结果方面，早期被动活动与固定相比没有明显的优势或劣势。

目前，文献中对于什么构成最佳的术后康复内容存在不确定性。没有一个康复方案被发现优于另一个（Thomson, Jukes and Lewis, 2015; Yi, Villacis, Yalamanchili and Hatch, 2015）。李等（Lee et al., 2012）发现，进行关节镜下肩袖修复术后，患者的疼痛程度、关节活动度、肌肉力量和功能均显著改善，无论术后早期康复方案如何。然而，他们还发现，积极的早期运动可能会增加肩袖解剖结构恢复失败的可能性。他们建议采用温和的康复方案，限制关节活动度和关节镜下肩袖修复后的运

证据在哪里？

基纳等（Keener et al., 2014）在 30 个月内跟踪了 124 名患者，所有患者年龄均在 65 岁以下，全层肩袖撕裂小于 30 毫米，接受关节镜下修复术。术后，患者被随机分配到早期进行关节活动度练习的传统康复方案组和延迟关节活动度练习的制动组，并进行 6 周的康复训练。两组患者基线的年龄、肩袖撕裂尺寸或术前功能测量值无显著性差异。最终的临床随访患者有 114 名。传统康复方案组在 3 个月时肩主动抬高和外旋活动度更好。两组之前的功能评分，主动运动和肩部力量没有显著性差异，92% 的撕裂愈合。两个康复方案之间没有显著差异。

动时间，以让患者更好地进行肌腱愈合而不承担任何实质性风险（Lee et al., 2012）。

许多用于管理肩袖损伤的康复方案主要基于医学临床观察。米利特等人（Millett et al.）在 2006 年利用现有的肩部康复研究，结合临床观察，并考虑到肩袖组织的质量和结构完整性，编制成一套康复指南。康复指南的 4 个阶段旨在维持和保护术后即刻的修复效果，然后从早期的被动关节活动进展到恢复术前的功能水平。这些阶段概述如下（Millett et al., 2006）。

5.8.12　肩袖撕裂康复方案

该康复方案改编自米利特等人（Millett et al., 2006）。

第一阶段：术后第 1~6 周

1. 目标

　　a. 维持和保护术后的修复效果

　　b. 逐渐增加被动关节活动度

　　c. 减轻疼痛和炎症

　　d. 预防肌肉抑制

　　e. 通过改良后的"日常活动"进行独立活动

2. 注意事项

　　a. 保持手臂处于外展位并用悬吊带或支具支持，只在锻炼时卸掉

　　b. 不进行肩关节主动活动

　　c. 不举起物体

　　d. 不进行上肢向后的动作（戴手表、穿胸罩、扎

皮带）

　　e. 不进行过度拉伸或突然运动

　　f. 患侧不进行任何负重（如用手举重物）

　　g. 保持切口清洁干燥

第 1~6 天

1. 睡眠姿势

　　不睡在患侧肩上

　　4.4 背部疼痛睡姿

　　a. 俯卧，腹部下方放一个枕头

　　b. 仰卧，枕头支撑在膝关节下方

　　c. 侧卧，1/4 翻转仰卧

2. 关节活动度：所有运动都要在无痛范围内进行

　　a. 5.4.2 关节活动度：肩关节，摆动，被动

b. 5.4.3 关节活动度：肩关节，摇篮摇晃，被动

c. 5.9.3 关节活动度：肘关节屈曲和伸展，主动

d. 5.9.5 关节活动度：前臂旋前和旋后，被动和主动辅助

e. 5.14.1 关节活动度：腕关节和手指关节活动，被动和主动

3. 姿势纠正

a. 5.3.3 力量训练：肩胛骨回缩和各种体式变化（单侧侧卧，双侧仅坐位）

b. 2.3.4 力量训练：等张收缩，收下巴

证据在哪里？

健康受试者进行的肩胛骨时钟运动中，肩胛骨抬高、下降、前伸和回缩时的肌电图数据表明，在这些运动中，肩胛下肌上束的活动均高达40%~63% MVC。史密斯等人（Smith et al., 2006）建议在肩胛下肌修复后应避免上述所有练习。

---

4. 拉伸练习

a. 2.2.3 拉伸：自助式颈椎侧屈（上肢中立位/固定器）

b. 2.2.7 拉伸：颈椎屈曲和旋转（上肢中立位/固定器）

第1~4周：继续之前的训练

1. 在耐受范围被动活动：仰卧位无痛范围内进行

a. 屈曲至90°

b. 在肩胛骨平面外旋<35°

c. 在肩胛骨平面内旋至胸部

2. 身体整体状况

a. 步行，仰卧自行车（不适用于上肢）

b. 水中疗法（不适用于上肢）

第5~6周

1. 在第4~6周内停止全时间段使用固定器，为了患者的舒适度慢慢地过渡

2. 被动活动耐受性：在第6周时进行仰卧位的无痛关节活动，直到接近完全关节活动度（前6周不进行大强度的被动活动）；进行温和的肩胛骨运动和盂肱关节运动

3. 主动辅助关节活动

a. 5.4.6 关节活动度：滑轮，肩关节屈曲，肩胛骨平面，肩关节外展，被动

b. 5.4.11 关节活动度：手杖，肩关节屈曲和肩胛骨平面活动，主动辅助

c. 5.4.12 关节活动度：手杖，肩外展，主动辅助

d. 5.4.13 关节活动度：手杖，肩关节内旋、外旋和组合运动，主动辅助（仰卧，仅在中立位下变化）

4. 肩胛骨周围肌肉力量训练

5.7.24 力量训练：等张收缩，肩关节，划船（俯卧）

5. 利用游泳池进行轻度主动关节活动。

第二阶段：术后第7~12周的保护和主动运动

1. 目标

a. 维持和保护术后修复效果，不要给愈合组织施加过度应力

b. 逐渐恢复全范围的被动关节活动度

c. 减轻疼痛和炎症

2. 注意事项

a. 不举起物体

b. 不进行过度的肩后运动

c. 不进行突然的抽搐动作

d. 患侧上肢不进行任何负重（如用手举物体）

第7~8周

1. 被动关节活动

2. 主动关节活动（在无痛范围内进行）

a. 5.4.19 关节活动度：肩关节屈曲和锯式，滚球，主动辅助

b. 5.4.23 关节活动度：肩关节屈曲和外展，床面滑动，主动辅助

c. 5.4.28 关节活动度：肩关节屈曲，主动

d. 5.4.34 关节活动度：肩关节，肩胛骨平面，主动

e. 5.4.29 关节活动度：肩关节外展，主动

f. 5.4.36 关节活动度：肩关节内旋和外旋，主动

g. 5.4.35 关节活动度：肩关节，肩胛骨平面8字，主动

3. 力量训练

a. 5.3.4 力量训练：肩胛骨回缩，上肢位于身体两侧

b. 5.1.5 关节活动度：肩胛骨抬高

c. 5.1.6 关节活动度：肩胛骨下降

d. 5.7.1 力量训练：等长收缩，肩关节，另一只手抵抗，6种体式

e. 5.12.2 力量训练：等长收缩，肘关节屈曲

f. 5.7.61 力量训练：闭链，肩关节，初始负重，进阶到俯卧撑部分负重

第三阶段：早期力量训练

一旦术后最早10~16周达到全范围的主动关节活动度，可以进展到第三阶段（与第二阶段有部分重叠）。

术后第10~14周

1. 目标

　　a. 维持和保护术后修复效果，不要对愈合组织施加过度应力

　　b. 保持完整的被动关节活动度

　　c. 10~12周达到全范围的主动关节活动

　　d. 逐渐增强力量、爆发力和耐力

　　e. 优化神经肌肉控制

　　f. 重返功能活动

2. 注意事项

　　a. 不举起重量大于2千克的物体

　　b. 不进行过度的背后肩部运动

　　c. 不进行突然的抽搐运动

　　d. 不进行突然的举起或推的动作

　　e. 不进行过顶举物体运动

　　f. 不使用上肢测力器（上肢自行车）

3. 肩关节周围肌肉力量训练

　　a. 5.7.91 反应性神经肌肉训练和各种体式变化，肩关节（仅进行下述体式）

　　　　i. 肩内旋/外旋节律稳定性训练，仰卧肩外展30°（肩胛骨平面）

　　　　ii. 仰卧位肩屈曲或肩胛骨平面的节律稳定性训练（只施加屈曲和伸展方向的力）

　　b. 5.7.10 力量训练：等张收缩，肩关节屈曲

　　c. 5.7.11 力量训练：等张收缩，肩胛骨平面

　　d. 5.7.12 力量训练：等张收缩，肩关节外展

　　e. 5.7.22 力量训练：等张收缩，肩关节外旋

　　f. 5.7.36 力量训练：等张收缩，弹力带，肩关节屈曲，肩胛骨平面，外展和各种体式变化（从低于肩部水平位置/90°以下开始）

　　g. 5.7.39 力量训练：等张收缩，弹力带，肩关节内旋和各种体式变化

　　h. 5.7.41 力量训练：等张收缩，弹力带，肩关节外旋和各种体式变化

4. 肘关节周围肌肉力量训练

　　a. 5.12.10 力量训练：等张收缩，肘关节屈曲

　　b. 力量训练：弹力带，肱三头肌向下推

5. 肩胛骨周围肌肉力量训练

　　a. 5.3.6 力量训练：肩胛骨回缩，上肢离开治疗床

　　b. 5.7.24 力量训练：等张收缩，肩关节，划船（俯卧）（水平外展，只到肩部水平）

6. 术后12~14周：开始轻度功能性活动

　　a. 5.7.73 功能性训练：肩关节，滚面团

　　b. 5.7.74 功能性训练：肩关节，有节奏地触摸，手指到鼻子/脸

　　c. 5.7.75 功能性训练：肩关节，窗户清洗

　　d. 5.7.76 功能性训练：肩关节，钉板

　　e. 5.7.78 功能性训练：肩关节，折叠

7. 术后14~16周：肩关节功能训练进阶

第四阶段：术后第16~22周力量训练进阶

1. 目标

　　a. 保持全范围主动关节活动度

　　b. 增强力量、爆发力和耐力

　　c. 增强功能性使用

　　d. 重返完全的功能活动

2. 随着患者力量和控制能力的提升，在此阶段推进这些练习

　　a. 5.7.24 力量训练：等张收缩，肩关节，划船（俯卧）

　　b. 5.3.12 力量训练：弹力带，肩胛骨划船和各种体式变化

　　c. 5.3.17 力量训练：弹力带，前锯肌滑移

　　d. 5.3.19 力量训练：弹力带，肩胛骨V形

　　e. 5.3.18 力量训练：弹力带，肩胛骨时钟

　　f. 5.3.5 力量训练：肩胛骨回缩，"T"、"Y"和"I"，以及各种体式变化

　　g. 5.7.27 力量训练：等张收缩，肩袖肌群，4种体式

　　h. 5.7.38 力量训练：等张收缩，弹力带，肩关节伸展

　　i. 5.3.13 力量训练：弹力带，肩胛骨和肩关节后部，过头顶下拉

　　j. 5.3.14 力量训练：弹力带，肩胛骨和肩袖肌群，回缩和外旋

　　k. 5.3.15 力量训练：弹力带，肩胛骨，冲拳

　　l. 5.3.16 力量训练：弹力带，肩胛骨，动态拥抱

　　m. 5.3.22 力量训练：肩胛骨，上肢抬起

　　n. 5.7.39 力量训练：等张收缩，弹力带，肩关节内旋和各种体式变化

　　o. 5.7.41 力量训练：等张收缩，弹力带，肩关节外旋和各种体式变化

p. 5.7.91 反应性神经肌肉训练和各种体式变化，肩关节（仅进行下述体式）

  i. 侧卧肩外展节律稳定性训练

  ii. 仰卧肩屈曲或肩胛骨平面的节律稳定性训练

3. 闭链负重

  a. 5.7.67 力量训练：闭链，肩胛骨，肩关节屈曲，肩胛骨平面抬高，肩外展

  b. 5.7.58 力量训练：闭链，肩关节，重心转移

  c. 5.7.60 力量训练：闭链，肩关节，交替上肢抬起

  d. 5.7.52 力量训练：瑜伽球，肩关节，俯卧撑，双手放在球上

4. 核心力量训练：腹部肌肉、臀肌、下背部

  a. 5.6.5 拉伸：肩关节水平内收肌，门框

  b. 5.5.9 自助式关节松动/拉伸：后方关节囊拉伸，交叉式

5. 肩关节周围肌肉力量训练：具体进展取决于患者的年龄和功能需求

  a. 5.7.25 力量训练：等张收缩，肩关节，肩部推举（俯卧）

  b. 5.7.28 力量训练：等张收缩，肩关节，斜举D1和D2

  c. 5.7.39 力量训练：等张收缩，弹力带，肩关节内旋和各种体式变化（在45°以上和90°以上范围要谨慎）

  d. 5.7.41 力量训练：等张收缩，弹力带，肩关节外旋和各种体式变化（在45°以上和90°以上范围要谨慎）

  e. 5.7.34 力量训练：等张收缩，弹力带和器械，肩关节，横向下拉

f. 5.7.42 力量训练：等张收缩，弹力带，肩关节，PNF的D1和D2组合模式

g. 5.7.47 力量训练：等张收缩，弹力带，肩关节撤回

h. 5.7.64 力量训练：闭链，肩关节，治疗床上推拉

i. 5.3.21 力量训练：肩胛骨，俯卧撑加强版（高级）

j. 5.7.66 力量训练：闭链，健身器，肩关节

k. 5.7.67 力量训练：闭链，肩胛骨，肩关节屈曲，肩胛骨平面抬高，肩外展

l. 5.7.68 力量训练：闭链，肩胛骨，肩关节内旋和外旋

m. 5.7.71 力量训练：闭链，肩关节，反向划船

n. 5.7.79 超等长/动态：肩关节，墙壁运球

o. 5.7.80 超等长/动态：肩关节，抛球，过头顶

p. 5.7.81 超等长/动态：肩关节，胸前传球

q. 5.7.82 超等长/动态：肩关节，卧推/地面投掷

r. 5.7.83 超等长/动态：肩关节，双手侧投

s. 5.7.84 超等长/动态：肩关节，90/90投掷

t. 5.7.85 超等长/动态：肩关节，多向接球/投掷

u. 5.7.86 超等长/动态：肩关节，抛球，头顶和向后

v. 5.7.87 超等长/动态：肩关节，俯卧撑

w. 5.7.88 超等长/动态：肩关节，猛摔

x. 5.7.89 超等长/动态：肩关节，握球蹲，借力推

y. 5.7.90 超等长/动态：肩关节，推举

z. 5.7.91 反应性神经肌肉训练和各种体式变化，肩关节

aa. 5.7.92 肩关节，投掷进阶

参考文献

Atef, A., El-Tantawy, A., Gad, H. & Hefeda, M. (2016). Prevalence of associated injuries after anterior shoulder dislocation: A prospective study. *International Orthopedics*, 40(3), 519–524.

Camargo, P. R., Alburquerque-Sendín, F., Avila, M. A., Haik, M. N., Vieira, A. & Salvini, T. F. (2015). Effects of stretching and strengthening exercises, with and without manual therapy, on scapular kinematics, function, and pain in individuals with shoulder impingement: A randomized controlled trial. *Journal of Orthopedic and Sports Physical Therapy*, 45(12), 984–997.

Chester, R., Smith, T. O., Hooper, L. & Dixon, J. (2010). The impact of subacromial impingement syndrome on muscle activity patterns of the shoulder complex: A systematic review of electromyographic studies. *BMC Musculoskeletal Disorders*, 11, 45.

Chopp, J. N., O'Neill, J. M., Hurley, K. & Dickerson, C. R. (2010). Superior humeral head migration occurs after a protocol designed to fatigue the rotator cuff: A radiographic analysis. *Journal of Shoulder and Elbow Surgery*, 19(8), 1137–1144.

Cools, A. M., Borms, D., Castelein, B., Vanderstukken, F. & Johansson, F. R. (2016). Evidence-based rehabilitation of athletes with glenohumeral instability. *Knee Surgery, Sports Traumatology, Arthroscopy*, 24(2), 382–389.

Cote, M. P., Wojcik, K. E., Gomlinski, G. & Mazzocca, A. D. (2010). Rehabilitation of acromioclavicular joint separations: operative and nonoperative considerations. *Clinics in Sports Medicine*, 29(2), 213–228.

Culp, L. B. & Romani, W. A. (2006). Physical therapist examination, evaluation, and intervention following the surgical reconstruction of a grade III acromioclavicular joint separation. *Physical Therapy*, 86(6), 857–869.

De Dobbeleer, M., Hennebel, L., Lowe, R., Killian, B. & Pagare, V. (2016). Acromioclavicular disorders. *Physiopedia*.

De Strijcker, D., Drinkard, D., Van Haver, E., Lowe, R. & Brachotte, F. (2016). Subacromial impingement. *Physiopedia*.

Kaback, L. A., Green, A. & Blaine, T. A. (2012). Glenohumeral arthritis and total shoulder replacement. *Medicine and Health, Rhode Island*, 95(4), 120–124.

Keener, J. D., Galatz, L. M., Stobbs-Cucchi, G., Patton, R. & Yamaguchi, K. (2014). Rehabilitation following arthroscopic rotator cuff repair: A prospective randomized trial of immobilization compared with early motion. *Journal of Bone and Joint Surgery*, 96(1), 11–19.

Kim, S. H., Ha, K. I., Jung, M. W., Lim, M. S., Kim, Y. M. & Park, J. H. (2003). Accelerated rehabilitation after arthroscopic Bankart repair for selected cases: A prospective randomized clinical study. *Arthroscopy*, 19(7), 722–731.

Lee, B. G., Cho, N. S. & Rhee, Y. G. (2012). Effect of two rehabilitation protocols on range of motion and healing rates after arthroscopic rotator cuff repair: Aggressive versus limited early passive exercises. *Arthroscopy*, 28(1), 34–42.

Levy, J., Frankle, M., Mighell, M. & Pupello, D. (2007). The use of the reverse shoulder prosthesis for the treatment of failed hemiarthroplasty for proximal humeral fracture. *Journal of Bone and Joint Surgery*, 89(2), 292–300.

Litchfield, R. (2013). Progressive strengthening exercises for subacromial impingement syndrome. *Clinical Journal of Sports Medicine*, 23(1), 86–87.

Ludewig, P. M. & Cook, T. M. (2000). Alterations in shoulder kinematics and associated muscle activity in people with symptoms of shoulder impingement. *Physical Therapy*, 80(3), 276–291.

Maman, E., Harris, C., White, L., Tomlinson, G., Shashank, M. & Boynton, E. (2009). Outcome of nonoperative treatment of symptomatic rotator cuff tears monitored by magnetic resonance imaging. *The Journal of Bone and Joint Surgery*, 91(8), 1898–1906.

Milgrom, C., Schaffler, M., Gilbert, S. & van Holsbeeck, M. (1995). Rotatorcuff changes in asymptomatic adults. The effect of age, hand dominance and gender. *The Journal of Bone and Joint Surgery*, 77(2), 296–298.

Millett, P. J., Wilcox, R. B., 3rd, O'Holleran, J. D. & Warner, J. J. (2006). Rehabilitation of the rotator cuff: An evaluation-based approach. *The Journal of the American Academy of Orthopedic Surgeons*, 14(11), 599–609.

Mulieri, P. J., Holcomb, J. O., Dunning, P., Pliner, M., Bogle, R. K., Pupello, D. & Frankle, M. A. (2010). Is a formal physical therapy program necessary after total shoulder arthroplasty for osteoarthritis? *Journal of Shoulder and Elbow Surgery*, 19(4), 570–579.

Roussel, R., Kelley, D., Marek, A. & Hernandez, J. (n.d.). Total shoulder arthroplasty. *Physiopedia*.

Safran, O., Schroeder, J., Bloom, R., Weil, Y. & Milgrom, C. (2011). Natural history of nonoperatively treated symptomatic rotator cuff tears in patients 60 years old or younger.

American Journal of Sports Medicine, 39(4), 710–714.

Salles, J. I., Velasques, B., Cossich, V., Nicoliche, E., Ribeiro, P., Amaral, M. V. & Motta, G. (2015). Strength training and shoulder proprioception. *Journal of Athletic Training*, 50(3), 277–280.

Sambandam, S., Khanna, V., Gul, A. & Mounasamy, V. (2015). Rotator cuff tears: An evidence based approach. World *Journal of Orthopedics*, 6(11), 902–918.

Sherry, M. (2001). Rehabilitation guidelines for SLAP lesion repair. *University of Wisconsin Sports Medicine*.

Smith, J., Dahm, D. L., Kaufman, K. R., Boon, A. J., Laskowski, E. R., Kotajarvi, B. R. & Jacofsky, D. J. (2006). Electromyographic activity in the immobilized shoulder girdle musculature during scapulo-thoracic exercises. *Archives of Physical Medicine and Rehabilitation*, 87(7), 923–927.

Smith, M., Sparkes, V., Busse, M. & Enright, S. (2009). Upper and lower trapezius muscle activity in subjects with subacromial impingement symptoms: Is there imbalance and can taping change it? *Physical Therapy in Sport*, 10(2), 45–50.

South Shore Hospital Orthopedic, Spine and Sports Therapy. (n.d.). Subacromial decompression protocol. *South Shore Orthopedics*.

South Shore Orthopedic, Spine and Sport Therapy. (2016). Bankart Repair Protocol. *South Shore Orthopedics*.

Struyf, F., Cagnie, B., Cools, A., Baert, I., Brempt, J. V., Struyf, P. & Meeus, M. (2014). Scapulothoracic muscle activity and recruitment timing in patients with shoulder impingement symptoms and glenohumeral instability. *Journal of Electromyography and Kinesiology*, 24(2), 277–284.

The Stone Clinic. (2016). Bankart repair rehabilitation protocol. *The Stone Clinic Orthopedic Surgery and Rehabilitation*.

Theisen, C., van Wagensveld, A., Timmesfeld, N., Efe, T., Heyse, T. J., Fuchs-Winkelmann, S. & Schofer, M. D. (2010). Co-occurrence of outlet impingement syndrome of the shoulder and restricted range of motion in the thoracic spine—A prospective study with ultrasound-based motion analysis. *BMC Musculoskeletal Disorders*, 11, 135.

Thomson, S., Jukes, C. & Lewis, J. (2015). Rehabilitation following surgical repair of the rotator cuff: A systematic review. *Physiotherapy*, 102(1), 20–28.

Vanderbuilt Sports Medicine Knee Center and Shoulder Center. (n.d.). Post-op guidelines acromioclavicular joint reconstruction. *Vanderbuilt University School of Medicine*.

Wen DY. (1999). Current concepts in the treatment of anterior shoulder dislocations. *The American Journal of Emergency Medicine*, 17(4), 401–407.

Wilcox, R. B., Arslanian, L. E. & Millett, P. (2005). Rehabilitation following total shoulder arthroplasty. *Journal of Orthopedic and Sports Physical Therapy*, 35(12), 821–836.

Wilk, K. E., Macrina, L. C. & Reinold, M. M. (2006). Non-operative rehabilitation for traumatic and atraumatic glenohumeral instability. *North American Journal of Sports Physical Therapy*, 1(1), 16–31.

Yi, A., Villacis, D., Yalamanchili, R. & Hatch, G. F., 3rd. (2015). A comparison of rehabilitation methods after arthroscopic rotator cuff repair: A systematic review. *Sports Health*, 7(4), 326–334.

5.9

肘关节活动度练习

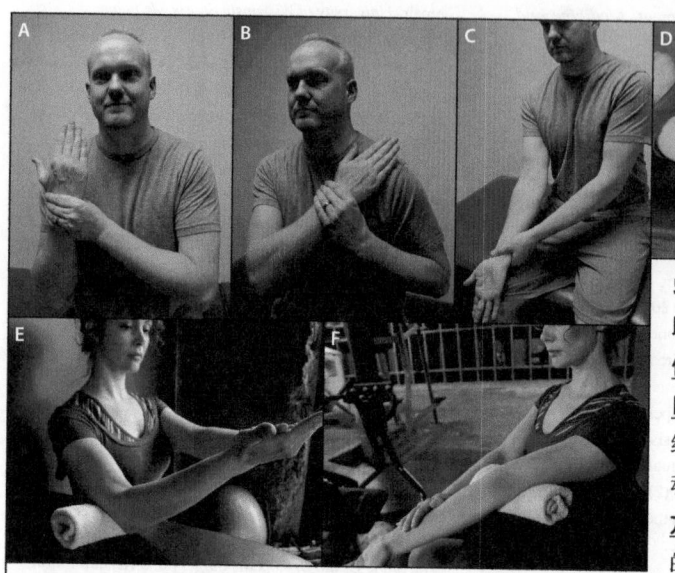

5.9.1 关节活动度: 肘关节, 自助屈曲和伸展, 被动

体位: 坐位, 仰卧位。

目标: 使用非练习侧上肢辅助练习侧肘关节运动, 提高其活动度。

方法: 坐位, 患者用非练习侧的手抓住练习侧的手腕, 帮助练习侧上肢将指尖向肩部方向引导, 被动地将练习侧肘关节移动至屈曲位。这项练习可以将手腕向同侧肩部和对侧肩部移动 (见图A和图B)。然后, 患者在支撑练习侧前臂的同时将练习侧肘关节伸展, 使手背移动到大腿顶部 (见图C)。该练习也可以在仰卧位完成, 手放在床上而不是大腿上 (见图D)。对于肘关节活动受限的情况, 还可以使用治疗床坐位支撑患侧肘部的表面, 而非练习侧的手将肘关节压向伸展位 (见图E)。主动伸展为将前臂放在床边缘, 并用另一只手按压前臂伸展 (见图F)。

注意: 主动伸展肘关节; 练习侧手臂应保持放松, 非练习侧的手臂产生动作; 治疗师应鼓励患者坐起来, 双肩向后。

运动量: 重复10次, 结束时保持3~5秒, 1组, 每天1~3次。

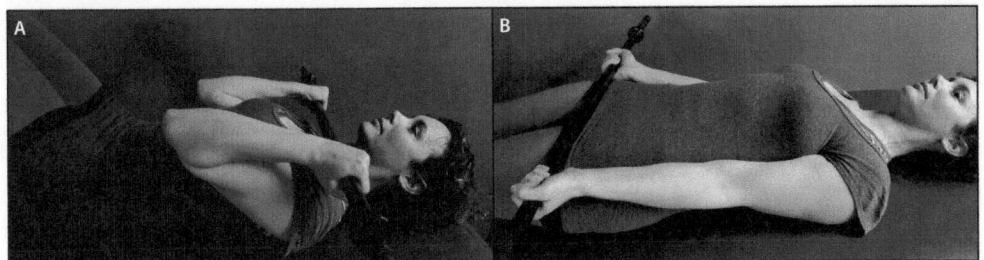

5.9.2 关节活动度：用手杖辅助肘关节屈曲和伸展，主动辅助

体位：仰卧位。

目标：使用非练习侧上肢辅助练习侧肘关节运动，提高其活动度。

方法：患者双手抓握手杖，掌心向上。患者屈曲肘关节，将手掌朝肩部移动，然后返回起始位。在两个末端位置，患者使用非练习侧来协助练习侧运动（见图A和图B）。

注意：鼓励肩胛骨回缩以避免耸肩。

运动量：重复10次，结束时保持3~5秒，1组，每天1~3次。

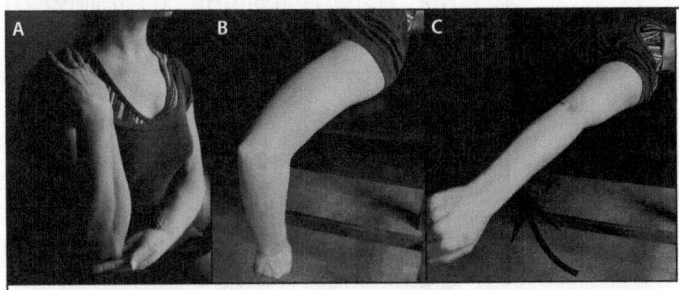

5.9.3 关节活动度：肘关节屈曲和伸展，主动

体位：坐位，俯卧位。

目标：提高肱尺关节活动度。

方法：坐位伸展：掌心向上，屈曲肘关节，手掌向肩部移动（见图A）。俯卧位伸展：将上肢置于床外，对抗重力并主动伸展肘关节（见图B和图C）。

注意：鼓励肩胛骨回缩以避免耸肩。

运动量：重复10次，结束时保持3~5秒，1组，每天1~3次。

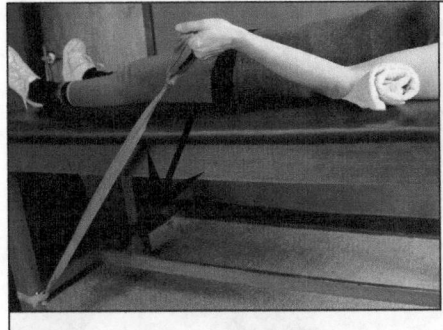

5.9.4 关节活动度：肘关节，低负荷，长时间伸展，被动

体位：仰卧位。

目标：提高肱尺关节伸展活动度。

方法：患者仰卧，前臂脱离床面，掌心向上。弹力带的一端固定在床下，然后患者练习侧手抓握弹力带另一端，拉动弹力带直到感到弹力带的轻微张力。

注意：鼓励肩胛骨回缩以避免耸肩。

运动量：重复10次，结束时保持3~5秒，1组，每天1~3次。

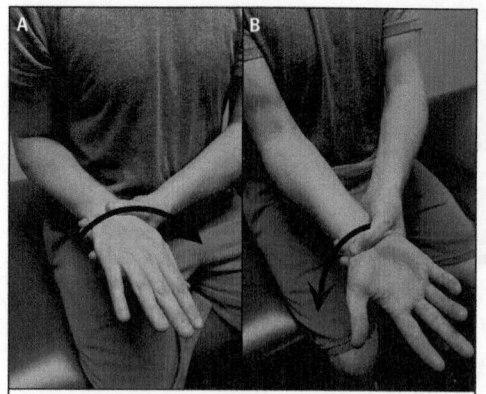

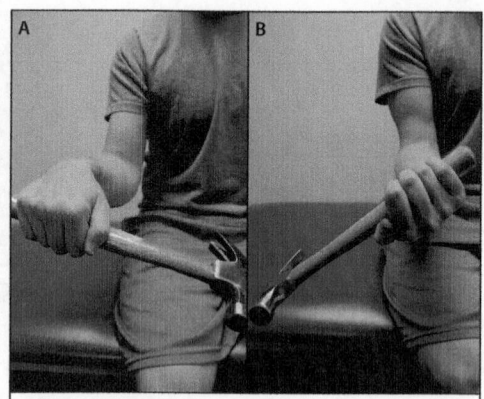

5.9.5 关节活动度：前臂旋前和旋后，被动和主动辅助

体位：坐位。

目标：使用非练习侧的上肢协助练习侧桡尺关节运动，提高其活动度。

方法：练习侧肩关节呈中立位，肘关节屈曲90°。在进行主动辅助运动时，患者尽可能主动地将练习侧手掌向下转动（旋前），治疗师可以在终末位置内提供帮助。对于被动辅助运动，患者用非练习侧的手抓住练习侧手腕附近的前臂，并帮助其手掌向下转动。手掌向上（旋后）重复上述操作（见图A和图B）。

注意：鼓励肩胛骨回缩以避免耸肩。

运动量：重复10次，结束时保持3~5秒，1组，每天1~3次。

5.9.6 关节活动度：前臂旋前和旋后，锤子负重，主动辅助

体位：坐位。

目标：使用锤子辅助提高桡尺关节的活动度。

方法：练习侧肩关节呈中立位，肘关节屈曲90°。患者练习侧手抓住锤子手柄，拇指向上，利用锤头的重量带动手掌向下转动（旋前）。手掌向上（旋后）重复上述操作（见图A和图B）。手越靠近手柄末端，辅助感就越强烈。如果需要，患者可以用另一只手帮助返回起始位置。

注意：鼓励患者坐直身体，肩部向后。

运动量：重复3~5次，结束时保持5~10秒，1组，每天1~3次。

5.9.7 关节活动度：前臂旋前和旋后，主动

体位：坐位。

目标：提高桡尺关节活动度。

方法：练习侧肩关节呈中立位，肘关节屈曲90°。患者将手掌向上转动，保持1~2秒，然后手掌向下转动并重复（见图A和图B）。

注意：鼓励患者坐直身体，肩部向后。

运动量：重复1~2次，结束时保持5~10秒，1组，每天1~3次。

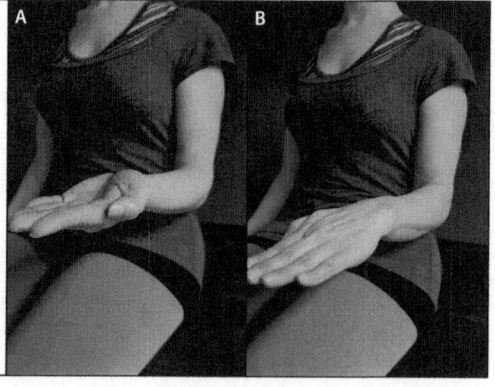

5.10

肘关节自助式关节松动

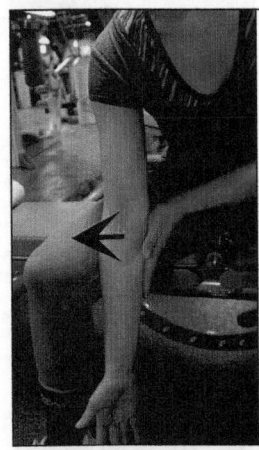

5.10.1　自助式关节松动：肘关节，侧向操作

体位：坐位。

目标：提高桡尺关节、肱桡关节、肱尺关节活动度，拉伸侧方关节囊。

方法：患者将一侧前臂前表面靠在同侧膝关节内侧，将另一只手置于患侧肘关节正下方，并从内向外侧推动，感受到关节间隙并使其沿着肘关节向侧面伸展。按住、松开并重复。

代偿：耸肩，练习侧手臂没有放松。

运动量：保持3~5秒，重复10~20次，每天1~3次。

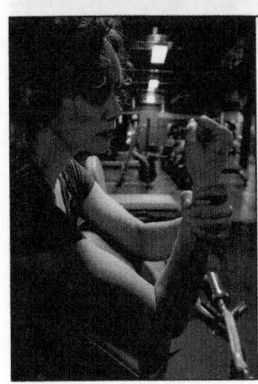

5.10.2　自助式关节松动：肘关节，后部滑动

体位：坐位。

目标：提高肱尺关节活动度，拉伸后方关节囊。

方法：练习侧手臂置于楔形支撑物上。患者屈曲肘关节90°，并用另一只手抓住练习侧前臂，朝垂直于肱骨的方向向下施力。保持一段时间，放松并重复。

代偿：耸肩，练习侧上肢没有放松。

运动量：保持3~5秒，重复10~20次，每天1~3次。

5.10.3 自助式关节松动：肘关节，分离

体位：坐位。

目标：提高肱尺关节活动度，拉伸后方关节囊。

方法：将毛巾卷放在练习侧肘窝中，患者用另一只手帮助该侧肘关节完全屈曲，同时挤压毛巾卷以分离肘关节。

代偿：耸肩，练习侧上肢没有放松。

运动量：保持3~5秒，重复10~20次，每天1~3次。

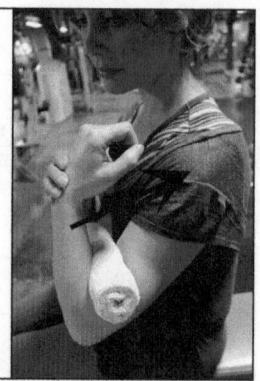

5.10.4 自助式关节松动：肘关节，桡骨头

体位：坐位。

目标：提高桡骨头活动度。

方法：将毛巾卷放在练习侧肘关节下方，并用另一侧手支撑，练习侧肩关节屈曲90°。非练习侧肘部可以支撑在治疗床上。患者将练习侧手掌向下转动并等长收缩肘关节伸肌，这会使桡骨头处产生间隙。

代偿：耸肩，练习侧上肢没有放松。

运动量：保持3~5秒，重复10~20次，每天1~3次。

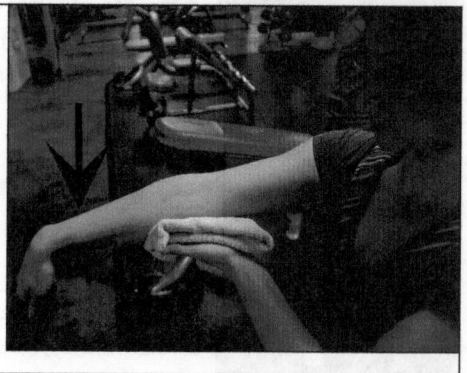

5.11

肘部肌肉拉伸

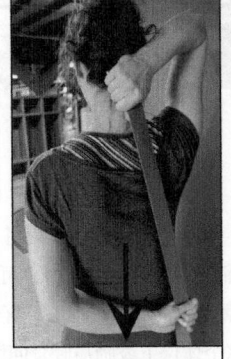

5.11.1 拉伸：肱三头肌，手背后使用毛巾

体位：站立位。

目标：主要拉伸肱三头肌，针对初学者。

方法：患者站立，背部和颈部直立，练习侧手抓住弹力带一端并位于颈后，非练习侧手从背后抓住弹力带另一端并向下拉，使练习侧手臂沿着头部和背部向下滑动，直到上臂后部有拉伸感。

代偿：耸肩，弓背，下巴突出。

运动量：保持15~30秒，重复3~5次，每天1~3次。

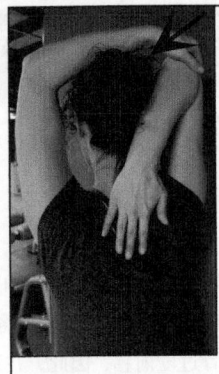

5.11.2 拉伸：肱三头肌

体位：站立位。

目标：拉伸肱三头肌。

方法：患者站直，背部和颈部直立，将练习侧手掌放在下颈部后面，另一只手放在练习侧肘部，同时轻轻地向后推肘部，使练习侧手进一步沿着脊柱向下移动，直到手臂后面有拉伸感。

代偿：耸肩，拱背，下巴突出。

运动量：保持15~30秒，重复3~5次，每天1~3次。

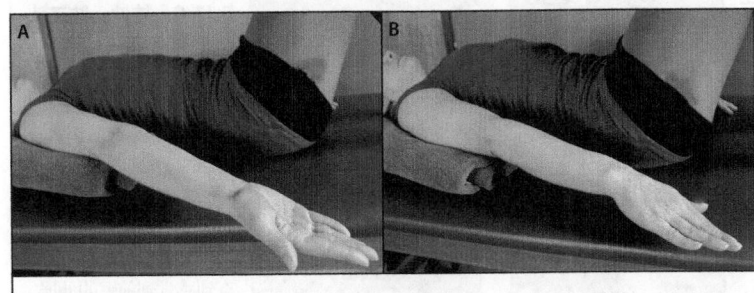

5.11.3 拉伸：使用枕头拉伸肱二头肌

体位：仰卧位。

目标：主要拉伸肱二头肌。

方法：用毛巾支撑肩部，患者伸出手臂，掌心向上（见图A）。该练习也可以在另外的体位下完成，即拇指在上或掌心向下使前臂旋前（见图B）。患者应尝试所有体位，以确定哪种体位能最好地伸展前臂。

注意：避免圆肩，鼓励肩胛骨主动回缩。

运动量：保持15~30秒，重复3~5次，每天1~3次。

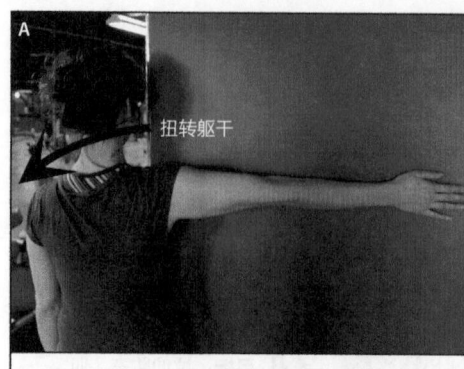
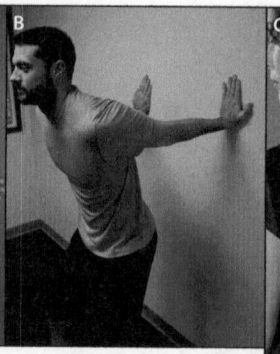
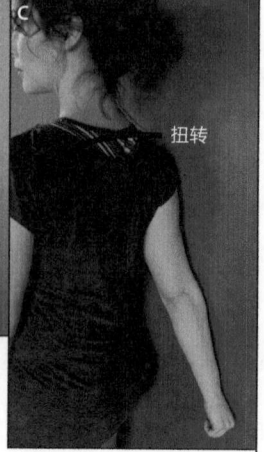

扭转躯干

扭转

5.11.4　拉伸：使用墙壁拉伸肱二头肌

体位：站立位。

目标：拉伸肱二头肌。

方法：患者面向墙壁站立，将上肢抬高至外展90°，手掌放在墙上，然后将身体从墙上扭转开，通过移动双脚来旋转躯干，直到感觉上臂前面有拉伸感（见图A）。该练习也可以通过背靠墙壁来完成，患者弯腰，将手掌放在背后的墙上，手指朝上，将臀部朝向墙壁，蹲下，直到感觉上臂有拉伸感（见图B）。这个体位会导致肱骨过度前移，因此，在这个体位下鼓励肩胛骨回缩很重要。还有另外一个体位：患者站立，保持肩部下降，前臂旋前，将拇指侧靠墙放置在臀部高度的位置，然后扭转身体，使身体远离墙壁，移动双脚旋转躯干，直到感觉到前臂有拉伸感（见图C）。

注意：避免耸肩，姿势懒散，下巴向外突出，圆肩；鼓励肩胛骨主动回缩。

运动量：保持15~30秒，重复3~5次，每天1~3次。

5.11.5　拉伸：利用治疗床拉伸肱二头肌

体位：站立位。

目标：拉伸肱二头肌。

方法：患者站在治疗床侧面，将练习侧上肢伸直，使练习侧手支撑于治疗床上且位于身体后方，掌心向内。患者慢慢降低身体，直到前臂有拉伸感。

注意：避免耸肩，姿势懒散，下巴突出，圆肩；鼓励肩胛骨主动回缩。

运动量：保持15~30秒，重复3~5次，每天1~3次。

5.11.6　拉伸：肱二头肌，双手紧握

体位：站立位。

目标：拉伸肱二头肌。

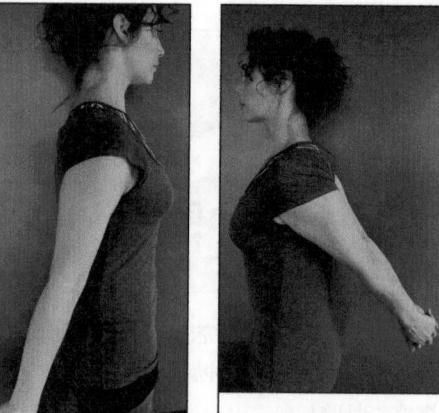

方法：患者将双手伸到背后并合十，伸直手臂。然后，患者抬起手臂，直到感觉到前臂的伸展。这项练习会导致肱骨过度前移，因此，鼓励肩胛骨主动回缩很重要。

注意：避免耸肩，姿势懒散，下巴突出，圆肩；鼓励肩胛骨主动回缩。

运动量：保持15~30秒，重复3~5次，每天1~3次。

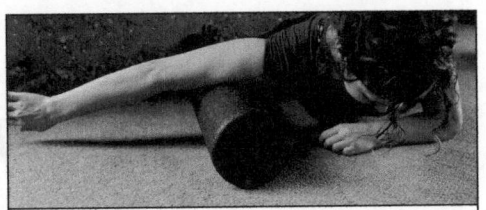

5.11.7 拉伸：肱二头肌，同伴辅助

体位：站立位。

目标：主要拉伸肱二头肌。

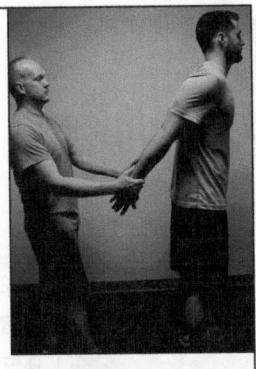

方法：患者将双侧手臂向后伸，然后伸直手臂，手掌相对。治疗师抓住患者的手腕，并轻轻地向上拉，直到患者的前臂前面有拉伸感。这项练习会导致肱骨过度前移，因此，鼓励肩胛骨主动回缩很重要。

注意：避免耸肩，姿势懒散，下巴突出，圆肩；鼓励肩胛骨主动回缩。

运动量：保持15~30秒，重复3~5次，每天1~3次。

5.11.8 拉伸：肱二头肌，用泡沫轴自我放松

体位：俯卧位。

目标：放松肱二头肌深层组织。

方法：患者将泡沫轴放在练习侧肱二头肌下方，另一侧前臂支撑身体。患者使用支撑臂和支撑腿缓慢地左右移动身体，用泡沫轴按摩肱二头肌。一开始患者可能会感觉有点不舒服，治疗师应检查以确保患者没有施加过大的压力。

注意：避免耸肩，姿势懒散，下巴突出，圆肩；鼓励肩胛骨主动回缩。

运动量：保持15~90秒，重复3~5次，每天1~3次。

5.12

肘部肌肉力量训练

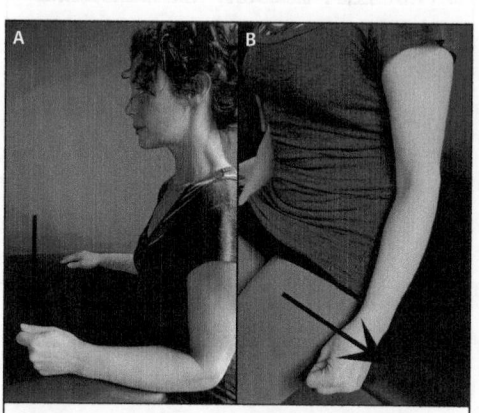

5.12.1 力量训练：等长收缩，肘关节伸展

体位：坐位。

目标：初学者促进肘关节周围肌肉收缩和加强其力量，特别是肱三头肌。

方法：90°桌子抗阻：患侧肩关节处于中立位，肩胛骨略微回缩和下降，患者握拳，肘关节屈曲90°；患者将拳头的小指侧放在桌子上方并向下推，试图伸展肘关节（见图A）。30°座椅抗阻：患侧肩关节处于中立位，肩胛骨略微回缩和下降，患者握拳，肘关节屈曲30°~40°；患者将拳头的小指侧放在座位上并向下推动，试图伸展肘关节（见图B）。

注意：避免耸肩，肩关节不在中立位；鼓励肩胛骨回缩以稳定肩关节。

运动量：保持6~10秒，重复8~12次（1~2秒的激活和放松），1~3组，每天1次或每隔1天1次。

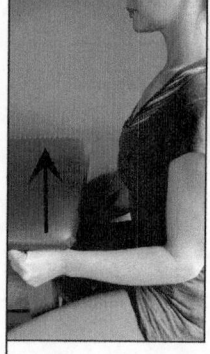

5.12.2 力量训练：等长收缩，肘关节屈曲

体位：坐位。

目标：促进肘关节周围肌肉收缩和加强其力量，特别是肱二头肌。

方法：患侧肩关节处于中立位，肩胛骨略微回缩和下降，患者握拳，肘关节屈曲90°，将食指的近端指骨部分放在桌子正下方（这可以避免给拇指带来过多的压力）。患者试图抵抗桌子提供的阻力并进行肘关节屈曲。

注意：避免耸肩，肩关节不在中立位；鼓励肩胛骨回缩以稳定肩关节。

运动量：保持6~10秒，重复8~12次（1~2秒的激活和放松），1~3组，每天1次或每隔1天1次。

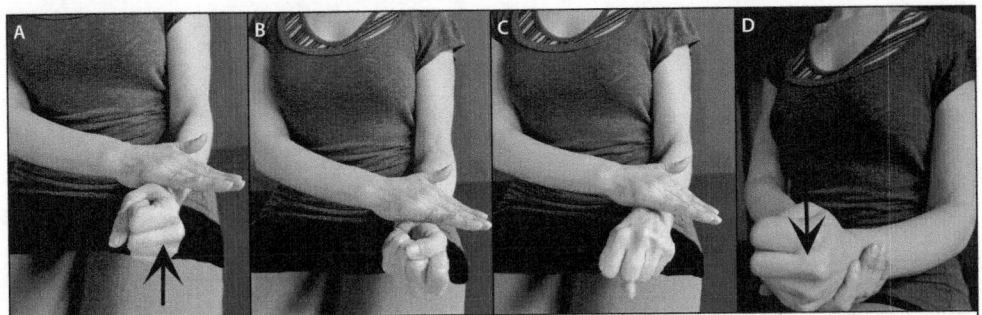

5.12.3 力量训练：等长收缩，肘关节屈曲和伸展，另一只手抵抗

体位：坐位。

目标：促进肘关节屈肌（肱二头肌、肱肌、肱桡肌）和伸肌（肱三头肌）收缩和加强其力量。

方法：练习侧肩关节处于中立位，肩胛骨略微回缩和下降，患者握拳，肘关节屈曲90°。对于等长屈曲（针对肱桡肌）：患者将另一侧手放在练习侧手腕上，当练习侧肘关节试图屈曲时，另一只手抵抗（见图A）。对于等长屈曲（针对肱二头肌）：患者将练习侧掌心朝向上并进行相同的操作（见图B）。对于等长屈曲（针对肱桡肌）：患者将练习侧掌心朝向下并进行相同的操作（见图C）。对于等长伸展：患者将另一只手呈杯状放在练习侧手腕下方，在试图伸展练习侧肘关节时，另一只手抵抗（见图D）。

多角度：根据治疗目标，患者可以在任何肘关节屈曲的位置进行抗阻运动（图中未显示）。

注意：避免耸肩，肩关节不在中立位；鼓励肩胛骨回缩以稳定肩关节。

运动量：保持6~10秒，重复8~12次（1~2秒的激活和放松），1~3组，每天1次或每隔1天1次。

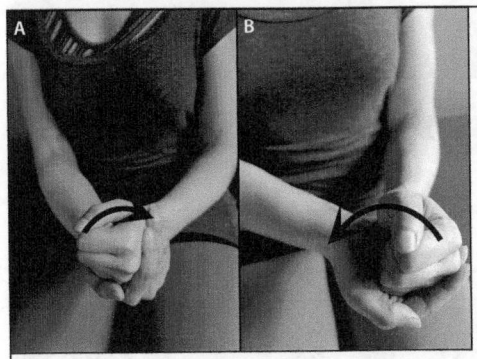

5.12.4 力量训练：等长收缩，前臂旋前和旋后，另一只手抵抗

体位：坐位。

目标：促进肘关节内旋肌（旋前圆肌、旋前方肌）和外旋肌（旋后肌、肱二头肌）收缩和加强其力量。

方法：练习侧肩关节处于中立位，肩胛骨略微回缩和下降，患者练习侧手握拳，肘关节屈曲90°。患者用另一只手握住练习侧手。患者尝试将练习侧手掌向上转动以加强旋后肌，向下转动以加强旋前肌，同时另一只手进行抵抗（见图A和图B）。

注意：避免耸肩，肩关节不在中立位；鼓励肩胛骨回缩以稳定肩关节。

运动量：保持6~10秒，重复8~12次（1~2秒的激活和放松），1~3组，每天1次或每隔1天1次。

5.12.5 力量训练：等张收缩，肘关节伸展，哑铃过头顶

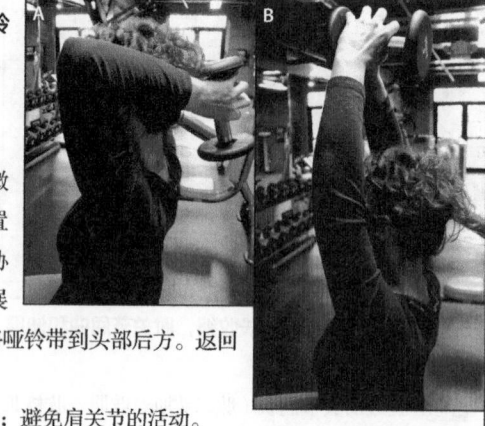

体位：坐位，站立位。

目标：加强肱三头肌的力量。

方法：患者练习侧肩关节处于中立位，肩胛骨略微回缩和下降，上臂贴近同侧耳朵，并且手持哑铃置于头部后方。另一侧上肢可以放在体侧，也可以协助练习侧上肢。而后，治疗师指导患者先完全伸展练习侧肘关节，然后屈曲，以缓慢和可控的方式将哑铃带到头部后方。返回起始位置并重复（见图A和图B）。

注意：肘部应保持靠近头部侧面，不允许向外展开；避免肩关节的活动。

运动量：重复8~12次，1~3组，每天1次或每隔1天1次。

5.12.6 力量训练：等张收缩，肘关节伸展，用手杖/拐杖双侧过头顶

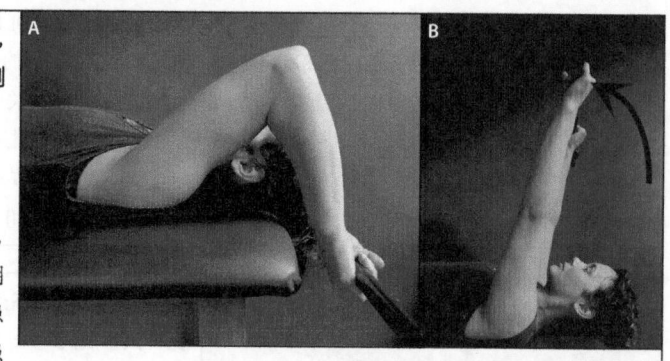

体位：仰卧位。

目标：加强肱三头肌的力量。

方法：患者双手持手杖/拐杖，掌心朝向身体后方（旋前）或朝向身体（旋后），治疗师指示患者保持背部笔直并抬起上肢。患者应完全伸展上肢，然后屈曲肘关节，以缓慢和可控的方式将手杖/拐杖置于头部后方。返回起始位置并重复（见图A和图B）。

注意：肘部应保持靠近身体侧面，不允许向外展开；避免肩关节的活动。

运动量：重复8~12次，1~3组，每天1次或每隔1天1次。

5.12.7 力量训练：等张收缩，肘关节伸展

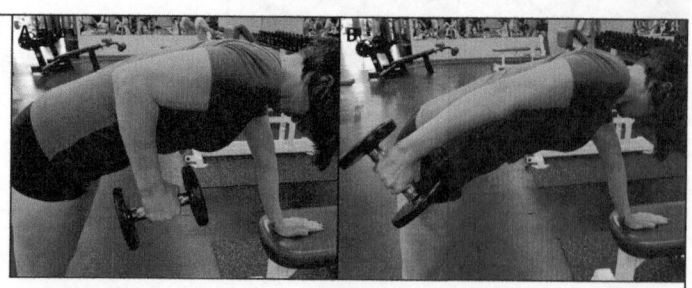

体位：站立位。

目标：加强肱三头肌的力量。

方法：患者身体向前倾，躯干伸直，几乎平行于地面，练习侧手握哑铃，在桌子或凳子上用另一侧上肢支撑上身。患者伸展练习侧肩关节，使上臂与地面平行，肘关节屈曲90°，使前臂几乎与地面垂直。患者充分伸展练习侧肘关节。返回起始位置并重复（见图A和图B）。

注意：肘部应保持靠近身体侧面，不允许向外展开；避免肩关节的活动；上臂应平行于地面。

运动量：重复8~12次，1~3组，每天1次或每隔1天1次。

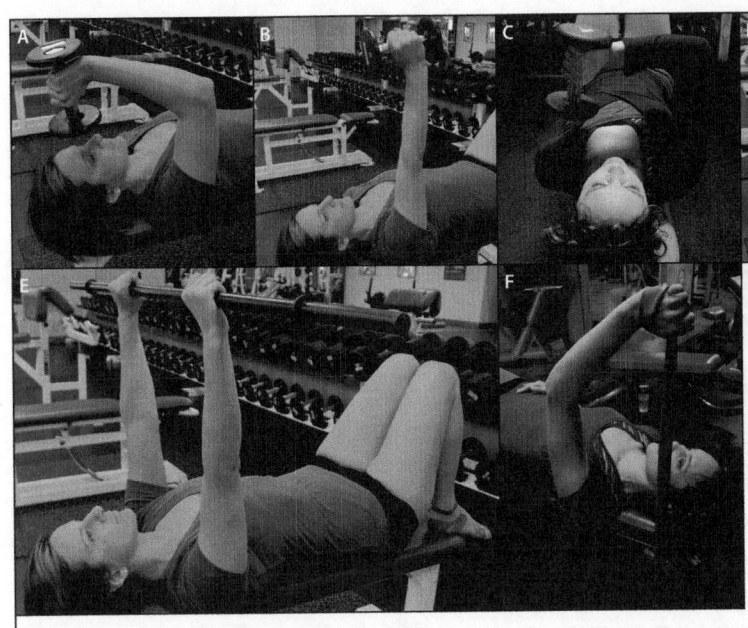

5.12.8 力量训练：等张收缩，肘关节伸展，头顶"头颅破碎机"

体位：仰卧位。

目标：加强肱三头肌的力量。

方法：患者将肩关节屈曲90°，手持哑铃，然后屈曲肘关节，将拇指推向前额中部，然后完全伸展肘关节。返回起始位置并重复（见图A和图B）。另一种选择是前臂横过胸部（见图C），但是由于需要肩关节内旋，练习强度可能相对较大。这项练习也可以用有一定重量的手杖或拐杖通过双侧手臂完成。患者直接将手杖放下，仅屈曲肘关节，然后伸展肘关节（见图D和图E）。该练习也可以用弹力带来完成（见图F）。

注意：肘部应保持在肩部正上方，上臂应保持垂直于地面。

运动量：重复8~12次，1~3组，每天1次或每隔1天1次。

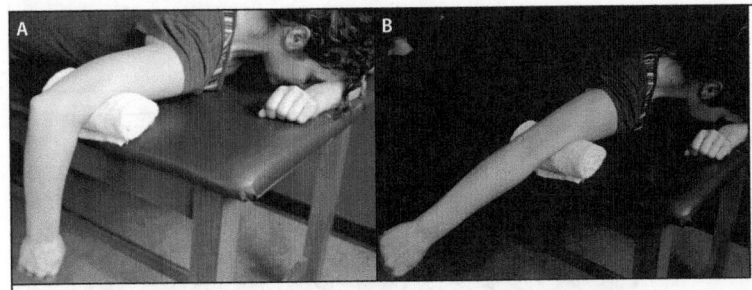

5.12.9 力量训练：等张收缩，肘关节伸展

体位：俯卧位。

目标：加强肱三头肌的力量。

方法：患者将前额放在非练习侧前臂或毛巾卷上，使颈部保持中立位。患者身体位于床边，使练习侧前臂位于床外。患者练习侧手持哑铃，肩外展90°，肘屈曲90°，上臂下方放置毛巾卷以使肱骨与肩关节对齐。患者伸展肘关节，然后缓慢返回起始位置并重复（见图A和图B）。

代偿：肩部从床面抬起，耸肩或肩部肌肉紧张。

运动量：重复8~12次，1~3组，每天1次或每隔1天1次。

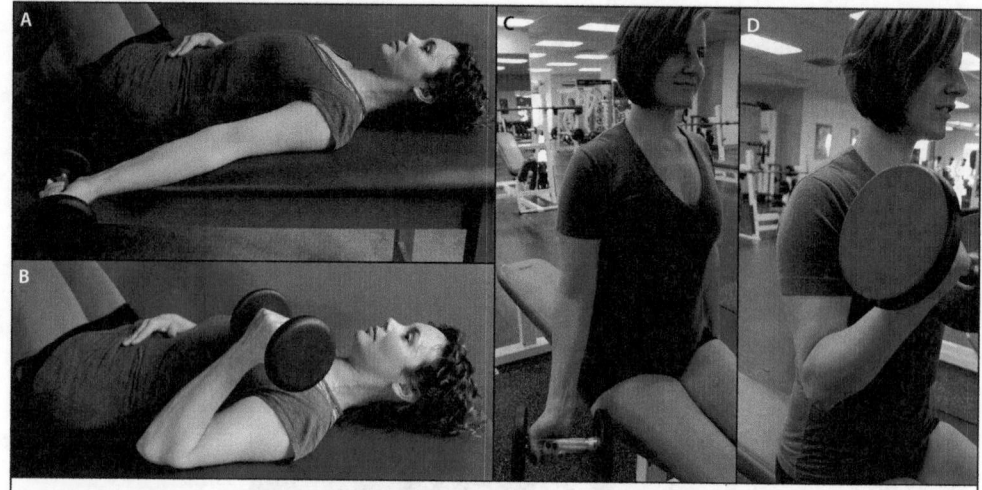

5.12.10　力量训练：等张收缩，肘关节屈曲

体位：仰卧位，坐位，站立位。

目标：加强肱二头肌、肱桡肌、肱肌的力量。

方法：仰卧位：对于初学者，单手或双手持哑铃，治疗师指导患者肩胛骨回缩，使背部和上臂平坦地置于床上，肘关节完全伸展并位于身体侧面；患者屈曲肘关节，将哑铃带向肩部，然后缓慢返回起始位置并重复（见图A和图B）。坐位或站立位：单手或双手持哑铃，患者通过回缩肩胛骨和收缩核心肌肉，保持背部和上臂笔直；患者肘关节完全伸展并置于身体一侧，然后屈曲肘关节，将哑铃向肩部移动，然后缓慢返回起始位置并重复（见图C和图D）。另一种选择是双侧肘关节交替屈曲。针对肱二头肌时，掌心朝上；针对肱肌时，掌心朝下；针对肱桡肌时，掌心朝向中线。

注意：肘关节应与肩关节直接对齐（仰卧时水平，坐位或站立位时垂直），肩关节保持中立位，肩胛骨稳定肌群收缩。

运动量：重复8~12次，1~3组，每天1次或每隔1天1次。

5.12.11　力量训练：等张收缩，肘关节屈曲，弯举

体位：坐位。

目标：在肱桡肌和肱肌的辅助下，加强肱二头肌的力量。

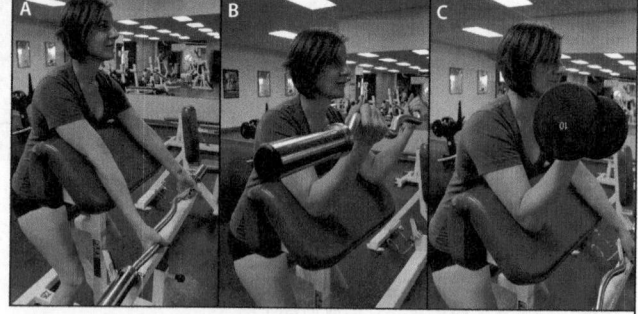

方法：患者坐在弯举机上并设置好负重，将上臂背面放在垫子上，并用双手抓握手柄，确保手臂放在垫子上时，肘关节位于垫子上。患者举起手柄，在终末位置保持1秒。整个过程只有前臂移动，上臂应始终保持静止并放在垫子上。患者将手柄缓慢放回起始位置并重复（见图A和图B）。患者也可以使用哑铃在弯举机上进行练习（见图C）。

注意：肘关节应与肩关节直接对齐，肩关节保持中立位，肩胛骨稳定肌群收缩。

运动量：重复8~12次，1~3组，每天1次或每隔1天1次。

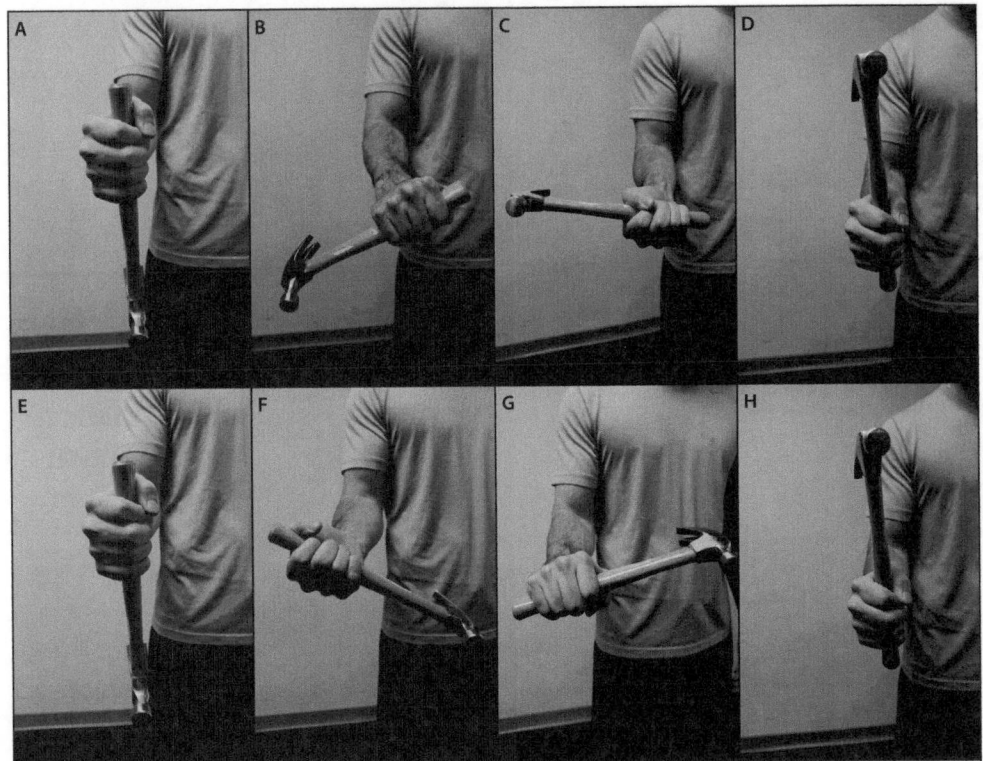

5.12.12　力量训练：等张收缩，手持锤子前臂旋前和旋后

体位： 站立位。

目标： 利用锤子的重量抗阻，加强旋前圆肌和旋前方肌的力量。

方法： 练习侧肩关节保持中立位，肘关节屈曲90°，拇指在上。内旋——0°到完全内旋：患者用锤子的重量作为阻力，抓住锤子手柄向下转动手掌（见图A和图B）。内旋——从外旋位到0°：掌心向上，患者抓住手柄，以锤子的重量作为阻力向上转动手掌至掌心朝内（见图C和图D）。外旋——0°到完全外旋：患者用锤子的重量作为阻力，抓住锤子手柄并将手掌向上转动（见图E和图F）。外旋——从内旋位到0°：掌心向下，患者抓住锤子手柄，以锤子的重量作为阻力向上转动手掌至掌心朝内（见图G和图H）。手掌越靠近手柄末端，阻力越大。在锤子末端增加一个袖带也可以增加阻力。

注意： 鼓励患者坐直，肩部向后，肘关节保持贴住身体侧面，保持腕关节和前臂在一条水平线上。

运动量： 重复8~12次，1~3组，每天1次或每隔1天1次。

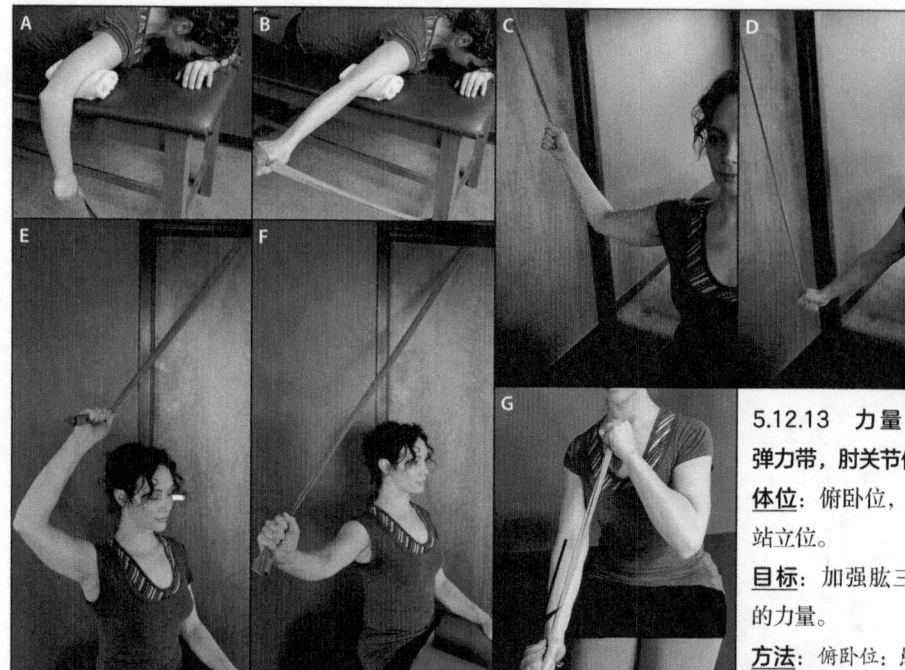

5.12.13 力量训练：弹力带，肘关节伸展

体位：俯卧位，坐位，站立位。

目标：加强肱三头肌的力量。

方法：俯卧位：患者将前额放在非练习侧前臂或毛巾卷上，将颈部置于中立位；患者位于床边，使前臂悬于床外；弹力带的一端固定在床腿上，患者练习侧手持弹力带另一端，肩外展90°，肘关节屈曲90°，可以在手臂下方放置毛巾卷以使肱骨与肩关节对齐；患者伸展练习侧肘关节，然后缓慢返回起始位置并重复（见图A和图B）。坐位锚点固定于头顶：弹力带一端固定在头顶，患者侧对锚点坐着，练习侧上肢朝向锚点并在高处抓握弹力带另一端，使开始活动时弹力带就有一定张力；患者伸展练习侧肘关节，将手掌推向地面（见图C和图D）。该练习也可以用非练习侧朝向锚点的姿势完成（见图E和图F）。坐位锚点自固定：患者非练习侧手抓握弹力带一端并固定在锁骨中央，练习侧手抓住弹力带另一端，并调整位置使弹力带一开始就有一定张力；患者伸展肘关节，将练习侧手掌向地面方向活动（见图G）。

注意：避免耸肩或肩部肌肉紧张，鼓励姿势挺拔和肩胛骨回缩。

运动量：重复8~12次，1~3组，每天1次或每隔1天1次。

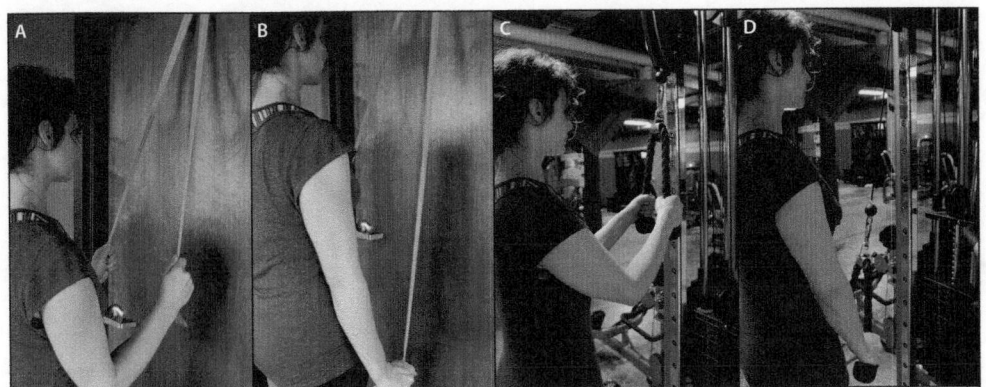

5.12.14 力量训练：弹力带，肱三头肌下拉

体位：站立位。

目标：加强肱三头肌的力量。

方法：将弹力带中间部分固定在头顶，患者靠近墙壁站立，面向锚点。练习侧手或双手抓握弹力带两端，并且抓握得比较高，以在开始时使弹力带的张力足够大。然后患者向下拉弹力带，使上臂与躯干对齐，保持肘部位于身体两侧，伸展肘关节，双手朝地面方向活动（见图A和图B）。最后，只允许肘关节屈曲，慢慢回到起始位置。这项练习也可以通过拉力器完成（见图C和图D）。

注意：避免耸肩和肩部肌肉紧张，鼓励姿势挺拔和肩胛骨回缩。

运动量：重复8~12次，1~3组，每天1次或每隔1天1次。

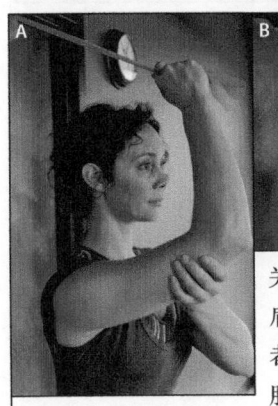

5.12.15 力量训练：弹力带，肘关节伸展，肩关节屈曲

体位：站立位。

目标：加强肱三头肌的力量。

方法：将弹力带固定在肩部以上6~10英寸处，患者站立时背向锚点，练习侧手握住弹力带并将肩关节屈曲90°，同时另一只手支撑在练习侧手臂下方，保持练习侧肘部在肩部正前方。患者远离墙壁，直到弹力带的张力将肘关节拉入屈曲位。患者伸展练习侧肘关节，使手直接向前伸出（见图A和图B），过程中只允许肘关节屈曲，然后慢慢回到起始位置并重复。

注意：避免耸肩或肩部肌肉紧张，鼓励姿势挺拔和肩胛骨回缩。

运动量：重复8~12次，1~3组，每天1次或每隔1天1次。

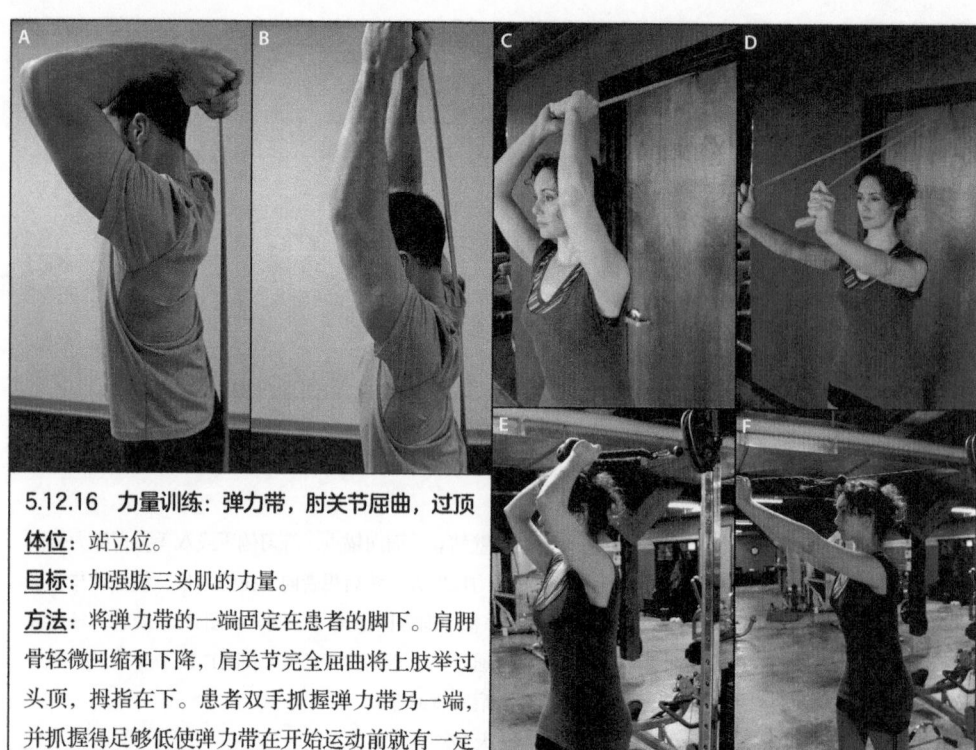

5.12.16 力量训练：弹力带，肘关节屈曲，过顶

体位：站立位。

目标：加强肱三头肌的力量。

方法：将弹力带的一端固定在患者的脚下。肩胛骨轻微回缩和下降，肩关节完全屈曲将上肢举过头顶，拇指在下。患者双手抓握弹力带另一端，并抓握得足够低使弹力带在开始运动前就有一定张力。治疗师指导患者完全伸展肘关节，将手伸向天花板再返回起始位置，重复（见图A和图B）。该练习也可以通过将锚点放在身后头顶上方完成（见图C和图D），还可以通过使用拉力器来完成（见图E和图F）。

注意：肘部应与肩部在矢状面上保持对齐，肘部不允许向外张开；避免耸肩或绷紧肩部肌肉，鼓励姿势挺拔和肩胛骨回缩，避免肩关节和躯干的运动。

运动量：重复8~12次，1~3组，每天1次或每隔1天1次。

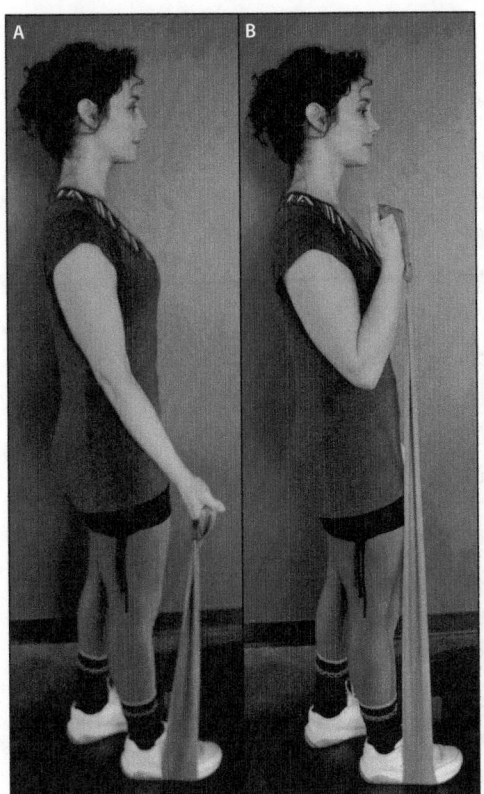

5.12.17 力量训练：弹力带，肘关节屈曲

体位：站立位。

目标：加强肱二头肌、肱桡肌、肱肌的力量。

方法：将弹力带的一端固定在患者脚下。肩胛骨轻微回缩和下降，患者将弹力带的另一端抓得足够低，以便在运动开始时肘关节完全伸展。治疗师指导患者完全屈曲练习侧肘关节，使手掌朝向天花板运动，然后返回起始位置，重复（见图A和图B）。针对肱二头肌时，掌心朝上；针对肱肌时，掌心朝下；针对肱桡肌时，掌心朝内。

注意：肘部应与肩部在矢状面上保持对齐，肘部不允许向外张开；避免肩关节和躯干的运动。

运动量：重复8~12次，1~3组，每天1次或每隔1天1次。

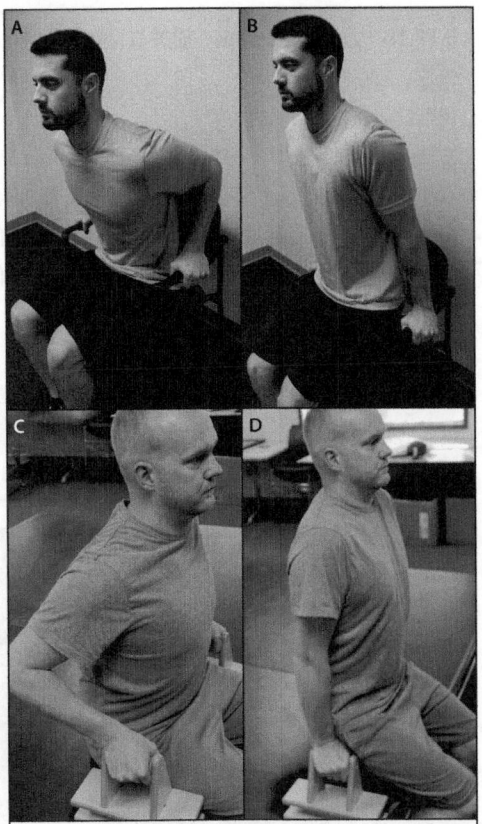

5.12.18 力量训练：闭链，肘关节，坐位撑起

体位：坐位。

目标：加强肱三头肌的力量。

方法：患者将双手放在臀部两边，掌心朝内，双手向下按压，将臀部抬离座椅，然后屈曲肘关节，慢慢降低躯干。可以通过调整扶手（见图A和图B）或俯卧撑架（见图C和图D）的高度进行更大范围的运动。

注意：肘部应与肩部在矢状面上保持对齐，肘部不允许向外张开；避免耸肩或绷紧肩部肌肉，鼓励姿势挺拔和肩胛骨回缩；避免将肘关节锁定在向外张开的位置。

运动量：重复8~12次，1~3组，每天1次或每隔1天1次。

5.12.19　力量训练：闭链，肘关节，向后倾斜

体位：屈膝仰卧位。

目标：加强肱三头肌的力量。

方法：患者双手支撑，将躯干抬高至与地面呈45°角。双手位于臀部后方约6英寸处，分别放于骨盆两侧，拇指朝向脚。患者通过屈曲肘关节90°，慢慢降低躯干，然后双手向下按压，在抬起躯干的同时完全伸展肘关节。

注意：肘部应与肩部在矢状面上保持对齐，肘部不允许向外张开；避免耸肩或绷紧肩部肌肉，鼓励姿势挺拔和肩胛骨回缩；避免将肘关节锁定在向外张开的位置。

运动量：重复8~12次，1~3组，每天1次或每隔1天1次。

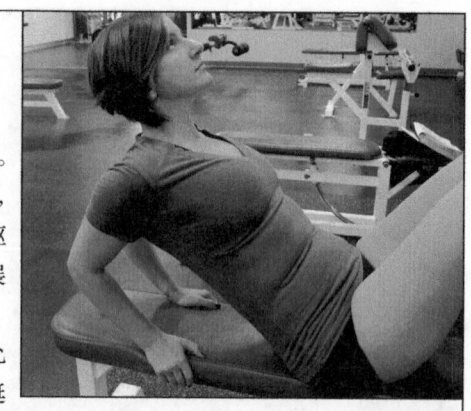

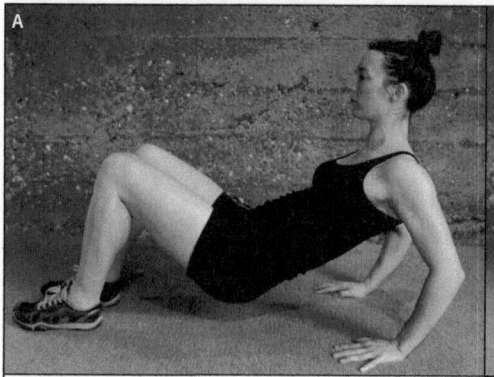

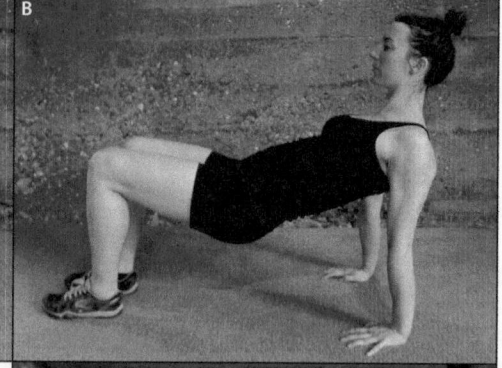

5.12.20　力量训练：闭链，肘关节，"螃蟹"下沉

体位：屈膝仰卧位。

目标：加强肱三头肌的力量。

方法：患者用双手支撑，将臀部抬离地面，呈"螃蟹状"姿势；双手位于臀部后方6英寸处，分别放于骨盆两侧，指尖朝向双脚。患者通过将肘关节屈曲90°来缓慢降低躯干，然后双手向下按压以完全伸展肘关节同时抬起躯干。在整个过程中，患者的臀部保持抬高（见图A和图B）。为了进阶，

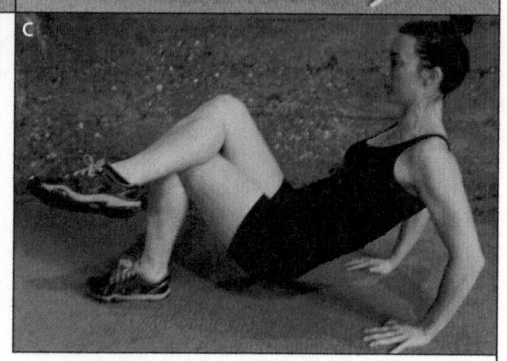

患者可以将一条腿交叉放在另一条腿上，通过增大手臂承重来增加强度（见图C）。

注意：肘部应与肩部在矢状面上保持对齐，肘部不允许向外张开，下巴不应向前突出；鼓励姿势挺拔和肩胛骨回缩，不要让臀部下垂；避免将肘关节锁定在向外张开的位置。

运动量：重复8~12次，1~3组，每天1次或每隔1天1次。

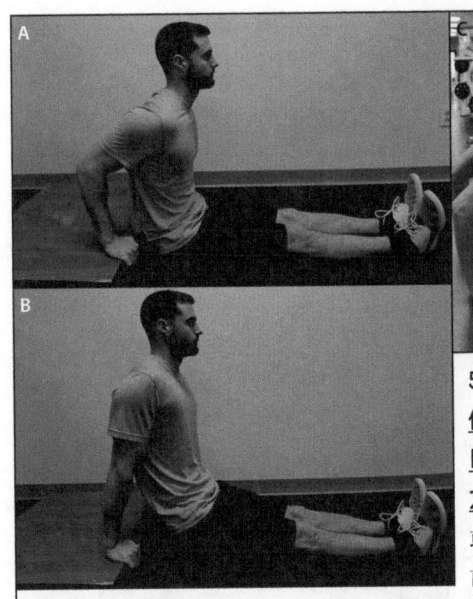

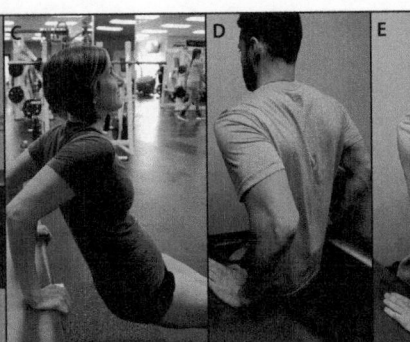

5.12.21 力量训练：闭链，肘关节，下沉

体位：长坐位，站立位。

目标：加强肱三头肌的力量。

方法：长坐位：双手分开，手指向前放在固定的长凳或稳定的椅子上；患者将臀部从长凳前滑出，双腿向前伸展，伸展上肢，保持肘关节轻微屈曲，以保持肱三头肌的张力并减轻肘关节处的压力；患者慢慢地屈曲肘关节，使身体向地面移动，直到肘关节屈曲约90°，保持背部靠近长凳；患者一旦达到末端，双手向下压使肘关节伸直，回到起始位置（见图A和图B）；患者也可以根据需要屈曲膝关节。手臂向后站立：双手放在身后的治疗床上，双脚向外移动，同时手臂支撑身体重量，保持肘关节轻微屈曲；然后，患者慢慢降低身体，使肘关节和膝关节屈曲；肘关节屈曲达到90°后，患者双手向下按压以伸直肘关节（见图C）。站在两张治疗床之间：患者将手掌放在两侧床边，双脚向外移动，同时手臂支撑身体重量，保持肘关节轻微屈曲；然后，患者慢慢降低身体，使肘关节和膝关节屈曲；肘关节屈曲达到90°后，患者双手向下按压以伸直肘关节（见图D和图E）。

注意：肘部应与肩部在矢状面上保持对齐，肘部不允许向外张开；避免耸肩或绷紧肩部，下巴向前突出，鼓励姿势挺拔和肩胛骨回缩；避免肘关节锁定在向外突出的位置。

运动量：重复8~12次，1~3组，每天1次或每隔1天1次。

5.12.22 力量训练：闭链，肘关节，身体撑起

体位：站立位。

目标：加强肱三头肌的力量。

方法：将杆放在胸部高度以下的位置，患者掌心向下握住杆，后退3~5英尺，同时身体倾斜在杆的上方，并且肩关节屈曲90°，整个身体处于一个类似平板撑的姿势。患者屈曲肘关节，将身体向地面方向降低，直到肘关节屈曲90°。患者保持一段时间，然后伸展肘关节将身体抬高（图中未显示）。

注意：肘部应与肩部在矢状面上保持对齐，肘部不允许向外张开；避免耸肩或绷紧肩部，下巴向前突出，鼓励姿势挺拔和肩胛骨回缩；避免肘关节锁定在向外突出的位置。

运动量：重复8~12次，1~3组，每天1次或每隔1天1次。

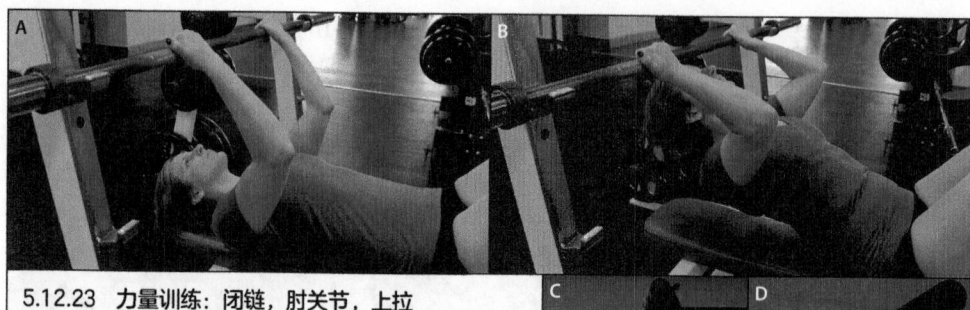

5.12.23 力量训练：闭链，肘关节，上拉

体位：仰卧位，站立位。

目标：掌心向上，加强肱二头肌的力量；掌心向下，加强肱肌的力量，伴肱桡肌辅助。

方法：*初学者/部分负重*：患者仰卧在长凳上，长杆与肩部在矢状面上保持对齐；患者抓住长杆，掌心向下，双手与肘部、肩部在矢状面上保持对齐；患者收下巴并稳定躯干，同时将躯干向上拉，保持一段时间后缓慢下降（见图A和图B）；该练习也可以掌心向上的姿势进

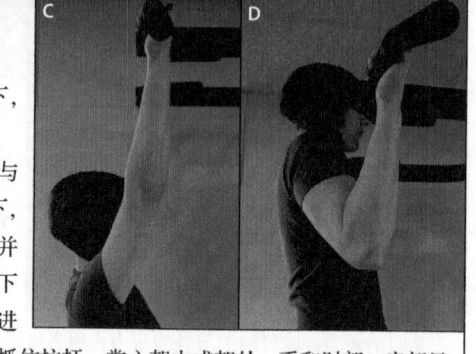

行。*进阶/全负荷*：患者站在位于头顶的拉杆前面，抓住拉杆，掌心朝内或朝外，手和肘部、肩部呈一条直线；然后，患者屈曲肘关节并伸展肩关节，将身体向拉杆的方向拉动，在终末位保持一段时间并慢慢降低（见图C和图D）。

注意：避免耸肩和肩部肌肉紧张，鼓励姿势挺拔和肩胛骨回缩。

运动量：重复1~12次（取决于患者的疲劳程度），1~3组，每天1次或每隔1天1次。

5.12.24 功能性训练：肘关节，使用魔术贴滚轮进行旋前和旋后运动

体位：坐位。

目标：前臂的功能性训练和强化转动钥匙、门把手的能力。

方法：患者模拟转动钥匙和门把手的动作，同时滚动魔术贴表面，使其提供阻力。患者应保持肘关节屈曲90°，以分离旋前和旋后运动。

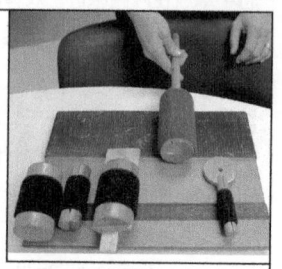

注意：肘部不能向外张开；避免耸肩或肩部肌肉紧张，鼓励姿势挺拔和肩胛骨回缩。

运动量：每次练习至疲劳为1组，1~3组，每天1次或每隔1天1次。

5.12.25 功能性训练：肘关节，旋前和旋后运动

体位：坐位。

目标：前臂进行倾倒液体的功能性训练。

方法：准备两个玻璃杯，一个装满水。患者呈坐位，肘关节屈曲90°，将水从一个玻璃杯倒入另一个玻璃杯，然后重复。也可以使用水罐进行练习。

注意：肘关节不能向外张开；避免耸肩或绷紧肩部肌肉，鼓励姿势挺拔和肩胛骨回缩。

运动量：重复10~20次，1~3组，每天1次或每隔1天1次。

5.12.26 功能性训练：肘关节，螺丝刀

体位：坐位。

目标：功能性使用前臂转动螺丝刀。

方法：准备螺栓和螺钉，患者使用螺丝刀旋入（旋后）和旋出螺钉（旋前）。

注意：避免耸肩或肩部肌肉紧张，鼓励姿势挺拔和肩胛骨回缩。

运动量：10~20个螺钉，1~3组，每天1次或每隔1天1次。

5.13

肘部康复方案和治疗方法

5.13.1 肱骨外上髁炎讨论

肱骨外上髁痛、外上髁炎或网球肘是一种肌肉骨骼疾病，其特征是肘外侧疼痛，通常会因抓握动作而加剧。该综合征最常见于需要进行重复体力劳动工作的人群中。这种疾病的发病高峰出现在35~50岁，通常会影响前臂的活动（Vincenzio, Cleland and Bisset, 2007）。有证据表明，这种疾病不涉及炎症过程，而是由肌腱微撕裂引起的，随后桡侧腕短伸肌和肌腱结构出现不完全修复反应（Rineer and Rush, 2009）。虽然最有效的管理方法仍存在争议，但越来越多的文献报道了关节手法操作在治疗肱骨外上髁炎中的作用和潜在机制。有证据表明，针对肘部和腕部以及颈部和胸椎区域的关节手法治疗可以引起疼痛程度和运动系统的临床改变（Vicenzio et al., 2007; Hoogvliet, Randsdrop, Dingemanse, Koes and Huisstede, 2013）。

证据在哪里？

与皮质类固醇注射相比，超声治疗和运动疗法已被证明有利于治疗肱骨外上髁炎。穆尔泰扎尼等（Murtezani et al., 2015）对慢性肱骨外上髁炎患者进行了为期12周的随机对照试验。他们随机分配49名受试者为超声治疗组、运动疗法组和皮质类固醇注射组。测试结果的指标包括VAS疼痛强度、网球肘功能障碍评估问卷评分和无痛握力。在治疗前和治疗后6周、12周进行评估。与其他组相比，运动疗法组受试者的网球肘功能障碍评估问卷评分以及无痛握力显著改善。在12周的评估中，运动疗法组所有评估指标的改变也都显著大于其他组。

超声治疗已被证明可以增强大多数肱骨外上髁炎患者的康复效果（Binder, Hodge, Greenwood, Hazelman and Page Thomas, 1985）。然而，任何实验研究都没有提供有力的证据表明，与单独使用超声波相比，向耦合介质中添加药物（声电泳）产生了额外的益处（Hoppenrath and Ciccone, 2006）。有研究表明，在肘关节处进行Mulligan关节松动术和对脊柱进行整脊手法都可以提供益处（Struijs et al., 2003）。肌效贴技术也显示了对肱骨外上髁炎患者腕关节伸肌和握力的积极作用，同时也减轻了这些患者肘关节外侧的疼痛（Shamsoddini and Hollisaz, 2013; Kouhzad Mohammadi et al., 2014）。还有一项研究表明，Astym疗法是治疗肱骨外上髁炎的有效方法，它可以作为初始治疗方法，也可以在离心运动方案失败后采用。离心运动正在成为肱骨外上髁炎的一线保守治疗方法，与Astym疗法一起成为旨在改善肌腱退行性病理生理学改变的少数治疗方案之一（Sevier and Stegnik-Janesen, 2015）。离心分级运动比向心分级运动能更有效地减轻慢性网球肘患者的疼痛和增强其肌肉力量（Peterson, Butler, Ericksson and Svärdsudd, 2014）。横向交叉按摩通常与其他治疗方法结合使用，但目前尚未找到足够的证据来确定深部横向按摩对肱骨外上髁肌腱炎患者疼痛、握力或功能状态的影响，因为临床中没有发现横向交叉按摩对肱骨外上髁炎益处的证据（Loew et al., 2014）。此外，中等证据表明，拉伸练习结合力量训练与超声结合横向交叉按摩相比有短期疗效（Hoogvliet, Randsrop, Dingemanse, Koes and Huisstede, 2013）。此外，急性肱骨外上髁炎患者需要每周3天、共3周的物理治疗。3周后，每周6天是最有效的治疗频率（Lee, Ko and Lee, 2014）。肱骨外上髁炎的治疗通常还包括反作用力支具的应用，最常见的支具包括缠绕在前臂近端的单肩包裹袋。这种支具的一种变体是使用包裹在肘部上方的附加带，旨在进一步减轻受伤组织承受的负荷。据报道，两种类型的反作用力支具对肱骨外上髁炎患者都有直接的积极作用，因此，这些支具可能有助于控制与外上髁炎有关的直接症状。选择使用哪种支具更多地取决于患者的偏好、舒适度和花费（Bisset, Collins and Offord, 2014; Jafarian, Demneh and Tyson, 2009; Sadeghi-Demneh and Jafarian, 2013）。

5.13.2 肱骨外上髁炎/外上髁痛康复方案

该方案改编自弗吉尼亚运动医学研究所2001年网球肘康复方案。

急性期：第1~2周

1. 缓解疼痛，可冰按摩，加压，服用非甾体抗炎药，使用抗炎霜、超声波、运动疗法
2. 避免增加或加重疼痛的活动，改变前臂活动的强度、持续时间和前臂活动的"相对休息"
3. 使用反作用力支持带
   将支持带放在疼痛部位下方约1个拇指宽度的距离。支持带要紧贴前臂佩戴，但要警惕前臂/手出现紫色或白色，以及手指出现麻木、刺痛的情况。如果发生这种情况，请立即松开支持带。
4. 腕关节夹板可以用于疼痛更严重的病例，但可根据需要取下
5. 训练有素的治疗师可以进行颈部、胸部和腕部的关节松动以及肘部的Mulligan动态关节松动
6. 主动活动
   a. 5.9.3 关节活动度：肘关节屈曲和伸展，主动
   b. 5.9.7 关节活动度：前臂旋前和旋后，主动
   c. 5.9.1 关节活动度：肘关节，自助屈曲和伸展，被动
      i. 主动腕关节屈曲/伸展
      ii. 主动桡侧/尺侧偏
7. 拉伸练习
   a. 5.15.1 拉伸：腕关节屈肌和手指屈肌，各种体式变化，自助
   b. 5.15.2 拉伸：腕关节屈肌，利用墙壁和桌子
   c. 5.15.3 拉伸：腕关节伸肌和手指伸肌，各种体式变化，自助
   d. 5.15.4 拉伸：腕关节伸肌，利用墙壁和桌子
   e. 5.15.7 拉伸：腕关节屈肌和伸肌，自助
   f. 5.6.5 拉伸：肩关节水平内收肌，门框
8. 考虑神经滑动

a. 5.17.1 神经滑动：正中神经
b. 5.17.2 神经滑动：桡神经
c. 5.17.3 神经滑动：尺神经

力量训练第一阶段：第3~6周

a. 5.16.1 力量训练：等长收缩，腕关节，4种变式
b. 5.16.2 力量训练：等长收缩和等张收缩，挤压球
c. 5.16.6 力量训练：等张收缩，腕关节，所有运动平面
   i. 伸展
   ii. 离心屈曲，肘关节屈曲
   iii. 桡偏
   iv. 尺偏
d. 5.3.3 力量训练：肩胛骨回缩和各种体式变化（单侧卧位和双侧坐位）
e. 5.1.5 关节活动度：肩胛骨抬高
f. 5.1.6 关节活动度：肩胛骨下降
g. 2.3.4 力量训练：等张收缩，收下巴
h. 2.2.3 拉伸：自助式颈椎侧屈
i. 2.2.7 拉伸：颈椎屈曲和旋转

力量训练第二阶段：第7~12周

a. 5.16.6 力量训练：等张收缩，腕关节，所有运动平面
   i. 伸展
   ii. 离心屈曲，肘关节屈曲
b. 5.16.8 力量训练：腕关节滚轮
c. 5.16.10 力量训练：弹力带，腕关节屈曲
d. 5.16.9 力量训练：弹力带，腕关节伸展
e. 5.16.13 力量训练：使用橡皮泥和手指训练器进行手和手指的练习
   i. 双指紧握

ii. 钩状紧握

iii. 平握

iv. 环形运动

v. 单指环形运动

vi. 伸展扩张

vii. 伸展扩张变式，橡皮筋

f. 考虑增加额外的肩胛骨周围肌肉力量强化训练和姿势矫正练习

g. 考虑使用网和进行功能性任务

i. 5.16.14 力量训练：手和手指的织网练习和变式

ii. 5.16.15 功能性训练：手腕/手和手指活动

5.13.3 肱骨内上髁炎/上髁痛讨论

肱骨内上髁炎，通常被称为高尔夫球肘，是肘部的一种常见疾病。在涉及手腕屈曲和前臂旋前的活动中，屈曲-旋转肌腱退化伴随着重复的强直性腕关节伸展和前臂旋后运动。肌腱病理改变的不同阶段可导致肌腱结构破坏和不可修复的纤维化或钙化。患者通常报告持续的内侧肘关节疼痛，日常活动会加剧这种疼痛。运动员在投掷动作的后期或早期加速阶段可能会有症状。非手术治疗包括活动调整、服用非甾体抗炎药和皮质类固醇注射。一旦急性症状得到缓解，该病的治疗重点转向腕屈肌和前臂旋前肌群的康复和损伤预防。而采用开放性技术的手法治疗通常适用于持续出现症状的患者（Amin, Kumar and Schickendantz, 2015）。仔细评估对于区分肱骨内上髁炎和其他内侧肘关节疼痛的原因很重要。内侧肘关节疼痛的较不常见原因是内侧的尺侧副韧带损伤，施加在肘关节上的重复外翻引力可导致微创伤和外翻不稳定（Field and Savoiee, 1988）。尽管如此，投掷运动员仍会发生内侧应力损伤，并且可能导致相邻前囊屈肌旋前肌群和尺侧副韧带以及尺神经损伤（Grana, 2001）。

前面在肱骨外上髁炎中讨论的许多治疗原则也适用于肱骨内上髁炎，类似的治疗方法侧重于腕屈肌和肌腱，而不是常见的腕伸肌腱。目前大多数的研究都集中在肱骨外上髁炎上，因为它更普遍。由此可以推断，分阶段的离心运动，Astym疗法，反作用力支持带，拉伸练习，颈椎、胸椎和腕关节的关节松动，以及肘部的Mulligan动态关节松动都可能有助于内侧髁上炎患者的康复。

5.13.4 肱骨内上髁炎/上髁痛康复方案

该方案改编自弗吉尼亚运动医学研究所2001年高尔夫球肘康复方案。

急性期：第1~2周

1. 缓解疼痛，可冰敷、加压，服用非甾体抗炎药，使用抗炎药膏、超声波、运动疗法

2. 避免加重疼痛的活动，改变前臂活动的强度、持续时间和用力技巧

3. 使用反作用力支持带

将支持带置于疼痛部位下方约1个拇指宽度的距离。支持带戴上后紧贴皮肤，但要警惕前臂/手中出现紫色或白色，以及手指出现麻木和刺痛的情况。如果发生这种情况，应该立即松开支持带

4. 训练有素的治疗师可以进行颈部、胸部和腕部的关节松动以及肘部的Mulligan动态关节松动

5. 主动关节活动

a. 5.9.3 关节活动度：肘关节屈曲和伸展，主动

b. 5.9.7 关节活动度：前臂旋前和旋后，主动

c. 5.14.1 关节活动度：腕关节和手指关节活动，被动和主动

i. 主动腕关节屈曲/伸展

ii. 主动腕关节桡偏/尺偏

6. 拉伸练习

　　a. 5.15.3 拉伸：腕关节伸肌和手指伸肌，各种体式变化，自助

　　b. 5.15.4 拉伸：腕关节伸肌，利用墙壁和桌子

　　c. 5.15.1 拉伸：腕关节屈肌和手指屈肌，各种体式变化，自助

　　d. 5.15.2 拉伸：腕关节屈肌，利用墙壁和桌子

　　e. 5.15.7 拉伸：腕关节屈肌和伸肌，自助

　　f. 5.6.5 拉伸：肩关节水平内收肌，门框

7. 考虑神经滑动

　　a. 5.17.1 神经滑动：正中神经

　　b. 5.17.2 神经滑动：桡神经

　　c. 5.17.3 神经滑动：尺神经

力量训练第一阶段：第 3～6 周

　　a. 5.16.1 力量训练：等长收缩，腕关节，4 种变式

　　b. 5.16.2 力量训练：等长收缩和等张收缩，挤压球

　　c. 5.16.6 力量训练：等张收缩，腕关节，所有运动平面

　　　　i. 伸展

　　　　ii. 离心屈曲，肘关节屈曲

　　　　iii. 桡偏

　　　　iv. 尺偏

　　d. 5.3.3 力量训练：肩胛骨回缩和各种体式变化（单侧卧位和双侧坐位）

　　e. 5.1.5 关节活动度：肩胛骨抬高

　　f. 5.1.6 关节活动度：肩胛骨下降

　　g. 2.3.4 力量训练：等张收缩，收下巴

　　h. 2.2.3 拉伸：自助式颈椎侧屈

　　i. 2.2.7 拉伸：颈椎屈曲和旋转

力量训练第二阶段：第 7～12 周

　　a. 5.16.6 力量训练：等张收缩，腕关节，所有运动平面

　　　　i. 屈曲

　　　　ii. 离心屈曲，肘关节屈曲

　　b. 5.16.8 力量训练：腕关节滚轮（重点是屈曲，手掌朝上）

　　c. 5.16.10 力量训练：弹力带，腕关节屈曲

　　d. 5.16.9 力量训练：弹力带，腕关节伸展

　　e. 5.16.13 力量训练：使用橡皮泥和手指训练器进行手和手指的练习

　　　　i. 双指紧握

　　　　ii. 钩状紧握

　　　　iii. 平握

　　　　iv. 环形运动

　　　　v. 单指环形运动

　　　　vi. 伸展扩张

　　　　vii. 伸展扩张变式，橡皮筋

　　f. 考虑增加额外的肩胛骨周围肌肉力量强化训练和姿势矫正练习

　　g. 考虑使用网和进行功能性任务

　　　　i. 5.16.14 力量训练：手和手指的织网练习和变式

　　　　ii. 5.16.15 功能性训练：手腕/手和手指活动

5.13.5　肱骨外上髁切除术或内上髁切除术后康复方案

该方案改编自卫理公会运动医学中心物理治疗部外侧髁或内侧髁切除术后康复方案（2004 年）。

　　外上髁切除术会切开一个 3～4 厘米的侧切口，切口从外上髁近端开始，并在桡侧腕长伸肌和腕短伸肌肌腱之间的间隔处向远端延伸。手术切开筋膜，让腕长伸肌向前缩回，暴露腕短伸肌肌腱，通过切除异常的肌腱组织，使外上髁被清创至软骨下骨，异常的肌腱组织看起来呈灰色和凝胶状。这样，在骨上形成多个孔以促进纤维增生性愈合反应，并修复筋膜（卫理公会学院运动医学中心

理疗系，2004）。

　　内上髁切开术常为纵向切口，切口从内上髁近端开始，在旋前圆肌和腕屈肌肌腱的间隔处向远端纵向延伸。手术通过将皮下组织向下剥离，暴露出旋前屈肌肌群，通常存在于旋前圆肌和桡侧腕屈肌肌腱之间的异常组织被切除，内上髁组织被清创至软骨下方，通过在骨骼上打出多个孔可以促进纤维增殖愈合反应并修复筋膜组织。

急性期：第1~3周

1. 缓解疼痛，可冰敷、轻轻加压以控制肿胀

2. 患处可能被置于固定器或长臂夹板上，需要活动时将其解除，平时和晚上都戴着，遵医嘱

3. 被动关节活动在2周后开始

4. 每天进行6次主动关节活动

    a. 5.9.3 关节活动度：肘关节屈曲和伸展，主动

    b. 5.9.7 关节活动度：前臂旋前和旋后，主动

    c. 5.14.1 关节活动度：腕关节和手指关节活动，被动和主动

        i. 主动腕关节屈曲/伸展

        ii. 主动腕关节桡偏/尺偏

        iii. 主动握拳和手指展开

第二阶段：第3~6周

1. 患者可以开始脱掉固定器或长臂夹板，遵循医生的指导方针

2. 每天继续进行被动关节活动和主动关节活动练习，重复6次

3. 疤痕按摩

4. 继续主动关节活动

5. 拉伸练习

    a. 5.15.3 拉伸：腕关节伸肌和手指伸肌，各种体式变化，自助

    b. 5.15.1 拉伸：腕关节屈肌和手指屈肌，各种体式变化，自助

    c. 5.6.5 拉伸：肩关节水平内收肌，门框

6. 考虑神经滑动

    a. 5.17.1 神经滑动：正中神经

    b. 5.17.2 神经滑动：桡神经

    c. 5.17.3 神经滑动：尺神经

7. 低强度力量训练——5~6周

    a. 5.16.1 力量训练：等长收缩，腕关节，4种变式

    b. 5.16.13 力量训练：使用橡皮泥和手指训练器进行手和手指的练习

    c. 5.16.2 力量训练：等长收缩和等张收缩，挤压球

    d. 5.16.6 力量训练：等张收缩，腕关节，所有运动平面

        i. 屈曲，1~2磅

        ii. 伸展，低负荷，1~2磅

        iii. 桡偏，低负荷，1~2磅

        iv. 尺偏

    e. 5.12.10 力量训练：等张收缩，肘关节屈曲（高重复，低负荷）

    f. 5.3.3 力量训练：肩胛骨回缩和各种体式变化（单侧卧位和双侧坐位）

    g. 5.1.5 关节活动度：肩胛骨抬高

    h. 5.1.6 关节活动度：肩胛骨下降

    i. 2.3.4 力量训练：等张收缩，收下巴

    j. 2.2.3 拉伸：自助式颈椎侧屈

    k. 2.2.7 拉伸：颈椎屈曲和旋转

第三阶段：力量训练阶段，第6周~6个月

1. 腕关节和肘关节周围肌肉力量训练

    a. 5.16.6 力量训练：等张收缩，腕关节，所有运动平面

        i. 屈曲，肘关节伸展位

        ii. 伸展，肘关节伸展位

        iii. 离心屈曲，肘关节伸展位

        iv. 离心伸展，肘关节伸展位

    b. 5.16.8 力量训练：腕关节滚轮（重点是屈曲，手掌朝上）

    c. 5.16.10 力量训练：弹力带，腕关节屈曲

    d. 5.16.9 力量训练：弹力带，腕关节伸展

2. 肩袖肌群力量训练

    a. 5.7.36 力量训练：等张收缩，弹力带，肩关节屈曲，肩胛骨平面，外展和各种体式变化（从低于肩部水平位置/90°以下开始）

    b. 5.7.39 力量训练：等张收缩，弹力带，肩关节内旋和各种体式变化

    c. 5.7.41 力量训练：等张收缩，弹力带，肩关节外旋和各种体式变化

    d. 考虑增加额外的肩胛骨周围肌肉力量强化训练和姿势矫正练习

    e. 考虑使用网和进行功能性任务

        i. 5.16.14 力量训练：手和手指的织网练习和变式

        ii. 5.16.15 功能性训练：手腕/手和手指活动

5.13.6　尺侧副韧带损伤和重建（汤米约翰手术）

汤米·约翰（Tommmy John）是洛杉矶道奇队的投球手，他的肘部尺侧副韧带受伤。弗兰克·乔布（Frank Jobe）博士于1974年对汤米进行了尺侧副韧带重建，使用移植肌腱替换韧带，随后以汤米的名字命名该手术。当肩关节处于外展90°和完全外旋位时，由于肘部受到外翻应力，尺侧副韧带可能会因为反复投掷动作而撕裂或破裂。尺侧副韧带受伤最常见于棒球运动员（特别是投手），但在其他过顶项目运动员中也存在，其中包括标枪、垒球、网球、排球、水球和体操项目的运动员（Dugas, Chronister, Cain and Andrews, 2014）。年轻的运动员也会出现该损伤，称为棒球肘。然而，由于他们的骺板仍然是开放的，外界应力通常导致骨创伤，例如应力性骨折、撕脱和骨骺炎比尺侧副韧带撕裂更常见。尺侧副韧带重建最常见于大学运动员，更具体地说是投手发生率较高的棒球运动员。尺侧副韧带重建具有相当高的成功率，高中、大学和职业运动员在术后1年内能以相同或更高的比赛水平重返运动（Osbahr et al., 2014）。

> ### 证据在哪里？
>
> 一项研究发现，在接受尺侧副韧带重建的147名美国职业棒球大联盟的投手手中，80%的人至少可以重返一场美国职业棒球大联盟棒球比赛，但只有67%的投手在手术后恢复到与之前相同的比赛水平，57%的投手由于投掷臂受伤再次出现在伤病名单上（Makhni et al., 2014）。尺侧副韧带重建最常见的并发症通常与尺神经有关；然而，过渡到肌肉分离切口的方法减少了这些并发症的发生（Purcell et al., 2007）。

5.13.7　使用自体移植物的尺侧副韧带重建康复方案

该方案改编自艾伦贝克等（Ellenbeckerm et al., 2009）发表的使用自体移植物进行慢性尺侧副韧带损伤重建的术后康复方案。

第一阶段：术后即刻，第0~3周
目标
　a. 维护/保护手术修复效果的完整性
　b. 逐渐增加被动活动范围
　c. 减轻疼痛和炎症，进行冰敷、加压
　d. 预防肌肉抑制
　e. 利用修改后的日常生活活动指南可以独立活动
第1周
1. 保持手臂肘关节屈曲90°的姿势
2. 腕关节主动活动
　a. 5.14.1　关节活动度：腕关节和手指关节活动，被动和主动
　　i. 主动腕关节屈曲/伸展
　　ii. 主动腕关节桡偏/尺偏
　b. 5.16.2　力量训练：等长收缩和等张收缩，挤压球
3. 肩关节周围肌肉等长收缩，没有旋转
　5.7.1　力量训练：等长收缩，肩关节，另一只手抵抗，6种体式

4. 肱三头肌等长收缩
　5.12.2　力量训练：等长收缩，肘关节屈曲
第2周
1. 功能性支持带设置为30°~100°
2. 腕关节周围肌肉等长收缩
　5.16.1　力量训练：等长收缩，腕关节，4种变式
3. 肩胛骨练习
　a. 5.3.3　力量训练：肩胛骨回缩和各种体式变化
　b. 5.1.5　关节活动度：肩胛骨抬高
　c. 5.1.6　关节活动度：肩胛骨下降
4. 肱三头肌等长收缩
　5.12.1　力量训练：等长收缩，肘关节伸展
第3周
功能性支持带设置为15°~110°
第二阶段：中期，第4~8周
目标
　a. 根据具体情况逐渐增加关节活动度
　b. 促进修复组织的愈合

c. 恢复和提高肌肉力量

第4周

1. 功能性支持带设置为10°~120°

2. 腕部周围肌肉力量训练

　5.16.6 力量训练：等张收缩，腕关节，所有运动平面

　　i. 屈曲

　　ii. 伸展

　　iii. 桡偏

　　iv. 尺偏

3. 肘部周围肌肉力量训练

　a. 5.12.10 力量训练：等张收缩，肘关节屈曲

　b. 5.12.7 力量训练：等张收缩，肘关节伸展

　c. 5.12.12 力量训练：等张收缩，手持锤子前臂旋前和旋后

4. 肩关节周围肌肉力量训练

　a. 5.7.10 力量训练：等张收缩，肩关节屈曲

　b. 5.7.11 力量训练：等张收缩，肩胛骨平面

　c. 5.7.12 力量训练：等张收缩，肩关节外展

　d. 5.7.21 力量训练：等张收缩，肩关节内旋

　e. 5.7.22 力量训练：等张收缩，肩关节外旋

　f. 5.7.13 力量训练：等张收缩，肩关节伸展

　g. 5.7.19 力量训练：等张收缩，肩关节，水平外展，躯干前屈

　h. 5.7.20 力量训练：等张收缩，肩关节，水平外展，强调减速

第6周

1. 功能性支持带设置为0°~130°，不佩戴支持带情况下主动关节活动达140°

2. 根据医生的许可，在6~8周后停止使用支持带

3. 腕部周围肌肉力量训练

　5.16.6 力量训练：等张收缩，腕关节，所有运动平面

　　i. 屈曲

　　ii. 伸展

　　iii. 桡偏

　　iv. 尺偏

4. 肘部周围肌肉力量训练

　a. 5.12.10 力量训练：等张收缩，肘关节屈曲（逐渐增加负荷）

　b. 5.12.7 力量训练：等张收缩，肘关节伸展（逐

渐增加负荷）

　c. 5.12.12 力量训练：等张收缩，手持锤子前臂前和旋后（逐渐增加负荷）

　d. 5.12.13 力量训练：弹力带，肘关节伸展

　e. 5.12.14 力量训练：弹力带，肱三头肌下拉

　f. 5.12.9 力量训练：等张收缩，肘关节伸展

　g. 5.12.17 力量训练：弹力带，肘关节屈曲

　h. 5.12.24 功能性训练：肘关节，使用魔术贴滚轮进行旋前和旋后运动

5. 肩关节周围肌肉力量训练

　a. 5.7.36 力量训练：等张收缩，弹力带，肩关节屈曲，肩胛骨平面，外展和各种体式变化（从低于肩部水平设置/90°以下开始）

　b. 5.7.22 力量训练：等张收缩，肩关节外旋

　c. 5.7.13 力量训练：等张收缩，肩关节伸展

　d. 5.7.19 力量训练：等张收缩，肩关节，水平外展，躯干前屈

　e. 5.7.20 力量训练：等张收缩，肩关节，水平外展，强调减速

　f. 5.7.24 力量训练：等张收缩，肩关节，划船（俯卧）

　g. 5.7.25 力量训练：等张收缩，肩关节，肩部推举（俯卧）

　h. 5.7.29 力量训练：等张收缩，弹力带，肩关节外展

　i. 5.7.30 力量训练：等张收缩，弹力带，肩关节内收

　j. 5.7.32 力量训练：等张收缩，弹力带，肩关节，水平外展

　k. 5.7.34 力量训练：等张收缩，弹力带和器械，肩关节，横向下拉

　l. 5.7.36 力量训练：等张收缩，弹力带，肩关节屈曲，肩胛骨平面，外展和各种体式变化

　m. 5.7.38 力量训练：等张收缩，弹力带，肩关节伸展

6. "投手十项循环训练"

　a. 5.16.6 力量训练：等张收缩，腕关节，在所有运动平面（逐渐增加负荷）

　b. 5.12.12 力量训练：等张收缩，手持锤子前臂旋前和旋后（逐渐增加负荷）

　c. 5.7.42 力量训练：等张收缩，弹力带，肩关节，

PNF的D1和D2组合模式

 i. D2屈曲（拔剑到Tada式）

 ii. D2伸展（Tada式到插入剑鞘）

 d. 5.7.39 力量训练：等张收缩，弹力带，肩关节内旋和各种体式变化

 e. 5.7.41 力量训练：等张收缩，弹力带，肩关节外旋和各种体式变化

 f. 5.7.22 力量训练：等张收缩，肩关节外旋

 g. 5.7.10 力量训练：等张收缩，肩关节屈曲

 h. 5.7.11 力量训练：等张收缩，肩胛骨平面

 i. 5.7.24 力量训练：等张收缩，肩关节，划船（俯卧）

 j. 5.7.27 力量训练：等张收缩，肩袖肌群，4种体式

 k. 5.7.23 力量训练：等张收缩，肩关节外旋90/90

 l. 5.12.16 力量训练：弹力带，肘关节屈曲，过顶

 m. 5.7.61 力量训练：闭链，肩关节，初始负重，进阶到俯卧撑部分负重

 n. 5.7.62 力量训练：闭链，肩关节，俯卧撑

 o. 5.7.63 力量训练：闭链，肩胛骨和肩关节下降

第三阶段：力量训练进阶，第9~13周

目标

 a. 增加力量、爆发力和耐力

 b. 维持全范围主动关节活动度

 c. 开始体育活动

第9周

1. 进阶练习的目的包括加强肩袖肌群、肩胛骨周围肌肉力量，腕关节周围肌肉的力量

2. 启动肘关节屈伸离心运动

3. 增加对角线模式手动抗阻的神经肌肉训练

4. 神经肌肉训练

 a. 5.7.91 反应性神经肌肉训练和各种体式变化，肩关节（仅进行下述几种体式）

  i. 肩内旋/外旋节律稳定性训练，侧卧肩中立位

  ii. 肩内旋/外旋节律稳定性训练，仰卧肩中立位

  iii. 肩内旋/外旋节律稳定性训练，仰卧肩外展30°（肩胛骨平面）

  iv. 侧卧肩外展节律稳定性训练

  v. 仰卧肩屈曲或肩胛骨平面的节律性稳定性训练

 b. 5.7.79 超等长/动态：肩关节，墙壁运球

 c. 5.7.67 力量训练：闭链，肩胛骨，肩关节屈曲，

肩胛骨平面抬高，肩外展

 d. 5.7.68 力量训练：闭链，肩胛骨，肩关节内旋和外旋

 e. 5.7.69 力量训练：闭链，肩胛骨，肩关节，D1和D2模式

5. 力量训练建议

 a. 5.7.60 力量训练：闭链，肩关节，交替上肢抬起

 b. 5.7.59 力量训练：闭链，肩关节，弹力带，三脚架稳定

 c. 5.7.71 力量训练：闭链，肩关节，反向划船

 d. 5.7.52 力量训练：瑜伽球，肩关节，俯卧撑，双手放在球上

 e. 5.7.46 力量训练：等张收缩，弹力带，肩关节下拉式

 f. 5.7.47 力量训练：等张收缩，弹力带，肩关节撤回

 g. 5.7.45 力量训练：等张收缩，弹力带，肩关节，胸前飞鸟式

 h. 5.7.43 力量训练：等张收缩，弹力带，肩关节，站军姿（过顶）

第11周

1. 继续在之前的练习上进阶

2. 可以开始低强度体育运动（如打高尔夫、游泳）

第12周

1. 启动超等长训练

2. 可以启动棒球运动员的击球训练

3. 超等长训练

 a. 5.7.80 超等长/动态：肩关节，抛球，过头顶

 b. 5.7.81 超等长/动态：肩关节，胸前传球

 c. 5.7.82 超等长/动态：肩关节，卧推/地面投掷

 d. 5.7.83 超等长/动态：肩关节，双手侧投

 e. 5.7.86 超等长/动态：肩关节，抛球，头顶和向后

 f. 5.7.90 超等长/动态：肩关节，推举

 g. 5.7.88 超等长/动态：肩关节，猛摔

 h. 5.7.87 超等长/动态：肩关节，俯卧撑

 i. 5.7.89 超等长/动态：肩关节，握球蹲，借力推

第四阶段：重返活动阶段，第14~26周

目标

 a. 增加力量、爆发力和耐力

 b. 重返运动

第14周

1. 解决任何活动度问题,并在之前的力量训练方案中进行进阶性训练

2. 神经肌肉训练进阶

    a. 5.7.91 反应性神经肌肉训练和各种体式变化,肩关节(如下)

      i. 站立位初期投掷体位节律稳定性训练

      ii. 站立位后仰投掷节律稳定性训练

    b. 5.7.70 力量训练:闭链,肩关节,药球上平板移动

3. 单手超等长训练

    a. 5.7.85 超等长/动态:肩关节,多向接球/投掷

    b. 5.7.84 超等长/动态:肩关节,90/90投掷

第16~22周

1. 继续之前上述所有练习

2. 拉伸练习

    a. 见5.6关于肩关节的拉伸练习

    b. 见5.10关于肘关节的拉伸练习

3. 在16周时完成训练

第6~9个月

重返竞技性投掷运动

5.13.8 尺侧副韧带重建(使用对接程序)康复方案

该方案改编自艾伦贝克等(Ellenbecker et al., 2009)出版的《使用对接程序进行慢性尺侧副韧带重建的术后康复》。

第一阶段:术后即刻,第0~3周

目标:

    a. 维持和保护手术修复效果的完成性

    b. 根据具体情况逐渐增加被动活动范围

    c. 减轻疼痛和炎症,进行冰敷、加压

    d. 防止肌肉抑制

    e. 通过改进的日常生活活动指南可以进行独立活动

第1~4周

1. 支持带设置为30°~90°,所有时间都佩戴;鼓励肘关节进行支持带限制范围内的关节主动活动。

2. 腕关节主动活动

    a. 5.14.1 关节活动度:腕关节和手指关节活动,被动和主动

      i. 主动腕关节屈曲/伸展

      ii. 主动腕关节桡偏/尺偏

    b. 5.16.2 力量训练:等长收缩和等张收缩,挤压球

3. 肩胛骨练习

    a. 5.3.3 力量训练:肩胛骨回缩和各种体式变化(单侧卧位和双侧卧位)

    b. 5.1.5 关节活动度:肩胛骨抬高

    c. 5.1.6 关节活动度:肩胛骨下降

第二阶段:第4~6周

1. 目标

    a. 逐渐增加关节活动度

    b. 促进修复组织愈合

    c. 提高肌肉力量

2. 支持带限制关节活动在15°~115°

3. 所有时间均佩戴支持带

4. 不进行关节被动活动

5. 避免外翻应力

6. 在支持带限制的范围内进行关节主动活动

7. 腕关节周围肌肉等长收缩

    5.16.1 力量训练:等长收缩,腕关节,4种变式

8. 肱二头肌等长收缩

    5.12.2 力量训练:等长收缩,肘关节屈曲

9. 肱三头肌等长收缩

    5.12.1 力量训练:等长收缩,肘关节伸展

10. 肩关节周围肌肉等长收缩,屈曲、外展和伸展;不进行旋转和内收

    5.7.1 力量训练:等长收缩,肩关节,另一只手抵抗,6种体式(进行屈曲、外展伸展,不进行内旋、外旋和内收)

第三阶段:第6~12周

1. 目标

    a. 恢复全范围关节活动度

    b. 提高肌肉力量至5级

    c. 重获上肢肌肉耐力

2. 最小化肘关节外翻应力

3. 不进行关节被动活动

4. 所有练习在无痛情况下进行

5. 关节活动度练习

    a. 5.9.3 关节活动度：肘关节屈曲和伸展，主动

    b. 5.9.4 关节活动度：肘关节，低负荷，长时间伸展，被动

6. 腕关节周围肌肉力量训练

    5.16.6 力量训练：等张收缩，腕关节，所有运动平面（1磅或0.5千克）

      i. 屈曲

      ii. 伸展

      iii. 桡偏，低负荷

      iv. 尺偏

7. 肘关节周围肌肉力量训练

    a. 5.12.10 力量训练：等张收缩，肘关节屈曲

    b. 5.12.7 力量训练：等张收缩，肘关节伸展

    c. 8周后开始，5.12.12 力量训练：等张收缩，手持锤子前臂旋前和旋后

8. 肩关节周围肌肉力量训练

    a. 5.7.10 力量训练：等张收缩，肩关节屈曲

    b. 5.7.11 力量训练：等张收缩，肩胛骨平面

    c. 5.7.12 力量训练：等张收缩，肩关节外展

    d. 5.7.13 力量训练：等张收缩，肩关节伸展

9. 8周后进行的肩关节周围肌肉力量训练

    a. 5.7.21 力量训练：等张收缩，肩关节内旋

    b. 5.7.22 力量训练：等张收缩，肩关节外旋

    c. 5.7.19 力量训练：等张收缩，肩关节，水平外展，躯干前屈

    d. 5.7.20 力量训练：等张收缩，肩关节，水平外展，强调减速

10. 调整性训练

    5.4.1 关节活动度：肩关节，热身，上肢测力器，主动辅助

11. 神经肌肉训练

    a. 5.7.91 反应性神经肌肉训练和各种体式变化，肩关节（仅进行下述几种体式）

      i. 肩内旋/外旋节律稳定性训练，侧卧肩中立位

      ii. 肩内旋/外旋节律稳定性训练，仰卧肩中立位

      iii. 肩内旋/外旋节律稳定性训练，仰卧肩外展30°（肩胛骨平面）

      iv. 侧卧肩外展节律稳定性训练

      v. 仰卧肩屈曲或肩胛骨平面的节律稳定性训练

    b. 5.7.79 超等长/动态：肩关节，墙壁运球

    c. 5.7.67 力量训练：闭链，肩胛骨，肩关节屈曲，肩胛骨平面抬高，肩外展

    d. 5.7.68 力量训练：闭链，肩胛骨，肩关节内旋和外旋

    e. 5.7.69 力量训练：闭链，肩胛骨，肩关节，D1和D2模式

第四阶段：力量训练进阶，第12~16周

1. 目标

    a. 充分提升力量和灵活性

    b. 恢复神经肌肉功能

    c. 为重返运动做好准备

2. 拉伸练习

    a. 见5.6肩关节的拉伸练习

    b. 见5.10肘关节的拉伸练习

3. 腕关节周围肌肉力量训练

    5.16.6 力量训练：等张收缩，腕关节所有平面（逐步增加重量）

      i. 屈曲

      ii. 伸展

      iii. 桡偏

      iv. 尺偏

4. 肘关节周围肌肉力量训练

    a. 5.12.10 力量训练：等张收缩，肘关节屈曲（逐渐增加负荷）

    b. 5.12.7 力量训练：等张收缩，肘关节伸展（逐渐增加负荷）

    c. 5.12.13 力量训练：弹力带，肘关节伸展

    d. 5.12.9 力量训练：等张收缩，肘关节伸展

    e. 5.12.15 力量训练：弹力带，肘关节伸展，肩关节屈曲

    f. 5.12.12 力量训练：等张收缩，手持锤子前臂旋前和旋后（逐渐增加负荷）

    g. 5.12.17 力量训练：弹力带，肘关节屈曲

    h. 5.12.24 功能性训练：肘关节，使用魔术贴滚轮进行旋前和旋后运动

5. 肩关节周围肌肉力量训练

    a. 5.7.36 力量训练：等张收缩，弹力带，肩关节屈曲，肩胛骨平面，外展和各种体式变化（从低于肩部水平位置/90°以下开始）

    b. 5.7.22 力量训练：等张收缩，肩关节外旋

    c. 5.7.13 力量训练：等张收缩，肩关节伸展

d. 5.7.19　力量训练：等张收缩，肩关节，水平外展，躯干前屈

e. 5.7.20　力量训练：等张收缩，肩关节，水平外展，强调减速

f. 5.7.24　力量训练：等张收缩，肩关节，划船（俯卧）

g. 5.7.25　力量训练：等张收缩，肩关节，肩部推举（俯卧）

h. 5.7.29　力量训练：等张收缩，弹力带，肩关节外展

i. 5.7.30　力量训练：等张收缩，弹力带，肩关节内收

j. 5.7.32　力量训练：等张收缩，弹力带，肩关节，水平外展

k. 5.7.34　力量训练：等张收缩，弹力带和器械，肩关节，横向下拉

l. 5.7.36　力量训练：等张收缩，弹力带，肩关节屈曲，肩胛骨平面，外展和各种体式变化

m. 5.7.38　力量训练：等张收缩，弹力带，肩关节伸展

6. "投手十项循环训练"

a. 5.16.6　力量训练：等张收缩，腕关节，在所有运动平面（逐渐增加负荷）

b. 5.12.12　力量训练：等张收缩，手持锤子前臂旋前和旋后（逐渐增加负荷）

c. 5.7.42　力量训练：等张收缩，弹力带，肩关节，PNF的D1和D2组合模式

　　i. D2屈曲（拔剑到Tada式）

　　ii. D2伸展（Tada式到插入剑鞘）

d. 5.7.39　力量训练：等张收缩，弹力带，肩关节内旋和各种体式变化

e. 5.7.41　力量训练：等张收缩，弹力带，肩关节外旋和各种体式变化

f. 5.7.22　力量训练：等张收缩，肩关节外旋

g. 5.7.10　力量训练：等张收缩，肩关节屈曲

h. 5.7.11　力量训练：等张收缩，肩胛骨平面

i. 5.7.24　力量训练：等张收缩，肩关节，划船（俯卧）

j. 5.7.27　力量训练：等张收缩，肩袖肌群，4种体式

k. 5.7.23　力量训练：等张收缩，肩关节外旋90/90

l. 5.12.16　力量训练：弹力带，肘关节屈曲，过顶

m. 5.7.61　力量训练：闭链，肩关节，初始负重，进阶到俯卧撑部分负重

n. 5.7.62　力量训练：闭链，肩关节，俯卧撑

o. 5.7.63　力量训练：闭链，肩胛骨和肩关节下降

7. 力量训练建议

a. 5.7.60　力量训练：闭链，肩关节，交替上肢抬起

b. 5.7.59　力量训练：闭链，肩关节，弹力带，三脚架稳定

c. 5.7.71　力量训练：闭链，肩关节，反向划船

d. 5.7.52　力量训练：瑜伽球，肩关节，俯卧撑，双手放在球上

e. 5.7.46　力量训练：等张收缩，弹力带，肩关节下拉式

f. 5.7.47　力量训练：等张收缩，弹力带，肩关节撤回

g. 5.7.45　力量训练：等张收缩，弹力带，肩关节，胸前飞鸟式

h. 5.7.43　力量训练：等张收缩，弹力带，肩关节，站军姿（过顶）

8. 超等长训练（双手训练，无痛）

a. 5.7.80　超等长/动态：肩关节，抛球，过头顶

b. 5.7.81　超等长/动态：肩关节，胸前传球

c. 5.7.82　超等长/动态：肩关节，卧推/地面投掷

d. 5.7.83　超等长/动态：肩关节，双手侧投

e. 5.7.90　超等长/动态：肩关节，推举

f. 5.7.88　超等长/动态：肩关节，猛摔

g. 5.7.87　超等长/动态：肩关节，俯卧撑

h. 5.7.89　超等长/动态：肩关节，握球蹲，借力推

9. 神经肌肉训练进阶；无痛，第四阶段后期

a. 5.7.91　反应性神经肌肉训练和各种体式变化，肩关节（仅进行以下几种体式）

　　i. 站立位初期投掷体位节律稳定性训练

　　ii. 站立位后仰投掷节律稳定性训练

b. 5.7.70　力量训练：闭链，肩关节，药球上平板撑移动

10. 开始一只手超等长训练；无痛，第四阶段后期

a. 5.7.85　超等长/动态：肩关节，多向接球/投掷

b. 5.7.84　超等长/动态：肩关节，90/90投掷

11. 核心力量训练；腹部肌肉、下背部肌肉、臀肌、下肢肌肉

第五阶段：第4~9个月

1. 目标

　　a. 提高力量、爆发力和耐力

　　b. 重返运动

2. 解决任何活动度问题，并在之前的力量训练计划中进阶

3. 4个月后开始间歇性投掷训练

4. 5个月后开始击打训练

5. 经医生批准后，重返竞技运动

5.13.9　尺肱骨脱位讨论

单纯性肘关节后脱位

　　在10岁以下儿童中，肘关节后脱位是最常见的关节脱位类型。在成人中，肘关节后脱位是仅次于肩关节脱位的第二常见脱位。大约90%的肘关节脱位根据脱位方向可分为后侧脱位和后外侧脱位，其在非优势侧上肢中更常见，通常由于跌倒时伸出手引起（Texas State University, 2016）。当桡骨和尺骨被用力推到肱骨后方时，就会发生肘关节后脱位。具体而言，尺骨的鹰嘴突进入肱骨的鹰嘴窝，并且肱骨的滑车关节面在尺骨的冠突上移位。后侧肘关节脱位分为简单和复杂的，并根据严重程度分为不同阶段。肘部轴向压缩结合旋后和外翻应力主要导致外侧尺侧副韧带破裂，这可能导致后外侧半脱位（Englert, Zellner, Koller, Nerlich and Lenich, 2013）。如果要获得良好的功能结果，通过闭合或开放的方式尽早减少肘关节脱位至关重要。在受伤后21天内尝试进行肘关节脱位的闭合复位不太可能成功（Bruce, Laing, Dorgan and Klenerman, 1993）。固定和应力消失会消极性地改变滑膜关节各种成分的形态、生化特征和生物力学特征（Akeson, Amiel, Abel, Garfin and Woo, 1987）。在关节活动训练计划的早期，鼓励使用后夹板进行有限的固定以及主动关节活动度练习，以减少关节疼痛（Blackard and Sampson, 1997）。希平格（Schippinger）及其同事发现，肘部固定2周可以提高患者的舒适度，并且不会对最终结果产生不利影响，然而，超过3周的夹板固定可能导致功能结果更差（Schippinger, Seilbert, Steinböck and Kucharczyk, 1999）。一旦肘部在复位后稳定，可

以用石膏模型固定3~5天以保持前臂旋后并且肘关节屈曲90°。关节活动度需要根据具体情况进行调整。在第1周和第2周，外侧尺侧副韧带损伤夹板满足的关节活动度可以设定为0°~30°~110°，用于伸展和屈曲；在第3周和第4周，可以设定为0°~20°~120°；在第5周和第6周，可以设定为0°~10°~130°。在第6周后，应该可以在轻负荷下进行自由关节活动。根据患者的疼痛症状，关节活动度每周增加10°。治疗师可以通过炎症反应监测情况愈合（Englert et al., 2013）。对于后外侧不稳定保守治疗，建议在6周内避免屈曲和旋后联合运动，在旋前复位后固定，并鼓励肘关节屈曲90°~120°以增强稳定性（Wolff and Hotchkiss, 2006）。

> **证据在哪里？**
>
> 　　梅尔霍费尔等（Mehlhoff et al.,1988）评估了52例成人单纯性肘关节脱位治疗后的长期效果，比较了闭合复位后长期固定和不长期固定的差异。尽管这种损伤的预后普遍良好，但60%的患者在随访中报告了症状。15%的患者有超过30°的屈曲挛缩，45%的患者有残余疼痛，35%的患者有外翻应力疼痛。损伤后长时间的固定与不满意的结果密切相关。固定时间越长，屈曲挛缩程度越大，疼痛症状越严重。结果表明，早期主动运动是肘关节脱位后康复的关键因素。

复杂的后侧肘关节脱位

　　骨折可能继发于脱位，关节内骨碎片和骨折位置会决定治疗方式，一般需要通过切开复位手术固定。骨折部位包括桡骨头/尺骨冠突。严重的中部三联损伤是冠状突和桡骨头骨折以及外侧尺

侧副韧带破裂的合并,偶尔有内侧尺侧副韧带破裂(Englert et al., 2013)。有效的治疗方法是通过手术恢复骨和韧带结构以保持肘关节处于关节中,以便肘关节可以在处于简单脱位的情况下进行恢复(Ebrahimzadeh, Amadzadeh-Chabock and Ring)。

复杂的前侧肘关节脱位

这种罕见且复杂的损伤发生在肘关节屈曲90°时,前臂后部受到直接、强烈打击,并常常涉及鹰嘴骨折(Englert et al., 2013)。这种损伤发生后,在前6周的恢复过程中,要小心地进行肘关节屈曲。

需要考虑的并发症

肘部异位骨化是创伤后产生的,会导致关节活动度受限。异位骨化的风险因素是创伤和手术之间的间隔时间,以及手术后固定的天数。肘关节脱位后僵硬和异位骨化是常见现象,应该通过早期有控制的支架制动进行治疗,严重时应通过口服类固醇药物进行治疗(Englert et al., 2013)。肘关节脱位的体征和症状包括前臂肌肉温度升高、压痛或僵硬肿胀以及相关的关节活动度降低很多。异位骨化可导致多种并发症,包括神经撞击、关节强直、复杂区域疼痛综合征、骨质疏松症和软组织感染。异位骨化的治疗旨在限制其恶化并最大限度地发挥受累关节的功能。非手术治疗适用于早期异位骨化;然而,在出现并发症之前,如果出现关节强直或关节活动度明显降低,应考虑手术切除(Cipriano, Pill and Keenan, 2009)。

5.13.10 尺肱骨脱位术后康复方案

> 该方案改编自波和戈杰斯(Pho and Godges)发表的尺肱骨脱位术后康复方案。

如果有不同,任何特定的医生要求都应取代此处的康复方案。

第一阶段:第1~4周

1. 目标
   a. 控制水肿和疼痛;抬高患处,冰敷
   b. 监测神经血管症状
   c. 恢复初期全范围关节活动度
   d. 保护受伤组织
   e. 将停训的影响降到最低

2. 关节活动度
   a. 温和地进行关节活动度练习,努力得到充分的延伸,此时通常禁止被动拉伸
      i. 根据需要使用夹板
         1. 第1周:手术后的固定时间取决于采用的技术,大多数情况下,肘关节以屈曲90°和完全内旋的方式固定,使用夹板的时间为1~2周(得克萨斯州立大学, n.d.)
         2. 第1~2周:30°~110°
         3. 第3~4周:20°~120°
         4. 第5~6周:10°~130°
         5. 第6~8周:全范围关节活动度(医生许可)
         6. 如果鹰嘴骨折,由于肱三头肌附着,可能会有额外的屈曲限制,最多屈曲90°,持续6~8周
         7. 如果有指示,可采用上肢软组织手法技术
      ii. 5.9.1 关节活动度:肘关节,自助屈曲和伸展,被动
   b. 温和地进行主动辅助关节活动/主动关节活动练习
      i. 5.9.2 关节活动度:用手杖辅助肘关节屈曲和伸展,主动辅助
      ii. 5.9.5 关节活动度:前臂旋前和旋后,被动和主动辅助

3. 一般的心肺耐力和肌肉训练
   仰卧自行车、步行、椭圆机(无扶手)

第二阶段:第5~8周

1. 目标
   a. 控制任何残留的水肿症状和疼痛
   b. 恢复全范围关节活动度

c. 将停训的影响降到最低

d. 继续监测神经血管损害情况

2. 关节活动度

a. 被动关节活动

 i. 根据需要使用夹板

  1. 第5~6周: 10°~130°

  2. 第6周后, 全范围关节活动度

 ii. 关节松动

 iii. 软组织放松

 iv. 如果有指示, 请轻轻地被动拉伸

b. 主动关节活动

 i. 5.9.3 关节活动度: 肘关节屈曲和伸展, 主动

 ii. 5.9.7 关节活动度: 前臂旋前和旋后, 主动

 iii. 5.14.1 关节活动度: 腕关节和手指关节活动, 被动和主动

c. 力量训练

 i. 等长收缩训练

  1. 5.12.2 力量训练: 等长收缩, 肘关节屈曲

  2. 5.12.1 力量训练: 等长收缩, 肘关节伸展

  3. 5.12.4 力量训练: 等长收缩, 前臂旋前和旋后, 另一只手抵抗

  4. 5.12.3 力量训练: 等长收缩, 肘关节屈曲和伸展, 另一只手抵抗

  5. 5.16.1 力量训练: 等长收缩, 腕关节, 4种变式

  6. 5.16.2 力量训练: 等长收缩和等张收缩, 挤压球

 ii. 使用弹力带、手动抗阻或哑铃进行抗阻运动

  1. 5.12.5 力量训练: 等张收缩, 肘关节伸展, 哑铃过头顶

  2. 5.12.6 力量训练: 等张收缩, 肘关节伸展, 用手杖/拐杖双侧过头顶

  3. 5.12.7 力量训练: 等张收缩, 肘关节伸展

  4. 5.12.9 力量训练: 等张收缩, 肘关节伸展

  5. 5.12.10 力量训练: 等张收缩, 肘关节屈曲 (高重复, 低负荷)

  6. 5.12.11 力量训练: 等张收缩, 肘关节屈曲, 弯举

  7. 5.12.12 力量训练: 等张收缩, 手持锤子前臂旋前和旋后

  8. 5.12.13 力量训练: 弹力带, 肘关节伸展

  9. 5.12.14 力量训练: 弹力带, 肱三头肌下拉

  10. 5.12.16 力量训练: 弹力带, 肘关节屈曲, 过头顶

  11. 5.12.15 力量训练: 弹力带, 肘关节伸展, 肩关节屈曲

  12. 5.12.17 力量训练: 弹力带, 肘关节屈曲

  13. 5.16.9 力量训练: 弹力带, 腕关节伸展

  14. 5.16.10 力量训练: 弹力带, 腕关节屈曲

  15. 5.16.12 力量训练: 弹力带, 尺偏

  16. 5.16.11 力量训练: 弹力带, 桡偏

 iii. 如果有指示, 请结合运动专项练习; 通常当力量小于健侧的15%之时

3. 神经滑动

 a. 5.17.1 神经滑动: 正中神经

 b. 5.17.2 神经滑动: 桡神经

 c. 5.17.3 神经滑动: 尺神经

4. 心肺耐力和肌肉训练计划进阶

第三阶段: 第9~16周

1. 全范围关节活动和正常力量

 a. 5.9.4 关节活动度: 肘关节, 低负荷, 长时间伸展, 被动

 b. 5.12.18 力量训练: 闭链, 肘关节, 坐位撑起

 c. 5.12.19 力量训练: 闭链, 肘关节, 向后倾斜

 d. 5.12.25 功能性训练: 肘关节, 旋前和旋后运动

 e. 5.12.24 功能性训练: 肘关节, 使用魔术贴滚轮进行旋前和旋后运动

 f. 5.12.22 力量训练: 闭链, 肘关节, 身体撑起

 g. 肩关节和上肢力量训练

 h. 5.7.28 力量训练: 等张收缩, 肩关节, 斜举D1和D2

 i. 5.7.34 力量训练: 等张收缩, 弹力带和器械, 肩关节, 横向下拉

 j. 5.7.38 力量训练: 等张收缩, 弹力带, 肩关节伸展

 k. 5.7.39 力量训练: 等张收缩, 弹力带, 肩关节内旋和各种体式变化

 l. 5.7.41 力量训练: 等张收缩, 弹力带, 肩关节外旋和各种体式变化

 m. 5.7.42 力量训练: 等张收缩, 弹力带, 肩关节, PNF的D1和D2组合模式

 n. 5.7.47 力量训练: 等张收缩, 弹力带, 肩关节

撤回

o. 5.7.36 力量训练：等张收缩，弹力带，肩关节屈曲，肩胛骨平面，外展和各种体式变化

p. 5.3.11 力量训练：弹力带，孤立肩胛骨回缩运动

q. 5.3.12 力量训练：弹力带，肩胛骨划船和各种体式变化

2. 返回受伤前的功能活动

3. 进行体育专项或特定训练

4. 力量训练建议

a. 5.7.66 力量训练：闭链，健身器，肩关节

b. 5.7.67 力量训练：闭链，肩胛骨，肩关节屈曲，肩胛骨平面抬高，肩外展

c. 5.7.68 力量训练：闭链，肩胛骨，肩关节内旋和外旋

d. 5.7.69 力量训练：闭链，肩胛骨，肩关节，D1和D2模式

e. 5.7.70 力量训练：闭链，肩关节，药球上平板

撑移动

f. 5.7.71 力量训练：闭链，肩关节，反向划船

g. 5.7.79 超等长/动态：肩关节，墙壁运球

h. 5.7.80 超等长/动态：肩关节，抛球，过头顶

i. 5.7.81 超等长/动态：肩关节，胸前传球

j. 5.7.82 超等长/动态：肩关节，卧推/地面投掷

k. 5.7.83 超等长/动态：肩关节，双手侧投

l. 5.7.85 超等长/动态：肩关节，多向接球/投掷

m. 5.7.86 超等长/动态：肩关节，抛球，头顶和向后

n. 5.7.87 超等长/动态：肩关节，俯卧撑

o. 5.7.88 超等长/动态：肩关节，猛摔

p. 5.7.89 超等长/动态：肩关节，握球蹲，借力推

q. 5.7.90 超等长/动态：肩关节，推举

r. 5.7.84 超等长/动态：肩关节，90/90投掷

s. 5.7.91 反应性神经肌肉训练和各种体式变化，肩关节

t. 5.7.92 肩关节，投掷进阶

5.13.11　骨折讨论和康复方案修订

由于患者可能发生许多不同类型的骨折，因此这里提供一般方案以帮助指导治疗师修改康复方案，可以以 **5.13.8** 的方案及表 **5.13.11** 做参考。

表5.13.11	
肱骨远端（髁间）骨折	类型 I • 固定长达3周，一旦愈合（骨愈合），轻柔地进行关节活动度练习和力量训练 类型 II、III、IV • 接触固定器后的早期康复期间（4~6周），无被动拉伸或手法操作 • 可以进行温和的屈曲/伸展和内旋/外旋关节活动度练习 • 只在骨愈合安全的情况下使用关节松动技术 • 通常会有运动功能损失；请记住，对于满足日常生活的需要，患者只需进行30°~130°的伸展/屈曲，以及50°的旋前/旋后
桡骨头骨折	类型 I • 固定5~7天，最多4周 • 一旦疼痛消退，便进行关节活动度练习 类型 II 或类型 III • 切开复位内固定或者切除桡骨头 • 固定在铰链夹板上 • 术后早期进行关节活动度练习

续表

表5.13.11	
桡骨头骨折	类型IV • 肘关节屈曲90°固定 • 直到8~10周后才进行被动关节活动练习 • 手术后2年常有屈曲功能残余丧失
鹰嘴骨折（未移位）	• 固定6~8周 • 未移位可在固定3周后开始温和的主动关节活动度练习 • 移位可能直到8周后才开始，在这段时间可以进行手部、腕部和肩部的关节活动度练习 • 由于肱三头肌附着于鹰嘴，移位和非移位类型在前6~8周内屈曲不超过90°
表格由物理治疗师助理创建（Bandy and Sanders, 2012）	

5.13.12　肱二头肌远端肌腱修复讨论

肱二头肌远端肌腱断裂占所有肱二头肌断裂的10%，通常发生在40~49岁的男性身上，肱二头肌离心收缩期间。肌腱破裂前可能出现退行性改变、血管分布减少和肌腱撞击。非手术治疗是一种选择，但是健康且活跃的肱二头肌远端肌腱断裂患者可从早期手术修复中受益，从而提高前臂旋后和肘关节屈曲的力量。手术并发症包括感觉和运动神经失用、感染和异位骨化（Sutton, Dodds, Ahmad and Sethi, 2010）。肱二头肌远端肌腱修复后立即进行早期关节活动度练习可使肌腱延伸，并且对愈合或力量水平无害（Cheung, Lazarus and Taranta, 2005）。有研究指出，可以通过使用铰链支架增加关节活动度，最初设置屈曲60°，每2周减少20°，第6周完全伸展，在第8周开始进行肱二头肌力量训练。平均随访38周后，与对侧相比，患侧无伸展损失，屈曲减少5.8°，旋后减少3.5°，旋前减少8.1°；屈曲力量为对侧的91.4%，旋后力量为对侧的89.4%（Cheung et al., 2005）。最初的治疗重点是恢复关节活动度和加强肩胛肌群稳定性同时不对肱二头肌施加压力，恢复关节活动度采取的方法包括被动关节活动度练习、拉伸、3级和4级关节松动。随着治疗的进展，可以加强起支持作用的肌肉组织，包括肩胛稳定肌群、肩袖肌群和前臂肌肉，循序渐进地加强训练以完全恢复。术后8周，治疗师可能会让患者开始低强度的肱二头肌力量训练（Horschig, Sayers, LaFontaine and Scheussler, 2012）。

5.13.13　肱二头肌远端肌腱修复术后康复方案

该方案改编自华盛顿大学远端肱二头肌修复康复方案，如霍希等人（Horschig et al.）于2012年在案例研究中引用的38岁男性右侧肱二头肌远端肌腱修复手术的术后康复方案。

如果有不同，任何特定的医生要求都应取代此处的康复指南。

第一阶段：第1~2周

1. 目标

a. 控制水肿和疼痛，对患处进行抬高、冰敷

b. 监测神经血管症状

c. 恢复初期全范围被动关节活动度

d. 保护受伤组织

e. 将停训的影响降到最低

2. 注意事项

a. 不进行主动的旋后或肘关节屈曲

b. 肘关节屈曲90°后夹板固定1周

3. 关节活动度

　a. 温和的被动关节活动，无被动拉伸

　b. 温和的腕部、手、握力练习

　　i. 5.14.1 关节活动度：腕关节和手指关节活动，被动和主动

　　　1. 主动腕关节屈曲/伸展

　　　2. 主动腕关节桡偏/尺偏

　　ii. 5.14.2 关节活动度：屈曲和伸展，用手杖进行桡偏和尺偏，主动辅助

4. 肩胛骨练习

　a. 5.3.3 力量训练：肩胛骨回缩和各种体式变化（单侧卧位和双侧卧位）

　b. 5.1.5 关节活动度：肩胛骨抬高

　c. 5.1.6 关节活动度：肩胛骨下降

5. 一般的心肺耐力和肌肉训练

第二阶段：第3~6周

1. 目标

　a. 控制任何残留的水肿症状和疼痛

　b. 在第6周结束时恢复被动关节活动度

　c. 将停训的影响降到最低

　d. 继续监测神经血管损害

2. 关节活动度

　a. 根据需要使用夹板

　　调整夹板，缓慢增加关节延展性（遵循医生的要求）

　b. 关节松动

　c. 软组织技术

　d. 温和的肘关节屈曲/伸展被动关节活动

　　i. 第3周：限制伸展在20°

　　ii. 第4周：限制伸展在10°

　　iii. 第5周：在允许范围内全面伸展

　e. 温和的前臂旋前/旋后被动活动

　　允许情况下全范围关节活动

　f. 主动关节活动

　　5.9.7 关节活动度：前臂旋前和旋后，主动

3. 力量训练

　a. 5.12.1 力量训练：等长收缩，肘关节伸展

　b. 肩关节周围肌肉等长收缩

　　5.7.1 力量训练：等长收缩，肩关节，另一只手抵抗，6种体式

第三阶段：第6~10周

1. 关节活动度

　a. 8周：夹板的位置通常需满足关节活动度在0°~145°范围

　b. 关节松动

　c. 软组织技术

　d. 温和的肘关节被动活动

　e. 主动关节活动

　　5.9.7 关节活动度：前臂旋前和旋后，主动

2. 力量训练

　a. 腕关节：避免肱二头肌收缩

　　5.16.6 力量训练：等张收缩，腕关节，所有运动平面

　b. 肱三头肌等张收缩（在第8周开始）

　　i. 5.12.5 力量训练：等张收缩，肘关节伸展，哑铃过头顶

　　ii. 5.12.6 力量训练：等张收缩，肘关节伸展，用手杖/拐杖双侧过头顶

　　iii. 5.12.7 力量训练：等张收缩，肘关节伸展

　　iv. 5.12.9 力量训练：等张收缩，肘关节伸展

　　v. 5.12.13 力量训练：弹力带，肘关节伸展

　c. 肩关节

　　i. 5.3.11 力量训练：弹力带，孤立肩胛骨回缩运动

　　ii. 5.7.38 力量训练：等张收缩，弹力带，肩关节伸展

　　iii. 5.7.39 力量训练：等张收缩，弹力带，肩关节内旋和各种体式变化

　　iv. 5.7.41 力量训练：等张收缩，弹力带，肩关节外旋和各种体式变化

第四阶段：第10~16周

1. 热身和一般练习

　　5.4.1 关节活动度：肩关节，热身，上肢测力器，主动辅助

2. 主动关节活动和活动度

　a. 5.9.3 关节活动度：肘关节屈曲和伸展，主动

　b. 5.11.3 拉伸：使用枕头拉伸肱二头肌

　c. 5.11.5 拉伸：利用治疗床拉伸肱二头肌

　d. 5.11.2 拉伸：肱三头肌

3. 力量训练

a. 腕关节（避免肱三头肌等张收缩）

i. 5.16.9 力量训练：弹力带，腕关节伸展

ii. 5.16.10 力量训练：弹力带，腕关节屈曲

iii. 5.16.12 力量训练：弹力带，尺偏

iv. 5.16.11 力量训练：弹力带，桡偏

b. 肱三头肌等长收缩（开始于8~10周后）

i. 5.12.2 力量训练：等长收缩，肘关节屈曲

ii. 5.12.3 力量训练：等长收缩，肘关节屈曲和伸展，另一只手抵抗

iii. 5.12.4 力量训练：等长收缩，前臂旋前和旋后，另一只手抵抗

c. 肱三头肌等张收缩（10~12周后开始，低强度）

i. 5.12.12 力量训练：等张收缩，手持锤子前臂旋前和旋后

ii. 5.12.10 力量训练：等张收缩，肘关节屈曲

第五阶段：第16~26周

1. 关节活动度

5.9.4 关节活动度：肘关节，低负荷，长时间伸展，被动关节活动度伸展（如果没有达到全范围的伸展活动度可进行）

2. 力量训练

a. 肱二头肌等张收缩（8~10周后开始）

i. 5.12.17 力量训练：弹力带，肘关节屈曲

ii. 5.12.11 力量训练：等张收缩，肘关节屈曲，弯举

iii. 5.12.25 功能性训练：肘关节，旋前和旋后运动

iv. 5.12.24 功能性训练：肘关节，使用魔术贴滚轮进行旋前和旋后运动

b. 肱三头肌

i. 5.12.18 力量训练：闭链，肘关节，坐位撑起

ii. 5.12.19 力量训练：闭链，肘关节，向后倾斜

iii. 5.12.22 力量训练：闭链，肘关节，身体撑起

c. 肩关节和上肢力量训练

i. 5.7.28 力量训练：等张收缩，肩关节，斜举D1和D2

ii. 5.7.34 力量训练：等张收缩，弹力带和器械，肩关节，横向下拉

iii. 5.7.42 力量训练：等张收缩，弹力带，肩关节，PNF的D1和D2组合模式

iv. 5.7.47 力量训练：等张收缩，弹力带，肩关节撤回

v. 5.7.36 力量训练：等张收缩，弹力带，肩关节屈曲，肩胛骨平面，外展

vi. 5.3.12 力量训练：弹力带，肩胛骨划船和各种体式变化

vii. 5.7.67 力量训练：闭链，肩胛骨，肩关节屈曲，肩胛骨平面抬高，肩外展

viii. 5.7.68 力量训练：闭链，肩胛骨，肩关节内旋和外旋

ix. 5.7.69 力量训练：闭链，肩胛骨，肩关节，D1和D2模式

x. 5.7.61 力量训练：闭链，肩关节，初始负重，进阶到俯卧撑部分负重

xi. 5.7.62 力量训练：闭链，肩关节，俯卧撑

xii. 5.7.63 力量训练：闭链，肩胛骨和肩关节下降

d. 超等长训练

i. 5.7.79 超等长/动态：肩关节，墙壁运球

ii. 5.7.80 超等长/动态：肩关节，抛球，过头顶

iii. 5.7.81 超等长/动态：肩关节，胸前传球

iv. 5.7.82 超等长/动态：肩关节，卧推/地面投掷

v. 5.7.83 超等长/动态：肩关节，双手侧投

vi. 5.7.85 超等长/动态：肩关节，多向接球/投掷

vii. 5.7.86 超等长/动态：肩关节，抛球，头顶向后

3. 改良/进阶心血管和肌肉状况方案

第六阶段：第26周以上

1. 重返活动（运动专项）

2. 进阶力量训练

a. 5.7.66 力量训练：闭链，健身器，肩关节

b. 5.7.70 力量训练：闭链，肩关节，药球上平板撑移动

c. 5.7.71 力量训练：闭链，肩关节，反向划船

d. 5.7.87 超等长/动态：肩关节，俯卧撑

e. 5.7.88 超等长/动态：肩关节，猛摔

f. 5.7.89 超等长/动态：肩关节，握球蹲，借力推

g. 5.7.90 超等长/动态：肩关节，推举

h. 5.7.84 超等长/动态：肩关节，90/90投掷

i. 5.7.91 反应性神经肌肉训练和各种体式变化，肩关节

j. 5.7.92 肩关节，投掷进阶

参考文献

Akeson, W. H., Amiel, D., Abel, M. F., Garfin, S. R. & Woo, S. L. (1987). Effects of immobilization on joints. *Clinical Orthopedics and Related Research*, (219), 28–37.

Amin, N. H., Kumar, N. S. & Schickendantz, M. S. (2015). Medial epicondylitis: Evaluation and management. *The Journal of the American Academy of Orthopedic Surgeons*, 23(6), 348–355.

Bandy, W. D. & Sanders, B. (2012). *Therapeutic exercise for physical therapist assistants* (3rd ed.). Philadelphia, PA: Wolters Kluwer/Lippincott, Williams and Wilkins.

Binder, A., Hodge, G., Greenwood, A. M., Hazleman, B. L. & Page Thomas, D. P. (1985). Is therapeutic ultrasound effective in treating soft tissue lesions? *British Medical Journal*, 290(6467), 512–514.

Bisset, L. M., Collins, N. J. & Offord, S. S. (2014). Immediate effects of 2 types of braces on pain and grip strength in people with lateral epicondylalgia: A randomized controlled trial. *Journal of Orthopedic and Sports Physical Therapy*, 44(2), 120–128.

Blackard, D. & Sampson, J. (1997). Management of an uncomplicated posterior elbow dislocation. *Journal of Athletic Training*, 32(1), 63–67.

Bruce, C., Laing, P., Dorgan, J. & Klenerman, L. (1993). Unreduced dislocation of the elbow: Case report and review of the literature. *The Journal of Trauma*, 35(6), 962–965.

Cheung, E. V., Lazarus, M. & Taranta, M. (2005). Immediate range of motion after distal biceps tendon repair. *Journal of Shoulder and Elbow Surgery*, 14(5), 516–518.

Cipriano, C. A., Pill, S. G. & Keenan, M. A. (2009). Heterotopic ossification following traumatic brain injury and spinal cord injury. *Journal of the American Academy of Orthopedic Surgeons*, 17(11), 689–697.

Dugas, J., Chronister, J., Cain, E. L., Jr & Andrews, J. R. (2014). Ulnar collateral ligament in the overhead athlete: A current review. *Sports Medicine and Arthroscopy Review*, 22(3), 169–182.

Ebrahimzadeh, M. H., Amadzadeh-Chabock, H. & Ring, D. (2010). Traumatic elbow instability. *The Journal of Hand Surgery*, 35(7), 1220–1225.

Ellenbecker, T. S., Wilk, K. E., Altchek, D. W. & Andrews, J. R. (2009). Current concepts in rehabilitation following ulnar collateral ligament reconstruction. *Sports Health*, 1(4), 301–313.

Englert, C., Zellner, J., Koller, M., Nerlich, M. & Lenich, A. (2013). Elbow dislocations: A review ranging from soft tissue injuries to complex elbow fracture dislocations. *Advances in Orthopedics*, 2013, 951397.

Field, L. D. & Savoie, F. H. (1998). Common elbow injuries in sport. *Sports Medicine*, 26(3), 193–205.

Grana, W. (2001). Medial epicondylitis and cubital tunnel syndrome in the throwing athlete. *Clinical Sports Medicine*, 20(3), 541–548.

Herd, C. R. & Meserve, B. B. (2008). A systematic review of the effectiveness of manipulative therapy in treating lateral epicondylalgia. *Journal of Manual and Manipulative Therapy*, 16(4), 225–237.

Hoogvliet, P., Randsdorp, M. S., Dingemanse, R., Koes, B. W. & Huisstede, B. M. (2013). Does effectiveness of exercise therapy and mobilisation techniques offer guidance for the treatment of lateral and medial epicondylitis? A systematic review. *British Journal of Sports Medicine*, 47(17), 1112–1119.

Hoppenrath, T. & Ciccone, C. D. (2006). Is there evidence that phonophoresis is more effective than ultrasound in treating pain associated with lateral epicondylitis? *Physical Therapy*, 86(1), 136–140.

Horschig, A., Sayers, S. P., LaFontaine, T. & Scheussler, S. (2012). Rehabilitation of a surgically repaired rupture of the distal biceps tendon in an active middle aged male: A case report. *International Journal of Sports Physical Therapy*, 7(6), 663–671.

Jafarian, F. S., Demneh, E. S. & Tyson, S. F. (2009). The immediate effect of orthotic management on grip strength of patients with lateral epicondylosis. *Journal of Orthopedic and Sports Physical Therapy*, 39(6), 484–489.

Kouhzad Mohammadi, H., Khademi Kalantari, K., Naeimi, S. S., Pouretezad, M., Shokri, E., Tafazoli, M., ... Kardooni, L. (2014). Immediate and delayed effects of forearm kinesio taping on grip strength. *Iranian Red Crescent Medical Journal*, 16(8), e19797.

Lee, S., Ko, Y. & Lee, W. (2014). Changes in pain, dysfunction, and grip strength of patients with acute lateral epicondylitis caused by frequency of physical therapy: A randomized controlled trial. *Journal of Physical Therapy Science*, 26(7), 1037–1040.

Loew, L. M., Brosseau, L., Tugwell, P., Wells, G. A., Welch, V., Shea, B., ... Rahman, P. (2014). Deep transverse friction massage for treating lateral elbow or lateral knee tendinitis. *Cochrane Database of Systematic Reviews*, CD003528.

Makhni, E., Lee, R. W., Morrow, Z. S., Gualtieri, A. P., Gorroochurn, P. & Ahmad, C. S. (2014). Performance, return to competition, and reinjury after Tommy John surgery in major league baseball pitchers: A review of 147 cases. *American Journal of Sports Medicine*, 42(6), 1323–1332.

Mehlhoff, T. L., Noble, P. C., Bennett, J. B. & Tullos, H. S. (1988). Simple dislocation of the elbow in the adult. Results after closed treatment. *The Journal of Bone and*

Joint Surgery, 70(2), 244–249.

Methodist Sports Medicine Center Department of Physical Therapy. (2004). Guidelines epicondylectomy: Lateral or medial epicondylectomy rehabilitation protocol. *American Society of Shoulder and Elbow Therapists*.

Murtezani, A., Pharm, Z. I., Vllasolli, T. O., Sllamniku, S., Krasniqi, S. & Vokrri, L. (2015). Exercise and therapeutic ultrasound compared with corticosteroid injection for chronic lateral epicondylitis: A randomized controlled trial. *Ortopedia, Traumatologia, Rehabilitacja*, 17(4), 351–357.

Osbahr, D. C., Cain, E. L., Jr, Raines, B. T., Fortenbaugh, D., Dugas, J. R., Andrews, J. R. (2014). Long–term outcomes after ulnar collateral ligament reconstruction in competitive baseball players: Minimum 10-year follow-up. *American Journal of Sports Medicine*, 42(6), 1333–1342.

Peterson, M., Butler, S., Eriksson, M. & Svärdsudd, K. (2014). A randomized controlled trial of eccentric vs. concentric graded exercise in chronic tennis elbow (lateral elbow tendinopathy). *Clinical Rehabilitation*, 28(9), 862–872.

Pho, C. & Godges, J. (n.d.). Elbow—Ulnohumeral dislocation and rehabilitation.

Purcell, D. B., Matava, M. J. & Wright, R. W. (2007). Ulnar collateral ligament reconstruction: A systematic review. *Clinical Orthopedics and Related Research*, 455, 72–77.

Rineer, C. A. & Ruch, D. S. (2009). Elbow tendinopathy and tendon ruptures: Epicondylitis, biceps and triceps ruptures. *The Journal of Hand Surgery*, 34(3), 566–576.

Sadeghi-Demneh, E. & Jafarian, F. (2013). The immediate effects of orthoses on pain in people with lateral epicondy-lalgia. *Pain Research and Treatment*, 2013, 353597.

Schippinger, G., Seibert, F. J., Steinböck, J. & Kucharczyk, M. (1999). Management of simple elbow dislocations. Does the period of immobilization affect the eventual results? *Langenbeck's Archive of Surgery*, 384(3), 294–297.

Sevier, T. L. & Stegink-Jansen, C. W. (2015). Astym treatment vs. eccentric exercise for lateral elbow tendinopathy: A randomized controlled clinical trial. *PeerJ*, 3, e967.

Shamsoddini, A. & Hollisaz, M. T. (2013). Effects of taping on pain, grip strength and wrist extension force in patients with tennis elbow. *Trauma Monthly*, 18(2), 71–74.

Struijs, P. A., Damen, P. J., Bakker, E. W., Blankevoort, L., Assendelft, W. J. & van Dijk, C. N. (2003). Manipulation of the wrist for management of lateral epicondylitis: A randomized pilot study. *Physical Therapy*, 83(7), 608–616.

Sutton, K. M., Dodds, S. D., Ahmad, C. S. & Sethi, P. M. (2010). Surgical treatment of distal biceps rupture. *Journal of the American Academy of Orthopedic Surgeons*, 18(3), 139–148.

Texas State University Evidence-Based Practice Project. (n.d.). Posterolateral elbow instability. *Physiopedia*.

Texas State University Evidence-Based Practice Project. (2016). Posterior elbow dislocation. *Physiopedia*.

Vicenzino, B., Cleland, J. A. & Leanne Bisset, L. (2007). Joint manipulation in the management of lateral epicon-dylalgia: A clinical commentary. *The Journal of Manual and Manipulative Therapy*, 15(1), 50–56.

Virginia Sports Medicine Institute. (2001). Elbow pain.

Wolff, A. L. & Hotchkiss, R. N. (2006). Lateral elbow instability: Nonoperative, operative, and post-operative management. *Journal of Hand Therapy*, 19(2), 238–243.

5.14

腕部／手／手指关节活动度练习

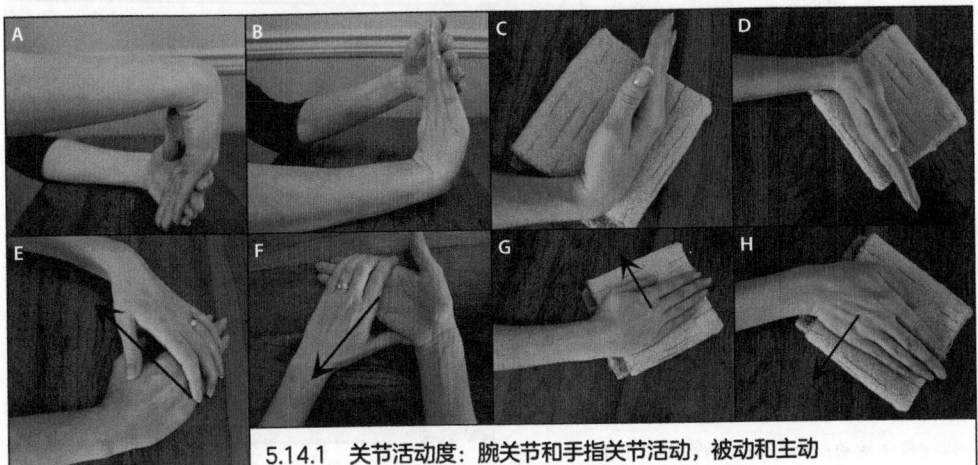

5.14.1 关节活动度：腕关节和手指关节活动，被动和主动

体位：坐位。

目标：增加腕关节和手指关节活动度。

方法：所有动作都应以练习侧肘关节屈曲90°位进行。

被动腕关节屈曲／伸展：练习侧掌心朝下，另一侧手抓住练习侧手，将练习侧手腕被动地轻轻地移动到伸展位，然后移动到屈曲位（见图A和图B）。

主动腕关节屈曲／伸展：练习侧手拇指在上，毛巾放在手的小鱼际侧，患者屈曲并伸展练习侧手腕，伴随毛巾沿着桌面滑动（见图C和图D）。

被动腕关节桡偏／尺偏：练习侧掌心朝下，另一侧手抓住练习侧的手，将练习侧手腕被动地轻轻桡偏和尺偏（见图E和图F）。

主动腕关节桡偏／尺偏：练习侧的手掌放在毛巾上，伴随毛巾沿着桌面滑动，患者将拇指引向靠近身体方向（桡偏），然后引向远离身体方向（尺偏）（见图G和图H）。

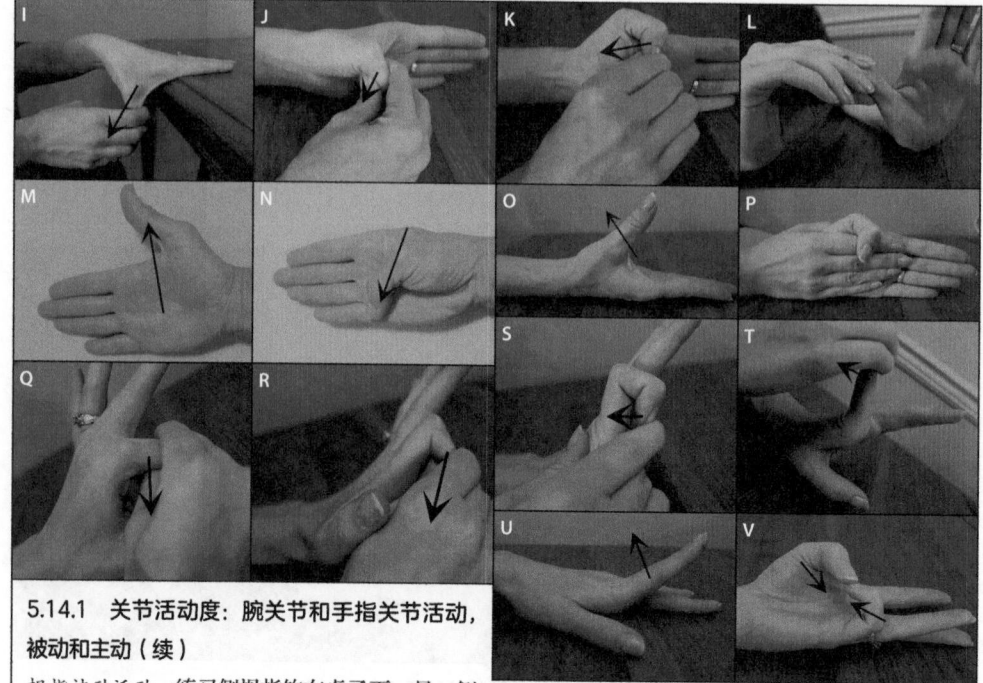

5.14.1 关节活动度：腕关节和手指关节活动，被动和主动（续）

拇指被动活动：练习侧拇指钩在桌子下，另一侧手将拇指移进移出（屈曲和伸展）和上下运动（内收和外展）（见图I）；然后，患者另一侧手辅助活动练习侧掌指关节和指间关节，进行屈曲和伸展活动（见图J到图L）。

拇指主动活动：拇指向上，患者将拇指向头部抬起（伸展），然后向下穿过手掌指向桌面（屈曲/对掌）（见图M和图N）；掌心向上时，患者将拇指像"袜子玩偶"一样直接朝天花板抬起（外展），然后向后移动（内收）（见图O）；屈曲练习侧掌指关节和指间关节，患者将另一侧手掌放在练习侧手掌上，并将练习侧拇指的掌指关节和指间关节屈曲到另一只手的中指上（见图P）。

手指被动活动：患者另一侧手分别抓住练习侧每根手指，活动掌指关节和近端指间关节，进行屈曲和伸展；患者分别活动每个关节，然后进行整根手指的整合性屈曲和伸展（见图Q到图T）。

手指主动活动：患者可以固定近端关节来分离出单个关节的活动，对每个掌指关节、近端指间关节和远端指间关节分别进行主动屈曲和伸展，然后将所有动作组合在一起（图中未显示）。

手指主动抬起：手指伸展可以在掌心朝下时完成，一次将一根手指抬离桌面（见图U）。

主动对指：将拇指主动外展和手指屈曲组合，通过拇指尖触摸每个手指尖来完成；患者在触摸每个手指后张开手，以获得更大的拇指关节活动度（见图V）。

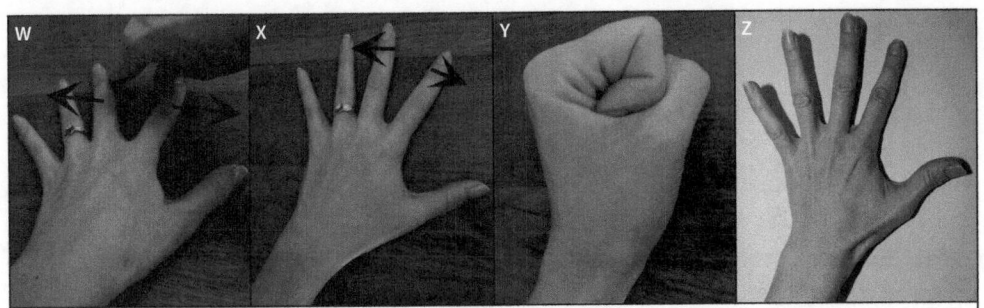

5.14.1 关节活动度：腕关节和手指关节活动，被动和主动（续）

掌指关节被动外展/内收：掌心朝下，用非练习侧的两根手指将练习侧相邻的两根手指依次分开（见图W）。

掌指关节主动外展/内收：掌心朝下，将手指张开再聚拢到一起（见图X）。

主动握拳和手指展开：将手指聚拢握拳，然后打开手指和手掌，使手指分开（见图Y和图Z）。

注意：鼓励患者坐直，肩部向后；手保持放松，在进行被动活动时另一侧手协助完成动作。

运动量：重复10次，在终末位置保持3~5秒，1组，每天1~3次。

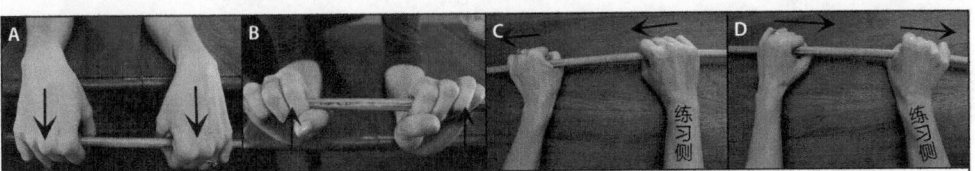

5.14.2 关节活动度：屈曲和伸展，用手杖进行桡偏和尺偏，主动辅助

体位：坐位。

目标：增加腕关节活动度。

方法：屈曲：前臂放在桌子上，掌心向下握住手杖，非练习侧手腕屈曲，帮助练习侧手腕屈曲（见图A）。伸展：前臂放在桌子上，双手抬起并握住手杖，非练习侧手腕伸展，帮助练习侧手腕伸展（见图B）。桡偏和尺偏：前臂放在桌子上，双手掌心向下并握住手杖，用非练习侧的手将练习侧的手推向尺偏，然后拉向桡偏（见图C和图D）。

注意：鼓励肩胛骨回缩，以避免耸肩，并保持肘部在身体两侧。

运动量：重复10次，在终末位置保持3~5秒，1组，每天1~3次。

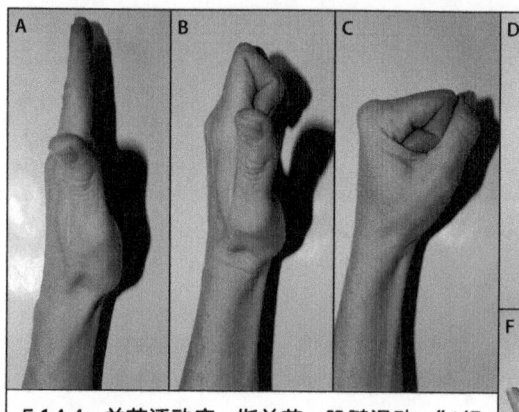

5.14.3 关节活动度：屈曲，桡侧偏和尺侧偏，滚球，主动辅助

体位：站立位，坐位。

目标：增加腕关节活动度。

方法：屈曲/伸展：站在桌子旁，手位于腰部高度或更高的位置，将球置于手下，向前滚，向侧面滚，向后滚（见图A和图B）。桡侧偏/尺侧偏：坐在桌子旁，前臂放在桌子上，手掌心向下放在球上，手桡偏，然后尺偏，将球左右滚动（见图C和图D）。

注意：鼓励肩胛骨回缩，以避免耸肩，并保持肘部在身体两侧。

运动量：重复10次，在终末位置保持3~5秒，1组，每天1~3次。

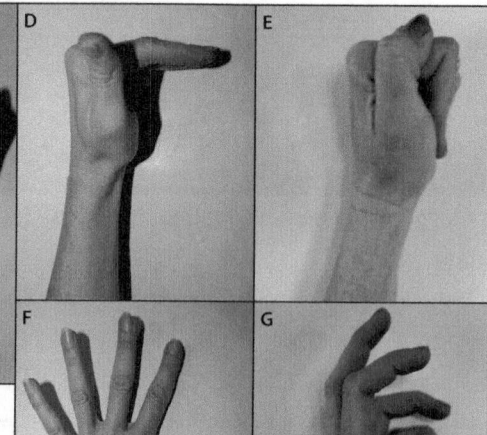

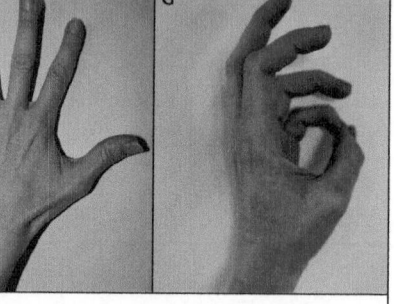

5.14.4 关节活动度：指关节，肌腱滑动，"4组合"和"6组合"

体位：坐位。

目标：活动手部肌腱，减少肿胀，防止和减少粘连。

方法：患者将肘部放在桌子上，手腕和手指伸直（见图A），然后进行以下4个组合动作。钩状：掌指关节中立，患者屈曲近端指间关节和远端指间关节（见图B）。握拳：患者同时屈曲掌指关节、远端指间关节和近端指间关节（见图C）。桌式：患者屈曲掌指关节90°，保持远端指间关节和近端指间关节伸展（见图D）。平拳：患者将掌指关节和近端指间关节屈曲90°，保持远端指间关节伸展（见图E）。在4个组合动作基础上增加至6个组合动作。手指张开：患者将手指张开并完全伸展，主动分开手指（见图F）。对指：患者用拇指尖触摸其余每个手指尖（见图G）。

注意：鼓励肩胛骨回缩以避免耸肩，保持肘部位于身体两侧。

运动量：重复10~30次，1组，每天1~3次。

5.14.5　脱敏练习，上肢

体位：坐位。

目标：身体某个部位受伤或接受手术后，该部位的敏感性增加是很常见的，当日常物品接触该部位时会产生不适，脱敏练习将通过使该部位暴露于各种质地的物质和压力下来帮助降低敏感性。

方法：摩擦：用各种质地的织物摩擦敏感部位；从较柔软的面料开始，逐步过渡到较粗糙的面料；面料包括丝绸、棉球、棉布、法兰绒、毛圈布、尼龙搭扣、毛刷。轻叩：用指尖或前臂轻叩敏感部位，慢慢地增加轻叩的力量。拍打：用指尖的前表面轻轻拍打敏感部位周围区域，缓慢增加拍打的力量。

滚动：在泡沫轴、橡皮泥卷、擀面杖或网球上滚动敏感部位，慢慢增加滚动的压力。按摩器／振动设备：使用小型按摩器或振动设备，如剃须刀或牙刷，沿着敏感部位进行按摩。手部脱敏：如果手部需要脱敏，将手放在装满干物品（燕麦片、大米、沙子和干豆）的容器中，张开和闭合手掌或寻找隐藏在这些物品中的小物体。

注意：鼓励肩胛骨回缩，以避免耸肩。

运动量：每项活动可以进行1~5分钟，每天1~3次。

5.15

腕部/手/手指肌肉拉伸

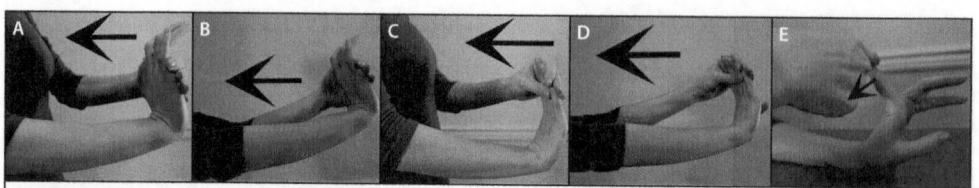

5.15.1 拉伸：腕关节屈肌和手指屈肌，各种体式变化，自助

体位：坐位。

目标：拉伸腕屈肌（指浅屈肌、指深屈肌、桡侧腕屈肌、尺侧腕屈肌、掌长屈肌、拇长屈肌）。

方法：肘关节屈曲：患者坐直，背部和颈部伸直，保持肘关节屈曲，并使用非练习侧手掌将练习侧手压向手腕伸展位，直到前臂前部有拉伸感（见图A）；该练习也可以在肘关节伸展、肩关节屈曲80°位进行，涉及跨过腕关节和肘关节的肌肉（见图B）。增加手指：为了增大练习侧手指的拉伸程度，将另一侧手环绕练习侧手指，通过增大手指的伸展程度来增大腕关节的伸展程度（见图C和图D）。单一手指：患者将练习侧手掌心朝下放在桌面上，主动伸展腕关节，并用另一侧手拉其中一根手指，使其完全伸展，直到有拉伸感，在其他几根手指上重复上述操作，包括拇指（见图E）。

代偿：耸肩，过度伸展肘关节。

运动量：保持15~30秒，重复3~5次，每天1~3次。

5.15.2 拉伸：腕关节屈肌，利用墙壁和桌子

体位：站立位。

目标：拉伸腕屈肌（指浅屈肌、指深屈肌、桡侧腕屈肌、尺侧腕屈肌、掌长屈肌、拇长屈肌）。

方法：墙壁：患者面向墙壁站立并屈曲肩关节80°，同时将手掌倒立放在墙壁上，手指指向地面；当患者的手沿着墙壁向上滑动时，腕关节会随之进一步伸展，患者身体向墙壁倾斜可以增加压力，直到前臂前面有拉伸感（见图A）。桌子：患者站在低于腰部高度的桌子前，将手掌放在桌子上，手指朝外；患者向桌子倾斜身体，通过手腕施加轻微压力，伸展腕关节直到有拉伸感（见图B）；该练习可以通过手掌朝后、手指向上抬起朝向患者来增加强度；当腕关节屈曲并且有拉伸感时，患者可以以倾斜的方式离开桌面（图中未显示）。

代偿：耸肩，过度伸展肘关节。

运动量：保持15~30秒，重复3~5次，每天1~3次。

证据在哪里？

尤（Yoo, 2015）对一名40岁男性受试者的右手进行了腕屈肌和腕伸肌的拉伸，并且在此过程中伸展肘关节、拉伸大鱼际，在拉伸过程中受试者右手有疼痛感和渐进性刺痛感。这名受试者的症状在夜间恶化。当他在工作中使用电脑时，麻木感加剧了。他没有出现全身症状，两只手都没有出现肌力虚弱或肌肉萎缩，也没有尺神经或桡神经病变的证据。在体格检查中，他在Tinel和Phalen测试中双手桡侧的3根手指出现刺痛和麻木。他的拉伸测试至少保持了30秒。受试者在站立位进行腕关节伸展，每次30分钟，每天1次，持续2周。在第2阶段练习时，他在仰卧位进行了所有3项练习，每次20分钟，每天1次，持续2周。在每次治疗前后，治疗师分别进行10次Tinel和Phalen测试，并测量压痛。总体来说，在整个治疗过程中，压力痛阈逐渐增加，Phalen测试结果阳性，耳鸣逐渐减少。尤认为仰卧位的针对腕管综合征的练习可以更有效地提高腕关节功能、减少腕管肿胀，从而使患者能够在更少疼痛的情况下进行练习。尤发现这些拉伸运动可以缓解轻度到中度的腕管综合征症状；然而，这些练习应该在无痛情况下进行。如果患者感到疼痛、麻木或更严重的症状，可能会产生负面影响。

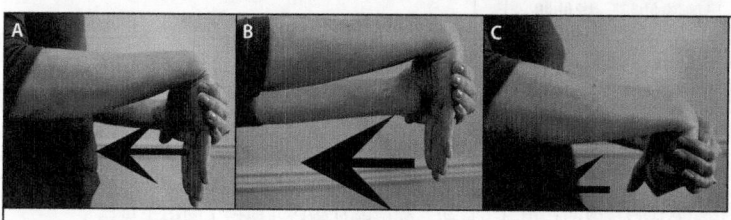

5.15.3　拉伸：腕关节伸肌和手指伸肌，各种体式变化，自助

体位：坐位。

目标：拉伸腕伸肌（指伸肌、桡侧腕长伸肌、腕短伸肌、尺侧腕伸肌、食指伸肌、小指伸肌、拇长伸肌和拇短伸肌）。

方法：肘关节屈曲：患者坐直，背部和颈部伸直，肘关节屈曲；患者使用非练习侧的手掌环绕练习侧手，将其腕关节压至屈曲，直到前臂后面有拉伸感（见图A）；该练习也可以通过肘关节伸展和肩关节屈曲至80°来完成，从而拉伸跨过腕关节和肘关节的肌肉（见图B）。手指屈曲：患者在拉伸时握拳（见图C）。

代偿：耸肩，过度伸展肘关节。

运动量：保持15~30秒，重复3~5次，每天1~3次。

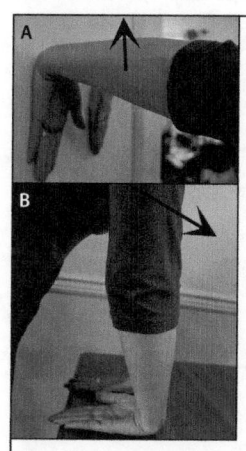

5.15.4　拉伸：腕关节伸肌，利用墙壁和桌子

体位：站立位。

目标：拉伸腕伸肌（指伸肌、桡侧腕长伸肌、腕短伸肌、尺侧腕伸肌、指伸肌、小指伸肌、拇长伸肌和拇短伸肌）。

方法：墙壁：患者面向墙壁站立，将肩关节屈曲80°，同时将手背放在墙壁上，手指指向地面；当患者的手沿着墙壁向上滑动时，腕关节会进一步屈曲；患者轻轻地倾斜身体以施加压力，直到前臂后面有拉伸感（见图A）。桌子：患者站在低于腰部高度的桌子前，将手背放在桌面上，手指朝内；患者向桌面倾斜，通过腕关节施加轻微的压力，腕关节屈曲直到有拉伸感；该练习可以通过将手背朝后，手指向上抬起朝向患者来增加强度；当腕关节屈曲并有拉伸感时，患者以倾斜的方式远离桌面（见图B）。在拉伸的过程中，可以通过进行完整的握拳（拇指也卷起来）来增大拉伸程度。

代偿：耸肩，过度伸展肘关节。

运动量：保持15~30秒，重复3~5次，每天1~3次。

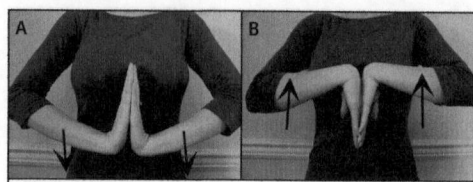

5.15.5 拉伸：腕关节，双手合十式和反向双手合十式

体位：坐位。

目标：祈祷：拉伸腕屈肌（指浅屈肌、指深屈肌、桡侧腕屈肌、尺侧腕屈肌、掌长屈肌和拇长屈肌）。反向祈祷：拉伸腕伸肌（指伸肌、桡侧腕长伸肌、腕短伸肌、尺侧腕伸肌、指伸肌、小指伸肌、拇长伸肌和拇短伸肌）。

方法：祈祷：患者将双手掌心相贴放在胸骨前方，指尖朝上，保持手掌并拢，同时降低双手，直到前臂前面和腕关节有拉伸感（见图A）。反向祈祷：患者将双手手背相贴放在胸骨前面，指尖朝下；患者在举起双手时手背保持贴在一起，直到前臂后面和腕关节有拉伸感（见图B）。

代偿：耸肩。

运动量：保持15~30秒，重复3~5次，每天1~3次。

5.15.7 拉伸：腕关节屈肌和伸肌，自助

体位：坐位。

目标：用软组织技术松解腕关节伸肌和屈肌。

方法：伸肌：患者坐在桌子前面，肘关节屈曲，掌心朝上，前臂压在小泡沫轴上并使其前后滚动。屈肌：患者坐直，肘关节屈曲，掌心朝下，前臂压在小泡沫轴上并使其前后滚动。

代偿：耸肩，使用过大的压力造成剧烈疼痛。

运动量：每侧滚1~2分钟，每天1~3次。

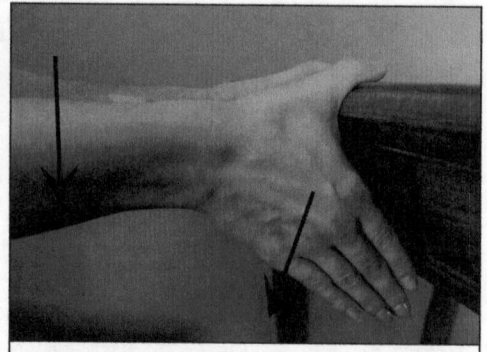

5.15.6 拉伸：鱼际

体位：坐位。

目标：拉伸拇指短肌（拇短屈肌、拇短外展肌、拇对掌肌）。

方法：患者坐在桌子前面，肘关节屈曲，拇指在上。患者将拇指垫放在桌子边缘，用身体重量压向桌面，伸展拇指。患者也可以伸展腕关节，朝墙壁外侧拉动拇指（图中未显示）。

代偿：耸肩。

运动量：保持15~30秒，重复3~5次，每天1~3次。

参考文献

Yoo, W. G. (2015). Effect of the release exercise and exercise position in a patient with carpal tunnel syndrome. *Journal of Physical Therapy Science*, 27(10), 3345–3346.

5.16

腕部/手/手指肌肉力量训练

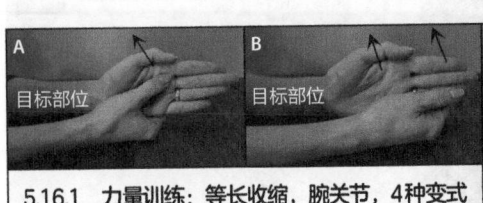

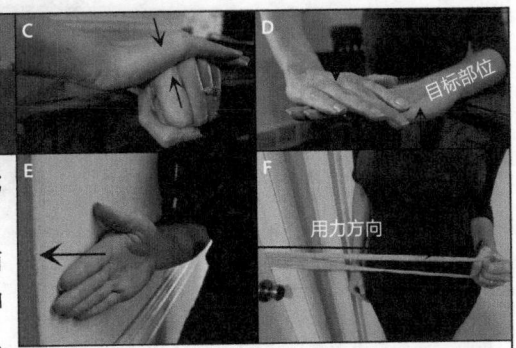

5.16.1 力量训练：等长收缩，腕关节，4种变式

体位：坐位，站立位。

目标：供初学者激活和强化腕关节所有运动平面的肌肉力量。腕伸肌：指伸肌、桡侧腕长伸肌和腕短伸肌、尺侧腕伸肌、示指伸肌、小指伸肌、拇长伸肌和拇短伸肌。腕屈肌：指浅屈肌、指深屈肌、桡侧腕屈肌、尺侧腕屈肌、掌长屈肌、拇长屈肌。桡偏肌：桡侧腕长伸肌和腕短伸肌。尺偏肌：尺侧腕伸肌、尺侧腕屈肌。

方法：患者呈坐位或站立位，肩关节保持中立位，肘关节屈曲90°，必要时对练习侧手进行支撑。伸展，中立位：练习侧手拇指在上，患者将另一侧手的手掌放在练习侧手的下方，手指环绕练习侧的手背；患者练习侧手试图伸展（不使用肩外旋肌），另一只手抵抗其伸展（见图A）；为了促进手指伸肌收缩，患者需要在运动期间完全伸展手指（见图B）。

伸展，旋前位：练习侧手掌心朝下，患者将另一只手的手掌放在练习侧手的手背上，用手指包裹练习侧手的小鱼际侧来为其提供支撑；患者通过举起手来伸展腕关节，同时避免肘关节屈曲，另一只手抵抗其伸展（见图C）；也可以通过手指伸展来促进手指伸肌收缩（见图D）。

伸展，墙壁：患者侧身站在门口，门框正好位于肩部侧面，将手背放在墙上，手指抵抗墙壁伸展；患者将手背向外按压，不使用肩外旋肌（见图E）。

伸展，弹力带：站立时肘关节屈曲90°，手抓住弹力带一端并且拇指在上，非练习侧靠近锚点，锚点与手的高度一致；患者通过移动位置使弹力带保持一定张力，弹力带的张力试图将腕关节屈曲，患者抵抗，保持等长收缩（见图F）。

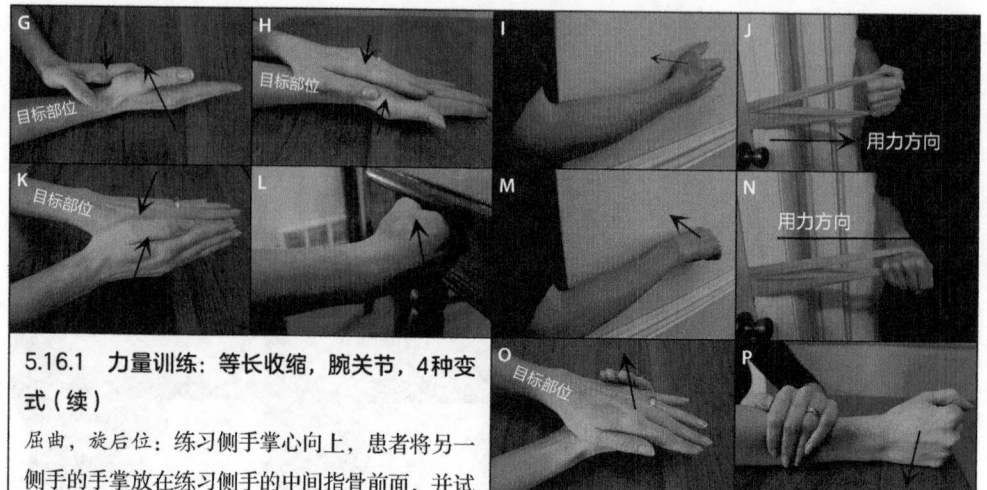

5.16.1 力量训练：等长收缩，腕关节，4种变式（续）

屈曲，旋后位：练习侧手掌心向上，患者将另一侧手的手掌放在练习侧手的中间指骨前面，并试图通过将练习侧手向上朝墙壁弯曲来屈曲腕关节，肘关节不屈曲，另一侧手抵抗腕关节屈曲（见图G和图H）。

屈曲，墙壁：患者侧身站在门口，门框刚好位于肩部内侧，将手掌放在墙壁上，手指伸出；患者在不使用肩内旋肌的情况下，将手掌向内按压，腕关节抵抗墙壁阻力屈曲（见图I）。

屈曲，弹力带：肘关节屈曲90°，手抓弹力带并且拇指在上，练习侧面对锚点，锚点与手的高度一致；患者通过移动位置使弹力带保持一定张力，弹力带的张力试图将腕关节伸展，患者抵抗，保持等长收缩（见图J）。

桡侧偏，自助：患者将另一侧手的手掌放在练习侧手的拇指侧，围绕其手背包裹手指，并抵抗练习侧腕关节桡侧偏，即向前臂侧面方向的偏移（见图K）。

桡侧偏，桌子：拇指握在拳头内，患者将食指侧面的近节指骨/拇指侧放置在桌子下方，并尝试将拇指朝上且朝前臂的方向进行腕关节桡侧偏，不使肘关节屈曲，抵抗桌子阻力（见图L）。

桡侧偏，墙壁：拇指握在拳头内，患者将拇指侧靠在墙壁上，并试图使拇指向上并朝向墙壁进行腕关节桡偏，不使肘关节屈曲，抵抗墙壁阻力（见图M）。

桡侧偏，弹力带：患者站立，肘关节屈曲90°，练习侧手持弹力带并掌心朝下，练习侧手接近锚点，锚点与手的高度一致；患者通过移动位置使弹力带保持一定张力，弹力带的张力试图将腕关节拉向尺偏，患者抵抗，保持等长收缩（见图N）。

尺偏，自助：患者将另一侧手的手掌放在练习侧手的下方，包裹练习侧的手指，并按压练习侧手的小指，练习侧手通过腕关节尺偏进行抵抗，不使肘关节伸展（见图O）。

尺偏，桌子：握拳，患者将小指内侧的近节指骨放在桌面上，并尝试将小指侧面朝大腿方向按压以进行腕关节尺偏，不使肘关节伸展，抵抗桌子阻力（见图P）。

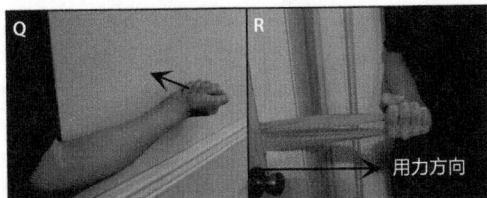

用力方向

5.16.1　力量训练：力量训练：等长收缩，腕关节，4种变式（续）

尺偏，墙壁：拇指握在拳头内，患者将小指靠在墙壁上，墙壁抗阻腕关节尺偏（患者尝试将拇指向侧面和前臂靠近，不使肘关节屈曲）（见图Q）。

尺偏，弹力带：患者站立，肘关节屈曲90°，手握弹力带并掌心朝上，练习侧靠近锚点，锚点与手在同一高度；患者通过侧移增加弹力带的张力，该张力抵抗患者腕关节尺偏，患者保持等长收缩（见图R）。

注意：避免耸肩，肩关节应该保持在中立位，肘关节贴在身体侧面，鼓励肩胛骨回缩；确保动作发生在腕关节，而不是肩关节或肘关节。

运动量：保持6~8秒，1~2秒的增速和减速，重复8~12次，1~3组，每天1次或每隔1天1次。

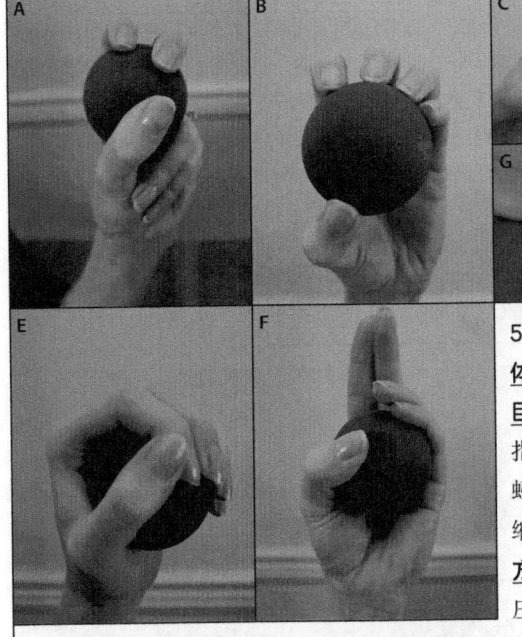

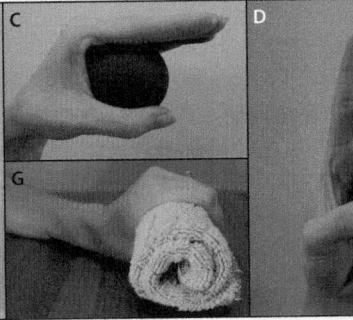

5.16.2　力量训练：等长收缩和等张收缩，挤压球

体位：坐位。

目标：激活肌肉和加强其力量，包括指深屈肌、指浅屈肌、小指短屈肌、拇长屈肌、拇长屈肌、蚓状肌、拇收肌；使用坚硬小球进行的是等长收缩，使用弹性球则进行的是等张收缩。

方法：双指握球：患者用食指、中指在手掌中挤压球（见图A）。钩握：患者用指尖钩住弹性球（见图B），挤压球。平握：患者将球平握在手掌中挤压，指间关节伸展，球位于其下（见图C）。小指握球：患者拇指将球平握在手掌中，小指挤压球（见图D）。全握球：患者用所有手指握球，好像试图握拳一样（见图E）。外侧握球：患者用无名指、小指在手掌中挤压球（见图F）。夹毛巾：毛巾可用于等张收缩练习，患者使用毛巾卷（毛巾卷的大小可根据握宽进行调整）进行缓慢挤压、握住和松开动作（见图G）。

注意：避免耸肩，肩关节保持中立位，前臂保持中立位，肘关节在身体侧面，鼓励肩胛骨回缩。

运动量：等长收缩——保持6~10秒，1~2秒加速和减速；等张收缩——挤压1~2秒，重复8~12次，1~3组，每天1次或每隔1天1次。

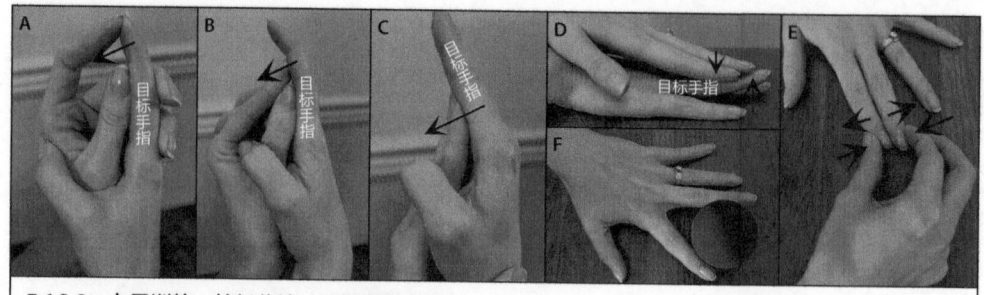

5.16.3 力量训练：等长收缩，手指各种变式

体位：坐位。

目标：激活和加强手指肌肉力量：第2到第5远端指间关节屈曲，指深屈肌；第2到第5近端指间关节屈曲，指浅屈肌；第2到第5掌指关节屈曲伴手指伸展，蚓状肌；近端指间关节、远端指间关节和掌指关节伸展，第2到第5伸肌，食指伸肌，小指伸肌；手指外展肌：第2到第4骨间背侧肌，小指外展肌；手指内收肌，骨间掌侧肌。

方法：第2到第5远端指间关节屈曲：患者用另一只手稳定练习侧手的近端指间关节和掌指关节，同时用该只手的食指抵抗远端指间关节屈曲（见图A）。第2到第5近端指间关节屈曲：患者用另一只手稳定练习侧手的掌指关节，同时用该只手的食指抵抗近端指间关节屈曲（见图B）。第2到第5掌指关节屈曲伴手指伸展：保持练习侧手伸展，患者用另一只手的食指来抵抗练习侧手的掌指关节屈曲（见图C）。近端指间关节、远端指间关节和掌指关节伸展：练习侧手掌心朝下放在桌面上，患者试图伸展每根手指，同时用另一只手的食指抵抗（见图D）。手指外展肌：将相邻的两根手指分开，同时用另一只手将两根相邻的手指握在一起（见图E）。手指内收肌：患者打开手指，在手指之间放置一个硬球，然后用两根手指挤压球（见图F）。

注意：避免腕关节、肘关节和肩关节的运动。

运动量：保持6~10秒，1~2秒的激活和放松，重复8~12次，1~3组，每天1次或每隔1天1次。

5.16.4 力量训练：等长收缩，拇指变式

体位：坐位。

目标：激活拇指肌肉和加强其力量，其中包括拇指屈肌（拇长屈肌和拇短屈肌）、拇指内收肌（拇收肌）、拇指外展肌（拇长展肌和拇短展肌）和拇指伸肌（拇长伸肌和拇短伸肌）。

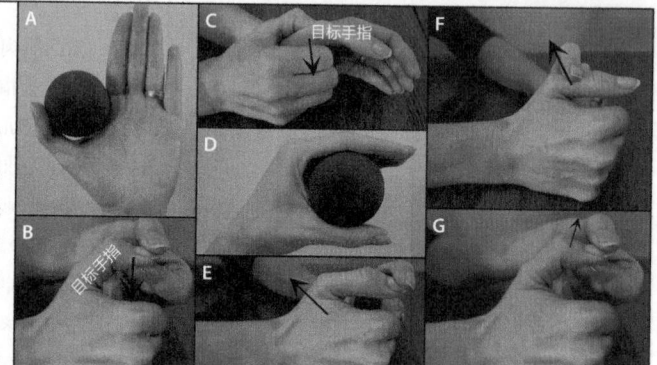

方法：拇指屈曲：患者向外伸展拇指，将球放在虎口中，试图并拢拇指，抵抗来自球的阻力（见图A）。拇指掌指关节，指间关节屈曲：患者将拇指向内卷曲，用另一只手的指尖在练习侧手拇指远端处抵抗（见图B）。拇指外展：患者将手放在桌子上，拇指在上面，并用另一只手抵抗拇指外展（见图C）。拇指内收：拇指首先外展，将球放在虎口中，患者试图内收拇指（见图D）。拇指伸展：患者试图向外伸展拇指，并用另一只手的指尖抵抗（见图E）。拇指远端掌指关节伸展：患者在掌指关节处伸展拇指，另一只手的拇指抵抗（见图F）。拇指指间关节伸展：患者伸展拇指指间关节，并用另一只手的拇指抵抗（见图G）。

注意：避免腕关节、肘关节和肩关节的运动。

运动量：保持6~10秒，1~2秒的激活和放松，重复8~12次，1~3组，每天1次或每隔1天1次。

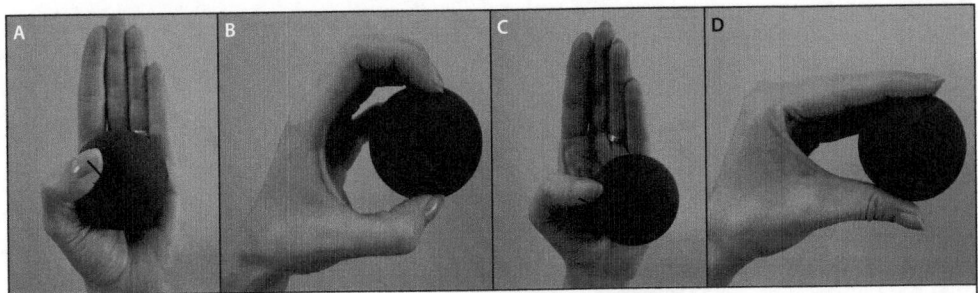

5.16.5 力量训练：等长收缩和等张收缩，球，拇指变式

体位：坐位。

目标：激活拇指抓和捏的肌肉和加强其力量，其中包括拇长屈肌和拇短屈肌、拇收肌；使用坚硬的球进行的是等长收缩，使用弹性球进行的是等张收缩。

方法：拇指对掌：患者平握球，其他四指伸展（见图 A）。拇指掌指关节和指间关节屈曲：患者用拇指和其他手指尖挤压球（见图 B）。拇指抓握：患者用拇指指尖在掌心挤压球（见图 C）。拇指和手指蚓状抓握：患者的所有指腹挤压球，保持第 2 到第 5 远端指间关节和近端指间关节，以及拇指指间关节伸直（见图 D）。

注意：避免耸肩，肩关节应该保持中立位，前臂应保持中立位，肘部保持在身体侧面，鼓励肩胛骨回缩。

运动量：等长收缩——保持 6~10 秒，1~2 秒的激活和放松；等张收缩——挤压 1~2 秒，重复 8~12 次，1~3 组，每天 1 次或每隔 1 天 1 次。

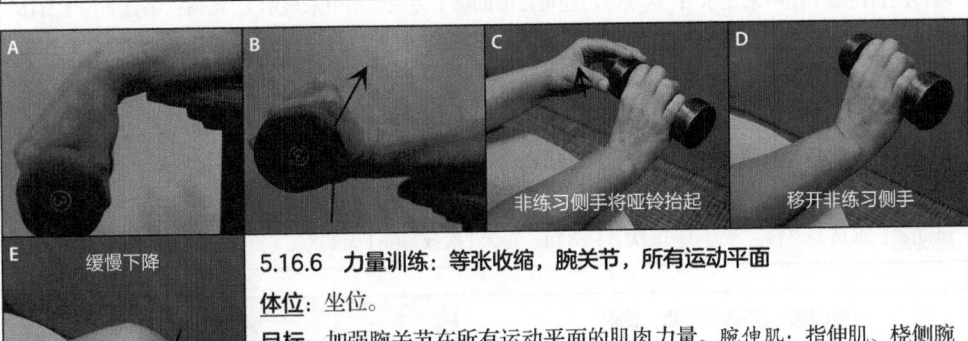

缓慢下降

非练习侧手将哑铃抬起

移开非练习侧手

5.16.6 力量训练：等张收缩，腕关节，所有运动平面

体位：坐位。

目标：加强腕关节在所有运动平面的肌肉力量。腕伸肌：指伸肌、桡侧腕长伸肌和腕短伸肌、尺侧腕伸肌、食指伸肌、小指伸肌、拇长伸肌和拇短伸肌。腕屈肌：指浅屈肌、指深屈肌、桡侧腕长伸肌和腕短伸肌、桡侧腕屈肌。尺偏肌：尺侧腕伸肌、尺侧腕屈肌。

方法：伸展：肘关节屈曲 90° 或伸直，前臂放在桌子上，掌心朝下，手持哑铃，将手缓慢朝地面方向下降后举起，然后重复（见图 A 和图 B）。

针对腕关节伸肌离心收缩：前臂放在桌子上，掌心朝下，手持哑铃；患者用另一只手举起哑铃，使练习侧腕关节处于完全伸展位，然后在没有辅助的情况下，将练习侧手慢慢地朝地面方向降低（见图 C 到图 E，降低过程通常以 10 秒为单位计数）。

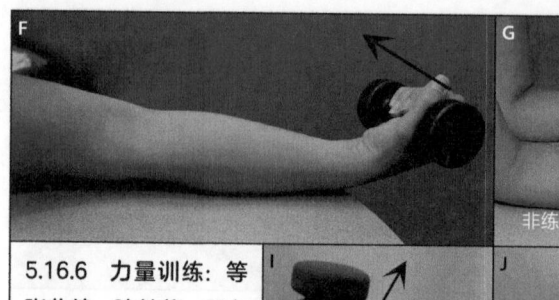

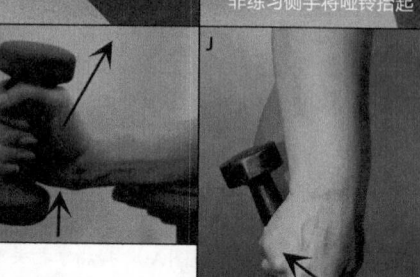

非练习侧手将哑铃抬起　　　缓慢下降

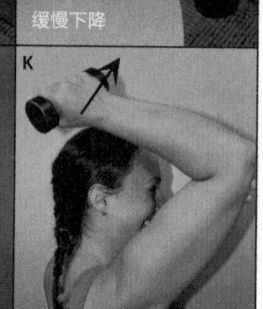

5.16.6 力量训练：等张收缩，腕关节，所有运动平面（续）

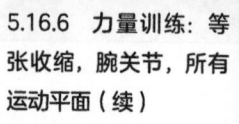

屈曲：肘关节屈曲90°或伸直，前臂后面放在桌子上，掌心向上，手持哑铃，患者将手慢慢朝地面方向降低，然后举起哑铃，将掌心朝向自己（见图F）。离心屈曲，肘关节屈曲：肘关节屈曲90°，前臂放在桌上，掌心向上，手持哑铃；患者用另一只手举起哑铃，在练习侧腕关节完全屈曲后，患者移除另一只手的帮助，练习侧的手慢慢地将哑铃朝地面方向降低（降低过程通常以10秒为单位计数）（见图G和图H）。桡偏：前臂放在桌子上，拇指在上，手拿哑铃；患者将手从桌子上垂下，进入尺偏位，然后桡偏，将哑铃向上抬向拇指侧（见图I）；该练习也可以通过前臂下垂，拇指向前来完成，患者用手握住哑铃的一端，另一端在前面，然后进行腕关节桡偏，举起哑铃的自由端（图中未显示）；这项练习还可以借助锤子完成（图中未显示）。尺偏：手臂下垂于身体侧面，拇指在前；患者用手握住哑铃的一端，另一端在后面，然后进行腕关节尺偏，抬起哑铃自由端（见图J）；该练习也可以用锤子来完成；另一个选择是肩关节屈曲90°，并用另一只手臂支撑练习侧肘部，练习侧肘关节完全屈曲，然后患者进行腕关节尺偏，将小指侧朝向肘部（见图K）。

注意：避免耸肩，肩关节应保持中立位，前臂应保持中立位，肘部应保持在身体侧面，鼓励肩胛骨回缩。

运动量：保持1~2秒，重复8~12次，1~3组，每天1次或每隔1天1次。

5.16.7 力量训练：桡偏和尺偏，侧卧

体位：侧卧位。

目标：桡偏——加强桡侧腕长伸肌和腕短伸肌、桡侧腕屈肌，尺偏——加强尺侧腕伸肌、尺侧腕屈肌。

方法：患者侧卧，手臂位于身体侧面。尺偏：患者练习侧拇指在下，手持锤子，腕关节尺偏使锤子向上抬起（见图A）。桡偏：患者练习侧拇指在上，手持锤子，腕关节桡偏举起锤子（见图B）。

代偿：向前后滚动手臂，以协助屈肌和伸肌。

运动量：重复8~12次，1~3组，每天1次或每隔1天1次。

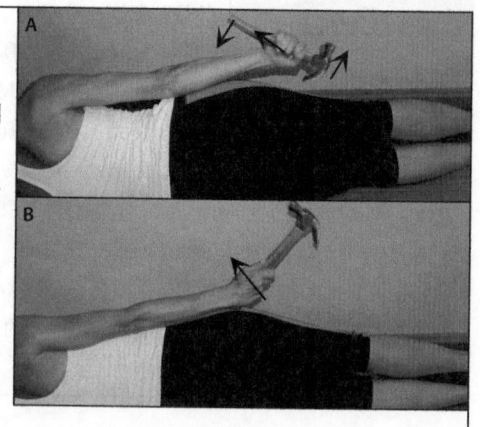

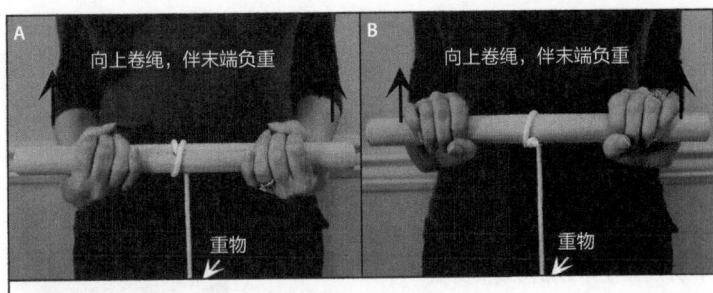

A 向上卷绳，伴末端负重　　B 向上卷绳，伴末端负重

重物　　　　　重物

5.16.8 力量训练：腕关节滚轮

体位：站立位。

目标：旋前握法——加强桡侧腕长伸肌、腕短伸肌、尺侧腕伸肌、指伸肌的力量，旋后握法——加强指浅屈肌、指深屈肌、桡侧腕屈肌、尺侧腕屈肌、掌长肌、拇长屈肌的力量。

方法：旋前握法：患者掌心向上握住棍子，肘关节屈曲90°；重物最初位于地面上，患者一次旋转一侧手腕进行伸展，使重物向上移动，一旦重物达到棍子高度，患者以有控制的相反运动来缓慢降低重物（见图A）。旋后握法：患者掌心向下握住棍子，肘关节屈曲90°，重复旋前握法中的操作（见图B）。

注意：避免耸肩，肘部应位于身体侧面，鼓励肩胛骨回缩，在返回过程中要有控制。

运动量：重复8~12次，1~3组，每天1次或每隔1天1次。

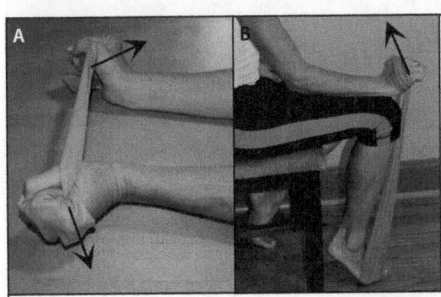

5.16.9 力量训练：弹力带，腕关节伸展

体位：坐位。

目标：加强桡侧腕长伸肌和腕短伸肌、尺侧腕伸肌、指伸肌的力量。

方法：双侧：前臂位于桌子上，拇指在上，弹力带缠绕在两只手上，患者伸展一侧或两侧腕关节（见图A）。踩弹力带：前臂放在大腿上，掌心向下，弹力带一端缠绕在手上，另一端固定在脚下，伸展腕关节（见图B）。患者也可以将手放在桌子上，还可以用非练习侧手握住弹力带的另一端，使其位于练习侧手的下方（图中未显示）。

注意：避免耸肩，肩部应保持中立位，前臂保持中立位，肘部位于身体侧面，鼓励肩胛骨回缩。

运动量：重复8~12次，1~3组，每天1次或每隔1天1次。

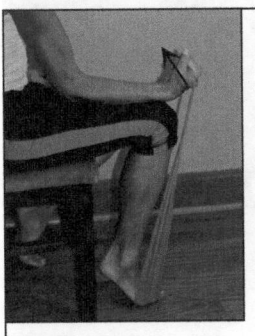

5.16.10 力量训练：弹力带，腕关节屈曲

体位：坐位。

目标：加强指浅屈肌、桡侧腕屈肌、尺侧腕屈肌、掌长肌、拇长屈肌的力量。

方法：前臂位于大腿上，掌心向上，弹力带一端缠绕在手掌上，另一端固定在脚下，屈曲腕关节。患者也可以将手放在桌子上，还可以用非练习侧手握住弹力带的另一端，使其位于练习侧手的下方（图中未显示）。

注意：避免耸肩，肩部应保持中立位，前臂保持中立位，肘部位于身体侧面，鼓励肩胛骨回缩。

运动量：重复8~12次，1~3组，每天1次或每隔1天1次。

5.16.11 力量训练：弹力带，桡偏

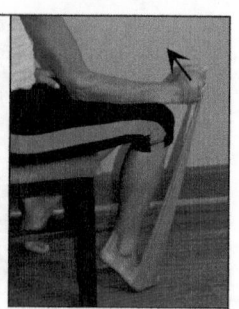

体位：坐位。

目标：加强桡侧腕长伸肌和腕短伸肌、桡侧腕屈肌的力量。

方法：前臂位于大腿上，拇指在上，弹力带一端缠绕在手上，另一端固定在脚下，腕关节桡偏。患者也可以用非练习侧手握住弹力带的另一端，使其位于练习侧手的下方；练习侧手拇指向上，腕关节桡偏（图中未显示）。该练习也可以通过双手放在桌子上，分别握住弹力带两端来实现。

注意：肩关节应保持中立位旋转。

运动量：重复8~12次，1~3组，每天1次或每隔1天1次。

5.16.12 力量训练：弹力带，尺偏

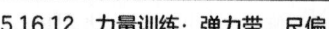

体位：坐位。

目标：加强尺侧腕伸肌、尺侧腕屈肌的力量。

方法：前臂放在桌子上，掌心向下，弹力带缠绕在练习侧手的小指侧，另一侧手握住弹力带另一端进行固定，腕关节尺偏（图中未显示）。患者也可以将练习侧肘部放在桌子上，弹力带一端缠绕在该侧手上，用另一只手固定另一端并靠近身体，练习侧腕关节尺偏使小指侧远离胸部（图中未显示）。患者还可以使非练习侧手位于练习手的上方，练习侧手的拇指在上，腕关节尺偏使小指侧向下（见图）。

注意：肩关节应保持中立位旋转。

运动量：重复8~12次，1~3组，每天1次或每隔1天1次。

5.16.13 力量训练：使用橡皮泥和手指训练器进行手和手指的练习

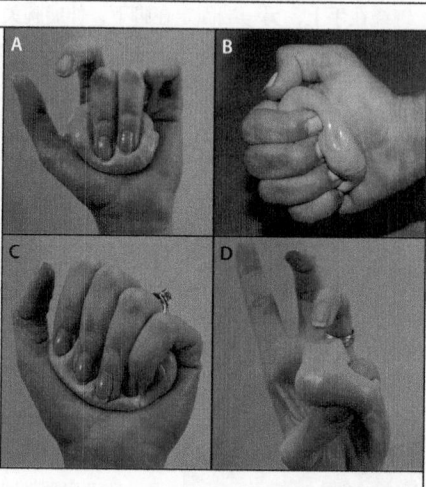

体位：坐位。

目标：加强手部肌肉力量：第2到第5手指的远端指间关节，指深屈肌；第2到第5手指的近端指间关节，指浅屈肌；第2到第5手指的掌指关节半手指伸展，蚓状肌；远端指间关节和近端指间关节伸展，第2到第5手指指伸肌、第2指伸肌、小指伸肌；手指内收肌，骨间掌侧肌、手指外展肌、第2到第4骨间背侧肌和小指外展肌；拇指屈肌，拇长屈肌和拇短屈肌；拇指内收肌，拇收肌；拇指外展肌，拇长外展肌和拇短外展肌；拇指伸肌，拇长伸肌和拇短伸肌。

方法：双指紧握：患者用食指和中指（图中未显示）或中指和无名指（见图A）捏橡皮泥。钩状紧握：患者用手指尖挤压手掌中的橡皮泥，手指钩住橡皮泥（见图B）。平握：患者将橡皮泥平握在手掌中，远端指间关节充分伸展，使其进入橡皮泥中（见图C）。对掌紧握：患者用拇指和其余四指中的一根捏握橡皮泥（见图D）。

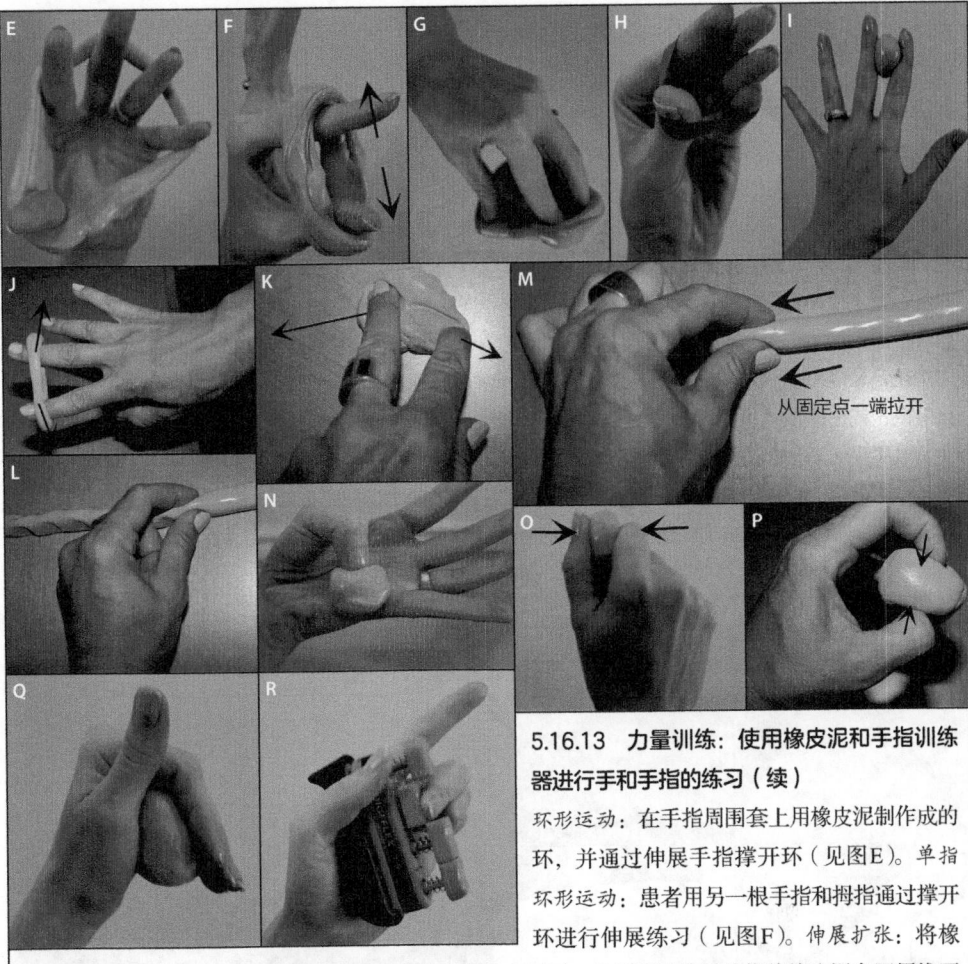

5.16.13 力量训练：使用橡皮泥和手指训练器进行手和手指的练习（续）

环形运动：在手指周围套上用橡皮泥制作成的环，并通过伸展手撑开环（见图E）。单指环形运动：患者用另一根手指和拇指通过撑开环进行伸展练习（见图F）。伸展扩张：将橡皮泥滚成一个球，患者将手指压入球中，并在桌子上压平，然后通过伸展手指将橡皮泥向四周推开（见图G）。伸展扩张变式，橡皮筋：拇指和其他手指聚拢在一起，患者将橡皮筋套在手指周围，通过拇指外展、其他手指伸展对抗橡皮筋的阻力，将橡皮筋撑开（见图H）。内收：患者在手指之间挤压小的橡皮泥（见图I）。外展：在两根手指上套一个小的管状环，患者撑开手指，将环撑开（见图J）。外展扩散：患者用两根手指压入一个小橡皮泥球中，然后两根手指相互分离（见图K）。拇指夹：将橡皮泥卷成管状，患者用拇指和食指指尖夹橡皮泥（见图L）。拇指捏拉：将橡皮泥滚成管状，患者用拇指和食指指尖捏住橡皮泥，并通过远端指间关节和近端指间关节屈曲拉动橡皮泥（见图M）。拇指掌指关节和指间关节屈曲：患者将拇指尖压入橡皮泥（见图N）。拇指钥匙夹状/侧捏：患者挤压位于拇指和食指（近端和中间指骨）之间的橡皮泥（见图O）。拇指抓：患者在拇指和其他指尖之间挤压橡皮泥（见图P）。蚓状抓握：患者在手指和手掌之间挤压橡皮泥，保持手臂伸直（见图Q）。手指训练器：将每根手指分开，第2到第5根手指屈曲，按下抗阻按钮，尽可能地压缩弹簧、不同的颜色代表不同的阻力（见图R）。

<u>注意</u>：坐直；肩关节和肩胛骨活动，但不使用肩部或肘部肌肉完成动作。

<u>运动量</u>：重复8~12次，1~3组，每天1次或每隔1天1次。

5.16.14 力量训练：手和手指的织网练习和变式

体位： 坐位。

目标： 加强手部肌肉的力量；第2到第5手指的远端指间关节屈曲，指深屈肌；第2到第5手指的近端指间关节，指浅屈肌；第2到第5手指的掌指关节屈曲伴手指伸展，蚓状肌；近端和远端指间关节伸展，第2到第5手指的指伸肌、食指伸肌、小指伸肌；手指内收肌，骨间掌侧肌；手指外展肌，第2到第4手指的背侧骨间肌和第5小指展肌；拇指屈肌，拇长屈肌和拇短屈肌；拇指内收肌，拇收肌；拇指外展肌，拇长外展肌和拇短外展肌；拇指伸肌，拇长伸肌和拇短伸肌。

方法： 四方模块屈曲和伸展：患者手指半展开，并将指尖聚集在一起，然后打开。手指交叉和摆动：患者手指相互交叉并上下摆动。手外展/内收：患者使食指和小指彼此远离，然后靠近；患者使用中指和无名指进行同样的操作。拇指环绕：患者将拇指按顺时针和逆时针方向旋转。对指：患者将手指分散，并使拇指与其余几根手指的指尖相互碰触。屈曲，折叠，敲击和推动：患者将所有手指屈曲，然后使相邻的两根手指相互折叠和敲击，这有利于手指间的协调和耐力。单指和双指行走：患者用相邻的两根手指进行"步行"，或者用第2到第5手指一起"爬行"。

注意： 坐直，肩部和肩胛骨肌肉活跃，但不使用肩部或肘部肌肉完成动作。

运动量： 重复8~12次，1~3组，每天1次或每隔1天1次。

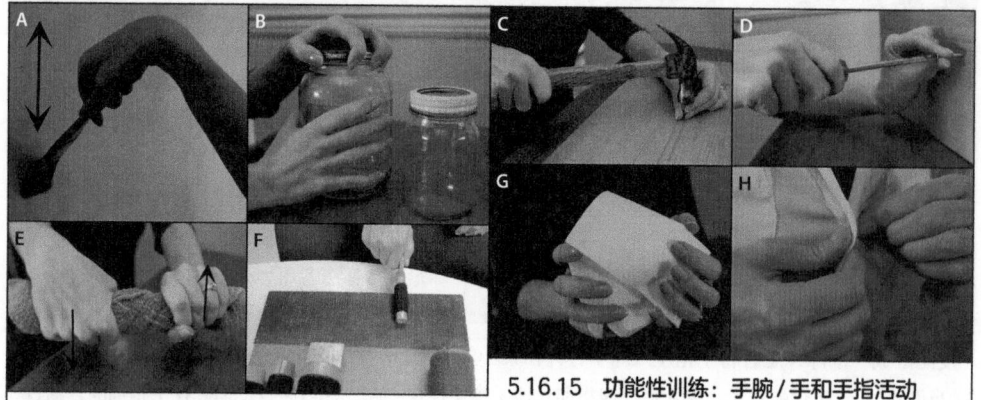

5.16.15 功能性训练：手腕/手和手指活动

体位： 坐位，站立位。

目标： 改善关节活动度、协调性、耐力，加强腕关节和手的力量及耐力。

方法：

绘画，腕关节屈曲/伸展：患者手拿绘画刷，掌心向下，在墙上进行"绘画"，使腕关节屈曲和伸展（见图A）。

拧盖子：患者通过桡偏和尺偏手腕将盖子拧上或拧开，在不同尺寸的罐子上进行练习（见图B）。

锤击：患者通过桡偏和尺偏手腕轻轻地将钉子锤在一块木材上，然后再将钉子拔出来（见图C）。

钻螺丝：患者使用螺丝刀将螺丝钻入木块（见图D）。

拧毛巾：患者用手拧浸过水的毛巾，将毛巾中的水拧出来（见图E）。

滚动尼龙搭扣板：患者沿着尼龙搭扣带滚动尼龙搭扣板（见图F）。

弄皱或拆开纸片：患者拿一张纸，将纸折皱成一个球，然后将它打开铺平（见图G）。

扣/解纽扣：使用不同大小和不同难度的纽扣，患者扣纽扣和解纽扣（见图H）。

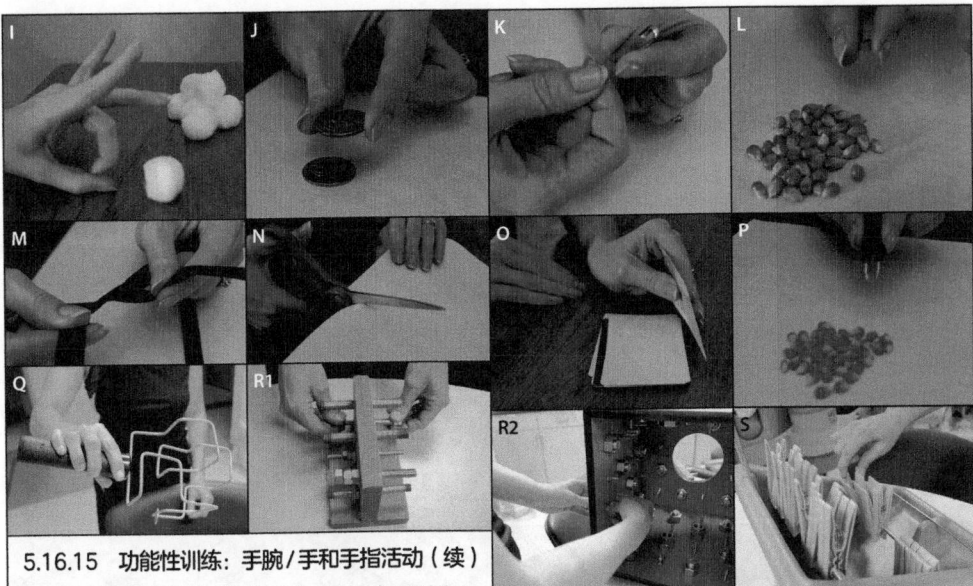

5.16.15 功能性训练：手腕/手和手指活动（续）

弹棉球：患者用每根手指在桌子上弹棉球（见图I）。

滚动/展开卫生纸或纸巾：患者展开卫生纸或纸巾，然后卷回去（图中未显示）。

堆叠硬币/扑克牌：患者将硬币或扑克牌摞成一摞，但每次只能移动一个硬币或一张扑克牌（见图J）。

扣住或松开安全别针：患者松开所有安全别针，然后重新扣回，再堆放到一起（见图K）。

拿起小件物品：摊开各种物品——豆类、硬币、纸夹、玻璃弹珠、玉米粒（见图L）、干意大利面条，让患者将其拿起并放到桶中（图中未显示）。

打结：给患者一条鞋带，让患者打多个结，然后解开（见图M）。

切割：准备剪刀和多个不同厚度的纸、织物、纸板，让患者将物品剪成小块（见图N）；如果没有一次性物品可用，可以使用橡皮泥。

卡片处理：患者使用一叠卡片，将每张卡片翻转（见图O）或滑动（图中未显示）。

镊子：让患者用镊子夹起爆米花或大米等小物品并将其放入杯子中（见图P）。

在豆类或大米中寻找物品：将各种物品埋入装满豆类或大米的大桶中，让患者通过挖掘和用手感觉找到物品；患者可以闭上眼睛以更多地使用手的感觉（图中未显示）。

手迷宫：患者使用图Q所示的设备，从起点到终点移动珠子或垫圈。

螺栓箱：患者使用图R1和图R2所示的设备，收紧并松开螺栓和螺母；这些设备可以用于耐力训练，并在多个层次上锻炼肘部和肩部。

衣服夹：患者松开和夹住衣服夹，通常使用食指和中指，但也可以用其他手指完成（见图S）。

注意：坐直，肩部和肩胛骨周围肌肉活跃。

运动量：每项活动进行1~5分钟或直至疲劳，每天1次或每隔1天1次。

上肢神经滑动练习

证据在哪里？

上肢中有3条神经可能在颈部、肩部、上臂、前臂和腕部的任何地方受损或卡压，这可能是疤痕组织、肩撞击或者肌肉紧张所致。上肢滑动不良的神经会引起炎症和疼痛。温和的神经滑动也称为神经牙线或神经滑移——如果操作得当，可以缓解这种炎症和疼痛。2008年的一项研究发现，"滑动"技术在使神经穿过组织方面比"拉紧"神经更有效。神经滑动通过在一个关节处延长神经根床，同时在另一个关节处缩短神经根床来起作用（Coppieters and Butler, 2008）。

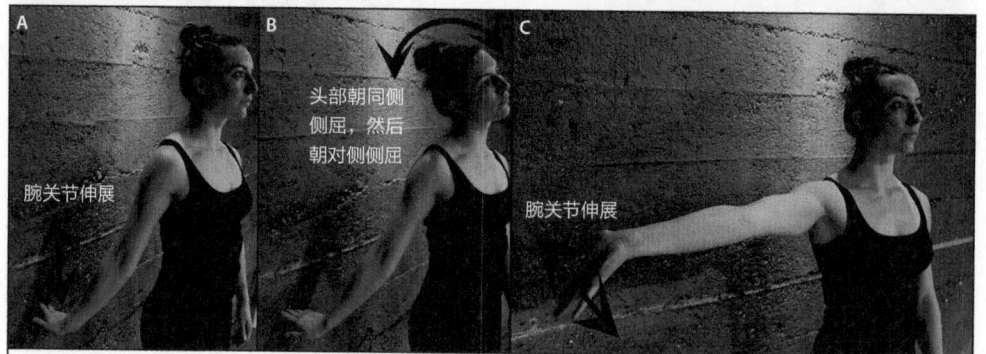

A 腕关节伸展

B 头部朝同侧侧屈，然后朝对侧侧屈

C 腕关节伸展

5.17.1 神经滑动：正中神经

体位：站立位。

目标：滑动/牵拉正中神经。

方法：

滑动：患者将练习侧上肢肘关节完全伸展，肩关节轻微伸展和外展，掌心朝前；患者伸展腕关节直到从颈部到上臂、前臂、腕部、手的任何地方有紧绷感；患者持续1~2秒，然后放松腕部和肩部并重复（见图A）。

滑动：患者将练习侧上肢肘关节完全伸展，肩关节轻微伸展和外展，掌心朝前；患者在将颈部向同侧屈曲的同时伸展腕关节，保持1~2秒，然后屈曲腕关节，将颈部朝对侧屈曲，并重复（见图B）。

滑动：患者将练习侧上肢的肘关节完全伸展，肩关节外展90°，掌心朝上；患者伸展腕关节，保持1~2秒，并重复（见图C）。

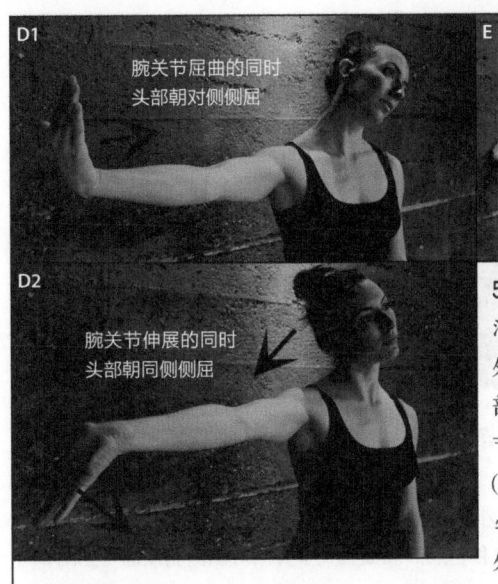

腕关节屈曲的同时
头部朝对侧侧屈

腕关节伸展的同时
头部朝同侧侧屈

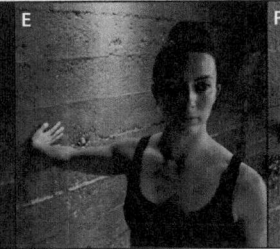

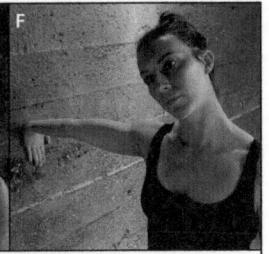

5.17.1 神经滑动：正中神经（续）

滑动：患者将练习侧上肢肘关节完全伸展，肩关节外展90°，掌心朝上；患者屈曲腕关节，同时将颈部向对侧侧屈，保持1~2秒；然后，患者伸展腕关节，同时颈部向同侧侧屈，保持1~2秒，并重复（见图D1和图D2）。

牵拉：患者将练习侧上肢肘关节完全伸展，肩关节外展90°，手掌放在墙上，手指向后；患者身体向远离墙壁方向旋转，直到有紧绷感，保持1~2秒，并重复（见图E）。

牵拉：患者将练习侧上肢肘关节完全伸展，肩关节外展90°，手掌放在墙上，手指向下；患者将颈部向同侧侧屈，直到有紧绷感，保持1~2秒，并重复（见图F）。

注意：避免耸肩，保持肩胛骨回缩并略微收下巴。

运动量：重复10~15次，根据需要每天重复1~3次。

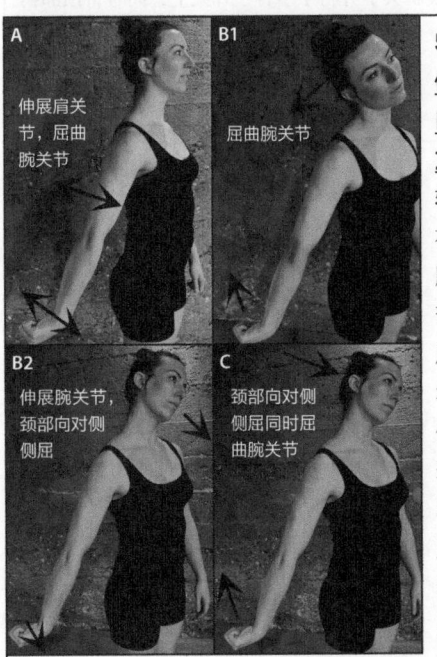

伸展肩关节，屈曲腕关节

屈曲腕关节

伸展腕关节，颈部向对侧侧屈

颈部向对侧侧屈同时屈曲腕关节

5.17.2 神经滑动：桡神经

体位：站立位。

目标：滑动/牵拉桡神经。

方法：滑动：患者将练习侧上肢肘关节完全伸展，肩关节轻微伸展和外展，肩胛骨回缩，掌心向后，握拳，拇指握在拳头内；患者屈曲腕关节，直到从颈部到上臂、前臂、腕部、手的任何地方有紧绷感，保持1~2秒，然后放松腕部和肩部，并重复（见图A）。滑动：患者将练习侧上肢肘关节完全伸展，肩关节轻微伸展和外展，肩胛骨回缩，掌心向后，握拳，拇指握在拳头内；患者屈曲腕关节并使颈部向同侧侧屈，保持1~2秒，然后伸展腕关节并使颈部向对侧侧屈，并重复（见图B1和图B2）。牵拉：患者将练习侧上肢肘关节完全伸展，肩关节轻微伸展和外展，肩胛骨回缩，掌心向后，握拳，拇指握在拳头内；患者屈曲腕关节并使颈部向对侧侧屈，保持1~2秒，然后将腕部和颈部恢复到中立位，并重复（见图C）。

注意：避免耸肩，保持肩胛骨回缩并略微收下巴。

运动量：重复10~15次，根据需要每天重复1~3次。

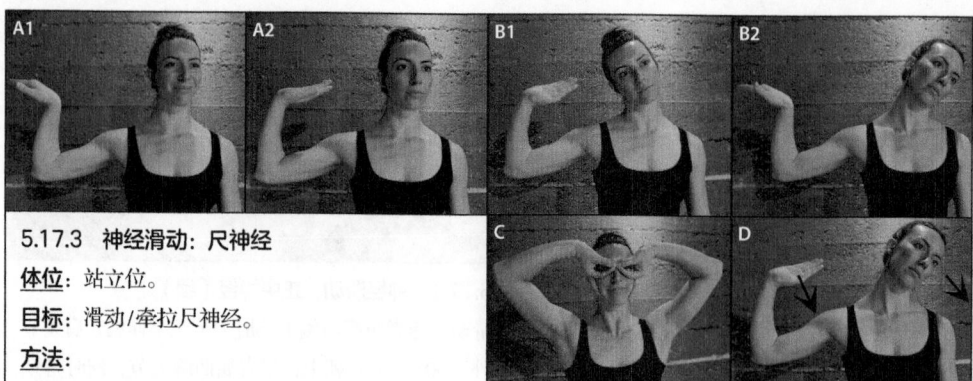

5.17.3 神经滑动：尺神经

体位：站立位。

目标：滑动/牵拉尺神经。

方法：

滑动：患者将练习侧上肢肘关节屈曲90°，肩关节外展90°并完全外旋，掌心朝下；患者伸展腕关节，将指尖指向耳朵，保持1~2秒，并重复（见图A1和图A2）。

滑动：患者将练习侧上肢肘关节屈曲90°，肩关节外展90°并完全外旋，掌心朝下；患者伸展腕关节使指尖朝向耳朵，同时颈部向同侧侧屈，保持1~2秒，然后屈曲腕关节并向对侧侧屈颈部（见图B1和图B2）。

牵拉（假面具）：患者将练习侧上肢肘关节屈曲90°，肩关节外展90°并完全外旋，掌心朝上；患者伸展腕关节，拇指和食指形成一个像面具一样的圆圈并置于眼睛前（见图C）；患者伸展腕关节，将指尖指向耳朵同时将颈部向同侧侧屈，保持1~2秒并返回起始位。

牵拉（服务员拿着托盘）：患者将练习侧上肢肘关节屈曲90°，肩关节外展90°并完全外旋，掌心朝上且手指指向头部，呈类似于托住托盘的姿势；患者伸展腕关节并将手掌置于耳朵上，同时将颈部朝对侧侧屈，保持1~2秒并返回托盘姿势（见图D）。

注意：避免耸肩，保持肩胛骨回缩并略微收下巴。

运动量：重复10~15次，根据需要每天重复1~3次。

参考文献

Coppieters, M. W. & Butler, D. S. (2008). Do 'sliders' slide and 'tensioners' tension? An analysis of neurodynamic techniques and considerations regarding their application. *Manual Therapy*, 13(3), 213–221.

5.18

腕部和手的康复方案和治疗方法

5.18.1　腕管综合征讨论

腕管综合征是由于腕部正中神经的压迫和卡住而出现的体征和症状，它是最常见的周围神经卡压综合征（Fu et al., 2015）。它可能导致手部、腕部和手臂的疼痛，拇指、食指和中指的麻木和刺痛（Page, Massy-Westropp, O'Connor and Pitt, 2012）。最新的证据表明，在工作场所发生某些生物力学暴露后，腕管综合征应被视为职业病，因为有大量证据表明在需要高度重复和用力的活动中腕管综合征发病的风险会增加（Kozak et al., 2015）。有趣的是，与食品加工、制造、服务、建筑和其他职业相比，计算机工作造成腕管综合征的风险较低，其中反复或持续进行强力手动操作的工作会带来高风险。这项研究并不排除在某些类型的计算机工作中特定的生物力学暴露可能增加腕管综合征的风险，特别是在没有接触任何其他手部密集工作的工人群体中。对于使用计算机工作的人群而言，改善不良姿势或导致其他症状的工作条件很重要（Mediouni et al., 2015）。神经滑动和腕骨关节松动术经常作为康复手段之一。另外，肌腱滑动练习也被采用，但是相关研究仍不充分。

证据在哪里？

　　塔尔-阿卡比和拉什顿（Tal-Akabi and Rushton, 2000）的一项研究调查了两种手法治疗技术在治疗腕管综合征中的作用。在3种不同条件下有3组受试者，2种治疗干预，即腕关节关节松动术和正中神经松动术以及一个对照组。与对照组相比，两种不同手法干预的治疗组患者的上肢张力测试结果得到改善，主要是正中神经功能改善、手术转诊次数减少、疼痛减轻，两种治疗干预措施的结果并没有差异。阿卡林等（Akalin et al., 2002）观察了36只患有腕管综合征的手，并将他们随机分配到两组。两组患者采用定制的中立掌侧腕关节夹板，患者整夜佩戴夹板，并尽可能在白天佩戴4周。第二组患者除夹板治疗外还进行一系列神经和肌腱滑动练习。在治疗结束时，两组患者的所有参数均获得统计学意义上的显著改善。第二组的改善稍大，但除了握力值外，各组间差异不显著。第一组中72%的患者和第二组中93%的患者报告了良好或极好的结果（Akalin et al., 2002）。一项有关腕管综合征的各种运动疗法和松动方法的系统综述发现，与其他非手术干预措施相比，这些研究的有利证据有限且质量非常低，建议进行更多高质量的随机对照试验，以获得各种运动疗法和松动疗法的有效性和安全性的证明（Page et al., 2012）。大量研究中提到夹板通常被提供给轻度至中度症状的患者。佩奇（Page）及其同事对相关文献进行了系统综述，发现有限的证据表明夜间佩戴夹板比短期内不进行治疗更有效。对于腕管综合征，历史上一直使用超声波治疗，但目前的证据并不支持超声波比安慰剂效果更好（Page et al., 2013）。一项系统综述研究发现有证据支持口服类固醇、佩戴夹板、使用超声波、做瑜伽和腕关节关节松动术对于腕管综合征的显著短期益处，其他非手术治疗方法没有产生显著益处（O'Connor, Marshall and Massy-Westropp, 2003）。另一篇综述发现，与安慰剂相比，注射局部皮质醇1个月内在症状方面表现出更大的临床改善；然而，与安慰剂相比，超过1个月的症状缓解证据尚未得到证实（Marshall et al., 2002）。一项研究发现，使用地塞米松磷酸钠进行声电泳比使用地塞米松磷酸钠进行离子电渗疗法能更有效地治疗腕管综合征（Bakhtiary et al., 2013）。腕部肌肉拉伸已经被证明可以缓解疼痛并减少腕管综合征的阳性神经症状（Yoo, 2015）。手术减压通常是有效的。手术治疗的原则是通过切开屈肌支持带来增加腕管的体积，从而减低隧道内的压力。手术通常在局部麻醉下单侧进行，理想情况下可作为门诊手术，并经常使用止血带（Chammas et al., 2014）。

5.18.2　腕管综合征术后康复方案

> 该康复方案改编自弗吉尼亚大学医学院手部中心的方案。

术后第一次就诊

1. 治疗师去除术后辅料，检查伤口

2. 应用无菌干燥辅料（始终保持在切口上方直至拆除缝线）

3. 指导患者进行缝合部位的护理和水肿控制

4. 夹板：除锻炼外均佩戴（如果有不同，遵循医生的指示）

5. 关节活动度

　　a. 5.9.3 关节活动度：肘关节屈曲和伸展，主动

　　b. 5.9.7 关节活动度：前臂旋前和旋后，主动

　　c. 5.14.1 关节活动度：腕关节和手指关节活动，被动和主动

　　　i. 主动腕关节桡偏/尺偏

　　ii. 拇指主动活动

　　iii. 手指主动活动

　　iv. 手指主动抬起

　　v. 主动对指

　　vi. 主动握拳和手指展开

6. 肌腱滑动

　　5.14.4 关节活动度：指关节，肌腱滑动，"4组合"和"6组合"

术后第二次就诊（第10~14天）

1. 治疗师与主治外科医生或医师助理进行手术随访，拆除缝线并用新辅料；手术后14天内保持手部干燥

2. 夹板：继续佩戴

3. 不进行负重抬高

术后第三次就诊（第3周）

1. 确保适当的伤口愈和、疤痕活动性、主动关节活动

2. 脱掉夹板；在晚上再佩戴1周

3. 脱敏练习

　　5.14.5 脱敏练习，上肢

4. 关节活动度

　　a. 5.14.1 关节活动度：腕关节和手指关节活动，被动和主动

　　b. 腕关节主动屈曲/伸展

　　c. 神经滑动

　　d. 5.17.1 神经滑动：正中神经

5. 握力/捏力强化

　　5.16.13 力量训练：使用橡皮泥和手指训练器进行手和手指的练习

术后第4~6周家庭锻炼计划

1. 肌腱滑动练习，每天5次

2. 疤痕按摩5分钟，每天5次；使用适度的压力来帮助压平疤痕并降低其对压力的敏感度

3. 晚上戴上硅胶疤痕垫以软化疤痕；患者在每晚戴上疤痕垫之前确保皮肤清洁干燥，然后每天早晨用肥皂和水清洗疤痕垫，并用布毛巾擦干

4. 夹板：晚上佩戴夹板直到术后6周

5. 恢复活动：大多数患者可以在手术后约6周充分使用手，但不要重复执行导致疼痛的活动；练习的目标是在没有疼痛的情况下逐渐恢复活动

6. 如果患者在第6周感觉力量没有恢复，考虑在康复方案中增加新的练习

第6周：如果需要进行力量强化训练

腕关节力量训练

　　a. 5.16.5 力量训练：等长收缩和等张收缩，球，拇指变式

　　b. 5.16.6 力量训练：等张收缩，腕关节，所有运动平面

　　c. 5.16.8 力量训练：腕关节滚轮（重点是屈曲，手掌朝上）

　　d. 5.16.14 力量训练：手和手指的织网练习和变式

　　e. 5.16.15 功能性训练：手腕/手和手指活动

参考文献

Akalin, E., El, O., Peker, O., Senocak, O., Tamci, S., Gülbahar, S., ... Oncel, S. (2002). Treatment of carpal tunnel syndrome with nerve and tendon gliding exercises. *American Journal of Physical Medicine and Rehabilitation*, 81(2), 108–113.

Bakhtiary, A. H., Fatemi, E., Emami, M. & Malek, M. (2013). Phonophoresis of dexamethasone sodium phosphate may manage pain and symptoms of patients with carpal tunnel syndrome. *The Clinical Journal of Pain*, 29(4), 348–353.

Chammas, M., Boretto, J., Burmann, L. M., Ramos, R. M., Neto, F. S. & Silva, J. B. (2014). Carpal tunnel syndrome–Part II (treatment). *Revista Brasileira de Ortopedia*, 49(5), 437–445.

Fu, T., Cao, M., Liu, F., Zhu, J., Ye, D., Feng, X., ... Bai, Y. (2015). Carpal tunnel syndrome assessment with ultrasonography: Value of inlet-to-outlet median nerve area ratio in patients versus healthy volunteers. *PLoS One*, 10(1), e0116777..

Kozak, A., Schedlbauer, G., Wirth, T., Euler, U., Westermann, C. & Nienhaus, A. (2015). Association between work-related biomechanical risk factors and the occurrence of carpal tunnel syndrome: An overview of systematic reviews and a meta-analysis of current research. *BMC Musculoskelet Disorders*, 16, 231.

Marshall, S., Tardif, G. & Ashworth, N. (2002). Local corticosteroid injection for carpal tunnel syndrome. *Cochrane Database of Systematic Reviews*, CD001554.

Meaume, S., Le Pillouer-Prost, A., Richert, B., Roseeuw, D. & Vadoud, J. (2014). Management of scars: Updated practical guidelines and use of silicones. *European Journal of Dermatology*, 24(4), 435–443.

Mediouni, Z., Bodin, J., Dale, A. M., Herquelot, E., Carton, M., Leclerc, A., ... Descatha, A. (2015). Carpal tunnel syndrome and computer exposure at work in two large complementary cohorts. *BMJ Open*, e008156.

O' Connor, D., Marshall, S. & Massy-Westropp, N. (2003). Non-surgical treatment (other than steroid injection) for carpal tunnel syndrome. *Cochrane Database of Systematic Review*, CD003219.

Page, M. J., Massy-Westropp, N., O' Connor, D. & Pitt, V.

(2012). Splinting for carpal tunnel syndrome. *Cochrane Database of Systematic Reviews*, CD010003.

Page, M. J., O' Connor, D., Pitt, V. & Massy-Westropp, N. (2012). Exercise and mobilisation interventions for carpal tunnel syndrome. *Cochrane Database of Systematic Reviews*, CD009899.

Page, M. J., O' Connor, D., Pitt, V. & Massy-Westropp, N. (2013). Therapeutic ultrasound for carpal tunnel syndrome. *Cochrane Database of Systematic Reviews*, CD009601.

Tal-Akabi, A. & Rushton, A. (2000). An investigation to compare the effectiveness of carpal bone mobilisation and neurodynamic mobilisation as methods of treatment for carpal tunnel syndrome. *Manual Therapy*, 5(4), 214–222.

University of Virginia School of Medicine Hand Center. (n.d.). Open carpal tunnel release post-op guidelines. *University of Virginia School of Medicine*.

Yoo, W. G. (2015). Effect of the release exercise and exercise position in a patient with carpal tunnel syndrome. *Journal of Physical Therapy Science*, 27(10), 3345–3346.

第6章

下肢运动

6.1

髋关节活动度练习

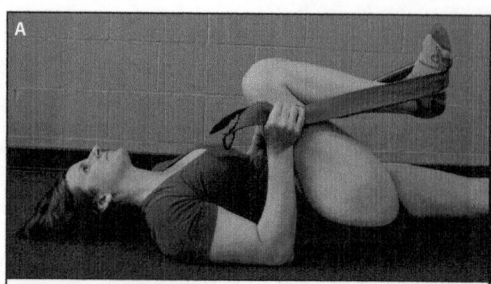

6.1.1 关节活动度：髋关节屈曲，主动辅助

体位：仰卧位。

目标：增加髋关节屈曲活动度。

方法：患者在足弓下放置训练带，并利用训练带将髋关节和膝关节拉至屈曲位（见图A）。患者也可以在膝关节后方放置训练带，并用双手拉紧训练带以将髋关节拉至屈曲位，使膝关节屈曲（见图B）。患者还可以抓住膝关节后面，将髋关节拉至屈曲位，使膝关节屈曲（见图C）。

代偿：骨盆或头部抬起。

运动量：保持5秒，重复10~15次，每天重复1~3次。

6.1.2 关节活动度：髋关节伸展，腿下垂，主动辅助

体位：仰卧位。

目标：增加髋关节伸展活动度。

方法：患者移动到床的侧边，使一侧腿垂下，髋关节伸展。鼓励骨盆后倾以保护腰椎。

代偿：骨盆前倾。

运动量：保持5~15秒，重复5次，每天进行1~3次。

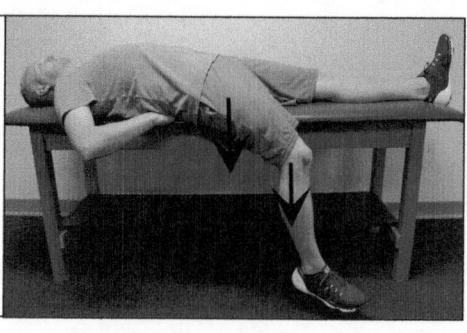

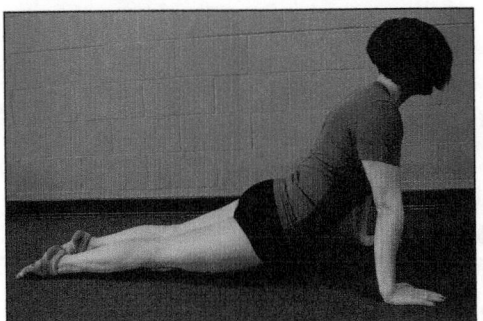

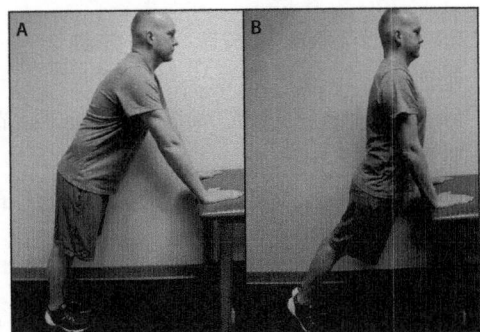

6.1.3　关节活动度：髋关节伸展，俯卧撑，主动辅助

体位：俯卧位。

目标：增加髋关节伸展活动度。

方法：患者将手或肘部放在肩部下方，掌心向下，按压地面撑起上半身，同时向前凝视。将上半身抬离地面足够高，以使髋关节伸展，而不仅仅是下背部伸展。

代偿：骨盆离开地面，耸肩。

运动量：保持10秒，重复5~15次，每天进行1~3次。

6.1.4　关节活动度：髋关节伸展，站立，主动辅助

体位：站立位。

目标：增加髋关节伸展活动度。

方法：患者将手放在面前的治疗床上，双脚向后行走。然后，患者使髋部向前倾斜，伸展髋关节。注意是髋关节伸展，而不是下背部伸展。鼓励骨盆后倾以保护腰椎（见图A和图B）。

代偿：肩部紧张，耸肩。

运动量：保持10秒，重复5~15次，每天进行1~3次。

6.1.5　关节活动度：利用训练带进行髋关节外展，主动辅助

体位：仰卧位。

目标：增加髋关节外展活动度。

方法：患者将训练带环绕在足底或膝关节周围，并将腿向外拉以外展髋关节。

代偿：骨盆侧倾。

运动量：保持5~15秒，重复5次，每天进行1~3次。

6.1.6　关节活动度：髋关节旋转，主动辅助

体位：屈膝仰卧位。

目标：增加髋关节在水平面（旋转）的活动度。

方法：开始时，背部平放，屈膝，双脚平放在垫子上，训练带环绕膝关节。患者将膝关节完全向左旋转，然后向右旋转。当练习侧的髋关节外旋时，位于上方的膝关节可以进一步向下推，以增大髋关节外旋范围。当髋关节内旋时，另一侧的膝关节通过训练带拉动，以协助髋关节内旋（见图A和图B）。整个过程中动作要慢。进行该练习时，开始只完成部分活动位置，逐渐再进阶到终末位置。患者也可以用同侧的手进一步推动髋关节旋转。为了增大髋关节旋转范围，髋关节和膝关节屈曲90°。患者双侧上肢向两侧伸出，膝关节完全向左旋转，然后向后旋转。腹部肌肉保持收缩，以避免腰椎伸展（见图C）。

代偿：骨盆抬起。

运动量：重复10~20次，每天进行1~3次。

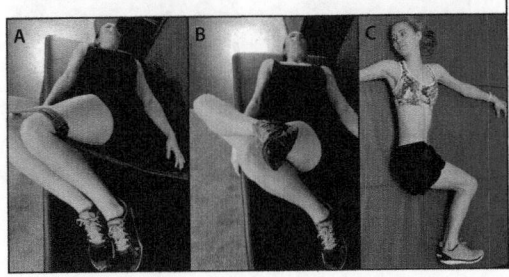

6.1.7 关节活动度：髋关节，木板，主动

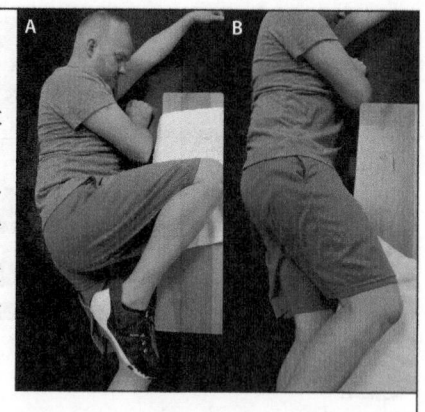

体位：侧卧位。

目标：在患者无法抗阻重力的情况下，增加髋关节在矢状面上的活动度。

方法：从非练习侧位于下方开始，将木板放在凳子上置于患者前面，并在木板上撒滑石粉，以减少摩擦力，腿下可垫毛巾。然后，患者屈曲练习侧髋关节及膝关节，先通过短杠杆臂进行练习，以使其容易移动，然后进行髋关节伸展。在力量允许的情况下，伸直膝关节，保持1~2秒，重复上述操作（见图A和图B）。

注意：躯干不应屈曲或伸展，以试图利用推进力；腰椎不应屈曲/伸展；患者可以通过收缩核心肌肉来稳定骨盆、避免疼痛。

运动量：重复10~20次，每天1~3次。

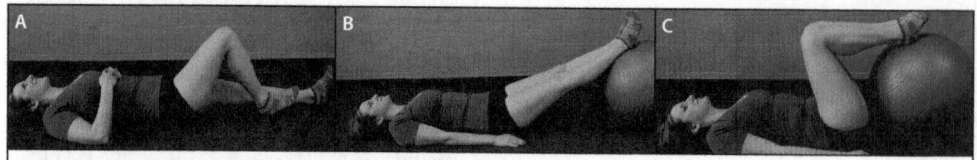

6.1.8 关节活动度：髋关节屈曲和伸展，脚跟滑动，主动

体位：仰卧位。

目标：增加髋关节在矢状面上的活动度。

方法：开始时，背部平放，双脚并拢放在垫子上，练习侧脚跟向臀部移动，保持大于1秒，然后返回到完全伸展状态，并重复（见图A）。瑜伽球可以帮助髋关节和膝关节屈曲；患者将小腿放在球上，将球滚到离臀部更近的位置，此时脚跟在球上，然后返回到起点（见图B和图C）。

代偿：膝关节内翻或外翻。

运动量：重复10~20次，每天1~3次。

6.1.9 关节活动度：髋关节屈曲和伸展，主动

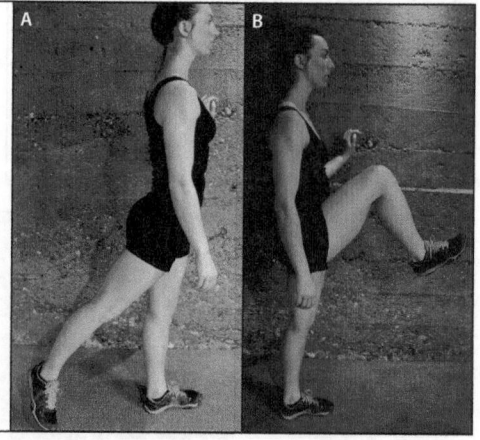

体位：站立位。

目标：增加髋关节在矢状面上的活动度。

方法：患者站立，非练习侧靠近治疗床或墙壁，用手保持平衡，使练习侧的髋关节伸展，然后屈曲练习侧髋关节和膝关节，就像用一条腿在原地行走一样（见图A和图B）。

代偿：膝关节内翻或外翻。

运动量：重复10~20次，每天1~3次。

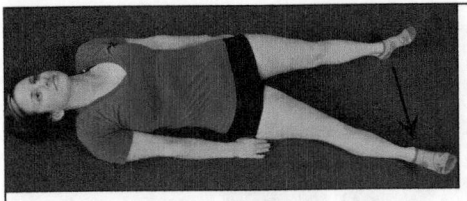

6.1.10 关节活动度：髋关节外展和内收，脚跟滑移，主动

体位：仰卧位。

目标：增加髋关节在冠状面的活动度。

方法：患者膝关节伸直，将练习侧脚跟向外侧移动，以外展髋关节，然后回到起点，内收髋关节。该练习可以两侧同时进行。

代偿：屈曲或伸展髋关节，脚趾不能保持笔直向前（增加旋转）。

训练量：重复10~20次，每天1~3次。

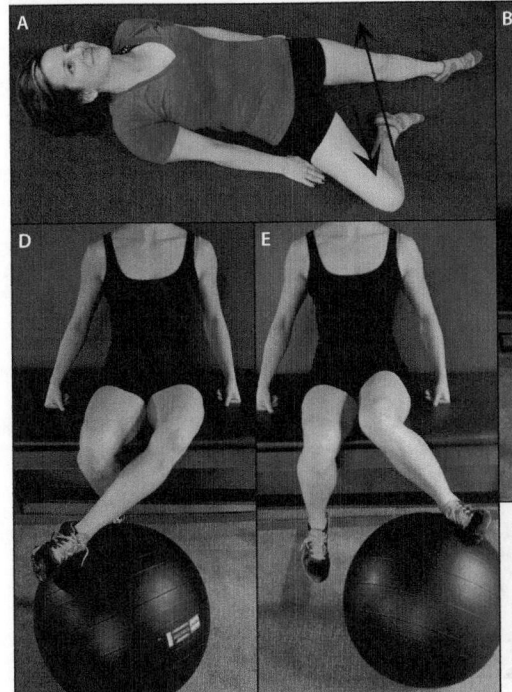

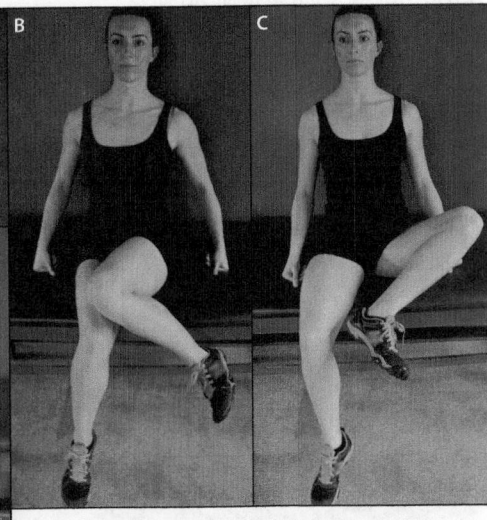

6.1.11 关节活动度：髋关节外展结合外旋，髋关节内收和内旋，主动

体位：仰卧位，坐位。

目标：增加髋关节在冠状面和水平面上的活动度。

方法：仰卧位：开始练习时，将练习侧髋关节和膝关节屈曲，另一侧腿伸直；主动将屈曲的膝关节向外侧倾斜（髋关节外旋/外展），保持1~2秒，然后向内侧倾斜至另一侧伸直的腿上（髋关节内旋/内收）（见图A）。坐位：患者将脚底朝向外侧使髋关节内旋，然后将脚底朝向内侧使髋关节外旋；对于组合运动，允许膝关节内翻或外翻（见图B和图C）。瑜伽球：患者将脚放在球的顶部，并通过将球滚到两侧使髋关节进行旋转（见图D和图E）。

代偿：臀部抬起，下腹部肌肉收缩限制腰盆运动。

训练量：重复10~20次，每天1~3次。

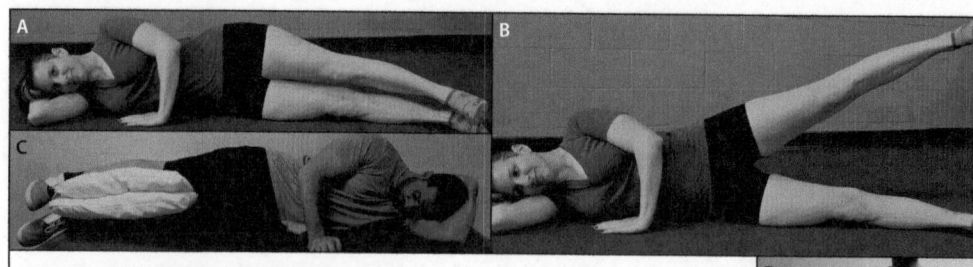

6.1.12 关节活动度：髋关节外展，主动

体位：侧卧位，站立位。

目标：增加髋关节在冠状面的活动度。

方法：练习侧在上方，髋关节和膝关节伸直，将腿向天花板方向抬高，保持脚趾笔直向前，保持1~2秒，然后返回（见图A和图B）。如果想要避免抬高的腿返回时越过身体中线，可将枕头放在两侧膝关节中间（见图C）。站立时，当外展髋关节时，患者可以扶住椅子或桌子以保持平衡，同时保持髋关节和膝关节伸直，脚趾向前（见图D）。

代偿：屈曲或伸展髋关节，侧卧时向前或向后翻转躯干，脚趾不能保持笔直向前（增加旋转），膝关节屈曲。

训练量：重复10~20次，每天1~3次。

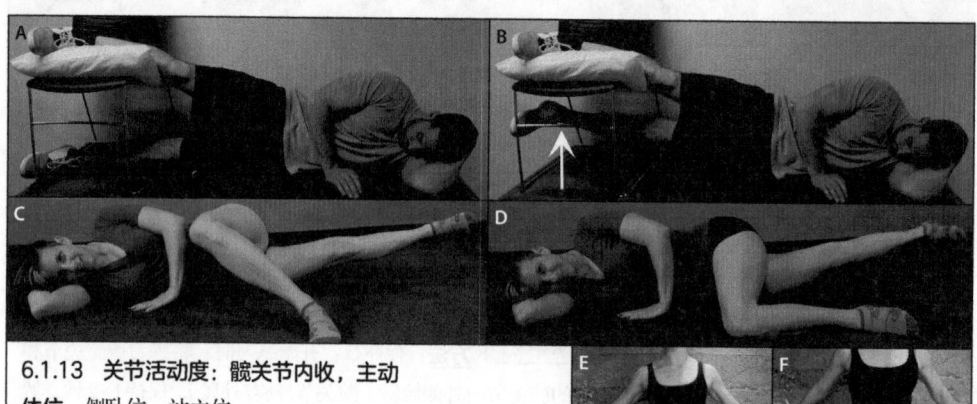

6.1.13 关节活动度：髋关节内收，主动

体位：侧卧位，站立位。

目标：增加髋关节在冠状面的活动度。

方法：侧卧位：练习侧位于下方，髋关节和膝关节伸直；患者将上方小腿置于椅子上，练习侧腿向天花板方向抬高，脚趾指向前方（脚踝中立位），保持1~2秒，然后返回（见图A和图B）；这个体位下的练习也可以不用椅子，即患者非练习侧下肢屈髋屈膝90°，膝关节可以抬高也可以置于地面上（见图C和图D）。站立位：患者可以扶着墙壁以保持平衡，练习侧下肢可交叉位于另一侧前面或者后面，然后进行髋关节外展，练习过程中保持髋关节和膝关节伸直（见图E和图F）。

代偿：屈曲或者伸展髋关节，侧卧时向前或向后翻转躯干，脚趾不能保持笔直向前（增加髋关节旋转）。

训练量：重复10~20次，每天1~3次。

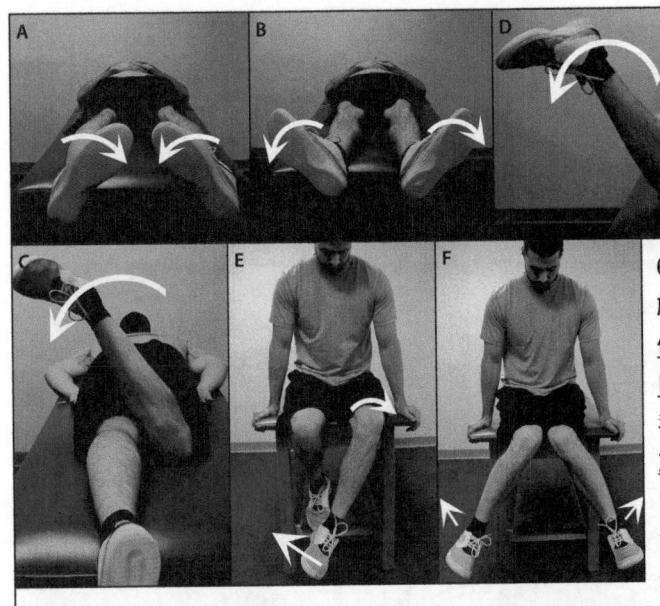

6.1.14 关节活动度：髋关节内旋和外旋，主动

体位：仰卧位，俯卧位，坐位。

目标：增加髋关节在水平面的活动度

方法：仰卧位：通过脚趾向内和向外旋转完成髋关节的旋转，注意观察髋关节处实际产生的运动，避免产生足或踝的内翻/外翻运动，以及前足的内收/外展运动（图A和图B）。俯卧位：患者双膝相互靠近，练习侧膝关节屈曲90°，然后该侧小腿向伸直腿旋转，完成髋关节的外旋，保持12秒，再将小腿向反方向旋转，完成髋关节的内旋（图C和图D）。坐位：两侧膝关节相互靠近，将练习侧脚底向内侧旋转完成髋关节外旋，然后返回并将脚底向外侧旋转完成髋关节内旋；在练习过程中，另一侧膝关节屈曲应超过90°，以保证练习侧膝关节有足够的活动空间（图E和图F）。如果需要，上述练习也可以双侧同时进行。

代偿：臀部抬离床面，下腹部肌肉收缩限制腰盆运动。

训练量：重复10~20次，每天1~3次。

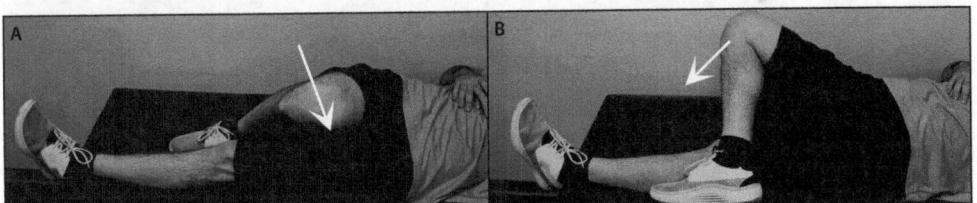

6.1.15 关节活动度：髋关节内旋和外旋并伴随髋关节外展和内收，主动

体位：半仰卧位。

目标：增加髋关节在水平面和冠状面的活动度。

方法：非练习侧的腿在垫子上伸展，将练习侧的脚放在非练习侧膝盖内侧的垫子上，使练习侧膝盖向内旋转并内收髋关节，保持1~2秒，然后抬起练习侧的脚并将其放在非练习侧膝盖外侧，将练习侧膝盖向下推向垫子，髋关节向外旋转并外展臀部（图A和图B）。

代偿：臀部抬起，下腹部肌肉收缩限制腰盆运动。

训练量：重复10~20次，每天1~3次。

6.1.16 关节活动度：使用旋转工具进行髋关节内旋和外旋，主动

体位：站立位。

目标：增加髋关节在水平面的活动度。

方法：将练习侧膝关节放置在凳子上，并保持在髋关节正下方，通过脚跟向内和向外旋转来完成髋关节的旋转（见图A和图B）。

代偿：髋关节偏离中立位，下腹部肌肉活动限制腰盆运动。

训练量：重复10~20次，每天1~3次。

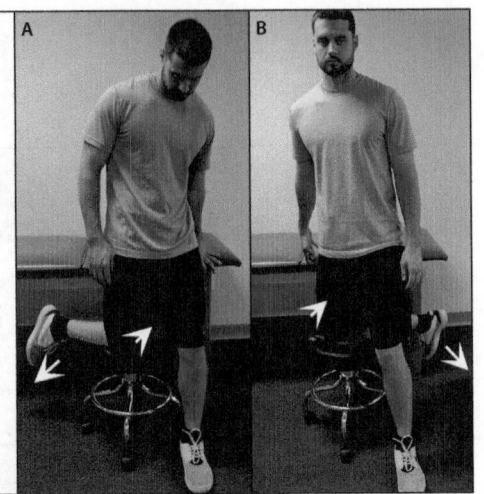

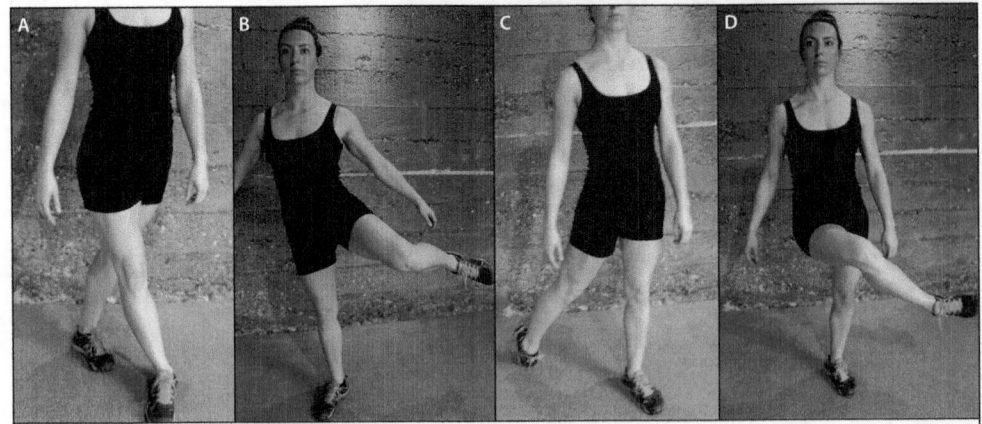

6.1.17 关节活动度：髋关节，对角线D1和D2模式，主动

体位：站立位。

目标：增加髋关节在矢状面、冠状面和水平面的活动度。

方法：如果需要可扶着椅子或桌子保持平衡。*D1*：练习侧下肢从后方开始动作，开始时髋关节处于伸展、内收和外旋位，然后髋关节进行屈曲、外展和内旋，结束动作为脚底朝向该侧下肢的外侧（见图A和图B）。*D2*：开始时，练习侧下肢位于后方并向外侧打开，髋关节处于伸展、外展和内旋位（脚趾向内），然后髋关节进行屈曲、内收和内旋，结束动作为练习侧脚底朝向另一侧下肢的外侧，保持1~2秒，然后返回开始位置，重复几次（见图C和图D）。过程中患者的眼睛应注视脚。

代偿：下腹部肌肉收缩，限制腰盆运动。

训练量：重复10~20次，每天1~3次。

6.2
髋关节自助式关节松动

6.2.1 自助关节松动：髋关节伸展

体位：半跪姿。

目标：增加髋关节伸展活动度，拉伸髋关节前方关节囊。

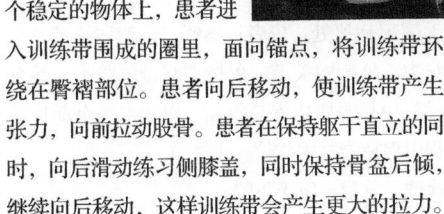

方法：将训练带套在一个稳定的物体上，患者进入训练带围成的圈里，面向锚点，将训练带环绕在臀褶部位。患者向后移动，使训练带产生张力，向前拉动股骨。患者在保持躯干直立的同时，向后滑动练习侧膝盖，同时保持骨盆后倾，继续向后移动，这样训练带会产生更大的拉力。

代偿：骨盆前倾，下背部伸展。

运动量：保持15~30秒，重复3~5次，每天1~3次。

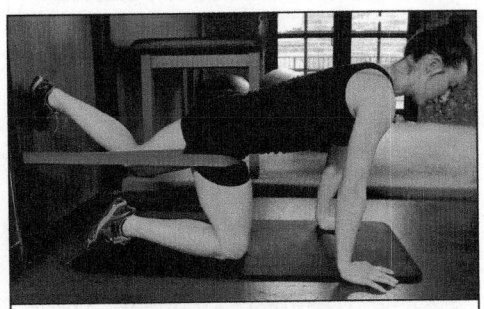

6.2.2 自助关节松动：髋关节屈曲

体位：四足位。

目标：增加髋关节屈曲活动度，拉伸髋关节下方/后方关节囊。

方法：将训练带固定在稳定的物体上，患者将一条腿放在训练带围成的圈中，身体呈四足位，背对锚点，将训练带置于髋部褶痕处，远离锚点，使训练带产生张力。患者将练习侧的膝盖向前移动，使髋关节进一步屈曲。过程中保持腹部肌肉收缩和脊柱中立位。

注意：鼓励核心肌肉和臀肌收缩以保持稳定，避免骨盆向后倾斜。

运动量：保持15~30秒，重复3~5次，每天1~3次。

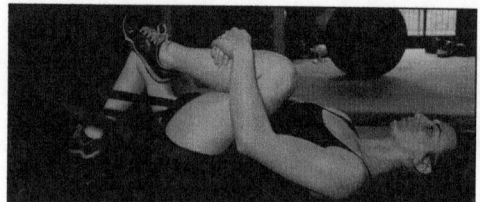

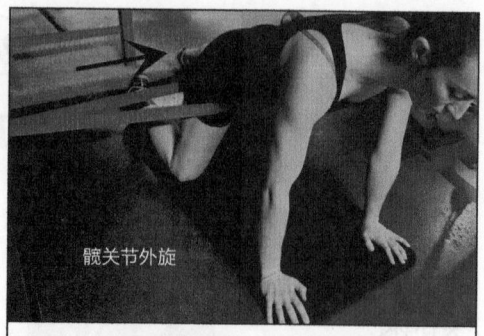

髋关节外旋

6.2.3 自助式关节松动：髋关节，膝至胸部

体位：仰卧位。

目标：增加髋关节屈曲活动度，拉伸髋关节下方/后方关节囊。

方法：将训练带固定在稳定的物体上，患者将一条腿放在训练带围成的圈中，并将训练带置于髋部褶痕处。患者向后移动，使训练带产生张力，双手紧握在小腿前方，将膝部拉向胸部。患者在拉动过程中保持核心肌肉收缩，以防止骨盆向后旋转。

注意：髋/膝不应外旋，髋关节应直接进入屈曲状态。

运动量：保持15~30秒，重复3~5次，每天1~1~3次。

6.2.4 自助式关节松动：髋关节外旋

体位：四足位。

目标：增加髋关节外旋活动度，拉伸髋关节侧方关节囊。

方法：将训练带固定在稳定的物体上，患者将一条腿放在训练带围成的圈中，并将训练带置于髋部褶痕处。患者远离锚点，使训练带产生张力，外旋髋关节，保持训练带的张力。整个过程中核心肌肉保持收缩，以确保整个动作过程中保持脊柱中立位。

代偿：耸肩，躯干下陷。

运动量：保持15~30秒，重复3~5次，每天1~3次。

6.3

髋部肌肉拉伸

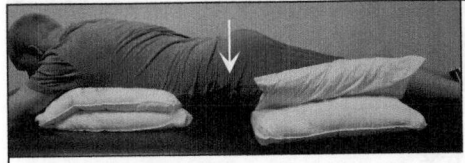

6.3.1 拉伸：髋屈肌，重力和重物辅助

体位：俯卧位。

目标：拉伸髂腰肌。

方法：患者俯卧，枕头放在腹部和大腿近端下方，通过重力帮助臀部伸展。可以在骨盆上增加重物，以增加被动拉伸。

代偿：躯干侧屈，膝关节外展。

运动量：保持1~5分钟，重复1次，每天1~3次。

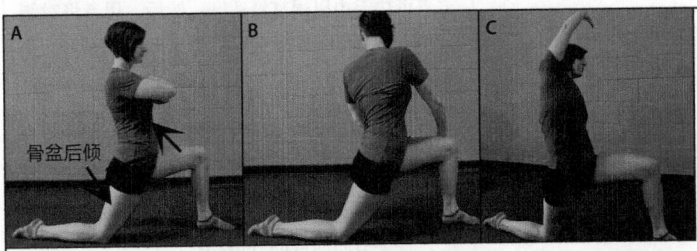

骨盆后倾

6.3.2 拉伸：髋屈肌，跪姿弓步

体位：半跪姿。

目标：拉伸髂腰肌。

方法：患者将一只脚放在前面，膝盖位于脚趾后面，做跪式弓步，臀部向前，直到对侧腹股沟区域感到轻微拉伸，然后患者骨盆后倾以增大拉伸程度（图A），配合躯干扭转增大前方弓步腿拉伸程度（图B），增加躯干侧屈，手臂伸展过头顶，为前方弓步腿增大拉伸程度（图C）。

代偿：骨盆前倾，膝盖超过脚趾，膝盖向内或向外偏移。

运动量：保持15~30秒，重复3~5次，每天1~3次。

6.3.3 拉伸：髋屈肌，站立位弓箭步

体位：站立位。

目标：拉伸髂腰肌。

方法：患者呈弓箭步（前侧膝盖在脚趾后面），使对侧腹股沟前面有轻微拉伸感，然后骨盆后倾以加强拉伸效果。

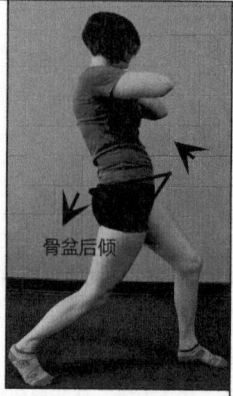

代偿：骨盆前倾，腰椎伸展，前侧膝盖超过脚趾，膝关节向内或向外偏移。

运动量：保持15~30秒，重复3~5次，每天1~3次。

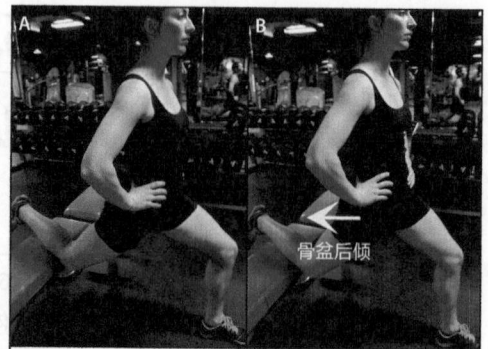

6.3.4 拉伸：髋屈肌，站立位弓箭步，椅子/长凳

体位：站立位。

目标：拉伸髂腰肌。

方法：患者将一侧小腿放在椅子或长凳上，膝盖下可垫毛巾以提高舒适度。然后，患者将对侧脚放在前面，形成弓箭步并向前移动前侧膝关节（膝盖保持在脚趾后面），直到对侧腹股沟前面有轻微拉伸感。然后，患者骨盆后倾以加强拉伸效果（见图A和图B）。

代偿：骨盆前倾，腰椎伸展，前侧膝盖超过脚趾，膝关节向内或向外偏移。

运动量：保持15~30秒，重复3~5次，每天1~3次。

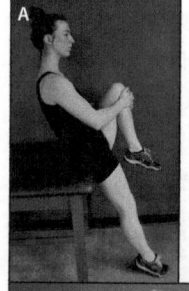

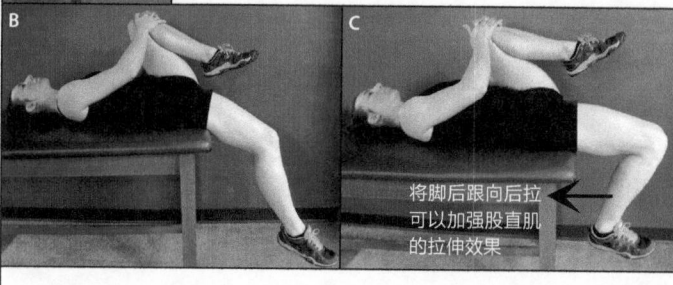

6.3.5 拉伸：髋屈肌，托马斯试验姿势

体位：坐在床的边缘。

目标：拉伸髂腰肌。

方法：患者坐在床边，臀部褶痕正好位于床边。患者用手抓住非练习侧的膝关节，然后向后躺下，练习侧的腿保持不动。患者应进行骨盆后倾以防止腰椎过度伸展。悬垂腿的腹股沟区域应有拉伸感（见图A和图B）。练习侧的腿增加主动膝关节屈曲将加强股直肌的拉伸效果（见图C）。对于不能在治疗床边完成练习的患者，也可以在泡沫轴上完成练习。患者将中等大小的泡沫轴置于骨盆下方，将非练习侧的膝盖移向胸部，然后慢慢伸展练习侧腿。为了加强伸展效果，患者可以主动将练习侧的脚向地面推。

代偿：骨盆前倾，腰椎过度伸展，膝关节向内或向外偏移。

运动量：保持30~60秒，重复3~5次，每天1~3次。

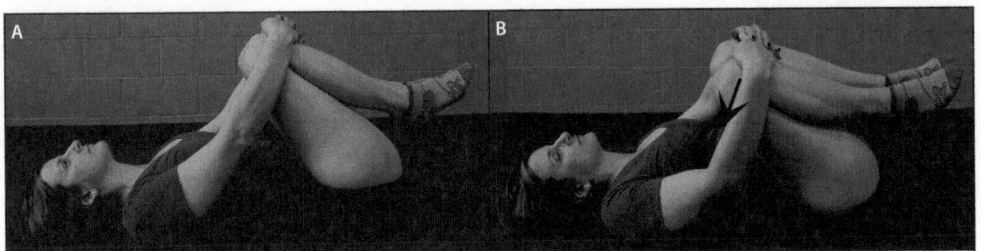

6.3.6 拉伸：髋伸肌

体位：仰卧位。

目标：拉伸臀大肌。

方法：患者将屈曲的膝关节置于胸前，双手握住膝关节。膝关节应保持与同侧肩关节在矢状面上对齐（见图A）。为了进一步针对一侧进行拉伸，患者可以将双膝向左肩或右肩方向拉，以增强单侧的拉伸感（见图B）。

注意：鼓励稳定骨盆，以增加髋部而不是腰椎的伸展。

运动量：保持30~60秒，重复3~5次，每天1~3次。

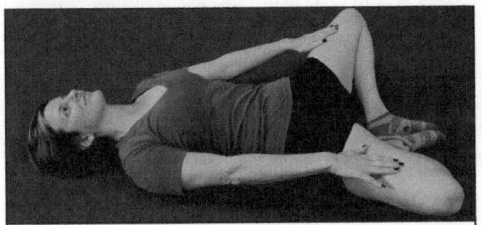

6.3.7 拉伸：髋内收肌，蛙式

体位：蛙式仰卧。

目标：拉伸髋内收肌（短收肌、长收肌、大收肌、小收肌、耻骨肌、闭孔外肌）；这种拉伸不影响股薄肌，股薄肌也是髋内收肌，但仅限于膝关节伸展的情况下。

方法：患者下肢呈蛙式仰卧，并主动将膝盖向床面方向压，双手也可以放在大腿上向下压，直到腹股沟有拉伸感，脚底贴在一起。

注意：避免过度的骨盆和腰椎运动，保持核心肌肉收缩。

运动量：保持15~30秒，重复3~5次，每天1~3次。

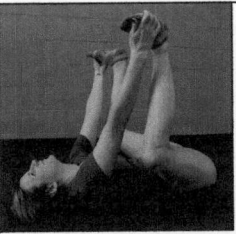

6.3.8 拉伸：髋内收肌，快乐婴儿式

体位：屈膝仰卧位。

目标：拉伸短收肌、长收肌、大收肌、小收肌、耻骨肌、闭孔外肌和股薄肌（轻微），股薄肌的拉伸程度受膝关节伸展程度的影响。

方法：患者屈曲髋关节和膝关节，用拇指、食指和中指抓住每只脚的脚趾周围。患者将双腿拉入髋外展位，打开髋关节，使膝盖向身体两侧伸出，并朝向垫子。为了增加股薄肌的拉伸，患者可以伸展膝关节，将双脚向垫子方向向外向下移动。手的抓握位置可以从脚趾移动到尽可能远的腿内侧。

注意：避免过度的骨盆和腰椎运动，保持核心肌肉收缩以稳定骨盆。

运动量：保持15~30秒，重复3~5次，每天1~3次。

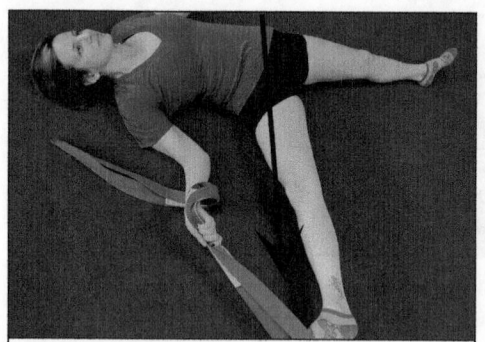

6.3.9 拉伸：利用训练带拉伸髋内收肌

体位：仰卧位。

目标：拉伸髋内收肌［短收肌、长收肌、大收肌、小收肌、耻骨肌、股薄肌（伸膝）、闭孔外肌（轻微）］。

方法：患者将训练带绕在足弓上，膝关节伸直，将腿向外拉至一侧，进行水平外展。

注意：骨盆和腰椎不要过度移动，躯干不要扭曲，应保持核心肌肉收缩以稳定骨盆。

运动量：保持15~30秒，重复3~5次，每天1~3次。

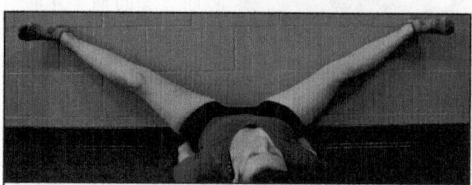

6.3.11 拉伸：髋内收肌，在墙壁上

体位：仰卧位。

目标：拉伸髋内收肌（短收肌、长收肌、大收肌、小收肌、耻骨肌、股薄肌、闭孔外肌）。

方法：患者臀部向墙壁移动，直到接触到墙壁，并将腿放在墙壁上，膝关节完全伸直。患者沿着墙壁滑动脚跟，使脚跟彼此分开，并向下移动。一旦患者感到拉伸，保持一会儿再返回。患者可以用手协助返回以避免内收肌拉伤。

注意：骨盆和腰椎不要过度移动，躯干不要扭曲，应保持核心肌肉收缩以稳定骨盆，不要让脚趾向内和向外翻转。

运动量：保持15~30秒，重复3~5次，每天1~3次。

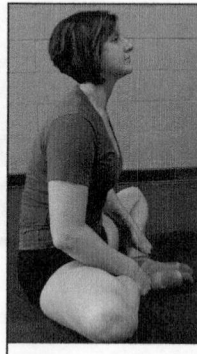

6.3.10 拉伸：髋内收肌，蝴蝶式

体位：长坐位。

目标：拉伸髋内收肌（短收肌、长收肌、大收肌、小收肌、耻骨肌和闭孔外收肌）；这种拉伸不影响股薄肌，股薄肌也是髋内收肌，但仅限于膝关节伸展的情况下。

方法：患者坐直，膝关节屈曲，双脚合拢。患者双手抓住踝部周围，将前臂放在靠近膝盖的大腿远端内侧。患者可轻轻按压膝盖，将膝盖向下按。如果大腿内侧有拉伸感，就保持。如果没有，患者收紧腹部，上半身前倾，凝视脚。患者如果难以挺直背部，就试着靠墙坐着，以实现膝盖下压。

注意：骨盆和腰椎不要过度移动，应保持核心肌肉收缩以稳定骨盆。

运动量：保持15~30秒，重复3~5次，每天1~3次。

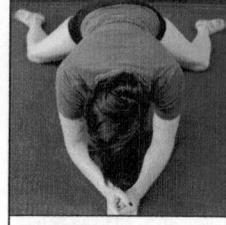

6.3.12 拉伸：髋内收肌，四足青蛙式

体位：四足位。

目标：拉伸髋内收肌（短收肌、长收肌、大收肌、小收肌、耻骨肌、股薄肌、闭孔外肌）。

方法：患者将两侧膝关节尽可能分开，然后降低身体，将肘部和前臂放在垫子上。患者打开髋部，使大腿内侧有拉伸感。

注意：骨盆和腰椎不要过度移动，躯干不要扭曲，应保持核心肌肉收缩以稳定骨盆。

运动量：保持15~30秒，重复3~5次，每天1~3次。

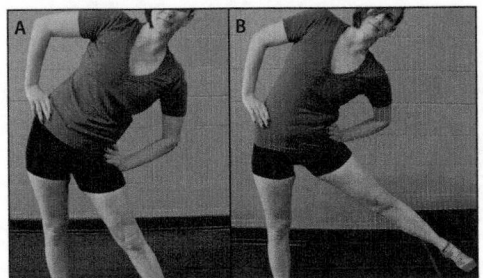

6.3.13 拉伸：髋内收肌，"茶壶"

体位：站立位。

目标：拉伸髋内收肌（短收肌、长收肌、大收肌、小收肌、耻骨肌、股薄肌、闭孔外肌）。

方法：患者分开双脚，宽距站立，双手放在骨盆上，脊柱伸直。当脊柱保持与骨盆中线对齐时，患者抬高非练习侧的骨盆，下降练习侧的骨盆，直到练习侧大腿内侧有拉伸感（见图A）。该练习也可以通过将练习侧的脚跟支撑在台阶上来完成（见图B）。

注意：骨盆和腰椎不要过度移动，躯干不要扭曲，应保持核心肌肉收缩以稳定骨盆，不要让脚趾向内和向外翻转。

运动量：保持15~30秒，重复3~5次，每天1~3次。

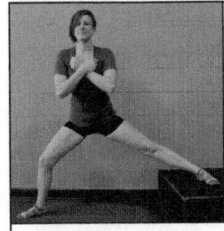

6.3.15 拉伸：髋内收肌，下倾

体位：站立位。

目标：进阶拉伸髋内收肌（短收肌、长收肌、大收肌、小收肌、耻骨肌、股薄肌、闭孔外肌）。

方法：患者将练习侧腿放在台阶上，脚趾向前。患者呈双脚宽距站姿，双手交叉放在胸前。患者屈曲非练习侧膝关节，脊柱伸直，髋部前倾，直到练习侧大腿内侧有拉伸感。

注意：骨盆和腰椎不要过度移动；保持重心处于稳定状态；不允许脚趾向上；非练习侧的膝盖与脚趾和脚跟保持直接对齐，以避免膝关节周围肌肉拉伤；将脚进一步向外移动以避免受伤。

运动量：保持15~30秒，重复3~5次，每天1~3次。

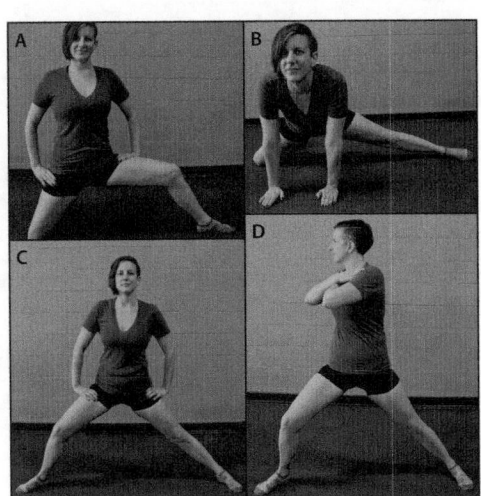

6.3.14 拉伸：髋内收肌，侧弓箭步

体位：高跪姿，四足位，站立位。

目标：拉伸髋内收肌［短收肌、长收肌、大收肌、小收肌、耻骨肌、股薄肌（高跪姿不影响股薄肌）、闭孔外肌］。

方法：高跪姿：可将练习侧膝盖放在泡沫垫或枕头上，非练习侧脚向外迈步，然后非练习侧膝关节进一步屈曲，直到练习侧大腿内侧有拉伸感（见图A）。四足位：患者将练习侧的腿伸向一侧，水平外展髋关节；随着伸直腿的内侧肌肉被拉伸，患者每次呼吸时将臀部下降（见图B）。站立位：患者双脚分开，双手放在骨盆上，脊柱伸直；患者将重心转移到非练习侧的腿上，屈曲膝关节呈侧向弓箭步，膝盖保持在脚趾后面，使练习侧大腿内侧有拉伸感（见图C）。增加扭转：在上述站立位的相同位置，患者将交叉的上肢置于胸前，并在向非练习侧扭转时肩胛骨回缩，保持胸部向上，这会增大练习侧大腿的拉伸程度（见图D）。

注意：骨盆和腰椎不要过度移动；应保持核心肌肉收缩以稳定骨盆；不要让脚趾向内和向外翻转；屈曲侧膝关节与脚趾和脚跟保持对齐，以避免膝关节肌肉拉伤；将脚进一步向外移动以避免受伤。

运动量：保持15~30秒，重复3~5次，每天1~3次。

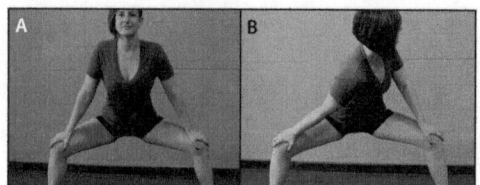

6.3.16 拉伸：髋内收肌，马步（高级）

体位：站立位。

目标：进阶拉伸髋内收肌（短收肌、长收肌、大收肌、小收肌、耻骨肌、股薄肌、闭孔外肌）。

方法：患者尽可能分开双脚站立，脚趾指向外侧，并降低髋部，膝关节位于脚踝上方，但不能超过脚踝。患者用手将膝关节向外推，膝关节保持在脚踝上方，躯干伸直，骨盆后倾（见图A）。增加躯干扭转，使一侧肩关节朝向地面，另一侧肩关节朝向天花板（见图B）。

注意：骨盆和腰椎不要过度移动，保持重心处于稳定状态，不允许脚趾向前转动，膝关节与脚趾和脚跟保持对齐，将脚进一步向外移动以避免受伤。

运动量：保持15~30秒，重复3~5次，每天1~3次。

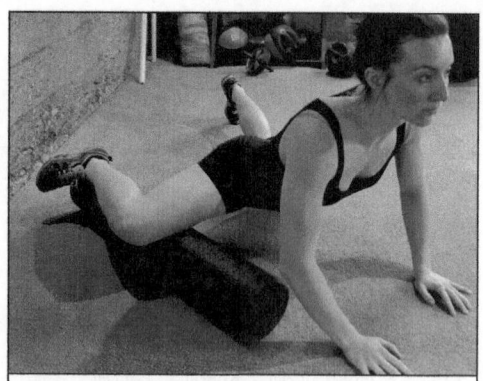

6.3.17 泡沫轴：髋内收肌

体位：俯卧位。

目标：软组织松解/自我按摩髋内收肌（短收肌、长收肌、大收肌、小收肌、耻骨肌、股薄肌）。

方法：患者俯卧，将中等大小的泡沫轴放在练习侧大腿下方，并通过手臂支撑用力使大腿内侧沿着泡沫轴滚动，从而按摩大腿内侧肌肉。

代偿：压力过度，耸肩。

运动量：按摩2~5分钟，每天1~3次。

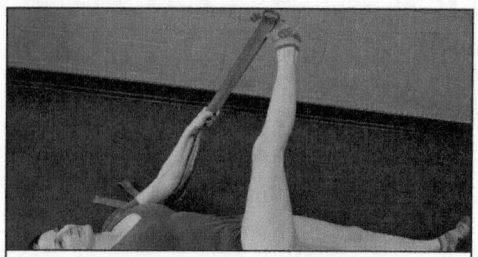

6.3.18 拉伸：利用弹力带拉伸髂胫束

体位：仰卧位。

目标：拉伸髂胫束。

方法：患者将训练带绕在练习侧的足弓上，膝关节伸展，髋关节屈曲90°，对侧手拉动训练带使腿水平内收，骨盆紧贴垫子，直至臀部或大腿外侧有拉伸感。

注意：练习侧骨盆不要上升，躯干不要扭转，保持核心肌肉收缩以稳定骨盆。

运动量：保持15~30秒，重复3~5次，每天1~3次。

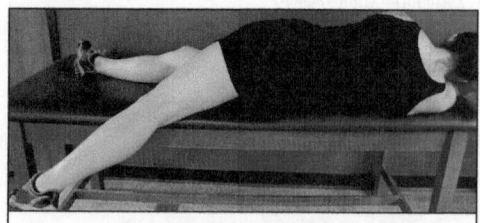

6.3.19 拉伸：髂胫束，腿下垂

体位：侧卧位。

目标：拉伸髂胫束。

方法：患者躺在非练习侧，臀部位于治疗床边缘，同时让躯干靠近治疗床中间以保持稳定。患者伸展位于上方的练习侧腿并将其从治疗床上移开。患者放松，将练习侧腿垂向地面，脚趾应该朝前，髋部保持中立旋转，以更好地拉伸髂胫束。

注意：躯干不应侧弯，利用躯干稳定肌防止腿部掉落。

运动量：保持15~30秒，重复3~5次，每天1~3次。

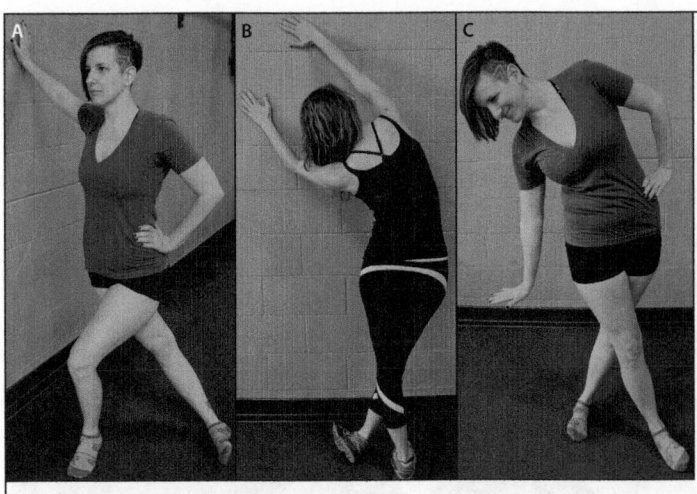

6.3.20 拉伸：髂胫束，站立位，变式

体位：站立位。

目标：拉伸髂胫束。

方法：侧对墙壁：患者侧对墙壁站立，练习侧髋部朝向墙壁；患者将练习侧的手放在墙上，将练习侧的腿放在另一条腿的后面，髋部内收，让位于前方的膝关节稍微屈曲；然后，躯干向非练习侧侧屈，同时利用墙壁将骨盆推向练习侧方向（见图A）。面向墙壁：患者面向墙壁站立，将练习侧的腿放在另一条腿后面，内收髋关节，使前侧膝关节稍微屈曲；然后，躯干向非练习侧侧屈，同时利用墙壁将骨盆推向练习侧方向（见图B）。自由站立：患者将练习侧的腿放在另一条腿的后面，髋关节内收，前侧膝关节轻微屈曲；然后，躯干向非练习侧侧屈，同时将骨盆推向练习侧方向（见图C）。

注意：躯干侧屈时，使用躯干稳定肌以防摔倒。

运动量：保持15~30秒，重复3~5次，每天1~3次。

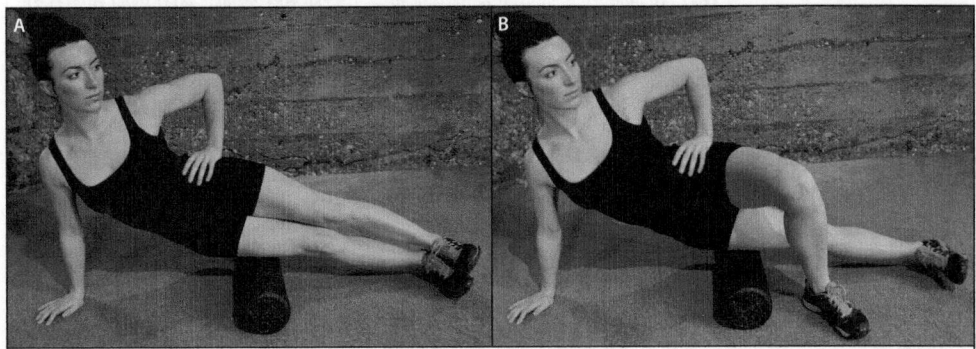

6.3.21 泡沫轴：髂胫束

体位：侧卧位。

目标：软组织松解/自我按摩。

方法：患者在大腿下方放置中等大小的泡沫轴，通过移动手臂使大腿外侧沿着泡沫轴上下滚动（见图A）。患者可以将上方的脚放在地面上以帮助保持稳定（见图B）。

代偿：压力过度，耸肩。

运动量：按摩2~5分钟，每天1~3次。

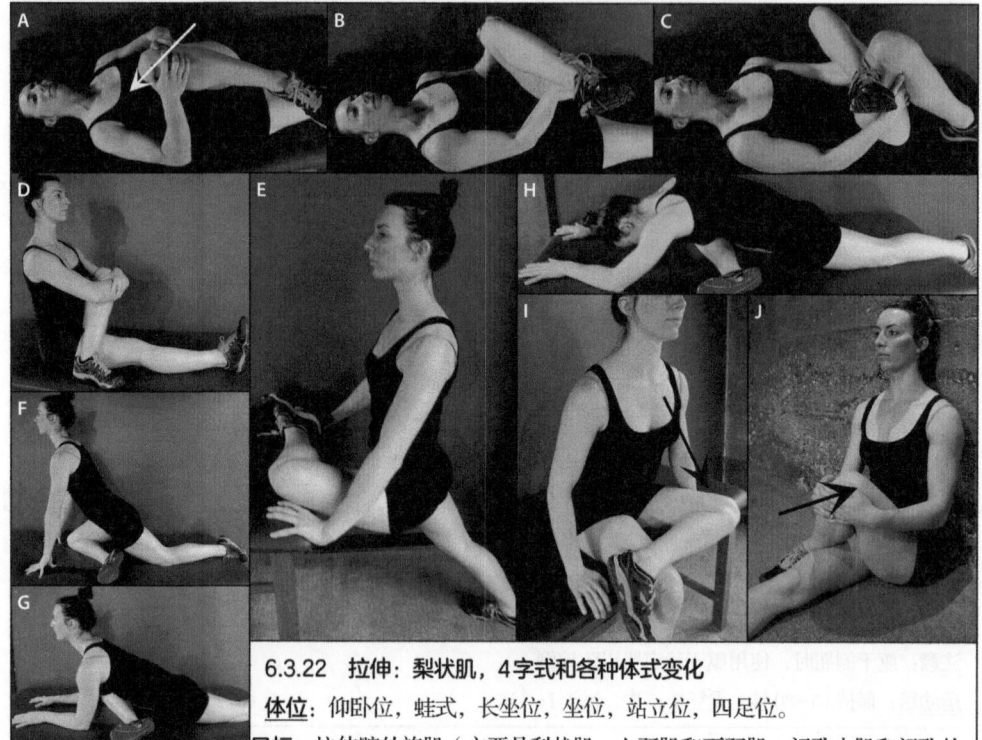

6.3.22　拉伸：梨状肌，4字式和各种体式变化

体位：仰卧位，蛙式，长坐位，坐位，站立位，四足位。

目标：拉伸髋外旋肌（主要是梨状肌、上孖肌和下孖肌、闭孔内肌和闭孔外肌），拉伸部分臀中肌和臀小肌，提高髋关节外旋活动度。

方法：改良仰卧位：患者将膝关节移向对侧肩关节处，直到臀部有拉伸感（见图A）。屈膝仰卧4字位1：患者练习侧髋关节充分外旋，使膝关节朝向同侧肩关节，而脚踝朝向对侧肩关节；非练习侧的腿放置在垫子上，帮助稳定骨盆（见图B）。屈膝仰卧4字位2：患者外旋练习侧髋关节，并将踝关节外侧置于非练习侧大腿上方；患者手环绕在非练习侧膝关节下方，并将非练习侧膝关节拉向同侧肩关节（见图C）。长坐位膝关节交叉：患者将练习侧脚放在另一条大腿的外侧，并向练习侧腿扭转，同时用肘关节将膝关节进一步拉过中线（见图D）。鸽子站立：患者将练习侧腿放在桌子上，膝关节外侧和小腿放在桌子边缘，髋关节和膝关节对齐，身体下沉进行拉伸（见图E）。鸽子四足位：患者将练习侧腿放在前面，膝关节外侧和小腿放在垫子上，髋关节和膝关节对齐，鼓励膝关节屈曲小于100°，位于后方的髋关节慢慢伸展；一开始时，患者用手支撑，将骨盆向下压向垫子，保持骨盆水平，同时，通过下腹部核心肌肉收缩避免骨盆前倾；患者下降身体进行髋部肌肉拉伸（见图F）；患者可以通过下降身体到肘支撑来进阶（见图G），最终达到全鸽子式（见图H）。坐位4字式：患者外旋练习侧髋关节，让练习侧脚完全越过另一条大腿，小腿外侧下段靠在大腿前部；患者背部挺直，身体前倾，胸部向前，直到臀部感觉到拉伸；不要让练习侧膝关节抬起来；患者可在交叉的膝关节上向下按压以增强稳定性（见图I）。靠墙坐：患者靠墙坐着，非练习侧腿伸直，练习侧的脚越过对侧膝关节，当患者轻轻地将躯干向屈曲的腿旋转时，将练习侧膝关节拉向胸部（见图J）。

注意：骨盆和腰椎避免过度移动，保持核心肌肉收缩以稳定骨盆。

运动量：保持15~30秒，重复3~5次，每天1~3次。

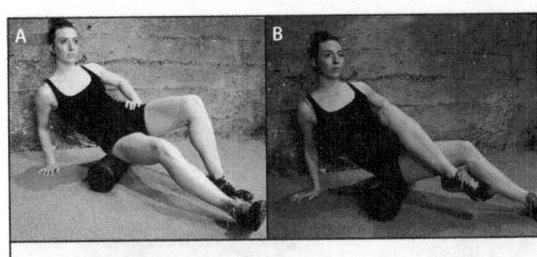

6.3.23　泡沫轴/网球：梨状肌

体位：站立位，侧卧位。

目标：软组织放松/自我按摩梨状肌。

方法：网球：患者侧身靠墙站立，患侧1/4朝向墙壁，将网球放在患侧臀部中间，将身体压向球，同时将球向骶骨和背部滚动，按摩梨状肌的大转子（图中未显示）。泡沫轴：患者坐在中等大小的泡沫轴上，在臀部前后滚动时向练习侧倾斜身体，按摩臀部区域（见图A）；患者可以将非练习侧腿交叉放于练习侧大腿上，以协助按摩更深的肌肉组织（见图B）。

代偿：压力过度，耸肩。

运动量：按摩2~5分钟，每天1~3次。

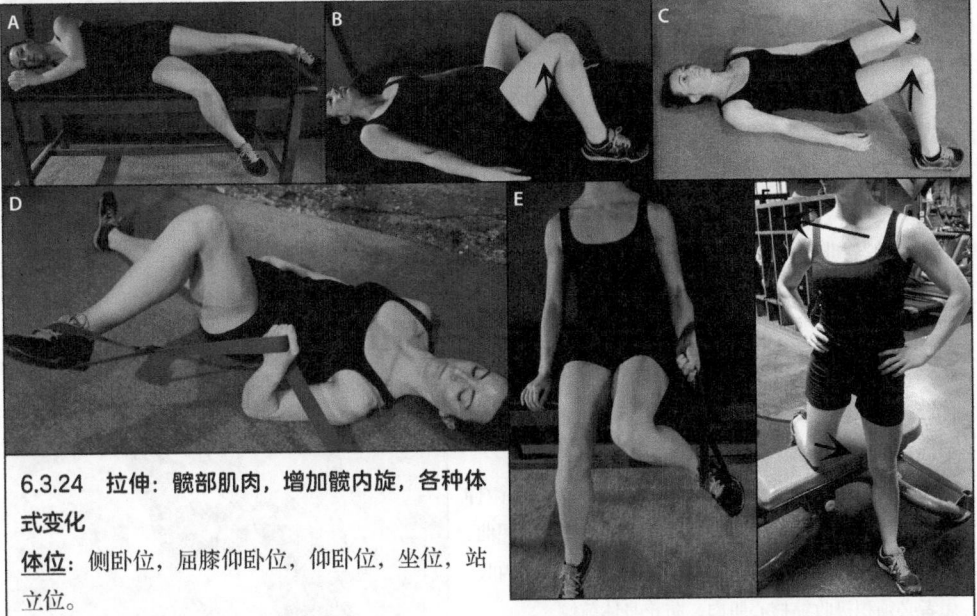

6.3.24　拉伸：髋部肌肉，增加髋内旋，各种体式变化

体位：侧卧位，屈膝仰卧位，仰卧位，坐位，站立位。

目标：增加髋关节内旋活动度/拉伸关节囊，拉伸髋外旋肌（梨状肌、上孖肌和下孖肌、闭孔内肌和闭孔外肌、股方肌）。

方法：侧卧位：患者侧卧，用泡沫轴支撑非练习侧大腿，使髋关节保持中立；患者挪到床边缘，使练习侧小腿从床上垂下，直到有拉伸感（见图A）。屈膝仰卧位：患者将双脚以宽距分开，并将练习侧膝关节向内、向垫子方向下压（见图B）。双侧屈膝仰卧位：患者双脚以宽距分开，双腿膝关节同时向内、向垫子方向下压（见图C）。使用训练带仰卧位：患者将训练带绕在练习侧脚上，并在髋关节内旋时将脚踝向上拉（见图D）。使用训练带坐位：患者将训练带绕在练习侧脚上，并在髋关节内旋时将脚踝向上拉（见图E）。站立位：患者在训练凳前面，将练习侧的胫骨和膝盖放在训练凳上；如果需要，在小腿下放一个毛巾卷以保持舒适；患者将身体朝练习腿方向旋转（见图F）。

注意：骨盆和腰椎避免过度移动，保持核心肌肉收缩以稳定骨盆。

运动量：保持15~30秒，重复3~5次，每天1~3次。

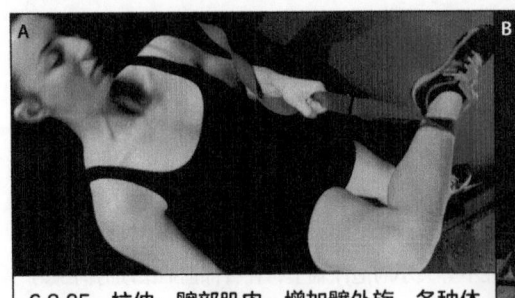

6.3.25 拉伸：髋部肌肉，增加髋外旋，各种体式变化

体位：仰卧位，蛙式，坐位，站立位。

目标：提高髋关节外旋活动度/拉伸关节囊，拉伸髋内旋肌（阔筋膜张肌、臀中肌和臀小肌）。

方法：使用训练带仰卧位：患者将训练带环绕在练习侧踝关节周围，当髋关节外旋时将踝关节向上和向内拉（见图A）。使用训练带坐位：患者将训练带环绕在练习侧踝关节周围，当髋关节外旋时将踝关节向上和向内拉（见图B）。站立位：患者站立时双脚前后错开，练习侧髋关节在前方；患者前方膝关节轻微屈曲，双手放在骨盆上；然后，患者将躯干向非练习侧旋转，同时前侧髋关节外旋（见图C）。

注意：骨盆和腰椎不要过度移动，保持核心肌肉收缩以稳定骨盆。

运动量：保持15~30秒，重复3~5次，每天1~3次。

6.3.26 拉伸：缝匠肌

体位：坐位。

目标：拉伸缝匠肌。

方法：患者坐在椅子的侧边上，练习侧髋关节略微伸出椅子边缘。患者将练习侧腿置于身后，膝关节屈曲，脚趾放在地面上。然后，患者练习侧髋关节内旋内收。患者必须积极收缩核心肌肉，防止身体前倾。

注意：躯干不要侧屈，练习侧骨盆保持稳定，骨盆不要前倾，应使用躯干稳定肌群来稳定骨盆。

运动量：保持15~30秒，重复3~5次，每天1~3次。

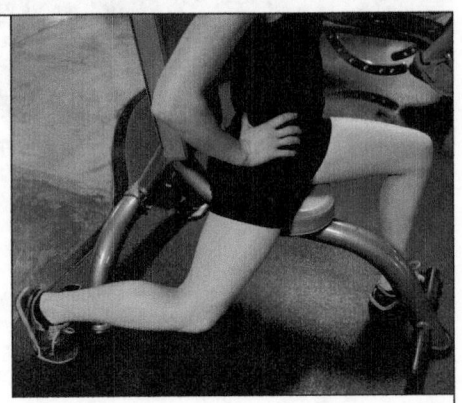

6.4

髋部肌肉力量训练

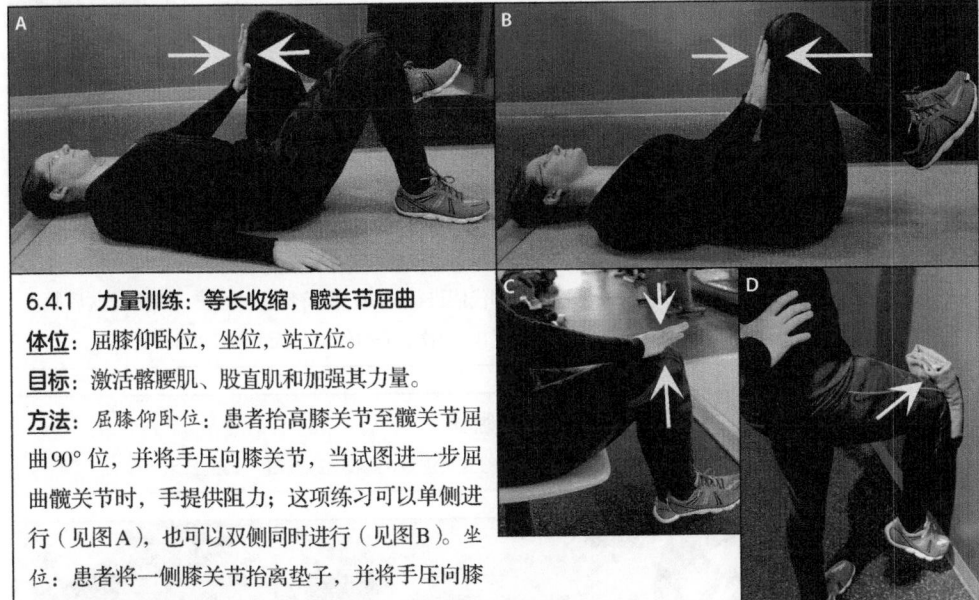

6.4.1　力量训练：等长收缩，髋关节屈曲

体位：屈膝仰卧位，坐位，站立位。

目标：激活髂腰肌、股直肌和加强其力量。

方法：屈膝仰卧位：患者抬高膝关节至髋关节屈曲90°位，并将手压向膝关节，当试图进一步屈曲髋关节时，手提供阻力；这项练习可以单侧进行（见图A），也可以双侧同时进行（见图B）。坐位：患者将一侧膝关节抬离垫子，并将手压向膝关节，当试图将膝关节进一步抬高时，手提供阻力（见图C）。站立位：患者面向墙壁站立，将折叠好的毛巾放在练习侧膝盖前面，然后将膝关节向毛巾上压（见图D）。

注意：膝关节与髋关节应和脚踝/脚对齐，避免用脚代偿进行移动，保持骨盆中立位，鼓励骨盆后倾。

运动量：保持6~10秒，1~2秒的激活和放松，重复8~12次，1~3组，每天1次或每隔1天1次。

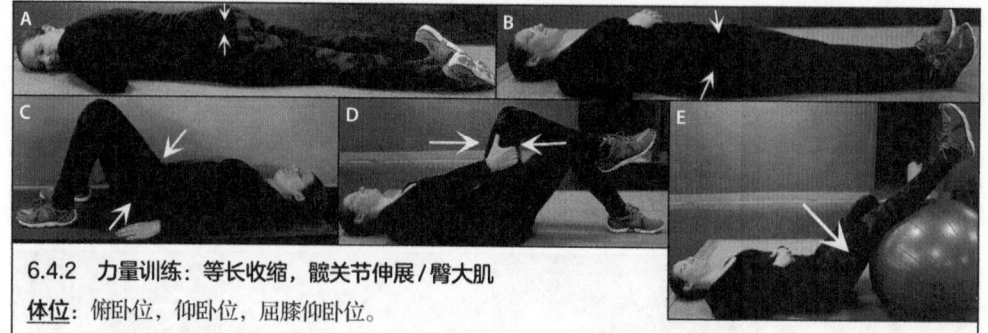

6.4.2 力量训练：等长收缩，髋关节伸展/臀大肌

体位：俯卧位，仰卧位，屈膝仰卧位。

目标：激活臀大肌和加强其力量。

方法：俯卧位或仰卧位：患者俯卧或仰卧，通过收紧臀肌挤压臀部（见图A和图B）。屈膝仰卧位：患者在屈膝仰卧时收紧臀肌（见图C）；患者单膝抬高至髋关节屈曲90°，并抓住髋关节后方，当试图伸展髋关节时，双手抵抗（见图D）。使用瑜伽球：患者将练习侧腿放在球上，膝关节伸展，试图伸展髋关节，抵抗来自球的阻力（见图E）。

注意：膝关节与髋关节应和脚踝/脚对齐，避免用脚代偿进行移动，保持骨盆中立位，鼓励骨盆后倾。

运动量：保持6~10秒，1~2秒的激活和放松，重复8~12次，1~3组，每天1次或每隔1天1次。

证据在哪里？

有关比较臀大肌最大MVC的肌电图研究发现，臀肌挤压是促进臀大肌收缩的第二好运动（Boren et al., 2011）。

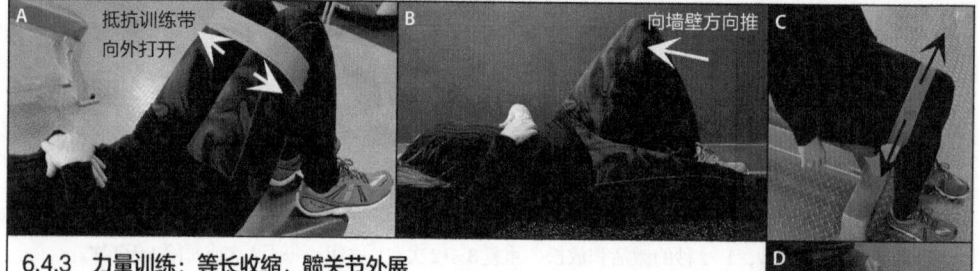

6.4.3 力量训练：等长收缩，髋关节外展

体位：屈膝仰卧位，坐位，站立位。

目标：激活髋外展肌群（臀中肌、臀小肌和阔筋膜张肌）和加强其力量。

方法：屈膝仰卧位：将训练带环绕在大腿周围，膝关节、踝关节及髋关节在同一矢状面上；患者一侧臀部或两侧臀部发力，以抵抗训练带产生的阻力，分开两侧膝关节（见图A）。屈膝仰卧位压墙：患者侧身靠着墙壁，可将毛巾放在膝关节和墙壁之间，将膝关节朝墙壁上推（见图B）。坐位：将训练带环绕在大腿周围，膝关节、踝关节以及髋关节在同一矢状面上；患者一侧臀部或两侧臀部发力，以抵抗训练带产生的阻力，分开两侧膝关节；注意患者不应用脚发力（见图C）。站立位压墙：患者侧身靠墙站立，将毛巾放在膝关节和墙壁之间；髋关节屈曲45°，膝关节屈曲90°，膝关节向墙壁按压（见图D）。

注意：膝关节与髋关节应和脚踝/脚对齐，避免用脚代偿进行移动，保持骨盆中立位，鼓励骨盆后倾。

运动量：保持6~10秒，1~2秒的激活和放松，重复8~12次，1~3组，每天1次或每隔1天1次。

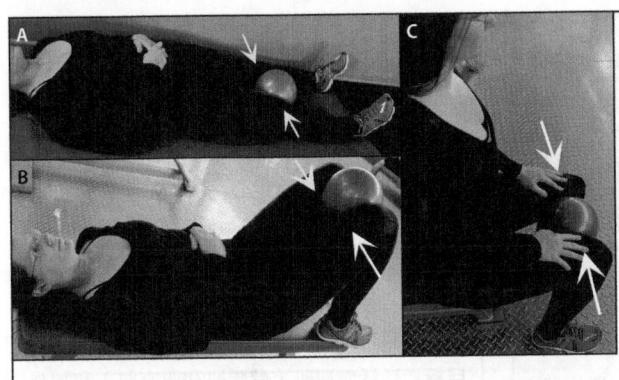

6.4.4 力量训练：等长收缩，髋关节内收

体位：仰卧位，屈膝仰卧位，坐位。

目标：激活髋内收肌（短收肌、长收肌、大收肌、小收肌、耻骨肌、闭孔内肌和闭孔外肌）和加强其力量。

方法：仰卧位：将枕头或直径20~25厘米的球放在双膝之间，将膝关节向中间挤压（见图A）。屈膝仰卧位：将枕头或直径20~25厘米的球放在双膝之间，将膝关节向中间挤压（见图B）。坐位：将枕头或直径20~25厘米的球放在双膝之间，将膝关节向中间挤压（见图C）。

注意：膝关节与髋关节和脚踝/脚对齐，避免用脚代偿进行移动，保持骨盆中立位，鼓励骨盆后倾。

运动量：保持6~10秒，1~2秒的激活和放松，重复8~12次，1~3组，每天1次或每隔1天1次。

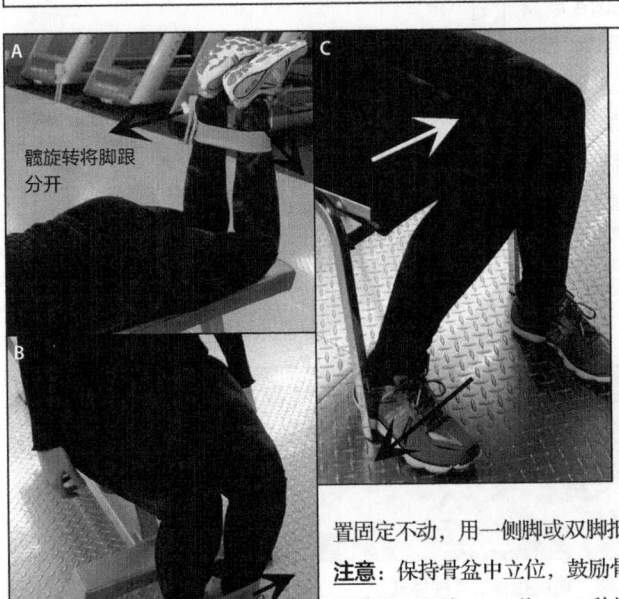

6.4.5 力量训练：等长收缩，髋关节内旋

体位：俯卧位，坐位。

目标：激活髋内旋肌（阔筋膜张肌、臀中肌和臀小肌）和加强其力量。

方法：俯卧位：膝关节屈曲90°，在脚踝周围环绕训练带；试图分开双侧脚踝时，保持双膝位置固定不动（见图A）。坐位：将训练带环绕在脚踝上，然后保持双膝位置固定不动，将脚踝向外推（见图B）；患者也可以使用椅子的腿进行抗阻，保持双膝位置固定不动，用一侧脚或双脚抵抗椅子的腿产生的阻力（见图C）。

注意：保持骨盆中立位，鼓励骨盆后倾。

运动量：保持6~10秒，1~2秒的激活和放松，重复8~12次，1~3组，每天1次或每隔1天1次。

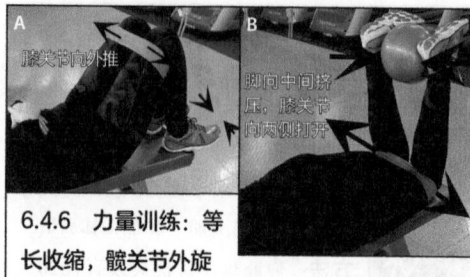

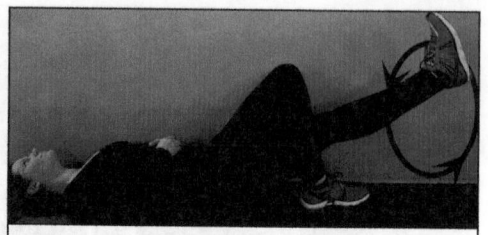

6.4.6 力量训练：等长收缩，髋关节外旋

体位：屈膝仰卧位，俯卧位。

目标：初学者，激活髋外旋肌（梨状肌、上孖肌和下孖肌、闭孔内肌和闭孔外肌、股方肌）和加强其力量。

方法：屈膝仰卧位：将训练带环绕在大腿上，双脚分开至和双膝同宽；患者将两侧髋关节外旋，试图分开双膝，训练带提供阻力（见图A）。俯卧位：膝关节屈曲90°，周围环绕训练带，患者在双脚之间挤压直径8~10厘米的球（见图B）。

注意：保持骨盆中立位，鼓励下腹部肌肉收缩。

运动量：保持6~10秒，1~2秒的激活和放松，重复8~12次，1~3组，每天1次或每隔1天1次。

6.4.7 力量训练：等张收缩，髋部肌肉，单腿圆圈

体位：屈膝仰卧位。

目标：激活髋屈肌（髂腰肌和股直肌）和加强其力量，同时稳定髋内旋肌和外旋肌，保持脚趾向上；股四头肌的其他几块肌肉（股外侧肌、股内侧肌和股中间肌）等长收缩以保持膝关节伸展。

方法：一侧膝关节伸展，股四头肌收紧将腿抬离垫子6英寸。患者用抬起的脚慢慢地画圈，同时稳定骨盆后倾以稳定骨盆。脚可以顺时针和逆时针画圈。

注意：保持骨盆中立位，鼓励下腹部肌肉收缩，脚趾保持向上，膝关节完全伸展。

运动量：重复8~12次，1~3组，每天1次或每隔1天1次。

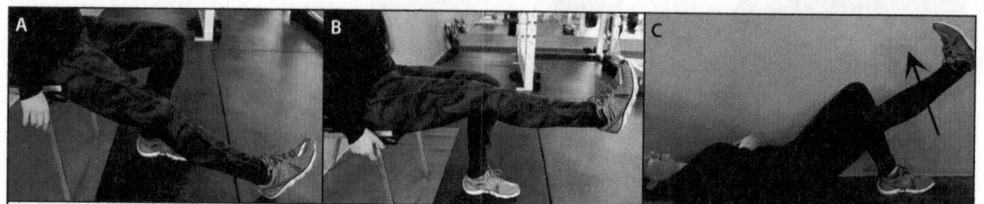

6.4.8 力量训练：等张收缩，髋部肌肉，直腿抬高，4种体式

体位：坐位，仰卧位，侧卧位，俯卧位。

目标：加强髋屈肌（髂腰肌、股直肌）、髋伸肌（臀大肌、腘绳肌）、髋外展肌（阔筋膜张肌、臀中肌和臀小肌）和髋内收肌（短收肌、长收肌、大收肌、小收肌、耻骨肌、股薄肌、闭孔外肌）的力量，稳定髋内外旋转肌，保持下肢关节对齐。

方法：屈曲（初学者）：患者坐在椅子边缘，伸展练习侧膝关节，踝关节背伸，收紧股四头肌；患者抬起练习侧腿，保持练习侧大腿与另一条大腿平行（见图A和图B）。仰卧位：患者仰卧，非练习侧膝关节屈曲，脚平放；患者收紧练习侧腿的股四头肌，保持膝关节伸直，将脚趾向上抬向天花板，直到与该侧大腿另一侧大腿平行（见图C）。

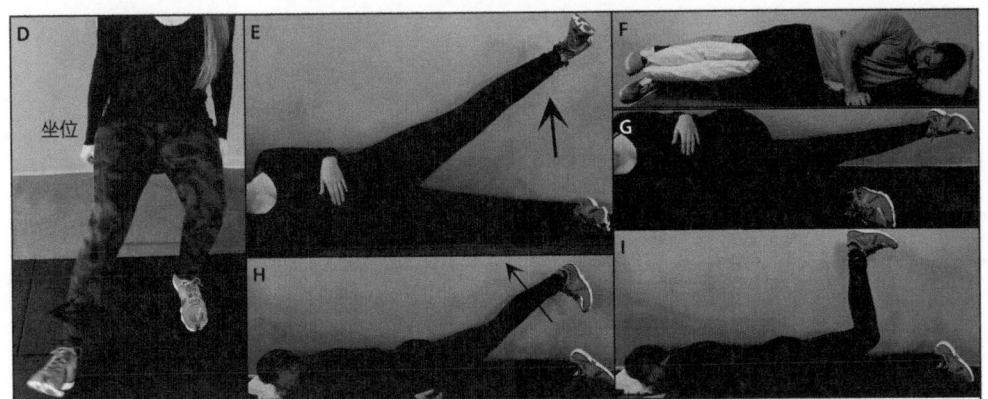

6.4.8 力量训练：等张收缩，髋部肌肉，直腿抬高，4种体式（续）

髋外展（初学者）：患者坐在椅子边缘，练习侧膝关节伸直，踝关节背伸，股四头肌收紧，脚跟向外滑动；患者在外展髋关节时保持脚趾向上，膝关节保持伸直（见图D）。侧卧位：患者仰卧在非练习侧，收紧练习侧腿的股四头肌，保持膝关节伸直，向上抬腿，脚背绷直（见图E）；如果试图避免髋内收，可以在双膝之间放枕头（见图F），位于下方的腿可以伸展或屈曲。内收：患者侧卧在练习侧，上方腿位于身体前面，允许膝关节屈曲并放在床面上或脚踩在床面上；练习侧腿收紧股四头肌，保持膝关节伸直，向上抬腿，脚趾保持向前（见图G）。伸展：患者俯卧，收紧练习侧腿的股四头肌，保持膝关节伸直，脚跟抬向天花板，保持脚趾朝下（见图H）；为了分离臀大肌，避免腘绳肌的代偿，患者可将膝关节屈曲90°，将脚跟抬向天花板，并保持股骨和髋部对齐（无旋转）（见图I）。

注意：保持骨盆中立位，鼓励下腹部肌肉收缩，膝关节完全伸展（除了分离臀大肌时膝关节屈曲）。

运动量：重复8~12次，1~3组，每天1次或每隔1天1次。

证据在哪里？

在一项以激活臀中肌为目标的肌电图研究中，研究人员发现直腿外展最适合激活臀中肌，而不激活阔筋膜张肌和髋屈肌。此外，研究人员发现，在募集臀中肌时，练习侧腿在下方的侧平板（见**4.3.39**）练习是最好的运动，其次是侧平板伴随练习侧腿在上方并同时外展（Boren et al., 2011）。迪斯泰法诺等（Distefano et al., 2009）在另一项肌电图研究中发现了类似的结果，指出锻炼臀中肌的最佳运动是侧卧髋外展，而单腿蹲起和单腿负重硬拉运动能引起臀大肌的最大激活。

6.4.9 力量训练：等张收缩，髋关节屈曲，行进

体位：坐位，站立位。

目标：在股直肌的协助下加强髂腰肌的力量。

方法：坐位：患者抬高膝关节，将大腿抬离椅子（见图A）。站立位：患者抬起膝关节，使髋关节屈曲大于90°，但不允许骨盆后倾（见图B）。上述练习也可以通过在膝关节或踝关节处负重来进行。

注意：保持骨盆中立位，积极收缩核心肌肉。

运动量：保持1~2秒，重复8~12次，1~3组，每天1次或每隔1天1次。

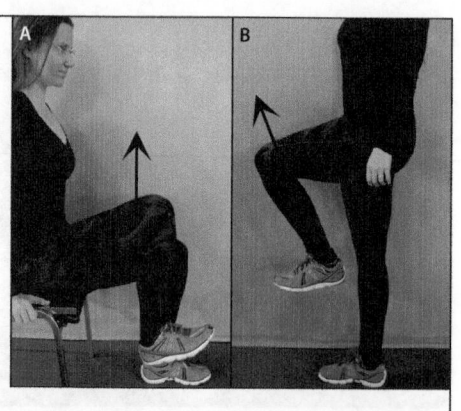

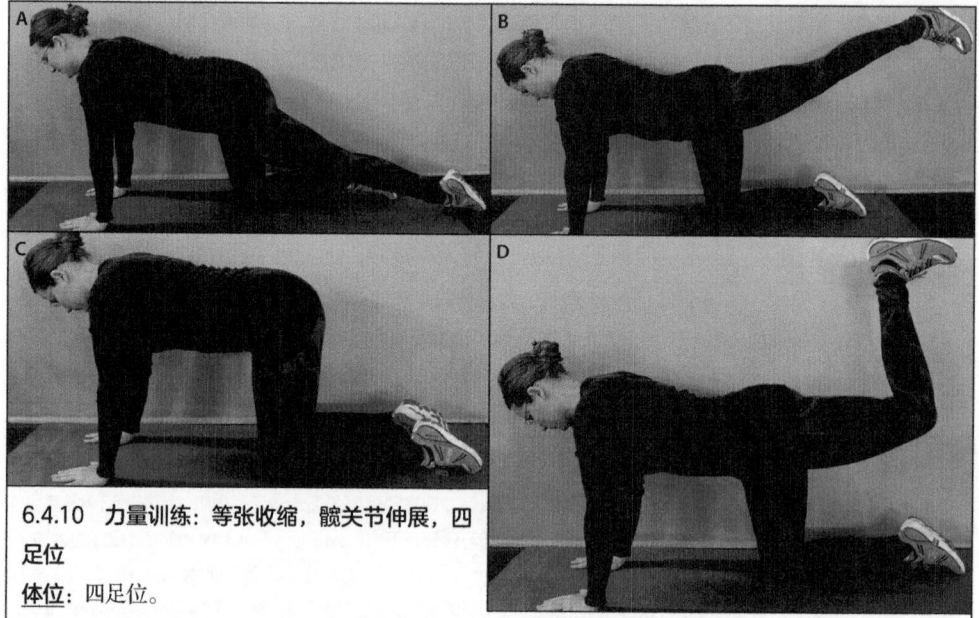

6.4.10 力量训练：等张收缩，髋关节伸展，四足位

体位：四足位。

目标：加强髋关节伸肌、臀大肌、腘绳肌的力量。

方法：膝关节伸展：患者将练习侧腿伸直，脚趾触地，将腿抬向天花板，高于臀部；下腹部肌肉收缩以稳定骨盆，避免腰椎伸展，保持并重复（见图A和图B）。膝关节屈曲：患者保持膝关节屈曲90°，将练习侧腿抬向天花板至臀部高度以上；下腹部肌肉收缩以稳定骨盆，避免腰椎伸展，保持并重复（见图C和图D）。上述练习也可以通过在膝关节或踝关节处负重来进行。

注意：保持骨盆中立位，积极收缩核心肌肉。

运动量：保持1~2秒，重复8~12次，1~3组，每天1次或每隔1天1次。

证据在哪里？

　　一项以激活臀大肌为目标的肌电图研究发现，在22项以臀大肌为目标的髋关节伸展运动中，四足位伸展运动排在第8位，单侧腿支撑伸展排在第21位。这表明无论哪侧腿支撑，臀大肌都会参与收缩，但是臀大肌在抬腿时激活更多（Boren et al., 2011）。

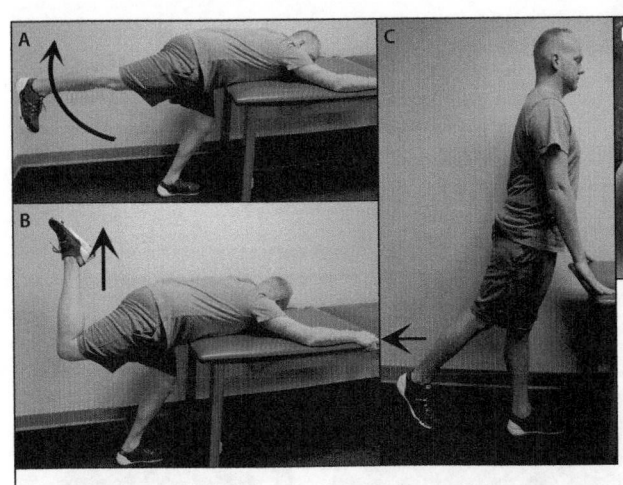
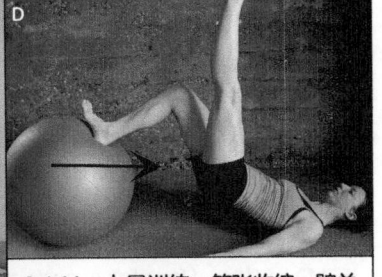

6.4.11 力量训练：等张收缩，髋关节伸展，站立位

体位：站立位。

目标：加强髋关节伸肌、臀大肌、腘绳肌的力量。

方法：半俯卧在床上，膝关节伸展：患者将上半身放在治疗床上，抬起伸直的腿，脚趾指向地面；下腹部肌肉收缩以稳定骨盆，避免腰椎伸展，保持并重复（见图A）。半俯卧在床上，膝关节屈曲：重复上述操作，抬起侧膝关节屈曲90°；减少腘绳肌的参与，以臀大肌收缩为目标（见图B）。用手支撑站立：患者面向治疗床站立，将练习侧腿伸直并向后伸展，将脚跟抬向天花板；下腹部肌肉收缩保持骨盆稳定，避免腰椎伸展，保持并重复（见图C）。该运动可以通过膝关节屈曲90°、减少腘绳肌参与来针对臀大肌的收缩（见图D）。上述练习也可以通过在膝关节或踝关节处负重来进行。

注意：避免身体前倾、髋关节旋转，脊柱应保持中立位，鼓励核心肌肉收缩。

运动量：保持1~2秒，重复8~12次，1~3组，每天1次或每隔1天1次。

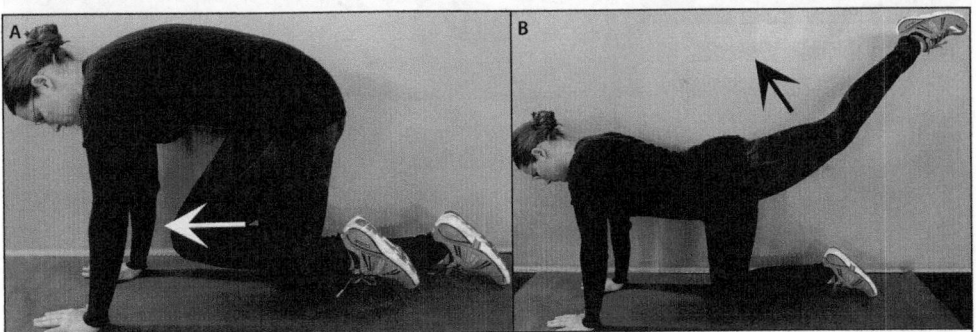

6.4.12 力量训练：等张收缩，髋关节屈曲和伸展，组合

体位：四足位。

目标：加强髋屈肌（髂腰肌、股直肌）和伸肌（臀大肌、腘绳肌）的力量。

方法：将重心转移到非练习侧的膝盖上，患者屈曲练习侧髋关节，将膝关节抬到胸前，保持，然后返回，并伸展髋关节和膝关节，保持并重复（见图A和图B）。上述练习也可以通过在膝关节或踝关节处负重来进行。

注意：保持脊柱中立位，积极收缩核心肌肉。

运动量：保持1~2秒，重复8~12次，1~3组，每天1次或每隔1天1次。

6.4.13 力量训练：等张收缩，髋关节伸展，毛巾卷/泡沫轴上迷你桥式

体位：仰卧位。

目标：加强髋关节伸肌的力量，臀大肌收缩主要由腘绳肌协助。

方法：将毛巾卷或泡沫轴放在大腿（初学者，第1阶段）或小腿（初学者，第2阶段）下方，将臀部抬离垫子。

注意：保持脊柱中立，鼓励核心肌肉收缩，不要拱背。

运动量：保持1~2秒，重复8~12次，1~3组，每天1次或每隔1天1次。

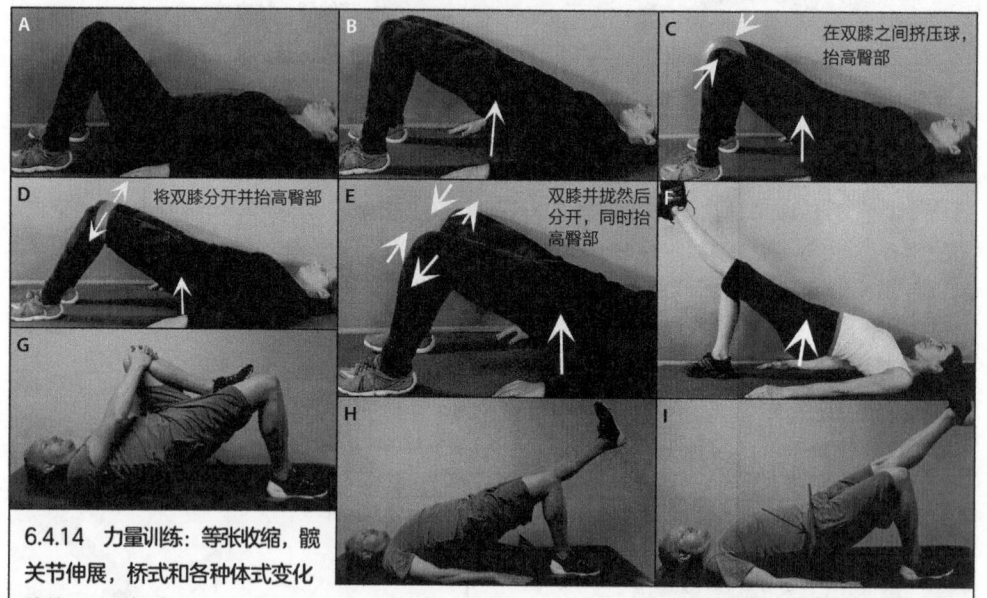

6.4.14 力量训练：等张收缩，髋关节伸展，桥式和各种体式变化

体位：屈膝仰卧位。

目标：加强髋关节伸肌的力量，臀大肌收缩主要由腘绳肌协助。

方法：桥式：患者双膝和双脚分开至与髋同宽，收紧下腹部肌肉，将臀部抬离垫子，直到髋关节完全伸展，骨盆应保持水平（见图A和图B）。桥式内收挤压球：患者双膝和双脚分开至与髋同宽，将直径8~10英寸的球放在双膝之间；患者挤压球，收紧下腹部肌肉，将臀部抬离垫子，直到髋关节完全伸展，骨盆应保持水平（见图C）。桥式髋外展：患者将双膝和双脚分开至与髋同宽，将训练带绕在膝关节周围；将膝关节向外打开，收紧下腹部肌肉，将臀部抬离垫子，直到髋关节完全伸展，骨盆应保持水平（见图D）。桥式内收/外展：按照桥式的说明进行，但在保持桥式姿势时进行8~12次的髋内收/髋外展，这包括膝关节向外打开（髋外展/外旋）和收回（髋内收/髋内旋）（见图E）。单腿桥式：患者伸展一条腿，将其抬离垫子，并与另一侧大腿平齐；患者收紧下腹部肌肉，将臀部抬离垫子，直到髋关节完全伸展，骨盆应保持水平（见图F）；患者也可以屈曲一侧膝关节，双手抱住该侧膝关节至胸前，然后对侧髋关节呈桥式（见图G）。桥式膝关节伸展：患者双膝和双脚分开至与髋同宽，收紧下腹部肌肉，将臀部抬离垫子，直到髋关节完全伸展，然后完全伸展一侧膝关节，使两侧大腿对齐，骨盆应保持水平（见图H）；为了增加难度，患者可以将双手手掌互相靠近，上肢向前伸；利用手杖有助于向患者反馈骨盆位置，并提示患者通过抬高或降低两侧骨盆来纠正动作（见图I）。

注意：保持脊柱中立，鼓励核心肌肉收缩，不要拱背。

运动量：保持1~2秒，重复8~12次，1~3组，每天1次或每隔1天1次。

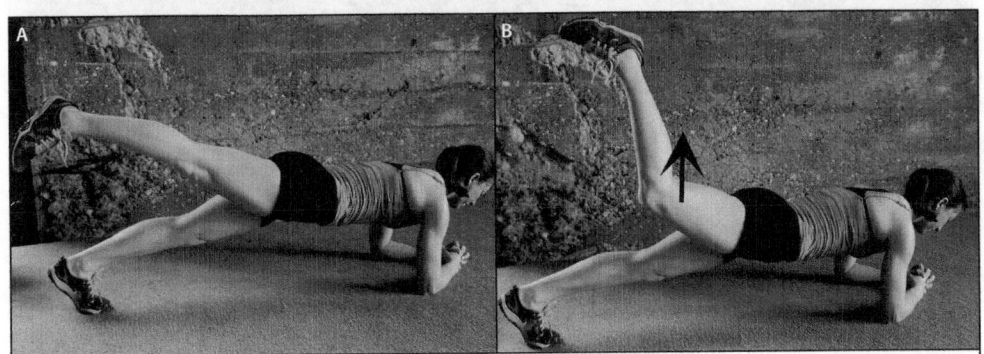

6.4.15 力量训练：髋关节伸展，前臂平板撑

体位：俯卧位。

目标：加强臀大肌和臀中肌的力量。

方法：患者俯卧，双腿伸直，双脚分开至与髋同宽，脚尖着地，肘关节屈曲并位于肩关节正下方。双手紧握并保持中立位（大拇指在上），然后撑起身体，同时收缩核心肌肉以保持脊柱中立位。患者从头到脚应呈一条直线。患者可将患侧膝关节伸直或屈曲90度，抬起腿，脚底指向天花板（见图A和图B）。

注意：不允许下背部伸展或身体侧滚；颈部应保持中立，下巴微微收拢，凝视两手之间；整个支撑过程中正常呼吸；肩部肌肉收缩，肩胛骨轻微凹陷和收缩。

运动量：保持1~2秒，重复8~12次，1~3组，每天1次或每隔1天1次。

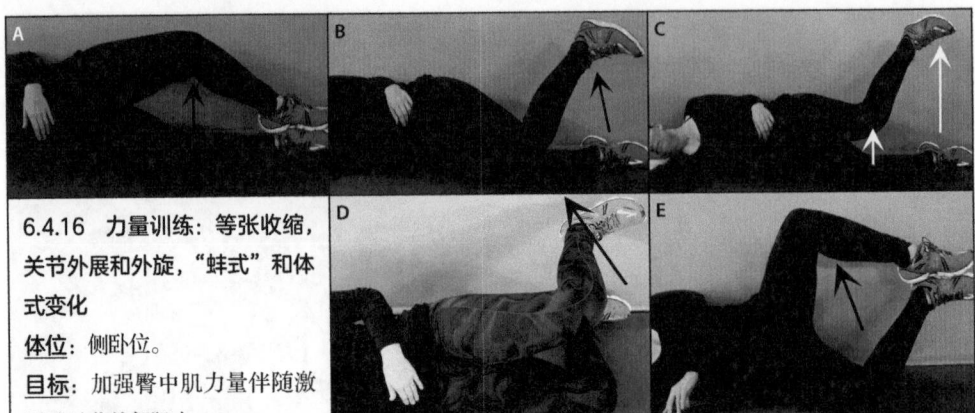

6.4.16　力量训练：等张收缩，关节外展和外旋，"蚌式"和体式变化

体位：侧卧位。

目标：加强臀中肌力量伴随激活髋关节前部肌肉。

方法：患者侧卧在非练习侧。第一阶段：髋关节屈曲45°，膝关节尽量屈曲90°，脚踝内侧并拢；患者抬起上方膝关节，打开髋关节，不转动躯干（见图A）。第二阶段：髋关节屈曲60°，膝关节屈曲90°；患者将练习侧踝关节抬至高于髋关节的高度，使髋关节内旋（见图B）。第三阶段：髋关节屈曲60°，膝关节尽量屈曲90°；患者将练习侧膝关节抬至与髋同高，再抬高踝关节使髋关节内旋（见图C）。第四阶段：髋关节中立，膝关节屈曲90°；患者将上方的腿抬至约与垫子平行，再抬高踝关节使髋关节内旋（见图D）。第五阶段：髋关节屈曲60°，膝关节屈曲90°，两脚并在一起；患者将双侧脚踝一起从垫子上抬至上方髋关节高度，并将位于上方的膝关节抬高，打开髋关节而不转动躯干（见图E）。

注意：保持脊柱和骨盆中立，鼓励激活核心肌肉，不要向后翻转躯干。

运动量：保持1~2秒，重复8~12次，1~3组，每天1次或每隔1天1次。

证据在哪里？

　　一项肌电图研究比较了蚌式运动对臀中肌激活程度的影响。研究人员将蚌式运动中臀中肌的激活程度从最活跃到最不活跃排序为：第四阶段、第三阶段、第二阶段、第一阶段。对于臀大肌，激活程度从最活跃到最不活跃排序为：第一阶段、第三阶段、第四阶段、第二阶段。第五阶段没有研究（Boren et al., 2011）。另一项针对激活臀中肌的肌电图研究发现，直腿外展运动最适合激活臀中肌，而几乎不会激活阔筋膜张肌和髋前部肌肉。蚌式运动能引起髋屈肌的最大激活，而对臀中肌的激活很少。同样，根据康复目标的变化，直腿外展运动也可能会导致阔筋膜张肌过度激活和强化，超出预期。研究人员得出结论，如果目标是有针对性地激活臀中肌，则首选直腿外展运动。直腿外展伴外旋运动和蚌式运动中其他肌肉的激活超过了臀中肌，这可能表明，当主要目标是激活臀中肌和加强其力量时，这两个运动不太合适（McBeth, Earl-Boehm, Cobb and Huddleston, 2012）。

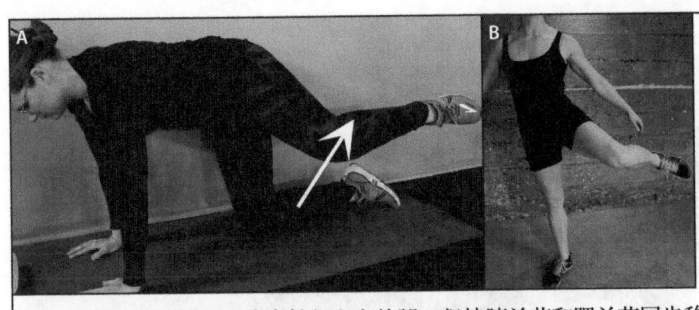

6.4.17 力量训练：等张收缩，髋关节外展，"消防栓式"

体位：侧卧位，四足位，站立位。

目标：主要激活臀中肌。

方法：侧卧位：患者侧卧非练习侧在下，髋关节屈曲60°，膝关节屈曲90°；患者抬起上方的腿，保持膝关节和踝关节同步移动（图中未显示）。四足位：患者将重心转移到非练习侧，并将练习侧腿直接抬至髋关节水平外展位（见图A）。站立位：患者站在桌子或吧台前用手扶着保持平衡，躯干在髋关节处轻微前倾，保持髋关节水平，将练习侧膝关节屈曲90°并略微伸展该侧髋关节；然后，患者将练习侧腿抬向侧面和后面（见图B）。

注意：保持脊柱和骨盆中立，鼓励激活核心肌肉，不要让躯干扭转或髋部大幅度移动。

运动量：保持1~2秒，重复8~12次，1~3组，每天1次或每隔1天1次。

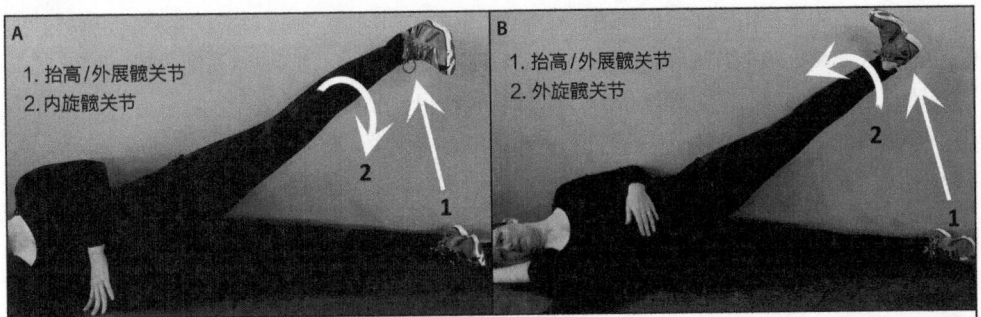

1. 抬高/外展髋关节
2. 内旋髋关节

1. 抬高/外展髋关节
2. 外旋髋关节

6.4.18 力量训练：等张收缩，髋关节，直腿外展伴旋转

体位：侧卧位。

目标：侧卧伴内旋：加强臀中肌的力量。侧卧伴外旋：加强阔筋膜张肌的力量。

方法：侧卧伴内旋（臀中肌）：患者侧卧在非练习侧，收紧股四头肌并伸直膝关节，将上方的腿抬高，髋关节进入内旋位，脚趾指向下方；保持并返回，重复（见图A）。侧卧伴外旋（阔筋膜张肌）：患者侧卧在非练习侧，膝关节伸展，收紧股四头肌并抬起上方的腿，将髋关节外旋，脚趾指向天花板；保持并返回，重复（见图B）。

注意：保持脊柱和骨盆中立，鼓励激活核心肌肉，不要让躯干扭转。

运动量：保持1~2秒，重复8~12次，1~3组，每天1次或每隔1天1次。

证据在哪里？

李等（Lee et al., 2014）发现，与髋关节中立和外旋相比，侧卧外展伴内旋动作中臀中肌的肌电图活动显著增加；与髋外旋中立或内旋相比，侧卧髋外展伴外旋动作中阔筋膜张肌的肌电图活动显著增加。

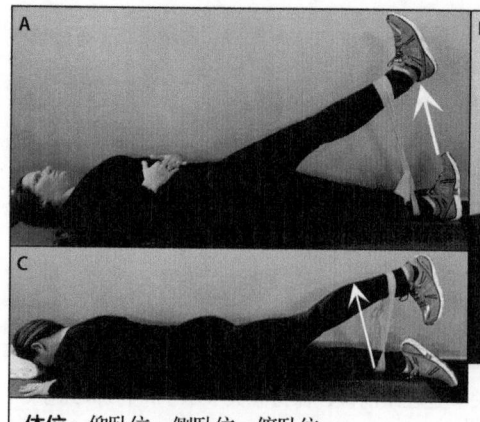

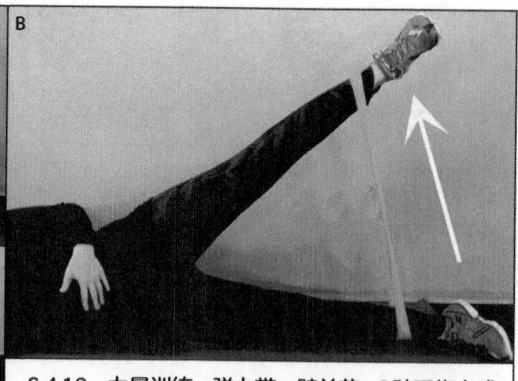

6.4.19　力量训练：弹力带，髋关节，3种环绕方式

体位：仰卧位，侧卧位，俯卧位。

目标：加强髋屈肌（髂腰肌、股直肌）、髋伸肌（臀大肌、腘绳肌）和髋外展肌（阔筋膜张肌、臀中肌和臀小肌）的力量，稳定髋内外旋转肌以保持腿部对齐。

方法：将弹力带环绕在双侧踝关节周围。屈曲：患者收紧股四头肌，保持膝关节伸直，将脚趾向上抬向天花板，直到弹力带产生张力（见图A）。外展：患者侧卧在非练习侧，收紧股四头肌，保持膝关节伸直，抬起腿抵抗弹力带的阻力，同时保持脚趾向前（见图B）。伸展：患者俯卧，收紧股四头肌，保持膝关节伸直，抬起脚抵抗弹力带的阻力，保持脚趾向下（见图C）。

注意：保持脊柱和骨盆中立，鼓励激活下腹部核心肌肉，膝关节保持完全伸展。

运动量：重复8~12次，1~3组，每天1次或每隔1天1次。

6.4.20　力量训练：弹力带，髋关节，4种体式

体位：站立位。

目标：加强髋屈肌（髂腰肌、股直肌）、髋伸肌（臀大肌、腘绳肌）和髋内收肌（短收肌、长收肌、大收肌、小收肌、耻骨肌、

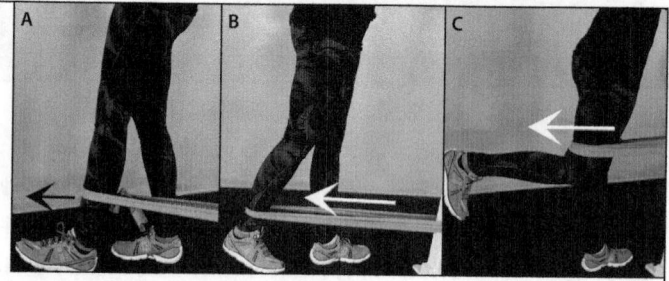

股薄肌、闭孔外肌）的力量，稳定髋关节内外旋转肌以保持腿部对齐。

方法：将弹力带固定在脚踝上方高度的位置，并环绕在一侧脚踝周围。屈曲：患者背对锚点，笔直站立，收紧股四头肌，以保持膝关节完全伸展，同时使腿向前移动，对抗弹力带的阻力（见图A）。伸展：患者面对锚点，笔直站立，收紧股四头肌，以保持膝关节完全伸展，同时使腿向后移动，对抗弹力带的阻力（见图B）。臀大肌分离：患者可以将弹力带滑动到大腿远端，将膝关节屈曲90°，然后对抗弹力带的阻力伸展髋关节，以减少腘绳肌的协助，将目标集中在臀大肌收缩（见图C）。

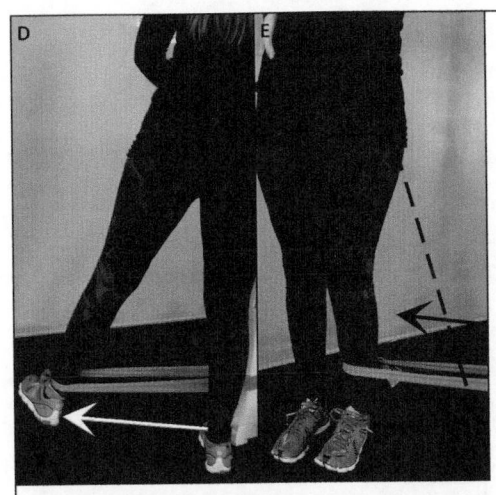

6.4.20 力量训练：弹力带，髋关节，4种体式（续）

外展：患者站立，练习侧远离锚点，使弹力带有一定张力；患者收紧股四头肌，以保持膝关节完全伸展，同时使练习侧腿远离另一条腿，对抗弹力带的阻力（见图D）。**内收**：患者站立，练习侧朝向锚点；患者收紧股四头肌，以保持膝关节完全伸展，同时使练习侧腿靠近另一条腿，还可以在前面或后面交叉，对抗弹力带的阻力（见图E）。

注意：保持脊柱和骨盆中立，鼓励激活下腹部核心肌肉，膝关节保持完全伸展。

运动量：重复8~12次，1~3组，每天1次或每隔1天1次。

证据在哪里？

2013年的一项研究表明，虽然弹力带和运动器械似乎对激活髋内收肌同样有效，但在髋外展时，弹力带能够比运动器械产生更多肌肉激活（Brandt et al., 2013）。

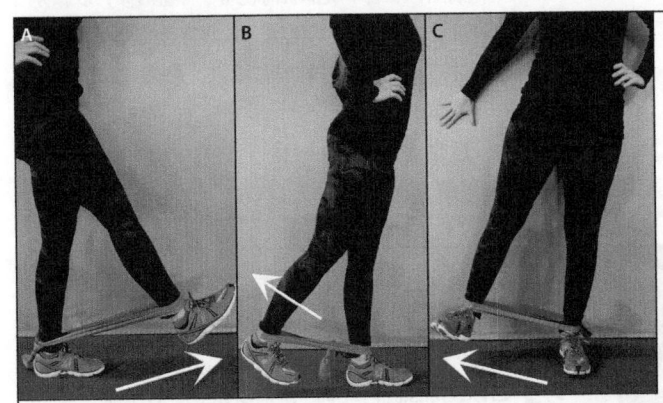

6.4.21 力量训练：弹力带，髋关节，3种环绕方式，站立

体位：站立位。

目标：加强髋屈肌（髂腰肌、股直肌）、髋伸肌（臀大肌、腘绳肌）和髋外展肌（阔筋膜张肌、臀中肌和臀小肌）的力量，稳定髋内外旋肌以保持腿部对齐。

方法：将弹力带绕在双踝上。屈曲：患者笔直站立，收紧股四头肌以保持膝关节完全伸展，并将练习侧腿向前抬高，抵抗弹力带的阻力（见图A）。伸展：患者笔直站立，收紧股四头肌以保持膝关节完全伸展，并将练习侧腿向后抬，抵抗弹力带的阻力（见图B）。外展：患者笔直站立，收紧股四头肌以完全伸展膝关节，并使练习侧腿远离另一条腿，抵抗弹力带的阻力（见图C）。

注意：保持脊柱和骨盆中立，鼓励激活下腹部核心肌肉，膝关节保持完全伸展。

运动量：重复8~12次，1~3组，每天1次或每隔1天1次。

6.4.22 力量训练：弹力带，髋关节，侧移步

体位：站立位。

目标：加强髋外展肌（阔筋膜张肌、臀中肌和臀小肌）的力量，稳定髋内外旋转肌以保持腿部对齐。

方法：将弹力带环绕在双侧踝关节周围并侧移练习侧腿，外展髋关节伴膝关节伸展，对抗弹力带的阻力。然后，患者将另一条腿靠近练习侧腿并重复。患者可以从房间的一边走向另一边，然后换个方向进行。

注意：保持脊柱和骨盆中立，鼓励激活下腹部核心肌肉，膝关节保持完全伸展。

运动量：练习直到疲劳，1~3组，每天1次或每隔1天1次。

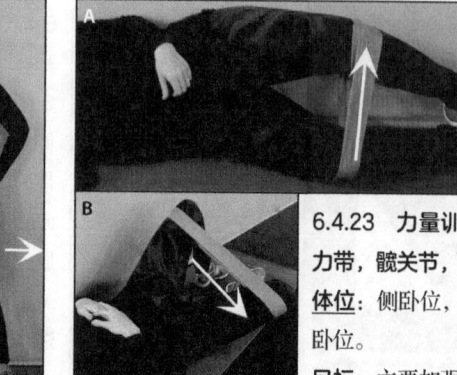

6.4.23 力量训练：弹力带，髋关节，"蚌式"

体位：侧卧位，屈膝仰卧位。

目标：主要加强臀中肌的力量。

方法：侧卧：患者侧卧在非练习侧，髋关节屈曲45°，膝关节尽量屈曲90°，膝关节靠在一起，弹力带环绕在膝关节上；患者抬起上方膝关节，打开髋关节，不让躯干滚动以抵抗弹力带的阻力（见图A）。屈膝仰卧位：将弹力带环绕在膝关节周围，患者下腹部肌肉收缩，骨盆后倾，双膝分开，髋关节向两侧打开，双脚靠近（见图B）。

注意：保持脊柱和骨盆中立，鼓励核心肌肉的收缩。

运动量：保持1~2秒，重复8~12次，1~3组，每天1次或每隔1天1次。

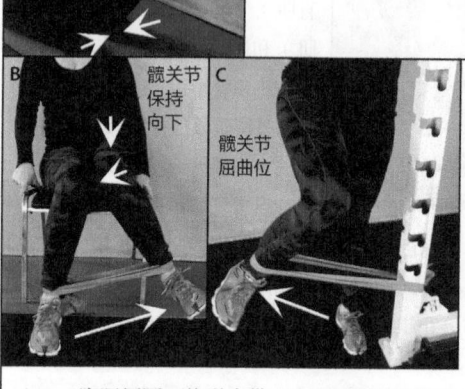

6.4.24 力量训练：弹力带，髋关节内旋和各种体式变化

体位：俯卧位，坐位，站立位。

目标：加强髋内旋肌（阔筋膜张肌、臀中肌、臀小肌）的力量。

方法：俯卧位：膝关节屈曲90°，弹力带环绕在脚踝周围；患者收缩核心肌肉以稳定骨盆和脊柱，然后缓慢地将双脚分开，使两侧膝关节靠近（见图A）。坐位：脚踝周围环绕弹力带，患者通过下腹部肌和臀肌的收缩来稳定骨盆，保持膝关节并拢的同时将脚踝向外拉（见图B）；为了获得更大的关节活动度，可将弹力带的锚点固定在髋外旋开始时弹力带就有张力的位置。站立位：将弹力带锚点固定在膝关节高度的位置且在练习侧腿的对侧，患者将练习侧髋关节和膝关节尽量屈曲90°，内旋髋关节，将脚踝向外移动，而不使大腿下垂或偏离矢状面屈曲（见图C）。

注意：保持脊柱和骨盆中立，鼓励核心肌肉收缩，避免髋部大幅度移动。

运动量：保持1~2秒，重复8~12次，1~3组，每天1次或每隔1天1次。

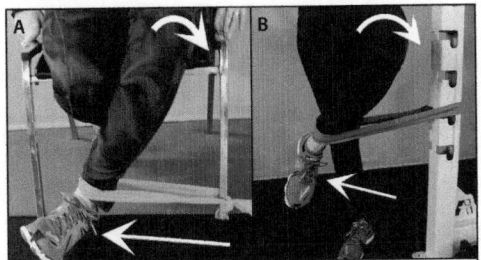

6.4.25 力量训练：弹力带，髋关节外旋和各种体式变化

体位：俯卧位，坐位，站立位。

目标：加强髋外旋肌（梨状肌、上孖肌、下孖肌、闭孔内肌和闭孔外肌、股方肌）的力量。

方法：坐位：将弹力带的一端固定在踝关节高度的位置，与练习侧腿相同的一侧，另一端环绕在练习侧踝关节上，髋关节内旋；患者通过下腹部肌肉和臀肌收缩来稳定骨盆；将练习侧脚踝移向另一侧脚踝并交叉越过，将非练习侧膝关节屈曲使该侧脚位于后面，以留出练习侧脚的活动空间，髋关节和膝关节保持在同一矢状面上（见图A）。站立位：将弹力带的一端固定在膝关节高度的位置，与练习侧腿相同的一侧，练习侧髋关节和膝关节屈曲90°，将弹力带另一端环绕在练习侧脚踝上；外旋髋关节，使脚踝越过中线，脚内侧朝向天花板；患者不应让大腿下降或移出矢状面（见图B）。

注意：保持脊柱和骨盆中立，鼓励核心肌肉收缩。

运动量：保持1~2秒，重复8~12次，1~3组，每天1次或每隔1天1次。

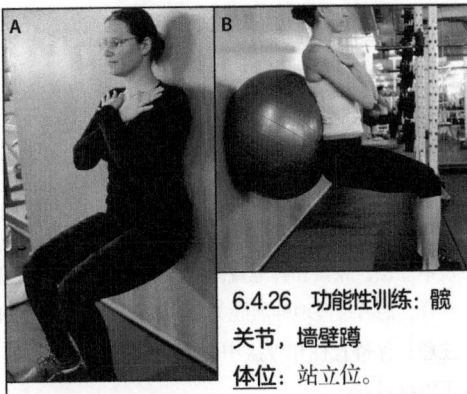

6.4.26 功能性训练：髋关节，墙壁蹲

体位：站立位。

目标：加强髋伸肌（臀大肌、腘绳肌和股四头肌）的力量。

方法：墙壁蹲：患者交叉上肢，背部靠墙，双脚分开至与髋同宽，髌骨与脚的第二根脚趾对齐，脚趾指向前方；患者骨盆后倾，然后沿墙壁向下滑动至髋关节和膝关节屈曲90°；患者应该能够看到脚趾；然后，患者回到起始位置，重复（见图A）。健身球下蹲：可以通过瑜伽球来增加支撑和减小摩擦力，动作过程和前面相同（见图B）。

注意：保持脊柱和骨盆中立，鼓励核心肌肉收缩，膝关节和髋关节对齐并位于脚趾后方。

运动量：重复8~12次，1~3组，每天1次或每隔1天1次。

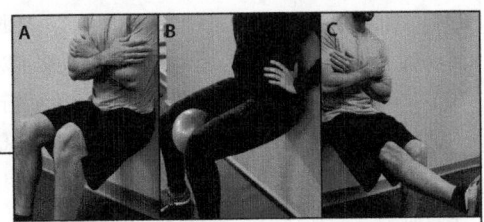

6.4.27 功能性训练：髋关节，墙壁坐

体位：站立位。

目标：加强髋伸肌（臀大肌、腘绳肌和股四头肌）的力量，挤压球使髋内收肌等长收缩，增强上述肌肉的耐力。

方法：患者交叉上肢，背部靠墙，双脚分开至与髋同宽，髌骨与第二根脚趾对齐，脚趾朝前。骨盆后倾，然后沿墙壁向下滑动至髋和膝屈曲90°。患者应该能够看到脚趾。保持该姿势直到疲劳（见图A）。该练习也可以用双膝间挤压直径20~25厘米的球的方式来完成，鼓励患者在整个练习过程中挤压球（见图B）。为了进阶，患者可以在练习过程中抬起一只脚，或者交替伸展一侧膝关节（见图C）。

注意：保持脊柱和骨盆中立，鼓励核心肌肉收缩，膝关节和髋关节对齐并位于脚趾后方。

运动量：静态坐位时最好10秒，最多60秒；进阶和膝关节伸展变化时重复8~12次，1~3组，每天1次或每隔1天1次。

6.4.28 功能性训练：髋关节，自由站立下蹲

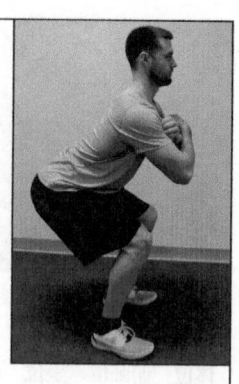

体位：站立位。

目标：加强髋伸肌（臀大肌、腘绳肌）和髋外展肌（阔筋膜张肌、臀中肌和臀小肌）的力量，稳定髋关节内外旋转肌以保持腿部对齐，通过股四头肌伸展膝关节。

方法：患者站立，双臂交叉于胸前，双脚分开至与髋同宽。患者保持脊柱和骨盆中立位，膝盖和脚笔直向前。患者膝盖位于脚趾后面蹲下，就像坐在椅子上一样。患者缓慢地伸展髋关节和膝关节，然后返回起点并重复。

注意：保持脊柱和骨盆中立，鼓励核心肌肉收缩，膝关节和髋关节对齐并位于脚趾后方。

运动量：重复8~12次，1~3组，每天1次或每隔1天1次。

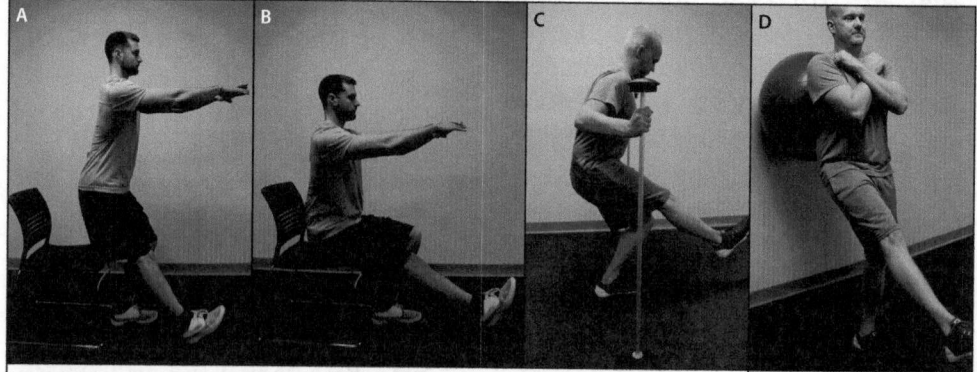

6.4.29 功能性训练：髋关节，单腿下蹲

体位：站立位。

目标：加强髋伸肌（臀大肌、腘绳肌）和髋外展肌（阔筋膜张肌、臀中肌和臀小肌）的力量，稳定髋关节内外旋转肌使腿部对齐，通过股四头肌伸展膝关节，该练习只能在侧卧位体臀肌强化练习后进行。

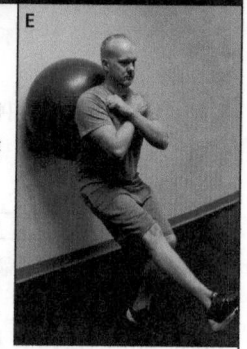

方法：椅子：患者站立，上肢向前伸出，与肩同高；患者将重心转移到练习侧腿，并用该侧腿保持平衡，另一条腿抬离地面并伸直，练习侧膝关节和脚笔直向前；患者向后坐，保持膝关节在脚趾后面，然后返回站立位（见图A和图B）。撑杆（初学者）：患者在两侧持撑杆，一条腿保持平衡，另一条腿尽量向前伸直；患者蹲下，直到髋关节屈曲90°，同时保持另一条腿抬离地面，并使用撑杆支撑；患者保持背部挺直，支撑腿的膝盖与脚趾方向一致；患者将身体抬高返回到原来的位置，直到髋关节和膝关节伸展，重复（见图C）。瑜伽球：患者也可以利用瑜伽球来增加支撑力；患者确保脚足够向前，以保证在下蹲时膝盖不会在脚趾前面（见图D和图E）。

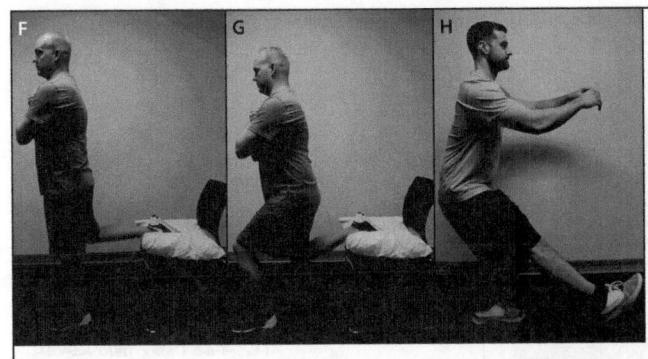

6.4.29 功能性训练：髋关节，单腿下蹲（续）

椅子：患者背朝椅子站立，距离椅子3英尺（约1米）远，并将练习侧脚背放在椅子上；患者通过收缩下腹部肌肉后倾骨盆，以防止蹲下时骨盆前倾；站立腿应位于躯干下方，与髋关节对齐，脚趾向前；患者蹲下，膝关节屈曲达90°，同时保持另一侧脚位于椅子上；然后，患者伸展髋关节和膝关节，返回起点并重复（见图F和图G）。

自由站立（高级）：患者将上肢抬起，肘关节尽量伸直，肩关节屈曲90°；患者用一条腿维持平衡，另一条腿向前伸直，尽可能抬高；患者下蹲至膝关节屈曲90°，同时保持另一条腿抬离地面，保持背部挺直，支撑腿膝盖与脚趾朝同一方向；然后，患者将身体抬高回到原来的位置，直到膝关节和髋关节完全伸展，重复（见图H）。

注意：保持骨盆中立，鼓励核心肌肉收缩，膝盖位于脚趾后面，重点是保持髋关节和膝关节尽可能受控制，膝盖位于第二脚趾的上方，躯干保持直立。

运动量：重复8~12次，1~3组，每天1次或每隔1天1次。

证据在哪里？	证据在哪里？
一项肌电图研究比较了在坐姿动作中，臀大肌和臀中肌的MVC活动，结果发现臀中肌激活82%MVC，臀大肌激活70%MVC（Boren et al., 2011）。	一项肌电图研究比较了臀大肌和臀中肌的MVC活动，发现当髋关节在稳定的表面进行旋转运动时，臀中肌激活57%MVC，臀大肌激活37%MVC。在不稳定表面上进行旋转运动时，两块肌肉的激活水平较低（Boren et al., 2011）。

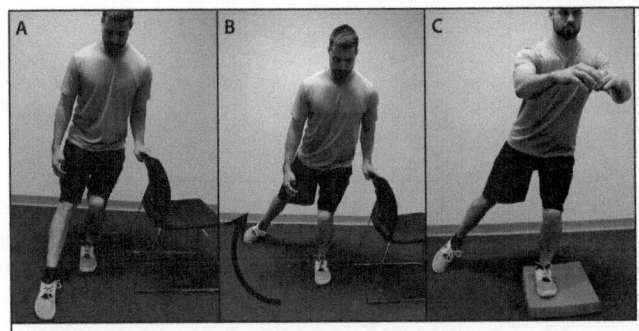

6.4.30 功能性训练：髋关节，单腿下蹲，画弧线

体位：站立位。

目标：加强髋伸肌（臀大肌、腘绳肌）和髋外展肌（阔筋膜张肌、臀中肌和臀小肌）的力量，稳定髋关节内外旋转肌使腿部对齐，通过股四头肌伸展膝关节。

方法：患者用练习侧腿进行单腿下蹲，同时用非练习侧脚向远处画弧线3次。然后，患者将脚放回起始位置，同时回到站立位。患者可以用手撑在桌子或墙上以保持平衡（见图A和图B）。该练习也可以在不稳定的表面上进行，如正方形泡沫（见图C）。

注意：保持骨盆中立，鼓励核心肌肉收缩，练习侧膝关节与髋关节对齐并保持在脚趾后方。

运动量：重复8~12次，1~3组，每天1次或每隔1天1次。

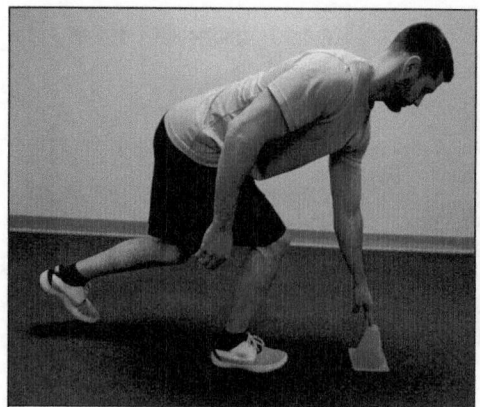

6.4.31 功能性训练: 髋关节, 单腿下蹲, 锥形物

体位: 站立位。

目标: 加强髋伸肌 (臀大肌、腘绳肌) 和髋外展肌 (阔筋膜张肌、臀中肌和臀小肌) 的力量, 稳定髋关节内外旋转肌使腿部对齐, 通过股四头肌伸展膝关节。

方法: 患者从练习侧单腿下蹲开始 (**6.4.29**), 重心穿过脚跟和膝关节, 并位于脚趾后方。锥形物位于练习侧脚趾前方6英寸处。肩关节屈曲90°, 肘关节伸展。患者将目光集中在锥形物上, 同时旋转躯干, 用一只手轻拍椎形物。

注意: 保持骨盆中立, 鼓励核心肌肉收缩, 练习侧膝关节与髋关节对齐并保持在脚趾后方, 重点是保持髋关节和膝关节静止并尽可能控制。

运动量: 重复8~12次, 1~3组, 每天1次或每隔1天1次。

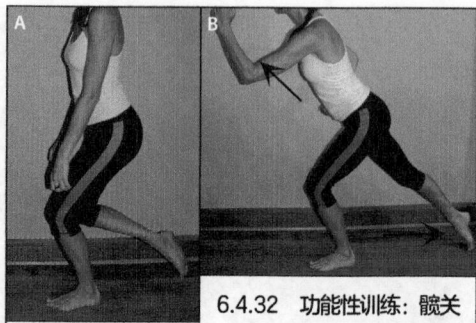

6.4.32 功能性训练: 髋关节, 单腿下蹲, 滑冰运动员

体位: 站立位。

目标: 加强髋伸肌 (臀大肌、腘绳肌) 和髋外展肌 (阔筋膜张肌、臀中肌和臀小肌) 的力量, 稳定髋关节内外旋转肌使腿部对齐, 通过股四头肌伸展膝关节。

方法: 患者从站立位开始, 练习侧单腿下蹲两次 (**6.4.29**)。患者单腿下蹲后, 躯干前倾, 练习侧上肢向前, 另一侧髋关节向后伸展, 脚趾轻叩地面。然后, 患者恢复站立位, 伸展膝关节和髋关节并保持2秒, 然后重复 (见图A和图B)。

注意: 保持骨盆中立, 鼓励核心肌肉收缩, 练习侧膝关节与髋关节对齐并保持在脚趾后方, 重点是保持髋关节和膝关节静止并尽可能控制。

运动量: 重复8~12次, 1~3组, 每天1次或每隔1天1次。

证据在哪里?

一项肌电图研究对比了臀大肌和臀中肌的MVC活动, 发现下蹲时, 臀中肌激活了59%MVC, 臀大肌激活了66%MVC (Boren et al, 2011)。

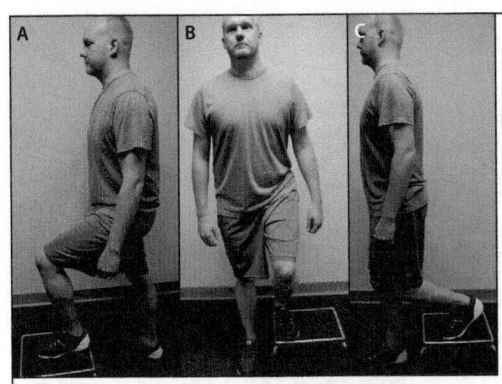

6.4.33　功能性训练：髋关节，上台阶

体位：站立位。

目标：加强髋伸肌（臀大肌、腘绳肌）和髋外展肌（阔筋膜张肌、臀中肌和臀小肌）的力量，稳定髋关节内外旋转肌使腿部对齐，通过股四头肌伸展膝关节。

方法：向前：患者练习侧腿向前迈上20厘米高的台阶，然后在下一次计数中用非练习侧腿上台阶，接着，患者将练习侧腿放回地面进行一次计数，最后在下一次计数中将非练习侧腿放回地面（见图A）。侧向：患者练习侧腿站在15厘米高的台阶边缘，缓慢下蹲，将非练习侧腿的脚跟朝地面降低计数一次，然后，在下一次计数时返回到起始位置（见图B）。后退：患者背对20厘米高的台阶站立，用练习侧腿后退一步上台阶，进行一次计数，然后在下一次计数中，患者用非练习侧腿上台阶；然后患者将练习侧腿放回地面进行一次计数，在下一次计数中将非练习侧腿放回地面（见图C）。

注意：保持骨盆中立，鼓励核心肌肉收缩，练习侧膝关节与髋关节对齐并保持在脚趾后方，重点是尽可能控制髋关节和膝关节。

运动量：重复8~12次，1~3组，每天1次或每隔1天1次。

证据在哪里？

一项肌电图研究比较了不同运动中臀大肌和臀中肌的MVC水平，发现侧向上台阶中两块肌肉的激活水平高于向前上台阶中的。其中，侧向上台阶中，臀中肌激活59%MVC，臀大肌激活63%MVC；向前上台阶中，臀大肌和臀中肌激活54%MVC（Boren et al., 2011）。

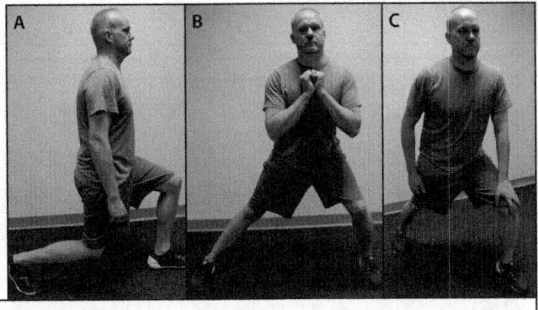

6.4.34　功能性训练：髋关节，弓箭步和各种体式变化

体位：站立位。

目标：加强髋伸肌（臀大肌、腘绳肌）和髋外展肌（阔筋膜张肌、臀中肌和臀小肌）的力量，稳定髋关节内外旋转肌使腿部对齐，通过股四头肌伸展膝关节。

方法：初学者：对于前弓箭步和侧弓箭步，患者可以从大跨步开始，但练习侧腿只进行小幅度屈曲；按照每个步骤的说明进行操作，根据患者的耐受性和姿势，看情况将膝关节的屈曲角度增大至90°。向前：患者向前迈出一大步，双膝屈曲约90°，保持前方膝盖笔直向前，髋关节和脚趾指向前方；患者将大部分体重转移到前腿上，而后前腿蹬地，恢复站立姿势（见图A）。侧向：患者侧向迈出一大步，稍微倾斜身体呈弓箭步，膝关节尽量屈曲90°，非练习侧腿保持伸展，练习侧腿的膝盖笔直向前，脚趾指向前方；患者将大部分体重转移到练习侧的腿上，而后练习侧腿蹬地，恢复站立姿势（见图B）。对角线：患者以45°角向前迈出一大步，膝关节屈曲约90°，非练习侧腿保持伸展；练习侧腿的膝盖笔直向前，脚趾指向前方；患者将大部分体重转移到练习侧的腿上，而后练习侧腿蹬地，恢复站立姿势（见图C）。

注意：保持骨盆中立，鼓励核心肌肉收缩，练习侧关节与髋关节对齐并保持在脚趾后方，重点是尽可能控制髋关节和膝关节。

运动量：重复8~12次，1~3组，每天1次或每隔1天1次。

6.4.35 功能性训练：髋关节，动态摆动腿，"跑步者"

体位：站立位。

目标：加强髋伸肌（臀大肌、腘绳肌）和髋外展肌（阔筋膜张肌、臀中肌和臀小肌）的力量，稳定髋关节内外旋转肌使腿部对齐，通过股四头肌伸展膝关节，髋屈肌（髂腰肌和股直肌）也参与了髋关节屈曲动作。

方法：患者从站立位开始，练习侧腿髋关节和膝关节屈曲约90°，对侧肩关节和肘关节屈曲约90°。一侧下肢进行单腿下蹲的同时，另一条腿向后伸展，并尽可能用脚趾向后轻压，同时将同侧上肢向前，肩关节和肘关节屈曲。然后，患者恢复直立并重复（见图A和图B）。

注意：保持骨盆中立，鼓励核心肌肉收缩，练习侧膝关节与髋关节对齐并保持在脚趾后方，重点是保持髋关节和膝关节稳定并尽可能控制。

运动量：重复8~12次，1~3组，每天1次或每隔1天1次。

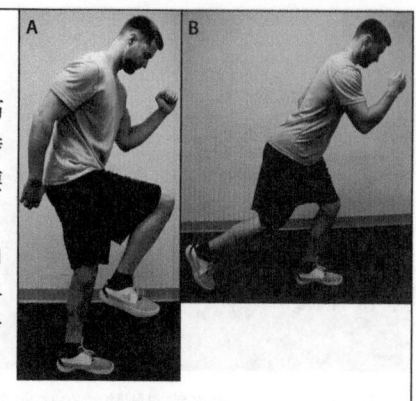

> ### 证据在哪里？
> 一项肌电图研究比较不同动作中臀大肌和臀中肌的激活情况发现，在动态摆腿单腿下蹲练习中，臀中肌激活57%MVC，臀大肌激活33%MVC（Boren et al., 2011）。

6.4.36 功能性训练：硬拉和体式变化

体位：站立位。

目标：加强髋伸肌（臀大肌、腘绳肌）和髋外展肌（阔筋膜张肌、臀中肌和臀小肌）的力量，稳定髋关节内外旋转肌使腿部对齐，通过股四头肌伸展膝关节，髋屈肌（髂腰肌和股直肌）也参与了髋关节屈曲动作。

方法：定位训练：患者可能难以保持脊柱挺直，在开始其他形式的硬拉前，可沿着脊柱使用定位销；患者沿着脊柱放置定位销，使头部、中背部、下背部及骶骨都接触定位销；患者在髋关节处向前屈曲，进行铰链式动作，应保持定位销与所有区域整个序列都接触（见图A和图B）。

交叉腿：患者站直，然后缓慢从练习侧髋关节处开始进行屈曲，保持背部挺直去触摸台阶（初学者）、地面（进阶阶段1）或站在凳子上使手越过脚（进阶阶段2），触摸2次；然后，患者髋关节伸展恢复到站立位；如果腘绳肌柔韧性差，膝关节可以轻微屈曲（见图C）。双下肢"罗马尼亚式硬拉"：患者在髋关节处缓慢屈曲，保持背部挺直，用指尖触摸地面两次；如果腘绳肌柔韧性差，膝关节可以轻微屈曲（见图D）。单腿硬拉：患者练习侧腿单腿站立，在髋关节处缓慢屈曲，背部保持挺直，用对侧手触摸地面2次；然后患者伸展髋关节恢复站立；如果腘绳肌柔韧性差，膝关节可以轻微屈曲（见图E）。

注意：保持骨盆中立，鼓励核心肌肉收缩，练习侧膝关节与髋关节对齐并保持在脚趾后方，重点是保持髋关节和膝关节稳定并尽可能控制。

运动量：重复8~12次，1~3组，每天1次或每隔1天1次。

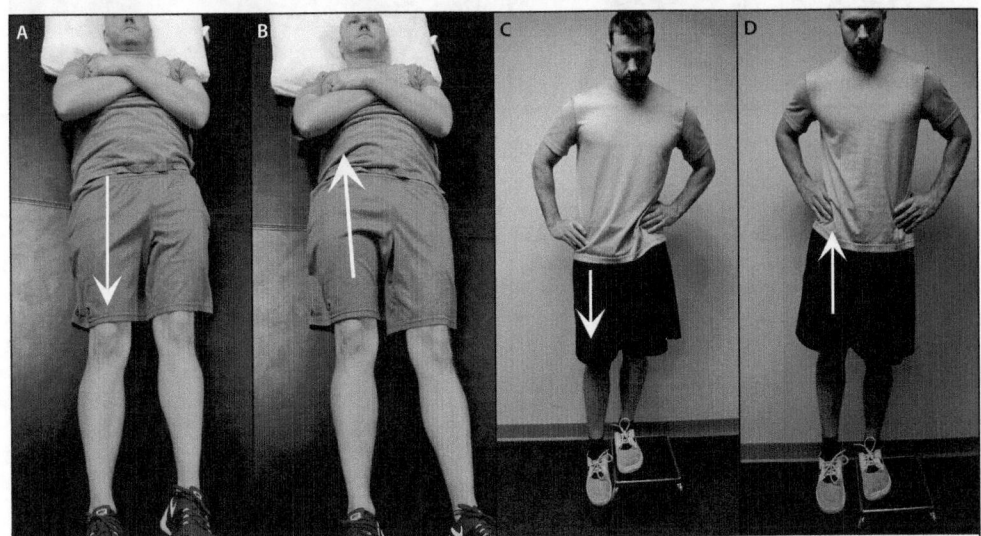

6.4.37　功能性训练：骨盆下垂/髋关节抬高

体位：初学者仰卧位，进阶站立位。

目标：加强臀中肌的力量。

方法：仰卧位：患者将骨盆从非练习侧向下滑动，将脚跟向远处推，然后将骨盆向肩部滑动，将脚跟沿着垫子向上拉；避免躯干横向屈曲（见图A和图B）。站立位：患者站在台阶上，脊柱挺直，通过降低非练习侧脚使同侧骨盆下垂；然后，患者练习侧的臀中肌主动收缩使非练习侧骨盆抬高，将脚从地面上抬高（见图C和图D）。

注意：保持骨盆中立，鼓励核心肌肉收缩，练习侧膝关节与髋关节对齐并保持在脚趾后方，重点是保持髋关节和膝关节稳定并尽可能控制。

运动量：重复8~12次，1~3组，每天1次或每隔1天1次。

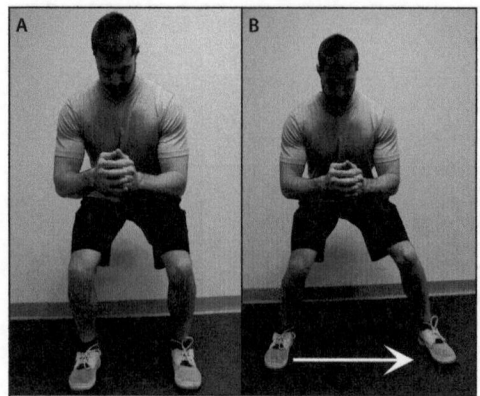

6.4.38 功能性训练：髋关节，侧移步，微蹲

体位：站立位。

目标：加强髋外展肌（阔筋膜张肌、臀中肌和臀小肌）的力量，稳定髋关节内外旋转肌使腿部对齐，通过股四头肌伸展膝关节。

方法：患者双脚分开至与髋同宽，髋关节和膝关节屈曲30°~45°，躯干直立。患者在保持髋关节和膝关节屈曲的姿势下进行侧移步，从而外展髋关节。患者随后内收另一侧髋关节，这样持续一段距离，重复。患者可以从一个方向穿过房间，然后返回（见图A和图B）。

注意：保持骨盆中立，鼓励下腹部肌肉收缩，膝盖保持在脚趾后方，躯干直立。

运动量：每次练习至疲劳为1组，1~3组，每天1次或每隔1天1次。

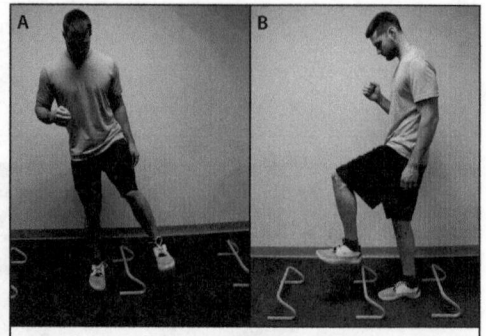

6.4.39 功能性训练：髋关节，跨步

体位：站立位。

目标：加强髋外展肌（阔筋膜张肌、臀中肌和臀小肌）的力量，稳定髋内外旋转肌使腿部对齐；加强髋屈肌的力量，使抬起的腿在向前移步或侧移步时都能越过障碍；站立侧腿的股四头肌参与收缩。

方法：治疗师可以在这项练习中设置跨栏小型障碍物，确保有足够的跨栏空间，以允许进行中等大小的跨步和双脚之间有空间。侧移步：患者躯干直立，将靠近跨栏的腿抬至髋关节和膝关节屈曲位，并外展髋关节，以越过跨栏；然后另一侧髋关节内收，越过跨栏，将脚放在前侧腿旁边并重复（见图A）。向前：该练习也可以通过向前越过跨栏来增大髋关节和膝关节的屈曲程度，患者注意不要使用代偿性环转动作来避开跨栏（见图B）。

注意：保持骨盆中立，鼓励下腹部肌肉收缩，膝盖保持在脚趾后面，躯干直立。

运动量：可以使用多个跨栏连续进行，也可以只使用一个跨栏来回进行；重复10~12次跨栏，1~3组，每天或每隔1天1次。

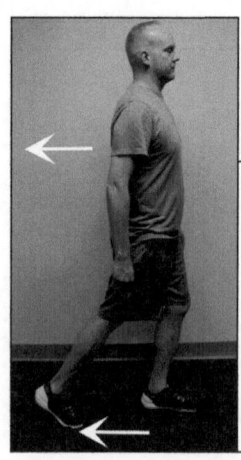

6.4.40 功能性训练：髋关节，向后行走

体位：站立位。

目标：加强髋伸肌（臀大肌和腘绳肌）的力量，增加髋关节伸展活动度，站立侧腿的股四头肌参与收缩。

方法：患者向后迈一大步，脚趾指向前方。

注意：避免躯干前倾，保持躯干直立。

运动量：练习至疲劳为1组，1~3组，每天1次或每隔1天1次。

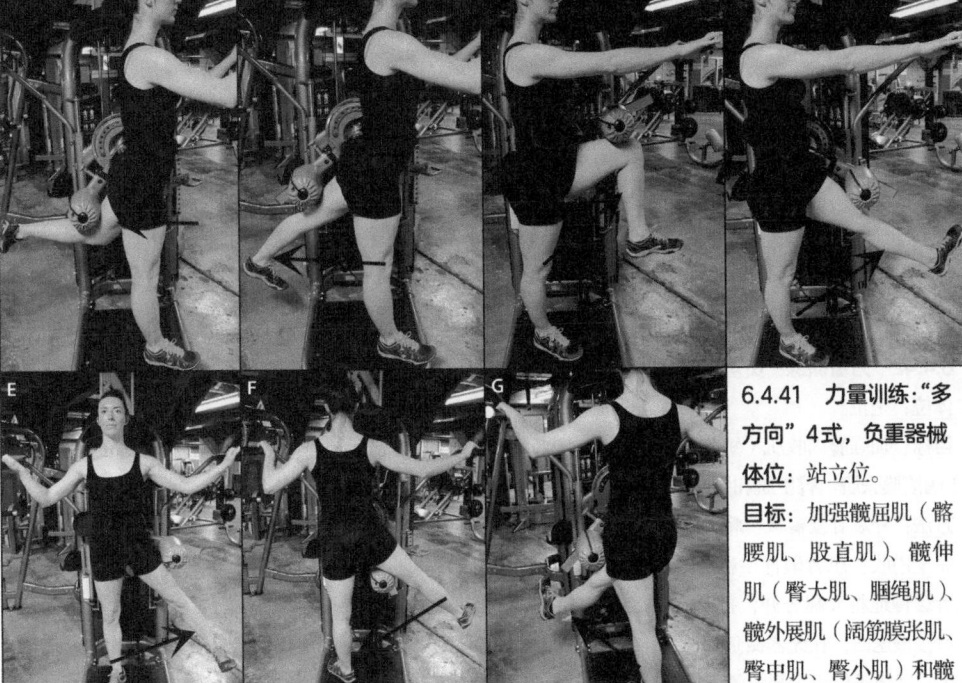

6.4.41 力量训练:"多方向" 4式,负重器械

体位: 站立位。

目标: 加强髋屈肌(髂腰肌、股直肌)、髋伸肌(臀大肌、腘绳肌)、髋外展肌(阔筋膜张肌、臀中肌、臀小肌)和髋内收肌(短收肌、长收肌、大收肌、小收肌、耻骨肌、股薄肌、闭孔外肌)的力量,稳定髋关节内外旋转肌使腿部对齐。

方法: 调整平台高度,使髋关节与旋转轴对齐。调整大腿垫高度到膝关节上方。调整范围选择器,将大腿杆设置到起始位置。根据治疗师希望患者运动的范围,患者的起始位置可以是髋中立位,也可以是与运动方向相反的位置。患者握住扶手以保持稳定,并执行所需的运动。患者应在整个运动过程中保持脊柱和骨盆中立。屈曲、伸展、外展和内收练习都可以在这台机器上完成(见图A到图G)。

注意: 保持骨盆中立,鼓励下腹部核心肌肉收缩,支撑腿膝关节保持完全伸展。

运动量: 重复8~12次,1~3组,每天1次或每隔1天1次。

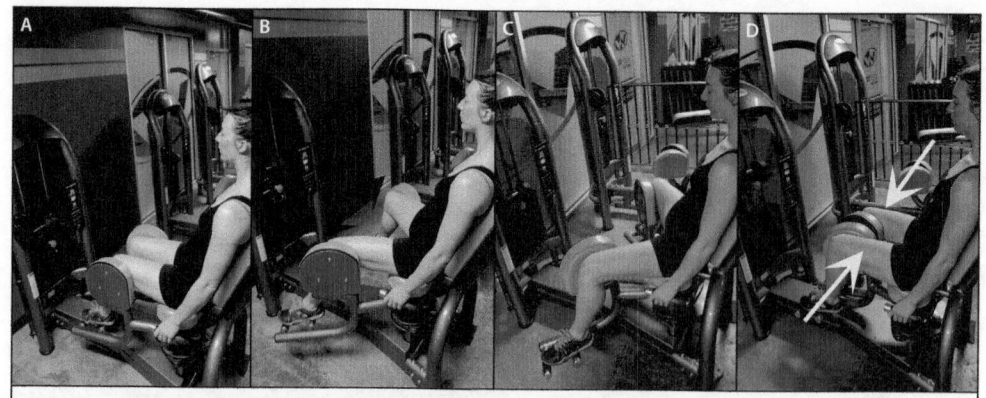

6.4.42　力量训练：负重训练器上髋外展肌和内收肌

体位：坐位。

目标：加强髋内收肌（短收肌、长收肌、大收肌、小收肌、耻骨肌、股薄肌、闭孔外肌）和髋外展肌（阔筋膜张肌、臀中肌和臀小肌）的力量。

方法：外展负重器械：将大腿放置在下方垫子上，使两侧垫子位于大腿外侧，调整起始位置，使大腿完全内收；患者坐直，利用核心肌肉来稳定骨盆，膝关节屈曲90°，双脚放到平台上（如果有）；患者缓慢地将大腿分开，打开髋部，保持膝关节和脚趾对齐并向前；在运动范围末端保持2~3秒，然后慢慢返回，在无器械负重前停止，然后重复（见图A和图B）。内收肌器械：将大腿放置在外侧垫子上，使垫子位于大腿内侧，调整起始位置，使内收肌略微拉伸；患者坐直，利用核心肌肉来稳定骨盆，膝关节屈曲90°，双脚放到平台上（如果有）；患者缓慢地将大腿向中间收拢，保持膝关节和脚趾对齐并向前；在运动范围末端保持2~3秒，然后在无器械负重前缓慢停止，并重复（见图C和图D）。

注意：保持骨盆中立，鼓励下腹部核心肌肉收缩，膝关节保持完全伸展。

运动量：重复8~12次，1~3组，每天1次或每隔1天1次。

证据在哪里？

　　批判者认为，尽管这些器械训练确实能够加强肌肉力量，但它们是危险的，因为身体不是为那样的髋关节运动（外展和内收）而设计的（Presto, n.d.），这些器械没有模仿现实生活中的动作。外展器械还会导致髂胫束紧绷，紧绷的髂胫束可能导致髌骨与膝关节对齐不良（Charles, n.d.）。有几个网站甚至将髋关节外展肌器械和内收肌器械列为健身房中最需要避开的器械（Behnken, n.d.; Doll, 2010; Perrine, 2011）。

6.4.43 功能性训练：步态练习

讨论：站立位时，有许多训练下肢的方法，旨在增强患者的平衡能力、本体感觉和下肢力量，请参阅膝部和踝部章节内容。此外，实现正常平稳的步态对髋部肌肉的功能提出了特殊要求。

不同步态阶段髋部肌肉的功能及可能产生的代偿问题如下。

- 髋屈肌在站立相的结束阶段通过离心收缩来控制髋伸展，并启动摆动阶段。随着髋屈肌功能的丧失，摆动将由躯干的代偿性后倾开始。髋屈肌的紧张将阻止站立阶段髋关节的完全伸展，从而导致步幅缩小。这可能导致步行过程中腰椎前凸增加或躯干前屈增加。
- 髋伸肌离心收缩，使腿在摆动期最后阶段到脚跟触地过程进行减速。一旦脚全足触地承受体重，髋伸肌便开始向心收缩使髋伸展。髋伸肌功能丧失可能导致摆动期最后阶段的幅度减小。患者可能通过旋转骨盆进行代偿。臀大肌紧绷可能会导致髂胫束产生更大张力，从而导致膝关节外侧产生炎症。
- 当对侧腿摆动时，髋外展肌控制外侧骨盆倾斜。臀中肌功能不良可能导致摆动阶段骨盆下坠，或当另一条腿摆动时躯干在站立侧发生代偿性侧弯。当患者因髋关节疼痛减轻髋关节承重和扭矩时，也可能发生侧向移位。阔筋膜张肌也是外展肌，如果紧绷，可能会改变步态。

参考文献

Behnken, M. (n.d.). Top 5 worst weight machines. *Ask the Trainer.*

Boren, K., Conrey, C., Le Coguic, J., Paprocki, L., Voight, M. & Robinson, T. K. (2011). Electromyographic analysis of gluteus medius and gluteus maximus during rehabilitation exercises. *International Journal of Sports Physical Therapy,* 6(3), 206–223.

Brandt, M., Jakobsen, M. D., Thorborg, K., Sundstrup, E., Jay, K. & Andersen, L. L. (2013). Perceived loading and muscle activity during hip strengthening exercises: Comparison of elastic resistance and machine exercises. *International Journal of Sports Physical Therapy,* 8(6), 811–819.

Charles, K. (n.d.). The effectiveness of a hip abduction and adduction exercise machine. *Healthy Living.*

Distefano, L. J., Blackburn, J. T., Marshall, S. W. & Padua, D. A. (2009). Gluteal muscle activation during common therapeutic exercises. *Journal of Orthopedic and Sports Physical Therapy,* 39(7), 532–540.

Doll, S. (2010). Top 5 machines to avoid in a health club. *Shaping Concepts.*

Lee, J. H., Cynn, H. S., Kwon, O. Y., Yi, C. H., Yoon, T. L., Choi, W. J. & Choi, S. A. (2014). Different hip rotations influence hip abductor muscles activity during isometric side-Lying hip abduction in subjects with gluteus medius weakness. *Journal of Electromyography and Kinesiology,* 24(2), 318–324.

McBeth, J. M., Earl-Boehm, J. E., Cobb, S. C. & Huddleston, W. E. (2012). Hip muscle activity during 3 side-lying hip-strengthening exercises in distance runners. *Journal of Athletic Training,* 47(1), 15–23.

Perrine, S. (2011). Train better: 10 exercise machines to avoid. *Women's Health.*

Presto, G. (n.d.). Shape fitness/workouts. *Shape.*

6.5

髋部康复方案和治疗方法

6.5.1 髋关节镜讨论

髋关节镜是一种微创手术，即外科医生在髋关节内插入一个小摄像头，利用其捕获的图像来引导微型手术器械操作。一般来说，这种手术是针对唇裂、股骨髋臼撞击（意味着关节内摩擦过大，通常是由于股骨头或髋臼形状的改变）、关节软骨损伤或游离体进行的，通常在门诊手术中心进行，这意味着患者不需要在医院过夜。髋关节镜目前是诊断和治疗唇裂的重要方式。如果早期开始，包括部分负重的初始治疗可能会有所反应（Schmerl, Pollard and Hoskins, 2005）。康复应在手术前就开始，术前进行教育，以指导、解释和示范术后康复计划。手术后，医生将确定术后负重程度，因为手术可能涉及不同方面，每个患者这些方面的条件会有所不同。负重限制是为了促进伤口愈合，也因为髋关节镜器械穿透髋关节并进行大量的牵引，所以通常会导致出现大量的反射性抑制和肌肉放电不良。关节的主动辅助活动很早就可以开始了，活动要保持在无痛范围内，以避免过度拉伸或末端范围的推拉。肌肉力量训练从术后一周开始，随着患者的耐受性增强进阶。患者应避免在术后前几周进行髂腰肌锻炼。发生髂腰肌肌腱炎是髋关节镜术后的一种已知副作用，但进行适当的术后护理可以避免，包括避免进行髂腰肌的过度活动（如直腿抬高、髋关节抗阻活动、髋外展肌力量训练引发的屈肌协同收缩）。如果患者进行了外展肌修复，那么在康复过程的早期，外展肌的力量训练也应受到限制，以使肌腱恢复（University of Wisconsin Sports Rehabilitation, 2013）。微骨折可以用来治疗小的软骨缺损。微骨折是一种骨髓刺激技术，在这种技术中，受损的软骨被钻孔或穿孔，穿透软骨下骨，并在缺损处形成血块，进而形成纤维软骨。用于治疗髋关节小软骨缺损的微骨折技术已显示出良好的效果（Chandrasekaran et al., 2015）。

6.5.2 髋关节镜下唇修复术，有/无股骨–髋臼撞击康复方案

该康复方案改编自以下相关内容：布赖恩·凯利（Bryan Kelly）博士［来自特殊外科医院—髋关节镜唇部清创术后康复（伴随或不伴随髋关节撞击）的髋关节保护中心］的髋关节镜术后康复方案；戴维·赫尔根（David Hergan）博士的唇部修复术（伴随或不伴随髋关节撞击）术后康复指南；威斯康星大学运动康复髋关节镜手术术后康复指南（University of Wisconsin Sports Rehabilitation, 2013）。

第一阶段：术后第0~4周，关节保护

1. 物理治疗包括对床上活动、转移和戴上/脱下支架（如果可以）的教育，必要时使用适当的辅助设备进行步态训练，以及讨论如何提高步行耐力。另外，包括通过中立的脊柱姿势和适当的身体力学教育，加强患者对坐姿、站姿和日常生活活动中姿势的修正

2. 2~3周内无主动抬高或髋关节屈曲和旋转活动

3. 对于手术后第一周的位置转移，家人/看护人员的协助非常重要

4. 术后两周内，使髋关节屈曲至90°或以上的坐姿不得保持超过30分钟，以避免髋部前方肌肉紧张

5. 每天趴2~3小时，以减轻髋关节前部的紧张感（下腰痛患者可能需要调整体位）

6. 没有微骨折的负重限制：0~3周平足负重，意味

着重量不能通过脚传递，但鼓励脚在与地面接触时保持平足以保持平衡

7. 有微骨折的负重限制：0~3周平足承重，然后后续3周承重20磅（约9千克）

8. 护具

  a. 行走时设置为0°~90°伸展/屈曲

  b. 睡觉时锁定在0°伸展位，必须戴着护具睡觉

  c. 起床后始终佩戴，睡觉时也必须佩戴

9. 疤痕按摩：每天5分钟，术后第2天开始，直至第3周

10. 手法治疗：用软组织手法技术治疗软组织僵硬，特别是髋关节前部被挤压组织

  考虑髋屈肌（腰大肌、髂肌、阔筋膜张肌/髂胫束、股直肌、腹股沟韧带、缝匠肌）、臀大肌/臀中肌/臀小肌、腰方肌、内收肌群、腘绳肌、梨状肌、外旋肌（孖肌、股方肌和闭孔内肌）和竖脊肌

11. 被动关节活动度/主动辅助关节活动度/主动关节活动度/关节活动度；在0~4周不要在任何运动平面进行激进的关节活动度练习

  a. 0~2周：屈曲限制在90内°

  b. 0~2周：外展限制在30°内

  c. 0~3周：内旋90°位时，屈曲限制在20°内

  d. 0~3周：外旋90°位时，屈曲限制在30°内

  e. 0~3周：俯卧内旋时，记录内旋活动度；没有限制

  f. 0~3周：俯卧外旋时，限制在20°内

  g. 0~3周：俯卧髋伸展时，限制在0°

  h. 0~4周：不进行主动髋屈曲超过90°

  i. 关节松动（3~12周）

    i. 可以采用温和的振动手法，允许1~2分的疼痛

    ii. 屈曲时尾侧滑动可能从第3周开始，有助于减少关节活动期间的挤压

    iii. 在第4周开始后向后滑动/向下滑动，以减轻后方关节囊的紧张度（可在仰卧和侧卧时使用关节松动带）

    iv. 术后6周内，在进行关节松动时，不要对前方关节囊施加压力

12. 6.11.3 关节活动度：踝关节/足，长坐位和踝泵，4个方向，主动（仰卧踝泵，仅主动活动，在第3周开始）

  a. 4.2.1 拉伸：单侧膝触胸（只进行被动活动，不

进行髋主动屈曲指导，4周后）。

  b. 6.1.8 关节活动度：髋关节屈曲和伸展，脚跟滑动，主动

  c. 6.1.10 关节活动度：髋关节外展和内收，脚跟滑动，主动

13. 主动关节活动度（在第4周开始）

  a. 4.1.7 关节活动度：躯干下部旋转，主动

  b. 6.1.14 关节活动度：髋关节内旋和外旋，主动（仅在仰卧位进行）

  c. 6.1.4 关节活动度：髋关节伸展，站立，主动辅助

14. 等长收缩

  a. 髋关节（在第1~2周进行）

    i. 6.4.2 力量训练：等长收缩，髋关节伸展/臀大肌

    ii. 6.4.3 力量训练：等长收缩，髋关节外展

    iii. 6.4.4 力量训练：等长收缩，髋关节内收

    iv. 6.4.6 力量训练：等长收缩，髋关节外旋

    v. 6.4.5 力量训练：等长收缩，髋关节内旋

  b. 膝关节（在第1~2周进行）

    i. 6.9.3 力量训练：等长收缩，膝关节屈曲，腘绳肌

    ii. 6.9.2 力量训练：等长收缩，膝关节伸展，挤压球（股内侧肌）

第二阶段：术后第5~12周，力量训练进阶

1. 拉伸

  a. 4.1.2 关节活动度：腰椎伸展，肘支撑俯卧，进阶到手支撑，被动

  b. 3.2.2 拉伸：胸椎屈曲，"婴儿姿势"或"祈祷式拉伸"，增加侧屈或旋转

  c. 4.2.2 拉伸：双侧膝触胸，3种体式

  d. 6.3.3 拉伸：髋屈肌，站立弓箭步

  e. 6.3.2 拉伸：髋关节屈曲，跪姿弓箭步

  f. 6.3.7 拉伸：髋内收肌，蛙式

  g. 6.3.11 拉伸：髋内收肌，在墙壁上

  h. 6.3.22 拉伸：梨状肌，4字式和各种体式变化

  i. 6.8.1 拉伸：股四头肌

    i. 侧卧手辅助

    ii. 俯卧训练带辅助

  j. 6.8.3 拉伸：腘绳肌

    i. 仰卧位

　　ii. 长坐位

　　iii. 坐位

　　iv. 站立，脚在凳子上

2. 力量训练

　　a. 4.3.1 力量训练：等长收缩，骨盆后倾，腰部下方放置或不放置生物反馈血压计袖带

　　b. 4.3.7 力量训练：腰椎周围肌肉，膝关节屈曲

　　c. 4.3.9 力量训练：腰椎周围肌肉，屈膝抬高

　　d. 4.1.6 关节活动度：骨盆时钟练习

　　e. 4.3.26 力量训练：腰椎周围肌肉，摇摆

　　f. 6.4.13 力量训练：等张收缩，髋关节伸展，毛巾/靠垫上迷你桥式

　　g. 6.4.14 力量训练：等张收缩，髋关节伸展，桥式和各种体式变化

　　　i. 桥式

　　　ii. 桥式内收挤压球

　　　iii. 桥式髋外展

　　　iv. 桥式内收/外展

　　　v. 单腿桥式

　　　vi. 桥式膝关节伸展

　　h. 6.4.16 力量训练：等张收缩，关节外展和外旋，"蚌式"和体式变化

　　　i. 第一阶段

　　　ii. 第二阶段

　　i. 4.3.14 力量训练：腰椎周围肌肉，交替上肢抬高、下肢抬高，组合模式

　　j. 6.4.8 力量训练：等张收缩，髋部肌肉，直腿抬高，4 种体式

　　　i. 伸展

　　　ii. 臀大肌分离

3. 心肺耐力训练

　　a. 骑固定自行车，第 3 周开始，每次进行 5 分钟，然后每周增加 3~5 分钟，直到共进行 20 分钟

　　b. 水上物理治疗，可以在切口愈合 3 周后进行

　　c. 使用椭圆训练机，第 6 周开始，每次进行 10 分钟，每周增加 3~5 分钟；可以改换使用自行车，直到可以进行 30 分钟的椭圆机或自行车的连续活动

第三阶段：术后第 13~16 周，力量训练进阶

1. 髋关节力量训练

　　a. 6.4.22 力量训练：弹力带，髋关节，侧移步

　　b. 6.4.15 力量训练：髋关节伸展，前臂平板撑

　　c. 6.4.17 力量训练：等张收缩，髋关节外展，"消防栓"

　　d. 6.4.23 力量训练：弹力带，髋关节，"蚌式"

　　e. 6.4.24 力量训练：弹力带，髋关节内旋和各种体式变化

　　f. 6.4.25 力量训练：弹力带，髋关节外旋和各种体式变化

　　g. 6.4.26 功能性训练：髋关节，墙壁蹲

　　h. 6.4.28 功能性训练：髋关节，自由站立下蹲

　　i. 6.4.27 功能性训练：髋关节，墙壁坐

　　j. 6.4.29 功能性训练：髋关节，单腿下蹲

　　k. 6.4.33 功能性训练：髋关节，上台阶

　　l. 6.4.34 功能性训练：髋关节，弓箭步和各种体式变化

2. 核心力量训练

　　a. 4.3.24 力量训练：腰椎周围肌肉，髋关节和膝关节交替伸展，四足位

　　b. 4.3.23 力量训练：腰椎周围肌肉，上肢交替抬高，四足位

　　c. 4.3.25 力量训练：腰椎周围肌肉，对侧上肢和下肢抬高，四足位

　　d. 4.3.27 力量训练：腰椎周围肌肉，脊柱保持中立位，高跪姿

　　e. 4.3.28 力量训练：腰椎周围肌肉，上肢抬高，高跪姿

　　f. 4.3.29 力量训练：腰椎周围肌肉，手伸向地面，高跪姿

　　g. 4.3.30 力量训练：腰椎周围肌肉，手伸向地面，半跪姿

　　h. 4.3.39 力量训练：腹部肌肉，侧平板和各种体式变化

　　　i. 靠墙站立（初学者）

　　　ii. 靠椅站立（初学者）

　　　iii. 肘和膝撑地（初学者）

　　　iv. 肘和脚支撑

　　　v. 手和膝支撑

　　　vi. 手和脚支撑

　　　vii. 抬腿

　　　viii. 髋部下沉

　　i. 4.3.42 力量训练：腹部肌肉，卷腹加强式，3 种方法（进阶）

j. 6.4.37 功能性训练：骨盆下垂/髋关节抬高

k. 6.4.38 功能性训练：髋关节，侧移步，微蹲

l. 6.4.39 功能性训练：髋关节，跨步

m. 6.4.40 功能性训练：髋关节，向后行走

n. 6.4.43 功能性训练：步态练习

o. 6.14.16 功能性训练：踝关节/足，Rhomberg和变化

p. 6.14.18 功能性训练：踝关节/足，对侧髋，4种方式平衡挑战

3. 超等长练习

a. 6.9.33 超等长和各种变化，膝关节

i. 双腿轻跳

ii. 单腿轻跳

iii. 向前跳箱

b. 6.9.34 反应性神经肌肉训练和变化

i. 单平面前移

ii. 单平面横向移动

iii. 多平面体重转移

iv. 下蹲，后方体重转移

v. 下蹲，前方体重转移

vi. 下蹲，后内侧体重转移

vii. 弓箭步，内侧体重转移

viii. 单腿下蹲，膝关节处向内拉动

4. 运动专项敏捷性训练，在康复后期的12~16周进行，首先与医生确认

a. 6.9.30 敏捷性：膝关节，速度绳梯训练和各种变化

b. 6.9.31 敏捷性：膝关节，圆点训练和各种变化

c. 6.9.32 敏捷性：膝关节，迷你栏架训练和各种变化

d. 8.1.4 跑步训练方案

e. 8.1.7 侧切训练——8字进阶

f. 8.1.6 跳跃训练方案

g. 8.1.5 冲刺训练方案

5. 心肺耐力训练

跑步、使用椭圆机、骑自行车、游泳、使用楼梯机

6. 出院标准，重返体育运动（与治疗师确认）

a. 无痛或至少是可控的不适程度

b. 肌肉力量达健侧90%最大肌力以上

c. 股四头肌和腘绳肌的等速测试峰值扭矩与健侧比差异在15%以内

d. 单腿三级跳远的得分高于健侧得分的85%

e. 下台阶测试

f. Y平衡测试

6.5.3 全髋关节置换术讨论

患有髋关节严重退行性变的患者可以选择接受全髋关节置换术。全髋关节置换术用假体组件替换受损的骨和软骨，将受损的股骨头更换为一端带有金属或陶瓷球的金属柄。金属柄被放置在股骨的中空中心，去除髋臼受损的软骨表面，用金属套筒替换，并在新钢球和球座之间插入塑料、陶瓷或金属做的垫片，以实现平滑的关节连接。

全髋关节置换术是最成功和最具成本效益的外科手术之一，其主要目的是减轻疼痛和恢复功能。自引入全髋关节置换术以来，与之相关的技术不断被改进，从而获得更好的功能结果和植入存活率（Abdulkarim, Ellanti, Motterlini, Fahey and O'Byrne, 2013）。全髋关节置换术使用的假体可以是骨水泥型的，也可以是非骨水泥型的。骨水泥

假体使用快干骨水泥帮助固定骨。随着时间的推移，水泥可能会破裂，导致假体松动，患者需要进行第二次全髋关节置换术。非骨水泥假体经过特殊处理，可以使骨骼长入假体，并随着时间的推移附着在假体上。非骨水泥假体往往能使用更长的时间。

> **证据在哪里？**
>
> 一项有关随机对照试验的元分析发现，骨水泥型和非骨水泥型的假体在种植体存活率方面没有显著性差异，衡量的指标包括翻修率、死亡率或并发症比例。此外，研究人员还发现了骨水泥固定获得了更好的短期临床结果，主要依据是疼痛评分的改善（Abdulkarim et al., 2013）。

此外，微创方法可以将对软组织的破坏降到最低，可以使患者更快恢复。

证据在哪里？

贝尔热等人（Berger et al., 2004）评估了100名接受微创髋关节置换术的患者，发现了惊人的结果。97%的患者在手术日当天达到了出院物理治疗目标，这些目标达成后即可出院回家。100%的患者在手术后23小时后达到了出院目标。9%的患者立即展开门诊治疗，62%的患者在1周内开始，所有患者在2周内开始。停止使用拐杖、停止使用麻醉止痛药和恢复驾驶的平均时间是术后6天。恢复工作的平均时间为8天，停止使用任何辅助装置为9天，恢复所有日常生活活动为10天。能够重新步行半英里的平均时间是16天。所有这些患者没有再入院，没有脱臼，也没有再次手术。

全髋关节置换术后的物理治疗康复被认为是标准和基本的治疗方法，其目的是最大限度地发挥髋关节的功能和独立性，并尽可能减少伤口感染，防止形成深静脉血栓，发生肺栓塞和髋关节脱位等并发症。手术后前3个月髋关节脱位的发生率为3%~8%，术后第4周和第12周最高。全髋关节置换术后3个月深部伤口感染发生率为0.2%~1%。全髋关节置换术后深静脉血栓形成的概率为45%~57%，包括静脉造影检测到的无症状病例。全髋关节置换术后肺栓塞的患病率为0.7%~30%，致死性肺栓塞的发生率为0.34%~6%。

终末期髋关节炎患者可以很好地耐受定制的术前锻炼方案，该方案还可有效改善全髋关节置换术后身体功能的早期恢复情况（Gilbey et al., 2003）。旨在加强髋关节外旋肌的训练方案可以显著改善

证据在哪里？

髋关节置换术后症状性血栓栓塞发生率较低与早期下床活动有关，并且早期下床活动不会增加深静脉血栓患者的栓塞风险（Health Quality Ontario, 2005）。

全髋关节置换术后急性期的髋关节外展肌力量和步行能力（Nankaku et al., 2016）。

证据在哪里？

迪莫纳科等（Di Monaco et al., 2009）在2009年及2013年对随机对照试验的系统综述中发现了令人信服的证据，以支持术后早期阶段减重的跑步机训练、手术侧股四头肌的单侧抗阻训练和手臂间歇性训练的有效性。在术后后期，他们发现负重训练结合髋关节外展肌离心训练是关键组成部分，建议术后后期方案应包括负重训练并结合髋关节外展肌离心训练。

证据在哪里？

有综述研究发现，接受家庭康复治疗的患者与住院康复治疗的患者在疼痛、功能结果或患者满意度方面没有差异，建议患者在原发性全髋关节置换术后使用家庭康复治疗作为更具成本效益的策略（Mahomed et al., 2008; Okoro et al., 2012）。

物理治疗方案的制定基于手术方法；包括前侧/前外侧，后侧或全方位入路；无论是骨水泥型还是非骨水泥型，有或没有转子截骨术，以及可能发生的其他手术并发症。以下方案将帮助治疗师治疗全髋关节置换术后患者，并为每种常见的手术程序差异提供一般的预防措施。预防措施旨在保持假体的放置良好，并防止软组织在愈合过程中发生脱位。

6.5.4 全髋关节置换术后康复方案

该方案改编自布里格妇女医院康复服务部门髋关节镜术/半关节成形术术后康复方案（Beagan, 2011）。

注意事项：随访至少3个月，停药前与医生联系

1. 所有练习方法
   a. 禁止髋关节屈曲大于90°

   b. 禁止髋关节内旋超过中立位

   c. 禁止髋关节内收超过中立位

2. 前路手术和全路手术的其他预防措施

a. 禁止髋关节伸展或外旋超过中立位

b. 禁止桥式运动，禁止俯卧

c. 当患者仰卧时，保持髋关节屈曲约30°，可以通过将枕头放在患者膝关节下方或抬起床头来实现

d. 患者可以执行单步步行的步态模式，但应避免末端范围髋关节的伸展

3. 伴随转子截骨术

a. 主动髋外展受限，这是由于大转子复位后臀中肌的收缩力减弱。在术后医嘱中，这将记录为"移除转子"或"转子移除预防措施"

b. 仅进行被动外展

c. 仅进行功能外展；患者不应该进行主动外展练习，但可以收缩髋外展肌以实现功能活动，例如起床或走动

4. 承重

a. 骨水泥型全髋关节置换术后通常立即进行在耐受范围内负重

b. 非骨水泥型全髋关节置换术后可以全负重/耐受范围内负重或部分负重。非骨水泥型全髋关节置换术后进行全负重已被证明是安全有效的（Mark miller, Weiss, Kreuz, Rüter and Konrad, 2011）。然而，一些外科医生可能会在手术后限制患者负重。如果他们的意见与本方案不同，请始终遵循外科医生的指示。外科医生的指示可以取代本方案的任何差异

第一阶段早期：术后即刻（第1~4天）

患者可以利用枕头使髋关节外展，或者根据自身的偏好使手术侧下肢处于牵引悬吊状态。患者可以不使用任何装置，除非有特定的要求写在医嘱中。患者不需要使用牵引装备或髋关节外展针，除非另有说明。当患者在床上时，应在患者下肢之间放置枕头。具有前路预防措施的患者可能不需要牵引悬挂或髋关节外展枕头。

1. 目标

a. 关于脱位预防措施，患者应知悉

b. 物理治疗包括必要时使用适当的辅助装置进行床上移动、转移和步态练习，并尝试增加步行距离

c. 加强坐姿、站姿和日常生活活动中脊柱中立姿势，以及适当的关于身体力学的教育和实践，同时遵循预防措施

d. 患者如果必须在家中使用楼梯以便独立进行家庭日常活动，则需要使用辅助设备步行和上下楼梯，同时保持适当的负重

e. 在最低限度的辅助下进出车辆

f. 观察深静脉血栓形成的任何迹象：肿胀、发红、小腿疼痛增加

g. 观察髋关节脱位的迹象：不受控的疼痛；明显的腿长差异；与非手术侧相比，手术侧下肢出现旋转

h. 观察臀部敷料和伤口：如果髋关节周围存在大量渗液或皮肤气泡或易损的皮肤，请与护士讨论，以决定是否通知手术团队

i. 若存在肺栓塞的迹象和周围神经完整性的丧失，则应立即通知医生

j. 睡眠姿势：应根据需要将毛巾卷放置在靠近膝关节的大腿旁边，以保持仰卧时膝关节中立旋转。对于后路预防措施，手术侧膝关节后方不应放置任何物体。如果患者有前路预防措施，可以在手术侧膝关节后面放置枕头以保持髋关节轻微屈曲

2. 术后预防措施的关节活动度限制：限制被动关节活动度/主动辅助关节活动度

3. 主动关节活动度

a. 6.11.3 关节活动度：踝关节/足，长坐位和踝泵，4个方向，主动（仅进行仰卧位踝泵）

b. 6.1.8 关节活动度：髋关节屈曲和伸展，脚跟滑动，主动

c. 6.1.10 关节活动度：髋关节外展和内收，脚跟滑动，主动（当存在转子截骨术时不进行该练习）

4. 等长收缩练习

a. 髋关节

i. 6.4.2 力量训练：等长收缩，髋关节伸展/臀大肌

ii. 6.4.3 力量训练：等长收缩，髋关节外展（当进行转子截骨术则不进行该练习）

iii. 6.4.4 力量训练：等长收缩，髋关节内收

iv. 6.4.6 力量训练：等长收缩，髋关节外旋

v. 6.4.5 力量训练：等长收缩，髋关节内旋

b. 膝关节

i. 6.9.3 力量训练：等长收缩，膝关节屈曲，腘绳肌

ii. 6.9.2 力量训练：等长收缩，膝关节伸展，挤

压球（股内侧肌）

5. 等张收缩

    a. 6.9.8 力量训练：等张收缩，短弧伸展（股四头肌）

    b. 6.9.9 力量训练：等张收缩，长弧伸展（股四头肌）

    c. 6.9.10 力量训练：等张收缩，腘绳肌蜷曲

第一阶段：第1~4周

1. 继续之前的练习，进阶重复次数和组数

2. 步态训练

    在第4~6周脱掉辅助装备

3. 闭链训练

    6.9.21 功能性训练：膝关节，重心转移

4. 心肺耐力训练方案

    在第3周开始卧式自行车练习，最初5分钟，后面每周增加3~5分钟练习时间。在第3~4周开始增加轻度抗阻训练

第二阶段：第5~6周

1. 继续前面的练习

2. 力量训练

    a. 6.4.8 力量训练：等张收缩，髋部肌肉，直腿抬高，4种体式（前侧入路避免伸展练习，转子截骨术避免外展练习）

    b. 6.4.34 功能性训练：髋关节，弓箭步和各种体式变化

    c. 7.3.2 整体功能性：治疗方法
    坐到站

3. 闭链训练

    6.9.24 功能性训练：膝关节，踏步

    i. 初学者

    ii. 向前

    iii. 对角线

    iv. 侧向

4. 功能性站立和步态训练

    a. 6.4.38 功能性训练：髋关节，侧移步，微蹲

    b. 6.4.39 功能性训练：髋关节，跨步

    c. 6.4.40 功能性训练：髋关节，向后行走

    d. 6.4.43 功能性训练：步态练习

    e. 在不平的路面上行走

第三阶段：第7~12周，力量训练进阶

1. 继续第二阶段的练习；增加阻力、重复次数和组数

2. 拉伸

    a. 6.1.4 关节活动度：髋关节伸展，站立，主动辅助（前侧入路避免伸展）

    b. 4.1.2 关节活动度：腰椎伸展，肘支撑俯卧，进阶到手支撑，被动（前侧入路避免伸展，转子截骨术避免外展）

    c. 6.3.3 拉伸：髋屈肌，站立位弓箭步

    d. 6.3.2 拉伸：髋关节屈曲，跪姿弓箭步

    e. 6.3.7 拉伸：髋内收肌，蛙式

    f. 6.3.11 拉伸：髋内收肌，在墙壁上

    g. 6.3.22 拉伸：梨状肌，4字式和各种体式变化

    h. 6.8.1 拉伸：股四头肌（前侧入路避免伸展）

    i. 侧卧手辅助

    ii. 俯卧训练带辅助

    i. 6.8.3 拉伸：腘绳肌（尝试不同的体式变化，避免屈曲大于90°）

    i. 仰卧位

    ii. 站立，脚在凳子上

    j. 6.13.7 拉伸：台阶上小腿拉伸

3. 力量训练

    a. 6.14.7 力量训练：等张收缩，脚跟抬高

    b. 4.3.1 力量训练：等长收缩，骨盆后倾，腰部下方放置或不放置生物反馈血压计袖带

    c. 4.3.7 力量训练：腰椎周围肌肉，膝关节屈曲

    d. 4.3.9 力量训练：腰椎周围肌肉，屈膝抬高

    e. 6.4.13 力量训练：等张收缩，髋关节伸展，毛巾/靠垫上迷你桥式

    f. 6.4.14 力量训练：等张收缩，髋关节伸展，桥式和各种体式变化（前侧入路避免伸展和桥式）

    i. 桥式

    ii. 桥式内收挤压球

    iii. 桥式髋外展

    iv. 桥式内收/外展

    g. 6.4.16 力量训练：等张收缩，关节外展和外旋，"蛙式"（转子截骨术要小心进行外展练习）
    第一阶段

    h. 6.4.23 力量训练：弹力带，髋关节，"蛙式"；转子截骨术要小心进行外展练习

    i. 4.3.14 力量训练：腰椎周围肌肉，交替上肢抬高、下肢抬高，组合模式

    j. 6.4.22 力量训练：弹力带，髋关节，侧移步（转

子截骨术要小心进行外展练习）

4. 心肺耐力训练
   a. 抗阻仰卧式自行车练习增加至20分钟
   b. 步行/跑步机上训练进阶

第四阶段：第13～16周，力量训练进阶

1. 平衡/协调/本体感觉

   7.3.2 整体功能性：治疗方法
   i. 振动训练
   ii. 向前伸手（站立）
   iii. 双重任务
   iv. 携带洗衣篮
   v. 拎着购物袋
   vi. 推购物车
   vii. 行走，在不平的路面上转弯
   viii. 扰动训练

2. 力量训练

   a. 6.4.26 功能性训练：髋关节，墙壁蹲
   b. 6.4.28 功能性训练：髋关节，自由站立下蹲
   c. 6.4.27 功能性训练：髋关节，墙壁坐
   d. 6.14.16 功能性训练：踝关节/足，Rhomberg 和变化（小心地进行 sharpened Rhomberg 练习，因为涉及髋内收）
   e. 6.4.17 力量训练：等张收缩，髋关节外展，"消防栓"
   f. 6.4.33 功能性训练：髋关节，上台阶
   g. 4.3.39 力量训练：腹部肌肉，侧平板和各种体式变化
   i. 靠墙站立（初学者）
   ii. 靠椅站立（初学者）
   iii. 肘和膝支撑（初学者）
   iv. 肘和脚支撑
   h. 6.4.15 力量训练：髋关节伸展，前臂平板撑
   i. 4.3.24 力量训练：腰椎周围肌肉，髋关节和膝关节交替伸展，四足位
   j. 4.3.23 力量训练：腰椎周围肌肉，上肢交替抬高，四足位
   k. 4.3.25 力量训练：腰椎周围肌肉，对侧上肢和下肢抬高，四足位
   l. 4.3.27 力量训练：腰椎周围肌肉，脊柱保持中立位，高跪姿
   m. 4.3.28 力量训练：腰椎周围肌肉，上肢抬高，高跪姿
   n. 4.3.30 力量训练：腰椎周围肌肉，手伸向地面，半跪姿
   o. 4.3.29 力量训练：腰椎周围肌肉，手伸向地面，高跪姿
   p. 4.3.38 力量训练：腹部肌肉，平板撑和各种体式变化
   i. 站立位（初学者）
   ii. 扶椅站立（初学者）
   iii. 四足位
   iv. 前臂支撑
   v. 双手撑地
   q. 4.3.42 力量训练：腹部肌肉，卷腹加强式，3种方法（进阶）
   r. 6.4.37 功能性训练：骨盆下垂/髋关节抬高（要小心髋内收）
   s. 6.14.18 功能性训练：踝关节/足，对侧髋，4种方式平衡挑战
   t. 6.14.19 功能性训练：踝关节/足，单腿迷你蹲和向前伸手，全方位
   u. 6.14.21 功能性训练：踝关节/足，任天堂 Wii
   i. 增强平衡的练习
   ii. 用于肌肉力量强化练习

3. 出院标准，与医生确认

   a. 非止痛步态
   b. 徒手肌力评定（MMT）4+/5或更好
   c. 平衡能力正常
   d. 独立上下楼梯
   e. 独立进行家庭锻炼

参考文献

Abdulkarim, A., Ellanti, P., Motterlini, N., Fahey, T. & O'Byrne, J. M. (2013). Cemented versus uncemented fixation in total hip replacement: A systematic review and meta-analysis of randomized controlled trials. *Orthopedic Reviews*, 5(1), e8.

Beagan, C. (2011). Total hip arthroplasty/hemiarthroplasty protocol. *Brigham and Women's Hospital*.

Berger, R. A., Jacobs, J. J., Meneghini, R. M., Della Valle, C.,

Paprosky, W. & Rosenberg, A. G. (2004). Rapid rehabilitation and recovery with minimally invasive total hip arthroplasty. *Clinical Orthopedics and Related Research*, (429), 239–247.

Chandrasekaran, S., Lindner, D., Martin, T. J., Lodhia, P., Suarez-Ahedo, C. & Domb, B. G. (2015). Technique of arthroscopically assisted transtrochanteric drilling for femoral head chondral defects. *Arthroscopy Techniques*, 4(4), 287–291.

Di Monaco, M. & Castiglioni, C. (2013). Which type of exercise therapy is effective after hip arthroplasty? A systematic review of randomized controlled trials. *European Journal of Physical Rehabilitation and Medicine*, 49(6), 893–907.

Di Monaco, M., Vallero, F., Tappero, R. & Cavanna, A. (2009). Rehabilitation after total hip arthroplasty: A systematic review of controlled trials on physical exercise programs. *European Journal of Physical and Rehabilitation Medicine*, 45(3), 303–317.

Gilbey, H. J., Ackland, T. R., Wang, A. W., Morton, A. R., Trouchet, T. & Tapper, J. (2003). Exercise improves early functional recovery after total hip arthroplasty. *Clinical Orthopedics and Related Research*, (408), 193–200.

Health Quality Ontario. (2005). Physiotherapy rehabilitation after total knee or hip replacement. *Ontario Health Technology Assessement Series*, 5(8), 1–91.

Hergan, D. (n.d.). Post-operative hip arthroscopy rehabilitation Protocol: Labral repair with or without FAI component. David J. Hergan, MD, MS.

Kelly, B. T. (n.d.). Hip arthroscopy rehabilitation labral debridement with or without FAI component. *Dr Bryan T Kelly*.

Mahomed, N. N., Davis, A. M., Hawker, G., Badley, E., Davey, J. R., Syed, K. A., ... Wright, J. G. (2008). Inpatient compared with home—Based rehabilitation following primary unilateral total hip or knee replacement: A randomized controlled trial. *Journal of Bone and Joint Surgery*, 90(8), 1673–1680.

Markmiller, M., Weiss, T., Kreuz, P., Rüter, A. & Konrad, G. (2011). Partial weightbearing is not necessary after cementless total hip arthroplasty: A two-year prospective randomized study on 100 patients. *International Orthopedics*, 35(8), 1139–1143.

Nankaku, M., Ikeguchi, R., Goto, K., So, K., Kuroda, Y. & Matsuda, S. (2016). Hip external rotator exercise contributes to improving physical functions in the early stage after total hip arthroplasty using an anterolateral approach: A randomized controlled trial. *Disability and Rehabilitation*, 38(22), 2178–2183.

Okoro, T., Lemmey, A. B., Maddison, P. & Andrew, J. G. (2012). An appraisal of rehabilitation regimes used for improving functional outcome after total hip replacement surgery. *Sports Medicine, Arthroscopy, Rehabilitation, Therapy and Technology*, 4(1), 5.

Schmerl, M., Pollard, H. & Hoskins, W. (2005). Labral injuries of the hip: A review of diagnosis and management. *Journal of Manipulative and Physiological Therapeutics*, 28(8), 632.

University of Wisconsin Sports Rehabilitation. (2013). Rehabilitation guidelines for hip. *UW Health Sports Rehabilitation*.

6.6

膝关节活动度练习

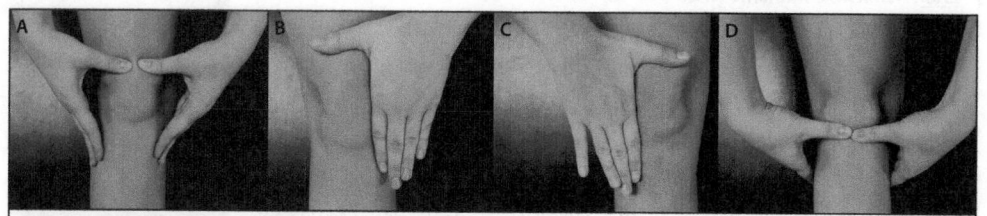

6.6.1 关节活动度：髌骨关节松动，主动辅助

体位：长坐位。

目标：增加髌骨活动度。

方法：患者呈长坐位，膝关节伸直，可膝关节下放置一个小毛巾卷，以保持髌骨关节的开放姿势。向下滑动：患者将拇指放在髌骨的上边缘，并将髌骨向下滑动（见图A）。外侧滑动：患者将对侧拇指和食指沿髌骨内侧边缘放置，并将髌骨向外侧滑动（见图B）。内侧滑动：患者沿髌骨外侧边缘放置同侧拇指和食指，并将髌骨向内侧滑动（见图C）。向上滑动：患者将拇指放在髌骨下缘，将髌骨向上滑动（见图D）。

注意：腿应保持稳定。

运动量：保持5秒，重复10次，每天重复1~3次。

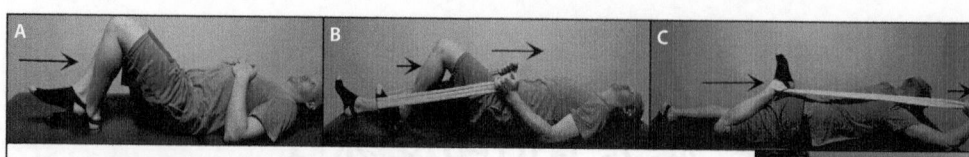

6.6.2 关节活动度：膝关节屈曲，主动辅助

体位：仰卧位，俯卧位，坐位。

目标：增加膝关节屈曲活动度。

方法：仰卧：患者将练习侧脚跟滑向同侧臀部，另一侧脚跟位于练习侧胫骨前方，协助将脚跟拉近臀部；返回时，患者用非练习侧的脚钩住练习侧脚踝，协助将膝关节拉回伸展位置（见图A）。使用训练带仰卧：患者将训练带绕在练习侧脚上，当脚跟沿着垫子滑动时，患者用双臂拉动训练带，协助让脚跟更靠近臀部；返回时，患者用非练习侧的脚钩住练习侧脚踝，协助将膝关节拉回伸展位置（见图B）。使用训练带俯卧：患者屈曲练习侧膝关节，使脚跟靠近臀部，而另一侧脚踝钩在练习侧胫骨前方，协助双手将脚跟进一步拉向臀部；返回时，患者用非练习侧的脚钩住脚踝后面，协助膝关节恢复伸展（见图C）。坐位：患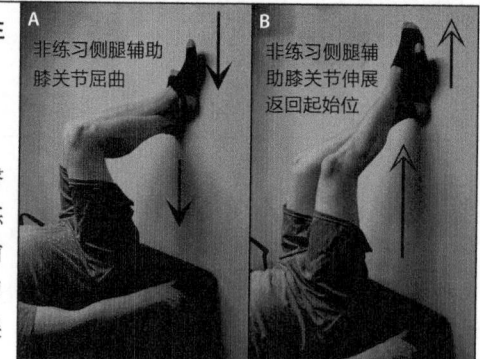者坐在椅子的前半部分，将练习侧脚跟滑动到椅子下面，而另一侧脚踝位于练习侧胫骨前面，协助将脚跟滑得更远；返回时，患者用非练习侧的脚钩住练习侧的脚踝后面，协助膝关节恢复伸展（见图D）。

注意：骨盆稳定；在椅子上，患者保持完全坐位，躯干直立。

运动量：保持10~15秒，重复10次，每天重复1~3次。

6.6.3 关节活动度：膝关节屈曲，沿墙壁滑动，主动辅助

体位：仰卧位。

目标：增加膝关节屈曲活动度。

方法：治疗师协助患者将脚跟放在墙上，患者将臀部向墙移动。臀部距离墙壁15~25厘米。患者将练习侧脚跟滑向同侧臀部，而另一侧脚踝钩在胫骨前方，协助将脚跟拉向臀部。返回时，患者用非练习侧的脚钩住练习侧的脚踝，协助将膝关节拉回伸展位置（见图A和图B）。

非练习侧腿辅助膝关节屈曲

非练习侧腿辅助膝关节伸展返回起始位

代偿：膝关节与髋关节未对齐。

运动量：保持10~15秒，重复10次，每天重复1~3次。

6.6.4 关节活动度：膝关节屈曲，摇椅，主动辅助

体位：坐在摇椅上。

目标：增加膝关节屈曲活动度。

方法：使用摇椅是增加膝关节屈曲活动度的好方法。患者移动到摇椅边缘，将练习侧的脚尽可能向后移动。然后，患者轻轻向前摇晃，以增大膝关节屈曲程度并保持。然后，患者向后摇晃，尝试将脚跟拉向更远的位置，并重复。每次进一步向前摇晃，都会增加膝关节活动度（图中未显示）。

注意：骨盆稳定；在椅子上，患者应保持完全坐位，躯干直立。

运力量：保持5~10秒，重复10~20次，每天重复1~3次。

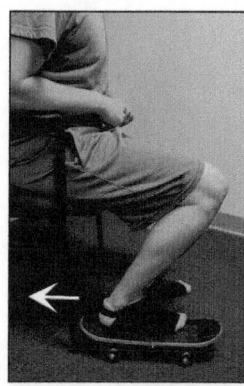

6.6.5 关节活动度：膝关节屈曲，滑板，主动辅助

体位：坐位。

目标：增加膝关节屈曲活动度。

方法：使用滑板是增加膝关节屈曲活动度的好办法。患者坐在椅子的前半部分，将练习侧脚放在滑板上。患者将练习侧脚尽可能向后移动，然后另一只脚在前，帮助练习侧脚将滑板进一步向后推，使膝关节进一步屈曲，保持，然后练习侧脚再次将滑板前移，重复。

注意：骨盆稳定；在椅子上，患者应保持完全坐位，躯干直立。

运动量：保持5~10秒，重复10~20次，每天重复1~3次。

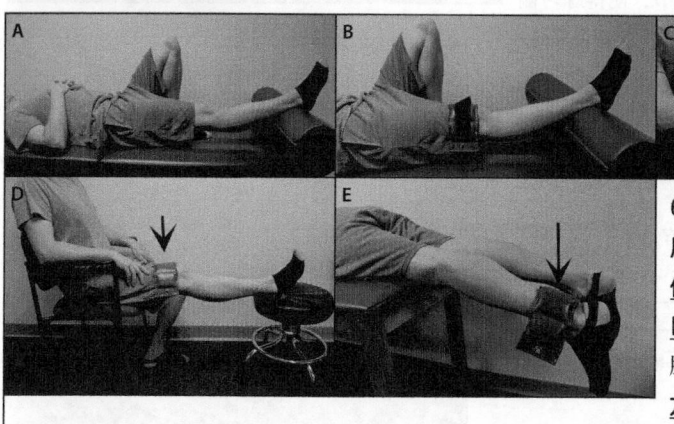

6.6.6 关节活动度：膝关节伸展，被动

体位：仰卧位，坐位，俯卧位。

目标：利用重力和重物辅助增加膝关节伸展活动度。

方法：仰卧位：患者将脚踝/脚放在泡沫轴上，让重力将膝关节向下拉至伸展位（见图A）；增加重量可以加强拉伸效果，负重袖带可以用于辅助练习（见图B）。坐位患者按压：患者呈长坐位或稍微倾斜上半身，如果腘绳肌紧张，请将腿放在与仰卧位相同的位置；然后，患者双手放在膝关节上并向下按压；保持20~30秒，重复3~5次（见图C）。坐位：将练习侧踝关节支撑在前方的椅子上，并增加重量以伸展膝关节（见图D）。俯卧位：患者移到治疗床边缘，使膝关节位于床外，床的边缘应该在膝关节上方；患者放松腿部肌肉，利用重力使膝关节伸直，鼓励骨盆后倾以保护腰椎；增加负重袖带可以加强拉伸效果（见图E）。

注意：骨盆和躯干稳定；髋关节、膝关节和踝关节在矢状面上保持对齐。

运动量：允许末端拉伸持续5~10分钟，每天重复1~3次。

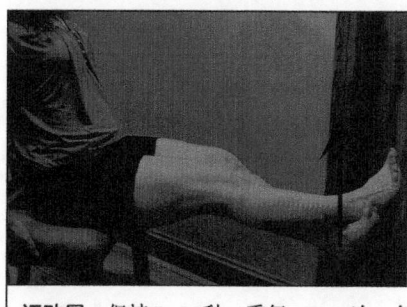

6.6.7 关节活动度：膝关节伸展，主动辅助

体位：仰卧位，坐位。

目标：增加膝关节伸展活动度。

方法：患者坐在椅子上，用非练习侧的脚钩住练习侧脚踝，协助膝关节伸展。

注意：骨盆稳定；在椅子上，患者应保持完全坐位，躯干直立。

运动量：保持5~10秒，重复10~20次，每天重复1~3次。

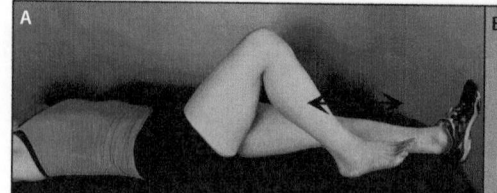

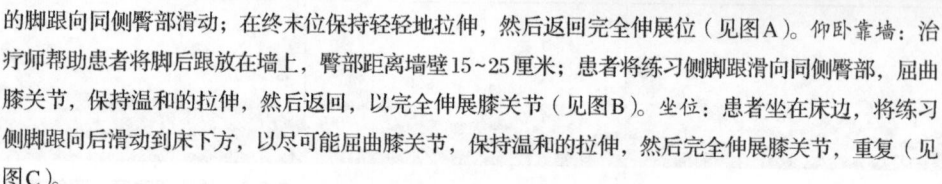

6.6.8 关节活动度：膝关节屈伸，脚跟滑动，主动

体位：仰卧位，坐位。

目标：增加膝关节屈曲和伸展活动度。

方法：仰卧位：患者屈曲膝关节，使得练习侧的脚跟向同侧臀部滑动；在终末位保持轻轻地拉伸，然后返回完全伸展位（见图A）。仰卧靠墙：治疗师帮助患者将脚后跟放在墙上，臀部距离墙壁15~25厘米；患者将练习侧脚跟滑向同侧臀部，屈曲膝关节，保持温和的拉伸，然后返回，以完全伸展膝关节（见图B）。坐位：患者坐在床边，将练习侧脚跟向后滑动到床下方，以尽可能屈曲膝关节，保持温和的拉伸，然后完全伸展膝关节，重复（见图C）。

注意：骨盆和躯干稳定，髋关节、膝关节和踝关节在矢状面上保持对齐。

运动量：保持5~10秒，重复10~20次，每天重复1~3次。

6.6.9 关节活动度：膝关节抗重力屈曲和伸展，主动

体位：坐位，站立位。

目标：增加膝关节屈曲和伸展活动度。

方法：坐位伸展：患者直立坐着，臀部向后靠墙或靠在椅子后背上，伸展练习侧膝关节，使脚趾朝向天花板（见图A）。站立位屈曲：患者抓住稳定物体保持平衡站立，屈曲练习侧膝关节，脚后跟朝向臀部（见图B）。

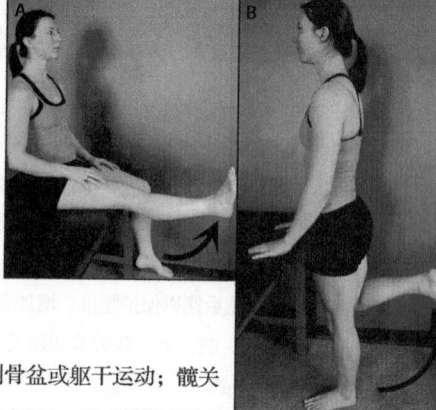

注意：鼓励缓慢动作，以限制踢腿的惯性动作；限制骨盆或躯干运动；髋关节、习惯和脚踝在矢状面上保持对齐。

运动量：保持2~3秒，重复10~20次，每天重复1~3次。

6.7

膝关节自助式关节松动

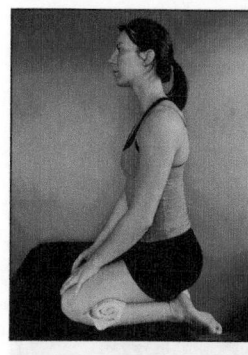

6.7.1 自助式关节松动：膝关节屈曲

体位：高跪姿。

目标：增加胫股关节屈曲活动度，拉伸后方关节囊。

方法：患者在胫骨粗隆处膝盖下方垫毛巾卷，跪下并向后坐，直到感觉到轻微的拉伸。患者在大腿远端顶部向下推，以进一步增大膝关节的屈曲程度。

注意：不要将骨盆或躯干移向一侧，保持髋关节、膝关节和踝关节在矢状面上对齐。

运动量：保持3~5秒，重复10~20次，每天1~3次。

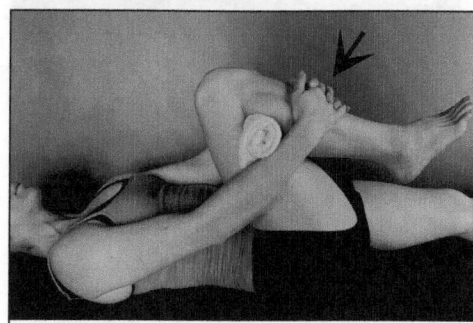

6.7.2 自助式关节松动：胫骨向前滑动

体位：仰卧位。

目标：增加胫股关节伸展活动度，拉伸前方关节囊。

方法：患者将毛巾卷放在膝关节腘窝褶痕处，双手紧握胫骨平台前周围，将膝关节向胸部方向挤压到屈曲位置。毛巾卷向前挤压胫骨近端，以协助其向前滑动。

注意：鼓励核心肌肉和臀肌收缩以稳定骨盆，避免骨盆向后倾斜。

运动量：保持3~5秒，重复10~20次，每天1~3次。

6.8

膝部肌肉拉伸

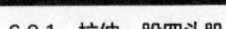

6.8.1 拉伸：股四头肌

体位： 俯卧位，侧卧位，站立位，半跪姿。

目标： 拉伸股四头肌（股直肌、股外侧肌、股内侧肌、股中间肌）。

方法： 俯卧手辅助：患者用一只手或双手向后抓住脚背，将脚跟拉向臀部（见图A）。俯卧训练带辅助：训练带绕过脚背，越过同侧肩部上方被抓握在患者手中；患者将脚跟拉向臀部（见图B）；治疗师在患者腹部下方放置枕头有助于保持脊柱中立位。侧卧手辅助：患者用同侧手向后伸手抓住踝部，将脚跟拉向臀部；两侧大腿保持并拢（见图C）。俯卧训练带辅助，对侧脚在地面上：训练带环绕在小腿远端，越过肩部上方被抓握在患者手中；患者将脚跟拉向臀部；对侧脚着地帮助保持脊柱中立，无拱起或扭转（见图D）。站立位手辅助：患者用一只手抓住脚背，将脚跟拉向臀部，大腿保持靠在一起；另一只手可以扶住稳定物体以保持平衡（见图E）。站立位训练带辅助：训练

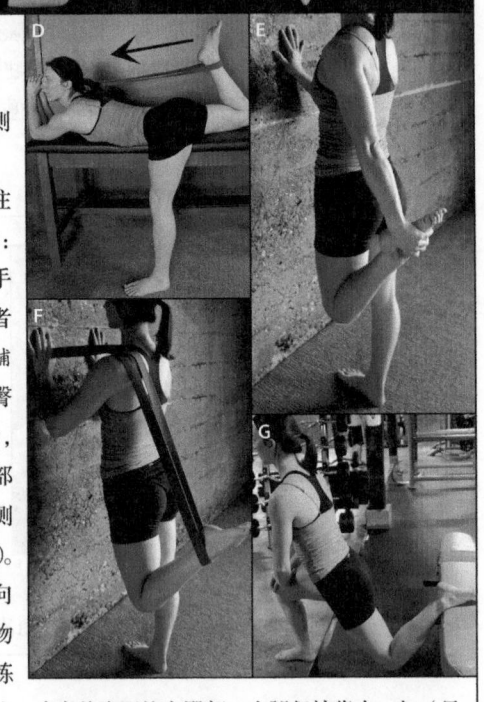

带绕小腿远端，越过同侧肩部上方被抓握在患者手中；患者将脚跟拉向臀部，大腿保持靠在一起（见图F）。站立椅子辅助：将凳子放在患者后面，将练习侧脚放在凳子上；患者保持稳定，可以在身体前方扶握稳定物体；如果感觉不到拉伸，患者可以用站立腿进行弓箭步动作，以加强拉伸效果（见图G）；确保站立侧膝盖不要超过脚趾；为了在凳子上进一步拉伸，患者可以将脚尖放在凳子上，并站在凳子前面。

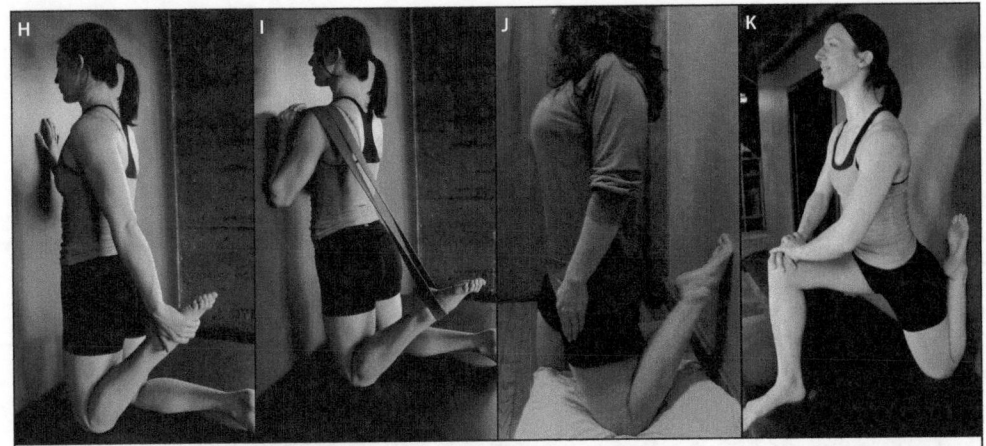

6.8.1 拉伸：股四头肌（续）

半跪式手辅助：患者半跪在墙前面，一手扶墙以保持平衡，膝关节位于髋关节正下方，患者手向后伸，将练习侧脚跟拉向臀部（见图H）；该练习也可以通过训练带来完成（见图I）。高跪位／半跪位扶墙：患者跪下，背朝墙，身体向前倾斜，脚尖靠在墙上；患者向后倾斜身体至直立位，这会使大腿前面有拉伸感；该练习也可以半跪着完成，另一条腿在患者面前呈弓箭步（见图K）。

注意：避免股四头肌拉着骨盆前倾；应用力收缩下腹部肌肉使骨盆后倾，并避免在上述任何情况下进行腰椎伸展和躯干扭转，同时注意鼓励肩胛骨回缩，避免耸肩。

运动量：保持15~30秒，重复3~5次，每天1~3次。

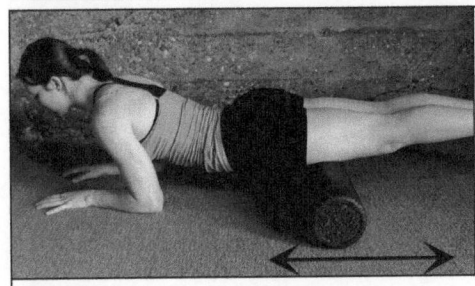

6.8.2 泡沫轴：股四头肌

体位：俯卧位。

目标：放松软组织，自我按摩股四头肌。

方法：患者将大腿放在泡沫轴上，并通过前臂支撑。患者将泡沫轴从骨盆滚到膝关节处再返回，并在可以忍受的情况下缓慢地按压疼痛点。

代偿：压力过度，耸肩。

运动量：按摩2~5分钟，每天1~3次。

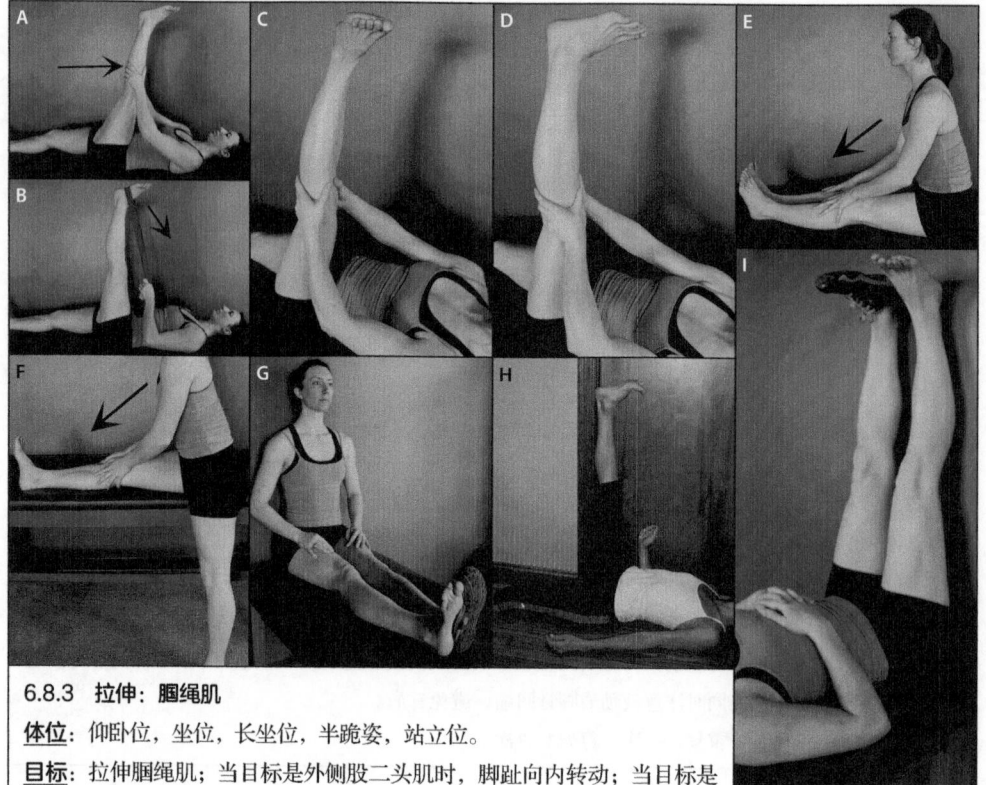

6.8.3 拉伸：腘绳肌

体位：仰卧位，坐位，长坐位，半跪姿，站立位。

目标：拉伸腘绳肌；当目标是外侧股二头肌时，脚趾向内转动；当目标是内侧半腱肌和半膜肌时，脚趾向外转动。

方法：仰卧位：患者将练习侧腿抬高，另一条腿伸直放在垫子上；患者抓住练习侧腿的膝关节使髋关节屈曲90°，而后尽可能伸展膝关节并将腿进一步拉向胸部（见图A）；患者也可以将训练带或毛巾环绕在足弓周围并将腿朝胸部方向拉（见图B）；如果目标是内侧腘绳肌，可以向外转动脚趾（见图C）；如果目标是外侧腘绳肌，可以向内转动脚趾（见图D）；当想要针对内侧或外侧腘绳肌进行拉伸时，可在所有腘绳肌拉伸练习动作中进行这种调整。长坐位：患者背部伸直，将胸部向伸展的腿移动，直到大腿后面有拉伸感（见图E）；如果患者在治疗床上，放下一条腿也是有效的（见图F）。靠墙长坐位：患者靠墙坐着，髋关节屈曲90°，膝关节伸展，双侧大腿后面应有拉伸感；如果没有，则可以通过前倾躯干来加强拉伸效果（见图G）。仰卧在门口/角落：患者躺在门口，将脚跟放在门柱上，将臀部向门柱滑动，膝关节伸展，直到大腿后面有拉伸感；对侧腿伸直放在地面上（见图H）。仰卧靠墙：患者将臀部靠向墙壁，将脚跟置于墙壁上，膝关节伸展，直到大腿后面有拉伸感（见图I）。

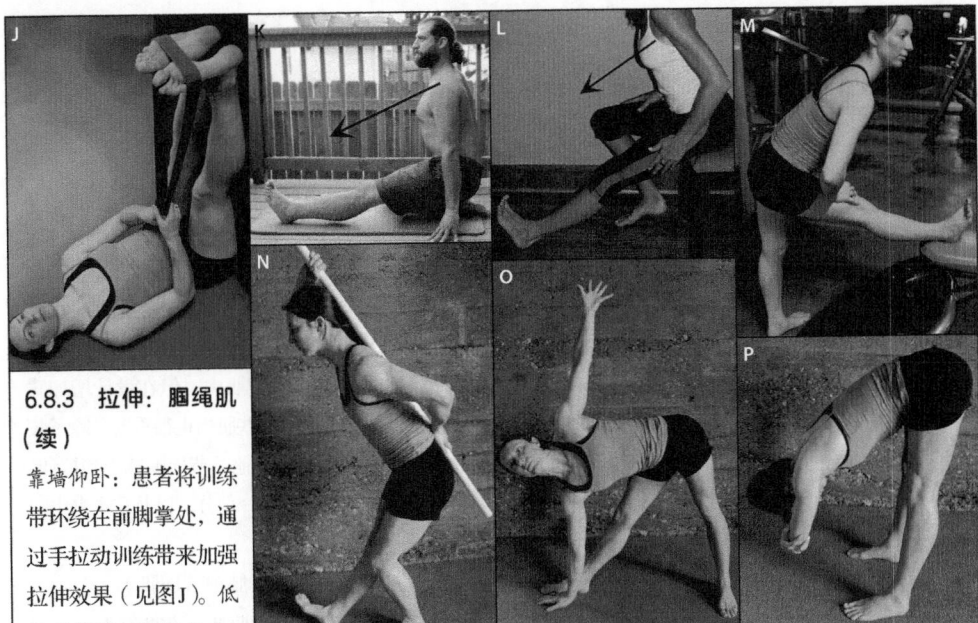

6.8.3 拉伸：腘绳肌（续）

靠墙仰卧：患者将训练带环绕在前脚掌处，通过手拉动训练带来加强拉伸效果（见图J）。**低位弓箭步腘绳肌拉伸**：患者处于低位弓箭步，伸展前方膝关节，屈曲后方膝关节并向后坐，躯干前倾；当患者髋关节向前产生铰链运动时，要保持脊柱直立；患者伸展腿后方会有拉伸感（见图K）。**坐位**：患者伸展一侧膝关节，将脚跟置于地面上；患者挺直脊柱并屈曲髋关节，使胸部朝向地面移动，直到练习侧大腿后面有拉伸感（见图L）。**站立，脚在凳子上**：患者将练习侧脚放在凳子上，保持背部挺直，身体前倾，直到练习侧大腿后方有拉伸感（见图M）。**使用木棍的髋关节铰链**：患者利用木棍来获得反馈，并协助保持背部直立；患者将木棍沿着脊柱放置，并使木棍接触骶骨、下背部和上背部，同时将一只脚放在前面，膝关节伸展，对侧膝关节屈曲45°；患者通过屈曲髋关节向前倾斜躯干，保持木棍一直接触上述几个位置，直到前方大腿后面有拉伸感（见图N）。**三角式进阶（瑜伽动作）**：患者两脚之间的距离足够宽，将练习侧脚的脚趾朝向外，非练习侧脚的脚趾朝向前；患者外展两侧肩关节至90°并站直，然后屈曲并外旋练习侧髋关节，使同侧手指指尖靠近练习侧脚边，并将髋关节向后推；骨盆与腿部保持对齐，对侧手的指尖指向天花板；患者应感觉到练习侧大腿后面有拉伸感（见图O）。**向前折叠进阶（瑜伽动作）**：患者呼气的同时在髋关节处屈曲，并伸展躯干；患者屈曲肘关节，双手抱住对侧肘关节，使头向下垂；臀部朝向天花板时，患者保持脚后跟压在地面上，膝关节可以略微屈曲但不锁定（见图P）。

注意：避免腘绳肌拉动骨盆向后倾斜并屈曲腰椎；应强力收缩下腹部肌肉和腰部伸肌，以保持脊柱和骨盆中立，避免在上述任何一种体位下出现腰椎屈曲和躯干扭转；还要观察肩部，鼓励肩胛骨回缩和肩部下沉。

运动量：保持15~30秒，重复3~5次，每天1~3次。

证据在哪里？

法森等人（Fasen et al., 2009）比较了4种不同的腘绳肌拉伸技术：两种基本类型的主动拉伸，即通过主动收缩增加关节活动度；还有两种被动拉伸，即通过外界辅助增加关节活动度。两种主动拉伸包括神经松动和PNF。该研究招募了100名年龄为21~57岁的受试者，结果指标包括腘绳肌长度和腘绳肌紧张程度。4周拉伸后，与被动拉伸组相比，主动拉伸组受试者的腘绳肌长度在统计学意义上有显著改善。但在4~8周，主动拉伸组受试者的腘绳肌长度缩短。拉伸8周后，仰卧直腿抬高被动拉伸组受试者的腘绳肌长度改善最大，腘绳肌柔韧性的改善最大。

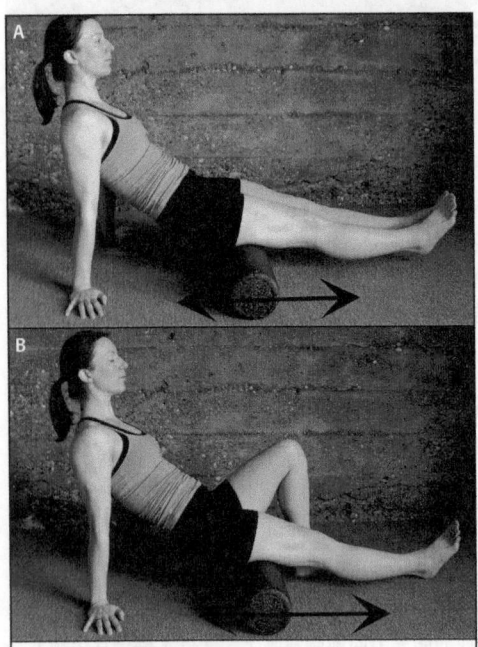

6.8.4　泡沫轴：腘绳肌

体位： 长坐位。

目标： 软组织放松/自我按摩腘绳肌。

方法： 患者将大腿放在泡沫轴上，手臂支撑身体。患者将泡沫轴从坐骨结节滚到膝关节下方，在疼痛点要慢慢地滚动（见图A）。患者可通过屈曲一侧髋关节和膝关节来增加压力（见图B）。

代偿： 压力过度，耸肩。

运动量： 按摩2~5分钟，每天1~3次。

6.8.5　拉伸：膝关节周围其他重要肌肉

这里没有列出兼跨膝关节与髋关节或兼跨膝关节与踝关节的其他肌肉，但在设计增加膝关节活动度方案时，这些肌肉也很重要。除了膝关节之外，还可以在其他关节周围感受到拉伸。下面列出了这些肌肉的一部分，以及在本书中的位置。

1. 股薄肌（髋内收肌、膝关节屈肌）

　　a. 6.3.11 拉伸：髋内收肌，在墙壁上

　　b. 6.3.9 拉伸：利用训练带拉伸髋内收肌

2. 缝匠肌（髋关节屈肌、外展肌、外旋肌、膝关节屈肌）

　　6.3.26 拉伸：缝匠肌

3. 髂胫束/阔筋膜张肌（髋关节外展肌、膝关节屈肌）

　　a. 6.3.18 拉伸：使用弹力带拉伸髂胫束

　　b. 6.3.19 拉伸：髂胫束，腿下垂

　　c. 6.3.20 拉伸，髂胫束，站立位，变式

4. 腓肠肌（踝关节跖屈肌、膝关节屈肌）

　　a. 6.13.6 拉伸：使用训练带拉伸比目鱼肌

　　b. 6.13.5 拉伸：使用训练带拉伸腓肠肌

　　c. 6.13.7 拉伸：台阶上小腿拉伸

　　d. 6.13.8 拉伸：斜坡上小腿拉伸

参考文献

Fasen, J. M., O'Connor, A. M., Schwartz, S. L., Watson, J. O., Plastaras, C. T., Garvan, C. W., ... Akuthota, V. (2009). A randomized controlled trial of hamstring stretching: comparison of four techniques. *Journal of Strength and Conditioning Research*, 23(2), 660–667.

6.9

膝部肌肉力量训练

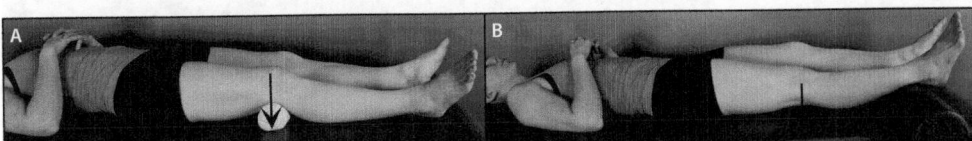

6.9.1 力量训练: 等长收缩, 膝关节伸展, 股四头肌

体位: 仰卧位, 长坐位。

目标: 激活股四头肌 (股直肌、股外侧肌、股中间肌和股内侧肌) 和加强其力量。

方法: 初始练习时在膝关节下方放置毛巾卷, 再进阶到没有毛巾卷。患者膝关节向下压毛巾卷或垫子, 同时收紧大腿前面的肌肉 (见图A), 并在脚跟与床上抬起时伸展膝关节。为了帮助膝关节完全伸展, 可以将泡沫轴放在脚踝下 (见图B)。患者可以呈仰卧位或长坐位。

注意: 脚趾应指向天花板。

运动量: 保持6~10秒, 1~2秒收紧和放松, 重复8~12次, 1~3组, 每天1次或每隔1天1次。

证据在哪里?

一项研究观察了下肢位置和膝关节活动度变化对股内侧肌和股外侧肌激活情况的影响, 结果发现, 股内侧肌在膝关节伸展至最后1°时的激活程度最大 (Signorile et al., 2014)。

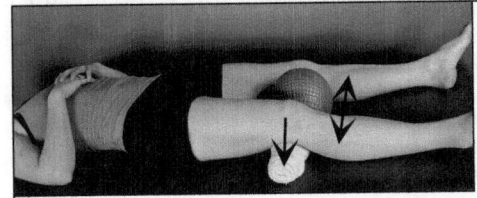

6.9.2 力量训练: 等长收缩, 膝关节伸展, 挤压球 (股内侧肌)

体位: 仰卧位, 长坐位。

目标: 激活股四头肌 (股直肌、股外侧肌、股内侧肌和股中间肌) 和加强其力量, 主要针对股内侧肌。

方法: 初始练习时膝关节下方放置毛巾卷, 再进阶到没有毛巾卷。患者将膝关节压向毛巾卷或垫子时, 在双膝之间夹住一个直径15~20厘米的球, 同时收紧大腿顶部肌肉并在脚跟从床上抬起时伸展膝关节。为了帮助膝关节完全伸展, 可以将毛巾卷放在脚踝下。患者可以呈仰卧位或长坐位。

注意: 脚趾应指向天花板或稍微向外, 注意股内侧肌的最佳激活状态。

运动量: 保持6~10秒, 1~2秒收紧和放松, 重复8~12次, 1~3组, 每天1次或每隔1天1次。

证据在哪里？

一项随机、单盲对照研究发现，大量髌股关节疼痛综合征患者在进行股四头肌康复后，至少可以在短时期获得疼痛、功能和生活质量方面的显著改善，无论康复方案是否强调选择性激活股内侧肌。对于髌股关节疼痛综合征患者的恢复来说，这两种方案似乎都是可以接受的（Syme et al., 2009）。

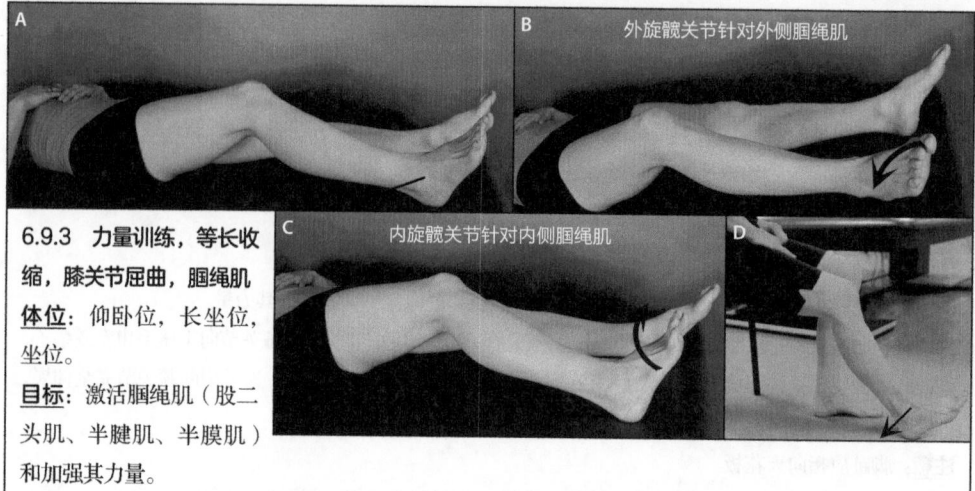

6.9.3 力量训练，等长收缩，膝关节屈曲，腘绳肌

体位：仰卧位，长坐位，坐位。

目标：激活腘绳肌（股二头肌、半腱肌、半膜肌）和加强其力量。

方法：仰卧，长坐位：从轻微屈曲练习侧膝关节开始，患者在尝试利用垫子抵抗膝关节屈曲的同时，将脚跟压向垫子（见图A）；患者可以外旋髋关节45°，以针对外侧腘绳肌（股二头肌）（见图B）；或内旋髋关节45°，以针对内侧腘绳肌（半腱肌、半膜肌）（见图C）。坐位：患者坐在椅子的前半部分，并将练习侧脚跟伸出，以使膝关节轻微屈曲，另一侧下肢以90/90位将脚放置在地面上；患者通过抵抗地面来屈曲练习侧膝关节，将脚跟压向地面（见图D）。

注意：可以仅将脚跟压向地面/垫子，这将激活更多臀肌；为了分离腘绳肌，应将注意力集中在试图屈膝的动作上。

运动量：保持6~10秒，1~2秒收紧和放松，重复8~12次，1~3组，每天1次或每隔1天1次。

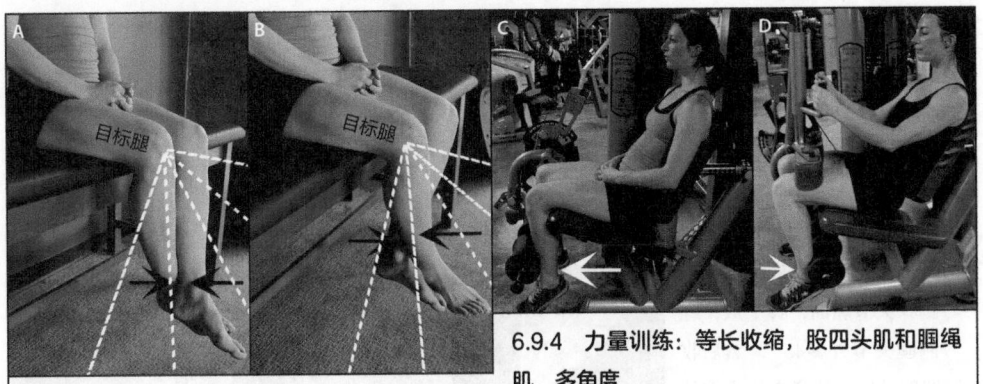

6.9.4 力量训练：等长收缩，股四头肌和腘绳肌，多角度

体位： 坐位。

目标： 激活股四头肌和腘绳肌（股直肌、股外侧肌、股内侧肌、股中间肌、股二头肌、半腱肌、半膜肌）和加强其力量。

方法： 股四头肌：患者双腿从治疗床边垂下，坐着，将非练习侧脚踝放在练习侧脚踝前方，当患者试图将练习侧脚向天花板抬起并伸展膝关节时，非练习侧提供阻力；该练习可以在多个膝关节屈曲角度（通常为30°、45°、60°、90°和120°）下完成（见图A）。腘绳肌：患者双腿从治疗床边垂下，坐着，将非练习侧脚置于练习侧脚踝的后方，当患者试图将练习侧脚向后朝臀部运动时，非练习侧脚提供阻力；该练习可以在多个膝关节屈曲角度（通常为30°、45°、60°、90°和120°）下完成（见图B）。患者还可以利用健身房设备——腘绳肌屈曲器械（见图C）和腘绳肌伸展器械（见图D）来完成多角度等长收缩练习，并通过器械设置来调整角度。

注意： 可以仅将脚跟压向地面/垫子，这将激活更多臀肌；为了分离腘绳肌，应将注意力集中在试图屈膝的动作上。

运动量： 保持6~10秒，1~2秒收紧和放松，重复8~12次，1~3组，每天1次或每隔1天1次。

6.9.5 力量训练：等长收缩，膝关节，直腿抬高，4种体式

这项练习针对髋关节和膝关节。详细指导见**6.4.8**，通过增加沙袋重量来增加阻力。

6.9.6 力量训练：等张收缩，直腿抬高和"芒西"法（股内侧肌）

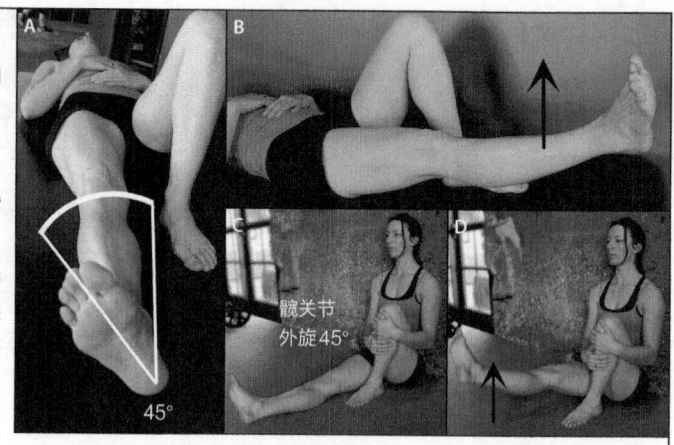

体位：仰卧位，长坐位。

目标：加强股四头肌和髋屈肌的力量，主要针对股内侧肌。

方法：仰卧：患者仰卧，非练习侧膝关节屈曲，脚平放；练习侧髋关节外旋45°，然后收紧股四头肌，注意力集中在伸直腿远端呈泪滴状的股内侧肌上；保持练习侧膝关节伸直，患者朝着天花板抬高腿，脚趾以45°角向外倾斜，直到脚跟离开垫子约15厘米（见图A和图B）。"芒西"法长坐位（高级）：患者呈坐位，臀部贴着墙根，背部挺直，将非练习侧膝关节抱于胸前；患者将练习侧髋关节外旋45°，然后收紧股四头肌，注意力集中在伸直腿远端呈泪滴状的股内侧肌上；保持练习侧膝关节伸直，患者朝着天花板抬高腿，脚趾以45°角向外倾斜，直到脚跟离地面约15厘米；然后，患者降低练习侧腿，用脚后跟轻叩地面，并立即再次抬起，重复直到疲劳（见图C和图D）。许多患者开始时只能做一两次，后期可通过增加袖带重量来增加阻力。

注意：保持骨盆中立；鼓励积极收缩下腹部核心肌肉，膝关节保持完全伸展；不要让伸肌滞后（膝关节屈曲）；在整个过程中鼓励主动强烈收缩股内侧肌。

运动量：重复8~12次，1~3组，每天1次或每隔1天1次。

证据在哪里？

一项比较临床传统疗法、家庭疗法和家庭疗法结合"芒西"疗法的研究结果显示，患者使用家庭疗法结合"芒西"疗法比使用家庭疗法和临床传统疗法投入的成本更低，并改善了股内侧肌/股四头肌的平衡性。该研究表明，患有膝前痛的患者可能受益于家庭疗法结合"芒西"疗法的方案（Rousch et al., 2000）。

6.9.7 力量训练：等张收缩，直腿抬高，内收（股内侧肌）

体位：侧卧位。

目标：加强髋内收肌和股四头肌的力量，主要针对股内侧肌。

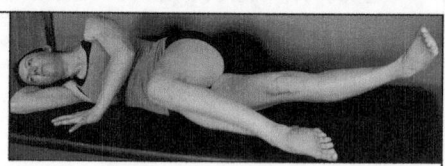

方法：患者侧卧在练习侧，位于上方的非练习侧腿向前，屈曲膝关节将脚放在治疗床上。患者内旋练习侧髋关节，使脚趾朝向天花板，收紧股四头肌，并保持膝关节伸直，然后朝天花板抬腿。增加沙袋重量可以增加阻力。

注意：保持骨盆中立；鼓励积极收缩下腹部核心肌肉，膝关节保持完全伸展；不要屈曲练习侧膝关节；在整个过程中鼓励主动强烈收缩股内侧肌。

运动量：重复8~12次，1~3组，每天1次或每隔1天1次。

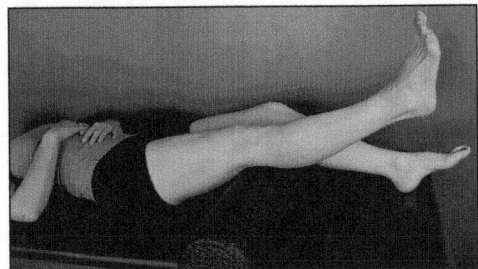

6.9.8 力量训练：等张收缩，短弧伸展（股四头肌）

体位：仰卧位，长坐位。

目标：加强股四头肌（股直肌、股外侧肌、股内侧肌和股中间肌）的力量。

方法：将泡沫轴放在膝关节下方。患者将练习侧脚趾朝天花板抬起，并保持膝关节后方与泡沫轴接触。将髋关节外旋45°可加强股内侧肌的收缩。增加沙袋重量可以增加阻力。

代偿：膝关节抬离泡沫轴。

运动量：重复8~12次，1~3组，每天1次或每隔1天1次。

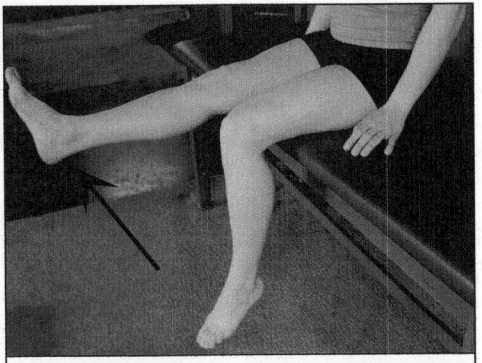

6.9.9 力量训练：等张收缩，长弧伸展（股四头肌）

体位：坐位。

目标：加强股四头肌（股直肌、股外侧肌、股内侧肌和股中间肌）的力量。

方法：患者将练习侧脚趾朝天花板抬起。增加沙袋重量可以增加阻力。

注意：保持骨盆中立；积极收缩腹部核心肌肉，抬腿时膝关节保持完全伸展，不要屈曲膝关节；在整个过程中鼓励主动强烈收缩股内侧肌。

运动量：重复8~12次，1~3组，每天1次或每隔1天1次。

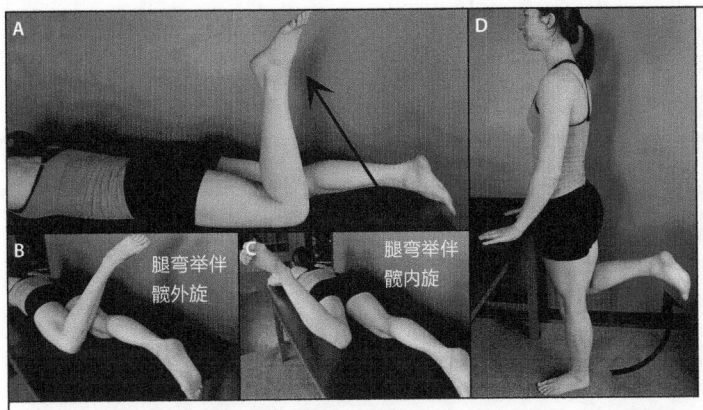

6.9.10 力量训练：等张收缩，腘绳肌蜷曲

体位：俯卧位，站立位。

目标：加强腘绳肌（股二头肌、半腱肌、半膜肌）的力量，增加沙袋重量可以增加阻力。

方法：俯卧位：患者俯卧，脚跟向臀部移动，保持髋关节中立位（见图A）；患者可以外旋髋关节45°以针对外侧腘绳肌（股二头肌）（见图B），或内旋髋关节45°以针对内侧腘绳肌（半腱肌和半膜肌）（见图C）；患者也可以同时在脚踝之间挤压球以增加阻力和促进髋部参与。站立位：患者扶住前方稳定物体，并将脚跟抬向臀部，保持髋关节中立并旋转（见图D）。

注意：保持骨盆中立，积极收缩下腹部核心肌肉，两侧大腿保持对齐。

运动量：重复8~12次，1~3组，每天1次或每隔1天1次。

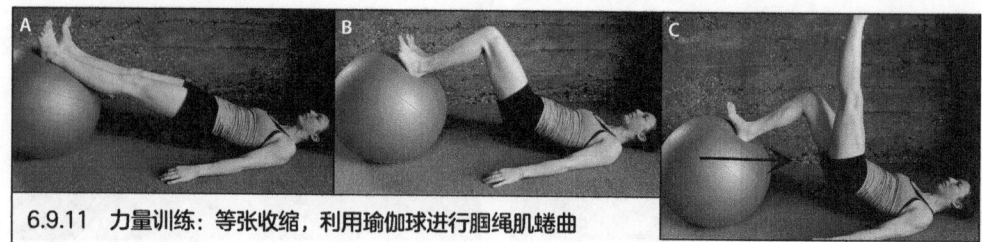

6.9.11 力量训练：等张收缩，利用瑜伽球进行腘绳肌蜷曲

体位：仰卧位。

目标：加强腘绳肌（股二头肌、半腱肌、半膜肌）的力量。

方法：双侧：患者将脚放在球上，膝关节几乎完全伸展；患者使用臀肌将臀部从地面上抬起，然后通过收缩腘绳肌将脚跟拉向臀部，带动球滚向臀部（见图A和图B）。单侧：如上所述，当练习侧腿屈曲时，患者将非练习侧腿直接伸向空中（见图C）。该练习也可以用中等尺寸的泡沫轴或枕垫来完成。

注意：保持骨盆中立，积极收缩下腹部核心肌肉，两侧大腿保持对齐，髋关节、膝关节和脚踝保持在同一矢状面上，臀部在整个过程中保持抬起。

运动量：重复8~12次，1~3组，每天1次或每隔1天1次。

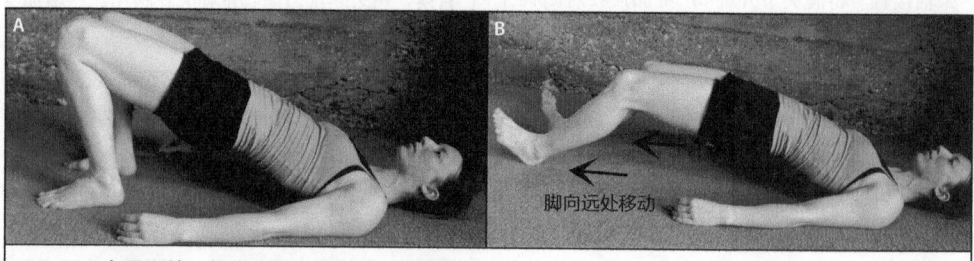

脚向远处移动

6.9.12 力量训练：等张收缩，腘绳肌，桥式移动

体位：屈膝仰卧位。

目标：加强腘绳肌（股二头肌、半腱肌、半膜肌）的力量。

方法：患者从脚靠近臀部的姿势开始，抬高臀部15~20厘米，每只脚一次向前走10~15厘米，在每个位置保持1~2秒。患者尽可能向前走，臀部抬高，膝关节轻微屈曲，然后慢慢地将每只脚退回起始位置并重复（见图A和图B）。

注意：保持骨盆中立，积极收缩下腹部核心肌肉，髋关节、膝关节保持在同一矢状面上。

运动量：重复8~12次，1~3组，每天1次或每隔1天1次。

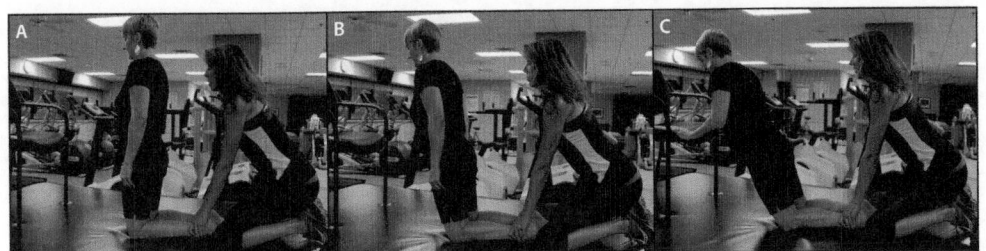

6.9.13 力量训练：等张收缩，腘绳肌，北欧挺，针对离心收缩

体位：高跪姿。

目标：加强腘绳肌（股二头肌、半腱肌、半膜肌）的力量，针对离心收缩。

方法：治疗师握住患者的脚踝，患者在高跪姿下开始向前倾斜，保持脊柱直立。患者向前倾斜的角度越大，躯干上重力引起的拉力就越大。腘绳肌通过离心收缩主动控制身体向前运动。患者的运动应尽可能缓慢，保持控制并返回起始位（见图A、图B和图C）。将椅子放在前面可以让患者在腘绳肌达到最大张力时能够控制身体。

注意：保持骨盆中立，积极收缩下腹部核心肌肉，髋关节、膝关节保持在同一矢状面上。

运动量：重复8~12次，1~3组，每天1次或每隔1天1次。

证据在哪里？

一项针对500多名足球运动员的研究发现，将北欧挺运动纳入常规业余训练后，显著降低了腘绳肌受伤的发生率。但对于受伤的人来说，北欧挺运动并没有降低腘绳肌受伤的严重程度（Van der Horst et al., 2015）。阿纳松等（Anason et al., 2008）发现，北欧挺离心训练结合热身拉伸，似乎降低了腘绳肌拉伤的风险，而单独的活动度训练没有发现有这种效果。伊加等（Iga et al., 2012）发现，在北欧挺的中间阶段，膝关节屈曲31°~60°，两侧腘绳肌纤维的募集量都最大，不管哪条腿是优势腿。泰勒等（Tyler et al., 2015）研究了50名腘绳肌受伤的运动员，他们实施了一项分为3个阶段的康复方案，该方案强调腘绳肌在延长位置下进行离心收缩。结果发现，42名符合条件的患者在重返运动后3~12个月内没有受伤，而8名不符合条件的患者中有4名在重返运动后3~12个月内再次受伤。他们的结论是，强调腘绳肌在延长位置下进行离心收缩的康复方案使患者没有再次受伤。

6.9.14 力量训练：腘绳肌，桥式和硬拉讨论

桥式练习和硬拉练习能有效地刺激臀大肌和腘绳肌收缩，可以在**6.4.12**找到桥式练习，在**6.4.13**找到硬拉练习。

6.9.15 力量训练：弹力带，长弧伸展（膝关节）

体位：坐位。

目标：加强股四头肌（股直肌、股外侧肌、股内侧肌和股中间肌）的力量。

方法：将弹力带绕在两侧脚踝上，患者将练习侧脚趾伸向天花板。

注意：骨盆保持中立，积极收缩下腹部核心肌肉，避免躯干向后倾斜。

运动量：重复8~12次，1~3组，每天1次或每隔1天1次。

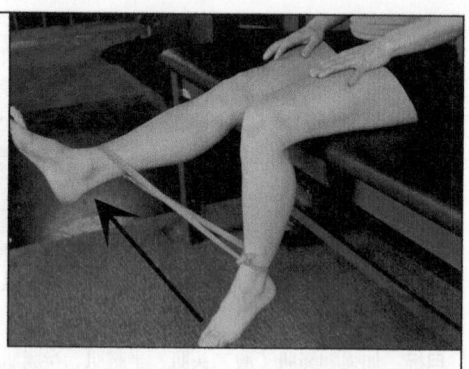

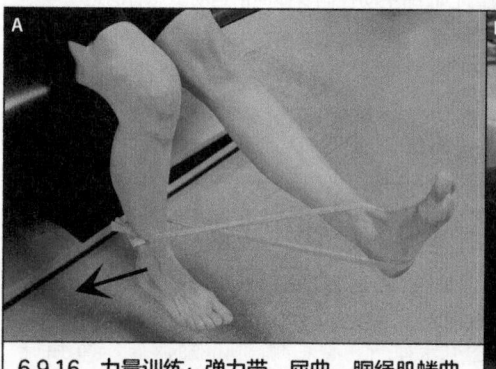

6.9.16 力量训练：弹力带，屈曲，腘绳肌蜷曲

体位：坐位，俯卧位。

目标：加强腘绳肌（股二头肌、半腱肌、半膜肌）的力量。

方法：坐位：弹力带环绕在两侧脚踝上，非练习侧腿向前伸直，练习侧脚向后拉紧弹力带（见图A）；弹力带也可以固定在膝关节高度身体前方的位置。俯卧：弹力带环绕在两侧脚踝上，练习侧脚跟向臀部移动（见图B）。离心收缩：治疗师让患者屈曲膝关节，然后将弹力带绕在患者脚踝上，治疗师将弹力带向下拉动；患者慢慢将脚放在垫子上，抵抗弹力带的拉力和重力，控制运动速度。

注意：骨盆保持中立，积极收缩下腹部核心肌肉，避免抬起练习侧的臀部。

运动量：重复8~12次，1~3组，每天1次或每隔1天1次。

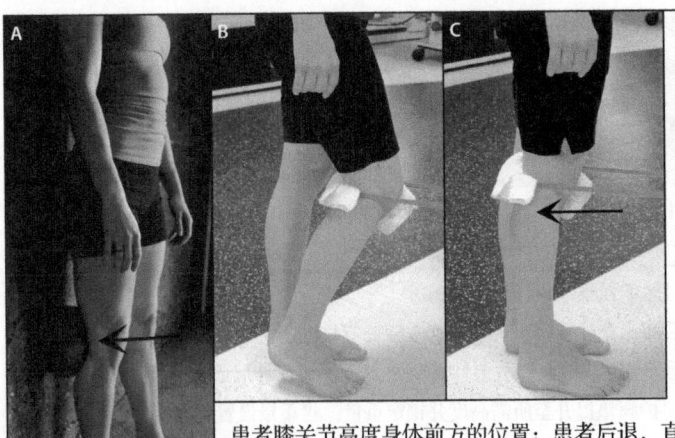

6.9.17 力量训练：弹力带和球，膝关节末端伸展

体位：站立位。

目标：加强股四头肌的力量，主要是股内侧肌。

方法：球：患者靠墙站立，将直径10~15厘米的球放在膝关节后面；患者伸展膝关节压向球（见图A）。弹力带：弹力带环绕练习侧膝关节，并固定在患者膝关节高度身体前方的位置；患者后退，直到弹力带的张力将膝关节拉至屈曲状态；患者收缩股四头肌伸展膝关节以抵抗阻力（见图B和图C）。

注意：骨盆保持中立，积极收缩下腹部核心肌肉，站直。

运动量：重复8~12次，1~3组，每天1次或每隔1天1次。

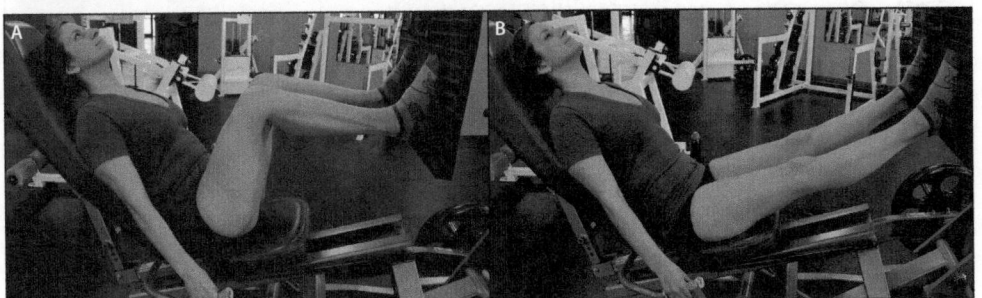

6.9.18 力量训练：膝关节，力量训练器械上蹬腿

体位：坐位，倾斜。

目标：加强髋伸肌（臀大肌、腘绳肌和股四头肌）的力量。

方法：患者将双脚放在平台上，并分开至与髋同宽，位于髋部前方。调整座椅和靠背，以适应完整的髋关节活动度，而不会使髋关节过度屈曲。患者的臀部靠着椅背，脊柱伸直。有些机器有把手，患者可以握住。患者慢慢伸展膝关节至0°，而不要过度伸展或锁定膝关节。然后患者慢慢返回起始位，重复。在整个过程中，双脚保持平放在平台上。屈曲程度取决于治疗目标。目标是将膝关节屈曲到90°，髋关节屈曲到90°，且确保膝关节位于脚趾后面（见图A和图B）。建议在此练习中增加等长髋内收挤压球练习，以增加股内侧肌的活动。

注意：骨盆保持中立，积极收缩下腹部核心肌肉，坐直以避免骨盆前倾。

运动量：重复8~12次，1~3组，每天1次或每隔1天1次。

证据在哪里？

彭等（Peng et al., 2013）研究了等长髋内收和腿部下压结合的效果，以评估股内侧肌激活是否增加，结果发现膝关节伸展/屈曲最后45°并伴随剧烈髋内收的针对性训练可能有助于提高股内侧肌/股外侧肌的激活比率。

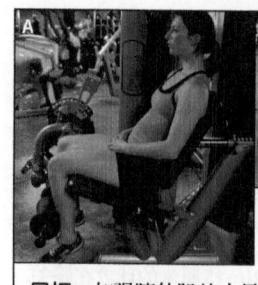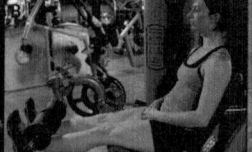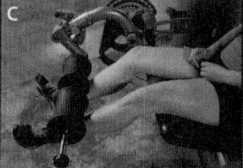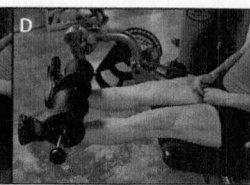

6.9.19 力量训练：腿屈伸机上的关节伸展
体位：坐位。

目标：加强膝伸肌的力量，针对性加强股四头肌。

方法：患者将小腿放在护腿垫后面，脊柱伸直。调整座椅使膝关节与机器上的旋转轴对齐。有些机器有把手，患者可以握住。患者缓慢抬起脚，将膝关节伸展至0°，而不过度伸展或锁定膝关节（见图A和图B）。针对股内侧肌：患者将护腿垫提升至所需高度并锁定重量，将重量设置为在膝关节屈曲30°时开始抗阻；然后，抬起小腿与垫子接触，将膝关节从屈曲30°伸展至0°，脚趾外旋45°，保持2~3秒，然后慢慢放松，缓慢回到起始位然后重复；该练习针对股内侧肌，股内侧肌应感到疲劳（见图C和图D）。

注意：骨盆保持中立，积极收缩下腹部核心肌肉，坐直以避免骨盆前倾，并避免将臀部抬离座椅。

运动量：重复8~12次，1~3组，每天1次或每隔1天1次。

6.9.20 力量训练：膝关节屈曲，膝屈伸机
体位：坐位。

目标：在腓肠肌的协助下加强膝屈肌的力量，针对性加强腘绳肌。

方法：患者将大腿放在顶部滚轮垫下方，脚踝放在顶部滚轮垫前方。患者调整座椅，使膝关节与机器旋转轴对齐。患者收缩核心部位以保持脊柱和骨盆

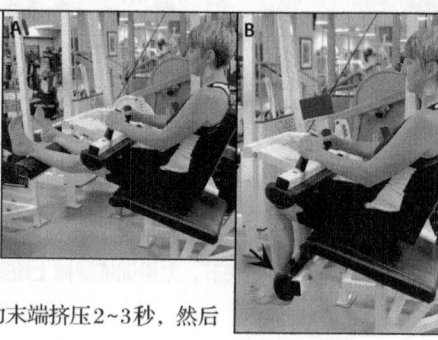

中立，同时脚跟向后移动，缓慢屈曲膝关节。在运动末端挤压2~3秒，然后缓慢松开，重复（见图A和图B）。

注意：骨盆保持中立，积极收缩下腹部核心肌肉，坐直以避免骨盆前倾，并避免将臀部抬离座椅。

运动量：重复8~12次，1~3组，每天1次或每隔1天1次。

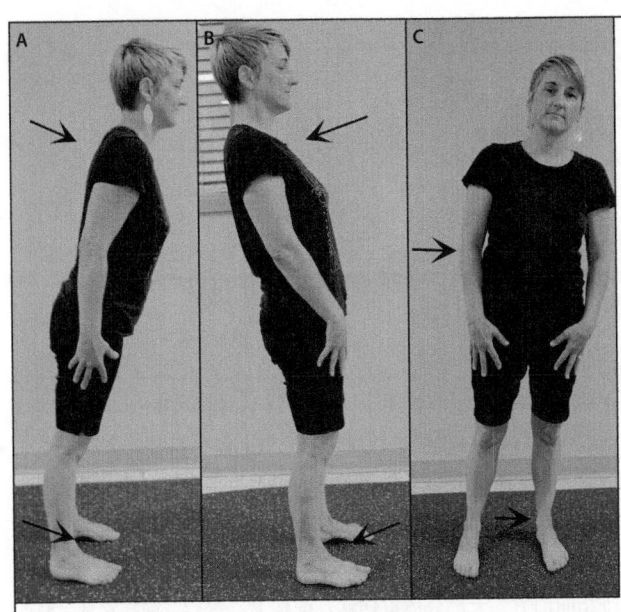

6.9.21 功能性训练：膝关节，重心转移

体位：站立位。

目标：加强下肢力量，努力在重心转移时保持身体平衡。

方法：患者略微屈曲髋关节和膝关节，双脚分开至与髋同宽，脚趾指向前方，膝关节与第二根脚趾对齐。患者将躯干向前移动后再返回中立位，重复（见图A）。患者也可以通过向后倾斜躯干来完成此练习。横向重心转移是患者通过将躯干倾斜到一侧，然后倾斜到另一侧来完成的（见图C）。对角线式重心转移是患者以交错的站姿使一只脚在前，另一只脚在后，然后将重心分别转移到前脚和后脚上，完成整套动作后换脚（图中未显示）。

注意：骨盆保持中立，下腹部核心肌肉收缩，练习侧膝关节位于脚趾后面，重点是尽可能控制髋关节和膝关节。

运动量：重复8~12次，1~3组，每天1次或每隔1天1次。

6.9.22 膝关节，下蹲讨论

下蹲和各种体式变化能有效地锻炼臀大肌、腘绳肌和股四头肌，可以在髋关节力量强化6.4.26~6.4.29、6.4.31、6.4.32中找到这些练习。

证据在哪里？

一项研究发现了在股四头肌角（Q角）增大的年轻成年人中，进行视觉反馈下蹲练习对股内侧肌和股外侧肌激活的影响。两组均下蹲至90°；一组有视觉反馈，一组没有。与无视觉反馈组相比，视觉反馈组的股内侧肌激活比率在统计学意义上显著增加，这证实了视觉反馈下蹲练习对股内侧肌和股外侧肌的激活有效（Hwangbo, 2015）。另一项研究表明，如果髌股疼痛综合征患者进行股四头肌离心运动训练，疼痛会减轻；因此，在髌股疼痛综合征患者的康复方案中，股四头肌离心运动应成为一部分（Eapen et al., 2011）。另一项研究旨在讨论深蹲动作中，改变膝关节的运动方式和深蹲角度对股内侧肌和股外侧肌激活比率的影响。他们发现，与下蹲20°相比，下蹲增大至50°和80°时，股内侧肌/股外侧肌激活比率增加，这表明深蹲将有效地增大股内斜肌的激活程度（Jaberzadeh et al., 2015）。费利西奥等（Felício et al., 2011）研究了深蹲运动伴等长髋内收对股内侧肌激活的影响，发现髋内收增加了股内侧肌和臀中肌的活动。艾里什等（Irish et al., 2010）也发现，双腿下蹲运动结合等长髋内收有助于保持正确的髌骨轨迹并可选择性地加强股内侧肌的收缩。

6.9.23 功能性训练：膝关节，弓箭步和各种体式变化

体位：站立位。

目标：加强髋伸肌（臀大肌、腘绳肌）和髋外展肌（阔筋膜张肌、臀中肌和臀小肌）的力量；稳定髋关节内外旋转肌，保持下肢对齐，针对性加强股四头肌以伸展膝关节。

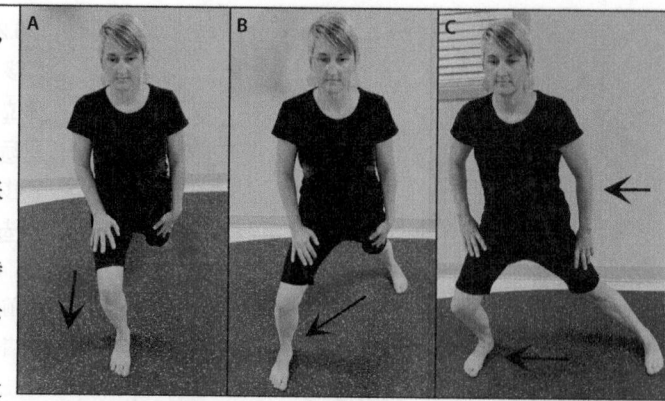

方法： *初学者：* 患者可以从大跨步开始，练习侧腿进行小幅度屈曲；按照下面的具体说明进行操作，但根据自身的耐受性和姿势，将膝关节屈曲程度降低到 <90°。向前：患者向前迈出一大步，双膝屈曲90°，保持前方膝关节笔直向前，髋关节和脚趾指向前方，大部分体重转移到前腿上；然后，前腿蹬地，恢复站立（见图A）。对角线：患者向侧前方对角线方向跨出一大步，然后进行弓箭步，膝关节屈曲90°，后侧腿保持伸展，保持前方膝关节笔直向前，脚趾指向前方，大部分体重转移到前腿上；然后，前腿蹬地，恢复站立（见图B）。侧向：患者向腿的外侧迈出一大步，稍微向前，然后进行弓箭步，迈出侧腿膝关节屈曲90°，站立腿保持膝关节伸展，保持屈曲的膝关节笔直向前，脚趾指向前方，大部分体重转移到迈出侧腿上；然后，前腿蹬地，恢复站立（见图C）。弓箭步时钟：患者按顺序向前、对角线和侧向进行弓箭步蹲，并重复（图中未显示）。

注意：骨盆保持中立，下腹部核心肌肉收缩，练习侧膝关节位于脚趾后面，重点是尽可能控制髋关节和膝关节。

运动量：重复8~12次，1~3组，每天1次或每隔1天1次。

证据在哪里？

艾里什等人（Irish et al., 2010）研究了闭链运动和开链运动对股内侧肌和股外侧肌活动的影响，发现伸膝开链运动产生的股外侧肌激活程度明显高于闭链弓箭步运动。他们还发现，弓箭步运动产生的股内侧肌与股外侧肌激活比率最接近理想的1:1，并建议将弓箭步运动作为早期康复过程的关键练习，因为在早期康复过程中，恢复股内侧肌与股外侧肌的激活比率是至关重要的。

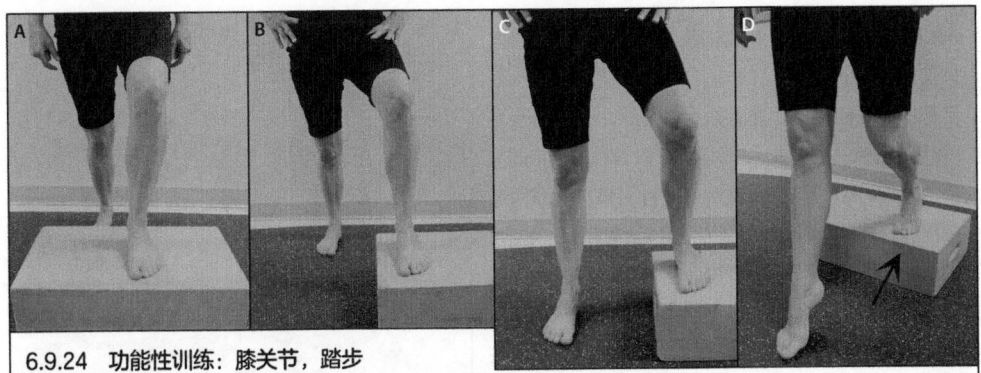

6.9.24 功能性训练：膝关节，踏步

体位：站立立。

目标：加强髋伸肌（臀大肌、腘绳肌）和髋外展肌（阔筋膜张肌、臀中肌和臀小肌）的力量；稳定髋关节内外旋转肌，保持下肢对齐，针对性加强股四头肌以伸展膝关节。

方法：患者在镜子前进行练习，可以通过镜子很好地调整膝关节位置。初学者：可以从矮台阶开始，然后进阶到更高的台阶。患者应遵循每个步骤的说明，但可以根据自身的耐受性和姿势减小膝关节屈曲程度。向前：患者面对台阶，然后将一只脚放在台阶上，在不使用栏杆辅助的情况下，踏上台阶；利用台阶上的腿抬起身体，将另一只脚也放在台阶上；在整个过程中，患者保持膝关节在第二根脚趾的上方（见图A）。对角线：患者站在台阶的拐角附近，两腿的位置呈对角线，在向前和侧边之间；利用台阶上的腿抬起身体，将另一只脚也放在台阶上；在整个过程中，患者保持膝关节在第二根脚趾的上方（见图B）。侧向：患者站在台阶的一侧，双脚侧向跨步；利用台阶上的腿抬起身体，将另一只脚也放在台阶上；在整个过程中，患者保持膝关节在第二根脚趾的上方（见图C）。向后：患者站在台阶前，后退踏上台阶，然后抬起身体将另一只脚也放在台阶上；在整个过程中，患者保持膝关节在第二根脚趾的上方（见图D）。

注意：骨盆保持中立，鼓励下腹部核心肌肉收缩，练习侧膝关节位于脚趾后面，重点是尽可能控制髋关节和膝关节；膝关节位于第二根脚趾上方，膝关节往往倾向于向内偏移，这必须纠正，否则会加重膝关节症状。

运动量：重复8~12次，1~3组，每天1次或每隔1天1次。

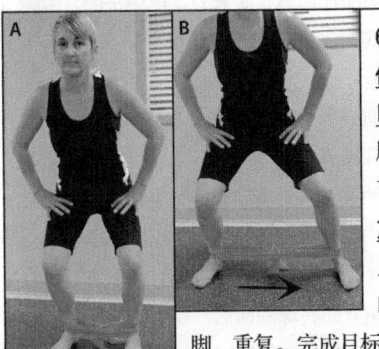

6.9.25 功能性训练：弹力带，膝关节，侧移步

体位：站立位。

目标：加强髋伸肌（臀大肌、腘绳肌）和髋外展肌（阔筋膜张肌、臀中肌和臀小肌）的力量；稳定髋关节内外旋转肌，保持下肢对齐，针对性加强股四头肌以伸展膝关节。

方法：弹力带环绕脚踝。患者尽可能深蹲，膝关节保持在脚趾后面，腹部肌肉用力收缩以限制腰部伸展。当弹力带产生张力时，患者的一只脚向侧方移动，然后另一只脚跟随并靠近前脚，重复。完成目标距离并在其他方向重复（见图A和图B）。

注意：骨盆保持中立，鼓励下腹部核心肌肉收缩，练习侧膝关节位于脚趾后面，重点是尽可能控制髋关节和膝关节，膝关节位于第二根脚趾的上方，保持躯干直立。

运动量：每个方向完成目标距离直到疲劳，1~3组，每天1次或每隔1天1次。

6.9.26　功能性训练：弹力带，膝关节，怪物行走

体位：站立位。

目标：加强髋伸肌（臀大肌、腘绳肌）和髋外展肌（阔筋膜张肌、臀中肌和臀小肌）的力量；稳定髋关节内外旋转肌，保持下肢对齐，针对性加强股四头肌以伸展膝关节。

方法：弹力带环绕脚踝。患者尽可能深蹲，膝关节保持在脚趾后面，腹部肌肉用力收缩以限制腰部伸展。患者向前行走，保持膝关节和脚踝分开，并在整个过程保持蹲姿（见图A和图B）。

注意：骨盆保持中立，鼓励下腹部核心肌肉收缩，练习侧膝关节位于脚趾后面，重点是尽可能控制髋关节和膝关节，膝关节位于第二根脚趾的上方，保持躯干直立。

运动量：在每个前进方向运动至疲劳，1~3组，每天1次或每隔1天1次。

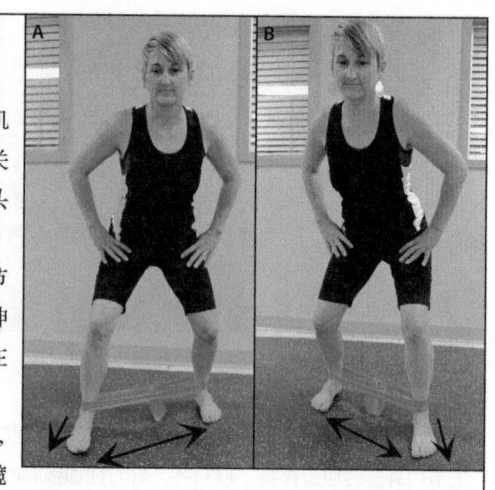

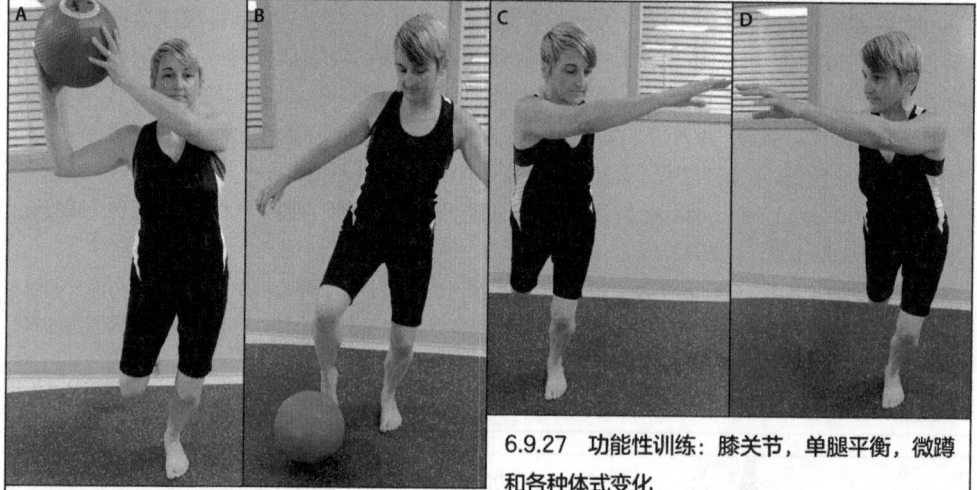

6.9.27　功能性训练：膝关节，单腿平衡，微蹲和各种体式变化

体位：站立位。

目标：加强髋伸肌（臀大肌、腘绳肌）和髋外展肌（阔筋膜张肌、臀中肌和臀小肌）的力量；稳定髋关节内外旋转肌，保持下肢对齐，针对性加强股四头肌以伸展膝关节。

方法：患者单腿微蹲，躯干直立，另一侧膝关节屈曲使脚抬离地面。在这个静态姿势中，患者保持支撑侧膝关节与第二根脚趾对齐，髋关节保持中立位，下腹部肌肉收缩，躯干直立。可以增加以下活动来挑战患者保持该姿势。抛球：将球扔给患者，瞄准所有象限（上方、右上方、右侧、右下方、下方、左下方、左侧、左上方和中间）（见图A）。踢球：当患者用非站立腿将球踢回后，在不同的位置将球滚回给患者（见图B）。前伸扭转：患者尽可能向前伸展身体，保持膝关节中立位（见图C）；患者可以进一步加大挑战，可以去够放在桌子上的哑铃，或将其他物体放在一边，用另一侧手臂去够，重复（见图D）。

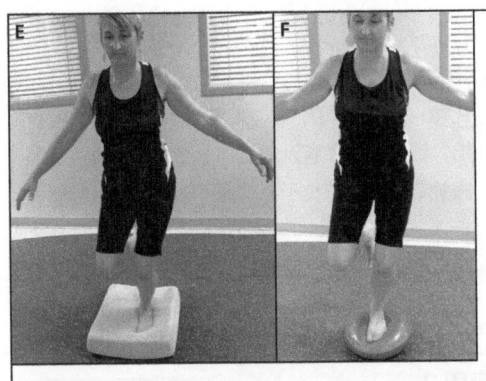

6.9.27　功能性训练：膝关节，单腿平衡，微蹲和各种体式变化（续）

所有这些练习都可以在不稳定的表面上完成，以获得进一步的挑战，如泡沫轴、迷你蹦床、枕头（见图E和图F）。

注意： 骨盆保持中立，鼓励下腹部核心肌肉收缩，练习侧膝关节位于脚趾后面，重点是尽可能控制髋关节和膝关节，膝关节位于第二根脚趾上方，保持躯干直立。

运动量： 每次进行30~60秒，1~3组，每天1次或每隔1天1次。

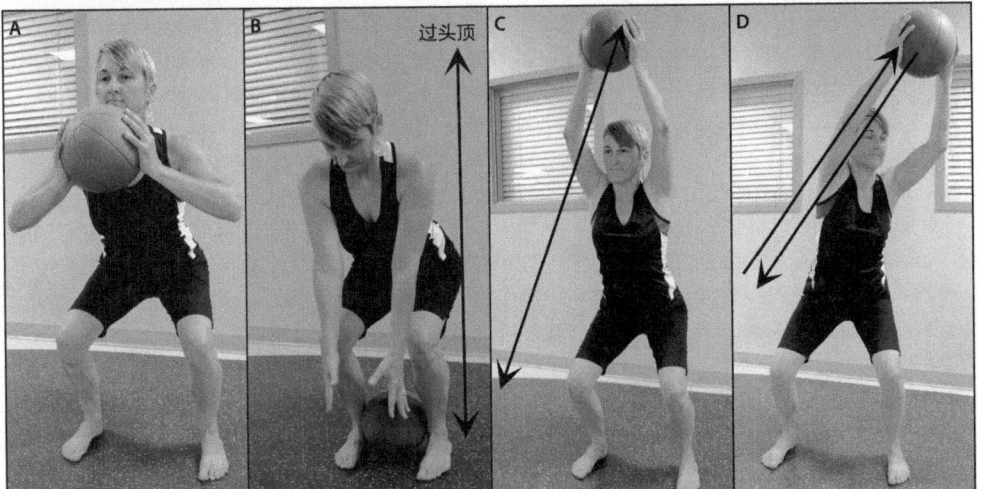

6.9.28　功能性训练：膝关节，下蹲，球的各种变化

体位： 站立位。

目标： 加强髋伸肌（臀大肌、腘绳肌）和髋外展肌（阔筋膜张肌，臀中肌和臀小肌）的力量；稳定髋关节内外旋转肌，保持下肢对齐，针对性加强股四头肌以伸展膝关节。

方法： 下蹲胸前传球：患者从蹲姿开始，将实心球举在身体前方，肩关节屈曲90°，肘关节伸直；患者站起来，将球举到胸部，患者再蹲下，球向前伸出，重复（见图A）。下蹲举球：患者以蹲姿开始，在脚踝之间手持实心球；当患者站立时，将球举过头顶；然后，患者再蹲下，同时将球向下投，重复（见图B）。下蹲猛击：患者以蹲姿开始，在头顶举实心球；当患者站立时，将球向下猛击；当球向上反弹时患者接住球，将球举过头顶并下蹲，重复（见图C）。下蹲削球：患者从蹲姿开始，在膝关节外侧持实心球；当患者站立时，将球越过对侧肩举过头顶侧上方；然后患者下蹲，球穿过膝关节侧面向下，重复（见图D）；完成全套动作后，在另一侧重复。

注意： 骨盆保持中立，鼓励下腹部核心肌肉收缩，膝关节位于脚趾后面，专注于控制髋关节和膝关节，膝关节位于第二根脚趾上方，保持躯干直立。

运动量： 重复8~12次，1~3组，每天1次或每隔1天1次。

6.9.29 功能性训练：膝关节，全身振动器械

体位：站立位。

目标：通过脊柱反射加强下肢和躯干肌肉的力量。激活拉伸反射，以获得良好的髋部优势蹲姿和弓箭步模式。

方法：下蹲：双脚放在全身振动平台上，按**6.4.29**所述进行下蹲。弓箭步：患者将一只脚放在平台上，另一只脚位于地面，在全身振动平台上进行弓箭步蹲，以及按**6.9.28**所述进行下蹲（图中未显示）。

注意：骨盆保持中立，鼓励下腹部核心肌肉收缩，膝关节位于脚趾后面，专注于控制髋关节和膝关节，膝关节位于第二根脚趾上方，保持躯干直立。

运动量：重复8~12次，1~3组，每天1次或每隔1天1次。

证据在哪里？

将全身振动训练纳入动态抗阻训练的组合，可以成为增强力的一种附加方式。根据所进行的抗阻训练的类型，全身振动训练在改变那些未经过训练的个体的肌力方面可能有不同效果。由于带有全身振动的动态下蹲似乎可以立即增强神经肌肉功能，因此，动态运动和全身振动的组合可以作为抗阻训练前的潜在热身程序（Bush et al., 2015）。另有研究发现，在30Hz下进行8周的全身振动训练比在50Hz下能更有效地增加膝关节伸肌的等长收缩和动态力量，而在改善未经过训练的年轻女性膝关节伸肌的离心力矩方面，30Hz和50Hz的训练同样有效（Esmaeilzadeh et al., 2015）。鲁兰茨等（Roelants et al., 2004）研究了24周全身振动训练对老年女性伸膝力量、动作速度及反向跳跃能力的影响。89名年龄在58~74岁的女性被分配到全身振动组、抗阻训练组和对照组。全身振动组和抗阻训练组每周训练3次，共24周。全身振动组在振动平台上进行无负荷静态和动态膝伸肌训练。抗阻训练组通过进行从低阻力到高阻力的动态腿部推举和腿部伸展练习来训练膝关节伸肌。对照组未参加任何训练。24周后，全身振动组和抗阻训练组的膝等长收缩肌力和动态膝关节伸肌力量均显著增加，组间无显著差异。全身振动组和抗阻训练组的伸膝速度和反跳高度显著提高，组间无显著差异。在12周的训练后，大部分实验组受试者的伸膝力量、动作速度和反跳能力都提高了。研究人员得出结论，全身振动是一种合适的训练方法，在提高老年女性伸膝力量、动作速度和反跳能力方面，与传统的抗阻训练一样有效。这表明，老年女性的力量增加主要是由于振动刺激，而不仅仅是在全身振动平台上进行无负荷运动。

6.9.30 敏捷性：膝关节，速度绳梯训练和各种变化

体位：站立位。

目标：加强下肢力量，通过快速的肌肉反应来改善肌肉控制和敏捷性，同时提升下肢神经肌肉控制能力、关节稳定性、本体感觉以及促进下肢肌肉的共同收缩。

方法：当患者进行有序和有控制的练习时，这些训练会以慢速开始。随着患者可以控制表现状态，就可以提高速度。不应让患者跑得太快，因为如果其不能全程保持控制，可能会造成伤害。在适当的情况下，允许患者像跑步一样交替摆动手臂。在许多练习中，患者应保持脚掌着地，一些侧向动作将涉及脚跟向下。

一步：双脚分开至与髋同宽，面向梯子的起点；患者用一只脚的脚尖进入第一个方格，然后另一只脚也进入同一个方格；在整个梯子中重复；转身后，用另一只脚开始。

侧跨步：双脚分开至与髋同宽，侧对梯子的起点；患者用一只脚的脚尖进入第一个方格，然后另一只脚也进入同一个方格；在整个梯子中重复；返回时，用另一只脚引导。

交替脚尖向前：双脚分开至与髋同宽，面向梯子的起点；患者用一只脚踏入第一个方格，然后将另一只脚踏入第二个方格，接着位于第一个方格的脚踏入第三个方格；患者踮起脚尖，继续按顺序活动到梯子的末端。

高抬腿向前：双脚分开至与髋同宽，面向梯子的起点；患者将髋关节和膝关节进行90°以上的屈曲，并用第一只脚的脚尖踏入第一个方格，另一只脚跟着踏入同一方格；在整个梯子中重复；转身后，用另一只脚引导。

6.9.30 敏捷性：膝关节，速度绳梯训练和各种变化（续）

侧向高抬腿：双脚分开至与髋同宽，面向梯子的外侧；患者将髋关节和膝关节进行90°以上的屈曲，并用一只脚的脚尖踏入第一个方格，然后另一只脚的脚尖也踏入第一个方格；在整个梯子中重复；从梯子返回时，用另一只脚引导。

兔子式向前跳跃，单格，双格，三格，侧向：双脚分开至与髋同宽，面向梯子的起点；患者双脚一起跳入第一个方格，然后继续快速跳跃，跳跃的距离可以增加到2个或3个方格；该练习也可以从侧面进行。

跳跃：双脚分开至与髋同宽，面向梯子的起点；患者在梯子中跳跃，双脚交替着地。

剪刀式跳跃：双脚分开至与髋同宽，面向梯子的起点；右脚踏入第一个方格，然后双脚向上跳跃，接着将左脚放在第二个方格中，再次双脚跳跃并将右脚带到第三个方格中；在整个梯子中重复。

跳苏格兰舞：双脚分开至与髋同宽，面向梯子的起点；患者跳跃，左脚进入第一个方格，然后双脚立即跳入下一个方格；接着，患者右脚蹬地，再快速地双脚起跳着地；在整个梯子中重复。

敏捷梯训练：双脚分开至与髋同宽，面向梯子的起点，并位于梯子的左侧；右脚进入第一个方格，然后左脚跟着进入；接着右脚跳到第一个方格的右侧，左脚跟着跳出；左脚再进入第二个方格，右脚跟着跳入并重复之前的步骤；在整个梯子中重复；敏捷梯训练也可以通过进阶动作来完成，比如将膝盖抬高一些，并加宽侧步。

交叉：双脚分开至与髋同宽，面向梯子起点的侧面；患者侧步踏入第一个方格，然后位于后方的脚交叉越过前脚进入下一个方格；在整个梯子中重复。

5次双脚跳＋跑：开始时面对梯子的起点，双脚与髋部同宽；双脚依次跳跃5个方格，在第五次跳单脚落地，开始一步一个方格跑完余下方格；这对过渡训练很有帮助。

探戈：开始时面对梯子的起点，双脚与髋部同宽，站在梯子的左侧；左脚交叉步落在第一个方格里，右脚落在第一个方格的右侧，左脚跟着并拢；然后右脚交叉步落在第二个方格里，左脚跨越落在第二个方格的左侧，右脚跟着并拢；在整个梯子中重复。

5个数练习：开始时面对梯子的起点，双脚与髋部同宽；右脚踩到第一个方格的外侧，左脚前移踏进第一个方格，右脚跟着左脚移动到第一个方格，左脚前移踏进第二个方格，右脚跟上，左脚踩到第三个方格外侧；在整个梯子中重复。

大河舞：开始时面对梯子的起点，双脚分开与髋部同宽，站在梯子的左侧；右脚踏入第一个方格，然后左脚跨越落在梯子的另一侧，右脚踏出梯子右侧；同样，左脚踏入第二个方格，然后重复；"进""后面""出"是一个很好的指导方式；在整个梯子中重复。

双腿横跨跳：开始时面对梯子的起点，双脚与髋部同宽；双脚跳进第一个方格，然后跳到第二个方格外面，再跳进第二个方格；"进""出"是一个很好的提醒方式；在整个梯子中重复。

前交叉步：开始时面对梯子的起点侧面，双脚与髋部同宽；将离梯子最近的脚踏进第一个方格，另外一只脚交叉步跨到第二个方格，然后将后面的脚踏到第三个方格，然后进行重复；在整个梯子中重复。

进和出：开始时面对第一个方格的右侧，双脚与髋部同宽；右脚踏进第一个方格，左脚跟随，然后右脚后退左脚跟随；紧接着右脚踏进第二个方格，左脚跟随；然后右脚后退左脚跟随；在整个梯子中重复。

蜈蚣步：开始时面对第一个方格的右侧，双脚与髋部同宽；右脚踏进第一个方格，左脚跟随，右脚踏进第二个方格，左脚跟随，紧接着右脚后退至第二个方格右侧，左脚跟随；然后右脚再次重复，踏进第三个方格；在整个梯子中重复。

障碍滑雪双跳跳：开始时面对第一个方格的右侧，双脚与髋部同宽；横着跳进第一个方格，然后跳到另外一边，以同样动作跳进第二个方格；在整个梯子中重复。

单侧切跳：开始时面对第一个方格的右侧，双脚与髋部同宽；横着跳进第一个方格，然后回到开始侧，以同样动作跳进第二个方格；在整个梯子中重复。

注意：骨盆保持中立，鼓励下腹部核心肌肉收缩，膝关节保持在脚趾正前方，重点保持髋关节微屈以及尽可能控制膝关节不要超过第二脚趾，保持躯干直立。

运动量：4~8个梯子长度，1~3组，每天1次或每隔1天1次。

6.9.31 敏捷性：膝关节，圆点训练和各种变化

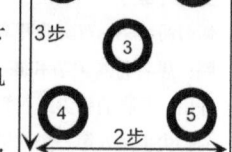

体位：站立位。

目标：加强下肢力量，通过快速的肌肉反应来改善肌肉控制和敏捷性，强化下肢的同时提升下肢的神经肌肉控制能力、关节稳定性、本体感觉，促进下肢肌肉的共同收缩。

方法：这些练习在开始的时候以慢速进行，随着患者有序和有控制的练习能力的进展，且当患者可以控制姿势的时候提升速度。患者不应当以太快的速度进行这些练习，因为如果患者在整个过程中不能控制自己的动作，就会造成损伤。让患者在适当的情况下，允许患者像跑步一样交替摆动手臂。患者应当将注意力集中在脚上。圆点训练中多为双足跳跃动作，但如果患者能很好地控制站姿，任何双足跳跃动作都可以单脚完成。标志点放置方式如图所示，通常使用胶带在地面上标记数字。

蝶式跳：起始位置为左脚在标志点1，右脚在标志点2，双脚跳向标志点3；双脚再次起跳，左脚落在标志点4，右脚落在标志点5；继续以同样的方式向后方重复。**180°蝶式跳**：起始位置为左脚在标志点1，右脚在标志点2，双脚跳向标志点3；双脚再次起跳，左脚落在标志点4，右脚落在标志点5；患者跳起来做180°旋转，左脚落在标志点5，右脚落在标志点4；重复进行同样方式的跳跃，在每次蝶式跳最后做180°旋转。**8字跳**：两脚跟随标志点的顺序为1、3、5、4、3、2，然后回到标志点1。**沙漏跳**：两脚跟随标志点的顺序为1、3、4、5、3、2、1。**方形4角跳**：两脚跟随标志点的顺序为1、2、5、4和1、4、5、2。**底部三角形跳**：两脚跟随标志点的顺序为1、2、3、1和2、1、3、2。**宽三角形跳**：两脚跟随标志点的顺序为3、4、1、3和3、1、4、3。**双X跳**：两脚跟随标志点的顺序为1、3、4、3、5、3、2、3，然后回到1。

注意：骨盆保持中立，鼓励下腹部核心肌肉收缩，膝关节保持在脚趾正后方，重点保持髋关节微屈以及尽可能控制膝关节不要超过第二脚趾，保持躯干直立。

运动量：每组8~12次，1~3组，每天1次或每隔1天1次。

6.9.32 敏捷性：膝关节，迷你栏架训练和各种变化

体位：站立位。

目标：加强下肢力量，通过快速的肌肉反应来改善肌肉控制和敏捷性。

方法：这些练习在开始的时候缓慢进行，随着患者有序和有控制的练习能力的增加，且患者可以控制姿势的时候提升速度。患者不应当以太快的速度进行这些练习，因为如果患者在整个过程中不能控制自己的动作，就会造成损伤。让患者在适当的情况下，允许患者像跑步一样交替摆动手臂。患者应当将注意力集中在脚上。增加栏间距离是增加挑战和变化的另一种方法。

一步：双脚交替跨栏。**一步跳**：单脚跨栏，在栏间双脚并拢。**双脚跳**：双脚并拢跳过每个栏架。**侧向走**：侧走跨栏。**交叉跳**：侧身跨过栏架，一只脚跨过一个栏架后双脚在栏架之间接触。**3步向前跳**：跨过栏架，前脚着地，然后后脚着地（前脚同时提起），前脚着地（后脚同时提起），后脚跨栏，每个跨栏之间双脚共触地3次。**3步侧向跳**：从侧面跨栏，前脚着地，后脚着地，再前脚着地，后脚跨栏，每个跨栏之间双脚共触地3次。

注意：骨盆保持中立，鼓励下腹部核心肌肉收缩，膝关节保持在脚趾正后方，重点保持髋关节微屈以及尽可能控制膝关节让膝关节超过第二脚趾，保持躯干直立。

运动量：10~12个栏架为一个长度，4~8个长度，1~3组，每天1次或每隔1天1次。

6.9.33 超等长和各种变化，膝关节

体位：站立位。

目标：加强下肢力量，利用肌梭活动的同时提升下肢的神经肌肉控制能力、关节稳定性、本体感觉，促进下肢肌肉的共同收缩。

方法：超等长运动分3个阶段：离心阶段、等长阶段和向心阶段。其关键是先对目标肌肉进行离心阶段的拉伸，然后立即让目标肌肉进行向心收缩，两者之间的等长阶段保持尽可能短的时间。这利用了肌梭的反应，以在向心阶段增加肌纤维募集和目标肌肉产生的力量。离心阶段与向心阶段之间不应有停顿。一旦患者表现出良好的力量和下肢控制能力，以及具有良好的落地力学机制以控制膝关节向内倾斜，就应该开始增强式训练。在进行中强度和高强度的增强式训练之前，一定要先进行低强度的增强式训练。箱子的高度开始时应该较低，并随着合理力学机制的维持而提高。

A. 双腿轻跳：这是一个很好的利用较低的箱子的初学者增强式练习；患者在箱子前下蹲，尽可能轻地跳到箱子上，屈膝缓冲。

B. 单腿轻跳：这是一个很好的初学者增强式练习，利用较低的箱子来进行单腿控制；患者在箱子前单腿下蹲，尽可能轻地跳到箱子上，屈膝缓冲。

C. 向前跳箱：患者以下蹲姿势开始，保持膝关节在脚跟上方，跳到箱子上；从箱子上下来时，患者要么走下来，要么往回跳。

D. 向前多次跳箱：患者以下蹲姿势开始，保持膝关节在脚跟上方，跳到箱子上，然后立即跳下来并重复。

E. 单侧跳箱：患者以下蹲姿势开始，保持膝关节在脚跟上方，横向跳上箱子，然后立即跳下来并重复。

F. 双侧跳箱：患者以下蹲姿势开始，保持膝关节在脚跟上方，横向跳上箱子，然后立即跳下来再跳到另一侧的箱子上并重复。

G. 向前跳深：患者在一个较低的箱子上以下蹲姿势开始，保持膝关节在脚跟上方，向前跳到地面，然后立即跳到一个更高的箱子上。

H. 横向跳深：患者在一个较低的箱子上以下蹲姿势开始，保持膝关节在脚跟上方，横向跳到地面，然后立即跳到另外一侧更高的箱子上。

I. 垂直跳深：患者在箱子上以下蹲姿势开始，保持膝关节在脚跟上方，从箱子上跳下，然后立即尽可能高地垂直跳到空中。

J. 多次纵跳：患者以下蹲姿势开始，垂直跳得越高越好，然后以深蹲的姿势落地并重复。

K. 楼梯跳深：患者在一个面向楼梯的箱子上以下蹲姿势开始，保持膝关节在脚跟上方，从箱子上跳下落地后立即跳到能够着的最高台阶上。

L. 楼梯跳深：患者在一个面向楼梯的箱子上以下蹲姿势开始，然后跳到能够以深蹲姿势着地的最高台阶上。

M. 远跳深：患者在箱子上以下蹲的姿势开始，保持膝关节在脚跟上方，从箱子上跳下落地后立即尽可能远地向前跳。

N. 多次远跳：患者以下蹲姿势开始，尽可能远地向前跳，落地后立即重复。

O. 青蛙跳：患者以下蹲姿势开始向前跳，以深蹲姿势落地后立即往回跳，重复。

P. 环球蛙跳：患者以下蹲姿势开始向右前方跳，落地后立即向右后方跳，然后向左后方跳，再向左前方跳然后往右前方跳，重复这个顺序。

Q. 之字蛙跳：患者以下蹲姿势开始向右前方跳，落地后立即向左前方跳，重复；一旦患者可以完成，就可以先向左后方跳然后向右后方跳，重复直到回到开始的位置。

R. 多次跳栏架：患者以下蹲姿势开始跳过栏架，落地后立即重复。

S. 军步跳箱：开始时患者一只脚踩在箱子上，一只脚踩在地上；患者向上垂直起跳后交换双脚位置，并立即重复。

6.9.33 超等长和各种变化，膝关节（续）

T. 分腿跳（也称弓步跳）：患者以弓步姿势开始，前腿膝关节在脚跟后面；患者向上垂直跳起后快速交换双脚位置并进行弓步下蹲，快速重复。

U. 药球分腿跳：患者以弓步姿势开始，前腿膝关节在脚跟后面；患者将药球举至胸前，向上垂直起跳后将药球举过头顶，快速交换双脚位置并进行弓步下蹲，快速重复。

V. 障碍侧向跳：患者以下蹲姿势开始，保持膝关节在脚跟上方，侧向跳过台阶以下蹲姿势落地后立即往回跳，重复。

W. 跳箱侧滑步：患者以一只脚放在台阶上的下蹲姿势开始，向侧面跳跃使后腿落在台阶上，前腿落地；另一侧同理，重复。

X. 瑜伽球侧滑步：患者以一只脚放在瑜伽球上的下蹲姿势开始，向侧面跳跃使后腿落在瑜伽球上，前腿落地；另一侧同理，重复。

Y. 侧向滑冰跳：患者以下蹲姿势开始，将重心放在外腿上，侧向跳跃，另外一条腿落地后立即回到开始姿势并重复。

Z. 药球侧向跳：患者伸直双臂将药球水平置于胸前，以下蹲姿势开始，将重心放在外侧腿上；患者向侧面跳跃时将药球拉到胸部，用另外一条腿落地时将双臂恢复至伸直，然后立即回到开始姿势并重复。

AA. 后踢腿：患者慢跑，把脚跟尽可能高地踢向臀部，同时膝关节缓冲落地。

BB. 短跑：患者慢跑，把脚跟尽可能高地踢向臀部，同时膝关节缓冲落地。然后将速度提至两倍。

CC. 高抬腿：患者以较慢的速度原地踏步，每次都尽可能抬高膝关节。

DD. 前踢腿：患者将一条腿踢出至髋关节屈曲，膝盖接近伸直，并用站立的腿进行跳跃切换，将另外一条腿往外踢，对侧腿落地。

EE. 塔克跳：患者跳跃，让双膝靠近胸，然后落地，跳跃中间穿插一个小跳，重复。

FF. 巨星跳：患者跳跃，让双脚脚跟靠近臀部，重复。

GG. 跳绳：患者使用跳绳或者模仿跳绳的动作进行原地慢跑或跳跃。

HH. 单腿左右跳绳：患者使用跳绳或者模仿跳绳的动作进行单腿左右跳。

II. 单腿前后跳绳：患者使用跳绳或者模仿跳绳的动作进行单腿前后跳。

JJ. 开合跳：患者跳起，把腿分开，然后再次跳起把双腿并拢，当腿分开跳跃时手臂可以与肩一起外展。

KK. X跳：患者跳起，将双脚和双肩快速分开外展，落地时双脚并拢，手臂往下落。

LL. 脚踏开关蹲：患者下蹲，躯干向前，双手合十放在胸前，将一只脚向一边移动，然后快速跳跃，将一只脚向内移进来，另一只脚向外移到一边。

MM. 180°跳跃：患者下蹲，跳跃腾空，身体180°旋转着地，重复。

NN. 立卧撑：该练习需要很好的手臂力量；患者垂直跳跃腾空，落地后双手放在前方地面上，并进入平板姿势；患者做一个小幅度俯卧撑然后站起来再进行垂直跳跃，重复。

OO. 小碎步：患者下蹲，躯干向前，双手合十放在胸前，快速将脚抬离地面，以尽可能快的速度使双脚进行交替。

PP. 交替前抬腿：该练习需要很好的手臂力量；患者双脚脚尖和双手放在地面上，在膝关节弯曲的状态下伸展一侧髋关节，使脚离开地面，然后快速换腿，使另一侧髋关节伸展和膝关节弯曲，重复。

QQ. 双侧后抬腿：该练习需要很好的手臂力量；患者双脚脚尖和双手放在地面上，通过伸展髋关节和弯曲膝关节将双脚向上向外踢，使双脚离开地面然后立即返回地面，重复。

注意：在整个跳跃过程中，膝关节应当保持在脚踝上方，尝试以膝关节在脚踝上方的姿势落地，并保持膝关节分别与双脚的第二脚趾对齐；不要让膝关节向内扣；鼓励躯干核心肌群参与运动，以保持脊柱中立位。

运动量：重复8~12次，1~3组，每天1次或每隔1天1次。

证据在哪里？

马尔科维奇（Marcovic, 2007）的一项元分析研究证实，超等长训练在垂直跳跃高度方面提供了统计学意义上显著且实际相关的改善。米勒等（Miller et al., 2006）进行了一项研究，以确定6周的超等长训练是否可以增强运动员的敏捷性。受试者分为两组：超等长训练组和对照组。超等长训练组进行为期6周的超等长训练，对照组没有进行任何超等长训练。6周后，与对照组相比，超等长训练组完成任务更快，并且落地时间更短。结果表明，超等长训练可以成为增强敏捷性的有效训练技术。

在包含跳跃动作的运动项目中，髌骨肌腱病是常见的损伤。2014年，一项对文献的系统评价研究了髌骨肌腱病与起跳和落地运动模式之间的关系，以揭示风险因素和潜在的预防策略。该研究在向前加速后的水平落地期间发现了大多数差异，表明水平落地对形成髌骨肌腱病构成最大威胁，以较小关节活动度触地的这种僵硬落地模式与髌骨肌腱病的发作有关。该研究结果表明，改善动力链功能，进行离心训练和改变落地模式是预防和治疗髌骨肌腱病的潜在工具（Van der Worp et al., 2014）。

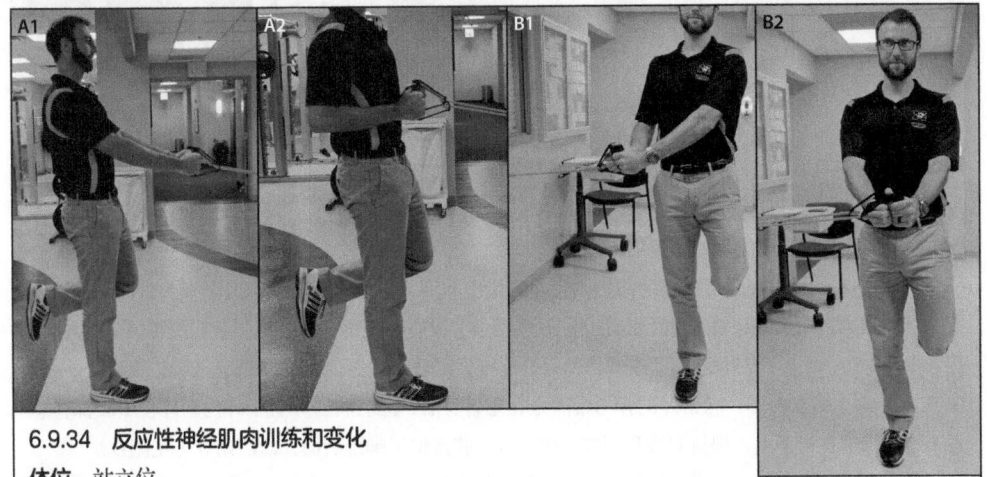

6.9.34 反应性神经肌肉训练和变化

体位：站立位。

目标：增强下肢神经肌肉控制能力、关节稳定性、本体感觉，促进下肢肌肉的共同收缩。

方法：反应性神经肌肉训练使用外部阻力来开启来自神经方面的自动响应。它通常可以对错误的运动模式进行快速修复，旨在通过自动响应增强功能稳定性和动作控制技能。当身体对施加的力做出反应时，将激活纠正错误运动模式的本能。治疗师可以使用这些技术来针对中枢神经系统的特定水平，以刺激适当的反射反应，从而促进功能性静态和动态稳定性发展。当口头提示做不到让患者使用正确的下肢力学机制时，这些技术很有帮助。如果治疗师通过患者的下蹲动作观察到膝关节"塌陷"或躯干过度运动时，这些练习可用于纠正有缺陷的动作模式。

A. 单平面前移：在患者腰部高度前方的位置固定弹力带中间部分，留下两端，患者双手握住弹力带的两端；练习侧下肢站立，确保膝关节没有被锁定，另一侧下肢屈曲膝关节抬起脚；患者将弹力带往后拉，当手到达骨盆外侧时保持平衡，同时将弹力带拉向腰部（见图A1和图A2）。

B. 单平面横向移动：将弹力带中间部分固定在患者腰部高度且靠近练习侧下肢的位置，留下两端；患者双手握住弹力带两端，练习侧下肢站立，确保膝关节没有被锁定，另一侧下肢屈曲膝关节抬起脚；患者在将弹力带侧向拉动的同时保持平衡（见图B1和图B2）。

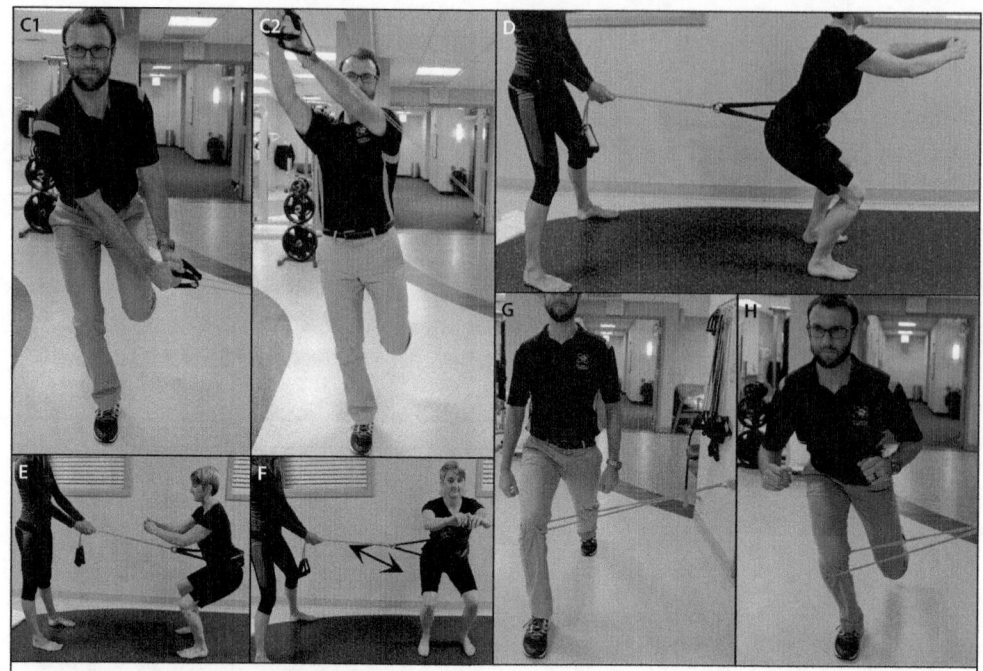

6.9.34 反应性神经肌肉训练和变化（续）

C. 多平面体重转移：在患者的非练习侧固定弹力带中间部分，位置应较低，留下弹力带两端；患者双手握住弹力带的两端，练习侧下肢站立，确保膝关节没有被锁定，另一侧下肢屈曲膝关节抬起脚；患者保持平衡，同时以对角线斜砍模式将弹力带拉高至对侧（见图C1和图C2）。

D. 下蹲，后方体重转移：将带环的弹力带固定在患者身后；患者将身体置于环内，环位于腰部；患者下蹲仿佛坐在椅子上，保持双脚和双膝与髋同宽，膝盖位于脚趾后面，然后站立（见图D）。

E. 下蹲，前方体重转移：将带环的弹力带固定在患者前面；患者将身体置于环内，环位于腰部；患者下蹲仿佛坐在椅子上，保持双脚和双膝与髋同宽，膝盖位于脚趾后面，然后站立（见图E）。

F. 下蹲，后内侧体重转移：将带环的弹力带固定在非练习侧；患者将身体置于环内，环位于腰部；患者设想椅子位于身后，并下蹲至几乎坐在椅子上，保持双脚和双膝与髋同宽，膝盖位于脚趾后面，然后站立；当试图通过下蹲纠正膝关节向内偏移时，训练带也可以环绕在膝关节处（见图F）。

G. 弓箭步，内侧体重转移：将带环的弹力带固定在非练习侧；患者将练习侧腿放入环内，环位于膝关节处；患者非练习侧腿向后退一步形成弓箭步；患者向外移动练习侧膝关节，使膝关节上的训练带产生张力并缓慢进行弓箭步下蹲，再返回，练习侧髋关节、膝关节和踝关节保持在一条直线上，膝关节位于脚趾后方；弹力带通过将膝关节向内拉动，使患者反应性地将膝关节和下肢其他部位对齐（见图G）。

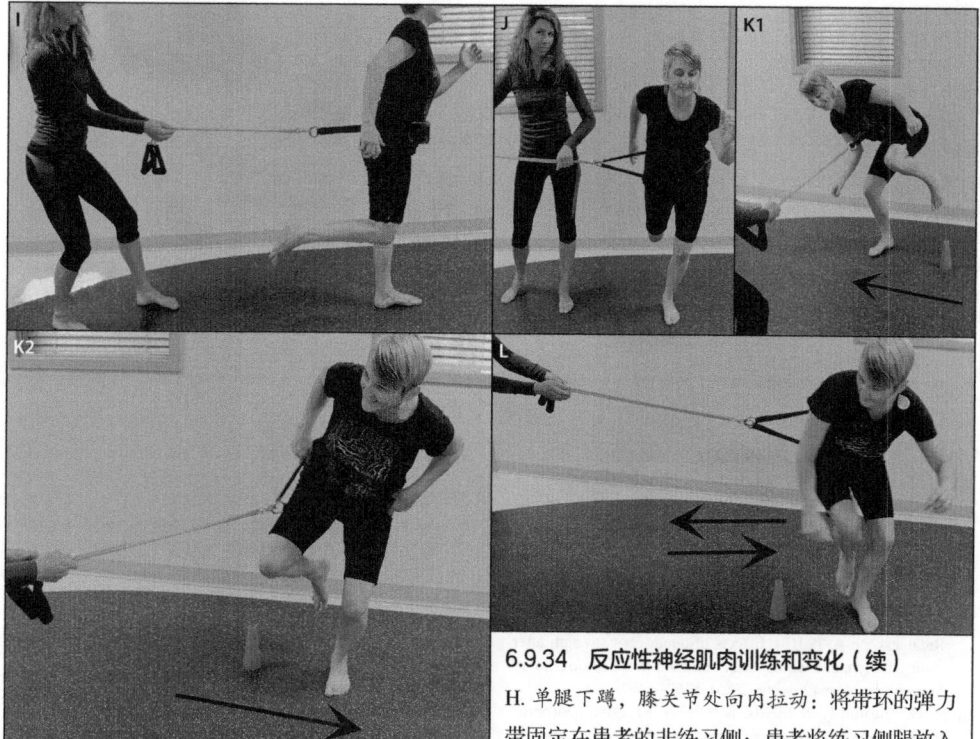

6.9.34　反应性神经肌肉训练和变化（续）

H. 单腿下蹲，膝关节处向内拉动：将带环的弹力带固定在患者的非练习侧；患者将练习侧腿放入环内，环位于膝关节处；患者抬起非练习侧下肢，练习侧单腿下蹲，保持髋关节、膝关节和踝关节对齐，膝关节在脚趾后面，然后站立；弹力带通过将膝关节向内拉动，使患者反应性地将膝关节与下肢其他部位对齐（见图H）。

I. 原地跑，后部体重转移：将带环的弹力带固定在患者后方；患者将身体置于环内，环位于腰部；患者向前移动，直到弹力带产生张力；患者开始原地慢跑，再进阶到快跑；这项练习还可以进一步进阶到高抬腿跑（见图I）。

J. 原地跑步，内侧体重转移：将带环的弹力带固定在患者的一侧；患者将身体置于环内，环位于腰部；患者向侧方移动，直到弹力带产生张力；患者开始原地慢跑，再进阶到快跑；这项练习还可以进一步进阶到高抬腿跑（见图J）。

K. 边界前部体重转移：将带环的弹力带固定在患者前方；患者将身体置于环内，环位于腰部；患者退后，直到弹力带产生张力；将锥形物放在患者的一侧，患者在锥形物上横向跳过，然后跳回并重复（见图K1和图K2）。

L. 边界内侧和外侧重量转移：将带环的弹力带固定在患者的一侧；患者将身体置于环内，环位于腰部；患者向外侧移动，直到弹力带产生张力；将锥形物放在患者的一侧，患者在锥形物上横向跳过然后跳回，来回用同一只脚落地，重复（见图L）。

注意：骨盆保持中立，积极鼓励下腹部核心肌肉收缩，膝关节位于脚趾后方，尽可能控制髋关节和膝关节，膝关节和第二个脚趾对齐；保持躯干直立，或在活动需要时仅进行髋关节铰链运动。

运动量：重复8~12次，1~3组，每天1次或每隔1天1次。

证据在哪里？

一些案例研究可用于支持反应性神经肌肉训练的有效性。一项研究利用反应性神经肌肉训练来解决腘绳肌紧张问题。该研究使用反应性神经肌肉训练对患者进行治疗，患者在胸骨、腹部及髋部位置抵抗一个从前向后的手动阻力，同时在髋关节屈曲时试图触摸脚趾。在一次反应性神经肌肉训练后，患者测试了腘绳肌，腘绳肌紧张度呈阴性，并在5周的随访中保持了这些结果。研究人员认为，反应性神经肌肉训练对于治疗腘绳肌紧张是有效的，建议治疗师应考虑使用反应性神经肌肉训练治疗主诉腘绳肌紧张的患者（Loutsch et al., 2015）。另一项研究调查了一名女子篮球运动员的反应性神经肌肉训练效果，该运动员最近前交叉韧带部分完全撕裂。研究人员发现，1周的反应性神经肌肉训练使髋关节、膝关节和踝关节肌肉失衡显著减轻，他们认为这是由于神经肌肉控制能力的增强，而不是力量的增加（Cook et al., 1999）。

参考文献

Arnason, A., Andersen, T. E., Holme, I., Engebretsen, L. & Bahr, R. (2008). Prevention of hamstring strains in elite soccer: An intervention study. *Scandanavian Journal of Medicine and Science in Sports*, 18(1), 40–48.

Bandy, W. D. & Sanders, B. (2012). *Therapeutic exercise for physical therapist assistants* (3rd ed.). New York, NY: Lippincott, Williams and Wilkins.

Bush, J. A., Blog, G. L., Kang, J., Faigenbaum, A. D. & Ratamess, N. A. (2015). Effects of quadriceps strength after static and dynamic whole-body vibration exercise. *Journal of Strength and Conditioning*, 29(5), 1367–1377.

Cook, G., Burton, L. & Fields, K. (1999). Reactive neuromuscular training for the anterior cruciate ligament-deficient knee: A case report. *Journal of Athletic Training*, 34(2), 194–201.

Eapen, C., Nayak, C. & Zulfeequer, C. P. (2011). Effect of eccentric isotonic quadriceps muscle exercises on patellofemoral pain syndrome: An exploratory pilot study. *Asian Journal of Sports Medicine*, 2(4), 227–234.

Esmaeilzadeh, S., Akpinar, M., Polat, S., Yildiz, A. & Oral, A. (2015). The effects of two different frequencies of whole-Body vibration on knee extensors strength in healthy young volunteers: A randomized trial. *Journal of Musculoskeletal and Neuronal Interactions*, 15(4), 333–340.

Felício, L. R., Dias, L. A., Silva, A. P., Oliveira, A. S. & Bevilaqua-Grossi, D. (2011). Muscular activity of patella and hip stabilizers of healthy subjects during squat exercises. *Revista Brasileira de Fisioterapia*, 15(3), 206–211.

Hwangbo, P. (2015). The effects of squatting with visual feedback on the muscle activation of the vastus medialis oblique and the vastus lateralis in young adults with an increased quadriceps angle. *Journal of Physical Therapy Science*, 27(5), 1507–1510.

Iga, J., Fruer, C. S., Deighan, M., Croix, M. D. & James, D. V. (2012). 'Nordic' hamstrings exercise—engagement characteristics and training responses. *International Journal of Sports Medicine*, 33(12), 1000–1004.

Irish, S. E., Millward, A. J., Wride, J., Haas, B. M. & Shum, G. L. (2010). The effect of closed-kinetic chain exercises and open-kinetic chain exercise on the muscle activity of vastus medialis oblique and vastus lateralis. *Journal of Strength and Conditioning Research*, 24(5), 1256–1262.

Jaberzadeh, S., Yeo, D. & Zoghi, M. (2015). The effect of altering knee position and squat depth on VMO: VL EMG ratio during squat exercises. *Physiotherapy Research International*, 21(3), 164–173.

Loutsch, R. A., Baker, R. T., May, J. M. & Nasypany, A. M. (2015). Reactive neuromuscular training results in immediate and long term improvements in measures of hamstring flexibility: A case report. *International Journal of Sports Physical Therapy*, 10(3), 371–377.

Marcovic, G. (2007). Does plyometric training improve vertical jump height? A meta-analytical review. *British Journal of Sports Medicine*, 41, 349–355.

Miller, M. G., Herniman, J. J., Ricard, M. D., Cheatham, C. C. & Michael, T. J. (2006). The effects of a 6-week plyometric training program on agility. *Journal of Sports Science and Medicine*, 5(3), 459–465.

Peng, H. T., Kernozek, T. W. & Song, C. Y. (2013). Muscle activation of vastus medialis obliquus and vastus lateralis during a dynamic leg press exercise with and without isometric hip adduction. *Physical Therapy in Sport*, 14(1), 44–49.

Roelants, M., Delecluse, C. & Verschueren, S. M. (2004). Whole-body-vibration training increases knee-extension strength and speed of movement in older women. *Journal of the American Geriatrics Society*, 52(6), 901–908.

Roush, M. B., Sevier, T. L., Wilson, J. K., Jenkinson, D. M., Helfst, R. H., Gehlsen, G. M. & Basey, A. L. (2000). Anterior knee pain: A clinical comparison of rehabilitation methods. *Clinical Journal of Sports Medicine*, 10(1), 22–28.

Signorile, J. F., Lew, K., Stoutenberg, M., Pluchino, A., Lewis, J. E. & Gao, J. (2014). Range of motion and leg rotation affect electromyography activation levels of the superficial quadriceps muscles during leg extension. *Journal of Strength and Conditioning*.

Syme, G., Rowe, P., Martin, D. & Daly, G. (2009). Disability in patients with chronic patellofemoral pain syndrome: A randomised controlled trial of VMO selective training versus general quadriceps strengthening. *Manual Therapy*, 14(3), 252–263.

Tyler, T. F., Schmitt, B. M., Nicholas, S. J. & McHugh, M. (2015). Rehabilitation after hamstring strain injury emphasizing eccentric strengthening at long muscle lengths: Results of long-term followup. *Journal of Sports Rehabilitation*, 26(2), 131–140.

Van der Horst, N., Smits, D. W., Petersen, J., Goedhart, E. A., Backx, F. J. (2015). The preventive effect of the Nordic hamstring exercise on hamstring injuries in amateur soccer players: A randomized controlled trial. *American Journal of Sports Medicine*, 43(6), 1316–1323.

Van der Worp, H., de Poel, H. J., Diercks, R. L., van den Akker-Scheek, I. & Zwerver, J. (2014). Jumper's knee or lander's knee? A systematic review of the relation between jump biomechanics and patellar tendinopathy. *International Journal of Sports Medicine*, 35(8), 714–722.

6.10

膝部康复方案和治疗方法

6.10.1　腘绳肌拉伤

　　腘绳肌拉伤是运动中最常见的损伤之一，特别是在需要短跑和跑步的项目中（Lempainen, Sarimo, Mattila, Heikkilä and Orava, 2007）。腘绳肌拉伤可能会对运动员造成破坏性影响，因为它们恢复缓慢并且会复发，再次受伤的风险为12%～31%（Ahmad et al., 2013）。有研究人员认为，许多腘绳肌反复拉伤是最初受伤后康复不足造成的。腘绳肌拉伤的严重程度通常为一级或二级（部分撕裂），但有时会发生三级损伤（完全撕裂）。大多数腘绳肌拉伤发生在跑步中或短跑冲刺时。目前，研究人员已经提出几个致伤因素，

包括灵活性差、力量/耐力不足、跑步过程中不适当的肌肉协同模式、缺乏适当的热身和活动前拉伸、笨拙的跑步姿势，以及在受伤后过早恢复活动（Agre, 1985）。腘绳肌一级和二级拉伤后的一般治疗方法是休息和固定，逐渐恢复灵活性、力量和活动。成人的腘绳肌三级拉伤很少见，需要手术治疗，包括将腘绳肌腱重新连接到起点。运动员只有在恢复完整的肌肉力量、耐力、灵活性、协调性和敏捷性后才能进行运动和比赛。如果没有全面康复就进行运动和比赛，运动员会很容易再次受伤。

6.10.2　腘绳肌拉伤康复方案

该康复方案改编自美国骨科医师学会（Hartman, 2004b）和瓦勒等人（Valle et al., 2015）的研究中包含的信息。

第一阶段：急性期，第0～6周（取决于严重程度）

1. 休息、冰敷、加压、抬高、固定（即使是最严重的情况通常也固定不超过1周），以及适当的活动可以使再生的肌纤维对齐，并限制结缔组织纤维化的程度（Clanton and Coupe, 1998）
2. 禁止膝关节伸展的同时伴随髋关节屈曲，从而导致疼痛（拉伸腘绳肌）
3. 无主动分离膝关节屈曲或髋关节伸展（腘绳肌收缩）
4. 步态训练使步态模式正常化（无痛）

　　6.4.43　功能性训练：步态练习

5. 主动关节活动
   a. 6.1.8　关节活动度：髋关节屈曲和伸展，脚跟滑动，主动
   b. 6.1.10　关节活动度：髋关节外展和内收，脚跟滑动，主动
   c. 4.1.7　关节活动度：躯干下部旋转，主动
6. 拉伸
   a. 6.3.3　拉伸：髋屈肌，站立位弓箭步

   b. 6.3.2　拉伸：髋关节屈曲，跪姿弓箭步
   c. 6.3.7　拉伸：髋内收肌，蛙式
   d. 6.8.1　拉伸：股四头肌
      i. 侧卧手辅助
      ii. 俯卧训练带辅助
   e. 6.8.3　拉伸：腘绳肌（一旦产生疼痛立即停止，不要进行任何过度拉伸，只在温和的、循序渐进的和无痛的情况下进行）

      仰卧位（髋关节屈曲至90°，允许膝关节伸展至45°屈曲位）
   f. 小腿肌肉拉伸
      i. 6.13.6　拉伸：使用训练带拉伸比目鱼肌
      ii. 6.13.5　拉伸：使用训练带拉伸腓肠肌
7. 力量训练
   a. 等长收缩
      i. 6.4.2　力量训练：等长收缩，髋关节伸展/臀大肌（50%～70%次最大收缩）
      ii. 6.9.3　力量训练：等长收缩，膝关节屈曲，

腘绳肌（仰卧位）

  iii. 6.9.5 力量训练：等长收缩，膝关节，直腿抬高，4种体式（仅在膝关节屈曲45°进行，50%到70%次最大收缩）

  iv. 6.9.1 力量训练：等长收缩，膝关节伸展，股四头肌（必要时可用电刺激来增加肌纤维的募集）

  v. 6.9.2 力量训练：等长收缩，膝关节伸展，挤压球（股内侧肌）

  vi. 6.4.3 力量训练：等长收缩，髋关节外展

  vii. 6.4.4 力量训练：等长收缩，髋关节内收

  viii.6.4.6 力量训练：等长收缩，髋关节外旋

  ix. 6.4.5 力量训练：等长收缩，髋关节内旋

b. 等张收缩

  i. 6.4.8 力量训练：等张收缩，髋部肌肉，直腿抬高，4种体式（只进行屈曲、外展和内收，不进行伸展）

  ii. 6.14.7 力量训练：等张收缩，脚跟抬高

8. 平衡/协调

6.14.16 功能性训练：踝关节/足，Rhomberg和变化

9. 调整训练

在无痛情况下进行低强度卧式自行车或直立自行车训练（无阻力）

第二阶段：亚急性期，第7~8周

1. 手法治疗：松解软组织，以解决软组织僵硬问题；主要考虑髂腰肌、阔筋膜张肌/髂胫束、股直肌、缝匠肌、臀大肌/臀中肌/臀小肌、腰方肌、内收肌、梨状肌、髋外旋肌和竖脊肌

2. 热身

骑自行车

3. 拉伸

a. 6.8.3 拉伸：腘绳肌（一旦产生疼痛立即停止，不要进行任何过度拉伸，只在温和的、循序渐进的和无痛的情况下进行）

仰卧位（髋关节屈曲至90°，允许膝关节伸展至30°屈曲位）

b. 6.3.22 拉伸：梨状肌，4字式和各种体式变化

c. 小腿肌肉拉伸进阶（选择一个）

  i. 6.13.7 拉伸：台阶上小腿拉伸

  ii. 6.13.8 拉伸：斜坡上小腿拉伸

4. 力量训练

a. 6.9.5 力量训练：等长收缩，膝关节，直腿抬高，4种体式（仅在膝关节屈曲45°进行，50%~70%次最大收缩）

b. 6.9.10 力量训练：等张收缩，腘绳肌蜷曲（温和的进行，一开始主动，再进阶到抗阻）

c. 6.9.18 力量训练：膝关节，力量训练器械上蹬腿（0°~45°）

d. 6.4.26 功能性训练：髋关节，墙壁蹲（0°~45°）

e. 6.4.28 功能性训练：髋关节，自由站立下蹲（0°~45°）

f. 6.4.27 功能性训练：髋关节，墙壁坐（0°~45°）

g. 6.4.34 功能性训练：髋关节，弓箭步和各种体式变化（0°~45°）

h. 6.4.33 功能性训练：髋关节，上台阶（4~6英寸高的台阶）

i. 6.4.14 力量训练：等张收缩，髋关节伸展，桥式和各种体式变化（前侧入路避免伸展和桥式）

  i. 桥式

  ii. 桥式内收挤压球

  iii. 桥式髋外展

  iv. 桥式内收/外展

j. 6.4.20 力量训练：弹力带，髋关节，4种体式

k. 6.4.22 力量训练：弹力带，髋关节，侧移步

l. 6.4.17 力量训练：等张收缩，髋关节外展，"消防栓"

m.6.4.23 力量训练：弹力带，髋关节，"蚌式"

n. 6.4.24 力量训练：弹力带，髋关节内旋和各种体式变化

o. 6.4.25 力量训练：弹力带，髋关节外旋和各种体式变化

p. 6.4.38 功能性训练：髋关节，侧移步，微蹲

q. 6.4.39 功能性训练：髋关节，跨步

r. 6.4.40 功能性训练：髋关节，向后行走

s. 6.4.8 力量训练：等张收缩，髋部肌肉，直腿抬高，4种体式（在患者耐受范围内增加变化）

  i. 伸展

  ii. 臀大肌分离

5. 核心稳定性训练

a. 4.3.7 力量训练：腰椎周围肌肉，膝关节屈曲

b. 4.3.9 力量训练：腰椎周围肌肉，屈膝抬高

c. 4.3.23 力量训练：腰椎周围肌肉，上肢交替抬高，四足位

d. 4.3.24 力量训练：腰椎周围肌肉，髋关节和膝关节交替伸展，四足位

e. 4.3.25 力量训练：腰椎周围肌肉，对侧上肢和下肢抬高，四足位

f. 4.3.27 力量训练：腰椎周围肌肉，脊柱保持中立位，高跪姿

g. 4.3.28 力量训练：腰椎周围肌肉，上肢抬高，高跪姿

h. 4.3.29 力量训练：腰椎周围肌肉，手伸向地面，

　　高跪姿

i. 4.3.30 力量训练：腰椎周围肌肉，手伸向地面，半跪姿

j. 4.3.42 力量训练：腹部肌肉，卷腹加强式，3种方法（进阶）

k. 4.3.38 力量训练：腹部肌肉，平板撑和各种体式变化

　　i. 站立位（初学者）

　　ii. 扶椅站立（初学者）

　　iii. 四足位

　　iv. 前臂支撑

　　v. 双手撑地

l. 4.3.39 力量训练：腹部肌肉，侧平板和各种体式变化

　　i. 靠墙站立（初学者）

　　ii. 靠椅站立（初学者）

　　iii. 肘和膝支撑（初学者）

　　iv. 肘和脚支撑

　　v. 手和膝支撑

　　vi. 手和脚支撑

6. 平衡/协调

　　6.14.18 功能性训练：踝关节/足，对侧髋，4种方式平衡挑战

7. 心肺耐力训练

　　a. 骑固定自行车；从第3周开始，进行5分钟训练，之后每周增加3~5分钟，直到20分钟

　　b. 上下楼梯机慢速挡位练习，随患者耐受逐渐提升训练速度

　　c. 水中练习，可以开始游泳池锻炼和游泳池跑步

　　d. 椭圆机训练，也可以与骑自行车交替训练30分钟

第三阶段：动态力量训练，第9~16周

1. 拉伸

　　6.8.3 拉伸：腘绳肌

　　i. 长坐位

　　ii. 坐位

　　iii. 站立，脚在凳子上

　　iv. 使用木棍的髋关节铰链

　　v. 仰卧在门口/角落

　　vi. 靠墙长坐位

2. 力量训练

　　a. 6.9.16 力量训练：弹力带，屈曲，腘绳肌蜷曲

　　b. 6.9.12 力量训练：等张收缩，腘绳肌，桥式移动

　　c. 6.9.11 力量训练：等张收缩，利用瑜伽球进行腘绳肌蜷曲

　　d. 6.9.13 力量训练：等张收缩，腘绳肌，北欧挺，针对离心收缩

e. 6.9.29 功能性训练：膝关节，全身振动器械

f. 6.9.18 力量训练：膝关节，力量训练器械上蹬腿（0°~90°）

g. 6.4.26 功能性训练：髋关节，墙壁蹲（0°~90°）

h. 6.4.28 功能性训练：髋关节，自由站立下蹲（0°~90°）

i. 6.4.27 功能性训练：髋关节，墙壁坐（0°~90°）

j. 6.4.34 功能性训练：髋关节，弓箭步和各种体式变化（0°~90°）

k. 6.4.33 功能性训练：髋关节，上台阶（8~12英寸高的台阶）

l. 6.4.14 力量训练：等张收缩，髋关节伸展，桥式和各种体式变化

　　i. 单腿桥式

　　ii. 桥式膝关节伸展

m. 6.4.15 力量训练：髋关节伸展，前臂平板撑

n. 6.4.29 功能性训练：髋关节，单腿下蹲

o. 6.4.37 功能性训练：骨盆下垂/髋关节抬高

p. 6.9.28 功能性训练：膝关节，下蹲，球的各种变化

3. 核心稳定性训练

　　a. 4.3.38 力量训练：腹部肌肉，平板撑和各种体式变化

　　i. 脸颊凹陷

　　ii. 脚点地

　　b. 4.3.39 力量训练：腹部肌肉，侧平板和各种体式变化

　　i. 抬腿

　　ii. 髋部下沉

4. 平衡/协调，考虑在激烈的动态训练中使用氯丁橡胶套管

　　a. 6.9.33 超等长和各种变化，膝关节

　　i. 双腿轻跳

　　ii. 单腿轻跳

　　iii. 向前跳箱

　　iv. 按照患者耐受情况可以增加其他变化

　　b. 6.9.34 反应性神经肌肉训练和变化

　　i. 单平面前移

　　ii. 单平面横向移动

　　iii. 多平面体重转移

　　iv. 下蹲，后方体重转移

　　v. 下蹲，前方体重转移

　　vi. 下蹲，后内侧体重转移

　　vii. 弓箭步，内侧体重转移

　　viii. 单腿下蹲，膝关节处向内拉动

5. 运动专项敏捷性训练，与医生确认后进行

　　a. 6.9.30 敏捷性：膝关节，速度绳梯训练和各种变化

b. 6.9.31 敏捷性：膝关节，圆点训练和各种变化

c. 6.9.32 敏捷性：膝关节，迷你栏架训练和各种变化

d. 8.1.4 跑步训练方案（逐渐增加跑步强度，从慢跑到冲刺跑）

e. 8.1.7 侧切训练——8字进阶

f. 8.1.6 跳跃训练方案

g. 8.1.5 冲刺训练方案

6. 心肺耐力训练

跑步、使用椭圆机、骑自行车、游泳、使用楼梯机

7. 出院标准：恢复运动，医生指导

a. 等速测试，确定肌肉力量失衡已被纠正，目标为腘绳肌－股四头肌肌力比达50%~60%，受伤腿的力量已恢复到未受伤腿力量的90%以上（Clanton and Coupe, 1998）

b. 可以完成高速多平面的活动，表现出良好的动态神经肌肉控制，无疼痛或肿胀

c. 功能测试显示出的不足不到10%

6.10.3 腘绳肌手术修复后康复方案

该康复方案改编自马克·谢里（Marc Sherry）（PT、DPT、LAT、CSCS）和威斯康星大学健康运动医学医师小组合作制定的指南（2011）。

第一阶段：急性期，第0~6周（具体时间取决于严重程度）

1. 负重

a. 0~2周：平足负重；这意味着重量不能通过脚传递，鼓励脚在与地面接触时保持平足以保持平衡

b. 第3~4周：部分负重，进展到15%~40%

c. 第5~6周：不使用拐杖后，在可耐受范围内负重

2. 支具

支具的使用方式由外科医生在手术时确定

3. 注意事项

a. 在膝关节伸展的情况下屈曲髋关节（拉伸腘绳肌）时要注意不要引起疼痛

b. 不进行孤立的膝关节屈曲或髋关节伸展（收缩腘绳肌）活动

4. 被动活动

在进行膝关节被动伸展时，不伴随髋屈曲

5. 主动活动

6.11.3 关节活动度：踝关节/足，长坐位和踝泵，4个方向，主动（仅进行仰卧踝泵）

6. 等长收缩

a. 6.9.1 力量训练：等长收缩，膝关节伸展，股四头肌（必要时可用电刺激来增加肌纤维的募集）

b. 6.9.2 力量训练：等长收缩，膝关节伸展，挤压球（股内侧肌）

c. 4.3.1 力量训练：等长收缩，骨盆后倾，腰部下方放置或不放置生物反馈血压计袖带

7. 一般训练

5.4.1 关节活动度：肩关节，热身，上肢测力器，主动辅助

8. 水上运动：第3~4周开始

水池中行走，无髋关节屈曲，可进行膝关节伸展、髋关节外展、髋关节伸展和平衡练习

第二阶段：第7~12周

1. 注意事项

a. 腘绳肌无动态拉伸

b. 避免髋关节屈曲超过45°

c. 不进行跑步或撞击性活动

2. 手法治疗：使用软组织技术解决软组织僵硬问题；主要考虑腰大肌、髂肌、阔筋膜张肌/髂胫束、股直肌、缝匠肌、臀大肌/臀中肌/臀小肌、腰方肌、髋内收肌群、梨状肌、髋关节外旋肌和竖脊肌

3. 步态训练，使步态模式正常化，无痛

6.4.43 功能性训练：步态练习

4. 关节活动度

a. 6.1.8 关节活动度：髋关节屈曲和伸展，脚跟滑动，主动

b. 6.1.10 关节活动度：髋关节外展和内收，脚跟滑动，主动

c. 4.1.7 关节活动度：躯干下部旋转，主动

5. 拉伸：6~10周

a. 6.8.3 拉伸：腘绳肌（一旦疼痛减轻，就开始做积极的拉伸练习，要求是温和、渐进性和无痛）

   i. 仰卧位（髋关节屈曲至90°，允许膝关节伸展至30°屈曲位）（A）

   ii. 进阶到缓慢仰卧位（髋关节屈曲90°，膝关节屈曲30°）（C）

b. 6.3.7 拉伸：髋内收肌，蛙式

c. 6.8.1 拉伸：股四头肌

   i. 侧卧手辅助

   ii. 俯卧训练带辅助

d. 小腿肌肉拉伸（选择一个）

   i. 6.13.7 拉伸：台阶上小腿拉伸

ii. 6.13.9 拉伸：靠墙拉伸小腿

iii. 6.13.8 拉伸：斜坡上小腿拉伸

6. 拉伸：10~12 周及以上

  6.8.3 拉伸：腘绳肌

    i. 长坐位

    ii. 坐位

    iii. 站立，脚在凳子上

    iv. 使用木棍的髋关节铰链

    v. 仰卧在门口/角落

    vi. 靠墙长坐位

7. 力量训练

  a. 等长收缩

    i. 6.4.2 力量训练：等长收缩，髋关节伸展/臀大肌（50%~70% 次最大收缩）

    ii. 6.9.3 力量训练：等长收缩，膝关节屈曲，腘绳肌（仰卧位）

    iii. 6.9.5 力量训练：等长收缩，膝关节，直腿抬高，4种体式（仅在膝关节屈曲45°下进行，50%~70% 次最大收缩）

    iv. 6.4.3 力量训练：等长收缩，髋关节外展

    v. 6.4.4 力量训练：等长收缩，髋关节内收

    vi. 6.4.6 力量训练：等长收缩，髋关节外旋

    vii. 6.4.5 力量训练：等长收缩，髋关节内旋

  b. 6.9.11 力量训练：等张收缩，利用瑜伽球进行腘绳肌蜷曲

  c. 6.4.14 力量训练：等张收缩，髋关节伸展，桥式和各种体式变化（前侧入路避免伸展和桥式）

    i. 桥式

    ii. 桥式内收挤压球

    iii. 桥式髋外展

  d. 等张收缩

    i. 6.4.8 力量训练：等张收缩，髋部肌肉，直腿抬高，4种体式

    ii. 6.14.7 力量训练：等张收缩，脚跟抬高

8. 核心稳定性

  a. 4.3.7 力量训练：腰椎周围肌肉，膝关节屈曲

  b. 4.3.9 力量训练：腰椎周围肌肉，屈膝抬高

  c. 4.3.23 力量训练：腰椎周围肌肉，上肢交替抬高，四足位

  d. 4.3.24 力量训练：腰椎周围肌肉，髋关节和膝关节交替伸展，四足位

  e. 4.3.25 力量训练：腰椎周围肌肉，对侧上肢和下肢抬高，四足位

  f. 4.3.27 力量训练：腰椎周围肌肉，脊柱保持中立位，高跪姿

  g. 4.3.28 力量训练：腰椎周围肌肉，上肢抬高，高跪姿

  h. 4.3.29 力量训练：腰椎周围肌肉，手伸向地面，高跪姿

  i. 4.3.30 力量训练：腰椎周围肌肉，手伸向地面，半跪姿

  j. 4.3.42 力量训练：腹部肌肉，卷腹加强式，3种方法（进阶）

  k. 4.3.38 力量训练：腹部肌肉，平板撑和各种体式变化

    i. 站立位（初学者）

    ii. 扶椅站立（初学者）

    iii. 四足位

    iv. 前臂支撑

    v. 双手撑地

  l. 4.3.39 力量训练：腹部肌肉，侧平板和各种体式变化

    i. 靠墙站立（初学者）

    ii. 靠椅站立（初学者）

    iii. 肘和膝支撑（初学者）

    iv. 肘和脚支撑

    v. 手和膝支撑

    vi. 手和脚支撑

9. 平衡/协调

  a. 6.14.16 功能性训练：踝关节/足，Rhomberg 和变化

  b. 6.9.27 功能性训练：膝关节，单腿平衡，微蹲和各种体式变化

10. 一般训练

开始低强度仰卧或直立骑自行车（无阻力），在无痛情况下进行

第三阶段：第13~16周

1. 热身

骑自行车

2. 力量训练

  a. 6.4.20 力量训练：弹力带，髋关节，4种体式

  b. 6.9.18 力量训练：膝关节，力量训练器械上蹬腿（0°~45°）

  c. 6.4.26 功能性训练：髋关节，墙壁蹲（0°~45°）

  d. 6.4.28 功能性训练：髋关节，自由站立下蹲（0°~45°）

  e. 6.4.27 功能性训练：髋关节，墙壁坐（0°~45°）

  f. 6.4.34 功能性训练：髋关节，弓箭步和各种体式变化（0°~45°）

  g. 6.4.33 功能性训练：髋关节，上台阶（4~6英寸高的台阶）

  h. 6.4.22 力量训练：弹力带，髋关节，侧移步

i. 6.4.17 力量训练：等张收缩，髋关节外展，"消防栓"

j. 6.4.23 力量训练：弹力带，髋关节，"蚌式"

k. 6.4.24 力量训练：弹力带，髋关节内旋和各种体式变化

l. 6.4.25 力量训练：弹力带，髋关节外旋和各种体式变化

m. 6.9.16 力量训练：弹力带，屈曲，腘绳肌蜷曲

n. 6.4.38 功能性训练：髋关节，侧移步，微蹲

o. 6.4.39 功能性训练：髋关节，跨步

p. 6.4.40 功能性训练：髋关节，向后行走

q. 6.9.12 力量训练：等张收缩，腘绳肌，桥式移动

r. 6.4.8 力量训练：等张收缩，髋部肌肉，直腿抬高，4 种体式（在患者耐受范围内增加变化）

   i. 伸展

   ii. 臀大肌分离

s. 6.9.13 力量训练：等张收缩，腘绳肌，北欧挺，针对离心收缩

t. 6.4.14 力量训练：等张收缩，髋关节伸展，桥式和各种体式变化（前侧入路避免伸展和桥式）

   i. 桥式内收/外展

   ii. 单腿桥式

   iii. 桥式膝关节伸展

3. 核心稳定性

a. 4.3.7 力量训练：腰椎周围肌肉，膝关节屈曲

b. 4.3.9 力量训练：腰椎周围肌肉，屈膝抬高

c. 4.3.23 力量训练：腰椎周围肌肉，上肢交替抬高，四足位

d. 4.3.24 力量训练：腰椎周围肌肉，髋关节和膝关节交替伸展，四足位

e. 4.3.25 力量训练：腰椎周围肌肉，对侧上肢和下肢抬高，四足位

f. 4.3.27 力量训练：腰椎周围肌肉，脊柱保持中立位，高跪姿

g. 4.3.28 力量训练：腰椎周围肌肉，上肢抬高，高跪姿

h. 4.3.29 力量训练：腰椎周围肌肉，手伸向地面，高跪姿

i. 4.3.30 力量训练：腰椎周围肌肉，手伸向地面，半跪姿

j. 4.3.42 力量训练：腹部肌肉，卷腹加强式，3 种方法（进阶）

k. 4.3.38 力量训练：腹部肌肉，平板撑和各种体式变化

   i. 站立位（初学者）

   ii. 扶椅站立（初学者）

   iii. 四足位

   iv. 前臂支撑

   v. 双手撑地

l. 4.3.39 力量训练：腹部肌肉，侧平板和各种体式变化

   i. 靠墙站立（初学者）

   ii. 靠椅站立（初学者）

   iii. 肘和膝支撑（初学者）

   iv. 肘和脚支撑

   v. 手和膝支撑

   vi. 手和脚支撑

4. 平衡/协调

6.14.18 功能性训练：踝关节/足，对侧髋，4 种方式平衡挑战

5. 心肺耐力训练

a. 固定自行车；从第 3 周开始，进行 5 分钟训练，之后每周增加 3~5 分钟，直到 20 分钟

b. 上下楼梯机慢速挡位练习，随患者耐受逐渐提升速度

c. 水中练习，可以开始游泳池锻炼和游泳池跑步

d. 椭圆机训练，可以与骑自行车交替进行 30 分钟

第四阶段：第 17 周，动态力量训练

1. 进入本阶段的标准

a. 中低速度的多平面动态肌肉控制练习中无疼痛产生

b. 等速肌力测试中，在 60°/秒和 240°/秒下的肌力大小超过对侧腘绳肌的 75%

2. 力量训练

a. 6.9.29 功能性训练：膝关节，全身振动器械（下蹲和弓箭步）

b. 6.9.18 力量训练：膝关节，力量训练器械上蹬腿（0°~90°）

c. 6.4.26 功能性训练：髋关节，墙壁蹲（0°~90°）

d. 6.4.28 功能性训练：髋关节，自由站立下蹲（0°~90°）

e. 6.4.27 功能性训练：髋关节，墙壁坐（0°~90°）

f. 6.4.34 功能性训练：髋关节，弓箭步和各种体式变化（0°~90°）

g. 6.4.33 功能性训练：髋关节，上台阶（8~12 英寸高的台阶）

h. 6.4.15 力量训练：髋关节伸展，前臂平板撑

i. 6.4.29 功能性训练：髋关节，单腿下蹲

j. 6.4.37 功能性训练：骨盆下垂/髋关节抬高

k. 6.9.28 功能性训练：膝关节，下蹲，球的各种变化

3. 核心稳定性训练

a. 4.3.38 力量训练：腹部肌肉，平板撑和各种体式变化

i. 脸颊凹陷

ii. 脚点地

b. 4.3.39 力量训练：腹部肌肉，侧平板和各种体式变化

i. 抬腿

ii. 髋部下沉

4. 平衡/协调，考虑在激烈的动态训练中使用氯丁橡胶套管

a. 6.9.33 超等长和各种变化，膝关节

i. 双腿轻跳

ii. 单腿轻跳

iii. 向前跳箱

iv. 按照患者耐受情况可以增加其他变化

b. 6.9.34 反应性神经肌肉训练和变化

i. 单平面前移

ii. 单平面横向移动

iii. 多平面体重转移

iv. 下蹲，后方体重转移

v. 下蹲，前方体重转移

vi. 下蹲，后内侧体重转移

vii. 弓箭步，内侧体重转移

viii. 单腿下蹲，膝关节处向内拉动

5. 运动专项敏捷性训练，与医生确认后进行

a. 6.9.30 敏捷性：膝关节，速度绳梯训练和各种变化

b. 6.9.31 敏捷性：膝关节，圆点训练和各种变化

c. 6.9.32 敏捷性：膝关节，迷你栏架训练和各种变化

d. 8.1.4 跑步训练方案（逐渐增加跑步强度，从慢跑到冲刺跑）

e. 8.1.7 侧切训练——8字进阶

f. 8.1.6 跳跃训练方案

g. 8.1.5 冲刺训练方案

6. 心肺耐力训练

跑步、使用椭圆机、骑自行车、游泳、使用楼梯机

7. 出院标准；恢复运动，医生指导

a. 等速测试，以确定肌肉力量失衡已被纠正，目标为腘绳肌-股四头肌肌力比达50%~60%，受伤腿的力量已恢复到未受伤腿力量的90%以上（Clanton and Coupe, 1998）

b. 可以完成高速多平面的活动，表现出良好的动态神经肌肉控制能力，无疼痛或肿胀

c. 功能测试显示出的不足不到10%

6.10.4 前交叉韧带撕裂讨论

前交叉韧带为膝关节提供稳定性，防止胫骨在股骨上向前移动。在运动员中经常出现前交叉韧带撕裂。前交叉韧带撕裂后可以进行非手术治疗和手术治疗。成年人前交叉韧带撕裂的最佳治疗方法选择取决于几个因素，包括年龄、职业和活动水平。对于活动较少的患者，物理治疗、使用支具和活动调整可以获得良好的治疗结果。对于希望恢复运动或从事体力要求较高的职业的患者而言，建议进行前交叉韧带重建手术。使用自体组织（通常是髌腱或腘绳肌的肌腱）的技术优于同种异体移植，尤其是对于年轻运动员而言。对于年龄较大、活动较少的成年人来说，同种异体移植是一种合理的选择（Bogunovic and Matava, 2013）。前交叉韧带也可能部分撕裂，对于保留前交叉韧带残留束并用移植物增强它，还是移除残留物进行标准的前交叉韧带重建尚存在争议。但残留束保存手术的临床结果前景很好。越来越多的科学证据表明，

增强完整束在血管、本体感觉和运动学方面是有益的。许多外科医生已经开发出在部分撕裂中增强前交叉韧带完整术的技术（Sonnery Cottet and Colombet, 2016）。尽管如此，前交叉韧带重建只是确保结构性韧带修复，而康复科保护和维持韧带修复，可改善运动员的身心状态和运动表现能力（Saka, 2014）。在世界各地存在着不同的前交叉韧带术后康复方案，从业人员之间缺乏共识，这导致了不确定性，从而导致存在积极和非积极的方法。文献中的研究试图确定康复的最早和最佳时间，以及随着新研究的出现以及新方案的修改和进阶，康复需要多长时间（Saka, 2014）。前交叉韧带撕裂后是否应使用功能性支具也备受争议，对于运动需求较高的患者（如滑雪者），支具已被证明有助于预防随后的膝关节损伤（Sterett, Briggs, Farley and Steadman, 2006）。

前交叉韧带重建术后方案旨在保护移植物，

证据在哪里？

里斯贝里等（Risberg et al., 1999）评估了60名经历前交叉韧带重建术的患者使用支具的效果。这些患者被随机分为两组，支具组佩戴康复性支具2周，然后佩戴功能性支具10周，非支具组患者未佩戴支具。其间，两组患者在膝关节松弛度、关节活动度、肌力、功能性膝关节测试结果或疼痛程度方面均无显著性差异。然而，在3个月的随访中，与非支具组患者相比，支具组患者的膝关节功能有了显著改善；尽管在3个月时，和非支具组患者相比，支具组患者大腿肌肉萎缩明显增加。麦克德维特等人（McDevitt et al., 2004）研究了来自美国3所军官学校的100名急性前交叉韧带撕裂的受试者，他们被随机分为支具组和非支具组。两组的术后物理治疗方案相同。在术后的第一年，支具组被要求在所有侧切、旋转或跳跃活动中佩戴功能性支具。在两年的随访中，有95名受试者参与评估。结果表明，各组在膝关节稳定性、功能测试结果、关节活动度或力量测试结果方面在统计学意义上无显著差异。2名支具组受试者和3名无支具组受试者再次受伤。伯明翰等人（Birmingham et al., 2008）对150名经历前交叉韧带重建术的患者进行了一项比较氯丁橡胶套管和功能性支具的大型研究，得出了类似的结果，两组患者在结果方面没有显著差异。

因为随着髌腱或腘绳肌的肌腱移植物变得更加韧带化，移植物发生生理变化。移植物在术后6~12周内最弱，设计的康复方案旨在其间保护移植物。此外，受控的负荷可以逐渐刺激愈合，并提高移植物的融合质量。

早期固定也有助于维持关节软骨的营养水平，防止骨密度降低。运动学研究表明，在膝关节屈曲10°~45°的开链运动中，股四头肌收缩导致的移植物的张力最大，因此应在术后12周内避免此类运动（Cross, 1998）。

6.10.5 前交叉韧带重建术后康复方案（髌腱或腘绳肌的肌腱移植）

该方案改编自托尔加·萨卡（Tolga Saka）2014年在《世界骨科杂志》上发表的文章和迈克尔·哈特曼（Michael Hartman）博士2004年提出的前交叉韧带康复方案。该方案适用于使用髌腱或腘绳肌的肌腱移植的患者。萨卡（Saka）2014年试图总结前交叉韧带重建术的康复目标，但没有指出准确的时间表，并表明康复时间可能会重叠，可能康复方案必须根据与时间表相关的标准进行修改。他还指出，前交叉韧带重建术康复的基本目标是确保术后6个月恢复体育活动，今天的前交叉韧带重建术后康复指南中注重时间因素。虽然下面的方法使该计划的实施更加容易，但它并不涵盖所有情况。

第一阶段：急性期，第0~4周

1. 目标
   a. 患者教育
   b. 疼痛控制
   c. 减少水肿
   d. 增加关节活动度
2. 步态
   a. 在耐受范围内负重；0~2周使用拐杖，2周后去掉拐杖
   b. 使用支具时，通常锁定在膝关节完全伸展位；在康复治疗时取下支具，每天取下4~5次用于进行关节活动度练习
   c. 6.4.43 功能性训练：步态练习
3. 关节活动度
   a. 在第1周达到全关节活动范围的被动伸展
   b. 在第3周结束时接近全关节活动范围的被动屈曲

   c. 6.11.3 关节活动度：踝关节/足，长坐位和踝泵，4个方向，主动
   d. 6.6.1 关节活动度：髌骨关节松动，主动辅助
   e. 6.1.8 关节活动度：髋关节屈曲和伸展，脚跟滑动，主动
   f. 6.1.10 关节活动度：髋关节外展和内收，脚跟滑动，主动
   g. 6.6.2 关节活动度：膝关节屈曲，主动辅助
   h. 6.6.3 关节活动度：膝关节屈曲，墙壁滑动，主动辅助
4. 拉伸
   a. 6.8.3 拉伸：腘绳肌
   b. 小腿肌肉拉伸
      i. 6.13.6 拉伸：使用训练带拉伸比目鱼肌
      ii. 6.13.5 拉伸：使用训练带拉伸腓肠肌
5. 下肢力量训练

a. 6.9.1 力量训练：等长收缩，膝关节伸展，股四头肌（必要时可用电刺激来增加肌纤维的募集）

b. 6.9.2 力量训练：等长收缩，膝关节伸展，挤压球（股内侧肌）

c. 6.9.3 力量训练：等长收缩，膝关节屈曲，腘绳肌

d. 6.4.2 力量训练：等长收缩，髋关节伸展/臀大肌

e. 6.4.3 力量训练：等长收缩，髋关节外展

f. 6.4.4 力量训练：等长收缩，髋关节内收

g. 6.4.6 力量训练：等长收缩，髋关节外旋

h. 6.4.5 力量训练：等长收缩，髋关节内旋

i. 6.9.9 力量训练：等张收缩，长弧伸展（股四头肌）（从屈曲90°开始，仅伸展到屈曲40°，即伸展50°）

j. 6.9.5 力量训练：等长收缩，膝关节，直腿抬高，4种方式（90°，60° 和30°）

k. 6.4.8 力量训练：等张收缩，髋部肌肉，直腿抬高，4种体式（佩戴支具直到无伸展滞后）

l. 6.9.21 功能性训练：膝关节，重心转移

m. 6.4.28 功能性训练：髋关节，自由站立下蹲（0°~40°）

n. 6.9.18 力量训练：膝关节，力量训练器械上蹬腿

6. 核心力量训练

a. 4.3.1 力量训练：等长收缩，骨盆后倾，腰部下方放置或不放置生物反馈血压计袖带

b. 4.3.33 力量训练：腹部肌肉，部分仰卧起坐，5种体式

c. 4.3.34 力量训练：腹部肌肉，斜向仰卧起坐，4种体式

7. 缝合线移除后的水上运动
   游泳池步行

8. 考虑上肢和对侧腿的力量强化

a. 5.4.1 关节活动度：肩关节，热身，上肢测力器，主动辅助

b. 骑自行车，膝关节屈曲90°~100°，使用对侧腿发力多于患侧腿

第二阶段：第4~7周

1. 步态
   a. 此阶段可卸下支具，除非医生有其他指示
   b. 完全负重，使步态正常化

2. 关节活动度
   实现并维护全范围的关节活动度

3. 拉伸
   a. 6.8.1 拉伸：股四头肌
   i. 侧卧手辅助
   ii. 俯卧训练带辅助

b. 6.8.3 拉伸：腘绳肌
   i. 仰卧位
   ii. 长坐位
   iii. 坐位
   iv. 站立，脚在凳子上

c. 6.3.3 拉伸：髋屈肌，站立位弓箭步

d. 6.3.2 拉伸：髋关节屈曲，跪姿弓箭步

e. 6.3.7 拉伸：髋内收肌，蛙式或者6.3.11 拉伸：髋内收肌，在墙壁上

f. 6.3.22 拉伸：梨状肌，4字式和各种体式变化

4. 下肢力量训练

a. 6.9.24 功能性训练：膝关节，踏步
   i. 初学者
   ii. 向前

b. 6.4.26 功能性训练：髋关节，墙壁蹲（0°~45°）

c. 6.4.27 功能性训练：髋关节，墙壁坐（0°~45°）

d. 6.4.28 功能性训练：髋关节，自由站立下蹲（0°~45°）

e. 6.4.14 力量训练：等张收缩，髋关节伸展，桥式和各种体式变化（前侧入路避免伸展和桥式）
   i. 桥式
   ii. 桥式内收挤压球
   iii. 桥式髋外展
   iv. 桥式内收/外展

f. 6.9.17 力量训练：弹力带和球，膝关节末端伸展

g. 6.9.18 力量训练：膝关节，力量训练器械上蹬腿

h. 6.4.23 力量训练：弹力带，髋关节，"蛙式"

i. 6.4.24 力量训练：弹力带，髋关节内旋和各种体式变化

j. 6.4.25 力量训练：弹力带，髋关节外旋和各种体式变化

k. 6.9.29 功能性训练：膝关节，全身振动器械（微蹲）

5. 平衡/协调
   6.14.16 功能性训练：踝关节/足，Rhomberg和变化

6. 核心力量训练

a. 4.3.42 力量训练：腹部肌肉，卷腹加强式，3种方法（进阶）

b. 4.3.38 力量训练：腹部肌肉，平板撑和各种体式变化
   i. 站立位（初学者）
   ii. 扶椅站立（初学者）

c. 4.3.39 力量训练：腹部肌肉，侧平板和各种体式变化
   i. 靠墙站立（初学者）
   ii. 靠椅站立（初学者）

iii.　　肘和脚支撑

7. 水中练习

　　游泳，使用伸展的膝关节摆动

第三阶段：第7~12周

　　第二阶段和第三阶段在第7周重叠，根据患者的耐受性，治疗师可指导患者在第7周开始部分进入第三阶段。

1. 拉伸

　　继续根据需要拉伸

2. 下肢力量训练

　　a. 6.9.24 功能性训练：膝关节，踏步

　　　　i.　对角线

　　　　ii.　侧向

　　b. 6.14.7 力量训练：等张收缩，脚跟抬高

　　c. 6.9.10 力量训练：等张收缩，腘绳肌蜷曲

　　d. 6.9.16 力量训练：弹力带，屈曲，腘绳肌蜷曲桥式内收/外展

　　e. 6.9.12 力量训练：等张收缩，腘绳肌，桥式移动

　　f. 6.9.11 力量训练：等张收缩，利用瑜伽球进行腘绳肌蜷曲

　　g. 6.4.20 力量训练：弹力带，髋关节，4种方式

　　h. 6.4.22 力量训练：弹力带，髋关节，侧移步

　　i. 6.4.38 功能性训练：髋关节，侧移步，微蹲

　　j. 6.9.26 功能性训练：弹力带，膝关节，怪物行走

　　k. 6.4.17 力量训练：等张收缩，髋关节外展，"消防栓"

　　l. 6.4.39 功能性训练：髋关节，跨步

　　m. 6.4.40 功能性训练：髋关节，向后行走

　　n. 6.4.29 功能性训练：髋关节，单腿下蹲

　　o. 6.4.37 功能性训练：骨盆下垂/髋关节抬高

　　p. 6.9.13 力量训练：等张收缩，腘绳肌，北欧挺，针对离心收缩

　　q. 6.9.18 力量训练：膝关节，力量训练器械上蹬腿（0°~90°）

　　r. 6.4.26 功能性训练：髋关节，墙壁蹲（0°~90°）

　　s. 6.4.28 功能性训练：髋关节，自由站立下蹲（0°~90°）

　　t. 6.4.27 功能性训练：髋关节，墙壁坐（0°~90°）

　　u. 6.4.34 功能性训练：髋关节，弓箭步和各种体式变化（0°~90°）

　　　　向前：从0°~45°缓慢进阶到60°，直到12周的时候达到90°

　　v. 6.9.29 功能性训练：膝关节，全身振动器械（伴随下蹲和弓箭步）

　　w. 6.4.14 力量训练：等张收缩，髋关节伸展，桥式和各种体式变化

　　i.　　单腿桥式

　　　　ii. 桥式膝关节伸展

　　x. 6.4.15 力量训练：髋关节伸展，前臂平板撑

　　y. 6.9.20 力量训练：膝关节屈曲，膝屈伸机

　　z. 100°~40° 等速力量训练

　　aa. 6.4.29 功能性训练：髋关节，单腿下蹲

3. 平衡/协调

　　a. 6.14.18 功能性训练：踝关节/足，对侧髋，4种方式平衡挑战

　　b. 6.9.27 功能性训练：膝关节，单腿平衡，微蹲和各种体式变化

4. 核心力量训练

　　a. 4.3.42 力量训练：腹部肌肉，卷腹加强式，3种方法（进阶）

　　b. 4.3.38 力量训练：腹部肌肉，平板撑和各种体式变化（进阶）

　　　　i.　前臂支撑

　　　　ii. 双手撑地

　　c. 4.3.39 力量训练：腹部肌肉，侧平板和各种体式变化

　　　　手和脚支撑

5. 心肺耐力训练

　　a. 骑固定自行车；从第3周开始，进行5分钟训练，之后每周增加3~5分钟，直到20分钟

　　b. 缓慢启动上下楼梯机，随着患者耐受逐渐增加训练

　　c. 椭圆机训练，可以与骑自行车交替训练30分钟

　　d. 步行

　　e. 使用诺迪克器械

6. 水上运动

　　a. 深水中跑步

　　b. 进阶到向后跑

　　c. 游泳，使用伸展的膝关节摆动

第四阶段：第12~16周（3~4个月）

1. 力量训练

　　a. 6.4.29 功能性训练：髋关节，单腿下蹲

　　　　i.　瑜伽球

　　　　ii. 在耐受范围内进阶到台阶式和自由站立（高级）

　　b. 6.9.28 功能性训练：膝关节，下蹲，球的各种变化

　　c. 6.4.41 力量训练："多方向" 4式，负重器械

　　d. 6.4.30 功能性训练：髋关节，单腿下蹲，画弧线

　　e. 6.4.32 功能性训练：髋关节，单腿下蹲，滑冰运动员

　　f. 6.4.31 功能性训练：髋关节，单腿下蹲，锥形物

g. 6.4.35 功能性训练：髋关节，动态摆动腿，"跑步者"

h. 6.4.36 功能性训练：硬拉和体式变化

2. 核心稳定性

　a. 4.3.38 力量训练：腹部肌肉，平板撑和各种体式变化

　　i. 脸颊凹陷

　　ii. 脚点地

　b. 4.3.39 力量训练：腹部肌肉，侧平板和各种体式变化

　　i. 抬腿

　　ii. 髋部下沉

3. 平衡/协调

　a. 6.9.33 超等长和各种变化，膝关节

　　i. 双腿轻跳

　　ii. 单腿轻跳

　　iii. 向前跳箱

　　iv. 按照患者耐受情况可以增加其他变化

　b. 6.9.34 反应性神经肌肉训练和变化

　　i. 单平面前移

　　ii. 单平面横向移动

> **证据在哪里？**
>
> 赫梅莱夫斯基等人（Chmielewski et al., 2016）以24名接受单侧前交叉韧带重建的患者为研究对象，比较了低强度和高强度运动对膝关节功能、关节软骨代谢和其他临床相关指标的即时影响。患者接受8周（每周2次）的低强度或高强度的超等长收缩训练，包括跑步、跳跃，并在术后大约14周的时候进行敏捷性活动。该研究的主要结果是自我报告的膝关节功能和关节软骨降解的生物标志物，次要结果包括关节软骨代谢的其他生物标志物、新形成的II型胶原和炎症的血清浓度、功能表现（最大垂直跳跃高度和单腿跳跃距离）、膝关节损伤恢复情况（膝关节向前松弛度、平均膝痛强度、标准化股四头肌肌力量、股四头肌对称指数）和心理社会状态。两组患者在所有主要或次要结果的指标上没有显著差异。在各组中，干预后国际膝关节文献委员会评分、垂直跳跃高度、标准化股四头肌肌力量、股四头肌对称指数和膝关节活动自我效能感发生显著变化，膝关节疼痛强度降低。低强度和高强度超等长训练之间未发现显著差异。研究人员得出结论，在两组中，超等长训练都会引起膝关节功能、膝关节损伤情况和心理社会状态的积极变化，这将支持患者在前交叉韧带重建后重返运动。

> **证据在哪里？**
>
> 艾布拉姆斯等人（Abrams et al., 2014）系统回顾了88项研究后发现，在术后6个月，许多患者的等速肌力测量结果未能达到80%的肢体对称指数，这是自体骨－髌腱－骨移植组和自体腘绳肌肌腱移植组中最常见的等速伸膝测试。他们还发现，在术后1年随访时，自体髌骨肌腱移植组患者的膝关节屈肌肌力明显小于自体腘绳肌肌腱移植组，但两组患者的等速伸肌力量无显著差异。正如肢体对称指数所显示的那样，这些功能测试的结果随着时间的推移而改善，几乎所有结果在前交叉韧带重建（初次）后1年都恢复超过90%。

> **证据在哪里？**
>
> 阿登等（Ardern et al., 2011）进行了48项研究，评估了5770名受试者，平均随访41.5个月。总体来说，82%的受试者恢复了某种运动，63%的受试者恢复到了受伤前的运动参与水平，44%的受试者在最后的随访中恢复了竞技运动。当使用基于损伤的结果（如松弛度和力量）进行术后评估时，约90%的受试者恢复了正常或接近正常的膝关节功能；当使用基于活动的结果（如国际膝关节文献委员会评分）时，约85%的受试者恢复了正常或接近正常的膝关节功能。而担心再次受伤是患者术后减少或停止运动的最常见原因。

　　iii. 多平面体重转移

　　iv. 下蹲，后方体重转移

　　v. 下蹲，前方体重转移

　　vi. 下蹲，后内侧体重转移

　　vii. 弓箭步，内侧体重转移

　　viii. 单腿下蹲，膝关节处向内拉动

4. 运动专项敏捷性训练，与医生确认后进行

　a. 6.9.30 敏捷性：膝关节，速度绳梯训练和各种变化

　b. 6.9.31 敏捷性：膝关节，圆点训练和各种变化

　c. 6.9.32 敏捷性：膝关节，迷你栏架训练和各种变化

　d. 8.1.4 跑步训练方案（逐渐增加跑步强度，从慢跑到冲刺跑）

　e. 8.1.7 侧向训练——8字进阶

　f. 8.1.6 跳跃训练方案

　g. 8.1.5 冲刺训练方案

5. 心肺耐力训练

　跑步、使用椭圆机、骑自行车、游泳、使用楼梯机

6. 出院标准：恢复运动，医生指导

a. 功能测试表现出良好结果
　　i. 单腿跳跃测试，它是最常见的功能测试
　　ii. 单腿下蹲（Hall et al., 2015）
　　iii. Y平衡测试（Garrison et al., 2015）

b. 腘绳肌和股四头肌力量至少为健侧最大力量的85%
c. 完美的跑步姿势
d. 无肿胀、松弛或害怕再次受伤

6.10.6　半月板撕裂讨论

膝关节的半月板包括内侧半月板和外侧半月板。半月板的主要功能是改善载荷传递、减震、润滑和维持关节稳定性。半月板撕裂分为两类：急性创伤性撕裂和退行性撕裂。退行性撕裂最常见于中年人，原因是反复的应力严重削弱组织。大多数退化性撕裂通过手术或保守治疗进行恢复。急性创伤性撕裂最常发生在运动员身上，这是脚固定在地面上时膝关节处发生的扭伤（Sherry, 2013a）。对于有临床症状的半月板撕裂患者，通常进行半月板修补术，这些患者在关节镜下能够检查出较大、不稳定的周边桶柄样撕裂。成功的修复可以缓解症状并使患者恢复正常功能。半月板撕裂后得到充分修复的患者会接受一项康复计划，该计划允许患者术后立即进行关节活动度练习和在耐受范围内负重，这种康复计划与限制性康复计划相比具有较好的临床效果。通过使用限制较少的康复计划，患者在术后完全恢复日常生活能力和体育运动的时间可能比使用限制性康复计划更短，并且不会影响临床结果（Shelbourne et al., 1996）。

> ### 证据在哪里？
>
> 范德豪斯等（Vanderhave et al., 2015）回顾了当前关于半月板修复后负重状态的文献，为术后康复提供了循证建议。他们发现，保守康复疗法（限制负重）和加速康复疗法（立即负重）均取得了类似的良好到显著的临床效果。

一般来说，手术后会有一段时间的膝关节屈曲限制以保护修复效果，尤其是负重时。为保护和修复愈合组织，临床医师和相关研究人员给出了具体的康复时间框架、限制和预防措施。患者的年龄、相关损伤、健康状况、依从性和损伤严重程度也可能影响康复计划的速度或进展（Sherry, 2013a）。渐进性负重和关节应力对于促进半月板修复而言是必要的条件；然而，这个过程中要谨慎，因为过大的剪切力可能具有破坏性（Brindle et al., 2001）。

这里提供了一般性康复方案，但与所有手术后方案一样，患者需要遵循此处列出的指导原则以外的特殊医嘱。

6.10.7　半月板修复术后康复方案

该方案改编自迈克尔·哈特曼（Michael Hartman）博士提出的半月板康复方案（2004c）以及布林德尔等（Brindle et al., 2001）发表的文章《半月板：关于手术和康复的基本原则综述》。

第一阶段：急性期，第0~2周
1. 休息，冰敷，加压，抬高
2. 支具锁定在0°位置，通常在行走和睡眠时使用
3. 部分负重，25%~50%体重；使用拐杖或助行器时，一些医生会允许在耐受范围内负重，应遵循特定的医嘱
4. 关节活动度
　　a. 被动活动0°~90°
　　b. 6.11.3 关节活动度：踝关节/足，长坐位和踝泵，

4个方向，主动（仅进行仰卧位踝泵）
　　c. 6.6.1 关节活动度：髌骨关节松动，主动辅助
　　d. 6.1.8 关节活动度：髋关节屈曲和伸展，脚跟滑动，主动
　　e. 6.1.10 关节活动度：髋关节外展和内收，脚跟滑动，主动（在术后7天内，避免膝关节主动屈曲超过60°）
5. 拉伸
　　a. 6.8.3 拉伸：腘绳肌

b. 小腿肌肉拉伸

 i. 6.13.6 拉伸：使用训练带拉伸比目鱼肌

 ii. 6.13.5 拉伸：使用训练带拉伸腓肠肌

第二阶段：急性期，第2~4周

1. 步行练习

 a. 在第3周进阶到完全负重，正常步态

 b. 6.4.43 功能性训练：步态练习

2. 关节活动度

 a. 逐渐增加被动活动度

  i. 第2周：0°~100°

  ii. 第3周：0°~120°

  iii. 第4周：0°~135°（全活动范围）

  iv. 6.6.2 关节活动度：膝关节屈曲，主动辅助

 b. 6.1.8 关节活动度：髋关节屈曲和伸展，脚跟滑动，主动

 c. 6.6.3 关节活动度：膝关节屈曲，墙壁滑动，主动辅助

3. 下肢力量训练

 a. 6.9.1 力量训练：等长收缩，膝关节伸展，股四头肌（必要时可用电刺激来增加肌纤维的募集）

 b. 6.9.2 力量训练：等长收缩，膝关节伸展，挤压球（股内侧肌）

 c. 6.9.3 力量训练：等长收缩，膝关节屈曲，腘绳肌

 d. 6.4.2 力量训练：等长收缩，髋关节伸展/臀大肌

 e. 6.4.3 力量训练：等长收缩，髋关节外展

 f. 6.4.4 力量训练：等长收缩，髋关节内收

 g. 6.4.6 力量训练：等长收缩，髋关节外旋

 h. 6.4.5 力量训练：等长收缩，髋关节内旋

 i. 6.9.9 力量训练：等张收缩，长弧伸展（股四头肌）

 j. 6.9.4 力量训练：等长收缩，腘绳肌和股四头肌；多角度（90°、60°和30°）

 k. 6.4.8 力量训练：等张收缩，髋部肌肉，直腿抬高，4种体式（无伸肌滞后）

 l. 6.9.21 功能性训练：膝关节，重心转移

 m. 6.4.28 功能性训练：髋关节，自由站立下蹲（0°~40°）

 n. 6.4.26 功能性训练：髋关节，墙壁蹲（0°~40°）

 o. 6.9.18 力量训练：膝关节，力量训练器械上蹬腿

4. 核心力量训练

 a. 4.3.1 力量训练：等长收缩，骨盆后倾，腰部下方放置或不放置生物反馈血压计袖带

 b. 4.3.33 力量训练：腹部肌肉，部分仰卧起坐，5种体式

 c. 4.3.34 力量训练：腹部肌肉，斜向仰卧起坐，4种体式

5. 一般训练

 5.4.1 关节活动度：肩关节，热身，上肢测力器，主动辅助

第三阶段：第5~8周

1. 支具

通常在第4周到第5周停止佩戴（遵医嘱）

2. 关节活动度

全范围关节活动度

3. 拉伸

 a. 6.8.1 拉伸：股四头肌

  i. 侧卧手辅助

  ii. 俯卧训练带辅助

 b. 6.8.3 拉伸：腘绳肌

  i. 仰卧位

  ii. 长坐位

  iii. 坐位

  iv. 站立，脚踩在凳子上

 c. 6.3.3 拉伸：髋屈肌，站立位弓箭步

 d. 6.3.2 拉伸：髋关节屈肌，跪姿弓箭步

 e. 6.3.7 拉伸：髋内收肌，蛙式或者6.3.11 拉伸：髋内收肌，在墙壁上

 f. 6.3.22 拉伸：梨状肌，4字式和各种体式变化

4. 下肢力量训练

 a. 开始等速力量训练来增强稳定性

 b. 6.9.24 功能性训练：膝关节，踏步（使用2英寸高的台阶）

  i. 初学者

  ii. 向前

  iii. 侧向

 c. 6.4.20 力量训练：弹力带，髋关节，4种方式

  i. 外展

  ii. 内收

 d. 6.4.26 功能性训练：髋关节，墙壁蹲（0°~70°）

 e. 6.4.27 功能性训练：髋关节，墙壁坐（0°~70°）

 f. 6.4.28 功能性训练：髋关节，自由站立下蹲（0°~60°）

 g. 6.4.23 力量训练：弹力带，髋关节，"蚌式"

 h. 6.4.24 力量训练：弹力带，髋关节内旋和各种体式变化

 i. 6.4.25 力量训练：弹力带，髋关节外旋和各种体式变化

 j. 6.4.14 力量训练：等张收缩，髋关节伸展，桥式和各种体式变化（前侧入路避免伸展和桥式）

  i. 桥式

  ii. 桥式内收挤压球

iii. 桥式髋外展

k. 6.9.17 力量训练：弹力带和球，膝关节末端伸展

l. 6.4.22 力量训练：弹力带，髋关节，侧移步

m. 6.4.39 功能性训练：髋关节，跨步

5. 平衡/协调

6.14.16 功能性训练：踝关节/足，Rhomberg 和变化

6. 核心力量

4.3.42 力量训练：腹部肌肉，卷腹加强式，3 种方法（进阶）

7. 心肺耐力

骑固定自行车；从第 3 周开始，最初练习 5 分钟，之后每周增加 3～5 分钟，直到 20 分钟

8. 水中运动

可以开始泳池中运动和散步

第三阶段：第 9～16 周

1. 下肢力量训练

a. 6.9.24 功能性训练：膝关节，踏步（在侧向和向前方向增加台阶高度）

对角线方向踏步从 2 英寸台阶高度开始，逐渐增加高度

b. 6.4.26 功能性训练：髋关节，墙壁蹲（0°～90°）

c. 6.4.27 功能性训练：髋关节，墙壁坐（0°～90°）

d. 6.4.28 功能性训练：髋关节，自由站立下蹲（0°～90°）

e. 6.9.18 力量训练：膝关节，力量训练器械上蹬腿（0°～90°）

f. 6.14.7 力量训练：等张收缩，脚跟抬高

g. 6.4.34 功能性训练：髋关节，弓箭步和各种体式变化（0°～90°）

向前：从 0°～45° 缓慢进阶到 60°

h. 6.4.14 力量训练：等张收缩，髋关节伸展，桥式和各种体式变化

桥式内收/外展

i. 6.4.20 力量训练：弹力带，髋关节，4 种方式

j. 6.9.16 力量训练：弹力带，屈曲，腘绳肌蜷曲

k. 6.9.12 力量训练：等张收缩，腘绳肌，桥式移动

l. 6.9.11 力量训练：等张收缩，利用瑜伽球进行腘绳肌蜷曲

m. 6.9.26 功能性训练：弹力带，膝关节，怪物行走

n. 6.4.17 力量训练：等张收缩，髋关节外展，"消防栓"

o. 6.4.38 功能性训练：髋关节，侧移步，微蹲

p. 6.4.40 功能性训练：髋关节，向后走

q. 6.4.37 功能性训练：骨盆下垂/髋关节抬高

r. 6.9.29 功能性训练：膝关节，全身振动器械（伴随下蹲）

2. 在此阶段末期，下肢力量训练进阶（12～16 周）

a. 6.9.20 力量训练：膝关节屈曲，膝屈伸机

b. 6.4.29 功能性训练：髋关节，单腿下蹲

c. 6.9.13 力量训练：等张收缩，腘绳肌，北欧挺，针对离心收缩

d. 6.4.34 功能性训练：髋关节，弓箭步和各种体式变化（开始时 0°～60°，逐渐增加到 90°）

e. 6.4.14 力量训练：等张收缩，髋关节伸展，桥式和各种体式变化

i. 单腿桥式

ii. 桥式膝关节伸展

f. 6.4.15 力量训练：髋关节伸展，前臂平板撑

g. 6.4.29 功能性训练：髋关节，单腿下蹲

h. 6.9.29 功能性训练：膝关节，全身振动器械（增加弓箭步）

3. 平衡/协调

a. 6.14.18 功能性训练：踝关节/足，对侧髋，4 种方式平衡挑战

b. 6.9.27 功能性训练：膝关节，单腿平衡，微蹲和各种体式变化

4. 核心力量训练

a. 4.3.38 力量训练：腹部肌肉，平板撑和各种体式变化

i. 站立位（初学者）

ii. 扶椅站立（初学者）

iii. 四足位

iv. 前臂支撑

v. 双手撑地

b. 4.3.39 力量训练：腹部肌肉，侧平板和各种体式变化

i. 靠墙站立（初学者）

ii. 靠椅站立（初学者）

iii. 肘和膝支撑（初学者）

iv. 肘和脚支撑

v. 手和膝支撑

vi. 手和脚支撑

5. 心肺耐力训练

a. 使用楼梯机；一开始速度较慢，随着时间的推移逐渐进阶

b. 使用椭圆训练器；可以与骑自行车交替进行，总时间不超过 30 分钟

6. 水中运动

第 12 周，可能会进行泳池中跑步

i. 深水中跑步

ii. 进阶到向后跑

iii. 游泳，使用伸展的膝关节摆动

7. 一般训练

步行计划

第四阶段：第5~6个月

继续之前的力量训练和拉伸训练，并根据情况进阶。

1. 力量训练

a. 在5个月后允许深蹲

b. 6.9.28 功能性训练：膝关节，下蹲，球的各种变化

2. 核心稳定性

a. 4.3.38 力量训练：腹部肌肉，平板撑和各种体式变化

   i. 脸颊凹陷

   ii. 脚点地

b. 4.3.39 力量训练：腹部肌肉，侧平板和各种体式变化

   i. 抬腿

   ii. 髋部下沉

3. 平衡/协调

a. 6.9.33 超等长和各种变化，膝关节

   i. 双腿轻跳

   ii. 单腿轻跳

   iii. 向前跳箱

   iv. 按照患者耐受情况可以增加其他变化

b. 6.9.34 反应性神经肌肉训练和变化

   i. 单平面前移

   ii. 单平面横向移动

   iii. 多平面体重转移

iv. 下蹲，后方体重转移

v. 下蹲，前方体重转移

vi. 下蹲，后内侧体重转移

vii. 弓箭步，内侧体重转移

viii. 单腿下蹲，膝关节处向内拉动

4. 专项敏捷性训练，与医生确认后进行

a. 4个月后开始直线跑

   8.1.4 跑步训练方案（逐渐从慢跑过渡到冲刺跑）

b. 5个月后开始冲刺跑

   8.1.5 冲刺训练方案

c. 5个月后开始旋转和侧切

   8.1.7 侧切训练——8字进阶

d. 5个月后开始敏捷性训练

   i. 6.9.30 敏捷性：膝关节，速度绳梯训练和各种变化

   ii. 6.9.31 敏捷性：膝关节，圆点训练和各种变化

   iii. 6.9.32 敏捷性：膝关节，迷你栏架训练和各种变化

   iv. 8.1.6 跳跃训练方案

5. 心肺耐力训练

跑步，使用椭圆机，骑自行车，游泳，使用楼梯机

6. 出院标准：重返运动，与医生确认

a. 腘绳肌和股四头肌的力量至少为健侧腿的85%

b. 完美的跑步姿势

c. 无肿胀、松弛或害怕再次受伤

d. 功能测试的结果良好

6.10.8　后交叉韧带撕裂讨论

后交叉韧带的强度大约是前交叉韧带的两倍，因此，后交叉韧带较少损伤。后交叉韧带的功能是限制胫骨相对股骨向后移动。后交叉韧带还可在膝关节产生外翻或内翻应力时为副韧带提供支撑。单独的后交叉韧带撕裂很少见，通常是膝关节屈曲直接撞击胫骨前面近端所致。在其他后交叉韧带撕裂机制中，膝关节的其他结构也可能受损。对于单独的后交叉韧带完全性撕裂，大多数研究建议保守治疗，即使对运动员也是如此。恢复结果似乎更多地取决于股四头肌的状态，而不是残余的后部松弛程度。保守治疗方案侧重于强化股四头肌训练，一般包括为期2周的制动期，随后是早期控制活动和早期负重（Kannus et al.,

1991）。通过手术修复后交叉韧带的效果以往一直差于前交叉韧带重建的效果，这导致一些外科医生不愿意推荐后交叉韧带重建术。然而，最近的技术进步大大改善了后交叉韧带重建术的效果。如今，后交叉韧带重建术通常能让患者恢复受伤前的活动水平，从而产生良好的功能。与前交叉韧带重建术后的加速康复相比，进行后交叉韧带重建术后，建议进行慎重的术后康复，以促使重建术后的早期愈合（Fanelli, 2008）。后交叉韧带重建术后应避免膝关节屈曲时胫骨向后移位，尤其是主动屈曲。肌腱移植物在术后第6周变得脆弱，建议在术后第2周和第3周时，将膝关节固定在伸展位置。术后应立即开始股四头肌力量训练和直腿

抬高，术后4~6周可以进行被动屈曲运动至90°，这时会对胫骨近端产生轻微的向前的拉力。对于单独的后交叉韧带撕裂，负重可以更早开始；然而，对于合并后交叉韧带撕裂，术后不久会被允许部分负重，并在术后6~12周进展为完全负重。

此外，被动活动应逐渐增加至屈曲140°，并避免腘绳肌主动收缩。从术后12周开始，当胶原纤维组织化时，允许进行屈曲运动，术后3~6个月允许进行低强度慢跑，术后6个月允许进行体育活动（Lee and Nam, 2011）。

6.10.9 后交叉韧带重建术后康复方案

该方案改编自威斯康星大学提出的运动康复方案（Sherry, 2013b）和迈克尔·哈特曼（Michael Hartman 2004d）博士提出的单隧道PCL-PTG重建方案。

第一阶段：急性期，第0~2周

1. 目标
   a. 患者教育
   b. 疼痛控制
   c. 减少水肿
   d. 增加关节活动度
   e. 不进行主动屈曲

2. 步态
   a. 75%或更大的耐受范围内负重；0~2周使用拐杖，2周后去掉拐杖
   b. 使用支具时，通常锁定在关节完全伸展位；在康复治疗时取下支具，每天取下4~5次用于进行关节活动度练习

3. 关节活动度
   a. 被动活动
      i. 第1~3天：0°~60°
      ii. 第4~7天：0°~75°
      iii. 第1~2周：0°~90°
   b. 6.11.3 关节活动度：踝关节/足，长坐位和踝泵，4个方向，主动（仰卧踝泵）
   c. 6.6.1 关节活动度：髌骨关节松动，主动辅助
   d. 6.1.10 关节活动度：髋关节外展和内收，脚跟滑动，主动

4. 下肢力量训练
   a. 6.9.1 力量训练：等长收缩，膝关节伸展，股四头肌（必要时可用电刺激来增加肌纤维的募集）
   b. 6.9.2 力量训练：等长收缩，膝关节伸展，挤压球（股内侧肌）
   c. 6.4.2 力量训练：等长收缩，髋关节伸展/臀大肌
   d. 6.4.3 力量训练：等长收缩，髋关节外展
   e. 6.4.4 力量训练：等长收缩，髋关节内收
   f. 6.4.6 力量训练：等长收缩，髋关节外旋
   g. 6.4.5 力量训练：等长收缩，髋关节内旋
   h. 6.9.8 力量训练：等张收缩，短弧伸展（股四头肌）（在屈曲60°开始，伸展到0°）
   i. 6.4.8 力量训练：等张收缩，髋部肌肉，直腿抬高，4种体式（佩戴支具直到没有伸肌迟滞，仅进行屈曲，外展和内收）
   j. 6.9.21 功能性训练：膝关节，重心转移
   k. 6.4.28 功能性训练：髋关节，自由站立下蹲（0°~45°）
   l. 6.9.18 力量训练：膝关节，力量训练器械上蹬腿

5. 核心力量训练
   a. 4.3.1 力量训练：等长收缩，骨盆后倾，腰部下方放置或不放置生物反馈血压计袖带
   b. 4.3.33 力量训练：腹部肌肉，部分仰卧起坐，5种体式
   c. 4.3.34 力量训练：腹部肌肉，斜向仰卧起坐，4种体式

6. 一般训练
   a. 5.4.1 关节活动度：肩关节，热身，上肢测力器，主动辅助
   b. 骑自行车，使用对侧腿

第二阶段：第3~6周

1. 步态
   a. 支具锁定在0°
   b. 75%或更大的耐受范围内负重

2. 关节活动度
   0°~90°

3. 下肢力量训练
   a. 第2周
      i. 6.9.4 力量训练：等长收缩，腘绳肌和股四头肌，多角度，腘绳肌，60°、40°、20°和0°
      ii. 6.4.26 功能性训练：髋关节，墙壁蹲（0°~45°）
      iii. 6.9.18 力量训练：膝关节，力量训练器械上蹬腿（0°~60°）
   b. 第4周
      i. 6.4.26 功能性训练：髋关节，墙壁蹲（0°~60°）

ii. 6.4.28 功能性训练：髋关节，自由站立下蹲
（0°~60°）

4. 平衡/协调

第5周：6.14.16 功能性训练：踝关节/足，Rhomberg
和变化

5. 水中运动

a. 第4周：泳池中步行

b. 第5周：泳池中运动（在耐受范围内）

6. 一般训练

5.4.1 关节活动度：肩关节，热身，上肢测力器，主
动辅助

第三阶段：第7~12周

1. 步态

a. 支具锁定在0°~125°范围

b. 75%或更大的耐受范围内负重

c. 第12周：脱掉支具

2. 关节活动度

a. 限制关节活动度在0°~90°；一些方案在这个阶
段允许全范围关节活动，但首先应与医生确认

b. 6.1.8 关节活动度：髋关节屈曲和伸展，脚跟滑
动，主动（0°~90°）

3. 拉伸

a. 小腿肌肉拉伸

i. 6.13.6 拉伸：使用训练带拉伸比目鱼肌

ii. 6.13.5 拉伸：使用训练带拉伸腓肠肌

b. 6.8.1 拉伸：股四头肌（只进行0°~125°范围的
拉伸，如果膝关节屈曲125°仍没有拉伸感，则
等待进入下一阶段后再进行拉伸）

i. 侧卧手辅助

ii. 俯卧训练带辅助

c. 6.8.3 拉伸：腘绳肌

i. 坐位

ii. 长坐位

d. 6.3.3 拉伸：髋屈肌，站立位弓箭步

6.3.2 拉伸：髋关节屈曲，跪姿弓箭步

e. 6.3.7 拉伸：髋内收肌，蛙式或者6.3.11 拉伸：
髋内收肌，在墙壁上

f. 6.3.22 拉伸：梨状肌，4字式和各种体式变化

4. 下肢力量训练

a. 6.9.3 力量训练：等长收缩，膝关节屈曲，腘绳肌

b. 6.4.23 力量训练：弹力带，髋关节，"蚌式"

c. 第12周：开始等速训练，0°~60°（伸展/屈曲）

d. 第12周后：6.9.24 功能性训练：膝关节，踏步
（使用2英寸高的台阶）

i. 初学者

ii. 向前

iii. 侧向

e. 6.4.27 功能性训练：髋关节，墙壁坐（0°~60°）

f. 第12周：6.9.29 功能性训练：膝关节，全身振
动器械（微蹲）

g. 第12周：6.9.17 力量训练：弹力带和球，膝关节
末端伸展

h. 6.9.18 力量训练：膝关节，力量训练器械上蹬
腿（0°~45°）

i. 第12周：6.14.7 力量训练：等张收缩，脚跟抬高

j. 第12周：6.9.10 力量训练：等张收缩，腘绳肌
蜷曲（低负重）

5. 平衡/协调训练

6. 核心力量训练

a. 4.3.42 力量训练：腹部肌肉，卷腹加强式，3种
方法（进阶）

b. 4.3.38 力量训练：腹部肌肉，平板撑和各种体式
变化

i. 站立位（初学者）

ii. 扶椅站立（初学者）

c. 4.3.39 力量训练：腹部肌肉，侧平板和各种体式
变化（进阶）

i. 靠墙站立（初学者）

ii. 靠椅站立（初学者）

iii. 肘和脚支撑

7. 水中运动

a. 游泳，使用伸展的膝关节摆动

b. 第12周开始水中跑步

第四阶段：第13~16周

1. 注意事项

不进行开链式的腘绳肌力量训练，或者单独的腘
绳肌训练

2. 关节活动度

全范围关节活动度

3. 力量训练

a. 6.4.20 力量训练：弹力带，髋关节，4种方式

b. 6.4.22 力量训练：弹力带，髋关节，侧移步

c. 6.4.38 功能性训练：髋关节，侧移步，微蹲

d. 6.9.26 功能性训练：弹力带，膝关节，怪物行走

e. 6.4.17 力量训练：等张收缩，髋关节外展，"消
防栓"

f. 6.4.39 功能性训练：髋关节，跨步

g. 6.4.40 功能性训练：髋关节，向后行走

h. 6.4.29 功能性训练：髋关节，单腿下蹲

i. 椅子各种变式

ii. 使用杆子的各种变式

i. 6.4.37 功能性训练：骨盆下垂/髋关节抬高

j. 6.9.18 力量训练：膝关节，力量训练器械上蹬腿（0°~90°）

k. 6.4.26 功能性训练：髋关节，墙壁蹲（0°~90°）

l. 6.4.28 功能性训练：髋关节，自由站立下蹲（0°~90°）

m. 6.4.27 功能性训练：髋关节，墙壁坐（0°~90°）

n. 6.4.34 功能性训练：髋关节，弓箭步和各种体式变化（0°~90°）

向前：从0°~45°缓慢进阶到60°，直到第16周的时候达到90°

o. 6.9.29 功能性训练：膝关节，全身振动器械（伴随下蹲和弓箭步）

4. 平衡/协调

a. 6.14.18 功能性训练：踝关节/足，对侧髋，4种方式平衡挑战

b. 6.9.27 功能性训练：膝关节，单腿平衡，微蹲和各种体式变化

5. 核心力量训练

a. 4.3.42 力量训练：腹部肌肉，卷腹加强式，3种方法（进阶）

b. 4.3.38 力量训练：腹部肌肉，平板撑和各种体式变化

i. 前臂支撑

ii. 双手撑地

c. 4.3.39 力量训练：腹部肌肉，侧平板和各种体式变化（进阶）

手和脚支撑

6. 心肺耐力训练

a. 骑固定自行车；从第3周开始，进行5分钟训练，之后每周增加3~5分钟，直到20分钟

b. 上下楼梯机慢速挡位练习，随患者耐受逐渐提升速度

c. 椭圆机训练，可以与骑自行车交替进行30分钟

第五阶段：第17~24周

1. 注意事项

避免运动后肿胀

2. 关节活动度

保持全范围的关节活动度

3. 力量训练

a. 6.9.16 力量训练：弹力带，屈曲，腘绳肌蜷屈桥式内收/外展

b. 6.9.12 力量训练：等张收缩，腘绳肌，桥式移动

c. 6.9.11 力量训练：等张收缩，利用瑜伽球进行腘绳肌蜷曲

d. 6.9.28 功能性训练：膝关节，下蹲，球的各种变化

e. 6.4.41 力量训练："多方向"4式，负重器械

f. 6.4.30 功能性训练：髋关节，单腿下蹲，画弧线

g. 6.4.32 功能性训练：髋关节，单腿下蹲，滑冰运动员

h. 6.4.31 功能性训练：髋关节，单腿下蹲，锥形物

i. 6.4.35 功能性训练：髋关节，动态摆动腿，"跑步者"

j. 6.4.36 功能性训练：硬拉和体式变化

k. 6.4.29 功能性训练：髋关节，单腿下蹲

i. 椅子各种变式

ii. 使用杆子的各种变式

iii. 瑜伽球

iv. 在耐受范围内进阶到台阶和自由站立的各种变式

l. 6.9.13 力量训练：等张收缩，腘绳肌，北欧挺，针对离心收缩

m. 6.4.14 力量训练：等张收缩，髋关节伸展，桥式和各种体式变化

i. 桥式

ii. 桥式内收挤压球

iii. 桥式长髋外展

iv. 进阶到单腿桥式

v. 进阶到膝关节的桥式伸展

n. 6.4.15 力量训练：髋关节伸展，前臂平板撑

o. 6.9.20 力量训练：膝关节屈曲，膝屈伸机

4. 核心力量训练

a. 4.3.38 力量训练：腹部肌肉，平板撑和各种体式变化

i. 脸颊凹陷

ii. 脚点地

b. 4.3.39 力量训练：腹部肌肉，侧平板和各种体式变化

i. 抬腿

ii. 髋部下沉

5. 平衡/协调；考虑在激烈的动态训练中使用氯丁橡胶套管

a. 6.9.33 超等长和各种变化，膝关节

i. 双腿轻跳

ii. 单腿轻跳

iii. 向前跳箱

iv. 按照患者耐受情况可以增加其他变化

b. 6.9.34 反应性神经肌肉训练和变化

i. 单平面前移

ii. 单平面横向移动

iii. 多平面体重转移

iv. 下蹲，后方体重转移

v. 下蹲，前方体重转移

    vi. 下蹲，后内侧体重转移

    vii. 弓箭步，内侧体重转移

    viii. 单腿下蹲，膝关节处向内拉动

6. 运动专项敏捷性训练，与医生确认后进行

  a. 6.9.30 敏捷性：膝关节，速度绳梯训练和各种变化

  b. 6.9.31 敏捷性：膝关节，圆点训练和各种变化

  c. 6.9.32 敏捷性：膝关节，迷你栏架训练和各种变化

  d. 8.1.4 跑步训练方案（逐渐增加跑步强度，从慢跑到冲刺跑。）

  e. 8.1.7 侧切训练——8字进阶

  f. 8.1.6 跳跃训练方案

  g. 8.1.5 冲刺训练方案

7. 心肺耐力训练

  跑步、使用椭圆机、骑自行车、游泳、使用楼梯机

8. 出院标准：恢复运动，医生指导

  可以完成高速多平面的活动，表现出良好的动态神经肌肉控制能力，无疼痛或肿胀

6.10.10 全膝关节置换讨论

全膝关节置换（TKA）是涉及膝关节的外科置换手术，已成为终末期膝骨关节炎的标准治疗方法（Pozzi et al., 2013）。TKA的目标是减轻疼痛和改善功能。深静脉血栓形成是TKA后的常见问题，患者通常穿压缩袜并服用抗凝药物来预防。感染则是另一个主要问题，一般情况下，患者在手术后24小时内会服用抗生素。在实施TKA康复方案时，治疗师应意识到这些可能的并发症，并在观察到任何迹象或症状时提醒医生。重要的是让患者在手术后活动四肢，以防止深静脉血栓、僵硬和疤痕产生。关节持续被动活动机器通常在手术后使用。

康复治疗通常从术后第1天开始，包括进行低强度力量训练、关节活动度练习、步态训练、转移训练和床上活动。患者通常会很快从医院出院，并在转入门诊之前的前8~10天开始家庭物理治疗。其他患有并发症、功能受限或年长的患者

> **证据在哪里？**
>
> 一项大型系统性综述发现，支持TKA后使用关节持续被动活动机器的有效性的证据极少（Harvey et al., 2014）。然而，廖等（Liao et al., 2015）发现的证据表明，当早期应用该器械进行较大幅度的屈曲运动并快速进阶时，可以在TKA后6个月后仍保持改善膝关节的功能。

可能会在转院前几天到几周被转移到专业护理机构。TKA植入物的平均寿命为10~20年，此后可能开始松动。最佳的门诊理疗方案应包括通过陆地或水上项目进行力量训练和密集的功能训练，其强度根据患者的进展而增加。由于这些类型的运动具有高度个性化的特点，因此，在诊所通过治疗师的监督进行的门诊物理治疗可能会在手术后提供最佳的长期疗效（Pozzi et al., 2013）。

6.10.11 膝关节置换术后康复方案

> 该方案改编自威斯康星大学提出的健康矫形与康复方案和范德比尔特矫形研究所提出的全膝关节置换术后康复方案。

第一阶段：急性期，第0~2周

1. 冰敷，抬高

2. 使用关节持续被动活动机器进行大范围屈曲和快速进阶（Liao et al., 2015）

3. 床上活动，转移

4. 步态训练，使步态模式正常化，无疼痛（根据需要使用辅助设备）

  a. 通常在耐受范围内负重（如果有不同遵医嘱）

  b. 6.4.43 功能性训练：步态练习

5. 主动活动

  a. 6.11.3 关节活动度：踝关节/足，长坐位和踝泵，4个方向，主动（仅进行仰卧踝泵）

  b. 6.1.8 关节活动度：髋关节屈曲和伸展，脚跟滑动，主动

c. 6.6.1 关节活动度：髌骨关节松动，主动辅助

d. 6.6.2 关节活动度：膝关节屈曲，主动辅助

e. 6.1.10 关节活动度：髋关节外展和内收，脚跟滑动，主动

6. 拉伸

a. 6.8.3 拉伸：腘绳肌

b. 小腿肌肉拉伸

　i. 6.13.6 拉伸：使用训练带拉伸比目鱼肌

　ii. 6.13.5 拉伸：使用训练带拉伸腓肠肌

7. 力量训练

a. 等长收缩

　i. 6.4.2 力量训练：等长收缩，髋关节伸展/臀大肌（50%~70%次最大收缩）

　ii. 6.9.3 力量训练：等长收缩，膝关节屈曲，腘绳肌（仰卧位）

　iii. 6.9.1 力量训练：等长收缩，膝关节伸展，股四头肌（根据需要可选择使用电刺激来加强肌肉激活）

　iv. 6.9.2 力量训练：等长收缩，膝关节伸展，挤压球（股内侧肌）

　v. 6.4.3 力量训练：等长收缩，髋关节外展

　vi. 6.4.4 力量训练：等长收缩，髋关节内收

　vii. 6.4.6 力量训练：等长收缩，髋关节外旋

　viii. 6.4.5 力量训练：等长收缩，髋关节内旋

b. 等张收缩

　i. 6.4.8 力量训练：等张收缩，髋部肌肉，直腿抬高，4种体式（由于俯卧时会对膝关节产生压力，或许不能进行髋伸展练习）

　ii. 6.9.8 力量训练：等张收缩，短弧伸展（股四头肌）

　iii. 6.9.9 力量训练：等张收缩，长弧伸展（股四头肌）

8. 一般训练

5.4.1 关节活动度：肩关节，热身，上肢测力器，主动辅助

第二阶段：第3~6周

1. 步态

步态正常化；如果可以，不用辅助设备

2. 关节活动度

a. 被动活动增加到0°~120°，或者保持稳定水平（由于术前状态影响，可能会降低）

b. 如果关节活动度没有进展，可以考虑增加练习频率

3. 拉伸

a. 6.8.3 拉伸：腘绳肌

　i. 长坐位

　ii. 坐位

b. 6.3.22 拉伸：梨状肌，4字式和各种体式变化

c. 拉伸进阶（选择一个）

　i. 6.13.7 拉伸：台阶上小腿拉伸

　ii. 6.13.8 拉伸：斜坡上小腿拉伸

4. 神经滑动

6.15.1 神经滑动：坐骨神经，牙线和各种体式变化

5. 力量训练

a. 6.14.7 力量训练：等张收缩，脚跟抬高

b. 6.9.17 力量训练：弹力带和球，膝关节末端伸展

c. 6.9.10 力量训练：等张收缩，腘绳肌蜷曲

d. 6.4.9 力量训练：等张收缩，髋关节屈曲，行进

e. 6.9.18 力量训练：膝关节，力量训练器械上蹬腿（0°~45°）

f. 6.4.26 功能性训练：髋关节，墙壁蹲（0°~45°）

g. 6.4.28 功能性训练：髋关节，自由站立下蹲（0°~45°）

h. 6.4.27 功能性训练：髋关节，墙壁坐（0°~45°）

i. 6.4.33 功能性训练：髋关节，上台阶（2~6英寸高的台阶）

j. 6.4.13 力量训练：等张收缩，髋关节伸展，毛巾/靠垫上迷你桥式

k. 6.4.22 力量训练：弹力带，髋关节，侧移步

l. 6.4.23 力量训练：弹力带，髋关节，"蚌式"

m. 6.4.38 功能性训练：髋关节，侧移步，微蹲

n. 6.4.39 功能性训练：髋关节，跨步

o. 6.4.40 功能性训练：髋关节，向后行走

6. 平衡/协调

6.14.16 功能性训练：踝关节/足，Rhomberg和变化

7. 一般训练

开始低强度卧位骑自行车练习（无阻力），只要没有疼痛；可以进行部分关节活动，直到可以进行完全范围的关节活动

8. 水中运动，在第3~4周开始

泳池中步行，可进行膝关节伸展、髋关节外展、髋关节伸展和平衡练习，禁止髋关节屈曲

第三阶段：第7~12周

1. 力量训练

a. 6.9.16 力量训练：弹力带，屈曲，腘绳肌蜷曲

b. 6.9.12 力量训练：等张收缩，腘绳肌，桥式移动

c. 6.9.11 力量训练：等张收缩，利用瑜伽球进行腘绳肌蜷曲

d. 6.4.14 力量训练：等张收缩，髋关节伸展，桥式和各种体式变化

　i. 桥式

　ii. 桥式内收挤压球

iii. 桥式髋外展

e. 6.9.29 功能性训练：膝关节，全身振动器械（伴下蹲）

f. 6.4.20 力量训练：弹力带，髋关节，4 种方式

g. 6.9.18 力量训练：膝关节，力量训练器械上蹬腿（在关节活动范围内进行，不超过 90°）

h. 6.4.26 功能性训练：髋关节，墙壁蹲（在关节活动范围内进行，不超过 90°）

i. 6.4.28 功能性训练：髋关节，自由站立下蹲（在关节活动范围内进行，不超过 90°）

j. 6.4.27 功能性训练：髋关节，墙壁坐（在关节活动范围内进行，不超过 90°）

k. 6.4.34 功能性训练：髋关节，弓箭步和各种体式变化（0°~45°）

l. 6.4.15 力量训练：髋关节伸展，前臂平板撑

m. 6.4.37 功能性训练：骨盆下垂/髋关节抬高

2. 核心稳定性训练

a. 4.3.42 力量训练：腹部肌肉，卷腹加强式，3 种方法（进阶）

b. 4.3.38 力量训练：腹部肌肉，平板撑和各种体式变化

i. 站立位（初学者）

ii. 扶椅站立（初学者）

c. 4.3.39 力量训练：腹部肌肉，侧平板和各种体式变化

i. 靠墙站立（初学者）

ii. 靠椅站立（初学者）

3. 平衡/协调

a. 6.14.18 功能性训练：踝关节/足，对侧髋，4 种方式平衡挑战

b. 6.14.17 功能性训练：踝关节/足，跨步，后跨步和克利欧卡舞/编织

c. 7.3.2 整体功能性：治疗方法

4. 心肺耐力训练

步行，骑自行车，游泳

5. 出院标准，和医生确认

a. 关节活动度达到 0°~125° 范围

b. 正常步态

c. 上下楼梯不用扶栏杆

d. 可以独立转移

e. 无伸肌滞后

参考文献

Abrams, G. D., Harris, J. D., Gupta, A. K., McCormick, F. M., Bush-Joseph, C. A., Verma, N. N., ... Bach, B. R. Jr. (2014). Functional performance testing after anterior cruciate ligament reconstruction: A systematic review. *Orthopedic Journal of Sports Medicine*, 2(1), 2325967113518305.

Agre, J. C. (1985). Hamstring injuries. Proposed aetiological factors, prevention, and treatment. *Sports Medicine*, 2(1), 21–33.

Ahmad, C. S., Redler, L. H., Ciccotti, M. G., Maffulli, N., Longo, U. G. & Bradley, J. (2013). Evaluation and management of hamstring injuries. *American Journal of Sports Medicine*, 41(12), 2933–2947.

Ardern, C. L., Webster, K. E., Taylor, N. F. & Feller, J. A. (2011). Return to sport following anterior cruciate ligament reconstruction surgery: A systematic review and meta-analysis of the state of play. *British Journal of Sports Medicine*, 45(7), 596–606.

Birmingham, T. B., Bryant, D. M., Giffin, J. R., Litchfield, R. B., Kramer, J. F., Donner, A. & Fowler, P. J. (2008). A randomized controlled trial comparing the effectiveness of functional knee brace and neoprene sleeve use after anterior cruciate ligament reconstruction. *American Journal of Sports Medicine*, 36(4), 648–655.

Bogunovic, L. & Matava, M. J. (2013). Operative and nonoperative treatment options for ACL tears in the adult patient: A conceptual review. *Physician and Sports Medicine*, 41(4), 33–40.

Brindle, T., Nyland, J. & Johnson, D. L. (2001). The meniscus: Review of basic principles with application to surgery and rehabilitation. *Journal of Athletic Training*, 36(2), 160–169.

Chmielewski, T. L., George, S. Z., Tillman, S. M., Moser, M. W., Lentz, T. A., Indelicato, P. A., ..., Leeuwenburgh, C. (2016). Low-versus high-intensity plyometric exercise during rehabilitation after anterior cruciate ligament reconstruction. *American Journal of Sports Medicine*, 44(3), 609–617.

Clanton, T. O. & Coupe, K. J. (1998). Hamstring strains in athletes: Diagnosis and treatment. *Journal of the American Academy of Orthopedic Surgeons*, 6(4), 237–248.

Cross, M. J. (1998). Anterior cruciate ligament injuries: Treatment and rehabilitation. *Encyclopedia of Sports Medicine and Science*.

Fanelli, G. C. (2008). Posterior cruciate ligament rehabilitation: How slow should we go? *Arthroscopy*, 24(2), 234–235.

Garrison, J. C., Bothwell, J. M., Wolf, G., Aryal, S. & Thigpen, C. A. (2015). Y balance test™ anterior reach symmetry at three months is related to single leg functional performance at time of return to sports following anterior cruciate ligament reconstruction. *International Journal of Sports Physical Therapy*, 10(5), 602–611.

Hall, M. P., Paik, R. S., Ware, A. J., Mohr, K. J. & Limpisvasti, O. (2015). Neuromuscular evaluation with single-leg squat test at 6 months after anterior cruciate ligament reconstruction. *Orthopedic Journal of Sports Medicine*, 3(3), 2325967115575900.

Hartman, M. (2004a). ACL patellar tendon autograft protocol. *AAOS Health Library*.

Hartman, M. (2004b). Hamstring strain protocol. *AAOS Health Library*.

Hartman, M. (2004c). Meniscus repair rehabilitation (peripheral tears). *AAOS Health Library*.

Hartman, M. (2004d). Rehabilitation protocol following single-tunnel PCL-PTG reconstruction. *AAOS Health Library*.

Harvey, L. A., Brosseau, L. & Herbert, R. D. (2014). Continuous passive motion following total knee arthroplasty in people with arthritis. *Cochrane Database of Systematic Reviews*, (2), CD004260.

Kannus, P., Bergfeld, J., Järvinen, M., Johnson, R. J., Pope, M., Renström, P. & Yasuda, K. (1991). Injuries to the posterior cruciate ligament of the knee. *Sports Medicine*, 12(2), 110–131.

Lee, B. K. & Nam, S. W. (2011). Rupture of posterior cruciate ligament: Diagnosis and treatment principles. *Knee Surgery and Related Research*, 23(3), 135–141.

Lempainen, L., Sarimo, J., Mattila, K., Heikkilä, J. & Orava, S. (2007). Distal tears of the hamstring muscles: review of the literature and our results of surgical treatment. *British Journal of Sports Medicine*, 41(2), 80–83.

Liao, C. D., Huang, Y. C., Lin, L. F., Chiu, Y. S., Tsai, J. C., Chen, C. L. & Liou, T. H. (2016). Continuous passive motion and its effects on knee flexion after total knee arthroplasty in patients with the knee osteoarthritis. Knee Surgery, Sports Traumatology, *Arthroscopy*, 24(8), 2578–2586.

McDevitt, E. R., Taylor, D. C., Miller, M. D., Gerber, J. P., Ziemke, G., Hinkin, D., ..., Pierre, P. S. (2004). Functional bracing after anterior cruciate ligament reconstruction: A prospective, randomized, multicenter study. *American Journal of Sports Medicine*, 32(8), 1887–1892.

Pozzi, F., Snyder-Mackler, L. & Zeni, J. (2013). Physical

exercise after knee arthroplasty: A systematic review of controlled trials. *European Journal of Physical and Rehabilitative Medicine*, 49(6), 877–892.

Risberg, M. A., Holm, I., Steen, H., Eriksson, J. & Ekeland, A. (1999). The effect of knee bracing after anterior cruciate ligament reconstruction. A prospective, randomized study with two years' followup. *American Journal of Sports Medicine*, 27(1), 76–83.

Saka, T. (2014). Principles of post-operative anterior cruciate ligament rehabilitation. *World Journal of Orthopedics*, 5(4), 450–459.

Shelbourne, K. D., Patel, D. V., Adsit, W. S. & Porter, D. A. (1996). Rehabilitation after meniscal repair. *Clinics in Sports Medicine*, 15(3), 595–612.

Sherry, M. (2011). Rehabilitation guidelines following proximal hamstring primary repair. *University of Wisconsin Sports Medicine*.

Sherry, M. (2013a). Rehabilitation guidelines for meniscal repair. *University of Wisconsin Sports Medicine*.

Sherry, M. (2013b). Rehabilitation guidelines for posterior cruciate ligament reconstruction. *University of Wisconsin Sports Medicine*.

Sonnery-Cottet, B. & Colombet, P. (2016). Partial tears of the anterior cruciate ligament. *Orthopedics and Traumatology, Surgery and Research*, 102(1 Suppl), S59–67.

Sterett, W. I., Briggs, K. K., Farley, T. & Steadman, J. R. (2006). Effect of functional bracing on knee injury in skiers with anterior cruciate ligament reconstruction: A prospective cohort study. *American Journal of Sports Medicine*, 34(10), 1581–1585.

The Specialty Team for Arthroplasty Rehabilitation (STAR) Team; UW Health Joint Replacement Surgeons. (2014). Outpatient rehabilitation guidelines for total knee arthroplasty. *University of Wisconsin Sports Medicine*.

Valle, X., Tol, J. L., Hamilton, B., Rodas, G., Malliaras, P., Malliaropoulos, N., ..., Jardi, J. (2015). Hamstring muscle injuries, a rehabilitation protocol purpose. *Asian Journal of Sports Medicine*, 6(4), e25411.

Vanderbilt Orthopaedic Institute. (2011). Total knee arthroplasty (TKA) and unicondylar rehabilitation guideline. *Vanderbilt University Medical Center*.

VanderHave, K. L., Perkins, C. & Le, M. (2015). Weight-bearing versus nonweightbearing after meniscus repair. *Sports Health*, 7(5), 399–402.

6.11
踝关节和足部活动度练习

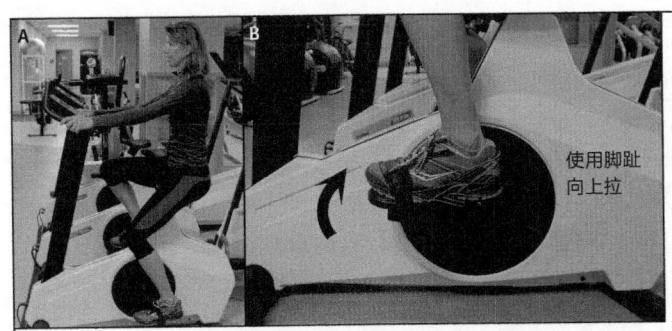

使用脚趾
向上拉

6.11.1 关节活动度：踝关节/足，热身，静止或卧式自行车

体位：坐位。

目标：增加踝关节背屈和跖屈的活动度，下肢热身。

方法：患者将脚放置在踏板上，调整座椅，骑自行车。卧式自行车的踏板朝向患者前方，并带有靠背，可以提供更多的背部支撑，因此对于下腰痛患者来说可能更舒适。对于刚开始运动或肥胖的患者而言，卧式自行车可能更舒适。直立自行车和仰卧自行车：调整座椅高度，以便在踏板最低/最远距离时，让腿伸展但不是完全伸展，这可以防止患者摇晃髋部以接触踏板；如果患者使用把手，把手应在伸手可及的范围内，以便患者几乎可以完全伸展肘关节；如果有脚带，调整脚带，使患者的脚感觉舒适，不要太紧，以免阻碍蹬自行车；使用脚带可以引导患者向上提拉（见图A和图B）。

注意：骨盆稳定；在椅子上，患者保持完全坐姿，躯干直立，胸部挺直，脊柱挺直。

运动量：循环5~10分钟进行热身，增加训练时间以达到有氧训练目标，重复10次，每天重复1~3次。

证据在哪里？

一项对10名不骑自行车的男性进行的肌电图研究发现，在受试者的4块肌肉中，平均肌肉活动峰值的差异在统计学意义上均不显著，这些肌肉包括腹直肌、胫骨前肌、半腱肌和内侧腓肠肌。卧式测功仪可使半腱肌和胫骨前肌更活跃。在直立蹬踏过程中，股直肌表现出更强的活动性（Lopes et al., 2014）。

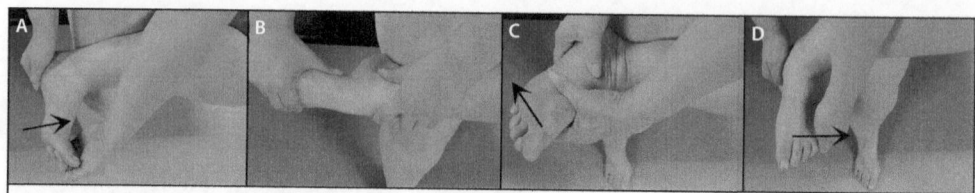

6.11.2　关节活动度：踝关节/足，自助，所有4种方式

体位：坐位。

目标：增加踝关节和距下关节的活动度。

方法：**背屈**：患者呈坐位，练习侧腿交叉放在非练习侧大腿上；患者一只手稳定练习侧小腿，另一只手帮助踝关节进行背屈（见图A）。**跖屈**：患者呈坐位，练习侧腿交叉位于非练习侧大腿上；患者一只手将脚趾向远离胫骨的方向推，另一只手稳定小腿（见图B）。**内翻**：患者呈坐位，练习侧腿交叉放在非练习侧大腿上；患者一只手抓住跟骨，帮助使脚底朝向天花板，另一只手稳定小腿（见图C）。**外翻**：患者将练习侧腿的膝关节曲放置在非练习侧腿的大腿上方；患者抓住跟骨，帮助使脚底朝向地面，另一只手稳定小腿（见图D）。

注意：腿应保持稳定。

运动量：保持5~10秒，重复10次，每天重复1~3次。

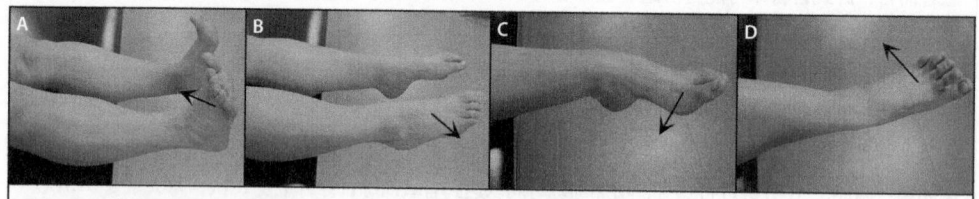

6.11.3　关节活动度：踝关节/足，长坐位和踝泵，4个方向，主动

体位：长坐位，仰卧位。

目标：增加踝关节和距下关节的活动度。

方法：脚伸出床边，以便在没有阻碍的情况下移动。患者将脚趾向上拉（背屈），绷脚背（跖屈），将脚趾转向另一只脚（内翻），然后向外转（外翻）（见图A到图D）。在进行下一个动作之前，每个动作都应该重复多次。小腿也可以支撑在枕头上。**踝泵**：患者仰卧，将踝关节泵入背屈，然后跖屈，每个位置保持1~2秒，然后重复。

注意：腿要稳定，不要让髋部旋转。

运动量：每项练习重复10~20次，每天重复1~3次。

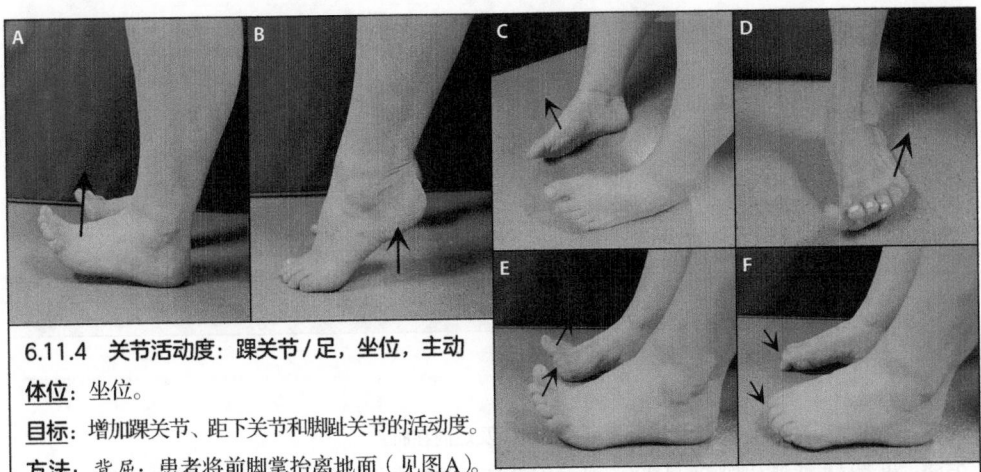

6.11.4 关节活动度：踝关节/足，坐位，主动

体位： 坐位。

目标： 增加踝关节、距下关节和脚趾关节的活动度。

方法： 背屈：患者将前脚掌抬离地面（见图A）。

跖屈：患者将脚跟抬离地面（见图B）。内翻：患者将脚底朝另一只脚翻转，脚外侧保持在地面上（见图C）。外翻：患者将脚底向远离另一只脚的方向翻转（见图D）。脚趾伸展：患者将脚趾抬离地面，保持前脚掌与地面接触（见图E）。脚趾屈曲：患者屈曲脚趾，将脚尖放在地面上，脚跟保持与地面接触（见图F）。

注意： 腿要稳定，不要让髋部旋转。

运动量： 每项练习重复10~20次，每天重复1~3次。

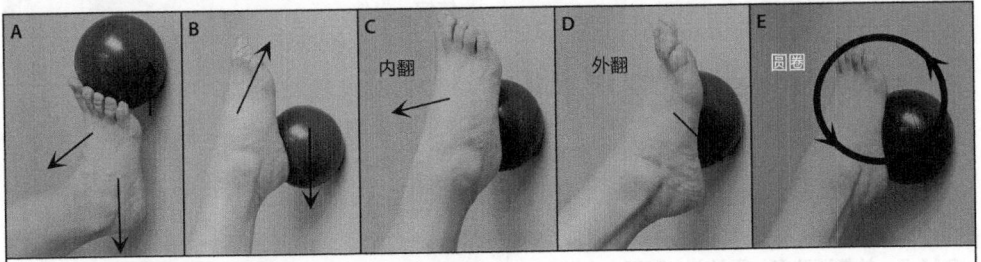

6.11.5 关节活动度：踝关节/足，墙上的迷你球

体位： 仰卧位。

目标： 增加踝关节和距下关节的活动度。

方法： 患者以下肢90/90姿势躺着，在脚底与墙之间放一个直径15~20厘米的球。背屈/跖屈：患者上下滚动球，保持整个脚底在球上滚动（见图A和图B）。内翻/外翻：患者向内侧和外侧滚动球，使整个脚底保持在球上（见图C和图D）。圆圈：患者顺时针旋转球，使整个脚底保持在球上；逆时针重复（见图E）。

注意： 腿要稳定，不要让髋部旋转。

运动量： 每项练习重复10~20次，每天重复1~3次。

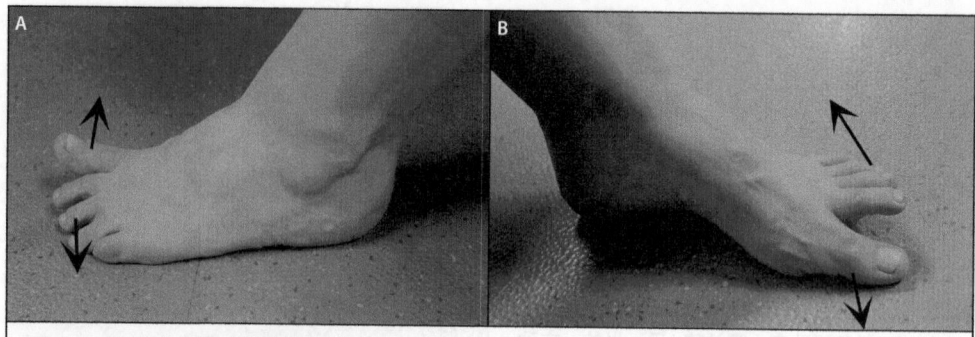

A   B

6.11.6 关节活动度：脚趾瑜伽，主动

体位：坐位。

目标：增加脚趾的活动度，激活脚趾伸肌和屈肌以及足内在肌。

方法：患者尽可能将大脚趾抬离地面，使第2到第5脚趾保持在地面上（见图A）。然后，患者将第2到第5脚趾尽量抬离地面，使大脚趾保持在地面上（见图B）。

注意：尽量减少腿部运动。

运动量：每项练习重复10~20次，每天重复1~3次。

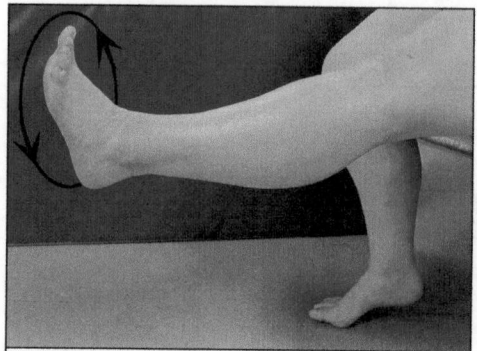

6.11.7 关节活动度：踝关节，圆圈，主动

体位：坐位。

目标：增加踝关节的活动度。

方法：患者伸展膝关节，将脚抬离地面，保持腿部静止，然后按顺时针方向和逆时针方向旋转脚。

注意：尽量减少腿部运动。

运动量：每次10~20圈，每天重复1~3次。

6.11.8 关节活动度：踝关节/足，字母，主动

体位：坐位。

目标：增加踝关节的活动度，也有助于增强神经肌肉控制和本体感觉。

方法：患者伸展膝关节将脚抬离地面，保持腿部静止，移动脚，用脚尖当作铅笔的末端绘制字母。

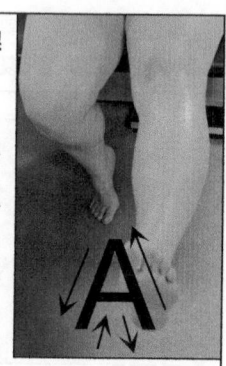

注意：尽量减少腿部运动。

运动量：画A~Z，也可以画a~z，每天重复1~3次。

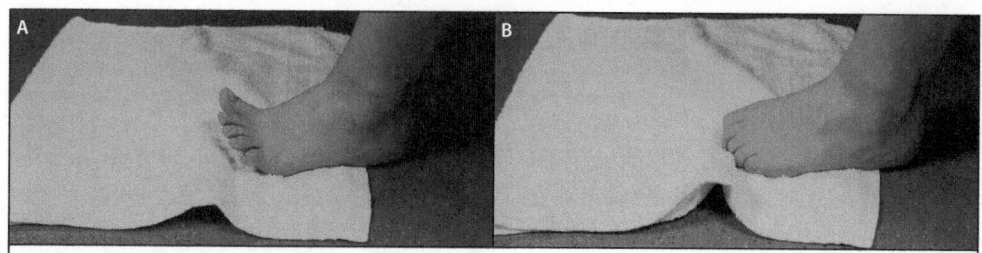

6.11.9 关节活动度：脚趾抓毛巾，主动

体位：坐位。

目标：增加脚趾的活动度，激活支撑足弓的肌肉和脚趾屈肌。

方法：将毛巾放在患者脚前光滑的地面上。患者通过屈曲脚趾抓毛巾，脚跟保持在地面上。患者继续屈曲脚趾，同时将毛巾拉向自己（见图A和图B）。

注意：腿部稳定；在椅子上，患者保持完全坐姿，脊柱伸直；患者可以稍微前倾看向脚。

运动量：10~20次屈曲（4~5条毛巾长度），每天重复1~3次。

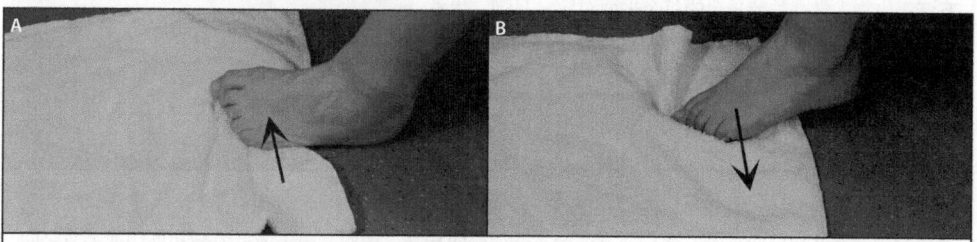

6.11.10 关节活动度：足内翻和外翻，毛巾滑动，主动

体位：坐位。

目标：增加距下关节的活动度，初学者激活踝关节内翻肌和外翻肌。

方法：将毛巾放在患者脚前光滑的地面上。患者将脚放在毛巾上，在不抬起脚跟或不移动腿的情况下，使脚内翻，使毛巾向内侧滑动，并重复（见图A）。然后，患者将脚外翻，使毛巾向外侧滑动（见图B）。患者在侧向拉动毛巾的同时继续屈曲脚趾。

注意：腿部稳定；患者可将手放在膝盖上，以监测膝盖是否静止；在椅子上，患者保持完全坐姿，脊柱伸直；患者可以稍微前倾看向脚。

运动量：每项练习重复10~20次（4~5条毛巾长度），每天重复1~3次。

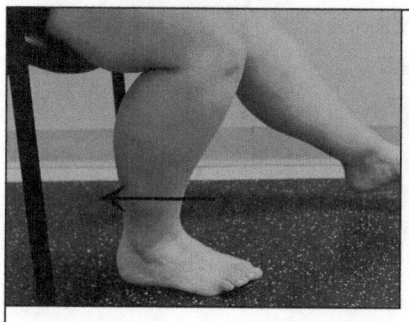

6.11.11 关节活动度：踝关节背屈，椅子滑动，主动

体位：坐位。

目标：增加踝关节背屈活动度。

方法：在光滑的地面上，患者将脚向后滑动，保持脚在地面上，脚趾向前，地面协助背屈。

注意：腿部稳定；患者可将手放在膝盖上，以监测膝盖是否静止；在椅子上，患者保持完全坐姿，脊柱伸直；患者可以稍微前倾看向脚。

运动量：重复10~20次，每天重复1~3次。

6.11.12 关节活动度：踝关节/足，牵伸器，主动辅助

体位：坐位，站立位。

目标：增加踝关节背屈和跖屈的活动度。

方法：牵伸器用于拉伸小腿，可以作为拉伸器材，但也是一种很好的锻炼踝关节跖屈和背屈控制能力的器材。患者站在牵伸器上，脚跟先向下朝向地面，然后再向前，脚趾朝向地面。患者也可以以坐位进行练习。非练习侧腿可以协助练习侧踝关节来增加关节活动度（图中未显示）。

注意：小腿保持中立，脚跟和前脚掌与牵伸器平台保持接触。

运动量：保持5~10秒，重复10次，每天重复1~3次。

6.11.13 关节活动度：生物力学踝关节平台/摇摆板

体位：坐位。

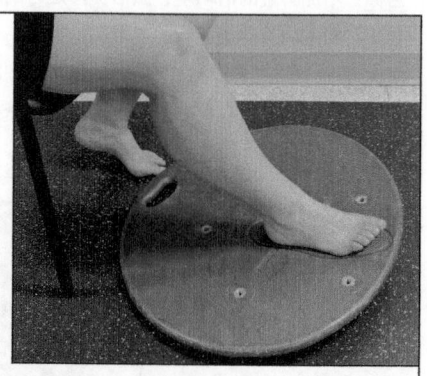

目标：增加踝关节和距下关节的活动度，初学者激活控制踝关节运动的肌肉，增强神经肌肉控制和本体感觉。

方法：生物力学踝关节平台的每个平面对应一只脚。患者根据目标脚，找到正确的一侧，并将脚放在轮廓区域。平台下方从摆放最小的球开始（初学者），患者平衡生物力学踝关节平台，不接触平台边缘。圆圈：患者在不移动膝盖的情况下，使平台前缘向下碰触地面，然后利用脚踝的运动使平台的所有边缘都接触到地面，形成一个圆圈，这可以顺时针和逆时针进行。前/后轻叩：患者通过踝关节跖屈轻叩前缘，然后通过踝关节背屈轻叩后缘。侧叩：患者通过内翻和外翻踝关节轻叩两侧边缘。如果没有生物力学踝关节平台，这些练习都可以通过摇摆板完成。

注意：腿部稳定；患者可将手放在膝盖上，以监测膝盖是否静止；在椅子上，患者保持完全坐姿，脊柱伸直；患者可以稍微前倾看向脚。

运动量：重复10~20次，每天重复1~3次。

6.11.14 关节活动度：踝关节/足，Bosu圆圈，主动

体位：站立位。

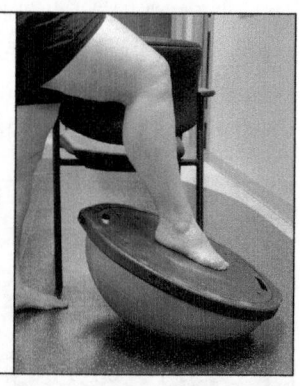

目标：增强踝关节和距下关节的活动度，初学者激活控制踝关节运动的肌肉，增强神经肌肉控制和本体感觉。

方法：站立时，患者抓住稳定的物体保持平衡，将脚放在倒置的Bosu球的中心，并以圆形模式移动脚趾，顺时针进行后逆时针进行。

注意：腿部稳定；患者可将手放在膝盖上，以监测膝盖是否静止。

运动量：重复10~20次，每天重复1~3次。

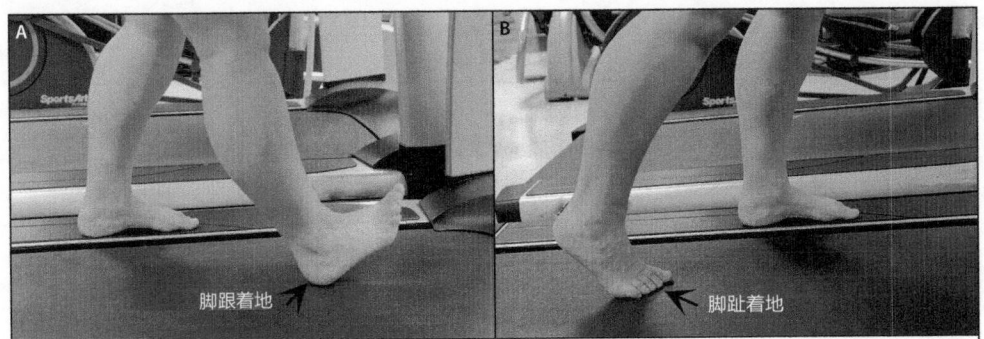

脚跟着地 脚趾着地

6.11.15 关节活动度：单腿跑步机行走，步态模拟

体位：站立位。

目标：增加踝关节的活动度，初学者激活步态中负责踝关节运动的肌肉。

方法：站立时，患者将非练习侧脚放在跑步机行走区域的外侧，与练习侧脚处于同一水平面。当患者将所有重量转移到非练习侧腿上并使用练习侧腿向前迈出一大步时，以低速启动跑步机，练习侧脚脚跟接触行走区域，允许前足逐渐降低至承重保持接触行走区域使站立腿通过，然后进行跖屈，直到脚趾触到行走区域，然后向前重复另一个跨步。此活动模拟无负重的步态，并对正常步态所需的踝关节运动起到锻炼作用（见图A和图B）。

注意：站立腿应保持髋关节、膝关节和踝关节的良好对齐；在整个过程中，练习侧腿不承受重量。

运动量：20~30步，每天重复1~3次；根据需要为站立腿提供休息。

参考文献

Lopes, A. D., Alouche, S. R., Hakansson, N. & Cohen, M. (2014). Electromyography during pedaling on upright and recumbent ergometer. *International Journal of Sports Physical Therapy*, 9(1), 76–81.

6.12

踝关节自助关节松动

6.12.1　自助关节松动：踝关节牵张

体位：坐位。

目标：增加踝关节的活动度。

方法：患者以图中所示的姿势将练习侧腿跨过非练习侧腿。患者使用拇指和食指抓住跟骨和踝关节前侧，将跟骨向远离胫骨远端的方向拉动，从而产生牵张力。

代偿：练习侧脚踝未放松。

运动量：保持3~5秒，重复10~20次，每天1~3次。

6.12.2　自助关节松动：利用训练带进行踝关节牵张，伴踝背屈

体位：长坐位。

目标：增加踝关节的活动度。

方法：患者将训练带绕在脚踝周围，并固定在凳腿上。患者远离锚点，直到训练带产生张力。然后，患者将另一条训练带绕在前脚掌上，将脚拉至背屈状态。

代偿：练习侧脚踝未放松。

运动量：保持3~5秒，重复10~20次，每天1~3次。

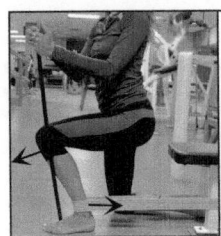

6.12.3 自助关节松动: 伴随运动,背屈

体位:半跪姿。

目标:增加踝关节的活动度,胫骨向后滑动增加踝背屈活动度。

方法:患者非练习侧腿跪在毛巾上以保持舒适,刚性训练带环绕在练习侧踝关节上方。患者远离锚点,直到脚踝周围的训练带有张力,脚摆放的位置应使膝关节屈曲90°。使用定位销将脚和脚踝保持在相对中立的位置。将定位销垂直放置,一端放在脚内侧的地面上。膝关节位于定位销的内侧,以便定位销穿过胫骨前方,这可以使脚处于良好的生物力学位置上。患者屈曲练习侧膝关节,使胫骨向前,并在训练带对胫骨向后施加压力时,使踝关节背屈。

代偿:训练带的位置太靠下,足弓下陷/足旋前。

运动量:保持3~5秒,重复10~20次,每天1~3次。

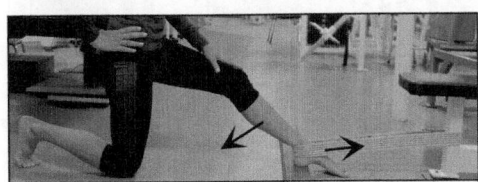

6.12.4 自助关节松动: 伴随运动,跖屈

体位:站立位。

目标:增加踝关节的活动度,胫骨向前滑动增加踝关节跖屈的活动度。

方法:患者站立,练习侧脚跟放在小木块上,脚趾放在前面的地面上,踝关节略微跖屈。训练带环绕在练习侧踝关节周围,固定于踝关节上方。患者向后移动,直到感觉到训练带对脚踝周围部位产生压力。然后,患者屈曲对侧膝关节,练习侧膝关节逐渐伸直,同时身体下沉使练习侧关节跖屈,将胫骨向后拉,训练带向前对胫骨远端施加压力。

代偿:非练习侧弓箭步控制不佳。

运动量:保持3~5秒,重复10~20次。

证据在哪里?

霍克等(Hoch et al., 2012)研究了为期2周的踝关节向后滑动的关节松动干预对慢性踝关节患者的负重背屈关节活动度、动态平衡和自我报告功能的影响。结果表明,干预后,背屈活动度、各个方向向前伸的距离以及足和踝的能力均得到改善。在1周的随访中,上述测量结果仍有改善,这表明针对距骨向后滑动的关节松动能改善成人的踝关节功能至少1周。文森索等(Vincenzo et al., 2006)根据最近的证据,评估了两种Mulligan关节松动术对16名复发性踝关节外侧扭伤患者的效果,之前的证据表明,距骨向后滑动缺乏和负重踝关节背屈受限是复发性踝关节扭伤患者常见的功能障碍。他们的研究比较了负重和非负重下的踝关节Mulligan动态关节松动术,该技术显著改善了距骨后滑动,患侧和健侧分别改善了3.55%和50%,同时使负重背屈程度提高了26%,而对照组提高了9%。因此其建议在踝关节外侧扭伤后的康复方案中考虑该技术。科林斯等(Collins et al., 2004)在一项双盲随机对照试验中发现了类似的结果,该试验在对14名亚急性二级踝关节外侧扭伤患者使用了Mulligan动态关节松动术后测量了负重背屈、压力和热痛阈值,发现负重背屈发生了显著改善;然而,在治疗后未观察到压力或热痛阈值的显著变化。结果表明,旨在改善踝关节背屈的Muligan动态关节松动技术对亚急性踝关节扭伤具有机械作用而非镇痛作用。

参考文献

Collins, N., Teys, P. & Vicenzino, B. (2004). The initial effects of a Mulligan's mobilization with movement technique on dorsiflexion and pain in subacute ankle sprains. *Manual Therapy*, 9(2), 77–82.

Hoch, M. C., Andreatta, R. D., Mullineaux, D. R., English, R. A., McKeon, J. M., Mattacola, C. G. & McKeon, P. O. (2012). Two-week joint mobilization intervention improves self-reported function, range of motion, and dynamic balance in those with chronic ankle instability. *Journal of Orthopedic Research*, 30(11), 1798–1804.

Vicenzino, B., Branjerdporn, M., Teys, P. & Jordan, K. (2006). Initial changes in posterior talar glide and dorsiflexion of the ankle after mobilization with movement in individuals with recurrent ankle sprain. *Journal of Orthopedic Sports Physical Therapy*, 36(7), 464–471.

6.13

踝关节和足部肌肉拉伸

6.13.1　拉伸：胫骨前肌（初学者）

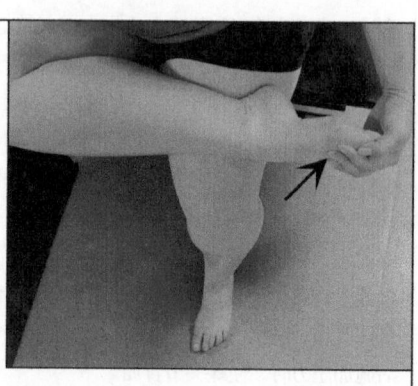

体位：坐位。

目标：拉伸小腿前部和踝/足部肌肉（胫骨前肌、脚趾伸肌）。

方法：患者呈坐位，练习侧腿越过非练习侧腿。患者使用一只手帮助脚趾屈曲，另一只手稳定小腿。

注意：股四头肌会将骨盆拉至前倾；患者应强烈地收缩下腹部肌肉使骨盆后倾，并避免腰部伸展和任何躯干扭曲；注意观察肩部，当肩部向后伸展时鼓励肩胛骨回缩并避免耸肩。

运动量：保持15~30秒，重复3~5次，每天1~3次。

6.13.2　拉伸：胫骨前肌，足跟坐

体位：高跪姿。

目标：拉伸小腿前部和踝/足部肌肉（胫骨前肌、脚趾伸肌）。

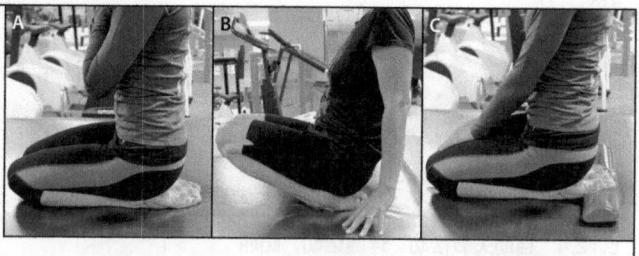

方法：坐在脚跟上：患者将脚背放在垫子上，脚趾指向后方，同时慢慢将臀部降低到脚跟上，把手放在前面或后面（见图A）；如果患者能耐受，可以抬起膝关节以进一步拉伸（见图B）；在拉伸过程中可以在膝关节下放置泡沫轴以使肩部放松。坐在脚跟上后垫泡沫轴：在脚趾下放置一个小的泡沫轴以增加脚趾伸肌的拉伸，其他操作如前所述（见图C）。

注意：股四头肌会将骨盆拉至前倾；患者应强烈地收缩下腹部肌肉使骨盆后倾，并避免腰部伸展和任何躯干扭曲；注意观察肩部，当肩部向后伸展时鼓励肩胛骨回缩并避免耸肩。

运动量：保持15~30秒，重复3~5次，每天1~3次。

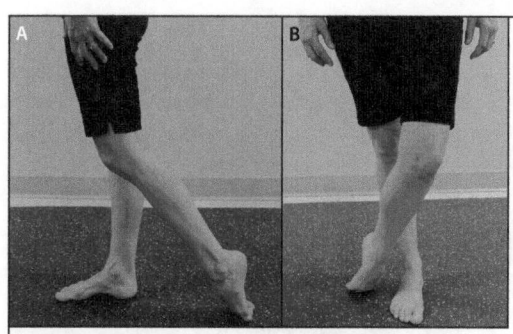

6.13.3 拉伸：胫骨前肌，站立

体位：站立位。

目标：拉伸小腿前侧和踝/足部肌肉（胫骨前肌、脚趾伸肌）。

方法：在后面：患者将跖骨头顶部放在地面上，位于身后，并向前按压脚踝以增加踝跖屈和脚趾屈曲（见图A）。芭蕾舞式拉伸：患者将跖骨头顶部放在对侧脚侧面的地面上，将脚踝向下压以增加踝关节跖屈和脚趾屈曲（见图B）。

注意：注意关注矢状面的运动，避免脚踝过度翻转。

运动量：保持15~30秒，重复3~5次，每天1~3次。

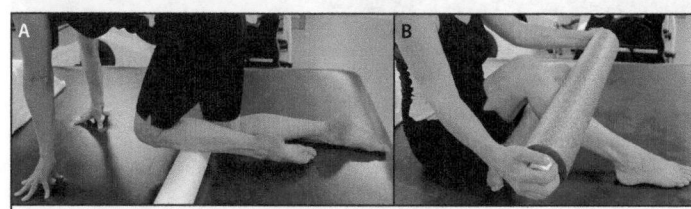

6.13.4 泡沫轴：胫骨前肌

体位：四足位。

目标：软组织放松/自我按摩胫骨前肌。

方法：患者将胫骨置于泡沫轴上，同时将泡沫轴从胫骨结节滚动到脚踝，然后慢慢地按压疼痛部位（见图A）。为了增加压力，可以一次按摩一条腿。患者还可以屈曲膝关节，并将脚放在地面上，用泡沫轴沿着胫骨前肌从胫骨结节滚动到脚踝（见图B）。

代偿：压力过度，耸肩。

运动量：按摩2~5分钟，每天1~3次。

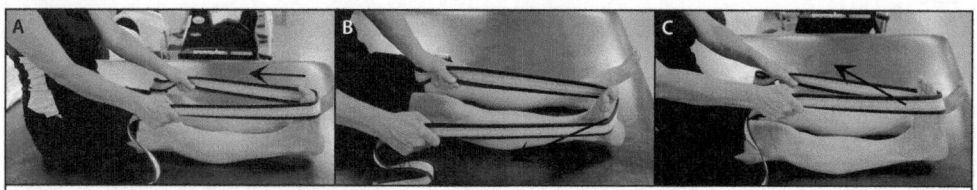

6.13.5 拉伸：使用训练带拉伸腓肠肌

体位：长坐位，坐位。

目标：拉伸腓肠肌。

方法：在前脚掌周围环绕训练带。患者抓住训练带末端并将脚趾拉向自己，保持膝关节伸直但不过度伸展（见图A）。内侧腓肠肌：患者稍微向外旋转髋关节，使脚趾稍微指向外侧（见图B）。外侧腓肠肌：患者稍微内旋髋关节，使脚趾稍微指向内侧（见图C）。以上这些练习可以坐在椅子上或垫子上进行，膝关节保持伸展。

注意：膝关节不应被锁定或过度伸展；观察肩部，确保肩胛骨回缩并避免耸肩；除非特别针对内侧或外侧腓肠肌，否则脚趾应在矢状面上笔直向前。

运动量：保持15~30秒，重复3~5次，每天1~3次。

6.13.6 拉伸：使用训练带拉伸比目鱼肌

体位：长坐位，坐位。

目标：拉伸比目鱼肌。

方法：在前脚掌周围环绕训练带。患者抓住训练带末端并屈曲膝关节，然后将脚趾拉向自己。

注意：观察肩部，确保肩胛骨回缩并避免耸肩；脚趾应在矢状面上笔直向前。

运动量：保持15~30秒，重复3~5次，每天1~3次。

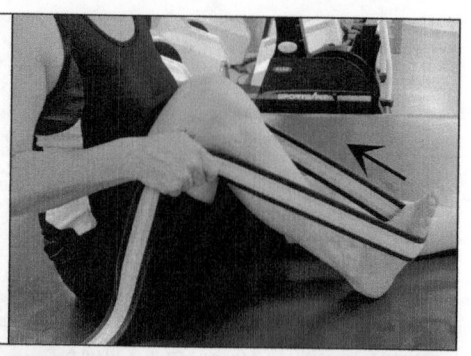

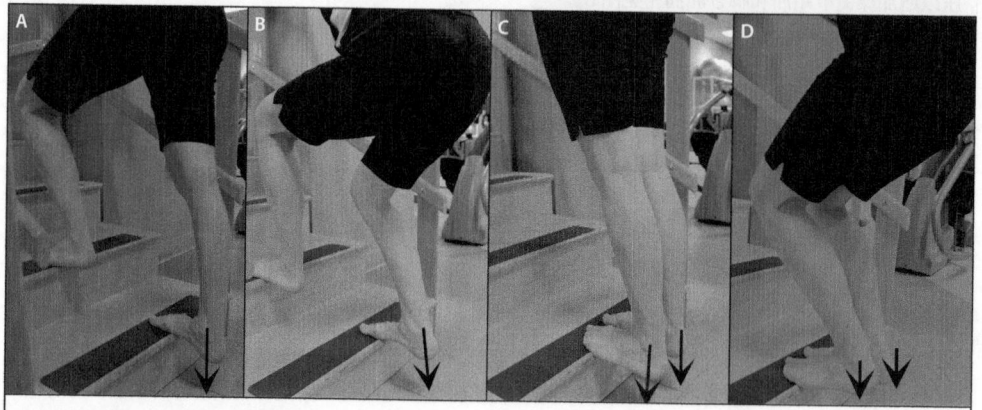

6.13.7 拉伸：台阶上小腿拉伸

体位：站立位。

目标：拉伸腓肠肌和比目鱼肌。

方法：针对单侧腓肠肌：患者站在台阶上，使练习侧脚跟位于台阶外，脚的其他部分仍在台阶上；患者保持练习侧膝关节伸展，并将脚跟向下放，直到感觉到拉伸；另一侧腿可以屈曲髋关节和膝关节（见图A）。针对单侧比目鱼肌：患者站在台阶上，使练习侧脚跟位于台阶外，脚的其他部分仍在台阶上；患者屈曲练习侧膝关节，保持膝关节与髋关节和踝关节对齐，同时将练习侧脚跟向下放，直到感觉到拉伸；另一条腿可以屈曲髋关节和膝关节（见图B）。针对双侧腓肠肌：患者站在台阶上，使两侧脚跟均位于台阶外，并将两侧脚跟向下放，保持膝关节伸展，直到感觉到拉伸（见图C）。针对双侧比目鱼肌：患者站在台阶上，使两侧脚跟位于台阶外；患者屈曲两侧膝关节并将两侧脚跟朝地面放，直到感觉到拉伸（见图D）。

注意：观察肩部，确保肩胛骨回缩并避免耸肩；脚趾应在矢状面上笔直向前，不要让足弓向内下垂。

运动量：保持15~30秒，重复3~5次，每天1~3次。

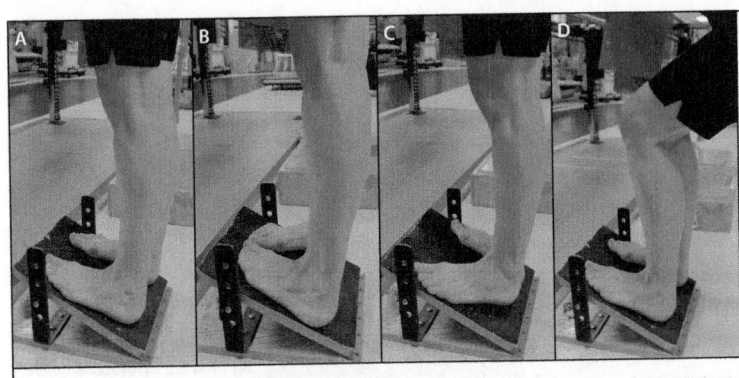

6.13.8 拉伸：斜坡上小腿拉伸

体位：站立位。

目标：拉伸腓肠肌和比目鱼肌。

方法：针对腓肠肌：患者站在斜坡上，踝关节背屈。患者身体先向后倾斜，然后向前倾斜，膝关节保持伸直，直到感觉到拉伸（见图A）。针对内侧腓肠肌：患者将脚趾轻微向内旋转（见图B）。针对外侧腓肠肌：患者将脚趾轻微向外旋转（见图C）。针对双侧比目鱼肌：患者站在斜坡上，屈曲膝关节并下蹲，将脚踝推向更大幅度的背屈（见图D）。

注意：观察肩部，确保肩胛骨回缩并避免耸肩；足部应在矢状面上；患者扶住稳定物体，以协助牵引和拉伸；不要让足弓下陷。

运动量：保持15~30秒，重复3~5次，每天1~3次。

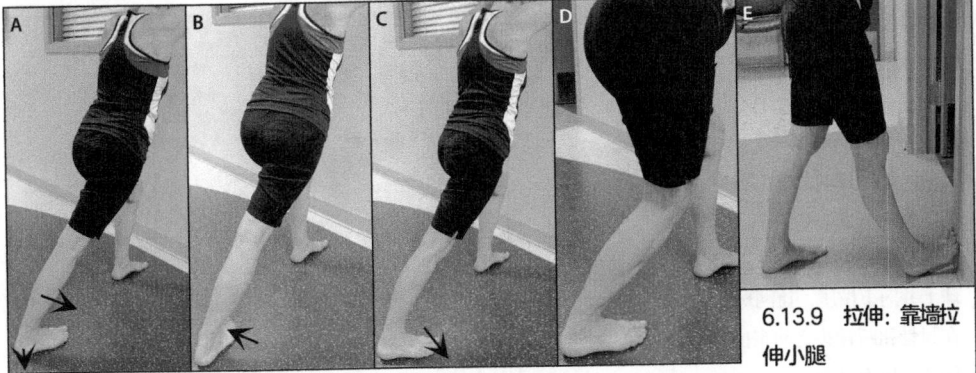

6.13.9 拉伸：靠墙拉伸小腿

体位：站立位。

目标：拉伸腓肠肌和比目鱼肌。

方法：患者面向墙壁，后脚距离墙壁3~4英尺，将非练习侧腿置于前面。针对腓肠肌：当患者身体向墙壁倾斜时，后方的练习侧膝关节保持伸直，屈曲非练习侧膝关节，直到练习侧小腿感到拉伸，脚趾向前（见图A）；该练习也可以通过扶住桌子来进行。针对内侧腓肠肌：患者脚趾轻微指向内侧（见图B）。针对外侧腓肠肌：患者轻微指向外侧（见图C）。针对比目鱼肌：患者双膝屈曲下蹲，使踝关节进行更大幅度的背屈，膝关节与髋关节和踝关节对齐（见图D）；患者也可以站在斜坡上，使踝关节背屈；该练习可以通过扶住桌子来进行。门口小腿拉伸：患者还可以通过将练习侧脚放在门框上并用手扶住门框来拉伸小腿；然后转移重心，通过后侧腿推压使髋关节向前移动，通过膝关节伸直来增加踝关节的背屈（见图E）。

注意：除非特别针对内侧或外侧腓肠肌，否则脚趾应指向矢状面；患者扶住稳定物体，以协助牵引和拉伸；不要让足弓下陷。

运动量：保持15~30秒，重复3~5次，每天1~3次。

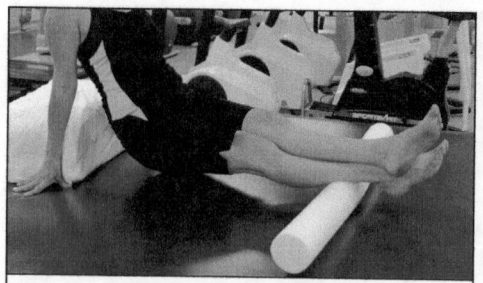

6.13.10 泡沫轴：腓肠肌和比目鱼肌

体位：长坐位。

目标：软组织放松，自我按摩腓肠肌和比目鱼肌。

方法：患者将练习侧小腿放在泡沫轴上，非练习侧的腿交叉放于其上，使泡沫轴从膝盖后方滚动到脚踝，在疼痛的部位慢慢地按压。

代偿：压力过度，耸肩。

运动量：按摩2~5分钟，每天1~3次。

6.13.12 拉伸：利用网球进行足底筋膜软组织放松

体位：坐位，站立位。

目标：软组织放松，自我按摩足底筋膜。

方法：患者将足弓放在网球上并向下按压，让网球在跟骨和距骨头之间来回滚动。

代偿：压力过度。

运动量：按摩2~5分钟，每天1~3次。

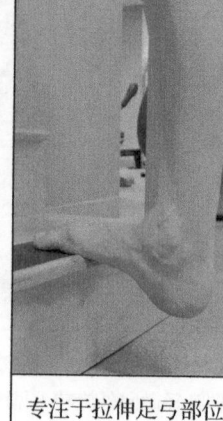

6.13.11 拉伸：台阶上放松足底筋膜

体位：站立位。

目标：拉伸足底筋膜。

方法：患者站在台阶上，练习侧脚跟位于台阶外，另一只脚仍保持在台阶上。重点是尽可能让练习侧脚靠近台阶边缘。患者将练习侧脚跟向下落，专注于拉伸足弓部位。另一侧腿可以屈曲髋关节和膝关节。

注意：脚应在矢状面上竖直向前。

运动量：保持15~30秒，重复3~5次，每天1~3次。

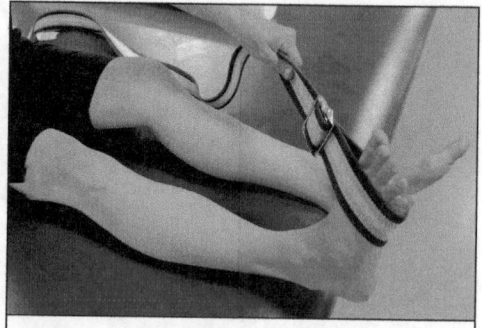

6.13.13 拉伸：外翻肌

体位：长坐位，坐位。

目标：拉伸踝关节外翻肌（腓骨长肌、腓骨短肌和第三腓骨肌），这通常有助于增加踝关节内翻活动度。

方法：在前脚掌周围环绕训练带，患者握住训练带末端并在脚向内翻转的同时向内拉动训练带。

注意：膝关节不应被锁定或过度伸展；监测肩部，确保肩胛骨回缩并避免耸肩；脚趾应在矢状面上笔直向前，踝关节不进行背屈和跖屈。

运动量：保持15~30秒，重复3~5次，每天1~3次。

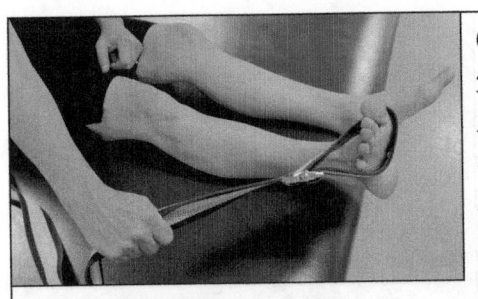

6.13.14 拉伸：内翻肌

体位：长坐位，坐位。

目标：拉伸踝关节内翻肌（胫骨前肌、胫骨后肌），这通常有助于增加踝关节外翻活动度。

方法：在前脚掌周围环绕训练带，患者抓住训练带末端并向外拉，使踝关节外翻。

注意：膝关节不应被锁定或过度伸展；监测肩部，确保肩胛骨回缩并避免耸肩；脚趾应在矢状面上笔直向前，踝关节不进行背屈和跖屈。

运动量：保持15~30秒，重复3~5次，每天1~3次。

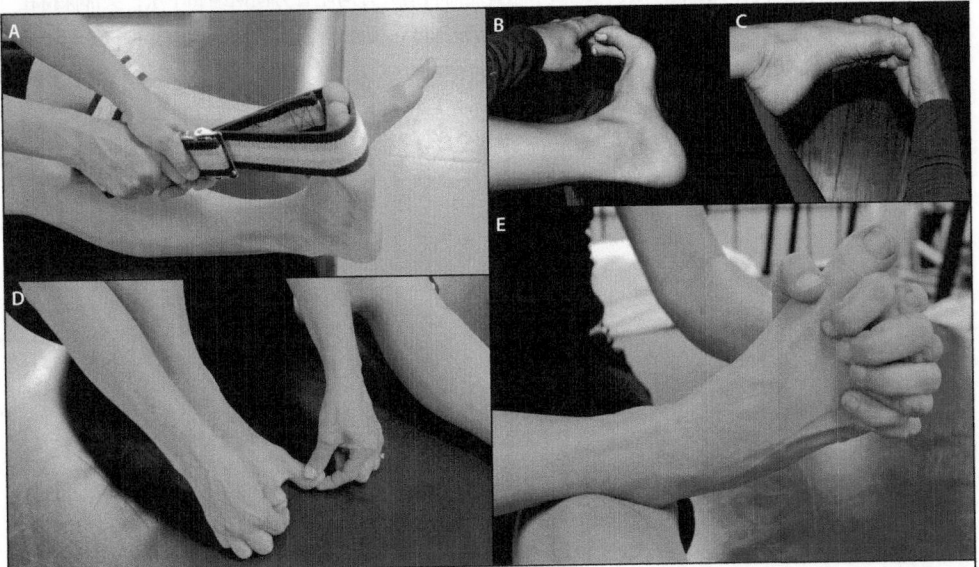

6.13.15 拉伸：脚趾

体位：坐位，长坐位。

目标：拉伸脚趾屈肌（趾长屈肌和趾短屈肌、拇长屈肌和拇短屈肌、足蚓状肌和足底方肌）、脚趾伸肌（趾长伸肌和趾短伸肌、拇长伸肌和拇短伸肌）和脚趾内收肌（拇收肌和骨间肌）。

方法：脚趾屈肌：患者呈长坐位，用训练带绕过脚趾底部，然后向后拉以伸展脚趾（见图A）；患者还可以手动抓住每个脚趾进行伸展（见图B）。脚趾伸肌：患者呈坐位，练习侧腿交叉放在非练习侧腿上，将手握在脚趾周围并将其拉入屈曲状态（见图C）；患者还可以手动抓住每个脚趾进行屈曲。脚趾内收肌：患者呈长坐位，练习侧膝关节屈曲，脚平放在地面上，将相邻的两根脚趾分离（见图D）。患者可以通过将手指放在脚趾之间进行整体外展，这是一种常用的按摩方法（见图E）。

注意：小腿在踝关节或足运动时保持稳定。

运动量：保持15~30秒，重复3~5次，每天1~3次。

6.13.16 拉伸：瑜伽，小腿拉伸，下犬式

体位： 四足位。

目标： 拉伸腓肠肌和比目鱼肌。

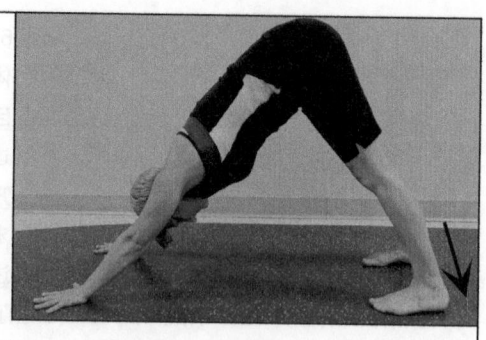

方法： 患者双手和膝关节着地，膝关节位于髋关节正下方，双手向前，略微超过肩部，手掌展开，两食指平行或略向外展开。患者脚趾踩压地面，将膝关节抬离地面。一开始，患者可以保持膝关节略微屈曲，脚跟抬离地面。患者拉长尾骨，将臀部向上抬向天花板，将大腿顶部向后推，并将脚跟向下伸向地面，伸直膝关节，但不锁定。为了保护手臂，患者应稳定手臂并将食指根部主动压向地面。患者还需将肩胛骨向尾骨方向回缩和下压，头部保持在上臂之间，不悬垂。患者可以将一侧膝关节屈曲，同时将另一侧脚跟进一步压向地面，进行单侧小腿的拉伸。患者也可以将两只脚跟向下压，进行双侧拉伸。

注意： 监测肩部，确保肩胛骨回缩，避免耸肩；脚应在矢状面上笔直向前，不要让足弓塌陷。

运动量： 保持15~30秒，重复3~5次，每天1~3次。

6.14

踝关节和足部肌肉力量训练

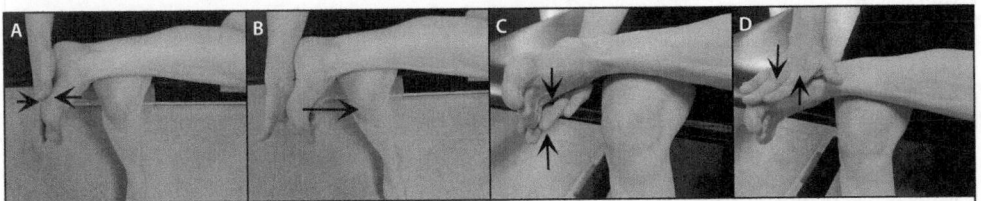

6.14.1　力量训练：等长收缩，踝关节，手动抗阻，4个方向

体位：长坐位。

目标：激活踝关节周围肌肉和加强其力量：背屈肌（胫骨前肌）、外翻肌（腓骨长肌、腓骨短肌、第三腓骨肌）、跖屈肌（腓肠肌、比目鱼肌、胫骨后肌）、内翻肌（胫骨前肌、胫骨后肌）。

方法：练习侧腿交叉放置在非练习侧大腿上，患者用同侧手稳定练习侧小腿，踝关节悬空。*跖屈*：对侧手放在跖骨头的跖面上，患者尝试跖屈，手提供阻力（见图A）。*背屈*：对侧手放在跖骨头的背面（脚背），患者尝试背屈，手提供阻力（见图B）。*外翻*：对侧手沿第五跖骨外侧放置，患者尝试外翻（尝试将脚底朝地面方向转），手提供阻力（见图C）。*内翻*：对侧手沿第一跖骨内侧放置，患者尝试内翻（试图将脚底向天花板方向转），手提供阻力（见图D）。

注意：踝关节保持中立，不允许移动；不允许髋关节旋转或膝关节屈曲/伸展。

运动量：保持6~10秒，1~2秒的脚部移动，重复8~12次，1~3组，每天1次或每隔1天1次。

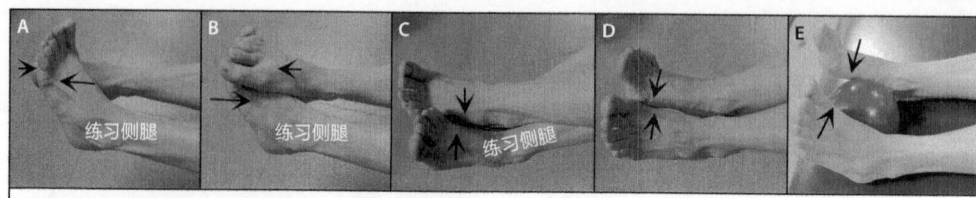

6.14.2 力量训练：等长收缩，踝关节，足抗阻，4个方向

体位：长坐位。

目标：激活踝关节周围肌肉和加强其力量：背屈肌（胫骨前肌）、外翻肌（腓骨长肌、腓骨短肌、第三腓骨肌）、跖屈肌（腓肠肌、比目鱼肌、胫骨后肌）、内翻肌（胫骨前肌、胫骨后肌）。

方法：*跖屈*：患者将非练习侧足背置于练习侧脚的距骨头下方；当非练习侧脚抵抗时，患者尝试跖屈练习侧踝关节（见图A）。*背屈*：患者将非练习侧脚底放在练习侧脚的距骨头顶部；当非练习侧脚抵抗时，练习侧踝关节尝试背屈（见图B）。*外翻*：患者交叉小腿，同时将非练习侧脚的外侧放在练习侧脚的外侧；当练习侧脚试图外翻时，非练习侧脚提供阻力（见图C）。*内翻*：患者双脚并排放置，双脚内侧接触；当另一只脚抵抗时，患者尝试内翻练习侧踝关节（见图D）；该练习也可以通过在双脚之间放置一个直径10~15厘米的球来完成（见图E）。

注意：踝关节保持中立，不允许移动；不允许髋关节旋转或膝关节屈曲/伸展。

运动量：保持6~10秒，1~2秒的脚部移动，重复8~12次，1~3组，每天1次或每隔1天1次。

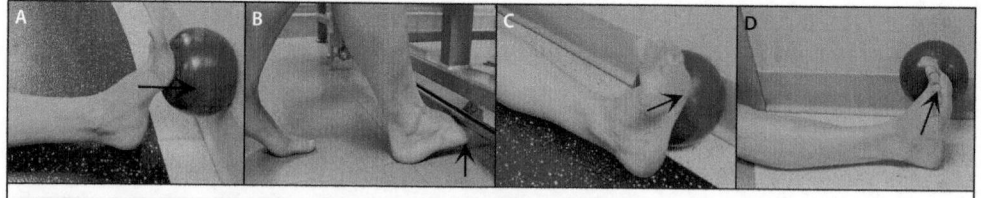

6.14.3 力量训练：等长收缩，踝关节，固定物体抵抗，4个方向

体位：长坐位，坐位。

目标：激活踝关节周围肌肉和加强其力量：背屈肌（胫骨前肌）、外翻肌（腓骨长肌、腓骨短肌、第三腓骨肌）、跖屈肌（腓肠肌、比目鱼肌、胫骨后肌）、内翻肌（胫骨前肌、胫骨后肌）。

方法：*跖屈*：患者将练习侧距骨头靠在实心球上并尝试跖屈（见图A）。*背屈*：患者将练习侧距骨头放在稳定物体（如沙发）下并尝试背屈踝关节（见图B）。*外翻*：患者将练习侧脚的外侧靠在实心球上并尝试外翻踝关节（见图C）。*内翻*：患者将脚的内侧靠在实心球上并尝试内翻踝关节；该练习也可以以长坐位靠墙进行（见图D）。

注意：踝关节保持中立，不允许移动；不允许髋关节旋转或膝关节屈曲/伸展。

运动量：保持6~10秒，1~2秒的脚部移动，重复8~12次，1~3组，每天1次或每隔1天1次。

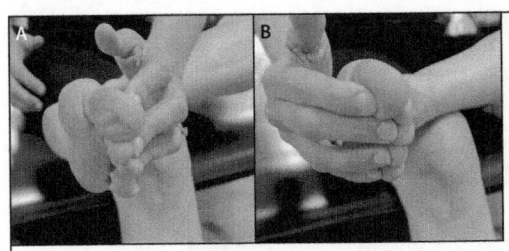

6.14.4 力量训练：等长收缩，脚趾伸展和屈曲

体位：坐位。

目标：激活脚趾屈肌（趾长屈肌和趾短屈肌、拇长屈肌和拇短屈肌、蚓状肌和足底方肌）、脚趾伸肌（趾长伸肌和趾短伸肌、拇长伸肌和拇短伸肌）和加强其力量。

方法：患者将练习侧腿以4字式置于非练习侧大腿上，并用同侧手稳定小腿，脚踝悬空。脚趾伸展：患者将5根手指放在脚趾顶部，并抵抗脚趾伸展（见图A）。脚趾屈曲：患者将5根手指放在脚趾底部，并抵抗脚趾屈曲（见图B）。

注意：踝关节保持中立，不允许移动。

运动量：保持6~10秒，1~2秒的脚部移动，重复8~12次，1~3组，每天或每隔1天1次。

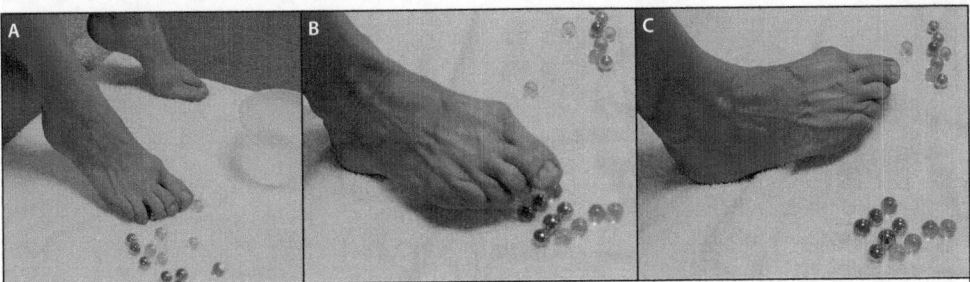

6.14.5 力量训练：等张收缩，踝关节／足，捡弹珠

体位：坐位。

目标：激活脚趾屈肌（趾长屈肌和趾短屈肌、拇长屈肌和拇短屈肌、蚓状肌和足底方肌）、脚趾伸肌（趾长伸肌和趾短伸肌、拇长伸肌和拇短伸肌）、脚趾内收肌（拇收肌、骨间肌）和加强其力量；该练习还通过踝关节的运动，促进踝关节背屈肌（胫骨前肌）、外翻肌（腓骨长肌、腓骨短肌、第三腓骨肌）、跖屈肌（腓肠肌、比目鱼肌、胫骨后肌）、内翻肌（胫骨前肌、胫骨后肌）的早期激活，以及增强本体感觉和神经肌肉控制。

方法：在地面上放置15~20颗弹珠。患者用脚趾一次捡起一颗弹珠，并将其放在碗中（见图A）。分离内翻／外翻：患者脚跟置于地面上，保持膝关节稳定，用脚趾将弹珠从一侧移动到另一侧，然后反方向重复（见图B和图C）。

注意：避免过度使用髋关节和膝关节，目标主要是足和踝。

运动量：15~20颗弹珠，1~3组，每天1次或每隔1天1次。

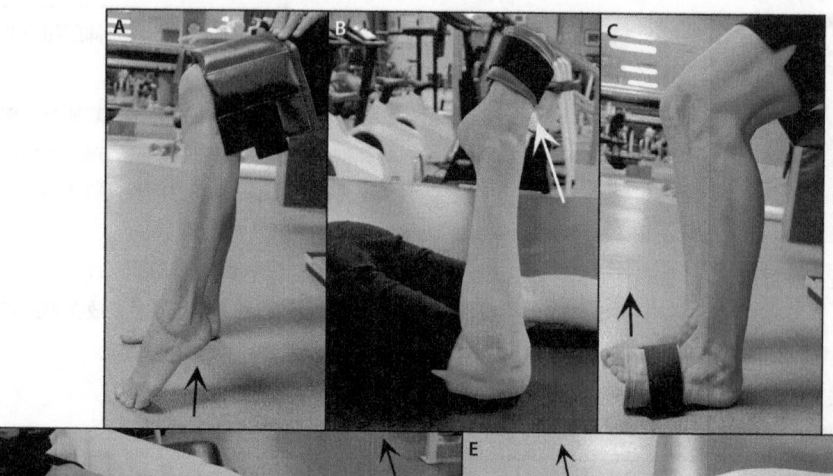

6.14.6　力量训练：等张收缩，踝关节，袖带重量

体位：坐位，俯卧位，侧卧位。

目标：加强跖屈肌（腓肠肌、比目鱼肌、胫骨后肌）、背屈肌（胫骨前肌）、外翻肌（腓骨长肌、腓骨短肌、第三腓骨肌）和内翻（胫骨前肌、胫骨后肌）的力量。

方法：跖屈：将袖带放在膝盖上方，患者呈坐位，使踝关节正好在膝关节下方；患者抬起脚跟，跖屈踝关节，使膝关节抬高（见图A）；该练习也可以以俯卧位完成；这两项练习都将分离比目鱼肌（见图B）。背屈：将袖带安放在距骨头周围，患者将踝关节置于膝关节下方并尝试背屈踝关节，将脚趾和袖带抬离地面，脚跟与地面保持接触（见图C）。外翻：将袖带安放在距骨头周围；患者侧卧在非练习侧并将练习侧腿滑到床边，使脚踝垂下；患者尝试外翻练习侧踝关节，在不外旋髋关节的情况下举高袖带（见图D）。内翻：将袖带安放在距骨头周围；患者侧卧在练习侧并将练习侧腿滑到床边，使脚踝垂下；患者尝试内翻练习侧踝关节，在不内旋髋关节的情况下举高袖带（见图E）。

注意：避免过度使用髋关节和膝关节，目标主要是足和踝。

运动量：重复8~12次，1~3组，每天或每隔1天1次。

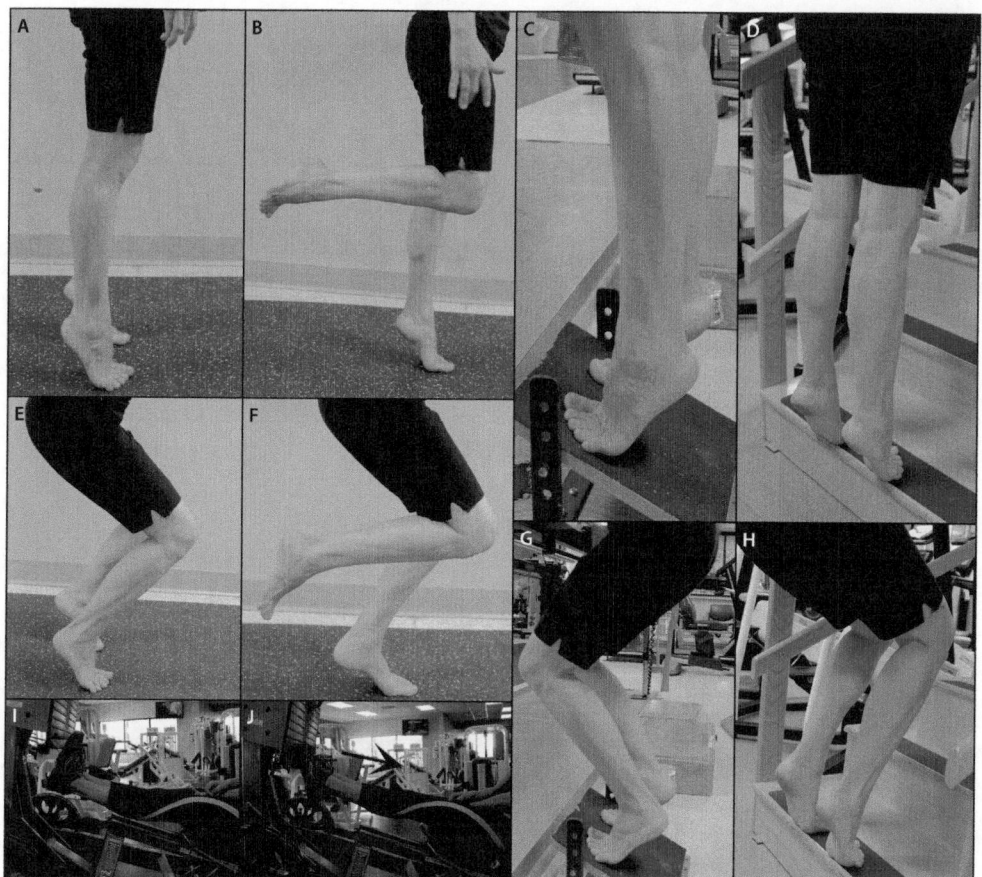

6.14.7 力量训练：等张收缩，脚跟抬高

体位：站立位，长坐位。

目标：加强跖屈肌（腓肠肌、比目鱼肌、胫骨后肌）的力量。

方法：站立位针对腓肠肌，第一阶段：患者踮脚尖，脚跟尽可能离地（见图A）。站立位针对腓肠肌，第二阶段：为了进阶，患者将一只脚抬离地面，仅站立腿抬起脚跟（见图B）。站立位针对腓肠肌，第三阶段：在坡道上，患者将脚跟放低至踝关节背屈，然后脚跟抬起，尽可能离地（见图C）。站立位针对腓肠肌，第四阶段：在台阶上，患者几乎是脚趾踩在台阶边缘，脚跟悬空，将脚跟放低至踝关节背屈，然后脚跟尽可能抬起（见图D）。站立位针对比目鱼肌，第一阶段：患者双膝屈曲，脚趾着地，脚跟尽可能离地（见图E）。站立位针对比目鱼肌，第二阶段：患者将一只脚抬离地面，在站立腿膝关节屈曲的情况下，抬高脚跟（见图F）。站立位针对比目鱼肌，第三阶段：在台阶或坡道上，患者将脚跟抬离坡道或台阶，屈曲练习侧膝关节，同时将脚跟放低至踝关节背屈，然后脚跟抬起，尽可能离地（见图G和图H）。使用蹬腿机：患者将前脚掌放在蹬腿机的底板上；然后，患者让脚跟下垂，使踝关节背屈；然后，患者前跖按压底板，踝关节跖屈，这可以双侧或单侧进行（见图I和图J）。

注意：脚踝不应向外滚动；保持跟骨对齐，通过跖骨头分散重量。

运动量：重复8~12次，1~3组，每天或每隔1天1次。

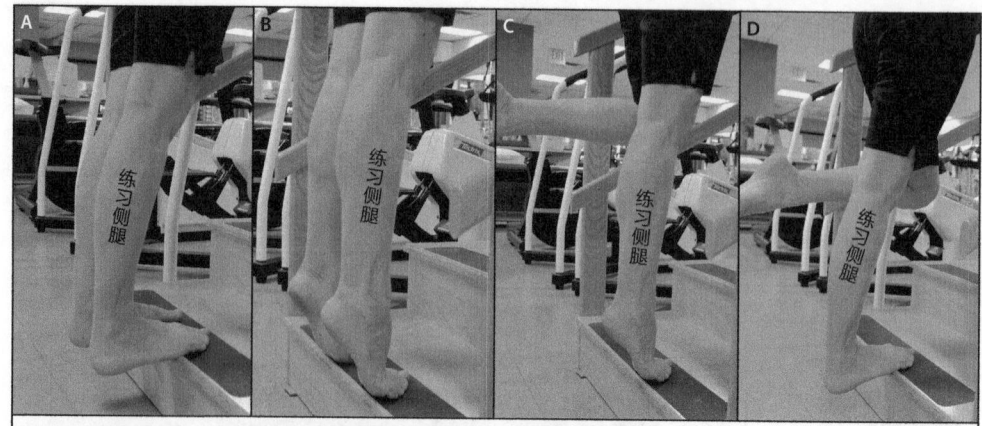

6.14.8 力量训练：等张收缩，脚跟抬起，针对离心收缩

体位：站立位。

目标：加强跖屈肌（腓肠肌、比目鱼肌、胫骨后肌）的离心收缩。

方法：在台阶或坡道上，脚跟向下使踝关节背屈，然后双脚踮起脚尖，抬高脚后跟。接着，患者将重心转移到练习侧腿上，并非常缓慢地将练习侧脚跟降至踝关节完全背屈（见图A和图D）。

注意：脚踝不应向外滚动；保持跟骨对齐，通过跖骨头分散重量。

运动量：重复8~12次，1~3组，每天或每隔1天1次。

6.14.9 力量训练：等张收缩，脚趾抬高

体位：坐位，站立位。

目标：加强背屈肌（胫骨前肌）的力量。

方法：患者扶住稳定物体以保持平衡，练习侧脚趾抬离地面，使踝关节背屈。该练习也可以以坐位完成。

代偿：身体向后倾斜。

运动量：重复8~12次，1~3组，每天或每隔1天1次。

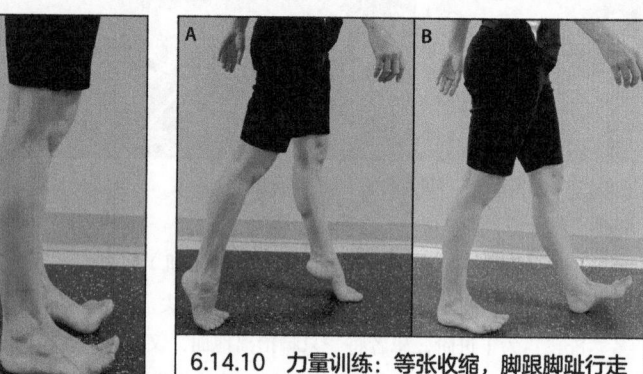

6.14.10 力量训练：等张收缩，脚跟脚趾行走

体位：站立位。

目标：加强背屈肌（胫骨前肌）和跖屈肌（腓肠肌、比目鱼肌、胫骨后肌）的力量。

方法：脚趾行走：患者将脚跟抬离地面，用脚趾向前行走，保持脚跟抬高（见图A）。脚跟行走：患者将脚趾抬离地面，用脚跟向前行走，保持脚趾抬高（见图B）。

代偿：身体向后或向前倾斜，踝关节控制不佳。

运动量：20~50英尺，1~3组，每天1次或每隔1天1次。

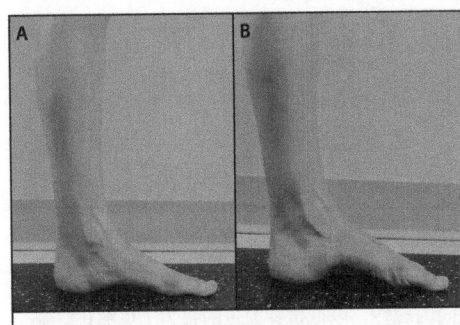

6.14.11 力量训练：等张收缩，足弓抬高

体位：站立位。

目标：加强胫骨后肌、足底方肌的力量。

方法：患者抬起足弓，将大脚趾拉向脚跟，而不屈曲脚趾（见图A和图B）。

代偿：身体向后或向前倾斜，踝关节控制不佳。

运动量：10~50次（以建立耐力），1~3组，每天1次或每隔1天1次。

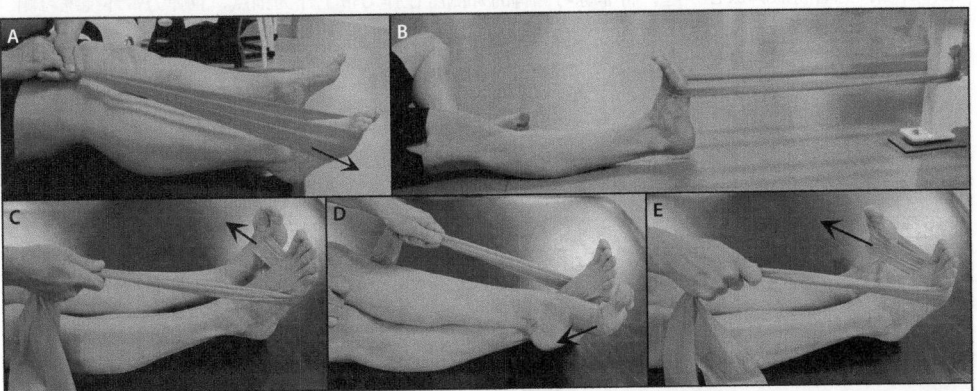

6.14.12 力量训练：弹力带，踝关节，8个方向，自助式

体位：长坐位。

目标：激活踝关节周围肌肉：背屈肌（胫骨前肌、趾长伸肌，第三腓骨肌辅助）、外翻肌（腓骨长肌、腓骨短肌、第三腓骨肌）、跖屈肌（腓肠肌、比目鱼肌、胫骨后肌）、内翻肌（胫骨前肌和胫骨后肌）和加强其力量。背屈/外翻主要针对胫骨前肌，背屈/内翻针对第三腓骨肌，跖屈/外翻针对腓骨长肌和腓骨短肌，跖屈/内翻针对胫骨后肌。

方法：跖屈：将弹力带绕在跖骨头周围，患者抓住弹力带末端并抵抗张力进行跖屈（见图A）。背屈：将弹力带的末端固定在患者面前，并将弹力带绕在跖骨头周围；患者向后移挪动，使弹力带产生张力；患者抵抗弹力带的张力进行背屈（见图B）。外翻：患者双脚并拢，弹力带环绕练习侧脚，并穿过非练习侧脚下方，患者握住弹力带末端；患者将练习侧脚向外翻转，抵抗弹力带的张力，远离另一侧脚（见图C）。内翻：患者将练习侧踝关节放在非练习侧踝关节上方，弹力带环绕练习侧脚，并穿过非练习侧脚的下方，患者握住弹力带末端；患者翻转练习侧脚，使其远离另一侧脚，抵抗弹力带张力进行踝关节内翻（见图D）。以上这些练习都可以在练习侧腿伸直的情况下完成。背屈/外翻：患者将双脚放在一起，训练带环绕练习侧脚，并穿过非练习侧脚的下方；向上伸展练习侧脚趾并将脚底向外翻转，以抵抗弹力带的张力（见图E）。

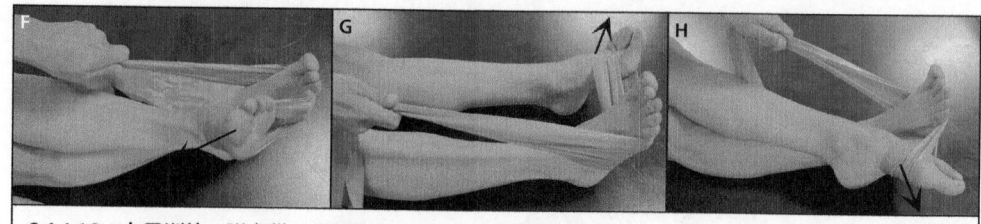

6.14.12　力量训练：弹力带，踝关节，8个方向，自助式（续）

背屈/内翻：将练习侧脚越过非练习侧脚，非练习侧脚压在弹力带上，且弹力带环绕在练习侧脚上；非练习侧脚压住弹力带作为锚点，并将练习侧脚的脚底向内翻转，以抵抗弹力带的张力（见图F）。*跖屈/外翻*：患者将双脚放在一起，将非练习侧脚的外侧压在弹力带上作为锚点，且弹力带环绕练习侧脚；练习侧脚向下活动并外翻，从而克服弹力带的张力向外转动脚底（见图G）。*跖屈/内翻*：患者将非练习侧脚踝交叉放置在练习侧脚踝上，并将非练习侧脚压向弹力带作为锚点，弹力带环绕在练习侧脚上；练习侧脚向下活动并翻转，将脚底向内侧转动以抵抗弹力带的张力（见图H）。

注意：髋部保持中立，避免髋关节旋转或膝关节屈曲/伸展，内翻和外翻时保持脚踝背屈/跖屈0°。

运动量：重复8~12次，1~3组，每天或每隔1天1次。

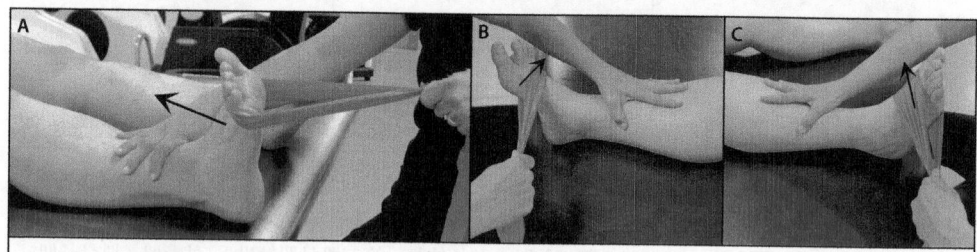

6.14.13　力量训练：弹力带，踝关节，8个方向，治疗师协助

体位：长坐位。

目标：激活踝关节周围肌肉：背屈肌（胫骨前肌、趾长伸肌、腓骨第三肌辅助）、外翻肌（腓骨长肌、腓骨短肌、第三腓骨肌）、跖屈肌（腓肠肌、比目鱼肌、胫骨后肌）、内翻肌（胫骨前肌和胫骨后肌）和加强其力量。背屈/外翻主要针对胫骨前肌，背屈/内翻针对第三节腓骨肌，跖屈/外翻针对腓骨长肌和腓骨短肌，跖屈/内翻针对胫骨后肌。

方法：*跖屈*：将弹力带环绕在练习侧脚上，将弹力带末端固定在脚上；患者将脚趾向下压，就像踩油门踏板一样，使脚跖屈（见**6.14.12**图A）。*背屈*：弹力带环绕在脚上方的位置；治疗师握住脚踝上方并固定，患者将脚趾向上拉向头部方向（见图A）。*外翻*：弹力带环绕练习侧脚，治疗师将弹力带末端固定在脚的内侧，患者外翻踝关节，将脚底向外转动（见图B）。*内翻*：将弹力带环绕在练习侧脚上，治疗师将弹力带末端固定在脚的外侧，患者内翻踝关节，将脚底向内转动（见图C）。

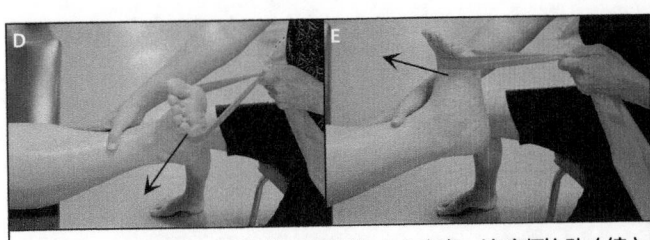

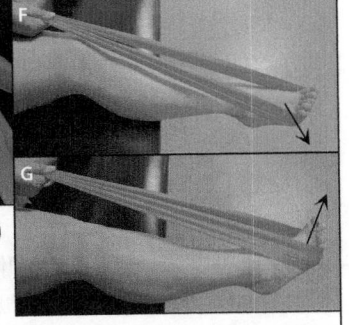

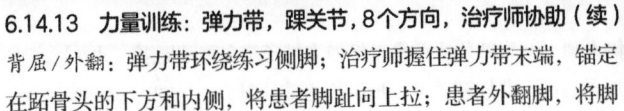

6.14.13 力量训练：弹力带，踝关节，8个方向，治疗师协助（续）

背屈/外翻：弹力带环绕练习侧脚；治疗师握住弹力带末端，锚定在距骨头的下方和内侧，将患者脚趾向上拉；患者外翻脚，将脚底向外转动（见图D）。*背屈/内翻*：弹力带环绕练习侧脚，治疗师握住弹力带末端并锚定在距骨头的下方和侧面，患者向上拉脚趾并内翻脚，将脚底向内转动（见图E）。*跖屈/外翻*：弹力带环绕练习侧脚，治疗师握住弹力带末端并锚定在距骨头的上内侧，患者向下压脚，就像踩油门踏板一样，然后外翻脚，将脚底向外转动（见图F）。*跖屈/内翻*：弹力带环绕练习侧脚，治疗师握住弹力带末端并锚定在距骨头的上方和侧面，患者向下压脚，就像踩油门踏板一样，然后翻转脚，将脚底向外转动（见图G）。

注意：髋关节保持中立，避免髋关节旋转或膝关节屈曲/伸展，仅在内翻/外翻时踝关节保持背屈/跖屈0°；治疗师在所有练习中，都要将小腿稳定在踝关节上方。

运动量：重复8~12次，1~3组，每天或每隔1天1次。

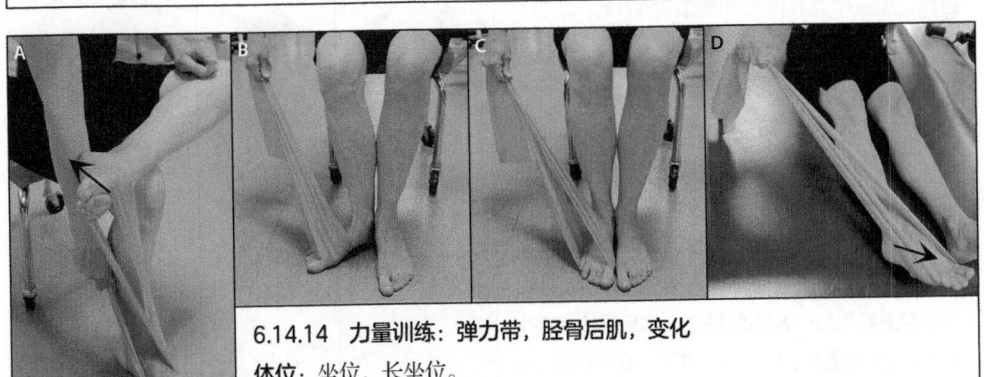

6.14.14 力量训练：弹力带，胫骨后肌，变化

体位：坐位，长坐位。

目标：加强胫骨后肌。

方法：*盘腿坐着*：患者将练习侧腿置于非练习侧大腿上，弹力带环绕练习侧脚并穿过非练习侧脚下，末端固定在非练习侧膝盖的外侧，将练习侧脚拉向地面，然后患者内翻并跖屈踝关节（见图A）。*坐位"挡风玻璃雨刷器"*：患者双脚平放在地面上，将弹力带环绕在练习侧距骨头上，手持弹力带末端于侧面，将弹力带拉紧，髋关节和膝关节对齐；患者将前脚掌向内旋转使足弓抬高，同时脚不离开地面，保持脚趾放松（见图B和图C）。*长坐位*：患者呈长坐位，弹力带环绕在距骨头周围，手持弹力带末端并将弹力带拉至髋部外侧并向上，然后跖屈并内翻踝关节。

注意：患者应感觉到小腿内侧后部和足弓下部有发热感，如果没有，则应确保以盘腿坐姿和长坐位进行踝关节内翻和跖屈；避免长坐位时髋关节旋转或膝关节屈曲/伸展。

运动量：重复8~12次，1~3组，每天1次或每隔1天1次。

6.14.15 力量训练：弹力带，脚趾伸展和屈曲

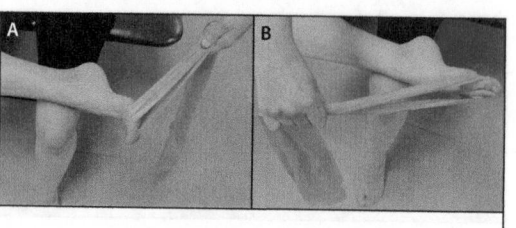

体位：坐位。

目标：加强脚趾屈肌（趾长屈肌和趾短屈肌、拇长屈肌和拇短屈肌、足蚓状肌和足底方肌）、脚趾伸肌（趾长伸肌和趾短伸肌、拇长伸肌和拇短伸肌）的力量。

方法：练习侧腿交叉放置在非练习侧大腿上。脚趾伸展：患者将弹力带环绕在脚趾周围，并在远离脚底的位置锚定弹力带末端；患者伸展脚趾而不背屈踝关节，抵抗弹力带的阻力（见图A）。脚趾屈曲：患者将弹力带环绕在脚趾周围，并在远离脚背的位置锚定弹力带末端；患者屈曲脚趾但不进行踝关节跖屈，抵抗弹力带的阻力（见图B）。

注意：脚踝保持中立，不允许移动。

运动量：重复8~12次，1~3组，每天1次或每隔1天1次。

6.14.16 功能性训练：踝关节/足，Rhomberg和变化

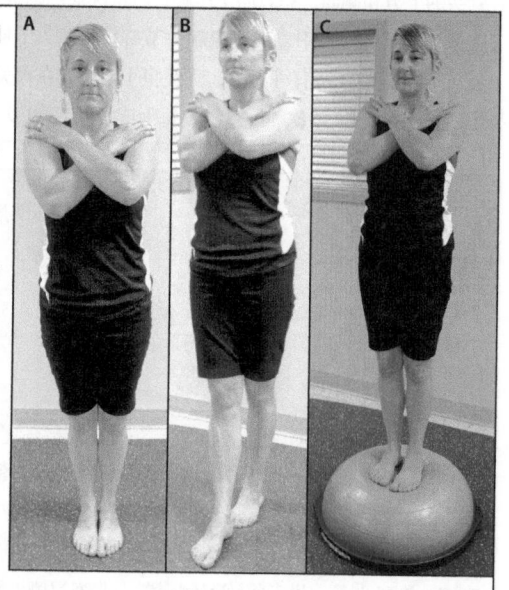

体位：站立位。

目标：加强踝关节和足周围肌肉的力量，增强平衡反应、神经肌肉控制和本体感觉。

方法：*Rhomberg*：患者双脚并拢，站在稳定平面上，双臂交叉放在胸前；从睁眼开始练习，逐渐进阶到闭眼（见图A）。*Rhomberg*加强：患者脚趾贴脚跟站立，双脚位于稳定平面上，交叉双臂放在胸前；从睁眼开始练习，逐渐进阶到闭眼（见图B）。单腿站立：患者单腿站立；开始时，患者可根据需要用另一侧脚趾触地，然后进阶到完全单腿站立；患者从稳定平面上开始，交叉双臂跨过胸前；从睁眼开始练习，逐渐进阶到闭眼（图中未显示）；患者可以将稳定平面改为不稳定平面，如泡沫方块、枕头、迷你蹦床、气盘、Bosu球（上侧或下侧）（见图C）、向前和侧向倾斜板、摇摆板。抛球：在上述动作中添加抛球动作，以锻炼平衡能力。干扰：治疗师可以提供外力，试图干扰患者的重心，这些从小到中等大小的力可以施加在患者肩部和骨盆的前后方向以及反向、侧向、横向/旋转方向。重心转移：患者可以使用Rhomberg、Rhomberg加强或单腿站立，进行向前/向后/向左/向右的重心转移；患者还可以添加向前/侧向或对角线够物体的动作，并从高到低进行位置变化。

注意：患者应在足部内侧跖骨头、外侧跖骨头和跟骨的三联结构中均匀承重，不允许足弓下落，但当患者移动到不稳定的表面进行练习时，可能难以维持足弓稳定。

运动量：10~60秒，重复3~10次，每天1次或每隔1天1次。

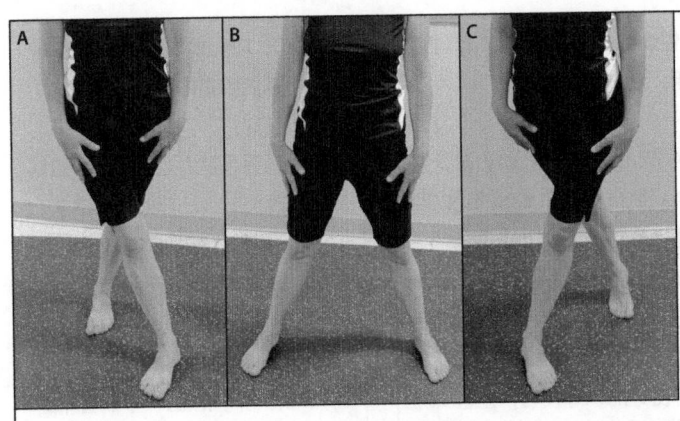

6.14.17 功能性训练：踝关节/足，跨步，后跨步和克利欧卡舞/编织

体位：站立位。

目标：加强踝关节和足周围肌肉的力量，增强平衡反应、神经肌肉控制和本体感觉。

方法：跨步：患者左脚向前跨过右脚，然后右脚回到左脚右侧，重复；该练习也可以以一步一步交叉的方式后退来完成，两侧重复进行。克利欧卡舞/编织：患者右脚向前跨过左脚，然后左脚回到右脚左侧，接着左脚向后跨过左脚，左脚再回到右脚左侧（见图A、图B和图C）。

注意：治疗师可以允许患者在初学者阶段握住治疗师的手，然后进阶到不握手。

运动量：双向30~50英尺，重复3~10次，每天1次或每隔1天1次。

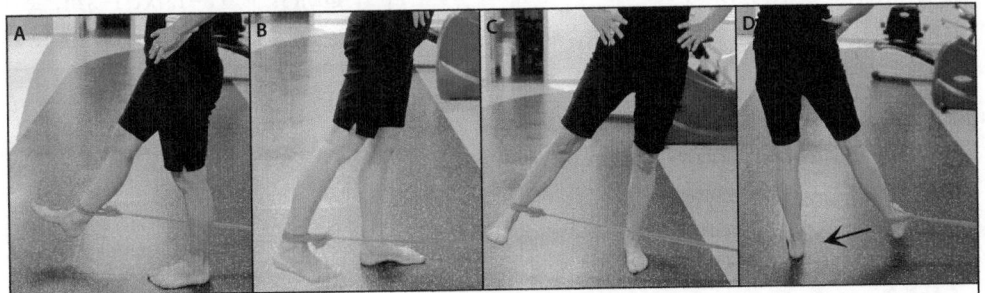

6.14.18 功能性训练：踝关节/足，对侧髋，4种方式平衡挑战

体位：站立位。

目标：加强踝关节和足周围肌肉的力量，增强平衡反应、神经肌肉控制和本体感觉。

方法：弹力带固定在踝关节高度的位置，并环绕非练习侧踝关节。屈曲：患者背朝锚点，笔直站立，收紧股四头肌以保持膝关节完全伸展，同时将非练习侧腿向前伸，以抵抗弹力带的阻力（见图A）。伸展：患者面朝锚点，笔直站立，收紧股四头肌以保持膝关节完全伸展，同时将非练习侧腿向后拉，以抵抗弹力带的阻力（见图B）。外展：患者笔直站立，练习侧朝向锚点，然后向外移动，以使弹力带有一定阻力；患者收紧股四头肌以使膝关节完全伸展，同时使非练习侧腿外展，以抵抗弹力带的阻力（见图C）。内收：患者笔直站立，非练习侧朝向锚点，然后向外移动，使非练习侧髋关节在弹力带保持一定阻力的情况下外展；患者收紧股四头肌使膝关节完全伸展，同时使非练习侧腿内收（在前面或后面），以抵抗弹力带的阻力（见图D）。所有这些练习都可以在不使用弹力带的情况下，仅通过非练习侧腿的活动来完成，可以向各个方向挑战站立侧的腿；利用不同的表面可增加额外的挑战。

注意：保持骨盆中立，鼓励下腹部核心肌肉收缩，非练习侧膝关节保持完全伸展但不锁定或过度伸展，鼓励收紧站立腿的股四头肌以抬起髌骨。

运动量：重复8~12次，1~3组，每天1次或每隔1天1次。

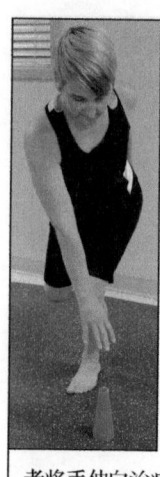

6.14.19 功能性训练：踝关节/足，单腿迷你蹲和向前伸手，全方位

体位：站立位。

目标：加强踝关节和足周围肌肉的力量，增强平衡反应、神经肌肉控制和本体感觉以及向前伸手的功能性运动。

方法：患者双脚分开至与髋同宽，膝关节和踝关节对齐，进行小范围深蹲，然后尽可能向前伸手，再返回。这可能会触发踏步反应，这种反应是一种良好的训练技巧，但这项练习的最终目的是保持姿势。治疗师可以让患者将手伸向治疗师的手或物体。患者一旦能够重复完成向前伸手后，就可以向侧面伸手，然后沿对角线伸手（向前和向侧面、向下组合以及向前和向侧面、向上组合）。

代偿：肩部或颈部肌肉紧张。

运动量：每个方向重复8~12次，1~3组，每天1次或每隔1天1次。

6.14.20 功能性训练：踝关节/足，单腿跳和变化

体位：站立位。

目标：增强爆发力运动、神经肌肉控制和踝关节、足部的本体感觉。

方法：患者从双腿跳开始，然后单腿跳。原地跳：患者从原地迷你跳开始；一开始允许患者扶住稳定物体，然后进阶到不扶住任何物体。

圆点跳：参考**6.9.31**，了解圆点训练进阶到单腿跳的完整描述。

注意：避免僵硬着地；应仔细观察髋、膝和踝/足的落地机制，以确保缓冲着地的冲击力。

运动量：重复8~12次，1~3组，每天1次或每隔1天1次。

6.14.21 功能性训练：踝关节/足，任天堂Wii

体位：站立位。

目标：力量训练强化，增强平衡反应、神经肌肉控制和踝关节、足部的本体感觉。

方法：肌肉力量强化练习：弓箭步、单腿伸展、侧腿抬高、单腿扭转和划船下蹲，具体如下。在弓箭步中，患者开始时的姿势是将手放在头后，前侧髋关节和膝关节屈曲90°，后方脚与前方脚距离两步，后侧髋关节和膝关节也屈曲90°，保持躯干笔直。患者脚踝上的负重越多，红色仪表的刻度也就越高，仪表上的刻度必须至少达到蓝线。在单腿伸展中，患者单腿站立，保持另一侧髋关节和膝关节略微屈曲，并将该侧腿前后移动。为了保持身体的平衡，身体的重心需要不偏离黄色刻度。在侧腿抬高中，患者单腿站立，外展对侧肩关节和髋关节，同时将身体重心保持在黄色刻度内，身体重量集中在踝关节上。在单腿扭转中，患者单腿站立，保持对侧膝关节和髋关节屈曲。同时，患者沿对角线方向降低手臂，并扭转身体，使手背接触膝关节。在划船下蹲中，患者重复屈曲和伸展双腿，同时屈曲肘关节和伸展肩关节，就像划船一样。身体的重心必须保持在蓝色刻度内，膝盖避免移动到脚趾前面。

增强平衡的练习：足球练习、滑雪激流回旋、走钢丝、桌子倾斜、滑雪板障碍赛，具体如下。在足球练习中，患者通过从左向右移动身体重心来向球前进。在连续移动正确的情况下，患者得分较高。屏幕左上角会显示剩余足球的数量，患者也需要避开任何非足球的物体，并能提前思考。在滑雪激流回旋中，患者通过从左到右、从前到后的顺序通过标记。错过的标记数、经过的时间和当前速度都会显示在屏幕上，患者可以通过查看屏幕看到当前的重心移动情况。到达终点时测量时间，最终时间根据错过的标志数来转换计算。在走钢丝时，患者应控制身体以避免从钢丝上跌落。当身体向一侧倾斜时，患者必须立即向另一侧倾斜来保持平衡，以免摔倒。由于有时间限制，患者必须尽快完成。障碍物的频繁出现会拉低进度，因此患者必须熟练地跳跃以避开障碍物，之后在着地过程中保持平衡非常

6.14.21 功能性训练：踝关节/足，任天堂wii（续）

重要。在桌子倾斜中，患者通过左右和前后移动身体，将珠子放入孔中。在更高阶段，珠子的数量或难度会增加。患者进行这项练习时需要集中注意力，因为有时间限制。一旦完成一个阶段，患者就可以进入下一个阶段。滑雪板障碍赛要求患者垂直站在Wii平衡板上，就像站在真正的滑雪板上一样。患者侧身站在板上，通过前后移动保持身体平衡。为了获得高分，患者必须按顺序通过标记。该项练习将患者通过标记的时间相加，计算出最终得分。

注意：应仔细观察髋关节、膝关节和踝/足的力学机制，以确保控制踝关节运动。

运动量：20分钟，每天1次或每隔1天1次。

证据在哪里？

任天堂Wii健身加强版包含旨在增强肌肉力量以及平衡能力的程序。金等（Kim et al., 2015）以20多岁患有功能性踝关节不稳的受试者为研究对象，观察了使用任天堂Wii健身加强版的训练方案对这些受试者踝关节肌肉力量的影响。他们被随机分为Wii力量训练组和Wii平衡训练组。经过训练，两组患者的跖屈和背屈力量均增强，而Wii平衡训练组在内翻和外翻力量方面优于Wii力量训练组。因此，研究人员建议将任天堂Wii健身加强版的平衡训练方案内容添加到常规训练计划中，以改善功能性踝关节不稳定患者的踝关节肌肉力量。

参考文献

Kim, K. J., Jun, H. J. & Heo, M. (2015). Effects of Nintendo Wii Fit Plus training on ankle strength with functional ankle instability. *Journal of Physical Therapy Science*, 27(11), 3381–3385.

6.15

下肢神经滑动练习

在下肢中，有两条神经可能会在下肢沿线的任何地方受损或受压，这可能是由于疤痕粘连、撞击或肌肉紧张。下肢滑动不良的神经会发炎和疼痛。温和的神经滑动也称神经牵拉或神经滑动/牵拉，如果操作得当，这种炎症和神经疼痛可以缓解。

急性期和亚急性期仍首选神经滑动，以避免进一步刺激有炎症或疼痛的神经。下肢中的两条主要神经是坐骨神经和股神经。

证据在哪里？

一项研究发现，滑动技术在通过组织滑动神经方面比拉伸神经更有效。神经滑动通过延长一个关节处的神经床的同时缩短另一个关节处的神经床来起作用（Coppieters and Butler, 2008），这能在滑动神经的同时不会造成神经紧张。埃利斯和兴（Ellis and Hing, 2008）在一个文献系统综述研究中发现，虽然神经松动术被提倡用于治疗神经动力功能障碍，但使用神经松动术的主要理由是基于一些临床试验和主要的观察性证据的。这些研究中的大多数表明使用神经松动术有益处；然而，考虑到其方法学质量，对这些研究的定性分析表明，支持使用神经松动术的证据有限。

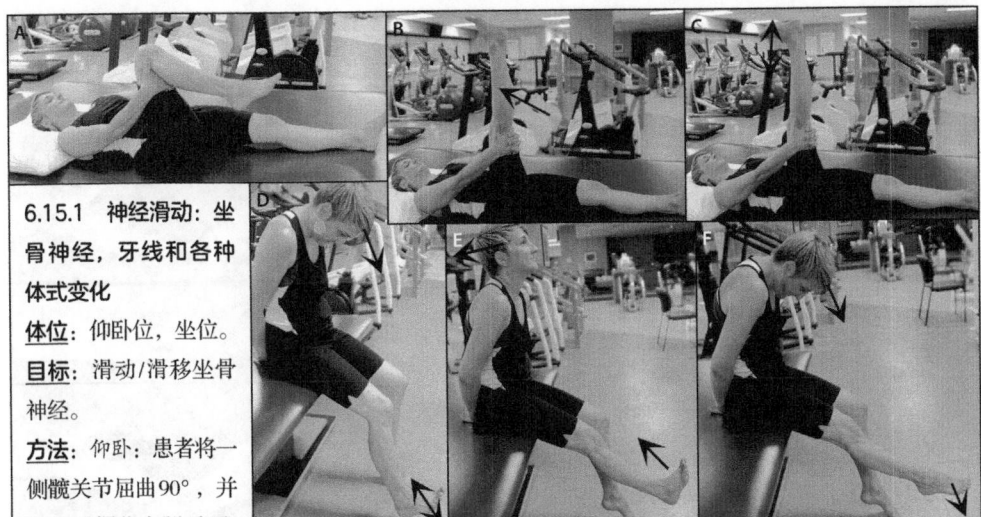

6.15.1 神经滑动：坐骨神经，牙线和各种体式变化

体位：仰卧位，坐位。

目标：滑动/滑移坐骨神经。

方法：仰卧：患者将一侧髋关节屈曲90°，并用双手握住大腿后面；患者轻轻伸展膝关节，在感觉到张力后，将膝关节稍微屈曲，使膝关节回到没有有张力的位置，然后将踝关节背屈，接着再跖屈；像使用牙线的动作一样。完成后，将膝关节伸展到新的范围，并重复之前的操作（见图A、图B和图C）。坐位*slump*：患者以无精打采的姿势坐着，双手放在背后；患者低下头并伸展膝关节，直到感觉到轻微张力，而后将膝关节稍微屈曲，再将踝关节背屈，接着再跖屈；完成后，将膝关节伸展至新的范围，并重复之前的操作（见图D）。坐位颈部运动：患者躯干直立，伸展膝关节，直到感觉到轻微张力，而后稍微屈曲膝关节以消除张力；然后，患者伸展颈部（不完全伸展，观察颈部控制），同时背屈踝关节，将踝关节跖屈20次后将颈部恢复到中立位；完成后，将膝关节伸展至新的范围，并重复之前的操作（见图E和图F）。

注意：避免拉伸神经至神经疼痛或过度紧张；停止并重新开始。

运动量：每组进行20次，然后移至新的范围，执行3组，每天根据需要重复1~3次。

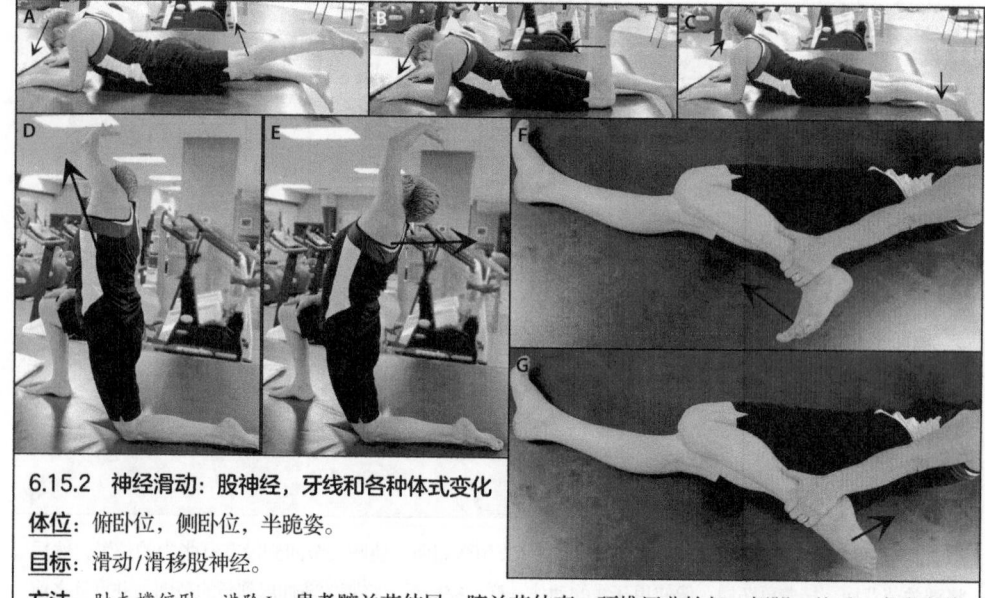

6.15.2 神经滑动：股神经，牙线和各种体式变化

体位：俯卧位，侧卧位，半跪姿。

目标：滑动/滑移股神经。

方法：肘支撑俯卧，进阶Ⅰ：患者髋关节伸展，膝关节伸直，颈椎屈曲抬起一侧腿；然后，当患者将颈椎伸展至中立位时，将腿放回到垫子上（见图A）。肘支撑俯卧，进阶Ⅱ：患者屈曲膝关节的同时屈曲颈椎，当患者将颈部恢复到中立位时，将小腿放回到垫子上（见图B和图C）。半跪姿：患者呈半跪姿，练习侧膝关节触垫，同侧手臂伸到头顶，并向对侧弯曲；患者身体向前俯，再向后仰，可以在膝盖下垫毛巾以保持舒适（见图D和图E）。侧卧：侧卧在非练习侧，使练习侧脚跟朝向臀部，并用手握住；然后，患者屈曲并伸展颈部中段（见图F和图G）。

注意：避免拉伸神经至神经疼痛或过度紧张；停止并重新开始。

运动量：每组进行20次，然后移至新的范围，执行3组，每天根据需要重复1~3次。

参考文献

Coppieters, M. W. & Butler, D. S. (2008). Do 'sliders' slide and 'tensioners' tension? An analysis of neurodynamic techniques and considerations regarding their application. *Manual Therapy*, 13(3), 213–221.

Ellis, R. F. & Hing, W. A. (2008). Neural mobilization: A systematic review of randomized controlled trials with an analysis of therapeutic efficacy. *Journal of Manual and Manipulative Therapy*, 16(1), 8–22.

6.16

踝关节和足部康复方案及治疗方法

6.16.1 踝关节不稳定

踝关节内翻性损伤主要是踝关节外侧扭伤，这是最常见的踝关节损伤之一。踝关节外侧扭伤分为3类：I级、II级和III级。I级为轻度扭伤，是指韧带的一些纤维拉伸或轻微撕裂，没有功能丧失，只有轻微的肿胀和压痛，通常涉及距腓前韧带。II级为中度扭伤，涉及韧带纤维的广泛撕裂，导致大量肿胀、运动产生疼痛和明显压痛并变色，通常涉及距腓前韧带和跟腓韧带。III级为严重扭伤，伴有疼痛、明显的运动障碍、肿胀、瘀伤和压痛，涉及3条外侧韧带：距腓前韧带、跟腓韧带和距腓韧带。急性踝关节外侧扭伤的主要治疗方法是固定、功能性治疗，包括早期活动、外部支持（支架、刚性贴扎）以及手术重建（Kerkhoffs et al., 2002）。急性踝关节外侧扭伤后，10%~20%的患者出现慢性踝关节不稳。最初的治疗通常是保守的；然而，如果保守治疗失败且韧带松弛，则需要手术治疗。

证据在哪里？

保守治疗包括单独的神经肌肉训练，这种训练方法已被证明在短期内有效。如果进行手术治疗后，也有研究表明早期康复优于6周的术后固定（de Vries et al., 2011）。

汉多尔等（Handoll et al., 2001）的研究表明，在篮球和足球等高风险体育活动中，佩戴半刚性踝关节支架（如空气石膏）可以防止踝关节扭伤。

城和马尼布布（Seah and Mani-Bubu, 2011）的综述研究发现，对于轻度至中度踝关节扭伤，包含弹性绷带、软石膏、贴扎或矫形器在内的功能性治疗方法，以及相关的协调训练，在多个测量结果中显示比固定更有效。他们还发现，对于严重的踝关节扭伤，短时间的固定会使患者恢复得更快。其他发现包括，与半刚性踝关节支架、弹性绷带和贴扎相比，系鞋带式支撑是一种更有效的功能性治疗方法，短期内可减少肿胀。

彼得森等（Petersen et al., 2013）对可用证据的综述研究也支持这些观点，即大多数I级、II级和III级踝关节外侧韧带扭伤可以不经过手术治疗。他们的系统综述评价结果也支持对III级踝关节外侧扭伤进行短期固定，然后使用半刚性踝关节支架的方案。

扬森等（Janssen et al., 2014）对384名曾受过踝关节外侧扭伤的运动员进行了研究，发现对踝关节进行支撑这一方法在降低踝关节扭伤发生率方面略优于神经肌肉训练，但在日常护理后自行报告的复发性踝关节扭伤的严重程度方面没有表现出优势。

一种相对较新的方法是向踝关节注射透明质酸，这可能有助于踝关节外侧扭伤后加速恢复运动（Seah and Mani-Babu, 2011）。平衡和本体感觉训练是不稳定踝关节康复的有效方法（Hupperets et al., 2009）。不同的平衡训练方法对扭伤的踝关节都有类似的改善作用（Fai-zullin and Faizullina, 2015）。这里列出了一个三阶段康复方案。第一阶段的重点是休息、保护韧带，以便让伤口愈合、

减轻肿胀，通常持续1~4周，具体取决于严重程度。第二阶段的重点是恢复关节活动度、力量、本体感觉和灵活性，同时继续保护愈合结构，可能持续3~6周。第三阶段逐渐使患者恢复不需要转向或扭转的渐进性运动，然后进展到恢复需要侧切动作、灵活性、柔韧性、跑步的运动，这通常在3~4个月之后。

6.16.2　踝关节扭伤/不稳定的非手术康复方案

该方案改编自林德（Lind）博士提出的非手术侧踝关节扭伤康复方案和马塔科拉（Mattacola）和德怀尔斯（Dwyers）发表的《踝关节急性扭伤或慢性不稳定后的康复》。

这里给患者的建议是，始终试着先脚跟着地，尤其是在不平的地面上行走和离开台阶时。

第一阶段

- I级和II级损伤：0~1周
- III级损伤：0~4周

1. 第1周：休息、冰敷、加压、抬高
2. 降低负重，可以使用拐杖
3. III级损伤一般使用夹板、靴子或石膏至6周
4. 步态训练，使步态模式正常化，无痛
   6.4.43 功能性训练：步态练习
5. 主动关节活动度
   6.11.3 关节活动度：踝关节/足，长坐位和踝泵，4个方向，主动（不要运动至终末位置，特别是跖屈和内翻）
6. 力量训练
   a. 踝关节周围肌肉等长收缩，选择一种可以使患者处于中立位的策略
      i. 6.14.3 力量训练：等长收缩，踝关节，固定物体抵抗，4个方向
      ii. 6.14.2 力量训练：等长收缩，踝关节，足抗阻，4个方向
      iii. 6.14.1 力量训练：等长收缩，踝关节，手动抗阻，4个方向
   b. 6.14.4 力量训练：等长收缩，脚趾伸展和屈曲
7. 早期训练
   a. 6.11.1 关节活动度：踝关节/足，热身，静止或卧式自行车
   b. 6.11.15 关节活动度：单腿跑步机行走，步态模拟

8. 水上运动
   无影响的泳池中运动方案

第二阶段

- I级和II级损伤：1~2周
- III级损伤：4~6周

1. 继续控制肿胀和疼痛（模式）
2. 去掉拐杖
3. 主动关节活动度
   a. 6.11.3 关节活动度：踝关节/足，长坐位和踝泵，4个方向，主动（重点是全范围关节活动，特别是背屈）
   b. 6.11.13 关节活动度：生物力学踝关节平台/摇摆板
   c. 6.11.8 关节活动度：踝关节/足，字母，主动
   d. 6.11.11 关节活动度：踝关节背屈，椅子滑动，主动
4. 拉伸
   小腿肌肉拉伸
      i. 6.11.12 关节活动度：踝关节/足，牵伸器，主动辅助
      ii. 6.13.6 拉伸：使用训练带拉伸比目鱼肌
      iii. 6.13.5 拉伸：使用训练带拉伸腓肠肌
5. 力量训练
   a. 6.11.10 关节活动度：足内翻和外翻，毛巾滑动，主动
   b. 6.14.13 力量训练：弹力带，踝关节，8个方向，治疗师协助
      i. 跖屈

ii. 背屈

iii. 外翻

iv. 内翻（开始时仅进行75%的关节活动度，缓慢进阶到全范围）

v. 背屈/外翻

vi. 背屈/内翻

vii. 跖屈/外翻

viii. 跖屈/内翻（50%范围）

c. 或者6.14.12 力量训练：弹力带，踝关节，8个方向，自助式

i. 跖屈

ii. 背屈

iii. 外翻

iv. 内翻（开始时仅进行75%的关节活动度，缓慢进阶到全范围）

v. 背屈/外翻

vi. 背屈/内翻

vii. 跖屈/外翻

viii. 跖屈/内翻（50%范围）

d. 6.14.5 力量训练：等张收缩，踝关节/足，捡弹珠

e. 6.14.9 力量训练：等张收缩，脚趾抬高

f. 6.14.10 力量训练：等张收缩，脚跟脚趾行走（仅用脚跟行走）

g. 6.14.11 力量训练：等张收缩，足弓抬高

h. 6.14.7 力量训练：等张收缩，脚跟抬高

i. 6.11.9 关节活动度：脚趾抓毛巾，主动

j. 6.9.18 力量训练：膝关节，力量训练器械上蹬腿

k. 6.4.26 功能性训练：髋关节，墙壁蹲（0°~45°）

l. 6.4.28 功能性训练：髋关节，自由站立下蹲（0°~45°）

m. 6.4.34 功能性训练：髋关节，弓箭步和各种体式变化（0°~45°）

n. 6.4.8 力量训练：等张收缩，髋部肌肉，直腿抬高，4种体式

o. 6.4.33 功能性训练：髋关节，上台阶（4~6英寸高的台阶）

6. 平衡/协调

6.14.16 功能性训练：踝关节/足，Rhomberg和变化（仅在稳定平面进行，眼睛睁开和闭合）

i. Rhomberg

ii. Rhomberg加强

iii. 单腿站立

iv. 抛球

v. 重心转移（伴随功能性伸手）

vi. 干扰（在稳定表面上进行Rhomberg、Rhomberg强化或单腿站立）

7. 一般训练

骑自行车，使用椭圆机，跑步机上步行

8. 水上运动

泳池中低强度慢跑

第三阶段

• I级和II级损伤：2~3周

• III级损伤：6~8周

1. 平衡/协调

6.14.18 功能性训练：踝关节/足，对侧髋，4种方式平衡挑战

2. 拉伸方法

小腿拉伸进阶（选择一种）

i. 6.13.7 拉伸：台阶上小腿拉伸

ii. 6.13.8 拉伸：斜坡上小腿拉伸

3. 力量训练方法

a. 6.14.10 力量训练：等张收缩，脚跟脚趾行走（仅用脚跟行走）

b. 6.4.22 力量训练：弹力带，髋关节，侧移步

c. 6.4.34 功能性训练：髋关节，弓箭步和各种体式变化

i. 侧向

ii. 对角线

4. 平衡/协调

a. 6.14.16 功能性训练：踝关节/足，Rhomberg和变化（进阶到多平面进行，眼睛睁开和闭合）

i. Rhomberg

ii. Rhomberg加强

iii. 单腿站立

iv. 抛球

v. 重心转移（伴随功能性伸手）

vi. 干扰（在稳定表面，Rhomberg、Rhomberg强化、单腿站立）

b. 6.14.18 功能性训练：踝关节/足，对侧髋，4种方式平衡挑战

c. 6.4.35 功能性训练：髋关节，动态摆动腿，"跑步者"（练习侧腿站立）

d. 6.14.17 功能性训练：踝关节/足，跨步，后跨步和克利欧卡舞/编织

e. 6.14.19 功能性训练：踝关节/足，单腿迷你蹲和向前伸手，全方位

f. 6.9.33 超等长和各种变化，膝关节双腿轻轻跳跃，高度为2~6英寸

g. 6.9.30 敏捷性：膝关节，速度绳梯训练和各种变化

　　i. 一步

　　ii. 侧跨步

5. 一般训练

低强度慢跑

第四阶段

- I级和II级损伤：3~6周
- III级损伤：8~12周

1. 平衡/协调；佩戴护具（系带式、空气石膏或刚性贴扎），进行进阶敏捷性、侧切和短跑训练

a. 6.9.33 超等长和各种变化，膝关节

　　i. 单腿轻跳

　　ii. 向前跳箱

　　iii. 在耐受范围内考虑进行进阶练习

b. 6.9.34 反应性神经肌肉训练和变化

　　i. 单平面前移

　　ii. 单平面横向移动

　　iii. 多平面体重转移

iv. 下蹲，后方体重转移

v. 下蹲，前方体重转移

vi. 下蹲，后内侧体重转移

vii. 弓箭步，内侧体重转移

viii. 单腿下蹲，膝关节处向内拉动

2. 运动专项敏捷性训练，与医生确认后进行

a. 6.9.30 敏捷性：膝关节，速度绳梯训练和各种变化

b. 6.9.31 敏捷性：膝关节，圆点训练和各种变化

c. 6.9.32 敏捷性：膝关节，迷你栏架训练和各种变化

d. 8.1.4 跑步训练方案（逐渐从慢跑过渡到冲刺跑）

e. 8.1.7 侧切训练——8字进阶

f. 8.1.6 跳跃训练方案

g. 8.1.5 冲刺训练方案

3. 心肺耐力训练

跑步、使用椭圆机、骑自行车、游泳、使用楼梯机

4. 出院标准：恢复运动，医生指导

a. 力量和敏捷性测试得分良好

b. 临床检查阴性

6.16.3　踝关节外侧韧带重建术后康复方案

该方案改编自英国皇家国立骨科医院（2008）的《踝关节外侧韧带重建术后的康复指南》。

　　这里给患者的建议是，始终试着先脚跟着地，尤其是在不平的地面上行走和离开台阶时。

第一阶段：第0~6周

1. 负重：根据手术情况，可进行部分负重或耐受范围内负重，并佩戴支架，必要时可使用拐杖支具（铰链式护具/铰链式夹板）

　　i. 0~2周：锁定在中立位

　　ii. 3~4周：背屈10°到跖屈20°

　　iii. 5~6周：背屈20°到跖屈40°

2. 物理治疗

a. 如果是解剖结构修复则3周后进行，开始温和的被动关节活动度练习（脱掉靴子）（Karlsson et al., 1995）

b. 如果是第二次外源性修复（即腓骨肌腱固定术），则6周后进行

3. 如果进行的是腓骨肌腱固定术，6周内不要主动外翻

4. 手术后抬高减轻以肿胀

术后改善血液循环训练

5. 主动关节活动

a. 6.1.8 关节活动度：髋关节屈曲和伸展，脚跟滑动，主动

b. 6.1.10 关节活动度：髋关节外展和内收，脚跟滑动，主动

6. 拉伸

6.8.3 拉伸：腘绳肌

7. 力量训练：肌肉泵，下肢肌肉等长收缩，踝关节不参与

a. 6.4.2 力量训练：等长收缩，髋关节伸展/臀大肌（50%~70%次最大收缩）

b. 6.9.3 力量训练：等长收缩，膝关节屈曲，腘绳肌（仰卧位）

c. 6.9.1 力量训练：等长收缩，膝关节伸展，股四头肌

d. 6.9.2 力量训练：等长收缩，膝关节伸展，挤压球（股内侧肌）

e. 6.4.3 力量训练：等长收缩，髋关节外展

f. 6.4.4 力量训练：等长收缩，髋关节内收

第二阶段：第7~12周

1. 注意事项

a. 不要拉伸至内翻

b. 不进行冲击性运动，如跳跃

c. 不进行平衡训练直到力量达到正常水平的4/5

2. 脱掉靴子/夹板，换上普通鞋子

3. 脱掉辅助装置

4. 步态训练，使步态模式正常化，无痛

6.4.43 功能性训练：步态练习

5. 主动关节活动度

a. 6.11.3 关节活动度：踝关节/足，长坐位和踝泵，4个方向，主动（重点是全范围关节活动，特别是背屈）

b. 6.11.13 关节活动度：生物力学踝关节平台/摇摆板

c. 6.11.8 关节活动度：踝关节/足，字母，主动

d. 6.11.11 关节活动度：踝关节背屈，椅子滑动，主动

6. 拉伸

小腿拉伸

i. 6.11.12 关节活动度：踝关节/足，牵伸器，主动辅助

ii. 6.13.6 拉伸：使用训练带拉伸比目鱼肌

iii. 6.13.5 拉伸：使用训练带拉伸腓肠肌

7. 力量训练

a. 踝关节周围肌肉等长收缩，选择一种策略，使患者处于中立位

i. 6.14.3 力量训练：等长收缩，踝关节，固定物体抵抗，4个方向

ii. 6.14.2 力量训练：等长收缩，踝关节，足抗阻，4个方向

iii. 6.14.1 力量训练：等长收缩，踝关节，手动抗阻，4个方向

iv. 6.14.4 力量训练：等长收缩，脚趾伸展和屈曲

b. 进阶到等张收缩

i. 6.14.13 力量训练：弹力带，踝关节，8个方向，治疗师协助

- 跖屈
- 背屈

- 外翻
- 内翻（开始时仅进行75%的关节活动度，缓慢进阶到全范围）
- 背屈/外翻
- 背屈/内翻
- 跖屈/外翻
- 跖屈/内翻（50%范围）

ii. 或者6.14.12 力量训练：弹力带，踝关节，8个方向，自助式

- 跖屈
- 背屈
- 外翻
- 内翻（开始时仅进行75%的关节活动度，缓慢进阶到全范围）
- 背屈/外翻
- 背屈/内翻
- 跖屈/外翻
- 跖屈/内翻（50%范围）

c. 其他力量训练

i. 6.11.9 关节活动度：脚趾抓毛巾，主动

ii. 6.14.5 力量训练：等张收缩，踝关节/足，捡弹珠

iii. 6.14.9 力量训练：等张收缩，脚趾抬高

iv. 6.14.10 力量训练：等张收缩，脚跟脚趾行走（仅用脚跟行走）

v. 6.14.11 力量训练：等张收缩，足弓抬高

vi. 6.14.7 力量训练：等张收缩，脚跟抬高

vii. 6.9.18 力量训练：膝关节，力量训练器械上蹬腿

viii. 6.4.26 功能性训练：髋关节，墙壁蹲（0°~45°）

ix. 6.4.28 功能性训练：髋关节，自由站立下蹲（0°~45°）

x. 6.4.34 功能性训练：髋关节，弓箭步和各种体式变化（0°~45°）

xi. 6.4.8 力量训练：等张收缩，髋部肌肉，直腿抬高，4种体式

xii. 6.4.33 功能性训练：髋关节，上台阶（4~6英寸高的台阶）

8. 平衡/协调

6.14.16 功能性训练：踝关节/足，Rhomberg和变化（仅在稳定平面进行；眼睛睁开和闭合）

i. Rhomberg

ii. Rhomberg加强

iii. 单腿站立

iv. 抛球

v. 重心转移（伴随功能性伸手）

vi. 干扰（在稳定表面上进行Rhomberg、Rhomberg 强化或单腿站立）

9. 一般训练

骑自行车，使用跑步机，步行

10. 核心力量训练

a. 4.3.42 力量训练：腹部肌肉，卷腹加强式，3种 方法（进阶）

b. 4.3.38 力量训练：腹部肌肉，平板撑和各种体式 变化

四足位

c. 4.3.39 力量训练：腹部肌肉，侧平板和各种体式 变化（进阶）

i. 肘和膝撑地（初学者）

ii. 手和膝支撑

11. 早期一般训练

a. 6.11.1 关节活动度：踝关节/足，热身，静止或 卧式自行车

b. 6.11.15 关节活动度：单腿跑步机行走，步态模拟

12. 水上运动

无影响的泳池中运动

第三阶段：第13周到6个月

1. 拉伸方法

小腿拉伸进阶（选择一种）

i. 6.13.7 拉伸：台阶上小腿拉伸

ii. 6.13.8 拉伸：斜坡上小腿拉伸

2. 力量训练方法

a. 6.14.10 力量训练：等张收缩，脚跟脚趾行走 （仅用脚跟行走）

b. 6.4.22 力量训练：弹力带，髋关节，侧移步

c. 6.4.34 功能性训练：髋关节，弓箭步和各种体 式变化

i. 侧向

ii. 对角线

3. 平衡/协调

a. 6.14.18 功能性训练：踝关节/足，对侧髋，4种 方式平衡挑战

b. 6.14.16 功能性训练：踝关节/足，Rhomberg和 变化（进阶到多平面进行，眼睛睁开和闭合）

i. Rhomberg

ii. Rhomberg加强

iii. 单腿站立

iv. 抛球

v. 重心转移（伴随功能性伸手）

vi. 干扰（在稳定表面上进行Rhomberg、Rhomberg 强化或单腿站立）

c. 6.14.18 功能性训练：踝关节/足，对侧髋，4种 方式平衡挑战

d. 6.4.35 功能性训练：髋关节，动态摆动腿，"跑 步者"（练习侧腿站立）

e. 6.14.17 功能性训练：踝关节/足，跨步，后跨步 和克利欧卡舞/编织

f. 6.14.19 功能性训练：踝关节/足，单腿迷你蹲和 向前伸手，全方位

g. 6.9.33 超等长和各种变化，膝关节 轻轻双腿跳跃：箱高2~6英寸

h. 6.9.30 敏捷性：膝关节，速度绳梯训练和各种 变化

i. 一步

ii. 侧跨步

4. 一般训练

低强度慢跑

第四阶段：与医生确认后进行

1. 平衡/协调：佩戴护具（系带式、空气石膏或刚性 贴扎），进行进阶敏捷性、侧切和短跑训练

a. 6.9.33 超等长和各种变化，膝关节

i. 单腿轻跳

ii. 向前跳箱

iii. 在耐受范围内考虑进行进阶练习

b. 6.9.34 反应性神经肌肉训练和变化

i. 单平面前移

ii. 单平面横向移动

iii. 多平面体重转移

iv. 下蹲，后方体重转移

v. 下蹲，前方体重转移

vi. 下蹲，后内侧体重转移

vii. 弓箭步，内侧体重转移

viii. 单腿下蹲，膝关节处向内拉动

2. 运动专项敏捷性训练，与医生确认后进行

a. 6.9.30 敏捷性：膝关节，速度绳梯训练和各种 变化

b. 6.9.31 敏捷性：膝关节，圆点训练和各种变化

c. 6.9.32 敏捷性：膝关节，迷你栏架训练和各种变化

d. 8.1.4 跑步训练方案（逐渐从慢跑过渡到冲刺跑）

e. 8.1.7 侧切训练——8字进阶

f. 8.1.6 跳跃训练方案

g. 8.1.5 冲刺训练方案

3. 心肺耐力训练

跑步、使用椭圆机、骑自行车、游泳、使用楼梯机

4. 出院标准：恢复运动，医生指导

a. 力量和敏捷性测试得分良好

b. 临床检查阴性

6.16.4　跟腱断裂及修复讨论

跟腱是人体内最大、最强的肌腱之一，但也是最常断裂的肌腱（Jiang et al., 2012）。跟腱问题在运动活跃人群中被认为是常见的，这类人群通常会过度使用跟腱或发生急性损伤，跟腱问题也可能是炎症和自身免疫性疾病、基因决定的胶原异常、传染病、肿瘤，以及非外科性质的神经系统疾病（Ames et al., 2008）。急性跟腱断裂是一种持久性损伤，通常需要手术治疗。康复方案是必需的，旨在将患者恢复到受伤前的活动水平。尽管有几项研究对不同的康复方案进行了比较，但对于最佳方案仍没有高度认同的一致性意见。

患者也可以不经过手术进行恢复，通常在受伤后6周内固定；然而，保守治疗的患者有更高的损伤风险或再次破裂风险（Jiang et al., 2012）。

> **证据在哪里？**
>
> 苏恰克等（Suchak et al., 2006）发现，与术后固定相比，早期功能治疗方案可产生更好的主观结果，且再破裂率无差异。
>
> 布吕曼等（Brumann et al., 2014）对现有证据的综述研究进一步支持了这一观点。他们发现，与术后固定相比，完全负重和早期踝关节运动相结合是最有益的。他们建议跟腱修复后的康复方案应允许立即完全负重，并在术后第二周通过将跖屈和背屈限制在0°来控制踝关节活动。
>
> 布朗斯坦等（Braunstein et al., 2015）也在对文献的系统性综述中证实了这一点，并建议术后立即使用功能性支具负重，同时进行早期活动，这些被认为在跟腱断裂的微创修复后进行是安全的，并具有更好的疗效。

6.16.5　跟腱修复术后后康复方案

该方案改编自威斯康星大学健康运动医学中心（2015）的《跟腱修复康复指南》。

第一阶段：第0~2周

1. 负重：平足负重/脚趾负重；只需将脚着地以保持平衡，但不需要通过脚承重，根据需要使用辅助设备

   支具（铰链式靴子/铰链式夹板）：一般建议，属于医用，如有不同，请遵循医生的具体指示

   0~2周：跖屈锁定在20°~30°；如果靴子没有铰链，可能需要使用脚跟抬高装置

2. 主动关节活动

   a. 6.1.8 关节活动度：髋关节屈曲和伸展，脚跟滑动，主动

   b. 6.1.10 关节活动度：髋关节外展和内收，脚跟滑动，主动

3. 拉伸

   6.8.3 拉伸：腘绳肌

4. 力量训练：肌肉泵，下肢肌肉等长收缩，踝关节不

参与

a. 6.4.2 力量训练：等长收缩，髋关节伸展/臀大肌（50%~70%次最大收缩）

b. 6.9.3 力量训练：等长收缩，膝关节屈曲，腘绳肌（仰卧位）

c. 6.9.1 力量训练：等长收缩，膝关节伸展，股四头肌

d. 6.9.2 力量训练：等长收缩，膝关节伸展，挤压球（股内侧肌）

e. 6.4.3 力量训练：等长收缩，髋关节外展

f. 6.4.4 力量训练：等长收缩，髋关节内收

第二阶段：第3~4周

1. 负重：耐受范围内负重

   支具（铰链式靴子/铰链式夹板/靴子）：一般建议，属于医用，如果有不同，请遵循医嘱

   2~4周：跖屈10°；如果使用的是非铰链式靴子，

可能需要使用脚跟抬高装置

2. 脱掉辅助装置

3. 主动关节活动

   a. 6.11.3 关节活动度：踝关节/足，长坐位和踝泵，4个方向，主动（重点是全范围关节活动，特别是背屈）

   b. 6.11.13 关节活动度：生物力学踝关节平台/摇摆板

   c. 6.11.8 关节活动度：踝关节/足，字母，主动

   d. 6.11.10 关节活动度：足内翻和外翻，毛巾滑动，主动

4. 踝关节周围肌肉力量训练

   踝关节周围肌肉等长收缩，选择一种策略，使患者处于中立位

   i. 6.14.3 力量训练：等长收缩，踝关节，固定物体抵抗，4个方向

   ii. 6.14.2 力量训练：等长收缩，踝关节，足抗阻，4个方向

   iii. 6.14.1 力量训练：等长收缩，踝关节，手动抗阻，4个方向

   iv. 6.14.4 力量训练：等长收缩，脚趾伸展和屈曲

5. 髋关节周围肌肉力量训练（仅进行开链运动）

   6.4.8 力量训练：等张收缩，髋部肌肉，直腿抬高，4种体式

6. 核心力量训练

   a. 4.3.42 力量训练：腹部肌肉，卷腹加强式，3种方法（进阶）

   b. 4.3.38 力量训练：腹部肌肉，平板撑和各种体式变化

      四足位

   c. 4.3.39 力量训练：腹部肌肉，侧平板和各种体式变化（进阶）

      i. 肘和膝撑地（初学者）

      ii. 手和膝支撑

7. 一般训练

   5.4.1 关节活动度：肩关节，热身，上肢测力器，主动辅助

第三阶段：第5~8周

1. 在第5~8周，逐渐脱掉靴子/夹板，穿正常鞋子，并逐渐移除提跟器

2. 步态训练，使步态正常化，无痛

   6.4.43 功能性训练：步态练习

3. 拉伸

   小腿肌肉拉伸，不进行过度拉伸

   i. 6.11.12 关节活动度：踝关节/足，牵伸器，主动辅助（温和）

   ii. 6.13.6 拉伸：使用训练带拉伸比目鱼肌（温和）

   iii. 6.13.5 拉伸：使用训练带拉伸腓肠肌（温和）

4. 继续主动关节活动度练习，背屈5°到跖屈40°和正常范围内的内翻/外翻

5. 力量训练

   a. 在第6周进阶到等张收缩训练

   i. 6.14.13 力量训练：弹力带，踝关节，8个方向，治疗师协助

   - 跖屈
   - 背屈
   - 外翻
   - 内翻（开始时仅进行75%的关节活动度，缓慢进阶到全范围）
   - 背屈/外翻
   - 背屈/内翻
   - 跖屈/外翻
   - 跖屈/内翻（50%范围）

   ii. 或者6.14.12 力量训练：弹力带，踝关节，8个方向，自助式

   - 跖屈
   - 背屈
   - 外翻
   - 内翻（开始时仅进行75%的关节活动度，缓慢进阶到全范围）
   - 背屈/外翻
   - 背屈/内翻
   - 跖屈/外翻
   - 跖屈/内翻（50%范围）

   b. 其他力量训练

   i. 6.11.9 关节活动度：脚趾抓毛巾，主动

   ii. 6.14.5 力量训练：等张收缩，踝关节/足，捡弹珠

   iii. 6.14.9 力量训练：等张收缩，脚趾抬高（坐位）

   iv. 6.14.11 力量训练：等张收缩，足弓抬高

   v. 6.9.18 力量训练：膝关节，力量训练器械上蹬腿

   vi. 6.4.29 功能性训练：髋关节，单腿下蹲（0°~30°）

   vii. 6.4.34 功能性训练：髋关节，弓箭步和各种体式变化（0°~45°）

   1. 初学者

2. 向前

    viii. 6.4.33 功能性训练：髋关节，上台阶（4~6 英寸高的台阶）

6. 平衡/协调

6.14.16 功能性训练：踝关节/足，Rhomberg 和变化（仅在稳定平面进行，眼睛睁开和闭合）

    i. Rhomberg

    ii. Rhomberg 加强

    iii. 单腿站立（第7~8周）

    iv. 干扰（在稳定表面上进行Rhomberg、Rhomberg 强化或单腿站立）（第7~8周）

7. 一般训练

上肢训练

8. 水上运动

无影响的泳池中运动

第四阶段：第9~16周

1. 主动关节活动：背屈15° 到跖屈50°

2. 早期训练

    a. 6.11.1 关节活动度：踝关节/足，热身，静止或卧式自行车

    b. 6.11.15 关节活动度：单腿跑步机行走，步态模拟

3. 拓展思路

可以考虑进阶小腿肌肉拉伸（选择一个）

    i. 6.13.7 拉伸：台阶上小腿拉伸

    ii. 6.13.8 拉伸：斜坡上小腿拉伸

4. 拓展思路

    a. 6.14.7 力量训练：等张收缩，脚跟抬高

    b. 6.14.10 力量训练：等张收缩，脚跟脚趾行走（仅用脚跟行走）

    c. 6.4.22 力量训练：弹力带，髋关节，侧移步

    d. 6.9.18 力量训练：膝关节，力量训练器械上蹬腿（逐渐进阶到0°~45°范围，然后0°~60°，然后0°~70°）

    e. 6.4.28 功能性训练：髋关节，自由站立下蹲（0°~30°，逐渐进阶到0°~45°，然后0°~60°，然后0°~70°）

    f. 6.4.34 功能性训练：髋关节，弓箭步和各种体式变化（0°~30°，逐渐进阶到0°~45°，然后0°~60°，然后0°~70°）

        i. 侧向

        ii. 对角线

    g. 6.4.33 功能性训练：髋关节，上台阶（4~6英寸高的台阶）

5. 平衡/协调

    a. 6.14.18 功能性训练：踝关节/足，对侧髋，4种方式平衡挑战

    b. 6.14.16 功能性训练：踝关节/足，Rhomberg和变化（进阶到多平面进行，眼睛睁开和闭合）

        i. Rhomberg

        ii. Rhomberg 加强

        iii. 单腿站立

        iv. 抛球

        v. 重心转移；伴随功能性伸手

        vi. 干扰（在稳定表面上进行Rhomberg、Rhomberg 强化或单腿站立）

    c. 6.4.35 功能性训练：髋关节，动态摆动腿，"跑步者"（练习侧腿站立）

    d. 6.14.17 功能性训练：踝关节/足，跨步，后跨步和克利欧卡舞/编织

    e. 6.14.19 功能性训练：踝关节/足，单腿迷你蹲和向前伸手，全方位

6. 一般训练

    a. 6.11.1 关节活动度：踝关节/足，热身，静止或卧式自行车

    b. 使用楼梯机

    c. 游泳

第五阶段：术后第5个月

1. 平衡/协调

    a. 6.9.33 超等长和各种变化，膝关节

    b. 6.9.30 敏捷性：膝关节，速度绳梯训练和各种变化

        i. 一步

        ii. 侧跨步

    c. 6.9.33 超等长和各种变化，膝关节

        i. 双腿轻跳（箱高2~6英寸）

        ii. 单腿轻跳

        iii. 向前跳箱

        iv. 在耐受范围内考虑进阶到其他变式

    d. 6.9.34 反应性神经肌肉训练和变化

        i. 单平面前移

        ii. 单平面横向移动

        iii. 多平面体重转移

        iv. 下蹲，后方体重转移

        v. 下蹲，前方体重转移

        vi. 下蹲，后内侧体重转移

        vii. 弓箭步，内侧体重转移

viii. 单腿下蹲，膝关节处向内拉动

2. 运动专项敏捷性训练，与医生确认后进行

  a. 6.9.30 敏捷性：膝关节，速度绳梯训练和各种变化

  b. 6.9.31 敏捷性：膝关节，圆点训练和各种变化

  c. 6.9.32 敏捷性：膝关节，迷你栏架训练和各种变化

  d. 8.1.4 跑步训练方案（逐渐从慢跑过渡到冲刺跑）

  e. 8.1.7 侧切训练——8字进阶

  f. 8.1.6 跳跃训练方案

  g. 8.1.5 冲刺训练方案

3. 心肺耐力训练

  跑步、使用椭圆机、骑自行车、游泳、使用楼梯机

4. 出院标准：恢复运动，医生指导

  a. 力量和敏捷性测试得分良好

  b. 临床检查结果为阴性

参考文献

Ames, P. R., Longo, U. G., Denaro, V. & Maffulli, N. (2008). Achilles tendon problems: Not just an orthopaedic issue. *Disability and Rehabilitation*, 30(20–22), 1646–1650.

Braunstein, M., Baumbach, S. F., Boecker, W., Carmont, M. R. & Polzer, H. (2015). Development of an accelerated functional rehabilitation protocol following minimal invasive Achilles tendon repair. Knee Surgery, Sports Traumatology, *Arthroscopy*.

Brumann, M., Baumbach, S. F., Mutschler, W. & Polzer, H. (2014). Accelerated rehabilitation following Achilles tendon repair after acute rupture—Development of an evidence-based treatment protocol. *Injury*, 45(11), 1782–1790.

de Vries, J. S., Krips, R., Sierevelt, I. N., Blankevoort, L. & van Dijk, C. N. (2011). Interventions for treating chronic ankle instability. *Cochrane Database of Systematic Reviews*, (8), CD004124.

Faizullin, I. & Faizullina, E. (2015). Effects of balance training on post-sprained ankle joint instability. *International Journal of Risk and Safety in Medicine*, 27(Suppl 1), S99–S101.

Handoll, H. H., Rowe, B. H., Quinn, K. M. & de Bie, R. (2001). Interventions for preventing ankle ligament injuries. *Cochrane Database of Systematic Reviews*, (3), CD000018.

Hupperets, M. D., Verhagen, E. A. & van Mechelen, W. (2009). Effect of unsupervised home based proprioceptive training on recurrences of ankle sprain: Randomised controlled trial. *The BMJ*, 339, b2684.

Janssen, K. W., van Mechelen, W. & Verhagen, E. A. (2014). Bracing superior to neuromuscular training for the prevention of self-reported recurrent ankle sprains: A three-arm randomised controlled trial. *British Journal of Sports Medicine*.

Jiang, N., Wang, B., Chen, A., Dong, F. & Yu, B. (2012). Operative versus nonoperative treatment for acute Achilles tendon rupture: a meta-analysis based on current evidence. *International Orthopedics*, 36(4), 765–773.

Karlsson, J., Rudholm, O., Bergsten, T., Faxén, E. & Styf, J. (1995). Early range of motion training after ligament reconstruction of the ankle joint. Knee Surgery, Sports Traumatology, Arthroscopy, 3(3), 173–177.

Kerkhoffs, G. M., Handoll, H. H., de Bie, R., Rowe, B. H. & Struijs, P. A. (2002). Surgical versus conservative treatment for acute injuries of the lateral ligament complex of the ankle in adults. *Cochrane Database of Systematic Reviews*, (2), CD000380.

Lind, C. C. (2015a). Lateral ankle sprain Grade I–II nonoperative protocol. Rosenburg Cooley Metcalf the Orthopedic Clinic at Park City.

Lind, C. C. (2015b). Lateral ankle sprain Grade III nonoperative protocol. *Rosenburg Cooley Metcalf the Orthopedic Clinic at Park City*.

Mattacola, C. G. & Dwyer, M. K. (2002). Rehabilitation of the ankle after acute sprain or chronic instability. *Journal of Athletic Training*, 37(4), 413–429.

Petersen, W., Rembitzki, I. V., Koppenburg, A. G., Ellermann, A., Liebau, C., Brüggemann, G. P. & Best, R. (2013). Treatment of acute ankle ligament injuries: A systematic review. *Archives of Orthopedic and Trauma Surgery*, 133(8), 1129–1141.

Royal National Orthopedic Hospital. (2008). Rehabilitation guidelines for patients undergoing surgery for lateral ligament reconstruction of the ankle.

Seah, R. & Mani-Babu, S. (2011). Managing ankle sprains in primary care: What is best practice? A systematic review of the last 10 years of evidence. *British Medical Bulletin*, 97, 105–135.

Suchak, A. A., Spooner, C., Reid, D. & Jomha, N. (2006). Post-operative rehabilitation protocols for Achilles tendon ruptures: A meta-analysis. *Clinical Orthopedics and Related Research*, 445, 216–221.

University of Wisconsin Health Sports Medicine Center. (2015). Rehabilitation guidelines for Achilles tendon repair.

第 7 章

特殊运动方案

7.1

前庭运动

7.1.1 良性阵发性位置性眩晕讨论

良性阵发性位置性眩晕的特点是反复发作，由头部位置的变化引发。眩晕是头晕的一个子集，定义为患者或患者周围环境的运动错觉，通常为旋转。运动错觉可能是自身的主观眩晕，也可能是客观的外部物体导致的眩晕（Koelliker et al., 2001）。良性阵发性位置性眩晕是复发性眩晕最常见的类型，由感觉重力和线性加速度的内耳器官异常刺激引起。内耳中有自由漂浮的钙碎屑和耳石，当头部运动加速并刺激到细小的毛发时，这些碎屑和耳石就会移动，从而向大脑反馈头部的空间方向和运动。良性阵发性位置性眩晕被认为是内耳一部分的碎屑和耳石聚集所致（Hain, 2010）。当头部的位置使受影响的半规管的平面在空间上变垂直，从而与重力对齐，这样就会诱发良性阵发性位置性眩晕的典型症状和体征（Lee and Kim, 2010）。使其发作的可能动作包括在床上翻身、上下床、弯腰然后伸直身体、伸长脖子向上看（例如从架子上拿东西）或挂衣服（Fife et al., 2008）。

Hallpike测试和在仰卧时对水平半规管良性阵发性位置性眩晕进行侧翻滚测试，均能引发眩晕和眼球震颤。

将头部置于相反方向通常会反转眼球震颤的方向。即使采用保守治疗，也可能会出现自发恢复。然而，将耳石复位通常可以立即解决症状，具体操作是将耳石从半规管复位至前庭的椭圆囊及球囊中（Lee and Kim, 2010）。证据表明，除了偶尔需要手术治疗的难治性病例外，耳石复位术仍是治疗良性阵发性位置性眩晕的良好方法（Ibekwe and Rogers, 2012）。

证据在哪里？

一项比较Dix-Hallpike测试和侧卧侧翻滚测试的研究发现，对于Dix-Hallpike测试，估计敏感性为79%，特异性为75%；侧卧侧翻滚测试的敏感性为90%，特异性为75%（Halker et al., 2008）。

在后半规管良性阵发性位置性眩晕中进行Dix-

技术

Dix-Hallpike测试从长坐位开始，医生指示患者将头部朝被测耳朵的方向旋转45°。在医生的帮助下，患者被指示快速躺回手术台上，以便伸展颈椎约30°。如果患者颈部没有伸展，可以通过在患者肩部下放置枕头或楔形物来调整测试位置。然后，医生观察患者的眼睛大约60秒。如果医生观察到向上和同侧眼球震颤，且患者报告有眩晕症状，则诊断为后管良性阵发性位置性眩晕（Rehabilitation Institute of Chicago, 2012a）。

侧卧侧翻滚测试从仰卧位开始，颈椎屈曲20°。头部迅速向一侧翻转并保持1分钟，观察眼球震颤是否存在以及其方向，然后回到中线，保持颈椎屈曲。在另一侧重复该步骤，注意患者是否报告有眩晕症状（Rehabil-itation Institute of Chicago, 2012b）。

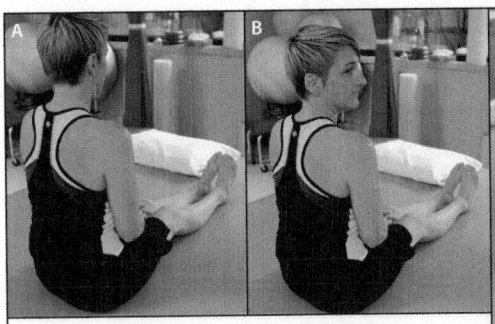

颈椎旋转45°和伸展30°

颈椎朝另一方向旋转45°和伸展30°

头部向下旋转45°

头部保持旋转45°，伴随轻度屈曲/收下巴

7.1.2 改进的Epley Canalith复位动作

体位：仰卧位，长坐位。

目标：改善良性阵发性位置性眩晕的后、前半规管，利用重力将自由漂浮的颗粒从受影响的管定位回胞囊。

方法：患者按顺序执行每个步骤，不要跳过任何步骤。

1. 患者呈长坐位（见图A），头部向一侧旋转45°，方向与Dix-Hallpike测试阳性的方向相同（见图B）。

2. 患者被快速地向后放倒呈仰卧位，由临床医生执行，颈椎伸展大约30°（Dix-Hallpike位），并且仍然旋转到相同位置。临床医生观察患者的眼睛是否有原发性眼球震颤（见图C）。

3. 患者保持此姿势1~2分钟。

4. 将患者的头部向相反方向旋转90°，使对侧的耳朵面向地面，同时保持颈椎伸展30°（见图D）。

5. 患者保持此姿势1~2分钟。

6. 头部和颈部保持相对固定，患者将身体其他部位滚动到侧卧位，与头部朝的方向一致。接着，头部向面朝的方向旋转90°。患者现在以45°角向下看（见图E）。

7. 临床医生立即观察患者眼睛的继发性眼球震颤，继发性眼球震颤应与原发性眼球震颤方向一致。患者保持此姿势1~2分钟。

8. 患者慢慢恢复直立坐姿，同时头部保持45°旋转，轻微收起下巴。患者保持坐姿30秒（见图F），在这一过程的每一步中，患者都可能会感到头晕。

9. 在该程序的每一步中，患者都可能会感到头晕。

10. 患者应等待10分钟才能回家或恢复任何活动。

11. 在接下来的两个晚上，患者应平躺（躺下的倾斜角度不超过45°）。在此期间，大多数患者将躺在椅上。

12. 白天，患者应尽量保持头部垂直，不要弯腰、吹干头发、看牙医、刮脸、滴眼药水、从高架上拿东西，也不要做会使头部偏离垂直位置的活动。

　　1周内，患者应避免可能再次导致良性阵发性位置性眩晕的头部姿势，睡觉时使用两个枕头，避免睡在"不好"的一侧，并且不要把头抬得太高或太低。患者仰卧时，尤其是头部朝向受影响的一侧时，要避免头部伸展。

注意：患者可能会被指导小心弯腰、向后躺、上下移动头部或将头部倾斜到任何一侧。

运动量：整个过程在1次坐姿练习中执行3次。

证据在哪里？

几项研究证实了Epley操作的有效性。鲁肯施泰因（Ruckenstein, 2001）研究了86例诊断为良性阵发性位置性眩晕的患者，然后采用Epley操作进行治疗。研究发现，84%接受一次或两次耳石复位操作的患者，其眩晕症状得到缓解。瓦利姆等（Waleem et al., 2008）研究了44名Dix-Hallpike测试结果为阳性的患者，将其分为两组。治疗组的22名患者中，有14名患者报告称，进行Epley操作后症状消失，而对照组的22名患者中仅有1名症状消失。由此得出结论，Epley操作是良性阵发性位置性眩晕更好的管理方法。高尔等（Gaur et al., 2015）分析了一系列后管良性阵发性位置性眩晕患者对Epley操作的反应，并将结果与单独药物治疗的结果进行比较。与单独药物治疗相比，结合药物治疗和Epley操作的治疗方案提高了治疗效果。

7.1.3 改进的Epley Canalith复位动作，用于家庭训练

体位：仰卧位，坐位。

目标：改善良性阵发性位置性眩晕的后、前半规管，利用重力将自由漂浮的颗粒从受影响的管重新定位回胞囊。

方法：患者按顺序执行每个步骤，不要跳过任何步骤。

如果眩晕来自右耳和右侧面，指导患者进行以下步骤。

1. 坐在床边。

2. 将头部向左旋转45°。

3. 将枕头放在患者身下，以便躺下时，枕头位于两侧肩膀之间，而不是头下方。

4. 迅速向左侧侧躺，面朝上，头部放在床上（仍保持45°角）。枕头应该位于肩膀下面。等待30秒，让眩晕停止。

5. 将头部向右旋转90°，不要抬起。等待30秒。

6. 将头部和身体侧向右边，看着地面。等待30秒。

7. 慢慢坐到右侧，在床上停留几分钟。

如果眩晕来自左耳和左侧面，则颠倒这些操作的方向。

注意：患者可能会被指导小心弯腰、向后躺、上下移动头部或将头部倾斜到任何一侧。

运动量：整个过程在一次坐姿练习中进行3次，每天重复1次，直到24小时以上没有眩晕。

证据在哪里？

拉特克等（Radtke et al., 2004）比较了70例后半规管良性阵发性位置性眩晕患者采用自我应用改良Semont方法与自我应用改良Epley方法的疗效。1周后，在体位测试中，有效被定义为无体位性眩晕和眼球震颤。改良Epley组的有效率为95%，而改良Semont组的有效率为58%。

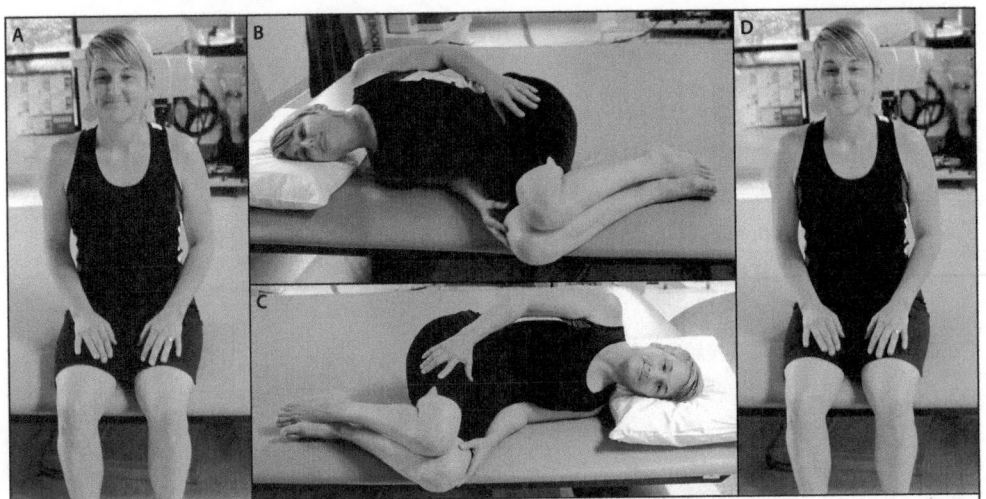

7.1.4　改进的Semont动作，用于家庭训练

体位：仰卧位，坐位。

目标：改善良性阵发性位置性眩晕的后、前半规管，利用重力将自由漂浮的颗粒从受影响的管重新定位回胞囊。

方法：患者按顺序执行每个步骤，不要跳过任何步骤。

如果眩晕来自右耳和右侧面，指导患者进行以下步骤。

1. 患者坐直（见图A），头部向右旋转45°。

2. 迅速向右侧躺下，使头部接触床。等待30秒（见图B）。

3. 头部和躯干向左侧快速移动，不要停下，这样头部左侧就可以接触床（见图C）。等待30秒。坐回直立位置（见图D）。

如果眩晕来自左耳和左侧面，则颠倒这些操作的方向。

注意：患者可能会被指导小心弯腰、向后躺、上下移动头部或将头部倾斜到任何一侧。由于这种动作需要速度较快，对老年人来说可能比较困难。

运动量：整个过程在一次坐姿练习中进行3次，每天重复1次，直到24小时以上没有眩晕症状。

证据在哪里？

刘等（Liu et al., 2015）通过元分析，旨在比较Epley和Semont方法在治疗后半规管良性阵发性位置性眩晕方面的疗效和安全性。该元分析将使用Epley方法或Semont方法治疗后半规管良性阵发性位置性眩晕的患者的随机对照研究进行分析。研究人员从589篇文章中选择了12项研究，纳入999名后半规管良性阵发性位置性眩晕患者。综合分析表明，无论是在1周的恢复率方面还是研究结束时的恢复率方面，Epley方法都与Semont方法一样有效，并且复发率相似。这两种技术均优于对照组。他们得出结论，Epley方法和Semont方法在短期疗效和安全性方面对后半规管良性阵发性位置性眩晕的效果相似，且均优于对照组。

王等（Wang et al., 2014）研究了Epley方法结合Semont方法治疗后半规管良性阵发性位置性眩晕的疗效。150例良性阵发性位置性眩晕患者被随机分为3组，一组采用Epley方法，一组采用Semont方法，一组采用Epley方法结合Semont方法，研究人员评估康复后3个月的治疗效果。他们发现，在后半规管良性阵发性位置性眩晕治疗中使用Epley结合Semont的方法可提高一期治愈率，减少治疗次数，降低复发率，并建议在临床上使用Epley结合Semont的方法。

7.1.5 Brandt-Daroff（习惯化）

体位：仰卧位，坐位。

目标：改善良性阵发性位置性眩晕的后、前半规管，利用重力将自由漂浮的颗粒从受影响的管重新定位回胞囊。

方法：Brandt-Daroff 法与 Semont 法的不同之处在于，患者在体位上停留的时间为 1~2 秒，因此速度会提高。此外，重复次数和练习频率也更高。患者按顺序执行每个步骤，不要跳过任何步骤。

如果眩晕来自右耳和右侧面，指导患者进行以下步骤。

1. 患者坐直，头部向右旋转 45°。
2. 迅速向右侧躺下，使头接触床。等待 1~2 秒。
3. 头部和躯干向左侧快速移动，不要停下，这样头部左侧就可以接触床。等待 1~2 秒。坐回直立位置（见 7.1.4 图 A 到图 D）。

如果眩晕来自左耳和左侧面，则颠倒这些操作的方向。

代偿：患者可能会被指导小心弯腰、向后躺、上下移动头部或将头部倾斜到任何一侧。由于这种动作需要速度很快，对老年人来说可能比较困难。

运动量：整个过程进行 5 次，每天重复 3 次，持续 2 周直到 24 小时以上没有眩晕症状。

证据在哪里？

一项研究评估了 3 种物理疗法对良性阵发性位置性眩晕的疗效：Brandt-Daroff 方法、Semont 方法和 Epley 方法。总共 106 名良性阵发性位置性眩晕患者被随机分配到 3 个治疗组，研究人员在首次治疗后 1 周、1 个月和 3 个月评估疗效。在 1 周的随访中，Semont 组和 Epley 组获得了相似的治愈率（分别为 74% 和 71%），两种方法的治愈率均显著高于 Brandt-Daroff 方法（24%）。在 3 个月的随访中，Epley 方法获得的治愈率（93%）高于 Semont 方法（77%），并且两者均高于 Brandt-Daroff 方法（62%）（Soto Varela et al., 2001）。

7.1.6 动眼神经：扫视运动

体位：站立位，坐位。

目标：改善头部固定情况下的眼球运动控制能力。

方法：水平：将两个目标并排放置在墙上，高度相同，二者之间的距离可变，距离越大，难度越高；患者站在离墙壁 1 英尺的地方，左右看向每个目标，头部不动；开始时缓慢进行，然后加速；若要进一步进阶，患者可移到距离墙壁 3 英尺的地方。垂直：将两个目标放置在墙壁的同一垂直面上，二者之间的距离可变，距离越大，难度越高；患者站在离墙壁 1 英尺的地方，上下看向每个目标，头部不动；开始时缓慢进行，然后加速；若要进一步进阶，患者可移到距离墙壁 3 英尺的地方。对角线：将两个目标以对角线的位置放置在墙上，二者之间的距离可变，距离越大，难度越高；患者站在离墙壁 1 英尺的地方，看向每个目标，头部不动；开始时缓慢进行，然后加速；若要进一步进阶，患者可移位到距离墙壁 3 英尺的地方。在压舌片上抛骰子：在头部静止的情况下进行眼球运动的一个有趣方法是在上下门牙之间放置压舌片；当患者合上牙齿时，压舌片与地面平行，患者尝试将骰子堆叠在压舌片的末端；这也有利于手眼协调。

注意：在这些练习中不允许进行头部运动；允许患者先坐下，然后继续站立，鼓励保持正确的姿势/脊柱对齐；患者应保持关注目标，不要分心，要集中精力。

运动量：每组重复 20 次，1~3 组，每天根据需要重复 1~3 次。

7.1.7 动眼神经：平稳追踪

体位：站立位，坐位。

目标：改善头部固定情况下的眼球运动控制能力。

方法：眼睛盯着目标，头部静止不动。患者或治疗师缓慢地沿上下、左右、对角线方向移动目标，患者的目光随着目标移动。

注意：在练习中不允许进行头部运动；允许患者先坐下，然后继续站立，鼓励保持正确的姿势/脊柱对齐；患者应保持关注目标，不要分心，要集中精力。

运动量：每组重复20次，1~3组，每天根据需要重复1~3次。

7.1.8 凝视稳定性

体位：站立位，坐位。

目标：增强凝视稳定性，以及在头部移动时聚焦物体的能力。

方法：目标由患者或治疗师手持。患者从右向左移动头部的同时聚焦目标。重复将头部向上和向下以及向对角线方向移动。整个过程中目标保持固定，眼睛盯着目标。

注意：让患者先坐下，然后站起来，鼓励保持正确的姿势/脊柱对齐；患者应保持关注目标，不要分心，要集中精力。

运动量：每组重复20次，1~3组，每天根据需要重复1~3次。

证据在哪里？

哈尔等（Hall et al., 2010）进行了一项研究，以确定在前庭功能正常的老年人中增加凝视稳定性训练以及平衡康复训练是否会带来眩晕症状和姿势稳定性的更大改善。这些老年人有眩晕症状，因眩晕而接受门诊物理治疗的受试者被随机分配到凝视稳定组和对照组。眩晕被定义为不稳定、旋转、运动感或头晕的症状。受试者在基线检查时接受评估，并根据症状、平衡信心、头部运动时的视力、平衡和步态测量结果来确定能否出院。凝视稳定组进行前庭适应和替代练习，旨在增强凝视稳定性；对照组进行旨在保持前庭中立的安慰剂眼球运动。此外，两组都进行了平衡和步态训练。与对照组相比，凝视稳定组的跌倒风险显著降低。该结果表明，对于有头晕症状且无前庭功能缺损记录的老年人，在标准的平衡康复训练中增加前庭特异性凝视稳定训练可以更大程度地降低跌倒风险。迪尔和皮德科（Diehl and Pidcoe, 2010）比较了年轻人和老年人的凝视稳定性和迈步反应。他们发现，年轻人比老年人更善于保持注视，并且注视和步幅潜伏期之间存在显著的负相关关系。他们得出结论，保持注视的能力对于减少扰动后的迈步潜伏期可能很重要。惠特尼等（Whitney et al., 2009）试图确定前庭障碍患者和健康受试者的行走能力与凝视稳定性之间是否存在关系。他们假设，在积极的头部运动中，保持物体聚焦的能力受损与行走功能相关。他们发现，在患有前庭障碍的老年受试者中，凝视稳定性与步态表现测试分数有关，如定时起立测试和动态步态指数。

7.1.9 Visio前庭

体位：站立位，坐位。

目标：改善动眼神经和前庭功能。

方法：方向相同：目标由患者或治疗师手持并移动，患者关注目标，眼睛和头部从右向左跟随；重复上述步骤，使头部向上和向下以及沿对角线移动；整个过程中目标保持固定，眼睛盯着目标。相反方向：目标由患者或治疗师手持并移动，患者关注目标，眼睛跟随目标，但头部向相反方向移动；例如，当目标向右移动时，眼睛跟随向右移动，但患者将头部向左旋转；重复上述步骤，使头部向上和向下以及沿对角线移动；在整个过程中眼睛专注于目标。

注意：让患者先坐下，然后站起来，鼓励保持正确的姿势/脊柱对齐；患者应保持关注目标，不要分心，要集中精力。

运动量：每组重复20次，1~3组，每天根据需要重复1~3次。

7.1.10 Cawthorne Cooksey 训练

体位：站立位，坐位。

目标：改善动眼神经和前庭功能。

方法：（Zanardini et al., 2007）

1. 坐位头部运动

   a. 坐位，进行眼球运动，一开始缓慢进行，然后快速向上和向下看、从一边向另一边看，同时允许头部跟着运动。

   b. 坐位，眼睛跟随手指移动，从距离手指3英尺到距离1英尺。

   c. 坐位，一开始进行头部运动，并且缓缓进行，然后加速，最终进阶到闭上眼睛进行。患者伸展和屈曲颈部及头部并从右侧旋转到左侧。在眼睛闭上的情况下重复。

2. 坐位头部和身体运动

   a. 向前弯腰，从地上捡起物体；整个过程中眼睛盯着物体。

   b. 向前弯腰，将物体从脚趾前面移动到脚跟后面，然后重复；整个过程中眼睛盯着物体。

3. 从坐姿改为站姿，睁开眼睛，闭上眼睛

   站立位进行1a和1c的操作。

4. 动态活动

   a. 患者行走时左右看。

   b. 患者在行走时快速旋转90°，进阶到闭眼进行。

   c. 上下楼梯，眼睛先睁开后闭上；睁开眼睛在斜坡上走来走去，然后尝试闭眼上下楼梯。

   d. 单脚站立，眼睛先睁开然后闭上。

   e. 站在柔软的表面上。

   f. 在柔软的表面上行走。

   g. 睁开和闭上眼睛进行婴儿步。

   h. 睁开眼睛穿过房间，然后闭上眼睛进行。

   i. 进行任何涉及弯腰、伸展和瞄准物体的运动，如保龄球和篮球运动，或将一个小球从一只手中扔到高于眼睛的手中；试着让患者在膝关节下方用一只手向另一只手扔球；患者在治疗师周围围绕圈移动，当治疗师向患者扔一个球时，患者接球并将球扔回给治疗师。

注意：让患者先坐下，然后站起来，鼓励保持正确的姿势/脊柱对齐。

运动量：每组重复20次，1~3组，每天根据需要重复1~3次。

证据在哪里？

里贝罗和佩雷拉（Ribeiro and Pereira, 2005）试图验证Cawthorne Cooksey训练的特定治疗方法是否可以促进运动学习、改善平衡能力和降低跌倒的可能性。针对该训练，他们研究了15名年龄在60~69岁之间的女性，每周3次，每次1小时，为期3个月。他们用Berg平衡量表进行评估，该量表的分数决定了跌倒的可能性。结果显示，经过训练，受试者的Berg得分显著改善。由此，研究人员得出结论，Cawthorne Cooksey训练能够促进这群受试者平衡能力的显著改善，这些训练可用于预防和治疗老年人平衡障碍。科尔纳等（Corna et al., 2003）进行了一项研究，以比较单侧前庭功能缺陷患者在移动平台上进行Cawthorne Cooksey训练和器械平衡训练的效果。研究发现，Cawthorne Cooksey训练和器械平衡训练对于治疗前庭源性平衡障碍都是有效的，并且都能改善患者的身体平衡控制能力和日常生活活动表现。与Cawthorne Cooksey训练相比，器械平衡训练在身体摆动减少和眩晕改善方面效果更好，这表明器械平衡训练在改善平衡控制方面更有效；但是，总体而言，两者都是有效的。

参考文献

Corna, S., Nardone, A., Prestinari, A., Galante, M., Grasso, M. & Schieppati, M. (2003). Comparison of Cawthorne-Cooksey exercises and sinusoidal support surface translations to improve balance in patients with unilateral vestibular deficit. *Archives of Physical Medicine and Rehabilitation*, 84(8), 1173–1184.

Diehl, M. D. & Pidcoe, P. E. (2010). The influence of gaze stabilization and fixation on stepping reactions in younger and older adults. *Journal of Geriatric Physical Therapy*, 33(1), 19–25.

Fife, T. D., Iverson, D. J., Lempert, T., Furman, J. M., Baloh, R. W., Tusa, R. J., ... Quality Standards Subcommittee, American Academy of Neurology. (2008). Practice parameter: Therapies for benign paroxysmal positional vertigo (an evidence-based review): Report of the Quality Standards Subcommittee of the American Academy of Neurology. *Neurology*, 70(22), 2067–2074.

Gaur, S., Awasthi, S. K., Bhadouriya, S. K., Saxena, R., Pathak, V. K. & Bisht, M. (2015). Efficacy of Epley's maneuver in treating BPPV patients: A prospective observational study. *International Journal of Otolarygology*, 2015, 1–5.

Halker, R. B., Barrs, D. M., Wellik, K. E., Wingerchuk, D. M. & Demaerschalk, B. M. (2008). Establishing a diagnosis of benign paroxysmal positional vertigo through the Dix-Hallpike and side-lying maneuvers: A critically appraised topic. *Neurologist*, 14(3), 201–204.

Hall, C. D., Heusel-Gillig, L., Tusa, R. J. & Herdman, S. J. (2010). Efficacy of gaze stability exercises in older adults with dizziness. *Journal of Neurologic Physical Therapy*, 34(2), 64–69.

Ibekwe, T. S. & Rogers, C. (2012). Clinical evaluation of posterior canal benign paroxysmal positional vertigo. *Nigerian Medical Journal*, 53(2), 94–101.

Koelliker, P., Summers, R. L. & Hawkins, B. (2001). Benign paroxysmal positional vertigo: Diagnosis and treatment in the emergency department—A review of the literature and discussion of canalith-repositioning maneuvers. *Annals of Emergency Medicine*, 37(4), 392–398.

Lee, S. H. & Kim, J. S. (2010). Benign paroxysmal positional vertigo. *Journal of Clinical Neurology*, 6(2), 51–63.

Liu, Y., Wang, W., Zhang, A. B., Bai, X. & Zhang, S. (2015). Epley and Semont maneuvers for posterior canal benign paroxysmal positional vertigo: A network meta-analysis. *Laryngoscope*, 126(4), 951–955.

Radtke, A., von Brevern, M., Tiel-Wilck, K., Mainz-Perchalla, A., Neuhauser, H. & Lempert, T. (2004). Self-treatment of benign paroxysmal positional vertigo: Semont maneuver vs Epley procedure. *Neurology*, 63(1), 150–152.

Rehabilitation Institute of Chicago, Center for Rehabilitation Outcomes Research, Northwestern University Feinberg School of Medicine Department of Medical Social Sciences Informatics Group. (2012a). Rehab measures: Dix-Hallpike maneuver. *Rehabilitation Measures Database*.

Rehabilitation Institute of Chicago, Center for Rehabilitation Outcomes Research, Northwestern University Feinberg School of Medicine Department of Medical Social Sciences Informatics Group. (2012b). Rehab measures: Roll test. *Rehabilitation Measures Database*.

Ribeiro, A. S. & Pereira, J. S. (2005). Balance improvement and reduction of likelihood of falls in older women after Cawthorne and Cooksey exercises. *Brazilian Journal of Otorhinolaryngology*, 71(1), 38–46.

Ruckenstein, M. J. (2001). Therapeutic efficacy of the Epley canalith repositioning maneuver. *Laryngoscope*, 111(6), 940–945.

Soto Varela, A., Bartual Magro, J., Santos Pérez, S., Vélez Regueiro, M., Lechuga Garc í a, R., Pérez-Carro Ríos, A. & Caballero, L. (2001). Benign paroxysmal vertigo: A comparative prospective study of the efficacy of Brandt and Daroff exercises, Semont and Epley maneuver. *Revue de Laryngologie*, 122(3), 179–183.

Waleem, S. S., Malik, S. M., Ullah, S. & ul Hassan, Z. (2008). Office management of benign paroxysmal positional vertigo with Epley's maneuver. *Journal of Ayub Medical College*, 20(1), 77–79.

Wang, T., An, F., Xie, C., Chen, J., Zhu, C. & Wang, Y. (2014). [The treatment of benign positional paroxysmal vertigo of posterior semicircular canal by Epley maneuver combined with Semont maneuver] [Article in Chinese]. *Journal of Otorhinolaryngology, Head & Neck Surgery*, 28(19), 1469–1471.

Whitney, S. L., Marchetti, G. F., Pritcher, M. & Furman, J. M. (2009). Gaze stabilization and gait performance in vestibular dysfunction. *Gait & Posture*, 29(2), 194–198.

Zanardini, F. H., Zeigelboim, B. S., Jurkiewicz, A. L., Marques, J. M. & Martins-Bassetto, J. (2007). [Vestibular rehabilitation in elderly patients with dizziness] [Article in Portuguese]. *Jornal da Sociedade Brasileira de Fonoaudiologia*, 19(2), 177–184.

7.2

盆底肌康复

7.2.1 凯格尔运动

体位： 屈膝仰卧位。

目标： 加强盆底肌的力量：会阴浅层（球海绵体肌、坐骨海绵体肌、会阴浅横肌、肛门外括约肌）、泌尿生殖道深横肌层（尿道膜部括约肌、阴道后括约肌、会阴深横肌）和盆底横肌（肛提肌：耻骨尾肌、髂

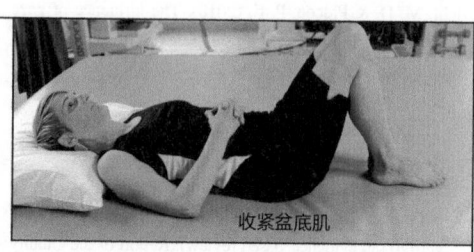

收紧盆底肌

尾肌、尾肌/坐骨尾肌、梨状肌、闭孔内肌）。如果患者无法理解如何进行凯格尔运动或难以收缩盆底肌，则可使用电刺激和生物反馈仪装置。

方法： 患者收紧盆底肌肉，但不要收紧腹部、大腿或臀部的肌肉。

注意： 不要通过做凯格尔运动来启动和停止排尿，在排空膀胱的同时进行凯格尔运动实际上会导致膀胱排空不完全，从而增加尿路感染的风险。

运动量： 保持5~10秒，两次重复之间放松10秒，重复6~10次，1~3组，每天2~3次。

证据在哪里？

　　加西亚-桑切斯等（García-Sánchez et al., 2015）分析了有关体育锻炼对尿失禁影响的研究，以确定盆底肌锻炼方案的有效性。他们对多个数据库进行了彻底的搜索，并选择了3篇关于女性运动员尿失禁治疗的文章和6篇关于女性一般尿失禁治疗的文章和1篇摘要。综述中的这些研究取得了积极的结果，他们因此而得出结论：体育锻炼，特别是盆底肌锻炼，对尿失禁有积极影响。常等（Chang et al., 2015）研究了男性进行前列腺切除术后盆底肌对术后尿失禁的影响。这项基于标准的11项研究的系统性文献综述发现，有证据表明术前盆底肌锻炼可以改善早期失禁率，但不能改善长期失禁率。

证据在哪里？（续）

　　李和崔（Lee and Choi, 2015）比较单独盆底肌锻炼与盆底肌锻炼结合电刺激和生物反馈对盆底肌的影响，发现实验组阴道收缩的最大压力与对照组相比在统计学意义上显著增加，这表明使用此类设备的盆底肌激活增加。翁等（Ong et al., 2015）进行的另一项研究将普通盆底肌锻炼与使用Vibrance凯格尔装置进行盆底肌锻炼进行了比较，Vibrance凯格尔装置是一种生物反馈装置，可在适当的肌肉收缩时产生振动。研究招募了40名患者，患者分为对照组和装置组，接受16周的训练。Vibrance凯格尔装置组的尿失禁评分明显提前改善。然而，两组在第16周的尿失禁评分没有显著差异，主观治愈率相似。此外，哈维（Harvey, 2003）研究了围产期盆底运动在预防盆底问题（包括尿失禁、肛门失禁和脱垂）方面的循证有效性。该研究将产前自由盆底操与生物反馈一起使用，并由训练有素的医护人员采用保守模式进行教学。研究发现，这些方式不会导致产后尿失禁或盆底肌力量的短期（3个月）显著下降。但是，当产后盆底运动使用提供阻力或反馈的阴道装置进行时，似乎可以减少产后尿失禁并增加盆底肌肉力量。在进行凯格尔运动时，提醒和激励系统在预防产后尿失禁方面没有效果。产后盆底运动不能持续降低肛门失禁的发生率。总体来说，产后盆底肌运动似乎能有效减少产后尿失禁。

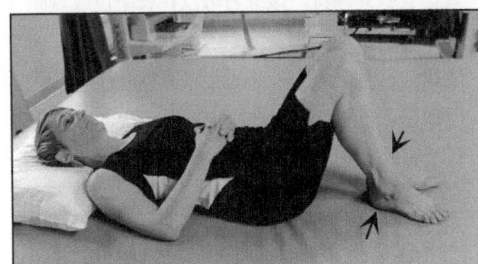

7.2.2　凯格尔，"快速轻弹"

体位：屈膝仰卧位。

目标：加强盆底肌的力量：会阴浅层（球海绵体肌、坐骨海绵体肌、会阴浅横肌、肛门外括约肌）、泌尿生殖道深横肌层（尿道膜部括约肌、阴道后括约肌、会阴深横肌）和盆底横肌（提肛肌：耻骨尾肌、髂尾肌、尾骨肌/坐骨尾肌、梨状肌、闭孔内肌）。

方法：当收紧盆底肌时，患者将脚跟向中间挤压，脚趾朝外；在收紧阶段吸气，在放松阶段呼气。

注意：不要收紧腹部、大腿或臀部肌肉。

运动量：保持5~10秒，重复6~10次，两次重复之间放松10秒，1~3组，每天2~3次。

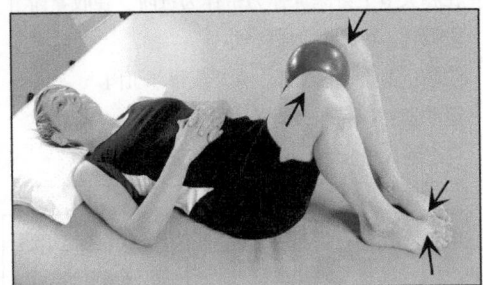

7.2.3　凯格尔运动，滚入式

体位：屈膝仰卧位。

目标：加强盆底肌的力量：会阴浅层（球海绵体肌、坐骨海绵体肌、会阴浅横肌、肛门外括约肌）、泌尿生殖道深横肌层（尿道膜部括约肌、阴道后括约肌、会阴深横肌）和盆底横肌（提肛肌：耻骨尾肌、髂尾肌、尾骨肌/坐骨尾肌、梨状肌、闭孔内肌）。

方法：在膝关节之间放置一个球，当收紧盆底肌时，患者将双侧膝关节和双侧脚趾向中间挤压；在收紧阶段吸气，在放松阶段呼气。

注意：不要收紧腹部、大腿或臀部肌肉。

运动量：保持5~10秒，重复6~10次，两次重复之间放松10秒，1~3组，每天2~3次。

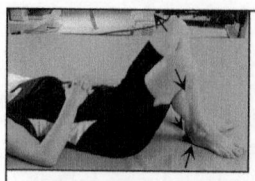

7.2.4 凯格尔运动，推出式

体位：屈膝仰卧位。

目标：加强盆底肌的力量：会阴浅层（球海绵体肌、坐骨海绵体肌、会阴浅横肌、肛门外括约肌）、泌尿生殖道深横肌层（尿道膜部括约肌、阴道后括约肌、会阴深横肌）和骨盆横肌（提肛肌：耻骨尾肌、髂尾肌、尾骨肌/坐骨尾肌、梨状肌、闭孔内肌）。

方法：患者将髋关节外展，与肩同宽。患者收紧盆底肌时，脚跟向内挤压，脚趾向外。可以在膝关节上方添加弹力带作为进阶。在收紧阶段吸气，在放松阶段呼气。

注意：不要收紧腹部、大腿或臀部肌肉。

运动量：保持5~10秒，重复6~10次，两次重复之间放松10秒，1~3组，每天2~3次。

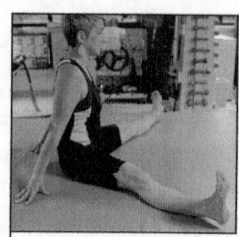

7.2.5 凯格尔运动，双腿打开式

体位：仰卧位，长坐位。

目标：加强盆底肌的力量：会阴浅层（球海绵体肌、坐骨海绵体肌、会阴浅横肌、肛门外括约肌）、泌尿生殖道深横肌层（尿道膜部括约肌、阴道后括约肌、会阴深横肌）和骨盆横肌（提肛肌：耻骨尾肌、髂尾肌、尾骨肌/坐骨尾肌、梨状肌、闭孔内肌）。

方法：患者髋关节外展，膝关节伸展。患者收紧盆底肌并保持。该练习可以在长坐位或盘腿时完成。在收紧阶段吸气，在放松阶段呼气。

注意：不要收紧腹部、大腿或臀部肌肉。

运动量：保持5~10秒，重复6~10次，两次重复之间放松10秒，1~3组，每天2~3次。

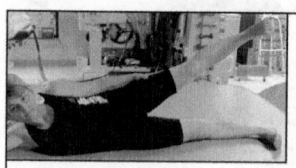

7.2.6 凯格尔运动，侧腿抬高式

体位：侧卧位。

目标：加强盆底肌的力量：会阴浅层（球海绵体肌、坐骨海绵体肌、会阴浅横肌、肛门外括约肌）、泌尿生殖道深横肌层（尿道膜部括约肌、阴道后括约肌、会阴深横肌）和骨盆横肌（提肛肌：耻骨尾肌、髂尾肌、尾骨肌/坐骨尾肌、梨状肌、闭孔内肌）。

方法：患者侧卧，收紧盆底肌，收紧股四头肌，髋关节外展使腿抬高。完成一组练习后，将上侧腿放在下侧腿的后面，收紧盆底肌，将下侧腿抬高至髋内收位。在收紧阶段吸气，在放松阶段呼气。

注意：主要关注凯格尔运动，尽管其他肌肉也在收缩努力抬高腿。

运动量：保持5~10秒，重复10次，两次重复之间放松10秒，1~3组，每天2~3次。

7.2.7 凯格尔运动，"电梯"式

体位：坐位。

目标：加强盆底肌的力量：会阴浅层（球海绵体肌、坐骨海绵体肌、会阴浅横肌、肛门外括约肌）、泌尿生殖道深横肌层（尿道膜部括约肌、阴道后括约肌、会阴深横肌）和骨盆横肌（提肛肌：耻骨尾肌、髂尾肌、尾骨肌/坐骨尾肌、梨状肌、闭孔内肌）。

方法：患者想象盆底区域是一部电梯，从建筑物的第一层到第四层。患者一次收缩一点儿骨盆肌肉，在每一层收紧，将盆底一直拉到第四层。在第四层，肌肉尽可能拉紧，然后保持住，接着再逐渐放松回到第一层。在收紧阶段吸气，在放松阶段呼气。

注意：关注凯格尔运动，不要收紧腹部、大腿或臀部肌肉。

运动量：保持5~10秒，重复10次，两次重复之间放松10秒，1~3组，每天2~3次。

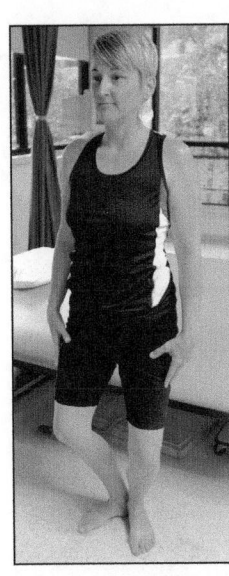

7.2.8 凯格尔运动，膝关节微屈

体位： 站立位。

目标： 加强盆底肌的力量：会阴浅层（球海绵体肌、坐骨海绵体肌、会阴浅横肌、肛门外括约肌）、泌尿生殖道深横肌层（尿道膜部括约肌、阴道后括约肌、会阴深横肌）和骨盆横肌（提肛肌：耻骨尾肌、髂尾肌、尾骨尾肌/坐骨尾肌、梨状肌、闭孔内肌）。

方法： 患者收紧盆底肌时，将脚跟向中间挤压，脚趾朝外。患者屈曲膝关节，在身体下降过程中外旋髋关节，然后在身体上升过程中内旋髋关节以恢复中立位。在收紧阶段吸气，在放松阶段呼气。

注意： 不要收紧腹部、大腿或臀部肌肉。

运动量： 保持5~10秒，重复10次，两次重复之间放松10秒，1~3组，每天2~3次。

参考文献

Chang, J. I., Lam, V. & Patel, M. I. (2015). Preoperative pelvic floor muscle exercise and postprostatectomy incontinence: A systematic review and meta-analysis. *European Urology*, 69(3), 460–467.

García–Sánchez, E., Rubio-Arias, J. A., Ávila-Gandía, V., Ramos-Campo, D. J. & López-Román, J. (2015). Effectiveness of pelvic floor muscle training in treating urinary incontinence in women: A current review. *Actas Urologicas Espanolas*, 40(5);271–278.

Harvey, M. A. (2003). Pelvic floor exercises during and after pregnancy: A systematic review of their role in preventing pelvic floor dysfunction. *Journal of Obstetrics and Gynaecology Canada*, 25(6), 487–498.

Lee, J. B. & Choi, S. Y. (2015). [Effects of electric stimulation and biofeedback for pelvic floor muscle exercise in women with vaginal rejuvenation women] [Article in Korean]. *Journal of Korean Academic of Nursing*, 45(5), 713–722.

Ong, T. A., Khong, S. Y., Ng, K. L., Ting, J. R., Kamal, N., Yeoh, W. S., ... Razack, A. H. (2015). Using the Vibrance Kegel device with pelvic floor muscle exercise for stress urinary incontinence: A randomized controlled pilot study. *Urology*, 86(3), 487–491.

老年人平衡和跌倒预防的功能活动

7.3.1　老年人跌倒风险：治疗谈论

老年人的跌倒风险是一个大问题，因为老年在跌倒时更容易受到严重伤害，并且通常会由于骨骼脆弱而发生肩部/髋部骨折等损伤。患者最终可能会从独立生活转换为需要熟练的护理和长期护理的状态。

证据在哪里？

跌倒可导致发病、不能动弹，甚至死亡（Jeon et al., 2014），这可能会给家庭和医疗保健系统带来高昂的成本，我们应采取一切措施防止此类跌倒发生在家中或医疗保健设施中。此外，医疗环境中的跌倒，会使护士对患者跌倒产生恐惧，由此可能导致不合理的约束使用。约束使用与更低的独立性有关，因为约束会干扰患者进行日常生活活动的能力（Dever Fitzgerald et al., 2015）。兰德斯等（Landers et al., 2015）发现老年人的跌倒是一个大问题，因为老年患者在跌倒时更容易受到严重伤害。平衡信心是跌倒的最佳预测因子，其次是对跌倒避免行为的恐惧和计时启动测试。跌倒史、病理和体格检查结果不能预测跌倒。这些发现表明，与提供平衡测试使患者了解自己的平衡状况相比，患者对跌倒风险有更好的认识。全等（Jeon et al., 2014）发现，参加为期12周的复发性跌倒预防计划的受试者，进行了包括力量训练、平衡训练和患者教育在内的训练后，在踝关节和下肢的力量和耐力、动态平衡、抑郁，以及与跌倒相关的预防行为、对跌倒的恐惧和跌倒自我效能方面表现出改善，这表明对有跌倒史的老年女性进行跌倒预防训练可有效改善肌肉力量、耐力、平衡和心理状态。希列斯彼等（Gillespie et al., 2012）以随机对照试验为研究对象的系统综述发现，团体和家庭锻炼计划以及家庭安全干预可降低跌倒率和跌倒风险。老年人在执行其他需要注意的任务时，如边说话边走路或携带物品时，往往需要快速移动。此外，缪尔-亨特和威特沃（Muir-Hunter and Wittwer, 2015）发现，在双任务测试中，跌倒风险和步态变化相关。在为期12周的计划中增加双任务和多任务训练也被证明可以减少患有骨质疏松症的老年人对跌倒的担忧，并改善他们的步态（Halvarsson et al., 2015）。在跑步机上进行6周的双任务训练后，老年跌倒者在移动性、功能性任务和认知测试方面的得分有所提高。作为降低跌倒风险训练计划的一部分，治疗师可以很容易地实施双任务训练（Dorfman et al., 2014）。

7.3.2 整体功能性：治疗方法

振动训练：患者可以在振动训练机上执行多种训练，例如基本站姿、原地行进、微蹲、脚跟抬高、脚趾抬高、Rhomberg 强化和单腿站立。

坐到站：患者从不同的表面进行坐到站练习——桌椅、躺椅、摇椅、长凳等，高度应不同，可使用双手、单手和不用手。

从地面上捡起物品（坐位、站立位）：治疗师将物品放在地面上，与患者双脚的距离不同，分别位于患者的前方、侧向和对角线方向，患者弯曲身体捡起物品；患者一开始可能会扶住稳定的物体，然后进阶到不用手辅助。

向前伸手（站立）：保持双脚站稳，患者向前伸手，达到治疗师确定的目标距离；进阶包括增加距离和从稳定表面移到不稳定表面上。

过头顶够东西（站立）：患者将物品放在头顶较高的架子上。患者也可以用时钟模式来达到预设目标。治疗师可以依次喊出不同的时钟数字，患者尝试触摸该数字。进阶包括增加距离和从稳定表面移动到不稳定表面上。

双重任务：跑步机（Silsupadol et al., 2006）

a. 步态期间的听觉辨别：患者在跑步机上行走时，甚至在地面或不同表面上行走时，被要求从录音中识别噪声或声音，例如辨别女人、男人和孩子的声音，或识别汽车喇叭声、狗叫声、猫叫声、啪啪声、铃声、关门声等。

b. 随机数字生成：治疗师给患者一系列数字，如 0~500，要求患者在行走时大声说出随机选择的数字。

c. 反向言语任务：患者在行走时大声背诵每周/每月的日期，或从 50、100 或 200 倒数。

d. 视觉空间矩阵任务：治疗师创建一个由想象的标题组成的矩阵，标题为颜色、任务、地点、食物等，治疗师向患者展示不同物品的图片，并要求患者在跑步机上行走时，口头将物品放入其中一个想象的标题中。

e. 数学任务：要求患者在跑步机上行走时展现数学技能；治疗师应避免自动回答类型的问题，如 1+1，而是选择更复杂的问题，如 221 或 131+a−3=7，a 是多少。

f. 视觉想象空间任务：患者想象从家到另一个地方（如教堂、杂货店、邮局）的路线，并口头描述。

g. 记住事情：治疗师给患者一系列要记住的数字、价格、物品或单词，在一段时间后，让患者在行走时大声背诵。

h. 讲故事：治疗师要求患者讲一个故事，例如患者今天早上做了什么，在度假时做了什么，或者让患者说明是如何在走路时大声说出食谱的。

i. 说出相反的动作方向：患者说出正在使用的腿

的另一侧，例如当左腿走路时，患者大声说"右"；治疗师还可以问现在哪只手臂在摆动，而患者会给出相反的回答。

j. 倒着拼写：治疗师给患者一个单词，让患者在行走时大声倒着拼出这个单词。

k. *Stroop*任务：治疗师在索引卡上写下一组单词，每个单词都用不同颜色的墨水写；治疗师向患者展示单词，患者在跑步机上行走的同时说出单词的颜色。

l. 平衡训练期间的视觉辨别：向患者展示某物（一个人、一株植物、一栋建筑）的图片，并要求患者记住图片内容；患者完成平衡训练后，治疗师向患者展示相同或略有不同的图片，并询问患者图片是否相同或不同。

携带洗衣篮：患者携带洗衣篮行走在各种表面上，以及上下坡道、使用楼梯机、收起架子上及地面上的衣物，完成与家庭洗衣相关的任何任务。

拎着购物袋：患者模仿从车里拿东西，在路边、台阶、各种表面上将东西抬进房子，放在柜台上，把东西放好；在活动期间治疗师与患者交谈，随机问问患者问题，以此挑战患者；患者边交谈边将塑料袋放在侧面，将纸袋放在前面。

推购物车：患者以障碍课程的形式推着购物车绕过各种物体，治疗师通过在购物车上增加重量和分散患者的注意力来挑战患者。

行走，在不平的路面上转弯：在多种路面上行走，如草地、砂石、地毯等，并转弯。

上楼梯机和坡道伴随手臂运动：在楼梯机训练过程中，增加肱二头肌屈曲运动或双手接触头部、背部及腰部的动作。

扰动训练：在多个具有挑战性的表面上，患者试图保持静态平衡，同时治疗师从患者肩部和骨盆的各个方向进行适度的推压；该练习可朝着动态活动的方向进阶，如在行走或行进中进行干扰。

单腿站立：站立时增加功能性活动，如刷牙、梳头、洗碗等。

走直线：缩小患者的支撑面，向前、侧向、向后走直线。

眼球追踪：如7.1.6~7.1.8所述，当患者执行功能性任务时可进行多种眼球追踪活动，如原地行进、单腿站立、在跑步机上行走；也可以在具有挑战性的表面上保持静止姿势，如在蹦床上进行Rhomberg练习。

平衡棒：患者坐在无扶手的椅子上，拿一根重量较轻的棒，如手杖、雨伞，试图让棒垂直地立在手心。

交叉舞/克利欧卡舞：如6.14.17所述，患者执行任务时增加了一个挑战，即以障碍路线的方式在追踪周围的对象添加一条线。

向前、横向、向后迈步：患者执行任务时可以增加对手臂或眼睛的挑战，例如接球/扔球，伸手，携带物体，向后、向左、向上和向下看。

分心行走：在步行活动中，头部左右上下移动。

阅读时的站姿定位：患者阅读书籍或海报，同时保持平衡，如6.14.16所述，以Rhomberg、Rhomberg强化和单腿站立姿势进行。

进出汽车：患者模拟进出汽车；可以先坐下，然后把腿放进去，也可以在坐下之前将一条腿抬高放在车内地毯上，坐下后放置另一条腿；试着将身体保持在椅背上，然后不要用手扶椅背。

淋浴模拟：患者模拟进出淋浴间和进行淋浴活动，洗脚尤其具有挑战性。

跨过浴缸：患者模拟进出浴缸；使用一个高的物体让患者跨过，患者模拟坐在浴缸里，然后站起来离开浴缸，在油毡等光滑表面上行走；如果患者家里有扶手，可以使用扶手，也可以不使用扶手。

障碍课程：这些对于将以上所有内容整合在一起非常有用；障碍课程应挑战患者在家中可能进行的活动，如搬运物体行走在楼梯、坡道、不平路面上，跨过和绕过物体、坐着、站着、转弯等；如果将灯光调暗以消除一些视觉反馈会进一步挑战患者。

7.3.3 整体功能性：任天堂Wii的使用

体位：站立位。

目标：强化力量，促进平衡，缩短反应时间，增强神经肌肉控制和本体感觉；有证据表明，人们对基于虚拟现实的干预措施在老年人平衡训练中的潜力越来越感兴趣，患者也觉得这种练习很有趣，这会使他们很愉快。

证据在哪里？

劳费尔等（Laufer et al., 2015）进行了一项系统综述研究，共检索到7项相关研究。其中有4项研究调查了基于Wii的锻炼和不锻炼的效果，结果表明，基于Wii的锻炼使至少有一项与老年人平衡能力相关的结果指标显示出积极的影响。将基于Wii的锻炼与其他锻炼方式进行比较，结果表明，基于Wii的锻炼所取得的平衡改善与其他锻炼方式所取得的平衡改善相当。这表明基于Wii的锻炼计划可以替代那些旨在改善平衡控制能力的更传统的锻炼形式。另一项针对42名成年中风患者的研究发现，在亚急性中风患者的日常生活功能和生活质量方面，基于Wii的锻炼与Bobath神经发育训练一样有效。Wii组使用Wii运动和Wii健身软件包中的5款游戏，分别用于上肢和平衡训练，每次45~60分钟，每周3次，持续10周。Bobath神经发育训练组的患者接受包括上肢活动、力量、平衡、步态和功能训练在内的训练方案。研究人员发现，Wii组的患者对治疗效果更满意（Şimşek and Çekok, 2015）。罗伯茨-马丁等（Roopchand-Martin et al., 2015）利用Wii健身加强版光盘上的游戏研究了6周训练对60岁及以上的社区居民的影响。受试者每周两次在Wii健身上完成30分钟的训练课程，持续6周。使用的活动包括"障碍课程""企鹅滑梯""头顶足球""河泡泡""滑雪板""倾斜桌""滑板""瑜伽单腿树姿势"。结果显示，受试者的Berg平衡量表、多项伸展测试和星星漂移平衡测试的结果都有显著改善，这表明Wii健身加强版光盘上的游戏可以作为60岁及以上社区居民平衡训练的工具。

方法：以下是Wii健身加强版光盘上合适的游戏列表，患者应按照游戏说明进行操作。

a. 瑜伽：树式

b. 瑜伽：勇士

c. 瑜伽：半月板

d. 瑜伽：深呼吸

e. 瑜伽：脊柱伸展

f. 瑜伽：大门

g. 力量训练：单腿伸展

h. 力量训练：躯干扭转

i. 力量训练：弓箭步

j. 力量训练：侧弓箭步

k. 力量训练：单腿伸展（适用于进阶患者）

l. 有氧：呼啦圈

m. 有氧：基本舞步

n. 平衡：头顶足球

o. 平衡：桌子倾斜

p. 平衡：完美10项（训练附加）

q. 平衡：鸟眼公牛眼（训练附加）

r. 平衡：打雪仗（训练附加）

作为治疗师，你应该尝试所有的游戏，这样你才能正确地指导患者进行锻炼。患者也可以使用Wii上的其他游戏。以上列表仅为基本建议，在实践中可以扩展。

注意：在使用Wii健身的早期阶段，治疗师应与患者保持密切联系，因为其平衡能力会受到不同程度的挑战。患者应注意踝关节、膝关节、髋关节和躯干的良好控制，当第一次进行Wii健身练习时，允许使用辅助设备和手持设备。

运动量：20分钟，每天1次或每隔1天1次。

参考文献

Dever Fitzgerald, T., Hadjistavropoulos, T., Williams, J., Litimes, L., Zahir, S., Alfano, D. & Scudds, R. (2015, Oct). The impact of fall risk assessment on nurse fears, patient falls, and functional ability in long-term care. *Disability and Rehabilitation*, 1–12.

Dorfman, M., Herman, T., Brozgol, M., Shema, S., Weiss, A., Hausdorff, J. M. & Mirelman, A. Dual-task training on a treadmill to improve gait and cognitive function in elderly idiopathic fallers. (2014, Oct). *Journal of Neurologic Physical Therapy*, 246–53.

Halvarsson A, Oddsson L, Franzén E, Ståhle A. (2015, Sep). Long-term effects of a progressive and specific balance-training programme with multi-task exercises for older adults with osteoporosis: A randomized controlled study. *Clinical Rehabilitation*, EPub ahead of print.

Gillespie, L. D., Robertson, M., Gillespie, W. J., Sherrington, C., Gates, S., Clemson, L.M. & Lamb, S.E. Interventions for preventing falls in older people living in the community. (2012, Sep). *The Chochrane Database of Systematic Reviews*, 9.

Jeon, M. Y., Jeong, H., Petrofsky, J., Lee, H. & Yim, J. (2014, Nov). Effects of a randomized controlled recurrent fall prevention program on risk factors for falls in frail elderly living at home in rural communities. *Medical Science Monitor: International Medical Journal of Experiments and Clinical Research*, 2283–2291.

Kim, K., Kim, Y. M., Kang, D. Y. (2015, Aug). Repetitive sit-to-stand training with the step-foot position on the non-paretic side, and its effects on the balance and foot pressure of chronic stroke subjects. *Journal of Physical Therapy Science*, 2621–2624.

Landers, M. R., Oscar, S., Sasaoka, J. & Vaughn, K. (2015, Aug). Balance confidence and fear of falling avoidance behavior are most predictive of falling in older adults: Prospective analysis. *Physical Therapy*, EPub ahead of printing.

Laufer, Y., Dar, G., Kodesh, E. (2015, Oct). Does a Wii-based exercise program enhance balance control of independently functioning older adults? A systematic review. *Clinical Interventions in Aging*, 1803–1813.

Muir-Hunter, S. W., Wittwer, J. E. (2015, Jul). Dual-task testing to predict falls in community-dwelling older adults: a systematic review. *Physiotherapy*, EPub ahead of printing.

Parsons, J. M. S. (2015, Dec). Does vibration training reduce the fall risk profile of frail older people admitted to a rehabilitation facility? A randomised controlled trial. *Disability and Rehabilitation*, 1–7.

Roopchand-Martin, S., McLean, R., Gordon, C., Nelson, G. (2015, Jun). Balance Training with Wii Fit Plus for community-dwelling persons 60 years and older. *Games for Health Journal*, 247–252.

Silsupadol, P., Siu, K. C., Shumway-Cook, A., Woollacott, M. H. (2006, Feb). Training of balance under single-and dual-task conditions in older adults with balance impairment. *Physical Therapy*, 269–281.

ŞimŞek, T. T., Çekok, K. (2015, Dec). The effects of Nintendo Wii™-based balance and upper extremity training on ADLs and quality of life in patients with subacute stroke: a randomized controlled study. *The International Journal of Neuroscience*, 1–10.

7.4

瑜伽和太极拳

7.4.1 瑜伽：治疗讨论

瑜伽是一种古老的练习方式，因其对身心的益处而广为人知。瑜伽在许多方面都适用于有各种肌肉骨骼和其他医学问题的患者。瑜伽专注于核心稳定性、肩胛骨稳定性、髋部灵活性和深呼吸技巧等。本节内容将讨论7种主要瑜伽类型：哈他瑜伽、维尼亚萨瑜伽、艾扬格瑜伽、比克拉姆瑜伽、昆达里尼瑜伽、阿什汤伽瑜伽和克里帕鲁瑜伽。这里简要介绍这些内容以供参考。

1. 哈他瑜伽：适合初学者，将姿势与呼吸技巧相结合，以发展灵活性、平衡性，练习目的通常是放松和恢复性的。

2. 维尼亚萨瑜伽：有助于减肥，因为它的节奏更快，不同姿势间的转换连续、流畅，注重力量、柔韧性和平衡，还会使用反转姿势（脚在头上方）。

3. 艾扬格瑜伽：哈他瑜伽的一种变式，摆姿势时使用道具作为辅助，道具包括木块、训练带、

毛毯、靠垫、长凳和背带；这种瑜伽有助于发展力量、柔韧性和平衡性，同时减少受伤风险。

4. 比克拉姆瑜伽：这种瑜伽主要是为了增强身体柔韧性，也称热瑜伽，因为它是在类似桑拿房的加热室内进行的，通常加热室内的温度为40摄氏度，湿度为40%。

5. 昆达里尼瑜伽：这种瑜伽有助于通过呼吸放松等方式为身体注入能量。

6. 阿什汤伽瑜伽：一种更高级的瑜伽形式，需要快速且重复地进行姿势转换，因此需要很强的力量和耐力。

7. 克里帕鲁瑜伽：使用经典姿势、呼吸培养平静的头脑，进行放松练习，学习自我接纳，并将所学知识带入日常生活。

越来越多的研究支持将瑜伽作为传统疗法和运动干预的辅助手段。瑜伽是一种强大的工具，治疗师可以使用它来帮助患者达到既定目标。瑜

证据在哪里？

瑜伽已被证明可以通过增加副交感神经活动和减少交感神经活动来帮助治疗高血压，主要是通过增加 γ-氨基丁酸活动，从而抵消交感神经系统的过度活动，而交感神经系统的过度活动与高血压相关（Cramer, 2016）。内雅迪等（Nejati et al., 2015）的研究表明，在进行基于正念减压法的减压瑜伽干预后，干预组和对照组的生活方式、情绪聚焦应对策略、问题聚焦应对策略、舒张压和收缩压的平均得分存在显著差异。普萨迪克等（Posadzki et al., 2014）对利用瑜伽治疗高血压的文献进行了系统性回顾，也发现了支持瑜伽治疗高血压的令人鼓舞的证据，但认为有必要进行更严格的实验。克拉默等（Cramer et al., 2014）在一项系统综述中还揭示了瑜伽对大多数生物性心血管疾病风险因素具有重要临床影响的证据，并推断瑜伽可被视为普通人群和心血管疾病风险增加人群的辅助干预方法。

证据在哪里？（续）

瑜伽对帕金森综合征患者也有好处（Ni et al., 2016）。

刘和霍尔（Luu and Hall, 2016）的一项系统综述研究发现，哈他瑜伽有助于改善执行功能，如工作记忆、推理、解决问题以及计划和执行的能力。克拉默等（Cramer et al., 2013）的系统综述研究还发现，在最重要的以患者为中心的结果中，瑜伽对慢性下腰痛的短期有效性有强有力的证据支持，而在长期有效性方面有中等证据支持，并推荐将瑜伽作为慢性下腰痛患者的附加疗法。

沙兰等（Sharan et al., 2014）进行的一项初步研究评估了瑜伽对颈部肌筋膜疼痛综合征的影响。这项研究是在8名至少有6个月经验的物理治疗师中进行的，他们使用了一种结构化的瑜伽方案，每周进行5天，持续4周。测试指标包括DASH、NDI、VAS、触发点压痛阈值、颈部关节活动度、被动关节活动度和主动关节活动度、握力和捏力，这些指标在干预后均显著提高。

阿明和古德曼（Amin and Goodman, 2014）评估了艾扬格瑜伽对腘绳肌和腰椎灵活性的影响，发现在为期6周的瑜伽训练后，患者柔韧性显著改善，这表明这种瑜伽可能能够有效地改善竖脊肌和腘绳肌的柔韧性。

法里那提等（Farinatti et al., 2014）比较了老年人练习哈他瑜伽和健美操前后的灵活性，训练共持续1年，每周至少3次。这项研究的66名受试者被分为3组：对照组、哈他瑜伽组和健美操组。组间比较表明，哈他瑜伽组大多数受试者的柔韧性指标，尤其是身体整体柔韧性的增加幅度大于健美操组。所以，与健美操（快速/动态运动）相比，哈他瑜伽练习（即缓慢/被动运动）在改善柔韧性方面更有效，但健美操也能够防止久坐老年受试者的柔韧性下降。

迪贝内代托等（DiBenedetto et al., 2014）研究了艾扬格瑜伽和哈他瑜伽对23名健康老年人下半身力量和柔韧性的影响。这项研究的结果表明，瑜伽练习可以改善健康老年人的髋关节伸展活动度、增加步幅、降低骨盆前倾，并且，为老年人制定的个性化瑜伽练习方案可以有效防止或减少因年龄增长而导致的步态功能降低。

泽特格伦等（Zettergren et al., 2011）研究了为期8周的治疗性瑜伽方案对社区老年人姿势控制、灵活性、从地面上爬起来和步态速度的影响。瑜伽组包括8名患者，均为女性，平均年龄84岁。这些受试者接受了为期8周，每次80分钟，每2周一次的克里帕鲁瑜伽课程，该课程专为老年人设计。对照组包括5名女性和3名男性受试者，平均年龄81岁。测试后发现，两组受试者在平衡能力和快走速度方面存在差异。Berg平衡量表测量的姿势控制和通过快速步态速度测量的步态控制这两个结果的改善表明研究对象受益于瑜伽干预。这项瑜伽方案的内容包括站立、坐和躺在地面上的练习。施密德等（Schmid et al., 2014）评估了慢性中风患者在接受8周（每周2次）瑜伽治疗后身体功能（疼痛、关节活动度、力量和耐力）的变化，受试者被随机分为治疗性瑜伽组和对照组。瑜伽练习以标准化和渐进式的形式进行，包括姿势、呼吸和冥想，以及坐位、站立位和仰卧位的放松。8周的瑜伽训练后，受试者的疼痛、颈部活动度、髋关节被动活动度、上肢力量和6分钟步行评分均显著改善。对照组中的受试者没有发生任何改变。研究人员得出结论，治疗性瑜伽干预可以改善患者中风后身体机能的多个方面，这种干预可能是对传统康复方法的补充。

另有研究表明，瑜伽对中风患者抑郁和焦虑的治疗有积极影响（Chan et al., 2012）。一项针对131名受试者的大型研究比较了瑜伽与放松训练对压力和焦虑的影响。瑜伽被发现在减轻压力和焦虑以及改善健康状况方面与放松训练一样有效，在改善心理健康方面，瑜伽比放松训练更有效（Smith et al., 2007）。

此外，帕特勒等（Patel et al., 2012）对从1950年到2010年11月的相关研究进行了系统回顾和元分析，结果表明，对于老年人，瑜伽的益处可能超过常规体力活动带来的益处，这些益处包括自评健康状况、心肺功能和力量。

伽与手法治疗及其他疗法结合使用，可以应用于部分或全部康复阶段。此外，瑜伽还能带来心理上的益处。

在当前的瑜伽练习中，首先，治疗师必须将呼吸、姿势及动作结合起来，在每项练习中都应列出患者的呼吸时间表，并且应该将呼吸作为干预的重点；其次，姿势和关节对齐是正确进行瑜伽练习的基础，治疗师应根据需要持续监测和提示患者。

7.4.2 瑜伽：临床医生可用的基本姿势

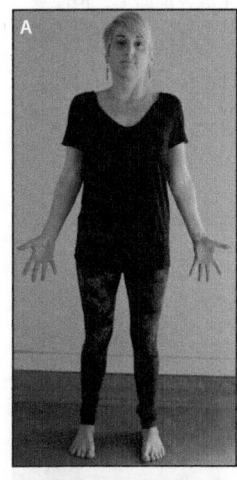

山式

山式有助于为所有其他姿势打下良好基础。重要的是要充分了解这个姿势，并了解可以进行的微小调整，以便保证正确对齐和相关肌肉参与。患者站立时双腿分开至与髋同宽，体重均匀分布。患者直立地站着，就像有一根绳子将头顶拉向天花板一样。患者缓慢深呼吸，双手向下，掌心向前。患者将大腿和髌骨向上提拉，并将肩膀抬向耳朵，稍微向前拉，然后将肩膀向下拉，稍微向后拉，以重置姿势。凝视前方。患者可以呈双手合十姿势，或者将肩胛骨向后和向下移动，以避免在伸手时耸肩。治疗师使用短语"肩膀放下，远离耳朵"，帮助患者理解。

目标：姿势控制、平衡、脊柱延长、核心强化。

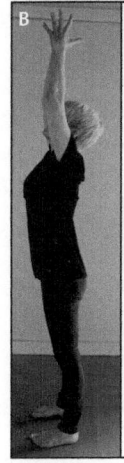

向上敬礼式

患者从山式（见图A）开始，抬头吸气，双臂向两侧伸出，然后双手伸向天花板，掌心相对，间距与肩同宽，身体呈H形。患者将肩胛骨向后和向下拉，以避免耸肩，当患者伸手时，肩胛骨向中间靠拢。然后，患者可以将双手合拢，手指交叉，食指伸直并指向天花板。鼓励患者深呼吸，努力延展脊柱，将肩膀向下拉。上展手臂，使上臂与耳朵平行。此外，患者可以在大腿之间放置一块瑜伽砖，挤压瑜伽砖并将尾骨向下拉长朝向瑜伽砖，这将有助于身体正确对齐。轻轻地提醒患者保持呼吸很重要。通常，当患者在努力完成任何姿势时，都会屏住呼吸，这会使患者感到焦虑，并对做动作产生挫败感。深吸气和深呼气，能够帮助患者充分展现出任何姿势（见图B）。

目标：姿势控制、平衡、脊柱延长、肩部伸展。

"布娃娃"或站立前屈

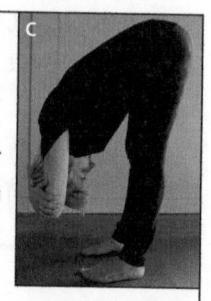

患者挺直身体，深吸气，然后慢慢呼气，就像跳入游泳池一样髋关节向前屈，而不是腰部向前弯曲。当患者前屈髋关节时，将肚脐先拉向腹股沟再远离腹股沟，以打开耻骨和胸骨顶部之间的间隙。这项练习的重点是患者在进一步屈曲髋关节时延长上半身。膝关节可能会稍微屈曲，患者应努力将其完全伸展，注意避免过度伸展。膝关节伸直后，患者交叉前臂并握住肘部。治疗师指导患者将脚跟牢牢地压向地面，将坐骨结节（坐骨）向天花板提起，将髋关节稍微向内转动。患者深吸气，稍微提起并拉长上半身，然后深呼气，更多地向前弯曲。患者能做到的话可以将手放在地面上，但注意不要耸肩。患者头部放松下垂，头顶朝向地面，保持这个姿势30秒～1分钟，重复深呼吸，并进一步以更大幅度做这个姿势。返回时，治疗师指导患者深吸气，同时轻轻一次卷起一块椎骨，双手放在臀部，以获得额外的支撑和对齐。患者将尾骨向下压入骨盆。患者站立时可能会感到头晕，所以请保持靠近固定物。

目标：脊柱减压和延长，拉伸脊柱伸肌和腘绳肌，颈部拉伸和力量强化。

平背或"半举"

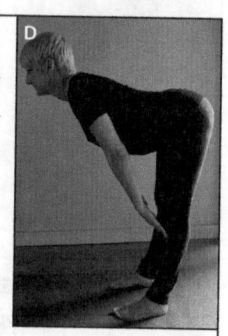

患者呈完全的"布娃娃"式（见图C），治疗师可以让患者做一些平背动作。患者将指尖放在地面或胫骨上，同时吸气和抬起上半身，伸直脊柱，看前方1～2英尺的地面。患者保持短暂的时间，肩胛骨向中间靠拢，然后呼气，同时再次向前弯曲折叠呈"布娃娃"式。

目标：脊柱延长，主要激活胸椎段的脊柱伸肌。

证据在哪里？

根据肌电图研究，上半身"半举"主要是胸部最长肌参与收缩（Ni et al., 2014）。

下犬式

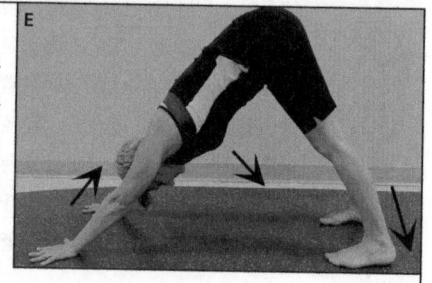

患者从四足位开始，手腕位于肩部下方，膝关节位于髋关节下方，手指向前。患者张开手指，通过手掌、手指和指尖关节按压地面，使身体重量均匀分布在双手上。患者呼气时脚趾踩地，膝盖抬离地面，同时骨盆和坐骨粗隆朝向天花板方向。然后，患者伸直膝关节但不锁定膝关节。这时患者的身体呈A形。治疗师指导患者想象髋关节和大腿向后拉，眼睛凝视两腿之间。在肩胛骨回缩和下降的情况下，患者继续按压地面使身体远离地面，将坐骨进一步向上抬向天花板，同时脚跟和手掌均匀向下按压。患者继续将胸部拉向大腿，脚跟向地面下沉，以拉伸小腿肌肉，但不必接触地面。患者至少深呼吸5次，最多20次。为了放松，患者在屈膝回到四足位时呼气。在这个姿势中，双手的重量应该集中在拇指和食指上，将手掌抬离地面，就像在拔罐一样。大腿内侧向后旋转，在肩部和耳朵之间留出空间，避免肩部下垂或挤压。腕关节有问题的患者不应该进行此项练习。

目标：脊柱延长，拉伸腘绳肌和腓肠肌，强化肩胛骨周围肌肉力量，刺激腹外斜肌。

第7章 特殊运动方案 **533**

证据在哪里？

根据肌电图研究，下犬式可以有效加强腹外斜肌的力量（Ni et al., 2014）。

低弓箭步

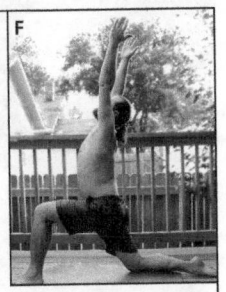

患者从下犬式（见图E）开始，左腿向后伸展。将大脚趾向下旋转以对齐髋关节。双手牢牢地放在前面的地面上，膝关节稍微屈曲，左脚慢慢向前，轻轻地放在双手之间，左侧膝关节屈曲。用双臂保持身体平衡，并轻轻地将左髋向后拉一些，以使脊柱平衡。将左侧小腿拉向右侧大腿，以保持平衡并加强内侧肌肉。在右侧重复此动作时，将左脚向后移动，与右脚形成一个高平板式，然后向后推，形成下犬式。

注意：当左脚向前伸展时，对侧膝向下着地，反之亦然。确保患者跪姿侧的脚伸直而不翻转。

目标：脊柱延长，主要激活胸椎段的脊柱伸肌，强化腹部力量，拉伸腰肌和腘绳肌。

新月式

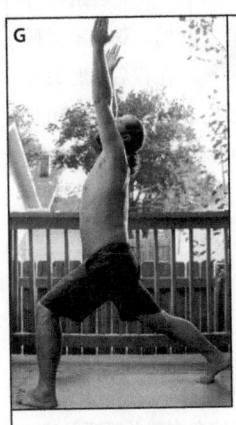

患者从低弓箭步（见图F）开始，轻轻地将后方膝关节向后抬起，髋关节远离地面，同时双手向空中延伸，肩部下沉，并旋转手掌使掌心相对，通过将后侧髋关节向前旋转来进行微调。将前方膝关节拉开并保持周围肌肉收缩，以免拉伤，该侧膝关节应位于踝关节上方，而不是向内的。将后方髋关节外旋，想象前脚向后方腿拉动以利用腹部力量实现躯干内部平衡。想象从尾骨到头顶的连接成一条长长的能量线。轻轻地将肋骨抱向身体后部，将尾骨拉向地面。

目标：脊柱延长，主要激活胸椎段的脊柱伸肌，强化腹部肌肉力量，拉伸腘绳肌和腰肌。

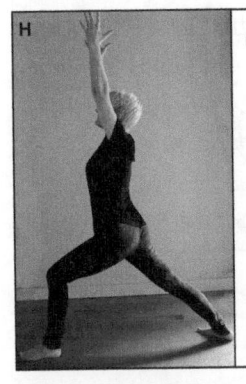

战士一式

患者从新月式（见图G）开始，脚跟向后放在地面上，前脚向后移动几英寸。后脚脚尖应该与前脚成45°角，重心放在后脚的外侧面。患者可以想象自己在火车轨道上，两只脚分别站在两根轨道上。增加或减少前后脚之间的距离，以达到舒适的程度。轻轻地将后腿的髋部向后拉。将双手放在髋部是微调的好方法。将身体重量均匀地分布在脚的各个方面之间。患者可以向上伸展手臂，或将两侧手掌牢牢地压在一起，肘关节屈曲。

目标：脊柱延长，主要激活胸椎段的脊柱伸肌。

证据在哪里？

根据肌电图研究，战士式对加强臀大肌的力量有效（Ni et al., 2014）。

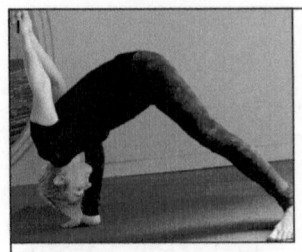

战士一式

患者从战士一式（见图H）开始，双手紧紧握在背后，肘关节屈曲，手掌相互压平，避免肘关节过度伸展。深吸一口气，呼气时，患者慢慢向前弯曲，将肩膀缩回伸直膝关节内侧。在髋关节处进行微调，轻轻地将膝关节屈曲侧髋关节向前拉动，另一侧髋关节向后拉动。放松头部，使头顶朝向地面，慢慢伸直手臂。通过屈曲肘关节，患者可以保持手掌相互平齐，直到患者准备好伸直肘关节。小心避免关节过度伸展。保持这个姿势并呼吸几次，然后轻轻地站起来，换另一边进行。

目标：脊柱延长，主要激活胸椎段的脊柱伸肌。

反向战士式

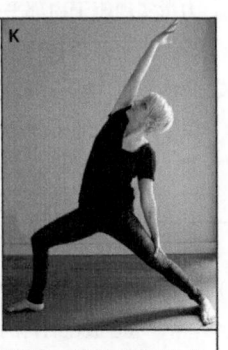

患者从战士二式（见图J）开始，将前方手伸向天空，同时下背部稍微弯曲，并将后方手伸向后方大腿或小腿。避免对膝关节施加任何压力。凝视伸出的手，再次注意膝关节不要向内侧偏移。膝关节向外或侧向移动得越多，患者对下背部和膝关节的保护就越多。轻轻转动胸部和双肩，使其朝向天空，从而在下腹部形成一个轻柔的扭转。使用下面这些姿势中的任何一个来建立一个通向此姿势的序列：新月式（见图G）、战士一式（见图H）、战士二式（见图J）。

目标：脊柱延长，主要激活胸椎段的脊柱伸肌，强化颈部力量。

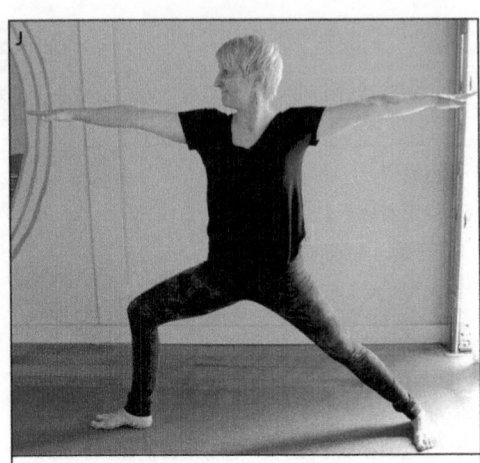

战士二式

患者可以从新月式（见图G）或战士一式（见图H）变为此姿势。前方膝关节仍然屈曲，后腿伸展，慢慢开始旋转后脚，使其与前脚垂直。打开前方膝关节以避免拉伤，膝关节位于踝关节上方，大腿与地面几乎平行。双手侧平举，掌心朝下，凝视前方中指。请注意，躯干不要向两侧倾斜，肩部应位于髋部上方。髋部朝向侧面，而不是朝向前方。在前脚和后脚之间留出更多的空间（距离），同时用力将它们拉向对方，每次呼气时都更深地下降身体。这可以增强屈髋肌、腘绳肌和臀肌的力量。记住下沉肩膀时，肩胛骨向脊柱中间靠拢。小心地内旋转后方大腿，轻轻外旋前方大腿，重心应该在后脚的外侧。当患者进入这个姿势时，吸气拉长，呼气加深。

目标：脊柱延长，主要激活胸椎段的脊柱伸肌。

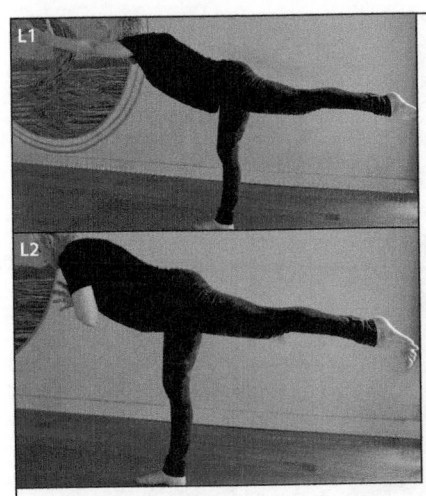

战士三式

战士三式最好从山式（见图A）或新月式（见图G）开始。以从新月式开始为例，患者双臂向后拉。这是一个进行串联动作或流体瑜伽的很好的练习，患者通过这个练习，将位于上方的手臂向下方移动。呼气的同时身体从髋部向前倾斜，手臂向后摆动，胸部向下朝向地面，颈部拉长，形成一条很长的能量线。在下次串联动作进行旋转时，随着手臂向后移动，轻轻地将后腿抬离地面并向后伸展，然后身体轻轻向前冲，小脚趾踩地以将髋关节旋转到正对着地面。手臂平行于头部向外伸展。当向下凝视时，掌心相对。伸展腿的脚趾屈曲，以增强稳定性（见图L1）。患者也可以把手放在胸部以增加额外的平衡挑战（见图L2）。

目标：脊柱延长，主要激活胸椎段的脊柱伸肌。

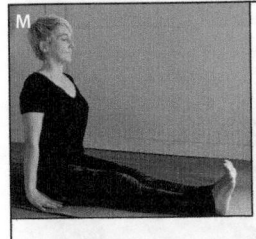

坐山式

开始时，患者双手分别放在身体两边，呈长坐位。抬起头，同时下降肩胛骨。患者从耻骨到胸骨延伸脊柱，使脊柱延长拉高。患者通过收缩股四头肌使膝关节下压。骨盆向前倾斜，患者通过背屈踝关节将脚趾拉向骨盆方向。患者将手压向地面，同时张开脚趾，通过推开脚跟拉长双腿。

目标：脊柱延长，腘绳肌拉伸，姿势强化。

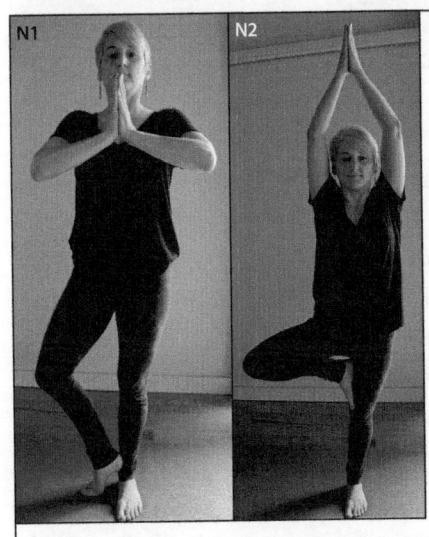

树式

患者从山式（见图A）开始，双手放在两侧，双脚牢牢地站在地面上，用手慢慢伸向一侧踝关节，拉起脚底，轻轻地放在另一条腿的小腿内侧或大腿上部（见图N1和图N2）。始终避免将脚放在膝关节内侧，因为这可能导致受伤。另一侧大腿内侧肌肉收缩，为脚创建一个可楔入的放置点。双手放在髋部，找一个平衡点帮助保持平衡。患者打开屈曲的膝关节，外旋并外展髋关节，同时向后倾斜骨盆；将肚脐向内拉向脊柱，以帮助激活臀部和对齐骨盆。患者一旦保持平衡后，轻轻地将一只手臂伸向天空，最终，随着进一步稳定，将双臂伸向天空。患者也可以双手在胸前呈合十姿势，直到有足够的信心向上伸展手臂。

目标：脊柱延长，主要激活胸椎段的脊柱伸肌。

椅子式

这是另一个可以从山式（见图A）开始的练习。双脚牢牢地踩在地上，与髋同宽，抬起足弓，手臂伸出头顶（见图O2）。深呼吸，呼气时开始屈曲膝关节，臀部向小腿靠近，就像坐在椅子上，直至大腿与地面平行。膝关节应相互对齐。当患者将腹部拉向脊柱并略微前倾身体时，尾骨向下卷，凝视前面。在大腿之间使用垫块可以帮助加强力量和正确对齐。

目标：脊柱延长，主要激活胸椎段的脊柱伸肌、踝关节周围肌肉、股四头肌、腘绳肌和臀肌；当足弓保持正确姿势时，可以帮助纠正扁平足。

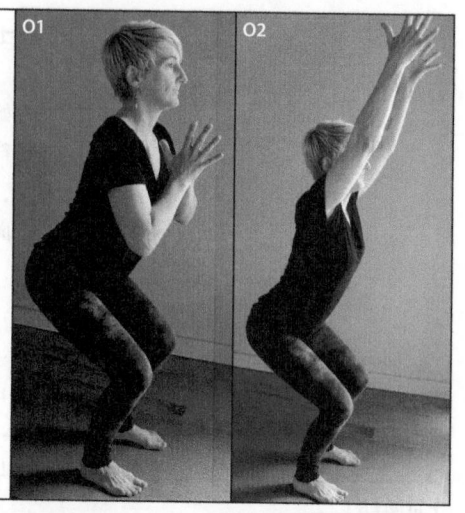

证据在哪里？

根据肌电图研究，椅子式对加强臀大肌和胸最长肌的力量最有效（Ni et al., 2014）。

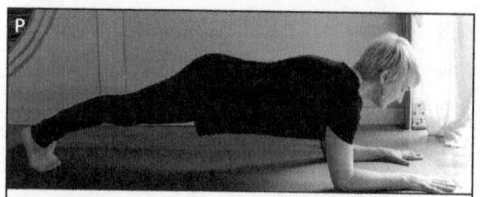

海豚平板式

患者从下犬式（见图E）开始，缓慢地向前推动自己，使自己处于高平板撑姿势，手腕位于肩部下方。肩、肘、腕保持在一条直线上。然后，开始下降身体，将肘部和前臂放在地面上，将肘部拉入肩部下方非常重要，能避免肩部肌肉拉伤。将脚跟拉向后方，从脚跟到头顶呈一条直线，避免身体下陷。眼睛向下凝视。通过肩部抬高身体，尾骨下压，肚脐向内拉，以增强背部力量。一定要保持呼吸，刚开始练习的患者会在这个练习中倾向于屏住呼吸。这是一个加强腹部核心肌肉力量的好练习。

目标：脊柱延长，主要激活胸椎段的脊柱伸肌，强化核心力量。

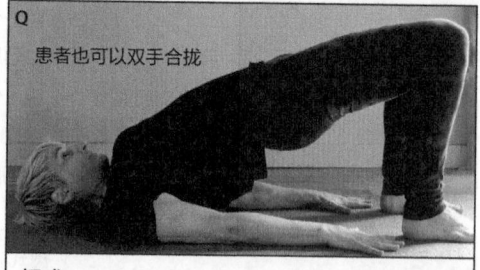

患者也可以双手合拢

桥式

患者从仰卧位开始，屈曲膝关节，双脚脚跟朝向臀部，踝关节位于膝关节下方。将骨盆抬离地面，双手伸展放在臀部下方。每次呼气时，继续将骨盆朝向天空，将下巴拉离胸部，以减少颈部不适，保持脊柱伸直。双脚应与髋部同宽，两侧膝关节相互挤压。在大腿之间放置垫块将有助于正确对齐。

目标：加强脊柱力量，主要激活胸椎段的脊柱伸肌，打开胸部。

侧坐扭转

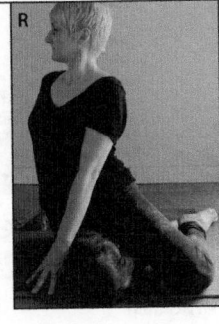

该描述适用于脊柱向右扭转。

患者以侧坐姿势开始，髋关节和膝关节屈曲，右手放在后面的地上，左手放在右大腿旁。轻轻用右手拉动身体，用左手推动大腿，使脊柱产生舒适的扭转效果。患者应回头看。患者可以通过深呼吸，在呼气时用手施加更大的压力，使扭转幅度更大。

对于之前有任何髋关节问题或脊柱问题的患者，请采取额外的预防措施。

目标：脊柱延长，脊柱旋转。

放松姿势

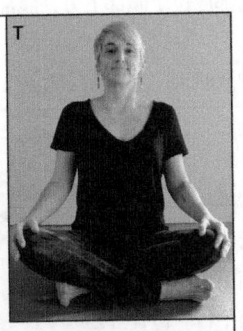

这是一种坐位放松姿势。小腿交叉，盘腿坐，膝关节向两侧打开，慢慢地将脚放到另一侧膝关节下方。尽量保持双脚不动且相互平行。有一个很好的方法来帮助保持这个姿势，即在臀部下方放置瑜伽砖或毯子，将骨盆后部稍微抬离地面，这将有助于缓解膝盖上可能感觉到的任何压力。坐直，保持脊柱对齐。当头顶向天花板抬起时，肩部远离耳朵，胸部抬高。在保持坐姿的同时向下倾斜尾骨。

患者刚开始也可以尝试将背部靠在墙上，以增加支撑。

目标：脊柱延长，主要激活胸椎段的脊柱伸肌。

伸手至大脚趾姿势

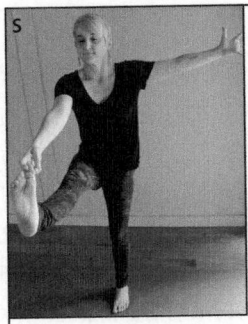

此姿势是一种更高级的姿势，患者只有在有经验或可以得到帮助的情况下才应尝试。患者从站立姿势开始，双脚牢牢地站在地面，双手放在腰部而非髋部。将身体重量转移到一侧，吸气时，将另一条腿的膝关节向上拉向腹部。双臂环绕小腿并呼吸。调整这个姿势以进入下一步的好方法是将屈曲的膝关节抱在怀里，就像抱婴儿一样。将膝关节向外旋，开始将脚与膝关节置于同一水平面，将一只手臂绕在大腿上，将脚底塞入另一侧屈曲的肘部，直到形成摇篮的效果。轻轻地摇动这个摇篮，直到感到平衡、舒适。接下来，保持站立姿势，将脚放低，使其低于膝关节，用伸直腿的同侧手抓住大脚趾，然后逐渐开始伸展腿。患者可能会保持腿部轻微屈曲，以帮助保持平衡。患者可能会在墙上找到一个关注点，以帮助保持与呼吸的联系。一旦腿伸直，就开始进一步进阶，即水平地将髋关节外展到身体的一侧。要获得额外的挑战和平衡，请尝试在最后一个姿势中，朝伸展腿的相反方向凝视。

为了帮助保持平衡，使自己能够充分展现出这个姿势，患者可以将一只手放在墙上。如果患者无法抓住大脚趾，也可以使用训练带包裹脚，以扩大伸展范围。这样可以防止腘绳肌紧绷或踝关节无力造成任何伤害。另一个方法是保持膝关节屈曲，直到身体准备好充分伸展。

目标：脊柱延长，主要激活胸椎段的脊柱伸肌。

蝗虫式

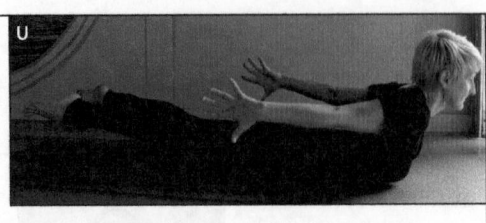

患者从俯卧位开始这个姿势。可在髋部/骨盆下方放置毯子，用于填充间隙。所有脚趾、前额和鼻子都应接触地面，双手放在两侧。大脚趾与地面平行，髋部略向外旋转，以避免双脚呈镰刀状。深呼吸，呼气时，开始抬起前额、鼻子、下巴和胸部，同时将脚、膝关节和大腿抬离地面。双臂伸直并向后伸展，胸部打开。在这个姿势中，臀部肌肉参与收缩将有助于支撑脊柱下段。

这个姿势的变式是双手在背后互相紧握，肘关节略微屈曲。

目标：脊柱延长，主要激活胸椎段的脊柱伸肌。

三角式

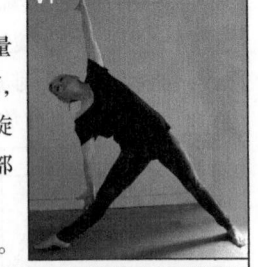

患者从战士二式（见图J）开始，伸直双腿，右脚向外45°打开，且重量在脚掌外侧边缘。向前伸出一侧手臂，向后伸出另一侧手臂，髋部朝向侧面，而不是向前。目光越过前面的中指。将前方大腿向内旋转，后方大腿向外旋转，使髋部与身体侧面平行。检查肩部和脊柱，肩部应位于髋部上方，髋部不得向两侧旋转。

目标：脊柱延长，主要激活胸椎段的脊柱伸肌，拉伸腘绳肌，强化腹部肌肉。

扩展三角式

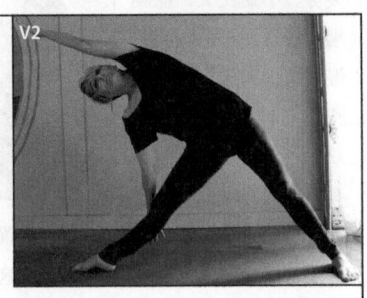

患者从战士二式开始（见图J），伸直双腿，右脚向外45°打开，且重量在脚掌外侧。向前伸出一侧手臂，向后伸出另一侧手臂，髋部朝向侧面，而不是向前。目光越过前面的中指。将前方大腿内旋，后方大腿外旋，使髋部与身体侧面平行。检查肩部和脊柱，肩部应位于髋部上方，髋部不得向两侧旋转。深呼吸，呼气时，向前伸展手臂，缓慢转动将髋部向后拉至相反方向。手臂尽可能伸展后，将该侧手臂旋转至地面，同时另一侧手臂向天空伸展。位于下方的前臂可以放在小腿前方，为了更深入地伸展，也可以伸到小腿后方。旋转前侧髋关节，使其与后侧髋关节对齐。患者可以想象自己被前后夹在两块玻璃之间，可能需要对大腿进行微调，以确保髋部与侧面平行，同时用力内收臀部以支撑脊柱下段。打开胸腔朝向天花板方向。可以凝视地面，也可以凝视天空。通过腹部侧面肌肉使身体向上，并将胸腔朝天花板方向旋转（见图V1）。手臂可以在头顶朝向前脚，进行身体侧面的高级伸展（见图V2）。前方的手向前伸到地面以获得额外支撑时，可以使用瑜伽砖辅助。

目标：脊柱延长，主要激活胸椎段的脊柱伸肌。

海豚式

患者从下犬式开始（见图E），检查对齐情况。拇指和食指用力撑地，使掌心与地面之间有空隙。大腿内侧向外旋转，将腹部拉向脊柱，骶骨朝向天空。脚跟不需要接触地面，除非完全热身。屈曲肘关节，直到前臂接触地面。两侧肘部的间距不应超过肩部，如果可能，甚

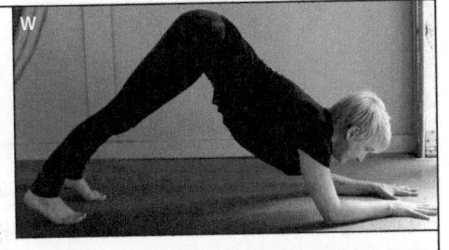

至应该收得更紧。患者可以将脚向后移动几英寸，以帮助完成海豚式。随着患者变得更加熟练，可朝面部迈出几小步。患者用前臂小心地将胸部推向大腿，以加强拉伸。可以使用训练带帮助肘部和肩部正确对齐，应将训练带环绕在肱二头肌周围，并收紧至舒适位置。

目标：脊柱延长，主要激活胸椎段的脊柱伸肌，打开肩关节，拉伸腘绳肌及小腿。

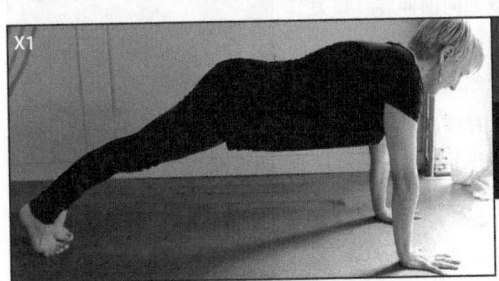

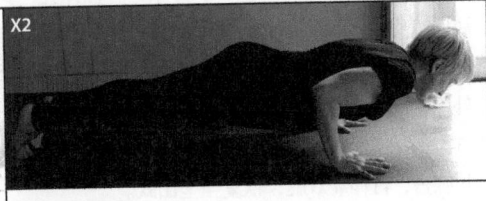

高至低平板

开始时患者双手朝前，手指张开，手腕位于肩部下方。将脚跟拉向后面，通过将腹部拉向脊柱，使腹部核心肌群收缩。头顶朝前（见图X1）。呼气时，以脚趾为支点身体开始向前移动，然后慢慢降低身体，使肘关节成90°角，前臂靠近垫子。保持肘部靠近身体两侧非常重要。继续向上提拉大腿。避免肩部下垂及臀部向空中抬高。身体从头部到脚趾应该呈一条直线（见图X2）。疲劳时，回到高平板撑姿势或缓慢下降到垫子上。

目标：脊柱延长，主要激活胸椎段的脊柱伸肌，加强核心肌肉和手臂周围肌肉。

证据在哪里？

根据肌电图研究，高至低平板式对加强腹外斜肌的力量有效（Ni et al., 2014）。

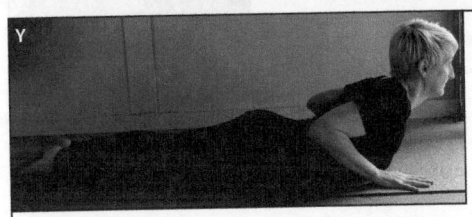

眼镜蛇式

俯卧，伸展双腿及脚趾，骨盆牢牢地压向地面。双手位于肩下，手指张开。放松颈部，凝视垫子边缘。收缩臀部和大腿肌肉以支撑下背部，吸气时，将前额、下巴和胸部逐渐抬离垫子，双手保持在原位，肘关节紧贴在身体两侧。为了进一步加强力量，可将双手抬离垫子，悬空，掌心依旧向下。肩部向下拉，大腿和脚尖伸向垫子，胸部抬高，这些都可以在这个姿势中用于微调。

目标：脊柱延长，主要激活胸椎段的脊柱伸肌。

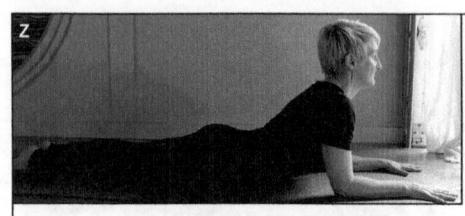

狮身人面像式

此姿势可以通过眼镜蛇式（见图Y）实现。患者按照眼镜蛇式中的方法进行身体对齐。将两侧前臂放在地面上，用前臂和肘部慢慢推地面，双手放在前方，手指张开，肘部贴近身体两侧。肩部远离耳朵和地面，髋部、大腿和脚尖依次自然降低。专注于伸展胸椎。当进一步伸展胸椎和腰椎时，患者也可以伸展肘关节（避免过度伸展）。

目标：脊柱延长，主要激活胸椎段的脊柱伸肌，肘部完全伸展时拉伸腹部肌肉。

束角式

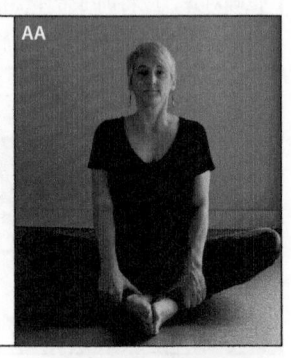

患者以坐山式（见图M）开始，脊柱伸直，双腿向前伸展。膝关节屈曲，将脚跟拉向骨盆。脚底压在一起，膝关节向两侧尽可能打开。在这个姿势中，不要压膝盖。用两根手指分别压住两侧踝关节，并将脚的外缘牢牢地压在一起，压向地面。<u>坐直，伸展整个脊柱，抬头并直视前方。保持这个姿势最多5分钟。当放松时，首先松开手指，然后轻轻抬起膝盖，再伸展双腿，恢复至坐山式。</u>

目标：打开髋部。

半鱼王式

描述脊柱向左扭曲的操作。

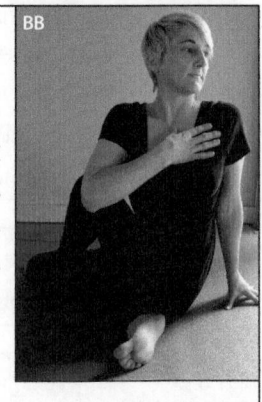

患者从坐位开始，双腿伸直，右侧膝关节屈曲，将脚跟拉向臀部，伸展脚趾。另一条腿穿过右侧腿，脚底放在地上，膝关节位于上方。左手放在身后的地面上，另一侧肘关节屈曲置于同侧膝关节外侧，轻轻地将肘部向内侧拉。这将产生良好的扭转效果。患者可以通过深呼吸后将身体进一步扭转，在呼气时右侧肘部和位于地面的手施加更多的压力，使身体扭转得更多。如果患者之前有任何髋关节、脊柱或椎间盘问题，请采取额外的预防措施。

目标：脊柱延长，脊柱扭转。

7.4.3　太极拳：治疗讨论

太极拳常被用来改善平衡和姿势控制能力。这种运动方式被认为是一种身心技巧，因为人们在完成练习动作时需要使用自己的大脑。太极拳是一种组合运动，包括重心移动、姿势对齐、缓慢协调的动作以及同步的深呼吸，涉及许多不同的心理和身体因素，例如在运动中保持冷静，遵循教练的示范，以达到适当的姿势来增强肌肉弹性，同时将运动与深呼吸联系起来，以提高心输出量，并用充足的血流量支持肌肉收缩。太极拳不同于跑步等其他形式的运动，因为太极拳中一系列复杂的动作要求练习者时刻集中注意力。在重复性任务中集中注意力有助于学习，尤其是改善受损的神经系统。许多糖尿病患者由于感觉功能受损，脚会向大脑提供错误的地面反应力信号。在太极拳中，练习者不仅动作缓慢，同时专注于观察和感受每个动作，这有助于增强感觉功能（Alsubiheen et al., 2015）。

太极拳有5种主要流派：陈式、杨式、吴式、吴玉祥式和组合流派。这里简要介绍这些内容以供参考。

1. 陈式：由陈式家族于13世纪创立，其特点是慢动作和爆发式动作交替；遵循可变的节奏，从静止姿势到快速动作，再到全速和有力的动作。陈式太极拳主要涉及大的动作，这对于初学者来说比较困难，因为它的动作复杂，需要患者具有良好的身体协调性。

2. 杨式：由杨露禅创立，是太极拳最流行的流派。杨式太极拳通常是通过缓慢稳定的动作来完成的，重点是放松和感受身体内的能量流动。杨式太极拳的动作从中到大，节奏稳定。

3. 吴式：太极拳第二流行的流派，由吴全佑于19世纪末创立，这种流派的太极拳强调小圆手技术、推手和武器训练，同时强调脚的移动和马步训练，双脚比在杨式或陈式太极拳中靠得更近。吴式太极拳的动作通常较小，节奏稳定。

4. 吴玉祥式：由吴玉祥于19世纪创立，风格独特，动作小而微妙，高度关注平衡和悟性。

5. 组合流派：包括几种太极拳流派，并结合了其他武术形式的动作。

证据在哪里？

李等（Lee et al., 2015）研究了太极拳对于老年人的平衡控制和眼手协调的效果。59名居住在护理机构的受试者被分配到坐姿太极拳组和运动组，即对照组。坐式太极拳组接受了3个月的训练，共36节课。太极拳组受试者在坐姿时的连续重心转移、手－眼协调测试以及坐姿最大伸展距离方面都有显著改善。对照组未发现此类改善。传统太极拳对于站立平衡不良的老年人来说较为困难，这项初步研究表明，为期3个月的坐姿太极拳训练方案可以改善老年人的坐姿平衡和手指指向任务的准确性。帕克和宋（Park and Song, 2012）通过对2000~2010年以英语和韩语出版的随机临床试验研究进行元分析，研究了太极拳对跌倒相关风险因素的影响。他们发现，随机临床试验的研究表明，太极拳在3个月或6个月的时间内可以有效改善平衡、柔韧性、肌力、日常生活能力和对跌倒的恐惧。研究结果为太极拳作为跌倒预防的干预方法提供了客观依据。基于糖尿病和周围神经病变对足部感觉的影响以及跌倒风险的增加，阿苏斌等人（Alsubiheen et al., 2015）研究了8周的太极拳练习结合心理想象对糖尿病患者平衡的影响，受试者分为两组，对照组为年龄匹配的健康人。两组（糖尿病组和对照组）受试者都参加了使用心理想象策略的杨氏太极拳课程，每周2次，共8周。所有结果表明，糖尿病组和对照组的平衡情况有所改善。由于与对照组相比，糖尿病组在基线检查时存在更多的平衡受损问题，因此，糖尿病组从太极拳运动中获益更多。

7.4.4 太极拳：基本动作

以下动作是身体在低速运动的情况下完成的。

呼吸练习

当通过鼻子吸气和呼气时，保持舌尖在口腔顶部，不间断地进行长时间、连续的深呼吸。呼吸是循环的，不应该停止。使用膈肌进行腹式呼吸，放松眼睛、胸部和下巴。这种呼吸在整个太极拳训练过程中都在继续（Beginners Tai Chi, 2016b）。

马步/站在中立位置

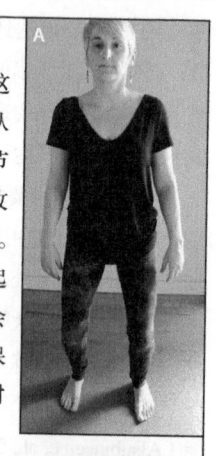

在练习太极拳之前，双手放在两侧，保持中立的姿势是一种常见的练习。这种站立练习有助于确定身体内的紧张区域，在进行较难的姿势之前，患者都应从放松身心开始。双脚平行向前，两髋分开，重量均匀地分布在双脚之间。膝关节微微屈曲，脊柱拉长，尾骨朝地面方向拉，然后放松。头部抬高，下巴略微收拢，双手放松地放在大腿外侧，掌心向后。当患者呼吸时，舌尖位于口腔顶部。通常，这至少需要5分钟，并以2分钟或3分钟为增量进行。站立练习并不像听起来那么容易，有些人甚至会说，站立练习一点儿也不容易。因为这个过程可能会立即将疼痛或瘙痒的想法和感觉带出来，以及一系列其他的忍不住想做的事情。保持这样的站立姿势可以在身体和能量感知方面产生好处，以及促进更好的身体对齐。这也是一种培养坚实根基和脚踏实地感的好方法（Beginners Tai Chi, 2016c）。

圈手练习

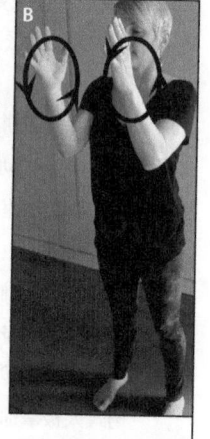

太极拳是关于循环和圆圈的，它体现了循环的哲学。在太极拳中，所有的动作都是圆形的。向外扩张，包括击打和猛击，是圆形的。让步或撤退也具有圆形的本质。圈手练习是练习太极拳的身体循环和能量循环的简单方法。通过单独重复一个简单的圆周运动，患者能够更好地感受太极拳形式中的能量循环，并且使运动更加流畅、完整和圆。

患者开始时掌心相对，位于胸前，但不接触，手指远离身体。两手之间的距离可以调整，这是用于练习的距离。治疗师指导患者感受双手之间的能量联系，患者在圈手时，让双手靠近或分开。然后，患者开始用手缓慢地垂直旋转，双手向上和向外移动，远离身体，保持相同的距离，然后向下和向内移动。从侧面观察的人应该会看到手在空中画了一个圈。当手向外移动时，患者将双手分开，当手远离身体时，感觉双手和双臂在扩展，扩张手和手腕所有骨骼之间的空间，这种扩张能为手和指尖带来更多的血液和能量。当手向内移动时，患者回缩手和手腕，关节和骨骼之间的空间再次闭合，这将有助于血液和能量返回身体。一旦患者对此感到满意，就让整个身体都参与进来，从脚到踝关节、膝关节，再向上感受整个身体的扩张和收缩。患者应该能感觉到整个身体的运动。"一部分运动，所有部分运动；一部分停止，所有部分停止"，这是太极拳的核心原则之一。患者继续圈手，随着圆圈的增大和缩小，逐渐过渡至保持圆圈的大小和位置不变；然后，在空中保持相同的圆，只需更改圆的方向。向后旋转的圈数和向前旋转的圈数相同。有时，太极拳的两个练习者在画圈时会进行对话，这在中国并不罕见。这是一种有益且放松的运动（Beginner's Tai Chi, 2016a）。

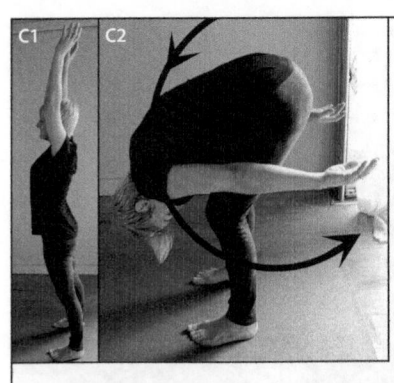

风车

风车是一种基本的太极拳运动，用于增强灵活性和打开脊柱。患者站立，双脚平行，双脚之间的距离略宽于肩宽。患者放松肩膀，让手臂放松下垂，然后将手放在身体前方耻骨的高度，手指向下指向地面。患者吸气并将手臂上抬，举至头顶，手指朝上，向天花板方向伸展，脊柱略微向后拱起。接着，患者呼气并缓慢地从髋部向前屈曲到地面上，双手随之向下移动，可以使手臂松弛地悬挂在身体前面，也可以向身后打开。然后吸气并返回起始姿势（Halse, 2017）。

膝关节滚动

膝关节滚动可以改善脊柱和膝关节的灵活性，并有助于改善平衡。患者双脚靠近，膝关节微微屈曲，双手放在膝盖上。患者将膝关节旋转一圈，从左到后再到右，最后回到前方，好像用膝盖在画一个大圈。按顺时针方向进行后，再按逆时针方向进行（Halse, 2017）。

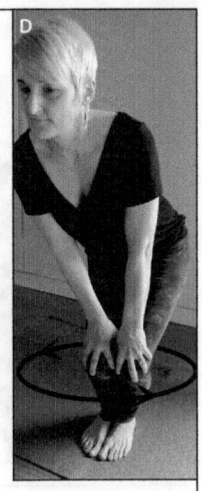

手的练习

太极拳中手的练习有助于双手张开，增强肩部、手臂和手指的灵活性。患者站立时双脚距离略宽于肩宽。患者将手臂向前伸直，与肩同高，并与地面平行，肩部放松，手自然下垂。患者将双手手指尽可能张开，然后开始顺时针旋转手腕，再逆时针旋转（Halse, 2017）。

手臂练习

患者从马步（见图A）开始，使手臂变柔软，像钟摆一样前后摆动，使肩部放松（Avery et al., 2012）。

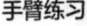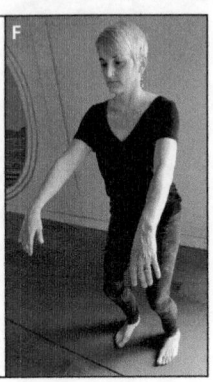

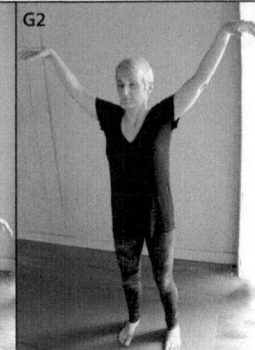

起重机起飞

患者从马步（见图A）开始，屈曲膝关节，同时从身体两侧抬起手臂，进行肩外展，手腕放松。然后，伸直膝关节，双臂回到原位。掌心朝向大腿，躯干保持伸直（Avery et al., 2012）。

熊式站立

患者肘关节屈曲约90°，掌心朝下，将身体重心完全转移到一只脚上，支撑腿的膝关节屈曲。患者可以将非支撑脚抬离地面增加额外的挑战（Avery et al., 2012）。

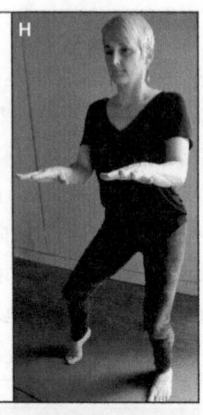

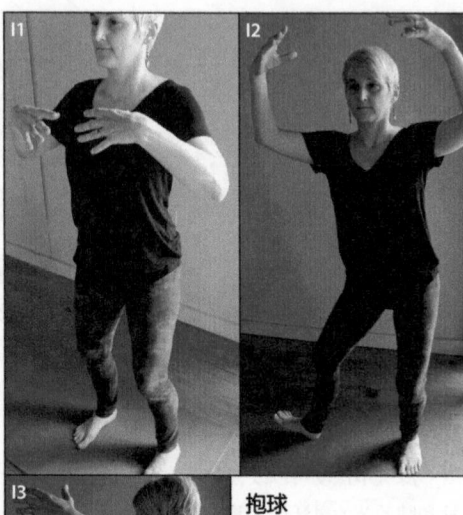

抱球

患者双臂向前，好像抱着球；将重心转移到一条腿上，将非支撑脚旋转45°，躯干随着脚旋转，同时微张开手臂。然后，患者将手臂和脚放回到中心，并在另一侧重复（Avery et al., 2012）。

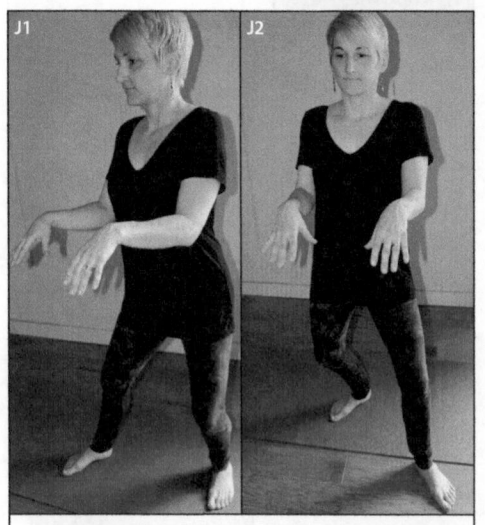

70/30站立

患者从马步（见图A）开始，将重心转移到一条腿上，非支撑脚旋转45°，躯干随着脚转动。然后旋转的脚跟踩地，将非支撑脚向前迈一步，髋部向前旋转，膝关节略微屈曲，重心分布在双脚上，膝关节与脚保持对齐（Avery et al., 2012）。

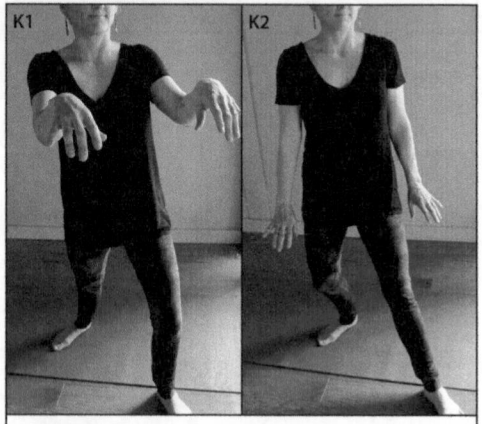

熊式行走

从70/30站姿（见图J1和图J2）开始，患者将重心转移到前腿，同时向前抬起手臂，掌心向下，然后将重心转移到后腿，并将手臂向后放下（Avery et al., 2012）。

太极拳折叠

患者从马步（见图 A）开始，将重心转移到一条腿上，同时将髋部向该侧旋转，肩部随着髋部旋转（Avery et al., 2012）。

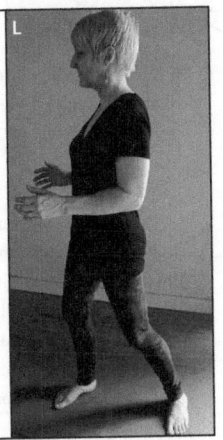

基本熊式

患者从马步（见图 A）开始，将髋部向前和侧面旋转，肩部随之转动，就像太极拳折叠中的一样，同时缓慢摆动手臂（Avery et al., 2012）。

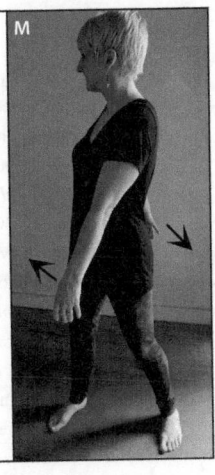

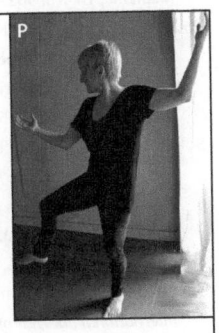

滑雪动作

这与基本熊式（见图 M）一样，只是手臂运动幅度更大，抬得更高（Avery et al., 2012）。

起重机飞行

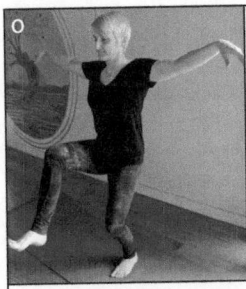

患者从马步（见图 A）开始，双脚以对角线方向向外打开站立，将重心完全转移到一只脚上，然后将非支撑侧膝关节直接抬到髋部前方，手臂从侧面抬高，形成肩外展姿势，然后腿和手臂一起下降。如果需要，患者可以让非支撑脚的脚趾与地面接触，以增强平衡性（Avery et al., 2012）。

鹤舞

患者从马步（见图 A）开始，双脚以对角线方向向外打开站立，将重心完全转移到一只脚上，然后将非支撑侧膝关节直接抬到一侧，使髋外展，宛如一个舞者张开双臂，然后将腿和手臂一起放下（Avery et al., 2012）。

患者应专注于呼吸、姿势和动作，保持头脑放松，专注于当下。太极拳可以每天练习，在固定的时间进行，比如每天早饭前或晚上睡觉前。

参考文献

Alsubiheen, A., Petrofsky, J., Daher, N., Lohman, E. & Balbas, E. (2015). Effect of Tai Chi exercise combined with mental imagery theory in improving balance in a diabetic and elderly population. *Medical Science Monitor: International Medical Journal of Experimental and Clinical Research*, 21, 3054–3061.

Amin, D. J. & Goodman, M. (2014). The effects of selected asanas in Iyengar yoga on flexibility: Pilot study. *Journal of Bodywork and Movement Therapies*, 18(3), 399–404.

Avery, C., Hutchison-Maravilla, K., Matsuda, S., Medow, T., Rietz, K. & Yu, T. (2012). T'ai Chi Fundamentals scientific evidence for innovative use of Tai Chi in rehabilitation, recovery, and wellness.

Beginners Tai Chi. (2016a). A Tai Chi exercise: Circling hands.

Beginners Tai Chi. (2016b). Tai Chi breathing: Tips for beginners.

Beginners Tai Chi. (2016c). Tai Chi standing exercise.

Chan, W., Immink, M. A. & Hillier, S. (2012). Yoga and exercise for symptoms of depression and anxiety in people with poststroke disability: A randomized, controlled pilot trial. *Alternative Therapies in Health and Medicine*, 18(3), 34–43.

Cramer, H. (2016). The efficacy and safety of yoga in managing hypertension. *Experimental and Clinical Endocrinology & Diabetes*, 124(2), 65–70.

Cramer, H., Lauche, R., Haller, H. & Dobos, G. (2013). A systematic review and meta-analysis of yoga for low back pain. *Clinical Journal of Pain*, 29(5), 450–460.

Cramer, H., Lauche, R., Haller, H., Steckhan, N., Michalsen, A. & Dobos, G. (2014). Effects of yoga on cardiovascular disease risk factors: A systematic review and meta-analysis. *International Journal of Cardiology*, 173(2), 170–183.

DiBenedetto, M., Innes, K. E., Taylor, A. G., Rodeheaver, P. F., Boxer, J. A., Wright, H. J. & Kerrigan, D. C. (2014). Effect of a gentle Iyengar yoga program on gait in the elderly: An exploratory study. *Archives of Physical Medicine and Rehabilitation*, 86(9), 1830–1837.

Farinatti, P. T., Rubini, E. C., Silva, E. B. & Vanfraechem, J. H. (2014). Flexibility of the elderly after one-year practice of yoga and calisthenics. *International Journal of Yoga Therapy*, 24, 71–77.

Halse, H. (2017). Tai Chi basic steps for beginners.

Lee, K. Y., Hui-Chan, C. W. & Tsang, W. W. (2015). The effects of practicing sitting Tai Chi on balance control and eye-hand coordination in the older adults: A randomized controlled trial. *Disability and Rehabilitation*, 37(9), 790–794.

Luu, K. & Hall, P. A. (2016). Hatha yoga and executive function: A systematic review. *Journal of Alternative and Complementary Medicine*, 22(2), 125–133.

Nejati, S., Zahiroddin, A., Afrookhteh, G., Rahmani, S. & Hoveida, S. (2015). Effect of group mindfulness-based stress-reduction program and conscious yoga on lifestyle, coping strategies, and systolic and diastolic blood pressures in patients with hypertension. *Journal of Tehran Heart Center*, 10(3), 140–148.

Ni, M., Mooney, K., Harriell, K., Balachandran, A. & Signorile, J. (2014). Core muscle function during specific yoga poses. *Complementary Therapies in Medicine*, 22(2), 235–243.

Ni, M., Signorile, J. F., Mooney, K., Balachandran, A., Potiaumpai, M., Luca, C., ... Perry, A. C. (2016). Comparative effect of power training and high-speed yoga on motor function in older patients with Parkinson disease. *Archives of Physical Medicine and Rehabilitation*, 97(3), 345–354. e15.

Park, M. & Song, R. (2012). [Effects of Tai Chi on fall risk factors: A meta-analysis]. *Journal of Korea Academy of Nursing*, 43(3), 341–351.

Patel, N. K., Newstead, A. H. & Ferrer, R. L. (2012). The effects of yoga on physical functioning and health related quality of life in older adults: A systematic review and meta-analysis. *Journal of Alternative and Complementary Medicine*, 18(10), 902–917.

Posadzki, P., Cramer, H., Kuzdzal, A., Lee, M. S. & Ernst, E. (2014). Yoga for hypertension: A systematic review of randomized clinical trials. *Complementary Therapies in Medicine*, 22(3), 511–522.

Schmid, A. A., Miller, K. K., Van Puymbroeck, M. & DeBaun-Sprague, E. (2014). Yoga leads to multiple physical improvements after stroke, a pilot study. *Complementary Therapies in Medicine*, 22(6), 994–1000.

Sharan, D., Manjula, M., Urmi, D. & Ajeesh, P. (2014). Effect of yoga on the myofascial pain syndrome of neck. *International Journal of Yoga*, 7(1), 54–59.

Smith, C., Hancock, H., Blake-Mortimer, J. & Eckert, K. (2007). A randomised comparative trial of yoga and relaxation to reduce stress and anxiety. *Complementary Therapies in Medicine*, 15(2), 77–83.

Zettergren, K. K., Lubeski, J. M. & Viverito, J. M. (2011). Effects of a yoga program on postural control, mobility, and gait speed in community-living older adults: A pilot study. *Journal of Geriatric Physical Therapy*, 34(2), 88–94.

第8章

关于运动员的训练

间歇渐进性训练

间歇渐进性训练利用逐渐增加负荷的渐进过程来减少患者再次受伤的可能性。在开始间歇渐进性训练之前，患者必须表现出良好的动态稳定性、力量和耐力。所有间歇渐进性训练方案都应该包括适当的热身和维持训练、运动的分级进阶，以及对合适的生物力学机制的持续监测，以尽量减少再次受伤的可能性。在运动期间的任何时候，特别是在关节或某个地方受伤后，如果感到剧烈疼痛，患者应停止所有运动，直到疼痛消失。如果疼痛持续存在，建议患者进行重新评估。

8.1.1 投掷间歇性训练方案

在为准备参加比赛的受伤或未受伤的棒球运动员制定间歇训练方案时，要基于数据，这是制定完整的训练方案和进行调整的要素。基于数据且针对投手、接球手、内野手和外野手的年龄及水平的投掷间歇性训练方案已经开发、测试和实施了10多年。训练进阶取决于受伤的类型和部位、投掷反应的症状以及受伤前的表现。投掷项目是高度结构化的，然而，治疗师可能会修改它们以满足运动员的个体需求（Axe, Hurd and Snyder-Mackler, 2009）。投掷间歇性训练方案用于逐渐让棒球投手和位置球手重返比赛。投掷间歇性训练方案适用于高中、大学的运动员和职业棒球运动员，分为两个阶段（Reinold et al., 2002）。投掷间歇性训练方案应每周执行3次。每隔一天应重点关注心血管情况，核心稳定性，拉伸和下肢、肩袖、肩胛骨稳定性以及力量强化，一周的最后一天用于低强度活动和拉伸（Reinold et al., 2002）。

热身

1. 有氧运动：增加血流量，改善肌肉柔韧性
   a. 慢跑
   b. 骑自行车
   c. 跳绳

2. "投手10项运动"
   a. 第一项
      i. 5.16.6 力量训练：等张收缩，腕关节，所有平面（逐渐增加负荷）
      ii. 5.12.12 力量训练：等张收缩，手持锤子前臂旋前和旋后（逐渐增加负荷）
   b. 第二项
      i. 5.12.16 力量训练：弹力带，肘关节屈曲，过顶
      ii. 5.12.10 力量训练：等张收缩，肘关节屈曲（高重复，低负荷）
   c. 第三项
      i. 5.7.42 力量训练：等张收缩，弹力带，肩关节，PNF的D1和D2组合模式
         1. D2屈曲（拔剑到Tada式）
         2. D2伸展（Tada式到插入剑鞘）
   d. 第四项
      i. 5.7.39 力量训练：等张收缩，弹力带，肩关节内旋和各种体式变化
      ii. 5.7.41 力量训练：等张收缩，弹力带，肩关节外旋和各种体式变化
      iii. 5.7.23 力量训练：等张收缩，肩关节外旋90/90

e. 第五项

5.7.11 力量训练：等张收缩，肩胛骨平面

f. 第六项

5.7.12 力量训练：等张收缩，肩关节外展

g. 第七项

5.7.24 力量训练：等张收缩，肩关节，划船（俯卧）

h. 第八项

5.7.27 力量训练：等张收缩，肩袖肌群，4种体式

i. 第九项

5.7.63 力量训练：闭链，肩胛骨和肩关节下降

j. 第十项

5.7.62 力量训练：闭链，肩关节，俯卧撑

3. 超等长训练

a. 5.7.79 超等长/动态：肩关节，墙壁运球

b. 5.7.81 超等长/动态：肩关节，胸前传球

c. 5.7.82 超等长/动态：肩关节，卧推/地面投掷

d. 5.7.83 超等长/动态：肩关节，双手侧投

e. 5.7.84 超等长/动态：肩关节，90/90投掷

f. 5.7.85 超等长/动态：肩关节，多向接球/投掷

g. 5.7.86 超等长/动态：肩关节，抛球，头顶和向后

h. 5.7.87 超等长/动态：肩关节，俯卧撑

i. 5.7.88 超等长/动态：肩关节，猛摔

j. 5.7.89 超等长/动态：肩关节，握球蹲，借力推

k. 5.7.90 超等长/动态：肩关节，推举

4. 神经肌肉控制训练

5.7.91 反应性神经肌肉训练和各种体式变化，肩关节

5. 拉伸方法

a. 2.2.3 拉伸：自助式颈椎侧屈

b. 2.2.7 拉伸：颈椎屈曲和旋转

c. 5.6.2 拉伸：肩关节内旋，"鸡翅"式，主动辅助

d. 5.6.4 拉伸：肩关节水平外展肌

e. 5.6.5 拉伸：肩关节水平内收肌，门框

f. 5.6.10 拉伸：三角肌前束和肱二头肌，双手相扣

g. 5.11.7 拉伸：肱二头肌，同伴辅助

h. 5.11.5 拉伸：利用治疗床拉伸肱二头肌

i. 5.11.4 拉伸：使用墙壁拉伸肱二头肌

j. 5.11.2 拉伸：肱三头肌

k. 3.2.4 拉伸：胸椎伸展，双手抱头，使用墙壁

l. 3.2.2 拉伸：胸部屈曲，"婴儿姿势"或"祈祷式拉伸"，增加侧屈或旋转

m. 3.2.3 拉伸：手放在板凳/椅子/球上，使用泡沫轴

n. 5.5.12 自助式关节松动/拉伸：前上侧关节囊

o. 5.5.11 自助式关节松动/拉伸：前中部关节囊

p. 5.5.10 自助式关节松动/拉伸：前下侧关节囊

投掷间歇性训练第一阶段

该训练的每一步都包含了投掷练习，在没有疼痛或症状的情况下，每天进行2~3次。最初，运动员将在指定的距离进行两组25次投掷。在开始特定位置的训练之前，治疗师指导位置球手完成整个投掷间歇性训练。所有的投掷动作都应该在弧线上完成，并伴随乌鸦跳。乌鸦跳是外野手有时用来获得动量以增加投掷力量和距离的一种跳跃方式。乌鸦跳分两步完成。作为一名右投手，一旦棒球安全地放置在运动员的手套里，运动员就会用左脚（应该在右脚前面）向行进的方向跳出。在空中时，运动员将身体转向右侧，盘绕起来准备投掷，然后右脚着地，准备投出棒球。以这个姿势，运动员能够将全身投入投掷。

热身时的投掷次数为10~20次，投掷距离大约为30英尺。

相关训练方案见表**8.1.1-A**（Reinold et al., 2002）。

表8.1.1-A			
45英尺阶段	60英尺阶段	90英尺阶段	120英尺阶段
第1步: 热身投掷 45英尺, 25次投掷 休息5~10分钟 热身投掷 45英尺, 25次投掷	**第3步:** 热身投掷 60英尺, 25次投掷 休息5~10分钟 热身投掷 60英尺, 25次投掷	**第5步:** 热身投掷 90英尺, 25次投掷 休息5~10分钟 热身投掷 90英尺, 25次投掷	**第7步:** 热身投掷 120英尺, 25次投掷 休息5~10分钟 热身投掷 120英尺, 25次投掷
第2步: 热身投掷 45英尺, 25次投掷 休息5~10分钟 热身投掷 45英尺, 25次投掷 休息5~10分钟 热身投掷 45英尺, 25次投掷	**第4步:** 热身投掷 60英尺, 25次投掷 休息5~10分钟 热身投掷 60英尺, 25次投掷 休息5~10分钟 热身投掷 60英尺, 25次投掷	**第6步:** 热身投掷 90英尺, 25次投掷 休息5~10分钟 热身投掷 90英尺, 25次投掷 休息5~10分钟 热身投掷 90英尺, 25次投掷	**第8步:** 热身投掷 120英尺, 25次投掷 休息5~10分钟 热身投掷 120英尺, 25次投掷 休息5~10分钟 热身投掷 120英尺, 25次投掷
150英尺阶段	180英尺阶段		对于投手
第9步: 热身投掷 150英尺, 25次投掷 休息5~10分钟 热身投掷 150英尺, 25次投掷	**第11步:** 热身投掷 180英尺, 25次投掷 休息5~10分钟 热身投掷 180英尺, 25次投掷	**第13步:** 热身投掷 180英尺, 25次投掷 休息5~10分钟 热身投掷 180英尺, 25次投掷 休息5~10分钟 热身投掷 180英尺, 20次投掷 休息5~10分钟 热身投掷 15次投掷, 过渡到90~120英尺	**第15步:** 热身投掷 60英尺, 10~15投掷 90英尺, 10次投掷 120英尺, 10次投掷 60英尺(平地), 使用投掷力学, 20~30次投掷
第10步: 热身投掷 150英尺, 25次投掷 休息5~10分钟 热身投掷 150英尺, 25次投掷 休息5~10分钟 热身投掷 150英尺, 25次投掷	**第12步:** 热身投掷 180英尺, 25次投掷 休息5~10分钟 热身投掷 180英尺, 25次投掷 休息5~10分钟 热身投掷 180英尺, 25次投掷	**第14步:** 如果运动员是投手, 则返回各自位置 或进阶到"对于投手"的"第15步"	**第16步:** 热身投掷 60英尺, 10~15次投掷 90英尺, 10次投掷 120英尺, 10次投掷 60英尺(平地), 使用投掷力学, 20~30次投掷 60~90英尺, 10~15次投掷 60英尺(平地), 使用投掷力学, 20次投掷
单位换算: 45英尺≈13.7米, 60英尺≈18.3米, 90英尺≈27.4米, 120英尺≈36.6米, 150英尺≈45.7米, 180英尺≈54.9米			

投掷间歇性训练第二阶段

第二阶段专门针对投手, 投手若可以在无症状的情况下完成第一阶段的训练, 则可进入第二阶段的训练。

随着运动员进入第二阶段, 投球数以及投球用力的百分比逐渐增加, 直到进行轻击练习。此时, 运动员可以开始进行更有挑战性的练习, 如变向球以及开始模拟比赛(Reinold et al., 2002)。

使用120英尺（约36.6米）的间接性投掷阶段练习作为热身。所有投球都应该在投手教练或生物力学专家在场的情况下进行，以强调正确的投球力学机制。

相关训练方案见表**8.1.1-B**。

表8.1.1-B		
第一阶段：只进行快球	第二阶段：只进行快球	第三阶段
第1步： A）投掷间歇性 B）15次投掷，50% **第2步：** A）投掷间歇性 B）30次投掷，50% **第3步：** A）投掷间歇性 B）45次投掷，50% **第4步：** A）投掷间歇性 B）60次投掷，50% **第5步：** A）投掷间歇性 B）70次投掷，50% **第6步：** A）45次投掷，50% B）30次投掷，50% **第7步：** A）30次投掷，50% B）45次投掷，75% **第8步：** A）10次投掷，50% B）65次投掷，75%	**第9步：** A）60次投掷，75% B）15次投掷，击球练习 **第10步：** A）50~60次投掷，75% B）30次投掷，击球练习 **第11步：** A）45~50次投掷，75% B）45次投掷，击球练习	**第12步：** A）30次投掷，75% B）15次投掷，50%，开始变向球 C）45~60次投掷，击球练习，只进行快球 **第13步：** A）30次投掷，75% B）30次断球，75% C）30次投掷，击球练习 **第14步：** A）30次投掷，75% B）60~90次投掷，击球练习，逐渐增加断球 **第15步：** A）模拟游戏：每次训练增加15次（投球数）投掷

间歇性投球小联盟

奥尔森等（Olsen et al., 2006）以95名接受过肩部或肘部手术的青少年投手和45名未受伤的青少年投手为研究对象，旨在确定投手练习是否会增加受伤风险。他们发现受伤组每年投球的月数、场数、局数，以及每场比赛的投球数、每年投球数和赛前热身的投球数均高于未受伤组。这些投手更多的是先发投手，他们会在更多的场地进行投球，投球的速度也更快，投球时手臂疼痛和疲劳情况出现得更频繁。他们还更频繁地使用消炎药和冰敷来防止受伤。虽然两组受试者年龄相当，但受伤组的受试者身高更高且体重更大。另外，两组受试者在私人投球指导、教练的主要关注点、投手的自我评价、锻炼计划、拉伸练习、放松频率、投球类型频率或首次投球的年龄等方面没有显著差异。那些掌握较好投掷力学机制的青少年倾向于产生较低的肱骨内旋力矩、较低的肘外翻负荷，并且比那些投掷力学机制不正确的青少年效率更高（Davis et al., 2009）。糟糕的投球技术似乎也会增加受伤风险。现有的研究并没有显示曲线球与损伤之间有显著相关性。成年人应该帮助年轻投手避免疲劳、过度使用和不适当的力学机制（Fleisig et al., 2009）。根据他们的发现，奥尔森等（Olsen et al., 2006）为青少年投手制定了一套新的建议，见表**8.1.1-C**。

表8.1.1-C
青少年投手的安全建议
1. 避免上肢疲劳
2. 避免在上肢疼痛的情况下投球
3. 避免投掷太多,合理的限制如下
◦ 避免每场投球超过80球
◦ 避免每年进行超过8个月的竞赛
◦ 避免每年在比赛中投出超过2500个球
4. 密切监测具有以下特征的投手是否受伤
◦ 经常使用消炎药物或冰块"预防"受伤的投手
◦ 固定首发的投手
◦ 投球速度>85英里/小时的投手
◦ 过度热身的投手
◦ 参与技术展示的投手

与高中和成人比赛场景相比,青少年投手和投掷运动员的投掷间歇性训练计划已根据小联盟场地的大小以及从本垒到投球手的距离进行了修改。类似的热身和柔韧性练习也被纳入其中。这里提供了小联盟投掷间歇性训练方案作为参考,见表**8.1.1-D**(Reinold et al., 2002)。

表8.1.1-D			
30英尺(9.1米)阶段	45英尺(13.7米)阶段	60英尺(18.3米)阶段	90英尺(27.4米)阶段
第1步: 热身投掷 30英尺,25次投掷 休息15分钟 热身投掷 30英尺,25次投掷	**第3步:** 热身投掷 45英尺,25次投掷 休息15分钟 热身投掷 45英尺,25次投掷	**第5步:** 热身投掷 60英尺,25次投掷 休息15分钟 热身投掷 60英尺,25次投掷	**第7步:** 热身投掷 90英尺,25次投掷 休息15分钟 热身投掷 90英尺,25次投掷
第2步: 热身投掷 30英尺,25次投掷 休息10分钟 热身投掷 30英尺,25次投掷 休息10分钟 热身投掷 30英尺,25次投掷	**第4步:** 热身投掷 45英尺,25次投掷 休息10分钟 热身投掷 45英尺,25次投掷 休息10分钟 热身投掷 45英尺,35次投掷	**第6步:** 热身投掷 60英尺,25次投掷 休息10分钟 热身投掷 60英尺,25次投掷 休息10分钟 热身投掷 60英尺,35次投掷	**第8步:** 热身投掷 90英尺,20次投掷 休息10分钟 热身投掷 60英尺,20次投掷 休息10分钟 热身投掷 45英尺,20次投掷 休息10分钟 热身投掷 45英尺,15次投掷

8.1.2 高尔夫间歇性训练方案

高尔夫被认为是具有中等损伤风险的运动，打高尔夫的时间过长和技术缺陷会导致过度使用性损伤。高尔夫损伤源于过度使用或创伤，主要影响肘、腕、肩和下背部。职业高尔夫球手和业余高尔夫球手虽然在身体各节段损伤的总体解剖分布上相似，但在解剖部位损伤发生的顺序上往往存在差异；这些差异可以通过他们的打球习惯和挥杆的生物力学特征来解释（Thériault and Lachance，1998）。前瞻性随机试验研究表明，关注腹横肌和多裂肌是下腰痛物理治疗的必要组成部分。一些研究还表明，对"经典"高尔夫挥杆进行指导以及改善躯干灵活性可能会带来额外的好处（Gluck et al.，2008）。科尔和格里姆肖（Cole and Grimshaw, 2008）研究了高尔夫球比赛中竖脊肌和腹外斜肌的肌肉活动，并得出结论，即在后挥杆位于顶部和扭转载荷较高的冲击力作用下，保护脊柱及其周围结构的能力降低与竖脊肌活动的减少可能有关。麦克哈迪等人（McHardy et al.，2007）在对588名高尔夫球手进行的一项前瞻性研究中发现，每100名高尔夫球手中就有15人受伤，而且最有可能是挥杆导致的腰部受伤。他们进一步研究发现，在调整了其他风险因素后，更多的比赛次数和更长的比赛时间似乎与受伤风险显著相关。此外，事实证明，背着背包对下背部、肩部和踝部都有危险（Gosheger et al.，2003）。其中许多损伤可以通过季前和全年专项运动的调节计划来预防，包括力量训练、柔韧性和有氧运动部分，以及短期热身程序和调整个人的高尔夫挥杆技术，将这些内容纳入到高尔夫训练课中可满足体能的需求（Thériault and Lachance, 1998）。只有一小部分业余高尔夫球手会进行适当的热身活动。为了改善这一点，治疗师应教育高尔夫球手关于热身的益处，并向他们展示如何制定适当的热身程序（Fradkin et al.，2001）。

热身建议

1. 5分钟：从20、30、40英尺的距离以及各种角度进行推杆
2. 5分钟：从3英尺到10英尺进行推杆，以及25次上坡短推杆
3. 5分钟：以球座为目标在果岭周围打球
4. 15分钟：全面热身和拉伸
   a. 热身方法
   i. 2.2.3 拉伸：自助式颈椎侧屈
   ii. 2.2.7 拉伸：颈椎屈曲和旋转
   iii. 5.15.1 拉伸：腕关节屈肌和手指屈肌，各种体式变化，自助
      1. 肘关节屈曲
      2. 增加手指
   iv. 5.15.3 拉伸：腕关节伸肌和手指伸肌，各种体式变化，自助
      1. 肘关节屈曲
      2. 手指屈曲
   v. 5.6.4 拉伸：肩关节水平外展肌
   vi. 5.6.10 拉伸：三角肌前束和肱二头肌，双手相扣
   vii. 5.11.7 拉伸：肱二头肌，同伴辅助
   viii. 5.11.2 拉伸：肱三头肌
   ix. 3.2.1 拉伸：胸椎屈曲，"婴儿姿势"或"祈祷式伸展"
   x. 3.2.9 拉伸：胸椎旋转，三角伸展式
   xi. 3.1.9 关节活动度：胸椎旋转，主动
   xii. 4.1.3 关节活动度：腰椎伸展，主动
   xiii. 7.4.2 瑜伽：临床医生可用的基本姿势
      ○ 山式
      ○ 向上敬礼式
      ○ "布娃娃"
      ○ 平背
   xiv. 6.3.3 拉伸：髋屈肌，站立位弓箭步

xv. 6.8.1 拉伸：股四头肌
　○ 站立位手辅助

xvi. 6.8.3 拉伸：腘绳肌

b. 全挥杆

i. 10次切杆

ii. 每个短杆5~10次，进阶到长杆和木杆

iii. 最后几次全挥杆应该是个人打算在第一个发球台上使用的球杆

高尔夫间歇性训练计划持续大约5周。鼓励高尔夫球手使用带有球座的球杆，以避免球杆在削起的草皮时产生对身体有害的力量。挥杆是在部分用力的情况下开始的，并在允许的情况下进阶到完全用力。第一周开始时进行轻量级的推杆和削球练习，到周末时进行轻量级的短杆练习。第2周开始中级铁杆练习，同时增加击球次数。在整个过程中都会进行推杆和击球练习，以便在两组铁杆练习之间有一段活跃的休息时间（Reinold et al., 2002）。这里提供了高尔夫间歇性训练方案以供参考，见表**8.1.2**（Reinold et al., 2002）。

表8.1.2			
周	周一	周三	周五
第一周	• 10次推杆 • 10次轻击短切 • 休息5分钟 • 15次轻击短切	• 15次推杆 • 15次轻击短切 • 休息5分钟 • 25次轻击短切	• 20次推杆 • 20次轻击短切 • 休息5分钟 • 20次推杆 • 20次轻击短切 • 休息5分钟 • 10次轻击短切 • 10次短铁杆
第二周	• 20次轻击短切 • 10次短铁杆 • 休息5分钟 • 10次短铁杆 • 15次中级铁杆（5次不在球座上）	• 20次轻击短切 • 15次短铁杆 • 休息10分钟 • 15次短铁杆 • 15次轻击短切 • 投掷 • 15次中级铁杆	• 15次短铁杆 • 20次中级铁杆 • 休息10分钟 • 20次短铁杆 • 15次轻击短切
第三周	• 15次短铁杆 • 20次中级铁杆 • 休息10分钟 • 15次短铁杆 • 15次中级铁杆 • 5次长铁杆 • 休息10分钟 • 15次轻击短切	• 15次短铁杆 • 15次中级铁杆 • 10次长铁杆 • 休息10分钟 • 10次短铁杆 • 10次中级铁杆 • 5次长铁杆 • 5次木杆	• 15次短铁杆 • 15次中级铁杆 • 10次长铁杆 • 休息10分钟 • 10次短铁杆 • 10次中级铁杆 • 10次长杆 • 10次木杆
第四周	• 15次短铁杆 • 20次中级铁杆 • 10次长铁杆 • 10次1号木杆 • 休息15分钟 • 重复	• 打9个洞	• 打9个洞
第五周	• 打9个洞	• 打9个洞	• 打9个洞
轻击短切=切杆；短铁杆=切杆，9号铁杆，8号铁杆；中级铁杆=7号铁杆，6号铁杆，5号铁杆；长铁杆=4号铁杆，3号铁杆，2号铁杆；木杆=3号木杆，5号木杆			

8.1.3 网球间歇性训练方案

网球是一项受欢迎的运动，全世界有许多运动员参加。这项运动所需要的运动量，再加上运动对身体素质的要求，可能会导致肌肉骨骼系统的损伤。总体来说，据调查，网球运动中损伤发生率和患病率多与急性损伤有关，常见的是足踝扭伤，而慢性过度使用损伤（如肱骨外上髁炎）在网球运动爱好者的上肢中更为常见，肩痛在高水平运动员中更为常见（Abrams et al., 2012）。肩关节在过顶运动中也有很高的受伤风险，有关预防复发性受伤以及在受伤后重返赛场的建议包括改善盂肱关节内旋不足，盂肱关节内旋受限常见于过顶投掷运动员；加强肩袖肌群力量，尤其是肩外旋肌群的力量；纠正肩胛骨运动障碍，尤其是改善肩胛骨的位置和肩胛骨周围肌肉力量（Cools et al., 2015）。

网球间歇性训练方案的目标是使运动员安全有效地从监督下的康复过渡到重返运动。运动员应继续在每个恢复阶段接受医生、物理治疗师/运动防护员的监督，直到能够返回没有限制的运动。

产生任何剧烈的疼痛或肿胀都需要调整方案。患者将在每个网球间歇性训练方案的训练日之间休息几天。在休息日，运动员应进行有氧运动、下肢和核心力量训练，以及低强度肩袖和肩胛骨稳定/强化训练。在进行下一个阶段的练习之前，运动员应该没有疼痛、肿胀或过度酸痛。如果发生上述这些情况，运动员应重复相同的训练课或根据需要返回到上一个训练课。在所有的运动中，运动员都应该热身，保持中立的姿势，表现出良好的力学性能，随着挥杆动作曲膝关节、转动身体、用前脚掌站立。在网球间歇性训练的后期阶段之前，也不建议尝试较大强度的上旋或下旋对地击球（Ellenbecker et al., 2009）。

这里提供了基本的网球间歇性训练方案以供参考（Reinold et al., 2002; 表**8.1.3-A**）。这里还提供了一个备选的网球间歇性训练计划，包括7个阶段（Ellenbecker et al., 2009; 表**8.1.3-B**）。治疗师可以使用这两个计划中的任何一个作为指导，让运动员逐渐返回到竞技比赛中。

表8.1.3-A			
周	周一	周三	周五
第一周	• 12个正手击球 • 8个反手击球 • 休息10分钟 • 13个正手击球 • 7个反手击球	• 12个正手击球 • 8个反手击球 • 休息10分钟 • 15个正手击球 • 7个反手击球	• 15个正手击球 • 10个反手击球 • 休息10分钟 • 15个正手击球 • 10个反手击球
第二周	• 25个正手击球 • 15个反手击球 • 休息10分钟 • 25个正手击球 • 15个反手击球	• 30个正手击球 • 20个反手击球 • 休息10分钟 • 30个正手击球 • 20个反手击球	• 30个正手击球 • 25个反手击球 • 休息10分钟 • 30个正手击球 • 25个反手击球
第三周	• 30个正手击球 • 25个反手击球 • 10个开球 • 休息10分钟 • 30个正手击球 • 25个反手击球 • 10个开球	• 30个正手击球 • 25个反手击球 • 10个开球 • 休息10分钟 • 30个正手击球 • 25个反手击球 • 15个开球	• 30个正手击球 • 30个反手击球 • 15个开球 • 休息10分钟 • 30个正手击球 • 15个反手击球 • 休息10分钟 • 30个正手开球 • 30个反手开球 • 10个开球

续表

周	周一	周三	周五
第四周	·30个正手击球 ·30个反手击球 ·10个开球 ·休息10分钟 ·打3场比赛 ·10个正手击球 ·10个反手击球 ·5个开球	·30个正手击球 ·30个反手击球 ·10个开球 ·休息10分钟 ·打1个回合 ·10个正手击球 ·10个反手击球 ·5个开球	·30个正手击球 ·30个反手击球 ·10个开球 ·休息10分钟 ·打1.5个回合 ·10个正手击球 ·10个反手击球 ·3个开球
在训练日之间，运动员应进行有氧运动、下肢和核心力量训练，以及低强度肩袖和肩胛骨稳定/力量训练。在第七天，运动员只做拉伸练习			

表8.1.3-B	
阶段	说明
第一阶段：使用低压缩网球	• 让一个搭档隔网给你送球，使你进行20次触地正手击球（搭档必须采用缓慢的循环送球，以产生齐腰高的反弹球）。 • 让搭档送20个触地反手球。 • 休息5分钟。 • 重复20次正手球和反手击球
第二阶段：使用标准网球	• 让一个搭档隔网送10个正手球和10个反手球，就像第一阶段中一样。 • 与搭档从底线对打，打出受控的落地球，直到打50~60个（正手和反手交替进行，每2~3次回合后休息20~30秒）。 • 休息5分钟。 • 重复2b
第三阶段	• 从底线开始进行15分钟的地面击球。 • 休息5分钟。 • 进行10次正手击球和10次反手击球，强调触球点在身体前方。 • 从底线开始进行15分钟的落地球。 • 进行10次正手击球和10次反手击球。 **发球前间隔时间** • 在第四阶段之前执行这些任务。（注：此间歇可在场外进行，仅用于确定是否准备好进入间歇训练第四阶段） • 在进行拉伸后，拿着球拍，在没有球的情况下模拟发球10~15次。 • 使用泡沫球，发球10~15次，不考虑表现结果（只关注形态、接触点以及症状的存在与否）
第四阶段	• 进行20分钟的落地球击打练习，混合击球（70%落地球和30%空中球）。 • 在没有球的情况下，进行5~10次模拟发球。 • 使用泡沫球进行5~10次发球。 • 使用标准网球以大约75%的最大力量完成10~15次发球。 • 以5~10分钟的落地球击打练习结束
第五阶段	• 进行30分钟的落地球击打练习和空中球击打练习（70%落地球和30%空中球） • 使用泡沫球进行5~10次发球。 • 使用标准网球进行10~15次发球，以大约75%的最大力量。 • 休息5分钟。 • 进行10~15次发球练习。 • 以15~20分钟的落地球击打练习结束

阶段	说明
第六阶段	• 重复第五阶段的练习，增加发球数量至20~25次 • 在发球间歇之前，让搭档送一个轻松的短高球，尝试有控制的头顶扣球
第七阶段	• 在进行比赛之前，在没有疼痛或者上肢过度疲劳的情况下完成第一阶段到第六阶段的练习。除了增加每次训练的发球次数之外，还可以通过击打落地球和空中球继续增加练习时间，直到可以在整个训练中完成60~80次发球。注意，一场网球比赛平均可以发球120次；因此，在进行竞技性比赛之前，要逐步增加间歇性训练计划中的发球次数
在训练日之间，运动员应进行有氧运动、下肢和核心力量训练，以及低强度肩袖和肩胛骨稳定/力量训练。在第七天，运动员只做拉伸练习	

8.1.4　跑步训练方案

由于受伤而暂停跑步会大大降低最大摄氧量和肌肉力量。受伤后必须逐步恢复跑步，密切监测损伤复发、加重或新受伤的情况。在两周内，与跑步距离增加不足10%的跑者相比，距离增加超过30%的跑者似乎更容易产生距离相关的损伤（Nielsen et al., 2014）。在室内跑步机上跑步时，与在室外以相同速度跑步相比，缺少空气阻力会使能耗更低。将跑步机坡度稍微倾斜1%可增加能量消耗作为补偿（Jones and Doust, 1996）。如果肥胖者在跑步计划的第一周跑了超过3千米，那么他们受伤的风险更大，他们应该在跑步计划的第一周进行小于3千米的初始跑步训练（Nielsen et al., 2014）。这里的建议是不要太快增加跑步距离以免再次受伤。

以慢节奏和中等节奏跑步时，跑者通过接触地面时施加更大的支撑力来增加步幅；而在快跑和短跑中，跑者通过在空中更快地摆动腿来增加步频。多恩等（Dorn et al., 2012）研究了实验数据，以描述和解释在各种跑步速度下，腿部各个肌肉的协同作用。当速度达到7米/秒（15英里/时）时，踝关节跖屈肌、比目鱼肌和腓肠肌对垂直支撑力的贡献最大，从而增加了步幅。当速度超过7米/秒时，这些肌肉以相对较高的速度缩短，用于支撑的时间更少，用于提高跑步速度的时间也变短，从而达到增加步频的目的。髋部肌肉，主要是髂腰肌、臀大肌和腘绳肌，在摆动时通过更有力地加速髋关节和膝关节来实现这一目标。

对于想要重返马拉松和或半程马拉松的跑者，有几个因素需要考虑。与训练量为30~60千米/周的跑者相比，训练量少于30千米/周的跑者的受伤发生率更高。因此，建议跑者在跑马拉松之前至少每周跑30千米，以降低与跑步距离相关的受伤风险（Rasmussen et al., 2013）。另一项研究证实了这一点；然而，每周跑步距离小于40千米是预防小腿受伤的有力保护因素。研究人员还发现定期的间歇性训练是避免膝关节受伤的有力保护因素（Van Middelkoop et al., 2008）。这一点在另一项有关长跑运动员的研究中得到了支持，该研究确定了长跑损伤的发生率为19.4%~79.3%，这些损伤主要发生在膝部。研究人员发现强有力的证据表明，男性跑者每周的长距离训练和受伤史是受伤的风险因素，每周逐渐增加跑步距离是避免膝关节受伤的保护因素（van Gent et al., 2007）。佩戴带髌骨支撑的护膝可有效预防跑步引起的膝前痛（Yeung and Yeung, 2001; Yeung, Yeung and Gillespie, 2011）。使用定制的生物力学鞋垫可能比没有鞋垫更能有效地减少胫骨夹板固定的时间（内侧胫骨应力综合征；Yeung et al., 2011）。

表8.1.4-A列出了一些恢复跑步的一般建议。

表8.1.4-A
恢复跑步的一般建议
1. 穿具有支撑性功能的跑鞋
2. 每跑300~400英里（480~800千米）更换跑鞋
3. 允许每周至少休息一天
4. 每隔一天进行步行/跑步以及超等长训练，每周进行3次
5. 休息日进行交叉训练（骑自行车、使用椭圆机、游泳）以及下肢和核心力量训练
6. 开始在平面、跑步机或缓冲跑道上进行跑步训练
7. 每次进行5~10分钟的热身和整体活动
8. 在跑步前后进行拉伸
9. 增加跑步/步行的距离或时间，每周增加10%，直到达到目标距离或时间
10. 避免过度下坡跑步
11. 避免过度在硬地面上跑步
12. 全身肌肉酸痛或轻微僵硬应在跑步开始后的前10分钟内消失
○ 如果在跑步后第二天感到疼痛，请休息一天，不要进入下一个训练课
○ 如果在热身过程中疼痛消失，继续进阶或保持在同一水平
○ 如果在热身过程中疼痛持续，请回到之前的训练水平并休息两天
13. 夜间疼痛、跑步过程中疼痛加剧或疼痛改变了步幅模式是不好的情况，需要重新进行评估
改编自布里格姆妇女医院康复理疗部（Wilcox, 2007）和特拉华大学理疗诊所（n.d.）的联合方案。

患者应该在受控环境中，最好是在跑步机上进行无疼痛的积极行走（每小时4.2~5.2英里），然后开始强化训练和步行/慢跑训练。每条腿完成一个470英尺足部触地的强化训练（表8.1.4-B），相当于完成了1英里跑步中2/3的触地次数。成功完成这项训练将是一个很好的指标，这表明运动员已经准备好尝试跑1/2~3/4英里的距离（Wilcox, 2007）。跑步机上跑步的进阶（表8.1.4-C）和跑道上跑步的进阶（表8.1.4-D）仅供参考（由特拉华大学物理治疗诊所开发）。或者，患者可以使用此处提供的步行/慢跑进阶方案（Wilcox, 2007；表8.1.4-E）。

短距离和长距离跑步者可以使用多种跑步进阶方案。此处列出的方案适用于小于3.2英里（5千米）的距离。

表8.1.4-B			
超等长训练：在开始跑步/慢跑3/4~1英里（1.2~1.6千米）前完成			
练习	组数	每组脚触地	总共脚触地
双腿踝关节跳跃：原地	3	30	90
双腿踝关节跳跃：向前/向后	3	30	90
双腿踝关节跳跃：从一侧到另一侧	3	30	90
单腿踝关节跳跃：原地	3	20	60
单腿踝关节跳跃：向前/向后	3	20	60
单腿踝关节跳跃：从一侧到另一侧	3	20	60
单腿跳远	4	5	20
两组之间的休息时间为90秒，不同练习之间的休息时间为3分钟			

表8.1.4-C	
跑步机上跑步的进阶	
1级	0.1英里步行和0.1英里慢跑，重复10次
2级	交替进行0.1英里步行和0.2英里慢跑，共2英里
3级	交替进行0.1英里步行和0.3英里慢跑，共2英里
4级	交替进行0.1英里步行和0.4英里慢跑，共2英里
5级	慢跑2英里
6级	慢跑2.5英里
7级	慢跑3英里
8级	交替快跑和慢跑，各0.25英里
前两周的训练日之间必须休息两天，每周进阶不得超过两级 1级、2级和3级训练之间必须休息两天 4到8级训练之间必须休息一天	

表8.1.4-D	
跑道上跑步的进阶	
1级	直道慢跑和弯道步行，共2英里
2级	直道慢跑，每隔一圈慢跑1个弯道，共2英里
3级	直道慢跑，每圈慢跑1个弯道，共2英里
4级	慢跑1.75圈，弯道行走，共2英里
5级	慢跑2英里
6级	慢跑2.5英里
7级	慢跑3英里
8级	在直道和弯道上加速
前两周的训练间隔必须休息两天，每周进阶不得超过两级 1级、2级和3级训练之间必须休息两天 4到8级训练之间必须休息一天	

表8.1.4-E				
步行/慢跑进阶				
	步行	慢跑	重复次数	总时间
第一阶段	5分钟	1分钟	5次	30分钟
第二阶段	4分钟	2分钟	5次	30分钟
第三阶段	3分钟	3分钟	5次	30分钟
第四阶段	2分钟	4分钟	5次	30分钟
第五阶段	每隔一天进行慢跑，直到达到连续跑30分钟的目标 以舒适的步行速度进行热身和整体活动，各5分钟			

8.1.5 冲刺训练方案

一旦慢跑和跑步无痛就可以开始冲刺训练。表**8.1.5**说明了冲刺训练的进阶方法（Bandy and Sanders, 2012）。

表8.1.5
冲刺进阶，平直面（向前冲刺）
• 半速冲刺
• 3/4速度冲刺
• 全速冲刺
• 3/4速度向后冲刺
• 1/2速度横向冲刺
• 全速向后冲刺
• 全速横向冲刺
• 为篮球运动员增加运球或高踏步训练

8.1.6 跳跃训练方案

一旦慢跑和跑步无痛就可以开始跳跃训练。表**8.1.6**说明了跳跃训练的进阶方法（Bandy and Sanders, 2012）。

表8.1.6		
跳跃进阶		
双腿支撑	腿部推举 迷你蹲	3组，30秒 每次增加30秒，直到可以保持2分钟
单腿支撑	单腿推举 单腿迷你蹲	3组，30秒 每次增加15秒，直到可以保持1分钟
平直面，双侧，无支撑	从前向后跳跃 从侧面到侧面跳跃 垂直跳跃 水平跳跃	特定运动时长，至少30秒，多组
平直面，单侧，无支撑	从前向后跳跃 从侧面到侧面跳跃 侧步弓箭步 垂直跳跃 水平跳跃	特定运动时长，至少30秒，多组
平直面，双侧，无支撑	对角线跳跃 V形跳 5点训练	特定运动时长，至少30秒，多组
平直面，单侧，无支撑	对角线跳跃 V形跳 5点训练	特定运动时长，至少30秒，多组

8.1.7 侧切训练——8字进阶

一旦慢跑和跑步无痛，就可以开始侧切训练——8字进阶。表**8.1.7**说明了侧切训练——8字进阶的方法（Bandy and Sanders, 2012）。

表8.1.7						
第1天	第2天	第3天	第4天	第5天	第6天	第7天
40码 以慢跑速度跑8字	40码 以半速冲刺速度跑8字	40码 以半速冲刺速度跑8字	40码 以全速冲刺速度跑8字	20码 以半速冲刺速度跑8字	20码 以全速冲刺速度跑8字	20码 以半速冲刺速度跑8字
第8天	第9天	第10天	第11天	第12天	第13天	第14天
10码 以全速冲刺速度跑8字	休息	在设定位置45° 直切 半速冲刺	在设定位置45° 直切 全速冲刺	按指令45° 直切 全速冲刺	休息	在设定位置60° 直切 半速冲刺
第15天	第16天	第17天	第18天	第19天	第20天	第21天
在设定位置60° 直切 全速冲刺	按指令60° 直切 全速冲刺	休息	在设定位置90° 直切 半速冲刺	在设定位置90° 直切 全速冲刺	按指令90° 直切 全速冲刺	休息
每项练习进行2组，每组重复10次						

参考文献

Abrams, G. D., Renstrom, P. A. & Safran, M. R. (2012). Epidemiology of musculoskeletal injury in the tennis player. *British Journal of Sports Medicine*, 46, 492–498.

Axe, M., Hurd, W. & Snyder-Mackler, L. (2009). Data-based interval throwing programs for baseball players. *Sports Health*, 1(2), 145–153.

Bandy, W. D. & Sanders, B. (2012). *Therapeutic exercise for physical therapist assistants* (3rd ed.). Philadelphia, PA: Lippincott, Williams & Wilkins.

Cole, M. H. & Grimshaw, P. N. (2008). Electromyography of the trunk and abdominal muscles in golfers with and without low back pain. *Journal of Science and Medicine in Sport*, 11(2), 174–181.

Cools, A. M., Johansson, F. R., Borms, D. & Maenhout, A. (2015). Prevention of shoulder injuries in overhead athletes: A science-based approach. *Brazilian Journal of Physical Therapy*, 19(5), 331–339.

Davis, J. T., Limpisvasti, O., Fluhme, D., Mohr, K. J., Yocum, L. A., Elattrache, N. S. & Jobe, F. W. (2009). The effect of pitching biomechanics on the upper extremity in youth and adolescent baseball pitchers. *American Journal of Sports Medicine*, 37(8), 1484–1491.

Dorn, T. W., Schache, A. G. & Pandy, M. G. (2012). Muscular strategy shift in human running: Dependence of running speed on hip and ankle muscle performance.

Journal of Experimental Biology, 215(Pt 11), 1944–1956.

Ellenbecker, T., De Carlo, M. & DeRosa, C. (2009). *Effective functional progressions in sport rehabilitation*. Champaign, IL: Human Kinetics.

Fleisig, G. S., Weber, A., Hassell, N. & Andrews, J. R. (2009). Prevention of elbow injuries in youth baseball pitchers. *Current Sports Medicine Reports*, 8(5), 250–254.

Fradkin, A. J., Finch, C. F. & Sherman, C. A. (2001). Warm-up practices of golfers: Are they adequate? *British Journal of Sports Medicine*, 35(2), 125–127.

Gluck, G. S., Bendo, J. A. & Spivak, J. M. (2008). The lumbar spine and low back pain in golf: A literature review of swing biomechanics and injury prevention. *Spine Journal*, 8(5), 778–788.

Gosheger, G., Liem, D., Ludwig, K., Greshake, O. & Winkelmann, W. (2003). Injuries and overuse syndromes in golf. *American Journal of Sports Medicine*, 31(3), 438–443.

Jones, A. M. & Doust, J. H. (1996). A 1% treadmill grade most accurately reflects the energetic cost of outdoor running. *Journal of Sports Sciences*, 14(4), 321–327.

McHardy, A., Pollard, H. & Luo, K. (2007). One-year follow-up study on golf injuries in Australian amateur golfers. *American Journal of Sports Medicine*, 35(8), 1354–1360.

Nielsen, R. O., Bertelsen, M. L., Parner, E. T., Sørensen, H., Lind, M. & Rasmussen, S. (2014). Running more than three kilometers during the first week of a running regimen may be associated with increased risk of injury in obese novice runners. *International Journal of Sports Physical Therapy*, 9(3), 338–345.

Nielsen, R. Ø., Parner, E. T., Nohr, E. A., Sørensen, H., Lind, M. & Rasmussen, S. (2014). Excessive progression in weekly running distance and risk of running-related injuries: An association which varies according to type of injury. *Journal of Orthopedic Sports Physical Therapy*, 44(10), 739–747.

Olsen, S. J., Fleisig, G. S., Dun, S., Loftice, J. & Andrews, J. R. (2006). Risk factors for shoulder and elbow injuries in adolescent baseball pitchers. *American Journal of Sports Medicine*, 42(8), 905–912.

Rasmussen, C. H., Nielsen, R. O., Juul, M. S. & Rasmussen, S. (2013). Weekly running volume and risk of running-related injuries among marathon runners. *International Journal of Sports Physical Therapy*, 8(2), 111–120.

Reinold, M. M., Wilk, K. E., Reed, J., Crenshaw, K. & Andrews, J. R. (2002). Interval sport programs: Guidelines for baseball, tennis, and golf. *Journal of Orthopedic and Sports Physical Therapy*, 32(6), 293–298.

Thériault, G. & Lachance, P. (1998). Golf injuries: An overview. *Sports Medicine*, 43–57.

University of Delaware Physical Therapy Clinic. (n.d.). Treadmill and track running progression. *Delaware Physical Therapy Clinic.*

van Gent, R. N., Siem, D., van Middelkoop, M., van Os, A. G., Bierma-Zeinstra, S. M. & Koes, B. W. (2007). Incidence and determinants of lower extremity running injuries in long distance runners: A systematic review. *British Journal of Sports Medicine*, 41(8), 469–480.

Van Middelkoop, M., Kolkman, J., Van Ochten, J., Bierma-Zeinstra, S. M. & Koes, B. W. (2008). Risk factors for lower extremity injuries among male marathon runners. *Scandinavian Journal of Medicine and Science in Sports*, 18(6), 691–697.

Wilcox, R. (2007). Running injury prevention tips & return to running program. *Brigham and Women's Hospital.*

Yeung, E. W. & Yeung, S. S. (2001). A systematic review of interventions to prevent lower limb soft tissue running injuries. *British Journal of Sports Medicine*, 35(6), 383–389.

Yeung, S. S., Yeung, E. W. & Gillespie, L. D. (2011). Interventions for preventing lower limb soft-tissue running injuries. *The Cochrane Database of Systematic Reviews*, (7), CD001256.

8.2

自制运动小工具

8.2.1　冰按摩

使用泡沫塑料杯，加水并冷冻。剥下泡沫塑料杯的顶部，露出冰。患者可以在家中握住泡沫塑料部分进行冰按摩。

8.2.2　凝胶冰袋

使用医用酒精

1. 在一个塑料冰袋中装入1杯医用酒精和2杯水。
2. 在密封之前将冰袋中的空气尽可能排出。
3. 将冰袋及内含物放在第二个冰袋中以防泄漏。
4. 将冰袋及内含物放入冰箱至少1小时。

使用肥皂水或玉米糖浆

1. 在一个塑料冰袋中装满肥皂水或玉米糖浆。
2. 在密封之前将冰袋中的空气尽可能排出。
3. 将冰袋及内含物放在第二个冰袋中以防泄漏。
4. 将冰袋及内含物放入冰箱至少1小时。

用盐水

1. 在一个塑料冰袋中装入2汤匙盐和2杯水。
2. 在密封之前将冰袋中的空气尽可能排出。
3. 将冰袋及内含物放在第二个冰袋中以防泄漏。
4. 将冰袋及内含物放在冰箱中一整夜。

使用海绵

1. 用水浸泡海绵。
2. 将海绵放在冰箱中一整夜。

8.2.3 温热袋

1. 在棉布袋（或又好又软的法兰绒袋）中装满以下物品之一，然后缝合。

   a. 大米

   b. 小麦

   c. 饲料玉米

   d. 荞麦皮

   e. 大麦

   f. 燕麦粥

   g. 豆子

   h. 亚麻籽

   i. 樱桃核

2. 将棉布袋微波加热至所需温度即可使用。

3. 袜子在紧要关头也能使用，只要袜子里没有合成材料。

4. 袋内不要盛油或香水，它们在进行微波加热时易燃。

5. 不要使用扭结拉链，它由金属制成，而塑料扭结会融化。

8.2.4 袖带重物

1. 在两只袜子里装满下列物品之一。

   a. 大米

   b. 豆子

   c. 沙子（可能要先放入塑料袋）

   d. 小卵石

2. 在每只袜子的末端打一个结，形成一个长长的、有点扁平的椭圆形。

3. 将袜子包裹在脚踝或手腕上，并在袜子周围绑一块长的材料来固定。

4. 可以将这些材料握在手中进行上肢抗阻训练。

8.2.5 房屋周围可用来负重的其他物品

1. 1磅。

   a. 罐头食品（16盎司罐头=1磅的重物）

   b. 沙拉酱

   c. 用橡皮筋圈在一起的勺子

2. 2磅。

   a. 32盎司罐头食品

   b. 32盎司小纸箱豆奶

   c. 一小袋大米

3. 3磅。

   装一袋苹果、洋葱或橘子

4. 4磅。

   a. 大番茄酱（满）

   b. 小袋宠物食品

5. 5磅。

   a. 一袋土豆

   b. 标准袋面粉

6. 8磅。

   1加仑水

7. 10磅。

   大瓶洗衣粉